GLAUKOM

EIN HANDBUCH

VON

DR. WOLFGANG LEYDHECKER

APL. PROFESSOR DER UNIVERSITÄTS-AUGENKLINIK BONN

MIT 11 ABBILDUNGEN

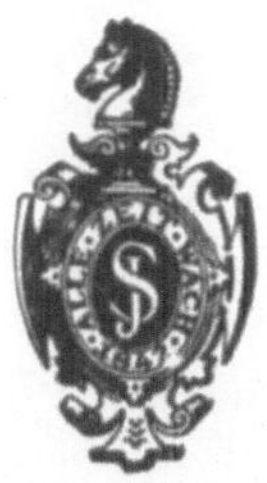

SPRINGER-VERLAG

BERLIN · GÖTTINGEN · HEIDELBERG

1960

ISBN 978-3-642-49486-4 ISBN 978-3-642-49770-4 (eBook)
DOI 10.1007/978-3-642-49770-4

Softcover reprint of the hardcover 1st edition 1960

Vorwort

Das Schrifttum über Glaukom bis 1908 ist von SCHMIDT-RIMPLER gesammelt, ab 1908–1930 von PETERS. Seitdem ist die Glaukomliteratur erheblich angewachsen und kaum mehr zu überblicken. Sammelreferate (s. erster Teil, E) umfassen jeweils nur einige Jahre. Sie sind nach verschiedenen Gesichtspunkten gegliedert und enthalten kein Stichwörterverzeichnis, wodurch man sich schwer zurechtfindet.

In diesem Buch wird versucht, das Schrifttum von 1930–1957/58 zu sammeln und in einem zusammenhängenden Text zu besprechen. Es soll mehr ein Handbuch zum Nachschlagen als ein Lehrbuch sein. Zum Verständnis seines Inhaltes werden augenärztliche Kenntnisse vorausgesetzt. Grundlegendes Wissen, über das in unserer Berichtszeit keine Arbeiten erschienen sind, wurde nicht besprochen (z. B. Aussehen der Exkavation, Differentialdiagnose des akuten Glaukoms, usw.). Die kurze Beschreibung der Operationen ohne Abbildungen soll eine Operationslehre nicht ersetzen, sondern den Kenner auf wesentliche Einzelheiten hinweisen. In manchen Kapiteln wurden widersprechende Ansichten oder weniger bedeutende Arbeiten zunächst ohne eigene Stellungnahme erwähnt, weil der Zweck des Buches die möglichst vollständige Literaturübersicht ist. Der Autor eines Lehrbuches kann solche verwirrend oder trocken wirkenden Stellen vermeiden, indem er die Arbeiten auswählt, die sich seinem Text einfügen. Hier jedoch war dies nicht immer möglich, wenngleich das Zusammenfassen des Inhaltes vieler Arbeiten in Übersichtslisten oft einen Ausweg bot. Die dargestellten Meinungen stimmen keineswegs immer mit meinen eigenen überein, die zu Beginn oder am Ende eines Kapitels mitgeteilt sind, wenn es nicht möglich war, sie in den Text einzuarbeiten.

Arbeiten vor 1930 sind nur kurz da erwähnt, wo ihr Weglassen den Text allzusehr als Torso hätte erscheinen lassen.

Zusammenfassende Darstellungen und Überblicke anderer Autoren sind zu Beginn der einzelnen Abschnitte besonders genannt und zur vollständigen Lektüre empfohlen. Im Text wird auf diese Arbeiten nicht näher eingegangen, da man sie meist nicht noch stärker zusammenfassen kann, ohne sie zu verstümmeln.

Das Glaukom ist in diesem Buch vom Blickpunkt des Klinikers aus betrachtet. Dies wird manchem als Nachteil erscheinen, der Chemie, Physiologie und Pharmakologie ebenso ausführlich wie klinische Fragen behandelt zu sehen wünscht. Hierüber sind jedoch kürzlich Mongraphien erschienen (s. Erster Teil, E), die diese Aspekte ergänzen.

Schwierigkeiten bot manchmal die Einordnung der Medikamente. Den Augenarzt interessiert z. B. beim Pilocarpin die muskulotrope Wirkung, die für den Pharmakologen nur eine Nebenwirkung ist. Bei anderen Mitteln weichen die heutigen Ansichten über die Wirkungsweise von den im augenärztlichen Schrifttum vertretenen Meinungen ab. Chlorpromazin wäre nach unserer jetzigen Anschauung unter die Mittel mit zentraler Wirkung, Antihistaminica wären unter die mit peripherem Angriffspunkt einzuordnen. Schließlich wurden der Vollständigkeit halber auch veraltete und wahrscheinlich kaum wirksame Mittel genannt.

Dem Leser werde ich für Hinweise auf fehlende Arbeiten und Irrtümer sowie für die Überlassung von Sonderdrucken dankbar sein.

Mein verehrter Chef, Herr Prof. Dr. J. K. Müller, gewährte mir großzügig die Zeit, das Manuskript abzufassen. Die mühevolle Arbeit, die Korrekturen zu lesen und die Schrifttumsverzeichnisse anzufertigen, nahmen mir meine getreuen Mitarbeiterinnen, Frau E. Gregor-Schiess und Frl. S. Häring, großenteils ab. Bei der Durchsicht des Textes in sprachlicher Hinsicht war mir der Rat von Herrn Kollegen Dr. W. Widder aus Graz äußerst wertvoll. Herr Prof. Dr. Goldmann in Bern hatte die große Liebenswürdigkeit die Druckfahnen durchzusehen und mir noch einige sehr wertvolle Hinweise zu geben. Herrn Prof. H. Friebel, Bonn, verdanke ich einige Hinweise auf pharmakologische Gesichtspunkte. Ihnen allen danke ich von Herzen.

Die Reinschrift des Manuskriptes wurde durch ein Stipendium des Stifterverbandes für die deutsche Wissenschaft ermöglicht, für das auch an dieser Stelle von Herzen gedankt wird.

Bonn, März 1959

W. Leydhecker

Schrifttum

Peters, A.: Das Glaukom, Springer-Verlag, Berlin 361 S., 1930.
Schmidt-Rimpler, H.: Graefe-Saemisch, Handbuch d. ges. Augenheilk. **6**/I. 347 S., 1908.

Inhaltsverzeichnis

Erster Teil: Allgemeines

Zweiter Teil: Klinische Formen des Glaukoms und Hypothesen über die Ursachen

A. Übersicht und Hinweise

B. Akutes Glaukom

C. Hypothesen über die Ursache der primär-chronischen Glaukomformen und verschiedene Einflüsse auf den i.o. Druck

D. Der Abfluß des Kammerwassers

E. Die Exkavation

Dritter Teil: Untersuchungsmethoden

A. Tonometrie

B. Belastungsproben

C. Tonographie-Test

D. Tonographie

E. Spontane Druckschwankungen

F. Druckunterschiede zwischen rechtem und linkem Auge . . . 336

G. Gonioskopie

Fünfter Teil: Operative Therapie

A. Operationen zur Besserung des Abflusses des Kammerwassers nach außen oder im Auge

B. Operationen zur Verminderung der Kammerwasserbildung. Elektrische Verödung des Ciliarkörpers oder seiner Zuflüsse

G. Wahl zwischen medikamentöser und operativer Therapie

H. Eigene Wahl und Technik der Operationen

Zur Einrichtung des Buches

Bei Arbeiten mehrerer Verfasser ist im Text stets nur der erste Autor genannt, auf einen oder mehrere Mitautoren ist durch „et al." hingewiesen. Man findet sie in den Literaturverzeichnissen.

Bei Tagungsberichten ist im allgemeinen das Jahr des Erscheinens im Text angegeben. Es steht in den Schrifttumsverzeichnissen in (), während das Jahr der Tagung ohne Klammer angegeben ist.

Die Abkürzungen bei den Schrifttumsangaben erfolgten nach World Medical Periodicals (Medizinische Zeitschriften aller Länder), World Medical Association 1957. Abkürzungen im Text bedeuten: i.o. = intra-ocular(er), vgl. = vergleiche, s. = siehe, u. a. = unter anderem, und andere. In den Schrifttumsverzeichnissen bedeuten „ref. Zbl. Ophthal." oder „ref. Ophthal. Lit.", daß die Arbeit nach einem Referat im Zentralblatt f. d. ges. Ophthalmologie oder im Ophthalmic Literature zitiert ist. Im ersten Fall ist die Seitenzahl, im zweiten die Nummer des Referates angegeben. Die Titel der Arbeiten konnten aus Platzmangel nicht genannt werden.

ERSTER TEIL

Allgemeines

A. Der i.o. Druck bei Gesunden

I. Höhe des i.o. Druckes. Unterschiede zwischen rechtem und linkem Auge. Einfluß des Lebensalters

(Schrifttum S. 5)

Die im Schrifttum angegebenen Daten über den Mitteldruck gesunder Augen und die Grenzwerte weichen stark voneinander ab, wie Tab. 1 zeigt. Die Gründe für die Unterschiede der Angaben können sein: 1. Benutzung verschiedener Schiötz-Kalibrierungen und nicht-standardisierter Tonometer bei den älteren Arbeiten, 2. abweichende Ausführungen der Tonometer innerhalb der Toleranzen (vergl. bei WEEKERS et. al., 1955, die mit standardisierten Schiötz-Tonometern amerikanischer und europäischer Herkunft etwas verschiedene Mittelwerte fanden), 3. eine jeweils zu kleine Gesamtzahl von Untersuchten. Man findet in der subjektiv augengesunden Bevölkerung bei etwa 2 % beginnendes Glaukom. Wenn die Gesamtzahl der Untersuchten klein ist, kann man mit statistischen Mitteln nicht zwei Kollektive, Gesunde und Glaukomkranke, trennen. In der Gesamtzahl der „gesunden" Augen sind deshalb beginnende Glaukome mitenthalten (NORDMANN, 1955). Schließlich ist zu der Tab. 1 noch zu bemerken, daß häufigster Wert (in Teilstrichen der Skala) und Mittelwert (in mm Hg) ungleich sind, wenn man die Verteilung der gefundenen Werte in Teilstrichen aufträgt, weil die Kalibrierungskurve nicht linear verläuft. Auch wurde wahrscheinlich die Definition von σ von den Autoren verschieden gewählt.

Dennoch stimmen die jüngsten Angaben über den Mittelwert Gesunder recht gut überein. Er beträgt im Sitzen, mit dem Applanationstonometer gemessen, 15,45 mm Hg (GOLDMANN et al., 1957), im Liegen, mit dem Schiötz-Tonometer gemessen, 15,7 mm Hg bis 16,8 mm Hg (NORDMANN, 1955; WEEKERS et al., 1955). Die obere Grenze des i.o. Druckes Gesunder beträgt 21 mm Hg (GOLDMANN et al., 1957, Applanationstonometer) bzw. 21,5 mm Hg (WEEKERS et al., 1955, Schiötz-Tonometer) bis 24,5 mm Hg (NORDMANN, 1955, Schiötz-Tonometer, ambulante Patienten, Tab. 1954), wobei meist der Wert $M + 2\sigma$ angegeben wird. Es haben also 97,7 % aller Gesunden einen i.o. Druck bis zu diesem Wert und nur 2,3 % einen höheren i.o. Druck. Im Liegen findet man einen etwa 1,3 mm Hg höheren Druck als im Sitzen, weil der episklerale Venendruck um diesen Betrag ansteigt.

MAURICE gab 1958 ein Tonometer an, dessen Prinzip vom Schiötz-Tonometer und Applanationstonometer verschieden ist. Damit fand er bei 20 Gesunden einen Mitteldruck von 19 mm Hg (15–26 mm Hg).

Zwischen rechtem und linkem Auge ist der Druckunterschied nicht größer als 3 mm Hg (KRONFELD, 1952), 4 mm Hg (DOWNEY, 1945, zit. nach LANGLEY et al.,

Tabelle 1. *Angaben über den i.o. Druck gesunder menschlicher Augen (Schrifttum seit 1930)*

Jahr	Autor	Instrument, Kalibrierung	Mittelwert mm Hg	Grenzen	Zahl der Untersuchten
1957	GOLDMANN et al.	Applanations-tonometer	15,45	10,5—20,5 $\sigma = \pm 2,52$	400
1955 1957	GOLDMANN	Applanations-tonometer	15,6—15,7	9,8—21,5 $\sigma = \pm 2,9$	50
1958	LEYDHECKER et al.	Schiötz, standardisiert Tab. 1955, 5,5 g	5,5/5,5 g (15,5)	$\sigma \pm 2,57$	19 880 Augen
1956	HONDA et al.	Schiötz, standardisiert	17,68	—	—
1956	BLAXTER	Schiötz-Ton.	20—25	11,5—30	keine näheren Angaben
1956	ALIMUDDIN	Schiötz X	19	15—30	
1955	NORDMANN	Schiötz-Tab. 1954	6/5,5 g (16,2)	11—21,5 $2\sigma = 5$ mm Hg	300 stat. Pat.
			6/5,5 g (16,35)	8,5—24,5 $2\sigma = 7,8$ mm Hg	100 amb. Pat.
1955	WEEKERS et al.	Schiötz-Tab. 1954	15,7—16,8	10—21,3	390 Pat.
1955	GOLDMANN	Schiötz-Tab. 1954 5,5 g	14,9	—	50 Pat.
1954	FRIEDENWALD	Schiötz-Tab. 1954	20,3	17,3—23,3 $\sigma \pm 1,5$	500 Augen
1953	SUDA et al.	Schiötz.Tab. 1948	—	9—29,3 94,5%: 12,2—24,5	3174 Augen
1952	ROHRSCHNEIDER	Schiötz.Tab. 1948	—	bis ~ 30 ~ 2σ Grenze	x
1952	GLEES	Schiötz.Tab. 1948 7,5 g	20,3	10—30 $\sigma \pm 3,79$	5392 Augen
1944	VIDAL et al.	Schiötz-Tab. 1924?	19	15—25	1302 Augen
1937	SULEIMAN	Schiötz-Tab. 1924?		11—25	1350 Augen
1937	AZMY	Schiötz-Tab. 1924		17—30	200 Augen
1931	MÜLLER	Schiötz-Tab. 1924	24	12—36 $1\sigma = 21—27$	x
1930	HADEN	Schiötz-Tab. 1924	16—18,5	—	5000 Augen

x = Material von GJESSING (1921), 2186 Augen.

1951; ROHRSCHNEIDER, 1952; SUDA et al., 1955) oder 5 mm Hg (BLAXTER, 1956; keine eigene Untersuchungsreihe angegeben). HADEN (1930) fand bei 5000 Augen von Patienten, die zur Brillenverordnung kamen, im Durchschnitt rechts einen 0,5 mm Hg höheren Druck als links. Vgl. hierzu bei „Untersuchungsmethoden“ das Kapitel „Druckunterschiede zwischen rechtem und linkem Auge“.

Das Lebensalter hat keinen Einfluß auf die Tension (HADEN, 1930; MÜLLER, 1932; GLEES, 1952; SUDA et al., 1953; KAGEYAMA, 1956). Da diese Autoren annehmen, daß die Rigidität mit dem Alter zunimmt (wie FRIEDENWALD 1937 angibt), folgern sie aus dem Gleichbleiben der Tension, daß der wahre i.o. Druck im Alter niedriger ist als in der Jugend. DOLCET (1952) gab bei gesunden Neugeborenen hohe Druckwerte (41 bis 56 mm Hg) an, die 4–6 Wochen nach der Geburt auf 26–29 mm Hg absanken. Es ist mir nicht bekannt, ob dabei alle Fehlerquellen ausgeschaltet waren. BROCKHURST (1955) fand bei 3 von 59 Frühgeburten Hypotonie, bei den übrigen 56 normale Tension.

Wir haben in Bonn eine Reihenuntersuchung von 10 000 Personen im Alter von 6 bis 72 Jahren mit standardisierten Schiötz-Tonometern vorgenommen (LEYDHECKER et al. 1958), bei der Personen ausgeschlossen waren, die in augenärztlicher Behandlung standen oder denen bekannt war, daß sie augenkrank waren. Damit wollten wir in erster Linie Personen ausschließen, bei denen die Diagnose Glaukom bereits bekannt war. Wir hatten uns nämlich die Frage gestellt, wie oft Glaukom bei den subjektiv Gesunden vorkommt.

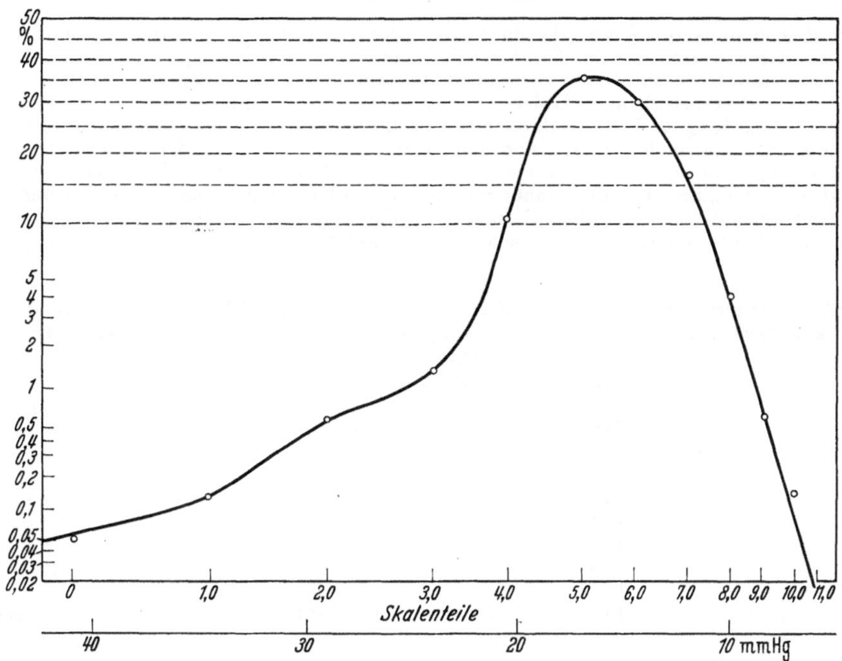

Abb. 1*. Häufigkeit (Ordinate) der bei 10 000 subjektiv augengesunden Personen gemessenen Druckwerte (Abszisse). Darstellung auf Häufigkeitspapier. (LEYDHECKER et al. 1958)

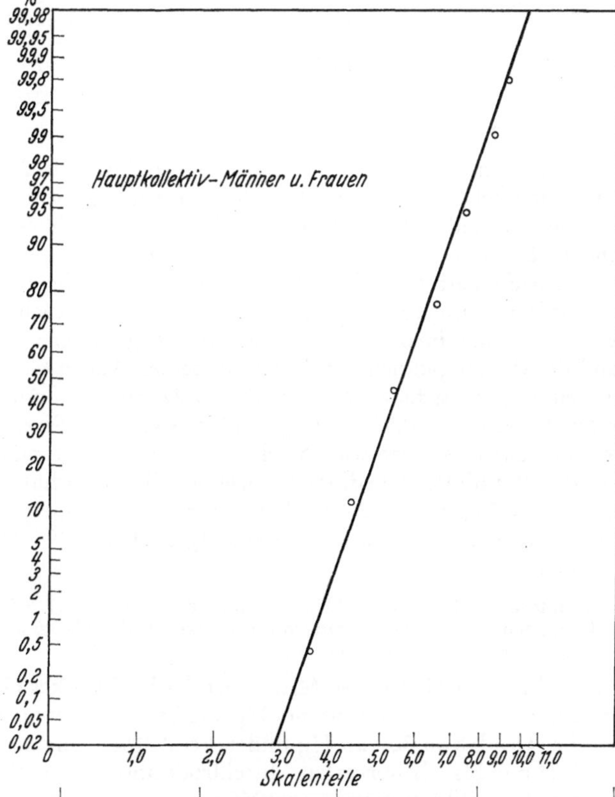

Abb. 2*. Umzeichnung des Hauptkollektivs (gesunde Augen) aus Abb. 1 in ein Wahrscheinlichkeitsnetz. 3-σ-Grenze des i.o. Druckes Gesunder = 23,2 mm Hg bis 7,8 mm Hg. Mittelwert = 15,5 mm Hg. (Schiötz-Tabelle 1955)

* Die mm Hg-Einteilung ist in den Abb. 1 und 2 auf der Abszisse zu denken.

Diese Reihenuntersuchung war für die hier besprochene Frage nach Mitteldruck und physiologischen Grenzwerten des i.o. Druckes bei Gesunden aufschlußreich. Die große Zahl von 19 880 untersuchten Augen erlaubt nämlich, die Gesamtzahl aller Messungen mit dem 5,5 g-Gewicht (Abb. 1) statistisch in 2 Kollektive zu zerlegen, ein Hauptkollektiv mit dem Gipfel bei Teilstrich 5,5/5,5 g und ein Teilkollektiv mit höherem i.o. Druck. Das Hauptkollektiv enthält die 19 518 gesunden Augen und zeigt eine Normalverteilung der Druckwerte. Das Eliminieren der abnormen Werte war bei den kleineren Untersuchungsreihen der Tabelle 1 statistisch nicht möglich; deshalb erlaubt unsere Untersuchungsreihe eine sichere Bestimmung von Mittelwert und physiologischen Grenzwerten, die sich bei Darstellung des Hauptkollektivs auf dem Wahrscheinlichkeitsnetz genau ablesen lassen (Abb. 2).

Tabelle 2. *Mittelwert und Grenzwerte des i.o. Druckes gesunder Augen, getrennt nach Geschlecht und Lebensalter. Geringfügiger Anstieg des mittleren Druckes mit dem Lebensalter (19 518 gesunde Augen.* Leydhecker, 1958)

Alter Jahre	Mittelwert (M)	M ± 2σ (95,45%)	M ± 3 σ (99,73%)
Männer			
10—19	15,5	10,9—20,3	8,5—22,6
20—29	15,5	10,9—20,3	8,5—22,6
30—39	15,3	10,2—20,4	7,8—22,9
40—49	15,4	10,0—20,5	7,5—23,2
50—59	15,5	10,2—20,8	7,5—23,3
60—69	15,7	10,3—21,2	7,5—23,9
Frauen			
10—19	15,3	10,5—20,4	8,2—22,9
20—29	15,3	10,5—20,4	8 —22,9
30—39	15,5	10,5—20,8	8 —23,2
40—49	15,5	10,5—20,8	8 —23,2
50—59	15,7	10,6—21,0	8 —23,5
60—69	16,0	11,1—20,5	8,7—22,9

Die mittleren Druckwerte der Gesunden sind in Tab. 2 getrennt nach Männern und Frauen angegeben. Sie liegen bei 15,3–16 mm Hg (Schiötz-Kalibrierung, 1955). Die erste Dezimalstelle zeigt eine geringe Tendenz zu höheren Druckwerten mit zunehmendem Lebensalter, doch ist dies klinisch belanglos, da die Ablesegenauigkeit nur 0,5 Teilstriche beträgt und somit alle Mitteldrucke einem Wert von Teilstrich 5,5 mit Gewicht 5,5 g entsprechen. Auch die Differenz zwischen rechten und linken Augen, die im Mittel maximal 0,4 mm Hg beträgt, ist geringer als die Meßgenauigkeit, so daß man klinisch von gleichem i.o. Druck an beiden Augen Gesunder sprechen kann.

Einen Zeigerausschlag von 3,5/5,5 g = 22 mm Hg findet man nur bei 1% der gesunden Frauen und 0,5% der gesunden Männer. Dieser Befund ist also verdächtig und muß uns (bei technisch korrekter Tonometrie, standardisiertem Tonometer und normaler Rigidität) unbedingt zu weiteren Untersuchungen veranlassen. Ein Druck von 3/5,5 = 24 mm Hg ist die obere Grenze der bei Gesunden vorkommenden Werte. Druckwerte von 2,5/5,5 g = 26,5 mm Hg sind also bei technisch korrekter Messung pathologisch.

Die untere Grenze des i.o. Druckes Gesunder liegt bei 10,5/5,5 g = 6,5 mm Hg. Bei 99,4% der Gesunden ist der i.o. Druck nicht niedriger als 8,5/5,5 g = 9 mm Hg, bei 98% nicht niedriger als 8,0/5,5 g = 10 mm Hg.

Wenn Blaxter (1956) den Mittelwert des i.o. Druckes Gesunder mit 20–25 mm Hg, den oberen Grenzwert mit 30 mm Hg angibt, Jackson (1955) bei 10% der Gesunden einen i.o. Druck von 30 mm Hg findet, bei 2–3% mehr als 35 mm Hg, und Fletcher (1954) 22 mm Hg als normalen Mitteldruck ansieht, so stimmen diese Angaben sicher nicht für die Kalibrierungen von 1955.

II. Statistisch oder individuell „normal“

Man kann einen bestimmten i.o. Druck statistisch normal nennen, wenn er in den Grenzen der bei gesunden Augen vorkommenden Werte liegt. Will man aber mit „normal“ die Unschädlichkeit dieses Druckwertes für ein individuelles Auge bezeichnen, so genügt der Vergleich mit anderen gesunden Augen nicht. Der Druck eines Auges kann innerhalb der statistisch normalen Grenzen gesteigert sein, z. B. von einem früheren Wert von 11 mm Hg auf 19 mm Hg, und diese Druckzunahme von 8 mm Hg kann sich auf die Dauer ebenso schädlich auswirken wie bei einem anderen Auge mit individuell normalem Druck von 20 mm Hg ein Anstieg auf 28 mm Hg.

Es handelt sich dann um eine Form von „Glaukom ohne Hochdruck“, bei der ein Hochdruck individuell, aber nicht statistisch vorhanden ist (Weekers et al., 1955). Um den individuell normalen, unschädlichen i.o. Druck von den statistisch normalen Werten zu unterscheiden, nannten ihn Friedenwald (1949) und Vail (1949) „normativ“ im Gegensatz zu „normal“. Das Überschreiten des normativen Druckes kann man mit dem Tonometer nicht feststellen. Die Tonographie dagegen zeigt in solchen Fällen oft, daß Abflußwiderstand und Abflußwert pathologisch erhöht sind (s. dort).

Thomassen (1946) wollte aus einer Kompressionsprobe schließen, ob der i.o. Druck individuell normal (normativ) ist.

Er setzte ein Schiötz-Tonometer mit Gewicht 15 g, Gesamtgewicht 25 g, 2 min lang auf das Auge. Tonometrie nach 5, 15 und 35 min. Unmittelbar nach der Kompression sinkt der i.o. Druck, dann steigt er wieder an. Wird in dieser 2. Phase der Ausgangswert nicht überschritten, so soll dies nach Thomassen bedeuten, daß der i.o. Druck individuell normal war.

Meine Nachprüfung der Probe (1955) zeigte, daß sie nicht brauchbar ist. Das Ergebnis fällt am gleichen Auge an verschiedenen Tagen verschieden aus, auch wenn man stets in einer ebenen Druckphase untersucht. Auch Augen mit sicher individuell erhöhtem Druck zeigten keinen Wiederanstieg über den Ausgangswert.

Der Begriff „Hochdruck ohne Glaukom“ soll besagen, daß in einzelnen seltenen Fällen der Druck oberhalb der statistischen Norm liegt, aber dennoch ohne Schaden ertragen wird (also normativ ist). Man muß solche Berichte aus früherer Zeit mit größtem Vorbehalt lesen, weil damals keine standardisierten Tonometer vorhanden waren und die Rigidität nicht geschätzt werden konnte. Solche Fälle teilt in unserer Berichtszeit Gradle (1931) mit. Es handelte sich sicher oft um gesteigerte Rigidität bei normalem i.o. Druck. Bei genügend langer Beobachtungszeit (und normaler Rigidität sowie Benutzung eines standardisierten Tonometers) dürfte sich wohl stets zeigen, daß bei „Hochdruck ohne Glaukom“ kein normativer Druck, sondern beginnendes Glaukom besteht, da unsere Reihenuntersuchung zeigte, daß Druckwerte von 2,5/5,5 g oder darüber bei Gesunden nicht vorkommen. (Vgl. „Der Glaukombegriff und die Einteilung der Glaukome“ sowie „Die Exkavation“, Abschnitt „Glaukom ohne Hochdruck“.)

Bei Augen mit abnormer Rigidität kann man ermitteln, welcher scheinbare Druck bei gewöhnlicher Tonometrie nach Schiötz individuell die obere Normgrenze bedeutet. Bei sehr niedriger Rigidität kann z. B. ein scheinbarer i.o. Druck von 17 mm Hg in Wirklichkeit einen Druck von 30 mm Hg bedeuten. Irreführende Tonometrieergebnisse infolge abnormer Rigidität erlauben natürlich nicht, von normalem oder normativem Druck zu sprechen, und wurden hier nur zur Klärung der Begriffe erwähnt (s. Kapitel „Tonometrie“).

Schrifttum

Alimuddin, M.: Brit. J. Ophthal. **40**, 366—372 (1956).
Azmy, Y.: Bull. ophthal. Soc. Egypt **30**, 5—10 (1937); ref. Zbl. Ophthal. **40**, 659 (1938).
Blaxter, P. L.: Trans. Ophthal. Soc. U.K. **76**, 1956, 15—24 (1956).
Brockhurst, R. J.: Amer. J. Ophthal. **39**, 808—811 (1955).

DOLCET, L.: Arch. Soc. oftal. hisp.-amer. **12**, 1057—1063 (1952).
DOWNEY, 1945, zit. nach Langley et al.: Brit. J. Ophthal. **35**, 445—458 (1951).
FLETCHER, R.: Optician, **126**, 620—624; 641—644 (1954); ref. Ophthal. Lit. **8**, 46 (1954).
FRIEDENWALD, J. S.: Amer. J. Ophthal. **20**, 985—1024 (1937).
— Trans. Amer. Acad. Ophthal. Otolaryng. **53**, 169—174 (1949).
— Standardization of Tonometers, Decennial Report. Amer. Acad. Ophthal. Otolaryng. 134—135 (1954).
GJESSING, H. G. A.: Albrecht v. Graefes Arch. Ophthal. **105**, 221—242 (1921).
GLEES, M.: Albrecht v. Graefes Arch. Ophthal. **153**, 356—358 (1952).
GOLDMANN, H.: Bull. Soc. franç. Ophtal. **67**, 1954, 474—478 (1955).
— Bibl. Ophthal. Fasc. **47**, 99—115; E.B. Streiff u. J. Babel, S. Karger, Basel 1957.
—, u. T. SCHMIDT: Ophthalmologica **133**, 330—336 (1957).
— — Ophthalmologica **134**, 221—242 (1957).
GRADLE, H. S.: Amer. J. Ophthal. **14**, 936—943 (1931).
HADEN, H. C.: A. M. A. Arch. Ophthal. **4**, 326—331 (1930).
HONDA, H., u. Y. KOJIMA: Acta Soc. ophthal. Jap. **60**, 1814—1817 (1956); ref. Ophthal. Lit. **10**, 2362 (1956).
JACKSON, C. R. S.: Brit. J. Ophthal. **39**, 368—373 (1955).
KAGEYAMA, M.: J. Clin. Ophthal. (Tokyo) 10, 228—234 (1956); ref. Zbl. Ophthal. **70**, 33 (1957)
KRONFELD, P. C.: IV. Cong. pan-amer. Oftal. **1**, 325—329 (1952); ref. Ophthal. Lit. **6**, 4418 (1952).
LEYDHECKER, W.: in: Glaucoma, A Symposium, Blackwell Oxford, 1955, 205—225.
—, K. AKIYAMA u. H. G. NEUMANN: Klin. Mbl. Augenheilk. **133**, 662—670 (1958).
MAURICE, D. M.: Brit. J. Ophthal. **42**, 321—335 (1958).
MÜLLER, H. K.: Arch. Augenheilk. **104**, 89—101 (1931).
— Arch. Augenheilk. **105**, 504—515 (1932).
NORDMANN, J.: Bull. Soc. Ophtal. Fr. 306—312 (1955).
ROHRSCHNEIDER, W.: in: Glaukom, Bücherei d. Augenarztes, H. **21**, 43—66 (1952), Enke Stuttgart.
SUDA, K., u. Y. KIRITOSHI: Acta Soc. ophthal. Jap. **57**, 886—892 (1953); ref. Ophthal. Lit. **7**, 1947 (1953).
— —, T. ISASIKI: J. Clin. Ophthal. (Tokyo) **9**, 1075—1078 (1955); ref. Zbl. Ophthal. **66**, 297 (1955/56).
SULEIMAN PASHA, S. A. H.: Bull. ophthal. Soc. Egypt **30**, 11—16 (1937); ref. Zbl. Ophthal. **40**, 659 (1938).
THOMASSEN, T. L.: Experimental investigations into the conditions of tension in normal eyes and in simple glaucoma particularly performed by subjecting to weight compressions. Oslo 1946, 196 S.
VAIL, D.: Trans. Amer. Acad. Ophthal. Otolaryng. **53**, 232—237 (1949).
VIDAL, F., u. C. S. DAMEL: Arch. Oftal. B. Aires **19**, 212—217 (1944); ref. nach Barkan, O.: Ophthalmology in the War Years, Meyer-Wiener, Chicago, **2**, (1948).
WEEKERS, R., M. WATILLON u. M. DE RUDDER: Ann. Oculist. (Paris) **188**, 920—926 (1955).

III. Pulsatorische Schwankungen des i.o. Druckes

Der i.o. Druck zeigt infolge des Unterschiedes zwischen systolischem und diastolischem Blutdruck pulsatorische Schwankungen, die eine Exkursion des Tonometerzeigers um $^1/_2$–1 Teilstrich bewirken. Fehlen diese, so ist meist die Reibung zwischen Zapfen und Zylinder zu groß und die Messung nicht verwertbar. Wir notieren bei der Tonometrie den Mittelwert zwischen den Zeigerausschlägen.

Nach BAILLIART (1931, 1932) betragen die pulsatorischen Druckschwankungen bei Gesunden 2–3 mm Hg, bei Arteriosklerose oder Glaukom sind sie nach seiner Meinung geringer; Fehlen der pulsatorischen Schwankung hält er für ein prognostisch ungünstiges Zeichen, das eine Vergrößerung der venösen Stase anzeigt.

Verschiedene Autoren stellten sich die Frage, ob man aus Form und Stärke der Pulsschwankungen auf den Zustand der i.o. Gefäße oder des allgemeinen Gefäßsystems schließen kann. WEGNER (1930) und WEGNER et al. (1931) registrierten die Schwankungen von Augen und Orbitavolumen. Sie wollten aus der Kurvenform die Elastizität der Augenhüllen und Arteriosklerose erkennen. Zwischen Carotis- und Augenpuls fanden sie kein konstantes Verhältnis. BAILLIART (1935) glaubte, daß man aus dem Volumenpuls des Auges den Zustand der i.o. Gefäße nicht erkennen könne, während RIZZINI (1956) aus der Pulsform auf Veränderungen der Präcapillaren schloß, die für die Pathogenese des Glaukoms von Bedeutung seien. RADZICHOVSKIJ (1956) fand keine Korrelation zwischen Augenpuls und verschiedenen Augenkrankheiten oder der Höhe des allgemeinen Blutdruckes. Japanische Forscher beschäftigten sich neuerdings mit einer Analyse der Augenpulskurve. SUZUKI et al. (1951) gaben ein Registriergerät an; HARA (1952) untersuchte den Einfluß von Adrenalin und Acetylcholin; UEMURA et al. (1954, 1955) und SETOYAMA (1955) versuchten, aus der Form der Kurve bei allgemeinem Bluthochdruck Elastizitäts- und Widerstands-Hypertonie zu unterscheiden; und KAWASHIMA (1954, 1955) ordnete verschiedene Stadien des allgemeinen Hochdrucks bestimmten Kurvenformen zu.

Ich fand tonographisch besonders starke pulsatorische Schwankungen bei großer Amplitude des A. ophthalmica-Druckes, z. B. bei maligner Sklerose (A. brachialis 270/90 mm Hg. A. ophthalmica 116/50 mm Hg). Außer von der Amplitude des A. ophthalmica-Druckes dürften Form und Größe der volumetrischen Bulbusdruckschwankungen noch abhängen vom Blut-Minutenvolumen des Auges, von der Höhe des i.o. Druckes, der Elastizität der Bulbushüllen und der Gefäße, von der Resistenz und Pulsation des Orbitainhaltes, gegen den man den Bulbus bei der Registrierung komprimiert sowie den ballistischen Eigenschaften des Instrumentes. Über eine brauchbare Analyse dieser verschiedenen Faktoren verfügen wir wohl noch nicht.

Schrifttum

BAILLIART, P.: 44. Cong. Soc. franç. Ophtal. 1931; ref. Zbl. Ophthal. **27**, 392 (1932).
— An. Soc. mex. Oftal. **9**, 158—162 (1932); ref. Zbl. Ophthal. **29**, 637 (1933).
— Bull. Soc. franç. Ophtal. **48**, 294—297 (1935).
HARA, K.: Acta Soc. Ophthal. Jap. **56**, 883—890 (1952); ref. Ophthal. Lit. **6**, 1905 (1952).
KAWASHIMA, K.: Acta Soc. Ophthal. Jap. **58**, 1525—1529 (1954); ref. Ophthal. Lit. **8**, 3133 (1954,
— Acta Soc. Ophthal. Jap. **59**, 1795—1813 (1955); ref. Ophthal. Lit. **9**, 2817 (1955).
RADZICHOVSKIJ, B. L.: Oftal. Ž. **11**, 259—263 (1956); ref. Zbl. Ophthal. **71**, 139 (1957).
RIZZINI, V.: G. ital. Oftal. **9**, 100—108 (1956).
— Atti 41. Cong. Soc. ottal. ital. **15**, 384—385 (1956).
SETOYAMA, A.: J. Clin. Ophthal. (Tokyo) **9**, 812—816 (1955); ref. Zbl. Ophthal. **66**, 310 (1955).
SUZUKI, I., Y. TAKAGI u. S. SAKO: Acta Soc. Ophthal. Jap. **55**, 657—659 (1951); ref. Ophthal. Lit. **5**, 5226 (1951).
UEMURA, M., u. K. KAWASHIMA: Acta Soc. Ophthal. Jap. **58**, 1520—1524 (1954); ref. Ophthal. Lit. **8**, 3133 (1954).
— — Keio J. Med. **4**, 119—134 (1955); ref. Ophthal. Lit. **9**, 3317 (1955).
WEGNER, W.: Arch. Augenheilk. **103**, 296—302 (1930).
—, u. F. G. LÄMMERHIRT: Z. Augenheilk. **75**, 317—325 (1931).

IV. Tagesschwankungen des i.o. Druckes

Auf die geringen Tagesschwankungen des i.o. Druckes bei Gesunden und die stärkeren Schwankungen bei Glaukom wies MASLENIKOW (1904) zuerst hin. Die ältere Literatur ist in meinem englischen Referat über Belastungsproben (1949, mit MILLER) besprochen. Die Stärke der Tagesschwankungen, die bei Gesunden vorkommen können, läßt sich nicht genau angeben, da die Berichte erheblich voneinander abweichen. Eine Klärung dieser Frage wäre zu wünschen, weil gesteigerte Tagesschwankungen von manchen Autoren als besonders häufiges Frühsymptom des Glaukoms angesehen werden. Hierüber, sowie über die vermutlichen Ursachen der Tagesschwankungen s. S. 137, 312, 330.

In der Literatur sind folgende Grenzwerte genannt: Bis 3 mm Hg (PISSARELLO, 1914; MASLENIKOW, 1923, 1926; HAGEN, 1924; MIŠULINA, 1929), „selten mehr" als 4 mm Hg (DUKE-ELDER, 1955), bis zu 5 mm Hg (KÖLLNER, 1916; DUKE-ELDER, 1952; AGARWAL et al., 1956), bis 6 mm Hg (FEIGENBAUM, 1928; v. SALLMANN et al., 1930; AWGUSCHEWITSCH, 1937; ROHRSCHNEIDER, 1952; BLAXTER, 1956), bis 7 mm Hg (THIEL, 1924 – Kurve 1 –; THOMASSEN, 1946; DOBREE, 1953), bis 9 mm Hg (CORDES, 1937; CHARBONNEAU, 1954) und ausnahmsweise sogar bis 10 mm Hg (v. SALLMANN et al., 1930; MATTEUCCI, 1953).

Weitere Arbeiten von AMSLER (1931), KAWABATA (1934) und HUERKAMP (1956). UNGER (1957) fand bei vegetativ labilen Menschen ohne Glaukom Tagesschwankungen von mehr als 4 mm Hg, gibt aber deren Grenzwerte nicht an.

Die vermutlichen Ursachen der Tagesschwankungen bei Gesunden werden in Kapitel „Tonographie“ VII, 2 und 3 besprochen, die Tagesschwankungen bei Glaukom sowie ihr diagnostischer Wert bei „Untersuchungsmethoden“: „Spontane Druckschwankungen“, die Beobachtung an Wasservenen im Kapitel „Der Abfluß des Kammerwassers“. Vgl. S. 137, 312, 330.

Schrifttum

Agarwal, L. P. u. R. P. Saxena: Ophthalmologica **132**, 258—263 (1956).
Amsler, M.: 44. Cong. Soc. franç. Ophtal. 1931; ref. Zbl. Ophthal. **27**, 392 (1932).
— Klin. Mbl. Augenheilk. **87**, 260—262 (1931).
Awguschewitsch, P. L.: Vestn. Oftal. **10**, 580—595 (1937); ref. Zbl. Ophthal. **39**, 372 (1937).
Blaxter, P. L.: Trans. Ophthal. Soc. U. K. **76**, 1956, 15—24 (1956).
Charbonneau, R.: Un. méd. Can. **83**, 1004—1005 (1954); ref. Ophthal. Lit. **8**, 2482 (1954).
Cordes, F. C.: A. M. A. Arch. Ophthal. **17**, 896—915 (1937).
Dobree, J. H.: Brit. J. Ophthal. **37**, 293—300 (1953).
Duke-Elder, S.: Amer. J. Ophthal. **35**, 1—21 (1952).
— in: Glaucoma, A Symposium, Blackwell, Oxford 1955, 147—160.
Feigenbaum, A.: Klin. Mbl. Augenheilk. **80**, 577—595 (1928).
Hagen, S.: Acta ophthal. (Kbh.) **2**, 199—212 (1924).
Huerkamp, B.: Klin. Mbl. Augenheilk. **128**, 394—400 (1956).
Kawabata, H.: Chuo-Ganka-Iho **26**, (1934); ref. Zbl. Ophthal. **31**, 718 (1934).
Köllner, H.: Arch. Augenheilk. **81**, 120—142 (1916).
Leydhecker, W., u. S. J. H. Miller: Ophthal. Lit. **3**, 79—90 (1949).
Maslenikow, A.: Verh. d. Moskauer Augenärzte 1904; ref. Z. Augenheilk. **2**, 564 (1904).
— Diss. Petrograd 1923; Ref. Zbl. Ophthal. **11**, 377 (1924).
— Russk. oftal. Ž. **5**, 361 (1926); ref. Klin. Mbl. Augenheilk. **77**, 740 (1926).
Matteucci, P.: Rass. ital. Ottal. **22**, 545 (1953).
Mišulina, A.: Trudy 1. vseross, S-ezda glasn. Vrâc **3**, 57—61 (1929); ref. Zbl. Ophthal. **22**, 210 (1930).
Pissarello, C.: Giorn. d. R. accad. di med. Torino **77**, 61—68 (1914); ref. Zbl. Ophthal. **2/3**, 218 (1920).
Rohrschneider, W.: in Glaukom, Bücherei d. Augenarztes, H. **21**, 53—66 (1952), Enke Stuttgart.
Sallmann, L. v. ,u. A. Deutsch: Albrecht v. Graefes Arch. Ophthal. **124**, 624—651 (1930).
Thiel, R.: Albrecht v. Graefes Arch. Ophthal. **113**, 329—346 (1924).
Thomassen, Th. L.: Experimental investigations into the conditions of tension in normal eyes and in simple glaucoma, particularly performed by subjecting the eyes to weight compressions. Oslo 1946, 196 S.
Unger, L.: Ber. dtsch. ophthal. Ges. Heidelberg **60**, 1956, 74—76 (1957).

B. Konsensuelle Druckänderungen

(Schrifttum S. 11)

I. Tierversuche (Kaninchen)

Änderungen der Gefäßweite und des i.o. Druckes des unberührten Auges nach Eingriffen am anderen Auge beschrieb L. Weekers (1924, 1925) unter dem Namen der „ophthalmotonischen konsensuellen Reaktion“. Nach subconjunctivaler Jodinjektion fand er auch am 2. Auge Gefäßerweiterung und Aderhautabhebung (1925), nach Cyclodiathermie einen konsensuellen primären Druckanstieg, jedoch keine hypotone Phase (Weekers et al., 1942), nach Stich in den Ciliarkörper primären Anstieg, dann Drucksenkung (1931, 1933).

Bei der konsensuellen Reaktion ändert sich nach den meisten Berichten der Druck des ungereizten Auges im gleichen Sinne, aber schwächer als am gereizten Auge. So fand vom Hofe (1932) nach Glaskörperabsaugen am 2. Auge Drucksenkung. Morax et al. (1929) und Magitot (1933) sahen Drucksenkung nach Kompression eines Auges. Nach Vorderkammer-Punktion sank der Druck auch am 2. Auge (Řehák, 1957), nach Unterbinden der Vortexvenen stieg er konsensuell an (Levkoeva et al., 1956), nach Kaolin-Injektion in die Vorderkammer eines Auges entstand sogar am 2. Auge eine dauernde Drucksteigerung (Voronina, 1954).

Seltener wird über entgegengesetzte Druckreaktionen am 2. Auge berichtet. Babenko (1935) sah nach Vorderkammer-Punktion am anderen Auge Druckanstieg, Akagi (1957) nach Kompression des einen Auges (mit Druckanstieg an diesem) Drucksenkung am anderen. Er nimmt an, daß der einseitige Druckanstieg zentrale Gegenimpulse erzeugt, die als afferente Bahn den 1. Trigeminusast, als efferente Bahn den N. sympathicus benutzen.

Konsensuelle Druckschwankungen treten jedoch nicht bei allen Tieren auf und auch am gleichen Tier nicht regelmäßig (LINNEN 1950; VAN HEUVEN et al., 1953). PERKINS (1957) beobachtete nur bei 15% der Kaninchen einen i.o. Druckanstieg und bei 50% eine Eiweißvermehrung im Kammerwasser des 2. Auges, wenn der N. trigeminus einer Seite mechanisch gereizt wurde; auf der gleichen Seite traten stets Druckanstieg und Eiweißvermehrung auf. JÄNTTI (1957) sah eine konsensuelle Eiweißzunahme im Kammerwasser von Kaninchen nach Erwärmen eines Auges bei 32 von 75 Versuchen. Die jeweilige Reaktionslage kann also das Versuchsergebnis beeinflussen. HIROSE (1939) hielt es überhaupt für unwahrscheinlich, daß es sich um konsensuelle Reaktionen handelt und glaubte an lediglich reaktive Druckänderungen, weil er Druckanstiege am 2. Auge auch nach solchen Einwirkungen auf das 1. Auge fand, die dessen Druck nicht änderten.

Örtliche Cocain- oder Novocaingabe waren ohne Einfluß auf die konsensuelle Reaktion, Narkose unterdrückte sie (BABENKO, 1935); auch nach Entfernung (GOTOH, 1936) oder Anaesthesie (ŘEHÁK, 1957) des Ganglion ciliare des gereizten Auges trat sie nicht ein, während Ausschalten des Ganglion ciliare am 2., nicht gereizten Auge die konsensuelle Reaktion unbeeinflußt ließ. NIEDERMEIER (1952) dagegen gab an, daß retrobulbäre Injektion von Novocain oder Hydroergotamin am ungereizten Auge durch Blockieren des Sympathicus die konsensuelle Reaktion verhindert, und umgekehrt fand JÄNTTI (1957) trotz des Blockierens des Ciliarganglions der gereizten Seite in 24 von 75 Versuchen eine konsensuelle Reaktion. Am häufigsten konnte JÄNTTI die konsensuelle Reaktion durch örtliche Hydrocortisongabe am ungereizten Auge oder durch i.v. Dibenamingabe verhindern. AKAGI et al. (1955) und AKAGI (1957) konnten sie ausschalten, indem sie den 1. Trigeminusast der gereizten Seite oder den Sympathicus der anderen Seite durchtrennten. Durchtrennen des Sympathicus der gereizten Seite war ohne Einfluß, ebensowenig wie Urethan-Narkose, während die konsensuelle Reaktion bei Evipannarkose oder Ganglienblockern (Tetraäthylammonium) ausblieb (NAGATA et al. 1954).

BÁRÁNY et al. (1954) beobachteten manchmal beim Kaninchen nach Vorderkammer-Punktion eines Auges ein Aufhören der Kammerwasserbildung am 2. Auge. SUTLIFF et al. (1955) fanden die Ionenzahl im Kammerwasser des 2. Auges nach Vorderkammer-Punktion der anderen Seite primär vermindert, dann gesteigert.

Vgl. tonographische Untersuchungen der konsensuellen Reaktion im Kapitel „Tonographie“ sowie weitere Arbeiten im Kapitel „Der Abfluß des Kammerwassers“ (S. 143, 314).

II. Klinische Befunde

Bei gesunden Augen fehlt die konsensuelle Reaktion oder sie ist geringfügig (TOVBIN, 1935).

FEIGENBAUM (1930) beobachtete jedoch am 2. Auge Druckschwankungen nach Verdunkeln oder Belichten des anderen Auges. Sie bleiben nach Durchschneiden der hinteren Nervenverbindungen (optico-ciliare Neurektomie) des belichteten Auges aus, waren aber nach Belichten blinder Augen vorhanden. Deshalb nahm FEIGENBAUM eine direkte Licht/Dunkelwirkung auf die Aderhautgefäße an. – Bei einseitigem Erwärmen eines Auges ändert sich die Fluorescein-Permeabilität der Blut-Kammerwasser-Schranke auch am 2. Auge (STAIGER, 1952). SAPUPPO (1950, 1951, 1954) fand gleichfalls nach Belichten eines Auges Drucksenkung und Anstieg der Fluorescein-Permeabilität auch am 2. Auge.

Bei Glaukomanfall eines Auges kann am zweiten der Druck ansteigen: SÉDAN (1936) sah dabei am zweiten, früher operierten Auge eine Vergrößerung des Sickerkissens um das Vierfache. Ein gleichzeitiger Glaukomanfall beider Augen ist jedoch selten, obwohl die Disposition hierzu (enger Kammerwinkel) meist vorhanden ist und es bei 55% der Patienten mit einseitigem Glaukom innerhalb von 5 Jahren auch am 2. Auge zum Anfall kommt, bei weiteren 38% nach 6–10 Jahren (BAIN, 1957). Die relative Seltenheit von beidseitigem akutem Glaukom muß man bei der Diskussion über die Bedeutung der zentralen Einflüsse berücksichtigen. Bei der Operation eines Auges kann ein Anfall am 2. Auge (ŘEHÁK, 1957) oder ein Druckanstieg (MATSUBARA, 1955) infolge der Erregung vorkommen. IMACHI et al. (1936) erklären ihn aus dem Wegfall der Vagotonie.

Häufiger wird jedoch über Drucksenkung am 2. Auge als Folge einer erfolgreichen Operation des 1. Auges berichtet (BIRCH-HIRSCHFELD, 1930; L. WEEKERS et al., 1936; UYAMA, 1955; ŘEHÁK, 1957). Diese bildet jedoch nicht die Regel, und man kann im allgemeinen nicht hoffen, durch Operationen oder Entfernen eines blinden Glaukomauges den Druck des 2. Auges dauernd günstig zu beeinflussen. WÜNSCH-HEITZ (1936) fand nur bei 28 von 69 einseitig Operierten am 2. Auge Drucksenkung, MANTHEY (1938) bei 4 von 14 Patienten, AWGUSCHEWITSCH (1937) nur bei 20 %. ROKICKAJA (1940) beobachtete nach drucksenkender Operation eines Auges am 2. Auge bei 14 von 17 Kranken verbesserte Adaptation, die meist mit einer Drucksenkung einherging. Dabei wurde das Nagelsche Adaptometer verwendet, der Übungsfaktor anscheinend aber nicht berücksichtigt. Deshalb scheinen mir diese Ergebnisse nicht gesichert zu sein. Nach den Arbeiten von TOVBIN et al. (1934) und KOTSUKA (1937) kommen Druckanstiege ebenso oft wie Drucksenkungen vor. Konsensuelle Drucksenkungen sind also wohl oft Zufall.

Nach durchbohrender Verletzung oder Prellung beobachtete LARSSON (1930) nie Hypertonie, sondern stets Hypotonie des 2. Auges. Nach versehentlicher Novocain-Adrenalin-Injektion in den Glaskörper eines Auges war am nächsten Tag der i.o. Druck beider Augen niedrig (1 Fall: LARSSON, 1931). Ich habe jedoch (mit BECKERS, 1956) nach einseitiger Verletzung mit Sekundärglaukom am 2. Auge bei 3 von 78 Kranken (3,9 %) eine dauernde Drucksteigerung gefunden, die vorher nicht vorhanden war und die ich als konsensuelles Glaukom deutete.

Diese Arbeiten widersprechen sich nur scheinbar. Sofort nach der Prellung zeigen wahrscheinlich alle Augen Hypotonie, die das 2. Auge beeinflussen kann. Bei meinen Kranken dagegen handelte es sich um Spätbefunde längere Zeit nach dem Trauma bei Sekundärglaukom des verletzten Auges.

Verletzungen wirken sich am 2. Auge auch ohne Druckänderung als vermehrte Durchlässigkeit der Blut-Kammerwasser-Schranke aus („sympathische Dyshorie", AMSLER et al., 1946, 1949). Sie dauert jedoch nur 7–28 Tage und bewegt sich im physiologischen Bereich.

Nach Kompression, Massage oder Vorderkammer-Punktion (MAGITOT et al., 1931) oder Saugnapfanwendung (KUKAN, 1932) kann es am 2. Auge zu gleichsinnigen Druckänderungen wie am behandelten Auge kommen. CARENINI (1957) komprimierte ein Auge mit dem Dynamometer und fand danach an *beiden* Augen herabgesetzte Lichtempfindlichkeit; am 2. Auge vermutete er eine reflektorische Ischämie.

Bei Tonographie eines Auges sinkt oft am 2. Auge der i.o. Druck infolge einer verringerten Kammerwasserproduktion (s. Kapitel „Tonographie"). Zur konsensuellen Beeinflussung der Blut-Kammerwasser-Schranke („sympathischen Dyshorie") s. „Untersuchungsmethoden": „Permeabilitätssteigerung der Blut-Kammerwasser-Schranke für Fluorescein".

Auf weitere Arbeiten über konsensuelle Reaktionen wurde am Schluß des vorigen Abschnittes (I) schon verwiesen.

III. Zusammenfassung

Konsensuelle Druckänderungen kommen bei Tieren und Menschen in weniger als der Hälfte aller Fälle vor. Sie beruhen sehr wahrscheinlich meistens auf Änderungen des Minutenvolumens des Kammerwassers, sind also ein Gefäßreflex, der von einem Auge über das autonome Nervensystem und vermutlich deren Zentren im Zwischenhirn auf das andere Auge übertragen wird. Es ist möglich, aber beim Menschen noch nicht nachgewiesen, daß sich auch der Widerstand konsensuell ändert (Tierversuche mit Hyaluronidase von BÁRÁNY, 1956), was durch die autonome Innervation der Trabekel zu erklären wäre. Bei den weitaus meisten konsensuellen Reaktionen handelt es sich um vorübergehende, Stunden bis einige Wochen dauernde Druckänderungen. Sehr selten dürfte eine dauernde Drucksteigerung, ein konsensuelles Glaukom, vorkommen, das schwer vom primären Glaukom abzutrennen ist (vgl. hierzu LEYDHECKER et al., 1956).

Konsensuelle Druckschwankungen sind kein Beweis für ein druckregulierendes „Zentrum" im Zwischenhirn, sondern zeigen im Gegenteil, daß neuro-vasculäre Einflüsse den i.o. Druck oft nicht nachweisbar beeinflussen, in anderen Fällen nur zu vorübergehenden Schwankungen führen und sehr selten eine dauernde Druckänderung bewirken.

Über homöostatische Widerstandsänderungen s. „Tonographie".

Schrifttum

AKAGI, G.: Acta med. Okayama **11**, 40—59; 60—73; 74—80 (1957) u. Jap. J. Ophthal. **1**, 225—233 (1957); ref. Zbl. Ophthal. **74**, 105 (1958).
— K. NISHIMURA u. A. YAMAMOTO: Ganka-Kiyo **6**, 180—190 (1955); ref. Ophthal. Lit. **9**, 898 (1955).
AMSLER, M., u. A. HUBER: Ophthalmologica **111**, 155—176 (1946).
— — Ophthalmologica **117**, 202—206 (1949).
AWGUSCHEWITSCH, P. L.: Vestn. Oftal. **10**, 580—595 (1937); ref. Zbl. Ophthal. **39**, 372 (1937).
BABENKO, K. I.: Trans. ukrain. Hirshman mem. ophthal. Inst. **3**, 58—73 (1935); ref. Zbl. Ophthal. **38**, 210 (1937).
BAIN, W. E. S.: Brit. J. Ophthal. **41**, 193—199 (1957).
BÁRÁNY, E.H., u. A. WIRTH: Acta ophthal. (Kbh.) **32**, 113—121 (1954).
BIRCH-HIRSCHFELD, A.: Z. Augenheilk. **70**, 1—9 (1930).
CARENINI, B. B.: G. ital. Oftal. **10**, 447—454 (1957).
FEIGENBAUM, A.: Proc. XIII. int. Cong. Ophthal. Amsterdam, 1929, II, 491—494 (1930).
GOTOH, CH.: Mitt. med. Ges. Chiba **14**, 58—59 (1936) [Japanisch]; ref. Zbl. Ophthal. **38**, 329 (1937).
HEUVEN, J. A. VAN, u. J. P. DUNN: Amer. J. Ophthal. **36**, 1447—1449 (1953).
HIROSE, T.: Acta Soc. ophthal. Jap. **43**, 15—16 (1939); ref. Zbl. Ophthal. **44**, 176—177 (1940).
HOFE, K. VOM: Arch. Augenheilk. **105**, 674—680 (1932).
IMACHI, K., J. IMACHI u. K. WADA: Iber. Kurachiki. Z. hosp. **10**, 213—228 (1936) [Japanisch]; ref. Zbl. Ophthal. **37**, 667 (1937).
JÄNTTI, K.: Acta physiol. scand. Suppl. **42**, 78 (1957); ref. Ophthal. Lit. **11**, 2530 (1957).
KOTSUKA, T.: Acta Soc. ophthal. Jap. **41**, 1356—1363 (1937); ref. Zbl. Ophthal. **40**, 438 (1938).
KUKAN, F.: Klin. Mbl. Augenheilk. **89**, 553 (1932).
LARSSON, S.: Acta ophthal. (Kbh.) **8**, 261—284 (1930).
— Acta ophthal. (Kbh.) **9**, 85—87 (1931).
LEVKOEVA, E. F., K. I. GOLUBEVA u. A. L. PRIGOŽINA: Oftal. Ž. **11**, 131—136 (1956) [Russisch]; ref. Zbl. Ophthal. **69**, 305 (1956/57).
LEYDHECKER, W., u. L. BECKERS: Klin. Mbl. Augenheilk. **129**, 266—276 (1956).
LINNEN, H. J.: Klin. Mbl. Augenheilk. **117**, 381—391 (1950).
MAGITOT, A.: Ann. Oculist. (Paris) **170**, 465—502 (1933).
—, u. P. HALBRON: Bull. Soc. Ophtal. Fr. Nr. 3, 146—154 (1931).
MANTHEY, G.: Diss. 1938, Königsberg. 27 S.; ref. Zbl. Ophthal. **45**, 453 (1940).
MATSUBARA, S.: Acta Soc. ophthal. Jap. **59**, 1188—1195 (1955); ref. Ophthal. Lit. **9**, 2107 (1955).
MORAX, V. u. D. GIRARD: Bull. Soc. Ophtal. Fr. Nr. 2, 116 (1929).
NAGATA, N., S. KURIMOTO u. M. MATSUKA: Acta Soc. ophthal. Jap. **58**, 38—54 (1954); ref. Ophthal. Lit. **8**, 47 (1954).
NIEDERMEIER, S.: Klin. Mbl. Augenheilk. **121**, 313—318 (1952).
— Albrecht v. Graefes Arch. Ophthal. **153**, 221—230 (1952).
PERKINS, E. S.: Brit. J. Ophthal. **41**, 257—300 (1957).
ŘEHÁK, S.: Proc. milit. Hlth. acad. **4**, 224—230 (1955); ref. Ophthal. Lit. **9**, 3315 (1955).
— Čsl. Ofthal. **13**, 44—50 (1957); ref. Zbl. Ophthal. **72**, 261 (1957) u. Ophthal. Lit. **11**, 529 (1957).
— Čsl. Ofthal. **13**, 51—56 (1957); ref. Ophthal. Lit. **11**, 543 (1957).
ROKICKAJA, L. V.: Vestn. Oftal. **17**, 363—370 (1940); ref. Zbl. Ophthal. **47**, 267 (1942).
SAPUPPO, C.: Riv. oto-neuro-oftal. **25**, 213—219 (1950); ref. Ophthal. Lit. **4**, 2018 (1950).
— Atti Soc. ottal. ital. **12**, 241 (1951).
— Riv. oto-neuro-oftal. **29**, 182—191 (1954); ref. Zbl. Ophthal. **63**, 48 (1954/55).
SÉDAN, J.: Bull. Soc. Ophtal. Fr. Nr. 2, 91—94 (1936).
STAIGER, G.: Klin. Mbl. Augenheilk. **121**, 184—199 (1952).

Sutliff, F. P., u. R. H. Hamilton: Amer. J. Ophthal. **39**, 517—520 (1955).
Tovbin, B.: Kazans. med. Ž. **31**, 463—469 (1935) [Russisch]; ref. Zbl. Ophthal. **34**, 667 (1935).
—, B. W. Protopopow u. W. S. Urnishewskaja: Albrecht v. Graefes Arch. Ophthal. **131**, 554—585 (1934).
Uyama, Y.: Folia ophthal. Jap. **6**, 360—365 (1955); ref. Ophthal. Lit. **9**, 1628 (1955).
Voronina, E. G.: Biull. eksp. biol. med. **37**, 30—32 (1954) [Russisch]; ref. Ophthal. Lit. **8**, 337 (1954).
Weekers, L.: Arch. Ophtal. (Paris) **41**, 641—658 (1924).
— J. Neurol. Psychiatr. **25**, 778—784 (1925); ref. Zbl. Ophthal. **16**, 728 (1926).
— Bull. Acad. Méd. Belg. **11**, 509—540 (1931); ref. Zbl. Ophthal. **27**, 20 (1932).
— An. Soc. mex. Oftal. **10**, 23—38; 55—62 (1933); ref. Zbl. Ophthal. **31**, 569 (1934).
—, u. J. Fanchamps: Bull. Soc. belge Ophtal. **72**, 43—52 (1936) u. Arch. Ophtal. (Paris), 513—522 (1936).
—, u. R. Weekers: Ophthalmologica **104**, 1—14 (1942).
Wünsch-Heitz, E.: Z. Augenheilk. **90**, 259—262 (1936).

C. Zur Analyse der für den i.o. Druck maßgebenden Faktoren

(Schrifttum S. 14)

I. Allgemeines, Hinweise auf andere Abschnitte

Wir nehmen heute an, daß die Konstanz des i.o. Druckes hauptsächlich von zwei Faktoren abhängt, dem Abflußwiderstand und dem Minutenvolumen des Kammerwassers. Beide werden nervös beeinflußt, während vasculäre Einflüsse sich vor allem auf das Minutenvolumen auswirken. Abflußwiderstand und Minutenvolumen beeinflussen sich (wenn die Untersuchungsmethoden nicht täuschen) gegenseitig am gesunden Auge so, daß der i.o. Druck möglichst unverändert bleibt (Homöostasis), indem eine verstärkte Kammerwasserproduktion ein Sinken des Abflußwiderstandes hervorruft und umgekehrt.

Extraoculäre Einflüsse auf den i.o. Druck sind in dem Kapitel „Hypothesen über die Ursache der primär-chronischen Glaukome“ besprochen, Abflußwiderstand, homöostatische und konsensuelle Reflexe sowie die Tagesschwankungen des Widerstandes und Minutenvolumens im Kapitel „Tonographie“. Vgl. ferner S. 7, 9, 137, 143, 312, 314, 330.

II. Zusammensetzung und Minutenvolumen des Kammerwassers

Das Kammerwasser läßt sich unter zwei Hauptgesichtspunkten betrachten: 1. Man kann nach seiner Entstehungsart und Zusammensetzung fragen, wobei auch die Eigenschaften der Membranen zu diskutieren wären, die Blut und Kammerwasser scheiden. 2. Man kann nach der Bedeutung des Kammerwassers für den i.o. Druck fragen, wobei insbesondere das Minutenvolumen zu besprechen ist.

Da nach unseren heutigen Kenntnissen bei primärem Glaukom das Kammerwasser wahrscheinlich die gleiche Zusammensetzung wie bei gesunden Augen hat*, erscheint es mir erlaubt, ein Referat des sehr umfangreichen Schrifttums über die chemisch-physikalische Natur und die Blut-Kammerwasserschranke wegzulassen, zumal das Thema in den letzten Jahren in Monographien und Übersichten dargestellt wurde.

* Vgl. „Histamin und i.o. Druck“. Halbertsma et al. (1932) fanden gleichen Kaliumgehalt des Kammerwassers bei Glaukom und bei Star. Grósz (1950) glaubte, im Kammerwasser sei bei Glaukom der Esterasegehalt erhöht, doch wurde dies bisher nicht bestätigt. Bloomfield (1945) nahm an, bei Glaukom fehle im Kammerwasser eine parasympathicomimetische Substanz, die bei gesunden Augen vorhanden sei.

Besonders KINSEY und seinen Mitarbeitern (1942–1958), die hinteres und vorderes Kammerwasser getrennt untersuchten, verdanken wir in neuerer Zeit wesentliche Aufschlüsse über Entstehung und Zusammensetzung des Kammerwassers. Nach KINSEY (1958) wird in den Ciliarfortsätzen ein primäres Kammerwasser sezerniert (aktive Zelltätigkeit), wobei unter Mitwirkung der Carboanhydrase (vgl. „Medikamentöse Therapie“: „Carboanhydrase-Hemmer“) Bicarbonat- und Wasserstoffionen durch Hydration von CO_2 gebildet werden. Dieses primäre Sekret unterscheidet sich erheblich vom Serum, dem es aber auf seinem Weg von der hinteren zur vorderen Kammer durch Diffusion gegen Blut, Glaskörper, Linse und Hornhaut ähnlicher wird.

Einzelheiten und weitere Literaturhinweise findet man in folgenden Arbeiten:

Monographien: MICHIELS, 1949; VERREY, 1954; AMSLER et al., 1955; DAVSON, 1956; PIRIE et al., 1956; SÜLLMANN, 1956.

Literaturübersichten: DAVSON, 1949, 1950; DISCHE, 1956.

Zusammenfassende Arbeiten: MAGITOT, 1931; ADLER, 1933; FRIEDENWALD et al., 1933, 1936, 1938; ROBERTSON, 1939 (gute Erklärung der Begriffe Dialyse, Ultrafiltration, Sekretion); DUKE-ELDER et al., 1940, 1948; KINSEY et al., 1944, 1950, 1955; DUKE-ELDER, 1948, 1949, 1950, 1957; FRIEDENWALD, 1949; AURICCHIO, 1955; LANGHAM, 1955; KINSEY, 1955; BECKER, 1957; KESSLER, 1957 (Abänderung der Friedenwald-Kinseyschen Formel).

Arbeiten zur *Pharmakologie der Blut-Kammerwasserschranke* sind in dem Kapitel „Permeabilitätssteigerung der Blut-Kammerwasserschranke für Fluorescein“ genannt.

Die Methoden zur Bestimmung des *Minutenvolumens* am Versuchstier besprechen BÁRÁNY (1955) und LANGHAM (1958). Verschiedene Untersucher gaben für verschiedene Tierarten ein Minutenvolumen an, das ungefähr bei 1,1 bis 3,5 %/min des Vorderkammerinhaltes liegt (*Kaninchen:* 1,1 %, KINSEY et al., 1949; 1,1–1,58 %, ROSS, 1952; *Huhn:* 1,7–2 %, BÁRÁNY, 1951; *Hund:* 3,5 %, BÁRÁNY et al., 1954).

Das *Minutenvolumen des Kammerwassers beim Menschen* wurde schon im vorigen Jahrhundert durch BENTZEN und LEBER (1895) annähernd richtig (5 mm^3/min) bestimmt. FRIEDENWALD et al. (1931, 1932) beobachteten ein Kind mit in die Pupille luxierter Linse. Sie berechneten aus der Zeit, in der die Vorderkammer abfloß, und deren Volumen ein Minutenvolumen des Kammerwassers von 1,5–2,5 mm^3/min.

Für die Bestimmung des Minutenvolumens am unberührten menschlichen Auge entwickelte GOLDMANN (1949, 1950, 1951, 1955) eine Methode, die auf dem fortlaufenden Vergleich zwischen der Konzentration von freiem Fluorescein im Blut und diffusiblem Fluorescein im Kammerwasser nach i.v. Injektion von 4 cm^3 der 10 % Farbstofflösung beruht, wobei das Volumen der Vorderkammer berücksichtigt wird. Er fand bei Gesunden ein Minutenvolumen von 2,2 (1,1–2,5) mm^3/min, das vom Alter oder von der Höhe des i.o. Druckes nicht abhängt und bei großem Vorderkammerinhalt (über 190 mm^3) größer als bei kleiner Vorderkammer (unter 155 mm^3) ist. Bei Glaucoma simplex war das Minutenvolumen herabgesetzt (1,7 mm^3), bei kongestivem Glaukom manchmal erhöht, besonders bei i.o. Drucksteigerung. Die Methode ist bei eiweißhaltigem Kammerwasser nicht anwendbar, zeigt kurzfristige Schwankungen des Minutenvolumens nicht an und wird bei flacher Vorderkammer (Inhalt unter 60 mm^3) ungenau. Wegen der Fehlerstreuung bei den Einzelmessungen läßt sich individuell eine Steigerung des Minutenvolumens nur feststellen, wenn es über 3 mm^3/min beträgt. In der Klinik hat sich diese Methode nicht allgemein eingeführt, da sie lange Beobachtungsdauer und wiederholte Blutentnahmen erfordert. FRIEDENWALD (Diskussion zu GOLDMANN, 1955) wies auf die Schwierigkeiten der Methode hin, deren Ergebnisse man nicht als Absolutwerte betrachten dürfe. Die Erhöhung des Minutenvolumens bei kongestivem Glaukom fand GOLDMANN später nicht mehr (1955).

Eine einfache, aber ungenaue Methode beschrieben LANGLEY et al. (1952). Sie tropfen Fluoresceinlösung in den Bindehautsack ein. Der Farbstoff wandert durch die Hornhaut in die Vorderkammer. Aus der Zeit, in der er aus dem Kammerwasser verschwindet, wollen die Verfasser auf das Minutenvolumen schließen. Eine Messung in absoluten Zahlen (cm^3/min) ist nicht möglich, da das Volumen der Vorderkammer, die Diffusion aus der Hornhaut in die

Vorderkammer und der Schwund des Farbstoffes durch Diffusion aus der Vorderkammer in Gewebe und Gefäßen nicht berücksichtigt werden. LANGLEY et al. (1952) fanden bei Glaukom in ansteigenden Druckphasen verzögerten Abfluß des Kammerwassers, spontan oder nach Miotica fallende Tension beschleunigte den Abfluß. HODGSON et al. (1954) und WEEKERS et al. (1952–1954) verbesserten die Methode. Bei Glaucoma simplex und kongestivem Glaukom war das so bestimmte Minutenvolumen normal (WEEKERS et al., 1954). Nach Cyclodiathermiepunktur war das Minutenvolumen herabgesetzt, ebenso nach Iridektomie, die nur anfangs den Abflußwiderstand senkte. Hypotension bei Uveitis erklären WEEKERS et al. als Folge verminderter Kammerwasserbildung, Hypertension bei Uveitis als Folge eines erhöhten Abflußwiderstandes. Auch die Hypotonie nach Staroperation oder bei Netzhautablösung ist Folge eines verminderten Minutenvolumens.

Die Befunde von HODGSON et al. (1953, 1954) zeigten keine sichere Korrelation zwischen dem Abfall der Fluoresceinkonzentration und der Tension. Die Fluoresceinkonzentration sank, obgleich der i.o. Druck nach Miotica gleich blieb oder sogar anstieg. Auch der in den Wasservenen sichtbare Abfluß des Kammerwassers stand in keinem konstanten Verhältnis zu i.o. Druckänderungen.

Klinisch schätzt man zur Zeit meistens das Minutenvolumen tonographisch. Die Ungenauigkeit dieser Methode und die Frage, ob es ein Hypersekretionsglaukom gibt, sind im Kapitel „Tonographie“ besprochen. Dort werden auch Arbeiten über den Einfluß von Medikamenten auf das Minutenvolumen genannt.

Eine andere Methode besteht in der perilimbalen Kompression mit einer Saugglocke, die von ERICSON (1958) in einer Monographie geschildert wird (vgl. „Belastungsproben“: Kompression des Auges).

Schrifttum

ADLER, F. H.: A. M. A. Arch. Ophthal. **10**, 11—19 (1933).
AMSLER, M.: Bull. Soc. franç. Ophtal. **68**, 7—39 (1955).
—, F. VERREY u. A. HUBER: L'humeur aqueuse et ses fonctions. Masson & Cie. Paris, 397 S., 1955.
AURICCHIO, G.: Boll. Oculist. **34**, 257—276; 277—286; 287—300 (1955).
BÁRÁNY, E. H.: Measurement of aqueous flow in the experimental animal in modern trends in ophthalmology. 3. Serie, Butterworth, London 1955.
— Acta physiol. Scand. **22**, 340—344 (1951); ref. Zbl. Ophthal. **58**, 312 (1952/53).
—, u. V. E. KINSEY: Amer. J. Ophthal. **32**, 177—188 (1949).
—, u. A. WIRTH: Acta ophtal. (Kbh.) **32**, 99—111 (1954).
BECKER, B.: A. M. A. Arch. Ophthal. **57**, 793—800 (1957).
— Proc. Inst. Med. Chicago **21**, 195—201 (1957); ref. Ophthal. Lit. **11**, 41 (1957).
BENTZEN, C. F., u. T. LEBER: Albrecht v. Graefes Arch. Ophthal. **41**, II, 208—257 (1895).
BLOOMFIELD, S.: Proc. Soc. exp. Biol. (N.Y.) **60**, 293—296 (1945).
DAVSON, H.: Ophthal. Lit. **3**, 254—268 (1949).
— Ophthal. Lit. **4**, 3—13 (1950).
— Physiology of the Ocular and Cerebrospinal Fluids. London, J. & A. Churchill, Ltd. 1956, 388 S.
DISCHE, Z.: A. M. A. Arch. Ophthal. **56**, 587—634 (1956).
DUKE-ELDER, S.: Trans. Ophthal. Soc. U. K. 1948, **68**, 413—439 (1949).
— Amer. J. Ophthal. **32**, 1638—1644 (1949).
— Ann. Oculist. (Paris) **183**, 1040—1048 (1950).
— in: Moderne Probleme der Ophthalmologie. E.B. Streiff u. J. Babel, S. Karger Basel 1957, Bibl. Ophthal. Fasc. **47**, 40—47.
—, u. H. DAVSON: Brit. J. Ophthal. **32**, 555—569 (1948).
—, J. C. QUILLIAM u. H. DAVSON: Brit. J. Ophthal. **24**, 421—444 (1940).
ERICSON, L. A.: Acta ophthal. (Kbh.) Suppl. **50**, 95 S., 1958.
FRIEDENWALD, J. S.: Amer. J. Ophthal. **32**, 9—27 (1949).
—, H. F. PIERCE: Bull. Johns Hopk. Hosp. **49**, 259—270 (1931); ref. Zbl. Ophthal. **26**, 591 (1932).
— — A. M. A. Arch. Ophthal. **7**, 538—557 (1932).
— — A. M. A. Arch. Ophthal. **10**, 449—454 (1933).
—, u. R. D. STIEHLER: Proc. Soc. exp. Biol. (N.Y.) **34**, 447—448 (1936); ref. Zbl. Ophthal. **37**, 460 (1937).
— — A. M. A. Arch. Ophthal. **20**, 761—786 (1938).
GOLDMANN, H.: Experientia (Basel) **5**, 295—296 (1949).
— Bull. Schweiz. Akad. Med. Wiss. **6**, 423—431 (1950).
— Ophthalmologica **119**, 65—95 (1950).

GOLDMANN, H.: Ophthalmologica **120**, 150—156 (1950).
— Docum. Ophthal. ('s-Grav.) **5/6**, 278—356 (1951).
— Proc. XVII. int. Cong. Ophthal. Montreal-N.Y. 1954, III, 1573—1577 (1955).
— in: Glaucoma, A Symposium, Blackwell Oxford, 1955, 105—125.
GRÓSZ, S. DE: Ophthalmologica **119**, 281—284 (1950).
HALBERTSMA, K.T.A., u. H. GRAVESTEIN: Albrecht v. Graefes Arch. Ophthal. **129**, 216—223 (1932) u. Ned. T. Geneesk. 5504—5507 (1932).
HODGSON, T.H., u. R.K. MACDONALD: Brit. J. Ophthal. **38**, 266—272 (1954) u. Trans. Canad. Ophthal. Soc. 6, 1953, 31—41 (1954)
KESSLER, J.: A. M. A. Arch. Ophthal. **57**, 687—688 (1957).
KINSEY, V. E.: A. M. A. Arch. Ophthal. **44**, 215—235 (1950).
— Amer. J. Ophthal. **33**, 257—268 (1950).
— J. Gen. Physiol. **34**, 389—402 (1951); ref. Zbl. Ophthal. **58**, 217 (1952/53).
— A. M. A. Arch. Ophthal. **50**, 401—417 (1953).
— in: Glaucoma, A Symposium, Blackwell Oxford, 62—84 (1955).
— Persönl. Mitteilg.
—, u. E. H. BÁRÁNY: Amer. J. Ophthal. **32**, 189—202 (1949).
—, u. C. E. FROHMANN: Amer. J. Ophthal. **35**, 1171—1176 (1952).
—, W. M. GRANT, D. G. COGAN, J. J. LIVINGOOD u. B. R. CURTIS: A. M. A. Arch. Ophthal. **27**, 1126—1131 (1942).
—, u. W. M. GRANT: Brit. J. Ophthal. **28**, 355—361 (1944).
—, u. B. JACKSON: Amer. J. Ophthal. **32**, 374—378 (1949).
—, u. E. PALM: A. M. A. Arch. Ophthal. **53**, 330—344 (1955).
— — G. A. CAVANAUGH: Proc. XVII int. Cong. Ophthal. Montreal-N.Y. 1954, III, 1571—1572 (1955).
—, u. M. B. WILLIAMSON: Amer. J. Ophthal. **32**, 509—512 (1949).
LANGHAM, M.: in: Glaucoma, A Symposium, Blackwell Oxford 1955, 45—61.
— Physiol. Rev. **38**, 215—242 (1958).
LANGLEY, D., u. R. K. MACDONALD: Brit. J. Ophthal. **36**, 432—437 (1952).
— — Brit. J. Ophthal. **36**, 499—505 (1952).
MAGITOT, A.: A. M. A. Arch. Ophthal. **6**, 647—662 (1931).
MICHIELS, J.: Ophthalmologica Suppl. **34**, 48 S., (1949).
PIRIE, A., u. R. VAN HEYNINGEN: The Biochemistry of the Eye. 323 S., Blackwell Scientific Publ. 1956.
ROBERTSON, J. D.: Brit. J. Ophthal. **23**, 243—250 (1939).
ROSS, E. J.: Brit. J. Ophthal. **36**, 41—51 (1952).
SÜLLMANN, H.: Auge und Tränen, in: Physiologische Chemie. Herausgegeb. von B. Flaschenträger und E. Lehnartz, **2**, II/a, Springer, Berlin, Göttingen, Heidelberg 1956.
VERREY, F.: Clinique de l'humeur aqueuse pathologique. Delachaux u. Niestlé, S. A., Paris und Schweiz, 269 S., 1954.
WEEKERS, R.: Bull. Soc. franç. Ophtal. **65**, 183—192 (1952).
—, u. Y. DELMARCELLE: Bull. Soc. belge Ophtal. **102**, 543—557 (1952).
— — Ophthalmologica **125**, 425—347 (1953).
— — Ophthalmologica **127**, 373—385 (1954).

D. Verschiedene Einflüsse auf den i.o. Druck

I. Äußere Augenmuskeln, Lider

(Schrifttum S. 16)

Arbeiten über den Einfluß der äußeren Augenmuskeln und der Gesichtsmuskulatur auf den i.o. Druck beim Tier sind in Kapitel „Der Einfluß des peripheren und zentralen Nervensystems", S. 99, besprochen. Beim Menschen kann das Zukneifen der Lider den i.o. Druck von 18 auf 65 mm Hg steigern, selbst wenn das Ober- oder Unterlid mit einem Lidhaken zurückgehalten wird. Wurden beide Lider so aufgehalten, stieg dennoch der i.o. Druck auf 40 mm Hg (COMBERG et al., 1926). HALLERMANN (1949) wies auf die Drucksteigerung bei Kontraktion des Rectus superior hin. Zur drucksenkenden Wirkung von Muskelrelaxantien s. „Medikamentöse Therapie", zur Tenotomie der äußeren Augenmuskeln bei absolutem Glaukom s. Operationen.

II. Allgemeine Muskeltätigkeit

Filatov et al. (1937) und Ierschkovitch et al. (1937) fanden bei Tieren nach langem Laufen ein Absinken des i.o. Druckes, das sie auf drucksenkende Substanzen im Serum zurückführten. Die Transfusion des defibrinierten Blutes dieser Tiere in ausgeruhte Tiere senkte auch bei diesen den i.o. Druck. Beim gesunden Menschen wirkten allgemeine sportliche Anstrengungen manchmal gleichfalls drucksenkend, doch erscheint es höchst zweifelhaft, ob dies therapeutisch verwertbar ist, wie Sédan (1947) und Sédan et al. (1949, 1950, 1953) meinten. Bei Gesunden fanden nämlich Saverucha et al. (1938) nur bei der Hälfte der Versuchspersonen Drucksenkung, bei 26% Druckanstieg. Die Drucksenkung betrug nur 3 mm Hg und hielt nur bis höchstens 1½ Std an (Filatov et al. 1937). Die Wirkung wird bei körperlich Geübten geringer, die Pupille erweitert sich (Rapisarda, 1936). Glaukomkranke in höherem Lebensalter können meist keinen Sport treiben. Spazierengehen vermag zwar manchmal den Druck zu senken (Ierschkovitch, 1940), steigert ihn aber in anderen Fällen (Saverucha et al. (1938). Somit haben wir keinen Grund, Glaukomkranken allgemein Sport oder anstrengende Spaziergänge zu empfehlen.

III. Einfluß von Körper- oder Kopfhaltung, Narkose und Tod auf den i.o. Druck bei nicht-glaukomkranken Augen

Im Stehen ist der i.o. Druck, bei zurückgebeugtem Kopf gemessen, bei Gesunden bis 3 mm Hg niedriger als im Liegen, wenn man kein Kissen verwendet und der Kopf in der gleichen Ebene wie der übrige Körper liegt (Leydhecker, 1955). Auch im Sitzen ist der i.o. Druck ein wenig niedriger als im Liegen (1,3 mm Hg; Schmidt, 1956; Goldmann, 1957), was für den Vergleich zwischen Applanations- und Schiötz-Tonometer zu beachten ist. Bei Zurückbeugen des Kopfes fand Tessier (1930) einen Druckanstieg von 2–6 mm Hg bei Gesunden.

Zur Narkose benutzte Medikamente können den i.o. Druck senken (s. „Medikamentöse Therapie" und „Tonographie"). Beim Menschen kann einseitige Hypotonie auch durch den Druck der Narkosemaske entstehen (Brittain et al., 1945).

Nach dem Tode sinkt in wenigen Minuten der i.o. Druck stark ab. Majoros (1948) fand binnen einer Minute ein Absinken von 12 auf 6 mm Hg, binnen zwei Minuten von 16 auf 2–4 mm Hg. Nach vierzig Minuten war der Druck von 12 auf 1,5 mm Hg gesunken. Über die Änderung der Rigidität nach dem Tode s. „Tonometrie".

Schrifttum

Brittain, I., u. G. J. C. Brittain: Brit. med. J. **1**, 442—444 (1945).
Comberg, W., u. E. Stoewer: Z. Augenheilk. **58**, 92—103 (1926)
Filatov, V. P.: Vestn. Oftal. **11**, 151—153 (1937); ref. Zbl. Ophthal. **40**, 574 (1938).
—, I. G. Ierschkovitch u. V. E. Ševalov: Vestn. Oftal. **11**, 161—167 (1937); ref. Zbl. Ophthal. **40**, 574 (1938).
—, I. G. Ierschkovitch u. Fischer: Vestn. Oftal. **11**, 154—160 (1937); ref. Zbl. Ophthal. **40**, 574 (1938).
Goldmann, H.: in: Glaucoma, 2. Tagung 1956, herausgeg. v. F. W. Newell, Macy Found. N. Y. 1957, 167—220.
—, u. Th. Schmidt: Ophthalmologica **134**, 221—242 (1957).
Hallermann, W.: Klin. Mbl. Augenheilk. **114**, 144—148 (1949).
Ierschkovitch, I. G.: Vestn. Oftal. **17**, 586—596 (1940); ref. nach Barkan, O.: Ophthalmology in the War Years, Meyer-Wiener Chicago, **1**, (1946).
—, u. V. E. Ševalov: Vestn. Oftal. **11**, 168—175 (1937); ref. Zbl. Ophthal. **40**, 575 (1938).
Leydhecker, W.: in: Glaucoma, A Symposium, herausgegeb. v. St. Duke-Elder, Blackwell, Oxford (1955) 205—225.
Majoros, J.: A. M. A. Arch. Ophthal. **39**, 665—668 (1948).
Rapisarda, D.: Boll. Oculist. **15**, 461—481 (1936).
Saverucha, F. M., u. V. I. Tebenichina: Vestn. Oftal. **13**, 489—496 (1938); ref. Zbl. Ophthal. **43**, 574 (1939).

Schmidt, T.: Klin. Mbl. Augenheilk. **129**, 196—202 (1956).
Sédan, J.: Rev. oto-neuro-oftal. (B. Aires) **19**, 114—118 (1947); ref. Zbl. Ophthal. **52**, 154 (1950).
—, u. S. Sédan-Bauby: Ophthalmologica **118**, 534—547 (1949).
— — Atti 38. Cong. Soc. ottal. ital. **11**, 341—347 (1950).
— — Arch. Oftal. B. Aires **28**, 97—104 (1953); ref. Ophthal. Lit. **7**, 2713 (1953).
Tessier, G.: Lett. oftal. **7**, 311—319 (1930); ref. Zbl. Ophthal. **24**, 83 (1931).

IV. Physikalische Einflüsse auf den i.o. Druck

Wärme. Durch *Kurzwellen* steigt die Temperatur im Auge um 6–7°, die Blutgefäße erweitern sich für einige Stunden (Trovati, 1936). Bei primärem Glaukom (Corrado, 1937) und bei Sekundärglaukom durch Uveitis (Graff, 1941) kann der i.o. Druck sinken. Während eines durch allgemein angewandte Kurzwellen erzeugten Fiebers änderte sich die Tension nicht (Ernsting, 1939). – *Diathermie* änderte bei Gesunden den i.o. Druck nicht (Benstein, 1940), soll aber bei Glaukom drucksenkend wirken (Maddox, 1933); Martin, 1935; Correa de Barros, 1936; Lloyd, 1939; Bolgov, 1940). *Ultrarot-Bestrahlung* senkte bei Kaninchen nach primärem Anstieg den i.o. Druck (Sano et al., 1936), *trockene Wärme* steigerte ihn (Hirose, 1936), wobei i.v. gegebene Farbstoffe rascher ins Kammerwasser traten (Satoh, 1931). Mit dem Shahan-Thermophor hatte Post (1949) bei Glaukom keine Erfolge. Aufenthalt im Schwitzkasten (20 min, 55–60°) änderte den i.o. Druck bei Nicht-Glaukomkranken nicht erheblich, trotz der nachgewiesenen starken Eindickung des Blutes und des Absinkens des Netzhaut-Arterien-Druckes (Imachi et al., 1936, 1937). *Ultraschall* senkte bei Kaninchen die Tension (Cascio, 1954).

Elektrischer Strom. Gleichstrom an den Schläfen senkte den i.o. Druck bei Glaukom, wenn die Anode nahe dem Auge war, und steigerte ihn, wenn die Kathode am Auge war (Zaretskaya, 1947). Die spontanen Druckschwankungen bei den wenigen Versuchspersonen waren ebenso stark wie die auf den Strom zurückgeführten Druckänderungen. Wenig aufschlußreich ist auch die Angabe von Angius (1953), Wechselstrombehandlung an den Schläfen senke die Tension, da sie keine Angaben über die erzielte Besserung enthält und außerdem Miotica gegeben wurden.

Auf gleichem Niveau wie die oben genannten beiden Arbeiten steht der Bericht von Zaretskaya (1948) über manchmal drucksenkende, manchmal drucksteigernde Wirkung von *grünen Brillen*, wobei zugleich Pilocarpin und Suprarenin gegeben wurden.

Schrifttum

Angius, T.: Atti 39. Cong. Soc. ottal. ital. **13**, 69—72 (1953).
Benstein, I. I.: Vestn. Oftal. **16**, 337—341 (1940); ref. Zbl. Ophthal. **47**, 21 (1942).
Bolgov, P.: Vestn. Oftal. **16**, 421—425 (1940); ref. nach Barkan: Ophthalmology in the War Years, Meyer-Wiener Chicago **1**, (1946).
Cascio, G.: Boll. Oculist. **33**, 694—697 (1954).
Corrado, M.: Ann. Ottal. **65**, 401—426 (1937).
Correa de Barros, E.: Arch. Soc. Oftal. hisp.-amer. **36**, 373—376 (1936).
Ernsting, H. C.: Amer. J. Ophthal. **22**, 54—56 (1939).
Graff, G.: Albrecht v. Graefes Arch. Ophthal. **144**, 81—91 (1941).
Hirose, T.: Acta Soc. ophthal. Jap. **40**, 1762—1774 (1936); ref. Zbl. Ophthal. **38**, 33 (1937).
Imachi, K., J. Imachi, T. Maruo, I. Nakayama, S. Saito, F. Haitani u. F. Shintani: Iber. Kurashiki-Z. hosp. **11**, 101—111 (1936); ref. Zbl. Ophthal. **38**, 209 (1937).
— — — — — — — Acta Soc. Ophthal. Jap. **41**, 172—180 (1937); ref. Zbl. Ophthal. **39**, 370 (1937).
Lloyd, J. P. F.: Trans. Ophthal. Soc. U. K. **59**, 1939, 181—191 (1939).
Maddox, E. E.: Brit. J. Ophthal. **17**, 161 (1933).
Martin, J. E.: Brit. J. Ophthal. **19**, 48—49 (1935).
Post, M. H.: Amer. J. Ophthal. **32**, 215—220 (1949).
Sano, T., u. S. Obata: Acta Soc. Ophthal. Jap. **40**, 2580—2596 (1936); ref. Zbl. Ophthal. **39**, 109 (1937).
Satoh, K.: Acta Soc. Ophthal. Jap. **35**, 857—859 (1931); ref. Zbl. Ophthal. **26**, 159 (1932).
Trovati, E.: Ann. Ottal. **64**, 603—610 (1936).
Zaretskaya, P. B.: Amer. J. Ophthal. **30**, 589—590 (1947).
— Amer. J. Ophthal. **31**, 985—989 (1948).

V. Gewebsextrakte und i.o. Druck

Gewebsextrakte wurden aus vitalistischen Spekulationen heraus hin und wieder zur Glaukomtherapie empfohlen, haben sich aber nicht bewährt und werden deshalb nicht bei der Therapie besprochen. Ragnetti (1956) weist darauf hin, daß ihre gefäßerweiternde Wirkung seit Heidenheim (1891) bekannt ist und Zipf (1930) Adenosintriphosphorsäure (ATP) als das wirksame Prinzip erkannte. Mit dieser erzielte er bei gesunden und glaukomkranken Personen bei i.v. Injektion keine nennenswerte i.o. Druckänderung. Den Einfluß von Farbstoffen auf die Hydrolyse von ATP untersuchten Ballintine et al. (1956).

Bei der örtlichen Anwendung von Gewebsextrakten am Auge dürfte neben der ATP-Wirkung die unspezifische gefäßerweiternde Reaktion auf den Eingriff Druckänderungen und Gesichtsfelderweiterungen erklären, soweit diese letzten nicht ein Übungseffekt sind. Hierfür spricht, daß Nichelatti (1951) eine Besserung des Sehvermögens bei Myopie durch subconjunctivale Placenta-Implantation in 66% und durch Implantation eines Seidenfadens in 73% der Fälle fand. Die Versuche, Visus und Gesichtsfeld durch gefäßerweiternde Mittel zu bessern, sind S. 465 bis S. 466 besprochen. Hier gehen wir nur auf die angeblichen Druckänderungen ein.

Placenta-Extrakt i.v. änderte den Druck gesunder Augen nicht, bewirkte bei 5 von 16 Augen mit Glaucoma simplex Drucksteigerung, ebenso bei 1 Auge mit kongestivem Glaukom, während bei 10 Augen mit kongestivem oder sekundärem Glaukom der Druck sank (Brand, 1951). Die subconjunctivale Implantation senkte bei 5 Augen (Glaucoma simplex und congestivum) den Druck (Matavulj, 1948).

*Milz*extrakte sollen bei Glaukom den i.o. Druck senken (Miller, 1939) und die Wirkung der Miotica unterstützen (Goldenburg, 1940), worüber jedoch keine Einzelheiten berichtet wurden. Alvis (1940) prüfte diese Angaben und konnte sie nicht bestätigen. Extrakte aus *Iris* oder *Ciliarkörper* bewirkten beim Hund (i.v.) eine leichte Steigerung von Blutdruck und i.o. Druck (Michail et al., 1939), als eiweißfreie Extrakte bei gesunden Menschen i.m. gespritzt zunächst einen kurzen Anstieg, dann vorübergehend Absinken der Tension, bei Glaukom stärkere Druckschwankungen nach oben oder unten (Boros, 1939).

Passow (1931, 1932) fand, daß Extrakte aus *Retina, Hirn, Rückenmark, Schilddrüse, Ovar, Hoden* und *Milz* beim Tier (i.v., i.m., rectal) den i.o. Druck senken, eiweißfreie Extrakte aber wirkungslos waren.

Lymphknoten-Extrakt wirkt im Tierversuch (i.m., i.v.) gefäßerweiternd, ohne die Tension zu ändern, senkt sie bei subconjunctivaler Injektion beim Tier und gesunden Menschen, ändert sie bei Glaukom (eingetropft) nicht, außer bei i.m. Gabe (wobei örtlich Miotica gegeben wurden; Smaltino, 1936).

Mossa (1934) fand Extrakte aus *Tränendrüsen* bei i.v. Injektion bei Kaninchen stark drucksteigernd, bei subconjunctivaler oder subcutaner Injektion nur leicht steigernd. *Pankreas*-Extrakt wirkte drucksteigernd, *Muskel-* und *Leber*-Extrakte hatten keine Wirkung, *Schilddrüsen-* und *Ovar*-Extrakte senkten den Druck. Nach Bourdier (1951) ist der Wert des *Bogomoletz-Serum* für die Glaukomtherapie zweifelhaft.

Schrifttum

Alvis, E. B.: Amer. J. Ophthal. **23**, 529—531 (1940).

Ballintine, E. J., u. M. Waitzman: Amer. J. Ophthal. **42**, 349—357 (1956).

Boros, B.: Albrecht v. Graefes Arch. Ophthal. **140**, 507—514 (1939) und Klin. Mbl. Augenheilk. **103**, 121 (1939).

Bourdier, F.: Ann. Oculist. (Paris) **184**, 769—787 (1951) und Ann. Oculist (Paris) **184**, 907—937 (1951).

Brand, I.: Klin. Mbl. Augenheilk. **119**, 47—55 (1951).

Goldenburg, M.: Illinois M. J. **78**, 495—500 (1940) zit. nach Barkan, O.: Ophthalmology in the War Years, Meyer-Wiener 1946, Bd. **1**.

Heidenheim: zit. nach Ragnetti (1956) s. diesen.

Matavulj, N.: Srpski Arkhiv, **46**, 106—113 (1948); ref. Ophthal. Lit. **2**, 134 (1948).

Michail, D., u. P. Vancea: C. r. Soc. Biol. Paris **130**, 1041—1042 (1939); ref. Zbl. Ophthal. **43**, 538 (1939).

Miller, E. A.: Amer. J. Ophthal. **22**, 536—540 (1939).

Mossa, G.: Rass. ital. Ottal. **3**, 28—44 (1934).

Mossa, G.: Atti Soc. Cult. Sci. Med. e Nat. Cagliari, H. 4, 10 S. (1933); ref. Zbl. Ophthal. **30**, 426 (1934).
— Monit. Endocrinologia **2**, 401—404 (1934); ref. Zbl. Ophthal. **32**, 208 (1935).
— Lett. Oftal. **11**, 275—281 (1934); ref. Zbl. Ophthal. **32**, 636 (1935).
Nichelatti, P.: Atti Soc. ottal. ital. **12**, 71—77 (1951).
Passow, A.: Arch. Augenheilk. **104**, 490—521 (1931).
— Klin. Mbl. Augenheilk. **88**, 243—244 (1932).
Ragnetti, E.: Boll. Oculist. **35**, 819—823 (1956).
Smaltino, M.: Rass. Ter. Pat. clin. **8**, 17—41 (1936); ref. Zbl. Ophthal. **37**, 37 (1937).
Zipf: 1930, zit. nach Ragnetti (1956) s. diesen.

VI. Muskelkrämpfe und i.o. Druck

Krampfanfälle durch Injektion von Insulin oder Strychnin bewirkten beim Hund eine Senkung des i.o. Druckes um 25–50%. Das Serum solcher Hunde erzeugte bei Kaninchen Drucksenkung (Jongh et al., 1932). Mit Guanidin erzeugte Krämpfe senkten beim Hund den i.o. Druck nur um 2–3 mm Hg (Rossi, 1935).

Bei Kaninchen fand Nakaji (1953, 1956, 1957) sofort nach Elektro- oder Cardiazolschock Anstieg von Blutdruck und i.o. Druck, nach wenigen Minuten eine Erniedrigung (so auch Damiani, 1955) und nach 30–60 min wieder den Ausgangswert. Häufig wiederholte Schocks resultierten in einer dauernden Hypotonie mit ophthalmoskopischen Zeichen einer ungenügenden Blutversorgung von Netz- und Aderhaut. Zu diesem Befund paßt die Mitteilung von Corcelle (1950), der nach Acetylcholin-Schock bei Schizophrenie i.o. Drucksenkung mit kollabierten Retinaarterien beschrieb. Die Änderung der Netzhautdurchblutung nach epileptischen Anfällen untersuchten Bălăceanu et al. (1957).

Kaninchen reagieren auf Elektroschock verschieden. Küchle et al. (1957) fanden bei 59% i.o. Drucksenkung, bei 14% Druckanstieg. Wurden die Krämpfe durch Myanesin ausgeschaltet, so blieb die i.o. Drucksenkung aus, was Mather et al. (1954) auch beim Menschen nach Elektroschock unter Curare fanden. Ohne Curare erfolgte eine primäre Drucksenkung mit Wiederanstieg zum Ausgangswert binnen 70 min, mit Curare ein erheblicher primärer Anstieg um mehr als 20 mm Hg binnen 2–3 min und Absinken auf den Ausgangswert in 5 min. Manning et al. (1954) berichteten über einen Glaukomkranken, dessen i.o. Druck bei Elektroschock unter Curare unverändert blieb.

Auch beim Menschen scheint die Reaktion auf Muskelkrämpfe verschieden zu sein. Vorübergehende Drucksenkung für einige Minuten nach epileptischen Anfällen beobachtete Rohrschneider (1951), nach Elektroschock Ehrhardt (1948) und Mather et al. (1954). Pentini (1952) fand bei vier Glaukomkranken leichte vorübergehende Besserung von Gesichtsfeld und Sehvermögen nach mehrmaligen Elektroschocks. Andererseits berichteten McCellan et al. (1950) und Barreiro-Saavedra (1950) über erhebliche i.o. Druckanstiege während des Elektroschocks, Lafon et al. (1953) über einen akuten Glaukomanfall nach Elektroschock, Guillain et al. (1937) über beiderseitiges akutes Glaukom bei encephalitischer Tetanie, Valda Arana (1938) über Tensionsanstiege bei Malariaanfall und Rhyne et al. (1956) über einen Säugling mit Tetanie und Glaukom. Ein ursächlicher Zusammenhang zwischen Glaukom und den Muskelkrämpfen ist nicht beweisbar, da es sich um Einzelbeobachtungen handelt. Auch sind die Ursachen von i.o. Druckänderungen nach Krämpfen nicht geklärt. Die Kompression des Auges durch die äußeren Augenmuskeln kann ähnliche Druckschwankungen verursachen (während der Kompression Druckanstieg, danach Senkung).

Rohrschneider (1952) nahm an, daß durch die Krämpfe drucksenkende Substanzen im Blut erzeugt werden, wofür auch die Versuche von Jongh et al. (1932, s. oben) sprechen. Mather et al. (1954) halten die i.o. Druckänderungen für osmotisch bedingt. Auch die verminderte Durchblutung des Auges (s. oben) sowie Änderungen des Blutdruckes können eine Rolle spielen.

Schrifttum

Arstikaitis, M., u. H. Hodgson: Amer. J. Ophthal. **35**, 1625—1629 (1952).
Bălăceanu-Stolnici, C., L. Goldhammer u. M. Moisanu: Neur., Psihiatr., Neurochir. (Bucureşti) **2**, 142—146 (1957); ref. Zbl. Ophthal. **72**, 90 (1957).

Barreiro-Saavedra, M.: Arch. Soc. Oftal. hisp.-amer. **10**, 151—156 (1950); ref. Zbl. Ophthal. **55** 100 (1951).
Corcelle: Rev. oto-neuro-ophtal. **22**, 551—554 (1950); ref. Ophthal. Lit. **4**, 2635 (1950).
Damiani, A.: Riv. oto-neuro-oftal. **30**, 336—344 (1955); ref. Zbl. Ophthal. **67**, 126 (1956).
Ehrhardt, H.: Dtsch. Z. Nervenheilk. **159**, 75—80 (1948).
Guillain, G. J., Parfonry u. R. Messimy: Bull. Acad. Méd. Paris, **117**, 295—299 (1937); ref. Zbl. Ophthal. **38**, 562 (1937).
Jongh, S. E. de, u. L. K. Wolff: Acta physiol. pharmacol. neerl. **2**, 9—10 (1932); ref. Zbl. Ophthal. **27**, 608 (1932).
Küchle, H. J., u. W. Rohrschneider: Albrecht v. Graefes Arch. Ophthal. **159**, 88—104 (1957).
Lafon, R., u. R. Cazaban: Bull. Soc. Ophtal. Fr. **1953**, 562—563.
McCellan, J. W., M. Mills u. J. W. Markson: Bull. Menninger, Chem. **14**, 220—225 (1950); ref. Ophthal. Lit. **4**, 6149 (1950).
Mather, R. W., C. R. Shuman u. S. I. Harrison: Amer. J. Ophthal. **37**, 859—866 (1954).
Manning, E. L., u. W. M. Hollander: Amer. J. Ophthal. **37**, 857—859 (1954).
Nakaji, H.: Acta Soc. Ophthal. Jap. **57**, 905—914 (1953); ref. Ophthal. Lit. **7**, 1950 (1953).
— Acta. Soc. Ophthal. Jap. **60**, 1808—1813 (1956); ref. Ophthal. Lit. **10**, 2367 (1956).
— Acta Soc. Ophthal. Jap. **61**, 5—8; 548—561 (1957); ref. Ophthal. Lit. **11**, 32 (1957).
Pentini, G.: Riv. oto-neuro-oftal. **27**, 144—155 (1952); ref. Zbl. Ophthal. **59**, 267 (1953).
Rhyne, J. L., u. F. R. Carriker: Pediatrics, **18**, 448—454 (1956); ref. Zbl. Ophthal. **71**, 144 (1957).
Rohrschneider, W.: Ber. dtsch. Ophthal. Ges. Heidelberg, **57**, 1951, 204—208 (1952).
Rossi, G.: Lett. Oftal. **12**, 147—153 (1935); ref. Zbl. Ophthal. **34**, 326 (1935).
Valda Arana, R.: Acta 1. Cong. argent. Oftal. **2**, 605—607 (1938); ref. Zbl. Ophthal. **42**, 401—402 (1939).

VII. Histamin und i.o. Druck

1. Vorkommen

Bei mechanischer Reizung der Iris wird nach Duke-Elder et al. (1931) durch Axonreflexe Histamin freigesetzt; dies erweitert die Gefäße und steigert den Druck im Auge. Wenn man manometrisch den i.o. Druck des Versuchstieres über den Blutdruck in der A. centralis retinae erhöht, tritt diese Gefäßerweiterung ebenfalls auf. Das Kammerwasser solcher Augen wirkt auch bei anderen Tieren gefäßerweiternd (Duke-Elder, 1933; Duke-Elder et al., 1934). Es lag deshalb nahe, nach einer Histaminvermehrung in Blut oder Kammerwasser bei Glaukom zu suchen.

Iwata (1933, 1934) fand histaminähnliche Substanzen im Serum von Patienten mit akutem Glaukom sowie bei Kaninchen nach Unterbinden der Vortexvenen, doch konnte er sie nicht nachweisen, wenn er bei Kaninchen Glaukom durch Injektion von Kochsalzlösung in den Glaskörper erzeugte. Rycroft (1934) fand bei Kranken mit akutem Glaukom histaminähnliche Substanzen im Kammerwasser, ebenso Chopra (1937) bei Glaukom durch Sanguinarin-Vergiftung (bengalisches Glaukom) und Halbertsma (1940) bei Glaucoma simplex. Fontana (1953) berichtet über einen gesteigerten Histamingehalt im Blut Glaukomkranker. Ridley (1938) fand in den Tränen gesunder Augen eine histaminähnliche Substanz, im Kammerwasser einen Stoff, der diese zerstört. Er vermutet, daß Fehlen des Schutzstoffes im Kammerwasser zu Glaukom führt.

Dem stehen Berichte gegenüber, die einen Zusammenhang zwischen Histamin und Glaukom unwahrscheinlich machen. Stenico (1932) fand unter sieben Glaukomkranken nur einen mit Histamin im Kammerwasser, Meyer et al. (1938) fanden Histamin im Kammerwasser Glaukomkranker nicht vermehrt. Emmelin et al. (1944) berichteten über histaminähnliche Substanzen im Kammerwasser von (gesunden) Hunden, Katzen, Kaninchen und Rindern. Sie ließen das Kammerwasser nach der Entnahme einige Stunden im Kühlschrank stehen. Hierbei bildet sich eine Substanz, die Histamin vortäuscht (Kontraktion des Meerschweinchendarms) und die in frischentnommenem Kammerwasser nicht vorhanden ist (Krakau, 1949). Auch Böck et al. (1953, 1957) zeigten, daß der darmtonisierende Faktor kein Histamin ist und im Kammerwasser von Meerschweinchen, Kaninchen, Rindern, gesunden und glaukomkranken menschlichen Augen vorkommt.

Nach DEL ZOPPO (1949) ist im Kammerwasser gesunder Augen die gleiche Konzentration histaminähnlicher Substanz wie im Blut vorhanden.

2. Reaktion des i.o. Druckes auf Histamin

Am isolierten Hundekopf kann Histamin, das der Durchströmungsflüssigkeit zugesetzt wird, in Abhängigkeit vom Gefäßtonus den i.o. Druck senken oder steigern (DUKE-ELDER, 1930, 1931). Auch am intakten Tier ist die Reaktion des i.o. Druckes nach den Berichten nicht einheitlich. Die unterschiedlichen Befunde erklären sich vielleicht aus dem verschiedenen Zeitpunkt der Beobachtung, denn bei örtlicher Anwendung erfolgt zunächst eine Hypo-, dann eine Hypertonie (POOS, 1930; TAKABATAKE, 1936; SCHAPER, 1937).

Die i.o. Blutgefäße sind erweitert, es kommt zu einem Gewebsödem (VILSTRUP, 1952; FARKAS et al., 1952). Fluorescein tritt beschleunigt über (HIROKAWA, 1941; ROSSETTI et al., 1953), in die Blutbahn injiziertes Gummi arabicum erscheint jedoch nicht im Kammerwasser (MICHIELS, 1949). Nur Drucksenkung beschrieben DUBAR et al. (1929), COLLE et al. (1931) und MACHIDA (1937). Bei wiederholter i.v. Gabe fand GUERRA (1935) bei Kaninchen Drucksteigerung. Der Kammerwassergehalt der Katze läßt sich nur durch letale Dosen von Histamin i.v. steigern (EMMELIN et al., 1947). Es erscheint übrigens fraglich, ob die Druckänderung bei Kaninchen nach subconjunctivaler Injektion spezifisch für Histamin ist, da POOS (1930) und SCHAPER (1937) auch nach Dionin, Adrenalin, Atropin, Insulin und NaCl erst Hypo-, dann Hypertonie beobachteten.

Beim Menschen sinkt nach i.v. Injektion von Histamin der Blutdruck infolge der Gefäßerweiterung und steigt nach ESENTE et al. (1948) bei Glaukom und bei Arteriosklerose verlangsamt wieder an. Das Gesicht rötet sich nach i.m. Injektion, der i.o. Druck kann unverändert bleiben oder maximal um 12 mm Hg absinken (DUBAR et al., 1929). ROSSI (1932) berichtet über geringe Tensionsanstiege bei Glaukom.

Anti-Histaminica, als 2 %-Tropfen örtlich gegeben, können den i.o. Druck Gesunder um 5–7 mm Hg senken (D'ERMO et al., 1951). Ich habe Antihistaminica i.v. bei akutem Glaukom erprobt, aber auch bei hohen Dosen keine Änderung des i.o. Druckes gesehen. Nach den hier referierten Arbeiten halte ich es nicht für wahrscheinlich, daß Histamin bei der Glaukomgenese eine wesentliche Rolle spielt.

Über die therapeutische Anwendung von Histamin s. S. 410.

Schrifttum

BÖCK, J., u. H. HELLAUER: Albrecht v. Graefes Arch. Ophthal. **154**, 268—282 (1953).
— — Docum. Ophthal. ('s-Grav.) **11**, 252—256 (1957).
— — u. K. UMRATH: Albrecht v. Graefes Arch. Ophthal. **159**, 81—87 (1957).
CHOPRA, R. N.: Indian J. Med. Research, **25**, 101—104 (1937); zit. nach Halbertsma, K. T. A Ophthalmologica **99**, 443—448 (1940).
COLLE, J., P. M. DUKE-ELDER u. S. DUKE-ELDER: J. Physiol. **71**, 1—30 (1931); ref. Zbl. Ophthal. **25**, 533 (1931).
DUBAR, J., A. LAMACHE u. EY: Bull. Soc. Ophtal. Fr. Nr. 7, 421—423 (1929).
DUKE-ELDER, P. M., u. S. DUKE-ELDER: Proc. roy. Soc. Lond. **109**, 19—28 (1931); ref. Zbl. Ophthal. **26**, 326 (1932).
DUKE-ELDER, S.: Ned. T. Geneesk. II, 4724—4725 (1930); ref. Zbl. Ophthal. **24**, 656 (1931).
— A. M. A. Arch. Ophthal. **6**, 1—20 (1931).
— A. M. A. Arch. Ophthal. **6**, 158—180 (1931).
— Trans. Ophthal. Soc. U. K. **53**, 1933, 281—295 (1933).
—, u. P. M. DUKE-ELDER: A. M. A. Arch. Ophthal. **11**, 49—57 (1934).
EMMELIN, N., u. E. PALM: Acta Ophthal. (Kbh.) **22**, 117—130 (1944).
— — : Acta Ophthal. (Kbh.) **25**, 439—441 (1947).
D'ERMO, F., u. N. SANTIROCCO: Boll. Oculist. **30**, 99—111 (1951).
ESENTE u. FALDI: Arch. Ottal. **52**, 273—293 (1948).
FARKAS, K., u. E. VERMES: Szemészet, **89**, 27—29 (1952); ref. Ophthal. Lit. **6**, 257 (1952).
FONTANA, G.: G. ital. ottal. **6**, 113—119 (1953).
FRIEDENWALD, J. S.: Proc. XIII int. Cong. Ophthal. 1929.
GUERRA, P.: Atti Cong. Soc. ottal. ital. 573—575 (1935); ref. Zbl. Ophthal. **36**, 26 (1936).
HALBERTSMA, K. T. A.: Ophthalmologica (Basel) **99**, 443—448 (1940).
HIROKAWA, W.: Okayama-Igakki-Zasshi, **53**, 286—292 (1941); ref. Zbl. Ophthal. **47**, 26 (1942).

Iwata, S.: Acta Soc. Ophthal. Jap. **37**, 736—753 (1933); ref. Zbl. Ophthal. **30**, 176 (1934).
— Acta Soc. ophthal. jap. **38**, 2067—2082 (1934); ref. Zbl. Ophthal. **33**, 330 (1935).
Krakau, C. E. T.: Nature, **164**, 794—795 (1949); ref. Ophthal. Lit. **3**, 2218 (1949).
— Acta Ophthal. (Kbh.) **27**, 259—261 (1949).
Machida, M.: Mitt. med. Akad. Kioto **19**, 1—15 (1937); ref. Zbl. Ophthal. **38**, 439 (1937).
Meyer, K., E. M. Smyth u. E. Gallardo: Amer. J. Ophthal. **21**, 1083—1090 (1938).
Michiels, J.: Bibliotheca ophthalmologica, Fasc. 34, Basel, New York: S. Karger, 1949, 48 S.; ref. Zbl. Ophthal. **53**, 326 (1950).
Poos, F.: Ber. dtsch. Ophthal. Ges. Heidelberg, **48**, 1930, 122—127 (1930).
Ridley, F.: Trans. Ophthal. Soc. U. K. **58**, 1938, 590—595 (1938).
Rossetti, D., u. G. Borio: Arch. Ottal. **57**, 247—270 (1953).
— — Arch. Ottal. **57**, 271—286 (1953).
Rossi, V.: 31. Cong. Soc. ottal. ital. 1932; ref. Zbl. Ophthal. **31**, 84 (1934).
Rycroft, B. W.: Brit. J. Ophthal. **18**, 149—156 (1934).
— Trans. Ophthal. Soc. U. K. **54**, 1934, 315—326 (1934).
Schaper, H.: Zur Kenntnis der Wirkungsweise pharmakologischer Mittel auf den Flüssigkeitswechsel des Auges bei subconjunktivaler Injektion. Münster i. Westf. Diss. 1937.
Stenico, S.: Boll. Oculist **11**, 1201—1217 (1932).
Takabatake, M.: Acta Soc. Ophthal. jap. **40**, 669—679 (1936); ref. Zbl. Ophthal. **37**, 519 (1937).
Vilstrup, G.: Acta Ophthal. (Kbh.) **30**, 173—180 (1952).
del Zoppo, I.: Ann. Ottal. **75**, 55—62 (1949).

VIII. Der Einfluß von Nicotin auf den i.o. Druck

Bei Kaninchen beschrieben Bietti et al. (1954) i.o. Druckanstiege nach i.v. Injektion von Nicotinbase, die den durch Wassertrinken bewirkten Druckanstieg verstärkten. Der i.o. Druck stieg jedoch nicht, wenn die Hypophyse entfernt war. Beim Menschen werden die Blutgefäße der Finger (Jarløv, 1950) und der Netzhaut nach Zigarettenrauchen enger (Tsuruga, 1956). Die Angioskotome können sich verbreitern oder unbeeinflußt bleiben, während zugleich die Hörschwelle sinkt (Ferraris de Gaspare et al., 1953). Es scheint aber fraglich zu sein, ob es sich dabei um eine Wirkung des Nicotins handelt. Mathur et al. (1957) beobachteten nämlich, daß die Angioskotome auch nach mechanischem Reiz des Rachens weiter wurden, jedoch nach Kautabak unverändert blieben. Ich fand keinen Einfluß von Zigarettenrauchen auf den i.o. Druck oder auf das Ergebnis des Trinkversuches. An klinischen Beobachtungen zur Nicotinwirkung ist mir nur ein Bericht bekannt (Sabata, 1948), wonach bei einem Glaukomkranken nach Einstellen des Rauchens keine akuten Druckanstiege mehr vorkamen. Dieser eine Fall beweist natürlich nichts. Glaukomanfälle pflegen ohnehin in unregelmäßigen Abständen aufzutreten, ihr Ausbleiben über einige Monate hin ist nichts Ungewöhnliches. Ein drucksteigernder Einfluß von Nicotin ist also nicht erwiesen. Wir raten jedoch Glaukomkranken mit Gesichtsfeldausfällen nur wenig zu rauchen, weil Nicotin als Gefäßgift vielleicht die Blutversorgung des Sehnerven schädigen könnte.

Schrifttum

Bietti, G. B., u. V. Cima: Atti 40. Cong. Soc. ottal. ital. **14**, 120—128 (1954).
— — Klin. Mbl. Augenheilk. **124**, 386—392 (1954).
Ferraris de Gaspare, P. F., u. G. Maffei: Riv. oto-neuro-oftal. **28**, 365—395 (1953).
Jarløv, N.: Acta med. scand. **138**, Suppl. 239, 337—341 (1950); ref. Zbl. Ophthal. **59**, 106 (1953).
Mathur, S. P., u. K. N. Mathur: Amer. J. Ophthal. **43**, 923—926 (1957).
Sabata, J.: Lék. Listy **3**, 57—60 (1948); ref. Ophthal. Lit. **2**, 505 (1948).
Tsuruga, O.: Acta Soc. Ophthal. Jap. **60**, 754—772 (1956); ref. Ophthal. Lit. **10**, 1898 (1956).

IX. Weitere Einzelbeobachtungen bei Nicht-Glaukomkranken

Tamponade der Nase steigert den i.o. Druck von augengesunden Personen um 2–8 mm Hg, Operation an Nasennebenhöhlen oder Proc. mastoideus steigert ihn anfangs um 2–6 mm Hg und senkt ihn am Ende der Operation um 2–4 mm Hg (Bloch, 1949). Bei Strecken des Uterus in Narkose steigt der i.o. Druck um 4–10 mm Hg (Focosi, 1948). Anlegen eines Pneumothorax soll den i.o. Druck nicht ändern (Grammatico, 1948).

Schrifttum

Bloch, R. A.: Vestn. Otol. **11**, 30—32 (1949); ref. Zbl. Ophthal. **55**, 337 (1951).
Focosi, M.: Boll. Oculist. **27**, 324—329 (1948).
Grammatico, A. D.: Arch. Oftal. B. Aires **23**, 90—91 (1948); ref. Ophthal. Lit. **2**, 1515 (1948).

E. Monographien und Literaturberichte über Glaukom

Es ist nicht möglich, auf den Inhalt der im folgenden genannten Monographien und Literaturberichte näher einzugehen. Sie sollten im Original gelesen werden, insbesondere wenn man die in diesem Buch geschilderten Ansichten über das Glaukom und fehlende Literatur zu ergänzen wünscht. An *Monographien* über das Gesamtgebiet des Glaukoms ist vor allem das vorzügliche Buch von Sugar (1. Auflage 1951, 2. Auflage 1957) zu nennen, auf das in diesem Handbuch wiederholt hingewiesen wird. Kürzere Werke stammen von Weinstein (1953) und Pietruschka (1959). Die Frühdiagnose des Glaukoms wird in dem ausgezeichneten Bericht von Weekers et al. (1959) behandelt (Vorarbeit: Weekers, 1957). Schließlich sei die Schrift von L. Müller (1934) noch erwähnt.

Symposien über mehrere Gebiete des Glaukoms wurden in Buchform herausgegeben von Jaensch et al. (1952), Duke-Elder (1955) und Newell (1956, 1957, 1. und 2. Macy-Konferenz). Ein Bericht über eine sowjetische Glaukomtagung erschien als Herausgeberaufsatz (Anonym, 1953). Die Arbeiten des Glaukom-Symposiums in Lüttich (1958) werden in Documenta Ophthalmologica 's-Gravenhage, herausgegeben von Nordmann, 1959 erscheinen. Andere, in Zeitschriften veröffentlichte Symposien sind im Text dieses Buches genannt (außer dem von Gipner et al., 1956), ebenso Monographien über Teilgebiete des Glaukoms.

Nach Abschluß dieses Buches erschien das Symposium der 3. Macy-Konferenz (Newell, 1959).

Literaturübersichten gaben u. a. Scheie (1950, 1951, 1952), Selfa (1951), Goldmann (1952), Dienstbier (1952, 1953), Kadlecová (1953), Haas (1953, 1954, 1955), Weil (1955), de Ruyter (1955), Cadena (1955), Becker (1956, 1957), Aguilar (1956), Ieroshewsky (1957).

Sehr wertvoll sind die Sammelreferate über Glaukom von Barkan in Ophthalmology in the War Years (1946, 1948), da viele Arbeiten aus der Kriegszeit in europäischen Bibliotheken fehlen.

Die *Physiologie und die physiologische Chemie des Kammerwassers* sind im vorliegenden Buch nur kurz gestreift, da sie erst kürzlich in Monographien ausführlich dargestellt wurden (Adler, 1950, 1953; Amsler et al., 1955; Davson, 1956; vgl. „Zur Analyse der für den i.o. Druck maßgebenden Faktoren"). Vgl. ferner die nach H, I genannten Arbeiten in diesem Teil des Buches.

Schrifttum

Adler, F. H.: Physiology of the Eye. Henry Kimpton, London 1950, 709 S.
— Physiology of the Eye. Clinical applications. Henry Kimpton, London 1953, 734 S.
Aguilar, P. M. de: Rev. bras. Oftal. **15**, 95—122 (1956); ref. Zbl. Ophthal. **68**, 137 (1956).

ANONYM: Z. ärztl. Fortbild. **47**, 55—61 (1953).
AMSLER, M., F. VERREY u. A. HUBER: L'humeur aqueuse et ses fonctions, Masson et Cie. Paris 397 S. 1955.
BARKAN, O.: Ophthalmology in the War Years, Meyer-Wiener Chicago, **1**, 1166 S., 1946.
— Ophthalmology in the War Years, Meyer-Wiener Chicago, **2**, 977 S., 1948.
BECKER, B.: A. M. A. Arch. Ophthal. **56**, 898—956 (1956).
— A. M. A. Arch. Ophthal. **58**, 862—922 (1957).
CADENA, A. C.: Bol. Hosp. oftal. N. S. de la Luz (Méx.) **8**, 69—77 (1955); ref. Ophthal. Lit. **9**, 4685 (1955).
DAVSON, H.: Physiology of the ocular and cerebrospinal fluids. J. u. A. Churchill, London, 388 S. 1956.
DIENSTBIER, E.: Čsl. Ofthal. **8**, 330—334 (1952); ref. Ophthal. Lit. **6**, 3598 (1952).
— Čsl. Ofthal. **9**, 120—140 (1953); ref. Ophthal. Lit. **7**, 880 (1953).
DUKE-ELDER, S.: Glaucoma, A Symposium, Blackwell Oxford 1955, 350 S.
GIPNER, J. F., W. M. GRANT, A. POSNER, R. E. KENNEDY, W. S. ATKINSON, H. H. JOY, W. S. KNIGHTON, I. J. KOENIG: N.Y. St. J. Med. **56**, 193—229 (1956); ref. Ophthal. Lit. **10**, 525 (1956).
GOLDMANN, H.: Fortschr. Augenheilk. (Basel) **1**, 177—291 (1952).
HAAS, J. S.: A. M. A. Arch. Ophthal. **50**, 764—778 (1953).
— A. M. A. Arch. Ophthal. **52**, 946—965 (1954).
— A. M. A. Arch. Ophthal. **54**, 941—956 (1955).
IEROSHEWSKY, T. I.: Vestn. Oftal. **70**, H. 4, 7—23 (1957); ref. Zbl. Ophthal. **73**, 97 (1958).
JAENSCH, P. A., u. R. THIEL: in: Glaukom, Bücherei d. Augenarztes, H. **21**, Enke-Stuttgart, 1952, 114 S.
KADLECOVÁ, V.: Čsl. Ofthal. **9**, 325—335 (1953); ref. Ophthal. Lit. **7**, 1719 (1953).
MÜLLER, L.: Das Glaukomproblem und die Glaukomoperation. W. Maudrich Wien, 103 S., 1934.
NEWELL, F. W.: Glaucoma, 1. Tagung 1955, Macy Foundation N.Y. 251 S., 1956.
— Glaucoma, 2. Tagung, 1956, Macy Foundation N.Y. 245 S., 1957.
— Glaucoma, 3. Tagung 1957—58, Macy Foundation N. Y. (1959).
NORDMANN, J.: Glaukom-Symposium 1958 in Lüttich, erscheint in Docum. Ophthal. ('s-Grav.) 1959.
PIETRUSCHKA, G.: Klinische Untersuchungen zur Frage der Ätiologie des primären Glaukoms. C. Marhold-Halle (Saale) 1959, 295 S.
DE RUYTER, J.: Ned. T. Geneesk. **99**, 2591—2602 (1955); ref. Ophthal. Lit. **9**, 4682 (1955).
SCHEIE, H. G.: A. M. A. Arch. Ophthal. **44**, 883—908 (1950).
— A. M. A. Arch. Ophthal. **46**, 677—709 (1951).
— A. M. A. Arch. Ophthal. **48**, 752—782 (1952).
SELFA, E.: Rev. esp. oto-neuro-oftal. **10**, 368—370 (1951); ref. Ophthal. Lit. **5**, 6713 (1951).
SUGAR, H. S.: The Glaucomas, 1. Aufl. Mosby Comp. St. Louis, 469 S., 1951.
— The Glaucomas, 2. Aufl. Hoeber N.Y. 516 S. 1957.
WEEKERS, R.: L'Année Thérapeutique et Clinique en Ophtalmologie **8**, 229—240 (1957).
—, E. PRIJOT, Y. DELMARCELLE, G. LAVERGNE, M. WATILLON, L. GOUGNARD, C. GOUGNARD-RION u. J. GUSTIN: Bull. Soc. belge Ophtal. **121**, 209 S., (1959).
WEIL, B. A.: Arch. Oftal. (B. Aires) **30**, 155—158 (1955); ref. Ophthal. Lit. **9**, 4681 (1955).
WEINSTEIN, P.: Glaucoma, Pathology and Therapy, aus dem Ungarischen übersetzt v. J. Foldes, H. Kimpton, London, 295 S., 1953.

F. Der Glaukombegriff und die Einteilung der Glaukome

I. Der Glaukombegriff

„Glaukom“ bezeichnet ätiologisch und pathogenetisch *verschiedene* Krankheiten, deren gemeinsames Kennzeichen die *i.o. Drucksteigerung* über die Grenzwerte Gesunder ist.

Die obere Grenze des Druckes gesunder Augen wurde bereits besprochen. Hiernach können wir für das Schiötz-Tonometer bei technisch korrekter Messung und normaler Rigidität Werte von 3,5 oder 3,0 (5,5 g-Gewicht) als verdächtig, Werte von 2,5 Teilstrichen (26,5 mm Hg, Schiötz-Tab., 1955) als nicht mehr normal bezeichnen.

Die Frage, ob typischer Gesichtsfeldverfall und randständige Exkavation *ohne*

Drucksteigerung, meist als *„Glaukom ohne Hochdruck"* bezeichnet, zum Glaukom zu rechnen ist, wird im Kapitel „Die Exkavation" besprochen.

Weiter ist zu fragen, ob es einen *„Hochdruck ohne Glaukom"* gibt. Für kurzfristige Druckanstiege sonst gesunder Augen über die Normgrenze erscheint mir der Ausdruck angemessen, wie z. B. bei Belastungsproben, bei dem Valsalva-Versuch (schreiende Kinder) oder bei Kompression des Bulbus durch die äußeren Augenmuskeln (Blepharospasmus). Dauernde i.o. Drucksteigerungen dagegen wirken sich meiner Ansicht nach stets schädlich aus und stellen nicht eine physiologische Variante des i.o. Druckes, sondern eine Krankheit dar. Die Wahrscheinlichkeit, daß ein i.o. Druck von 26 mm Hg etwa noch physiologisch wäre, ist kleiner als 0,1%. Je mehr dieser Wert überschritten wird, desto wahrscheinlicher handelt es sich um einen krankhaften Vorgang. Individuell verschieden ist die *Toleranz der Drucksteigerung* (s. dort); sie hängt in erster Linie von der Höhe des Druckes, außerdem wahrscheinlich auch von der Blutversorgung des Sehnerven (s. dort) ab.

Die ältere Ansicht, nicht jede dauernde Drucksteigerung sei schädlich und bedeute eine Krankheit, entstand durch zu kurze Beobachtungszeit und durch Vernachlässigung der Rigidität. Meine gegenteilige Meinung, *jede Drucksteigerung führe im Laufe der Zeit zu Schäden,* wird gestützt durch einen Befund, den ich bei der Reihenuntersuchung von 10 000 subjektiv gesunden Personen erheben konnte: Der Prozentsatz von Glaukomkranken in jeder Altersdekade war so hoch wie bei den 20 Jahre älteren Personen der Prozentsatz von Gesichtsfelddefekten. Die i.o. Drucksteigerung geht demnach stets dem Gesichtsfeldausfall und der Exkavation voraus, wie klinisch auch SKWIERCZYŃSKA et al. (1954) fanden; wir dürfen annehmen, daß die *Drucksteigerung die Hauptursache des Gesichtsfeldverfalles* ist. Es kann 20 Jahre dauern, bis bei beginnender geringer Drucksteigerung ein sicherer Gesichtsfeldausfall entsteht. Man darf aber den Krankheitsbegriff nicht davon abhängig machen, daß alle Kardinalsymptome (Drucksteigerung, Gesichtsfeldausfall, Exkavation) vorhanden sein müssen, wenn eines dieser Symptome (die Drucksteigerung) die beiden anderen hauptsächlich verursacht.

Die Bedeutung der i.o. Drucksteigerung für den *Beginn* der Erkrankung wird dadurch nicht widerlegt, daß bei Glaucoma simplex das Gesichtsfeld auch nach operativer Druckregulierung weiter verfallen kann, wenn es vorher schon stark eingeschränkt war. Das Fortschreiten eines einmal eingeleiteten pathologischen Prozesses, trotz der Beseitigung der Ursache, beobachten wir auch sonst in Medizin, Psychologie und Soziologie.

Schrifttum

SKWIERCZYŃSKA, J., u. SOBAŃSKI: XXIV Cong. Oculist. Polski **1**,39—47 (1954); ref. Ophthal. Lit. **8**, 4840 (1954).

II. Die Einteilung der primären Glaukome

(Schrifttum S. 29)

Als „primär" bezeichnet man Glaukom, wenn die Ursache unbekannt ist.

Klinisch kann man nach *Erscheinungsform* und *Verlauf* zwei Hauptformen unterscheiden, das „kongestive" Glaukom und das Glaucoma simplex. Das „kongestive" Glaukom kann akut oder chronisch sein. Diese Einteilung stammt noch aus der Spätzeit von v. GRAEFE, nachdem DONDERS (1862) die „Amaurose mit Exkavation" als Glaucoma simplex bezeichnete (s. „Zur Geschichte des Glaukoms"). Sie wird auch in unserer Berichtszeit noch befürwortet (DUKE-ELDER, 1950; TICHOMIROV, 1955). Viele Glaukomformen kann man jedoch nach diesem groben Schema nicht einordnen: Akutes Glaukom beginnt oft ohne Kongestion, die nur eine Phase des akuten Druckanstiegs darstellt, insbesondere bei Glaukom nach medikamentöser Pupillenerweiterung (SUGAR, 1957). Es ist ein sprachlich und begrifflich unglücklicher Behelf, dann von „kongestivem, nicht entzündlichem Glaukom" zu sprechen (WEEKERS et al., 1953). Der Zustand mit normalem i.o. Druck nach einem akuten Glaukomanfall ist schlecht einzuordnen (GRADLE, 1946, sprach von „Präglaukom"), ebenso das klinische Bild des akuten Glaukomanfalles, der nicht behoben werden konnte und somit nicht mehr „akut" ist. Das klinische Bild des akuten oder kongestiven Glaukoms ist überdies nicht beschränkt auf primäre Glaukomformen. Auch Glaucoma simplex kann in späteren Stadien kongestiv werden. Manche Autoren sprechen von „subakutem Glaukom", womit verschiedene Stadien gemeint sein können: ein spontan oder medikamentös beseitigter akuter Anfall, oder beginnendes chronisch-kongestives Glaukom. Ich spreche von subakutem Glaukom bei Winkelblock-Glaukom, das nicht zum typischen akuten Anfall führt, sondern nur leichtere Druckanstiege (meistens mit Sehen von Farbringen und geringen Kopfschmerzen) verursacht, die anfangs spontan wieder abklingen. Später bilden sich periphere Synechien im Kammerwinkel, und es entsteht ein chronisch-kongestives Glaukom. *Subakutes Glaukom* wäre demnach eine *Frühform des chronisch-kongestiven Glaukoms*. In manchen Fällen treten die subakuten Druckanstiege als Vorläufer eines typischen Glaukom-Anfalles auf, aus dem sich dann erst das chronisch-kongestive Glaukom entwickelt.

RAEDER wies 1923 auf die *Bedeutung der Vorderkammer-Tiefe* für die Glaukomformen hin. Spätere Arbeiten von BARKAN (1938, 1954) und BARKAN et al. (1936) zeigten, daß die *Weite des Kammerwinkels* entscheidender für das klinische Bild des Glaukoms ist als die Vorderkammer-Tiefe. Hieraus entstand die Einteilung in Engwinkel- und Weitwinkel-Glaukom, auf die im Kapitel „Gonioskopie" eingegangen wird (VAIL, 1949; FRIEDENWALD, 1949; SHAFFER, 1952). Diese *anatomische Einteilung* entspricht ungefähr der klinischen Unterscheidung von akutem bzw. chronisch-kongestivem Glaukom einerseits, Glaucoma simplex andererseits. Sie hat aber den Nachteil, daß die Weite des Kammerwinkels allein nicht maßgebend für den klinischen Verlauf ist. Vasculäre und neurale Einflüsse werden vernachlässigt. An Augen mit engem Kammerwinkel kann „wide angle glaucoma" (Glaucoma simplex) entstehen. Der weite Kammerwinkel bei Glaucoma simplex zeigt keine sicheren Unterschiede vom Befund bei Gesunden und ist deshalb als Kennzeichen für eine Glaukomform ungeeignet. Der Ausdruck *Winkelblock-Glaukom* ist jedoch treffend für den klinischen akut verlaufenden Typ (zur Terminologie des Winkelblock-Glaukoms s. SHAFFER, 1956).

Die beste Haupteinteilung ergibt sich, wenn wir zwischen Winkelblock-Glaukom und Glaucoma simplex unterscheiden (Vorschlag der Teilnehmer des Glaukom-Symposiums, herausgegeben von DUKE-ELDER, 1955; TOLEDO, 1956; LEDESMA, 1956).

Eigener Sprachgebrauch: Glaucoma simplex unterscheidet sich von anderen primären Glaukomformen durch

a) das Fehlen subjektiver und objektiver Symptome von anfallsweisen „kongestiven" Druckanstiegen (subjektiv: Nebelsehen, Farbringe um Lichter, gleichzeitig Kopfschmerzen; objektiv: Rötung des Auges, Hornhautödem),

b) den offenen Kammerwinkel zur Zeit des Druckmaximums. Der Kammerwinkel kann weit oder eng sein: kennzeichnend ist gonioskopisch, daß er bei den höchsten individuell vorkommenden Druckwerten offen ist.

Bei *Winkelblock-Glaukom* kann man eine erste Phase *ohne Kongestion* und eine spätere *mit Kongestion* des Auges unterscheiden. Wurde ein Anfall spontan oder medikamentös überwunden, so spreche ich von „akutem Glaukom *im Intervall*". Wird keine Drucksenkung erreicht, so entstehen Verwachsungen im Kammerwinkel, der i.o. Druck sinkt auch zwischen den Druckspitzen nicht mehr auf normale Werte ab, der Abflußwiderstand ist auch im Intervall erhöht; bei den Druckspitzen werden sonst noch freie Stellen des Kammerwinkels verlegt: Klinisch ist das ein *„chronisch-kongestives Glaukom"*. Nicht immer ist ihm ein typischer akuter Anfall vorausgegangen, sondern manchmal waren es nur subakute, leichte Druckanstiege, die indolente Kranke nicht beachten. Ein ähnliches klinisches Bild kann im Spätstadium des Glaucoma simplex entstehen.

Irrtümer bei der Zuordnung sind möglich, wenn die Vorgeschichte ungenau erhoben wurde. Nebelsehen geben Kranke mit Durchblutungsstörungen der Netzhaut oder des Gehirns sowie Kranke mit beginnendem Star manchmal an. Farbringe um Lichter kann man auch bei Entzündung oder Degeneration der Hornhaut, bei Bindehautentzündung oder bei Linsentrübungen sehen. Kopfschmerzen kommen aus vielen Gründen vor, bei Migräne anfallsweise rezidivierend in Verbindung mit Erbrechen und Sehstörungen. Somit kann der Kranke subjektive Symptome angeben, die fälschlich auf kongestives (Winkelblock-)Glaukom hinweisen. Ein weiter Kammerwinkel im Intervall macht unwahrscheinlich, aber schließt nicht sicher aus, daß vor der Untersuchung einmal ein Winkelblock bestand.

Andererseits wird bei chronisch-kongestivem Glaukom nur selten die volle Symptomatologie angegeben, die ich gerade nannte. Oft treten die Symptome zeitlich voneinander unabhängig einzeln auf, so daß ihre Deutung schwer ist. Der objektive Befund des bei der Druckspitze verlegten Kammerwinkels kann manchmal nicht beobachtet werden, weil ein Hornhautödem den Einblick erschwert oder weil der Kranke von dem einweisenden Arzt schon vorbehandelt war, die Tension bei Kliniksaufnahme normalisiert ist und man im Krankenhaus die bereits eingeleitete Therapie fortsetzt. Aus diesen Gründen wird man bei der Bezeichnung des Einzelfalles manchmal Zweifel haben.

Im Telegrammstil seien nochmals die Hauptkennzeichen der primären Glaukomformen (ohne die „Besonderen Glaukomformen", s. dort) zusammengefaßt:

1. *Glaucoma simplex.* Typisch: Im Frühstadium leere Vorgeschichte, im Spätstadium Sehstörungen durch Schädigung des parazentralen und zentralen Gesichtsfeldes. Kammerwinkel bei Druckspitze offen.

2. *Akutes Winkelblock-Glaukom.*

a) Nicht-kongestive Phase.

b) Kongestive Phase.

Typisch: Kammerwinkel verlegt. Subjektiv in der nicht-kongestiven Phase oft symptomlos oder nur leichtes Druckgefühl. In der kongestiven Phase subjektiv Nebelsehen, Farbringe, Schmerzen, manchmal Übelkeit. Objektiv Hornhautödem, fast stets flache Vorderkammer, verlegter Kammerwinkel, Rötung (Kongestion) des Auges. In beiden Phasen i.o. Druck erhöht. Als „subakutes Glaukom" (vgl. Anfang dieses Abschnittes) kann man die nicht-kongestive Phase des akuten Winkelblock-Glaukoms oder auch eine nicht voll entwickelte, kongestive Phase bezeichnen. Es ist eine meist nur anamnestisch feststellbare, milde Form des akuten Winkelblock-Glaukoms, dessen volles Krankheitsbild (erhebliche Sehverschlechterung, Übelkeit, Erbrechen) nicht entstand.

c) Akutes Glaukom im Intervall.

Typisch: Enger, aber offener Kammerwinkel, Papille und Gesichtsfeld normal; die Vorgeschichte und manchmal „Glaukomflecken" (s. dort) der Linse weisen auf den früheren Anfall hin. Tension normal, kurz nach einem Anfall oft erniedrigt.

3. *Chronisch-kongestives Glaukom.*

Es entsteht aus subakuten oder akuten Glaukomanfällen oder als Spätstadium des Glaucoma simplex durch Synechien im Kammerwinkel. Typisch: Gesteigerter Druck im Intervall zwischen den Druckspitzen, starke Druckschwankungen mit den unter (2) genannten Symptomen bei dem Druckmaximum, wobei die subjektiven Symptome des akuten Anfalles manchmal nur in leichterem Grade vorhanden sind. Vom akuten und subakuten Glaukom unterscheidet sich das chronisch-kongestive Glaukom durch den gesteigerten Druck nach Abklingen des kongestiven Zustandes. Ein nicht völlig behobener akuter Glaukomanfall stellt also ein Anfangsstadium des chronisch-kongestiven Glaukoms dar. Bei längerem Bestehen kommt es zu Gesichtsfeldverfall und Exkavation, die bei dem akuten Glaukom fehlen.

Die Benennung kann schwierig sein, wenn es sich z. B. um einen *akuten Glaukomanfall bei schon länger bestehendem Glaucoma simplex* handelt. Ist dies aus der Vorgeschichte nicht bekannt, so weisen Gesichtsfelddefekte, Exkavation, erhöhter i.o. Druck und gesteigerter Abflußwiderstand bei der Tonographie nach Abklingen des Anfalles auf ein schon länger bestehendes Leiden hin. Der nach dem Anfall offene Kammerwinkel und das Fehlen von „kongestiven" Symptomen in der Vorgeschichte unterscheiden diese Form vom chronisch-kongestiven Glaukom.

Das *absolute Glaukom* ist keine besondere Form der Krankheit, sondern ein Endzustand, der aus allen 3 Hauptformen des primären Glaukoms sowie aus den sekundären und besonderen Glaukomformen (s. diese) entstehen kann und die Erblindung bezeichnet.

Es ist schwer zu sagen, ob man *nach einer erfolgreichen Operation* noch von Glaukom sprechen soll. Ich nehme bei operiertem akutem Glaukom mit normalem Gesichtsfeld und normalem Abflußwiderstand an, daß der Krankheitsprozeß beendet ist und spreche von einem „Zustand nach akutem Anfall, beseitigt durch Iridektomie – im Anfall – im Intervall“. Bei chronischen Glaukomformen ist es ungewiß, ob die Fistel offen bleibt oder ob ein Gesichtsfeldverfall nicht fortschreitet. Der Ausdruck „Zustand *nach*...“ scheint mir zu optimistisch, richtiger ist „chronisch-kongestives Glaukom – oder Glaucoma simplex –, seit ... druckreguliert durch ...“

In der Klinik ist ein Hauptzweck der Einteilung und Benennung, kurz das Wesentliche des Krankheitsbildes mitzuteilen. Hierfür geben die üblichen kurzen Namen ungenügend Aufschluß. Vorausgegangene Operationen, Sehvermögen und Zustand des Gesichtsfeldes sollten als Mindestinformation dem Einteilungstyp hinzugefügt werden. Wenn man sich ein Bild von der individuellen Problematik des Kranken machen will, um ihm einen Rat geben zu können, sind erheblich mehr Informationen nötig. Jede Einteilung ist meist nur eine ungenügende Umschreibung des klinischen Verlaufes.

SUGAR (1941, 1949, 1957) hat den Schwierigkeiten der Einteilung viel Mühe gewidmet, hält aber auch sein zuletzt gewähltes Schema nur für vorläufig. Ähnlich sind die Vorschläge von CAMARGO ALVES (1954). POSNER (1953) unterscheidet nach der Pathogenese außer den beiden Hauptformen Winkelblock und Simplex noch ein Glaukom, das durch anatomische Veränderungen im Kammerwinkel entsteht. LLOYD (1952) sieht das chronisch-kongestive Glaukom als Endphase des Glaucoma simplex an. ADAMS et al. (1954) versuchen, Gonioskopie und Tonographie zusammen für die Einteilung zu benutzen.

Abzulehnen sind Einteilungen, die den Glaukombegriff an den bereits eingetretenen Schaden binden. Im vorstehenden Abschnitt I wurde ausgeführt, daß die Drucksteigerung fast stets den anderen Symptomen vorausgeht. Die Krankheit beginnt also mit der Drucksteigerung.

Solche Begriffe, die erst bei nachgewiesenem Schaden Glaukom annehmen, sind das „Paraglaucoma anterius“ (COMBERG, 1955) = „Hochdruck ohne Glaukom“ (ELSCHNIG, 1928), wozu Augen gehören, bei denen noch keine Schäden eingetreten sind, sowie Augen mit gesteigerter Rigidität, bei denen der i.o. Druck in Wirklichkeit normal ist. MOREU (1944) gab verschiedene Proben an, mit denen man Kreislaufstörungen am Auge erkennen soll, die er als „Präglaukom“ ansah. STEVENSON (1938) sprach nur dann von Glaukom, wenn irreparable Schäden eingetreten waren, und sah das akute Glaukom als bloßes Vorstadium, als „Syndrom der reinen ocularen Hypertension“, an. Weitere Autoren vertraten die Ansicht, die Drucksteigerung sei nur ein Symptom des Glaukoms, jedoch nicht das Hauptkennzeichen (MOHAMMED, 1937; MICHAELSON, 1939; ESTRADA, 1947; GRAMMATICO, 1950; INOSTROZA, 1953; MAGITOT, 1954).

MARQUEZ (1947, 1948, 1953) ging so weit, das Glaukom ohne Hochdruck als das „eigentliche“ Glaukom zu bezeichnen. WEEKERS (1947) sprach von „unvollständigem“ Glaukom (glaucome incomplet), wenn eines der 3 Kardinalsymptome fehlt, doch dürfte es sich hierbei lediglich um beginnendes Glaukom handeln (SOBHY, 1952, 1953), das man um so häufiger findet, je mehr zunächst Unverdächtige tonometriert werden. Die Einteilung der Glaukome in „funktionell“ und „organisch“ (ARENTSEN et al., 1956) bezeichnet gleichfalls lediglich verschiedene Stadien. Schließlich ist auch die Abgrenzung des „absoluten Glaukoms“ ein Trennen verschiedener Stadien, da das absolute Glaukom das Endstadium aller Glaukomformen ist. Der Begriff ist jedoch klinisch von Wert, weil die Therapie blinder Augen besondere Überlegungen erfordert, wir haben ihn deshalb in diesem Buch beibehalten.

JACKSON (1939) versuchte durch 3 ungenügend beobachtete Fälle nachzuweisen, das Symptom der Drucksteigerung werde überbewertet. – TRONCOSO (1941) lehnte mit Recht den Vorschlag von ELSCHNIG (1928) ab, bei Glaucoma simplex von „kompensiertem“ Glaukom zu sprechen, weil keine Kompensationsvorgänge stattfinden. – SOBAŃSKI et al. (1957) wollten die Glaukome nach der Höhe des i.o. Druckes einteilen (latent: unter 25 mm Hg; Glaucoma simplex: 25–40 mm Hg; Glaucoma chronicum: 40–60 mm Hg; Glaucoma acutum: über 60 mm Hg). Der für Pathogenese und Therapie entscheidende Unterschied zwischen Winkelblock-Glaukom und Glaucoma simplex (WEEKERS et al., 1953) wird so aber verwischt.

Schrifttum

Adams, S. T., u. R. A. Bourne: Trans. Canad. ophthal. Soc. **6**, 1953, 17—30 (1954).
Arentsen, J., D. Bitrán, M. Barros Bargoño, M. Robenrieth u. E. Sarué: Arch. chil. Oftal. **13**, 145—151 (1956); ref. Ophthal. Lit. **10**, 3591 (1956).
Barkan, O.: Amer. J. Ophthal. **21**, 1099—1117 (1938).
— Amer. J. Ophthal. **37**, 724—744 (1954).
—, S. F. Boyle u. S. Maisler: Amer. J. Ophthal. **19**, 209—215 (1936).
Camargo Alves, J. B.: Arch. bras. Oftal. **17**, 39—50 (1954); ref. Zbl. Ophthal. **66**, 36 (1955).
Comberg, W.: Klin. Mbl. Augenheilk. **127**, 513—515 (1955).
Donders, F.: 1862, zit. n. Gordon, B. L.: A. M. A. Arch. Ophthal. **19**, 515—547 (1938).
Duke-Elder, S.: Ann. Oculist. (Paris) **183**, 1049—1056 (1950).
— Glaucoma, A Symposium, Blackwell, Oxford 1955, 350 S.
Elschnig, A.: Albrecht v. Graefes Arch. Ophthal. **120**, 94—116 (1928).
Estrada, A. T.: An. Soc. Mex. Oftal. **21**, 213—224 (1947); ref. Ophthal. Lit. **1**, 2826 (1947).
Friedenwald, J. S.: Trans. Amer. Acad. Ophthal. Otolaryng. **53**, 169—174 (1949).
Gradle, H. S.: Amer. J. Ophthal. **29**, 520—523 (1946).
Grammatico, A. D.: Arch. Oftal. B. Aires **25**, 322—325 (1950); ref. Ophthal. Lit. **4**, 2779 (1950).
Inostroza, C. W.: Arch. chil. Oftal. **10**, 55—61 (1953); ref. Ophthal. Lit. **7**, 4331 (1953).
Jackson, E.: Amer. J. Ophthal. **22**, 614—615 (1939).
Ledesma, V. M.: Arch. Asoc. Evit. Ceg. Méx. **1**, 101—108 (1956); ref. Ophthal. Lit. **10**, 4587 (1956).
Lloyd, J. P. F.: Trans. Ophthal. Soc. U. K. **71**, 1951, 459—474 (1952).
Magitot, A.: Ann. Oculist. (Paris) **187**, 1—24 (1954).
Marquez, M.: Ophthal. ib.-amer. **9**, 123—146 (1947); ref. Ophthal. Lit. **1**, 2160 (1947).
— Ann. Oculist. (Paris) **181**, 351—358 (1948).
— Arch. Asoc. Evit. Ceg. Méx. **6**, 345—355 (1948); ref. Ophthal. Lit. **2**, 929 (1948).
— Optometra **10**, 7—14 (1953); ref. Ophthal. Lit. **7**, 3711 (1953).
Michaelson, I. C.: Glasg. med. J. **131**, 105—117 (1939); ref. Zbl. Ophthal. **43**, 410—411 (1939).
Mohammed, I. A.: Bull. ophthal. Soc. Egypt **30**, 22—31 (1937); ref. Zbl. Ophthal. **40**, 575 (1938).
Moreu, A.: Arch. Soc. Oftal. hisp.-amer. **4**, 313—342 (1944).
Posner, A.: Eye, Ear, Nose Thr. Monthly **32**, 99—100 (1953).
Raeder, J. G.: Albrecht v. Graefes Arch. Ophthal. **112**, 29—63 (1923).
Shaffer, R. N.: 4. Cong. panamer. Oftal. **1**, 317—321 (1952); ref. Zbl. Ophthal. **63**, 324 (1954/55).
— in: 1. Macy Konf. 1955, herausgeg. v. F. W. Newell, Macy Found. N. Y. 1956, 11—80.
Sobański, J., Z. Krawczykowa, M. Szozlandowa u. I. Snietlieczko: Ophthalmologica **134**, 293—309 (1957).
Sobhy, M.: Bull. ophthal. Soc. Egypt **43**, 55—58 (1952); ref. Zbl. Ophthal. **63**, 51 (1954/55).
— Bull. ophthal. Soc. Egypt. **43**, 55—58 (1953); ref. Ophthal. Lit. **7**, 207 (1953).
Stevenson, C. P.: Rev. Ophthal. S. Paulo **6**, 121—168 (1938); ref. Zbl. Ophthal. **42**, 597—599 (1939).
Sugar, H. S.: Amer. J. Ophthal. **24**, 851—873 (1941).
— A. M. A. Arch. Ophthal. **25**, 674—717 (1941).
— Amer. J. Ophthal. **32**, 425—433 (1949).
— The Glaucomas. 2. Aufl. Hoeber, N. Y. 1957, 516 S.
Tichomirov, P. E.: Proc. XVII. int. Cong. Ophthal. Montreal-N. Y. 1954, I, 208—214 (1955).
Toledo, R. de: Arch. bras. Oftal. **19**, 143—147 (1956); ref. Ophthal. Lit. **10**, 2967 (1956).
Troncoso, M. U.: Amer. J. Ophthal. **24**, 83—84 (1941).
Vail, D.: Trans. Amer. Acad. Ophthal. Otolaryng. **53**, 232—237 (1949).
Weekers, R.: Ann. Oculist. (Paris) **180**, 10—19 (1947).
—, u. E. Prijot: Ann. Oculist. (Paris) **186**, 956—601 (1953).

III. Die Einteilung der sekundären Glaukome

Als sekundär bezeichnet man gewöhnlich Glaukome, die als Folge eines anderen Augenleidens entstehen, das wir erkennen können. Wären unsere Kenntnisse größer, so könnten wir also viele „primäre“ Glaukome zu den „sekundären“ zählen, da auch die primären Glaukome wohl größtenteils Folge einer örtlichen Gewebsveränderung des Auges sind.

Es ist eine offene Frage, ob man Glaukome infolge der Mißbildungen und Entwicklungsstörungen zu den primären oder sekundären Glaukomformen rechnen oder als eine dritte Gruppe bezeichnen soll.

Als Gesichtspunkte zur Einteilung der sekundären Glaukome könnte man wählen: Begriffe der allgemeinen Pathologie (Entzündung, Neubildung, Degeneration), anatomische Einteilung nach der Art des Gewebes, dessen Veränderung zum Druckanstieg führt (Iris, Linse usw.) oder den Mechanismus der Drucksteigerung (gestörter Abfluß im Kammerwinkel oder von der hinteren zur vorderen Kammer, Hypersekretion usw.). Einteilungen nach einheitlichem Prinzip sind jedoch nicht möglich. Klinisch zusammengehörige Glaukomformen, wie Hydrophthalmie oder hämorrhagisches Glaukom oder Glaukom nach durchbohrender Verletzung, werden so auseinander gerissen. Da auch die weitaus meisten Arbeiten von klinischen Gesichtspunkten ausgehen, bespreche ich die sekundären Glaukomformen hiernach, ohne in der Reihenfolge ein System ausdrücken zu wollen.

Übersichten über die sekundären Glaukome sind im Literaturverzeichnis angegeben.

Schrifttum

Fasanella, R. M.: Conn. St. med. J. **18**, 499—501 (1954); ref. Ophthal. Lit. **8**, 2538 (1954).
Fralick, F. B.: Amer. J. Ophthal. **33**, 1665 (1950).
Higgitt, A. C.: Trans. Ophthal. Soc. U. K. **76**, 1956, 73—82 (1956).
Koenig, I. J.: N.Y. St. J. Med. **56**, 224—229 (1956); ref. Zbl. Ophthal. **70**, 41 (1956/57).
Martins Rocha, J.: Rev. bras. Oftal. **15**, 153—161 (1956); ref. Zbl. Ophthal. **70**, 173 (1957).
— Ophthal. ib.-amer. **19**, 55—62 (1957); ref. Zbl. Ophthal. **73**, 29 (1957).
Sená, J. A., u. F. C. Cerboni: Sem. méd. (B. Aires) **103**, 281—295; 343—348 (1953); ref. Ophthal. Lit. **7**, 4333 (1953).
Sommers, I. G., R. C. Armstrong, W. C. Irvine u. M. Nugent: Amer. J. Ophthal. **34**, 456—457 (1951).
Sugar, H. S.: Amer. J. Ophthal. **32**, 425—433 (1949).
Trujillo, F.: Ophthal. ib.-amer. **19**, 40—48 (1957); ref. Zbl. Ophthal. **73**, 28 (1958).
Wilder, W. H.: Amer. J. Ophthal. **13**, 681—686 (1930).

IV. Die Grenze zwischen primären und sekundären Glaukomformen. Besondere Formen des Glaukoms

Bei der Besprechung der verschiedenen sekundären Glaukomformen begründe ich näher meine Ansicht, daß die Grenze zwischen sekundären und primären Glaukomformen sehr oft nicht scharf zu ziehen ist. Bei sehr vielen scheinbar sekundären Glaukomen muß man eine „Anlage“ zu Glaukom, eine uns noch unbekannte „primäre“ Komponente, annehmen, neben der zweiten Ursache, die wir erkennen und die zur Einordnung als „Sekundärglaukom“ führt. Wir finden Glaukom an Augen, bei denen die „sekundäre“ Ursache weniger stark ausgeprägt ist als an anderen Augen, in denen sich aber kein Glaukom entwickelt. Wir finden am 2., von dem „sekundären“ Faktor nicht betroffenen Auge oft primäres Glaukom, was uns veranlassen soll, bei jedem „Sekundärglaukom“ das andere Auge sorgfältig zu untersuchen; hierzu genügt eine einmalige Tonometrie nicht. Die Drucksteigerung überdauert nicht selten die Krankheit, die wir als die Ursache ansahen. Aus diesen Gründen müssen wir stets bei „Sekundärglaukom“ daran denken, ob nicht ein primäres Glaukom außerdem vorhanden ist.

Ferner gibt es Formen des Glaukoms, die (wie bei ihrer Besprechung gezeigt wird) wahrscheinlich Varianten des primären Glaukoms darstellen, weil die Symptome, die außer denen des primären Glaukoms gefunden werden, wahrscheinlich nicht die Ursache der Drucksteigerung sind. Hierzu rechne ich Glaukom bei der sogenannten Abschilferung der Linsenkapsel und die unter „Einzelfälle von Glaukom bei sonstigen Augenveränderungen“ besprochenen Fälle.

Als „besondere Glaukomformen“ kann man weiter das primäre Glaukom junger Menschen und die Hydrophthalmie bezeichnen, weil jede dieser Gruppen klinisch oft als einheitliches Krankheitsbild beschrieben wurde, aber aus primären und sekundären

Glaukomen zusammengesetzt ist. Auch bei dem Glaukom infolge von Aderhautangiom (Sturge-Weber-Syndrom) kann man im Zweifel sein, ob es als primär oder sekundär einzuordnen ist. Das Glaukom bei Myopie, bei Keratokonus und bei Ablatio retinae erfordert besondere Überlegungen und wurde deshalb getrennt dargestellt. Meine Einteilung als „besondere Glaukomform" erfolgte aus praktischen Erwägungen über die Form der Darstellung. Man könnte das Glaucoma simplex bei Zentralvenenthrombose als Sonderform der primären Glaukome schildern (SUGAR, 1942), doch schien es mir nicht zweckmäßig, es aus dem Zusammenhang der hämorrhagischen Glaukome zu lösen.

KRAUPA (1950) zählte das Glaukom bei Thrombose der V. centralis, Iridocyclitis mit Glaukom (womit das später nach POSNER-SCHLOSSMAN genannte Glaukom gemeint ist), sowie Glaukom bei Myopie zu den primären Glaukomen. POSNER (1952) bezeichnete als „Grenzformen des Glaukoms", die zwischen primären und sekundären Formen stehen, das Glaukom nach Zentralvenenthrombose, bei Pigmentdegeneration der Retina, bei unkomplizierter Aphakie, und die glaucomato-cyclitischen Krisen.

Schrifttum

KRAUPA, E.: Čsl. ofthal. **6**, 321—334 (1950); ref. Ophthal. Lit. **4**, 6131 (1950).
POSNER, A.: 4. Cong. panamer. Oftal. **3**, 1896—1905 (1952); ref. Zbl. Ophthal. **63**, 158 (1954/55).
SUGAR, H. S.: A. M. A. Arch. Ophthal. **28**, 587—598 (1942).

G. Die Häufigkeit und soziale Bedeutung des Glaukoms

I. Reihenuntersuchungen: Die Häufigkeit des Glaukoms in der Gesamtbevölkerung

(Schrifttum S. 34)

Die Häufigkeit des Glaukoms in der Gesamtbevölkerung kann man durch Untersuchung einer möglichst großen und möglichst repräsentativen Gruppe von Menschen zu schätzen versuchen. Bei jeder Reihenuntersuchung sind Einwände gegen die gefundenen Zahlen möglich: Wird nur der i.o. Druck gemessen, so findet man einige Patienten mit beginnendem Glaukom nicht, die zur Zeit der Untersuchung zufällig normale Werte hatten. Wird auch das Gesichtsfeld untersucht, so kann man über die Verläßlichkeit der Ergebnisse bei erstmals Untersuchten und bei der erforderlichen Eile Zweifel haben. Noch mehr werden die Meinungen darüber auseinandergehen, welche Befunde man bei den zunächst als verdächtig bezeichneten Personen bei Nachuntersuchung in der Augenklinik dann als Beweis für Glaukom ansehen soll. Auf diese Fragen bin ich bei meinem Bericht über die Reihenuntersuchung von 10 000 Personen eingegangen (1959). Bei diesen Unterschieden der Auswahl und der Grenzziehung ist es erstaunlich, daß dennoch verschiedene Untersucher in verschiedenen Ländern etwa den gleichen Prozentsatz von bisher unerkanntem Glaukom fanden: nach dem 40. Lebensjahr 2–2,4%.

Man erhält natürlich kein Bild von der wahren Glaukomhäufigkeit, wenn man die Zahl der wegen Glaukoms augenärztlich behandelten Kranken ermittelt, wie dies NELANDER (1933) und KURLAND et al. (1957) taten. Alle Glaukomkranken, die nicht zum Arzt gingen, weil sie ihr Leiden nicht bemerkten, oder die vom Arzt nicht diagnostizierten Glaukome fehlen dann. Über die erstgenannte Gruppe geben die Reihenuntersuchungen Auskunft. Die Zahl der vom Augenarzt nicht erkannten Glaukompatienten läßt sich aus den im nächsten Abschnitt mitgeteilten Zahlen schätzen. Selbst im günstigsten Fall, nämlich wenn jeder Kranke der augenärztlichen Sprechstunde

Tabelle 3. *Reihenuntersuchungen. Häufigkeit des Glaukoms in der Gesamtbevölkerung*

Zahl der Untersuchten	% Glaukom	Autor	Jahr	Bemerkungen
30 741	2,32	FOOTE	1957	Übersicht über Untersuchungen in USA
In dieser Übersicht sind folgende Untersuchungen enthalten:				
10 000	2,24	CARPENTER	1952	Industriearbeiter
		BRAV et al.	1951	40–65 Jahre
3 923	1,66	CARPENTER et al.	1950	Industriearbeiter
12 000	2,0	WOLPAW et al.	1954	Tonometrie möglichst vieler Menschen in Greater Cleveland an einem Tag
6 350	2,44	MODY	1955	Geisteskranke
2 455	1,38	MULLEN	1948	
1 000	1,9	VAUGHAN et al.	1955	Geisteskranke
7 943	2,01	VAUGHAN et al.	1957	Stat. Pat. in 4 allgemeinen Krankenhäusern
453	2,4	KANTAR	1957	Tonometrie im allgemeinen Krankenhaus durch Studenten
7 334	1,5—7	GRADLE et al.	1957	
204	1,5 Glauc. simpl.	PANINA	1957	Industriearbeiter
1 054	0,8, jedoch 5,5 Verdächtige	SMILLIE et al.	1957	Alter über 40 Jahre
10 000	2,31 *	LEYDHECKER	1959	Industriearbeiter, Beamte, Angehörige 6–70 Jahre Glaucoma simplex
600	4,6	KOSKENOJA	1955	Alter über 64 Jahre
		KOSKENOJA et al.	1955	
1 068	5,3	KORNZWEIG et al.	1957	Altersheim für Juden Glaucoma simplex

* Nach dem 40. Jahr, Männer: 2,72%; Frauen: 1,97%.

Tabelle 4. *Alter und Geschlecht der 10 000 tonometrierten Personen*

Jahre	0—9	10—19	20—29	30—39	40—49	50—59	60—69	70—79	Zus.
Männer	31	480	931	1377	1952	1734	450	19	6974
Frauen	29	331	498	763	803	514	86	2	3026
Alle	60	811	1429	2140	2755	2248	536	21	10000

perimetriert würde, bliebe dennoch bei über 1% aller Kranken Glaukom unentdeckt, ohne Perimetrie erheblich mehr.

Die Arbeit von MELNIK (1957) war mir nicht zugänglich und fehlt deshalb in der Tabelle 3. Einzelheiten über meine eigene Reihenuntersuchung sind in den Tabellen 4–6 angegeben.

Sie bestätigen die *Zunahme des Glaukoms mit steigendem Lebensalter*, worauf u. a. auch HRUBY (1941), FISCHER (1950), SORSBY (1957) und KURLAND et al. (1957) hinwiesen. Sie zeigen weiter, daß *Glaukom oft in viel früherem Alter beginnt*, als man gewöhnlich annimmt, und *bereits in den 20er Jahren keine extreme Seltenheit* ist. Erhebliche funktionelle Schäden entstehen später, ungefähr erst 15 Jahre nach Beginn der zunächst leichten Drucksteigerung. Wenn man den Glaukombegriff auf den Nachweis solcher Schäden gründet, kommt man zu der Meinung, Glaukom „entstünde“ erst im mittleren Lebensalter.

Über die Organisation und Leitung einer Reihenuntersuchung wären längere Ausführungen nötig, als mir hier angebracht erscheinen. Nach meiner Erfahrung ist es am besten, sie gleichzeitig mit der in Deutschland vielfach üblichen Röntgen-Reihenuntersuchung auszuführen und sich auf die Tonometrie zu beschränken. Ein Arzt kann bestenfalls 25 Personen pro Stunde tonometrieren. BERENS et al. (1950) empfahlen

Tabelle 5. *Symptome bei den 249 als Glaukom angesehenen Augen (zu S. 35)*

	Symptome	Zahl der Augen
1 Symptom pathologisch	Tonographie	42
	Tension	31
	Gesichtsfeld	6
2 Symptome pathologisch	Tonographie und Tension	102
	Tonographie und Gesichtsfeld	29
	Tension und Gesichtsfeld	7
3 Symptome pathologisch	Tonographie, Tension und Gesichtsfeld	25
	Tonographie, Tension und Papille	2
	Tonographie, Gesichtsfeld und Papille	1
4 Symptome pathologisch	Tonographie, Tension, Gesichtsfeld und Papille	4

Tabelle 6. *Prozentsatz der Personen mit Glaucoma simplex in jeder Altersgruppe*

Alter	20—29	30—39	40—49	50—59	60—69	Nach dem 40. Lebensjahr
Männer	0,43	0,80	1,74	3,17	5,33	2,72
Frauen	0,20	0,40	0,75	1,75	—	1,07
Alle	0,35	0,65	1,45	2,84	4,48	2,31

Tabelle 7. *Die Häufigkeit der Glaukomkranken unter den Augenpatienten*

% Glaukom	Berichtsort	Autor	Jahr
0,05	Japan	KOIKE	1932
0,44	Augenklinik Krakau	WILCZEK	1937
0,73	Augenklinik Neapel 1936—1947	BONAVOLONTÀ	1949
0,78	Wills Augenklinik 1926—1935	LEHRFELD et al.	1937
0,8	Japan	ARITA	1938
1	geschätzt auf Grund der älteren Literatur (hierfür s. Originalarbeit)	NELANDER	1933
1,06	Türkei	AYBERK	1955
1,1	Lublin, Polen	SEIDLER-DYMITROWSKA et al.	1954
1,1	China	PILLAT	1933
1,42	Chengtu, China	LO	1954
2	Goldküste, Afrika	SARKIES	1953
2,2	Philippinen	DE LA PAZ	1955
2,3	(primäres Glaukom 1,75%) China, insgesamt 13 807 Patienten	CHANG	1951
2,36	Athen und Konstantinopel, eigene Praxis	TRANTAS	1934
2,5	eigene Praxis	SANGUINETTI	1934
2,5	Univ. Augenklinik Kasan, UdSSR 1901—1925	BATARČUKOV	1929
3,1	New York, Privatpraxis, 12 000 Kranke insgesamt	POSNER et al.	1948

% Glaukom	Berichtsort	Autor	Jahr
Reihenuntersuchungen in der Sprechstunde:			
1,26	von 1981 Kranken, Poliklinik, Univ.-Augenklinik München (Tonometrie der *nach* eingehender Untersuchung unverdächtigen Patienten)	RICHTER et al.	1956
1,73	unter 2000 Patienten, die zur Brillenbestimmung kamen	HILDRETH et al.	1957
2,62	unter 1184 Patienten über 40 Jahre	SLOAN	1957
2,9	unter 2000 Patienten der Sprechstunde	REED et al.	1958
3,5	unter 2000 Patienten der Sprechstunde	REED et al.	1957
3,5	unter 1000 Patienten der Sprechstunde (1,8% nur Tension erhöht, sonstige Befunde normal)	BENDOR-SAMUEL et al.	1956
7	von 1950 Kranken, Poliklinik, Univ.-Augenklinik Bonn, Tonometrie aller Patienten ohne typische Beschwerden vor sonstigen Untersuchungen	LEYDHECKER	1955, 1956, 1957
13,2	von 1206 Patienten über 40 Jahre, Univ.-Augenklinik Chile	ARENTSEN et al.	1956
Stationär behandelte Kranke:			
9,4	der operierten Kranken Univ.-Augenklinik Athen	CHARAMIS	1955
9,6	der stationär Behandelten, 1. Univ.-Augenklinik Budapest 1904—1929	DE GRÓSZ	1930
16,5	von 8208 stationär behandelten Patienten, Univ.-Augenklinik Bonn	eigene Zählung (1958)	
25,4	von 1326 stationär behandelten Patienten, Privatpraxis Professor MÜLLER		

hierfür ihr vereinfachtes Tonometer, was mir nicht zweckmäßig erscheint. FOOTE et al. (1955) schätzten, daß ein Arzt und ein Assistent Visus und Tension von 20 Personen pro Stunde prüfen können. BECKETT (1954) hielt Kampimetrie (Bjerrum-Schirm, 2/2000) für besser als Tonometrie.

Schrifttum

BECKETT, H. C.: Trans. Ophthal. Soc. Aust. **13**, 110—127 (1954); ref. Zbl. Ophthal. **66**, 301 (1955/56).
BERENS, C., u. C. P. TOLMAN: Proc. XVI int. Cong. Ophthal. London 1950, **2**, 1499—1503 (1951).
BRAV, S. S., u. H. P. KIRBER: J. Amer. Med. Ass. **147**, 1127—1128 (1951).
CARPENTER, E. M.: 4. Cong. panamer. Oftal. **3**, 1906—1910 (1952); ref. Zbl. Ophthal. **62**, 317 (1954).
—, S. S. BRAV u. V. I. SEIDEL: Amer. J. Ophthal. **33**, 611—615 (1950).
FISCHER, F. P.: Ophthalmologica **119**, 247—250 (1950).
FOOTE, F. M.: Pers. Mitteilg. 1957.
—, u. V. S. BOYCE: J. chron. Dis. **2**, 487—490 (1955); ref. Ophthal. Lit. **9**, 2998 (1955).
GRADLE, A. H., u. B. DOWNING: Sight-sav. Rev. **27**, 78—82 (1957).
HRUBY, K.: Albrecht v. Graefes Arch. Ophthal. **143**, 187—206 (1941).
KANTAR, B. L.: J.-Lancet, **77**, 191—192 (1957); ref. Ophthal. Lit. **11**, 2214 (1957).
KORNZWEIG, A. L., M. FELDSTEIN u. J. SCHNEIDER: Amer. J. Ophthal. **44**, 29—37 (1957).
KOSKENOJA, M.: Acta Ophthal. (Kbh.) **33**, 650 (1955).
—, u. E. ORMA: Geriatrics **10**, 362—365 (1955); ref. Zbl. Ophthal. **67**, 129 (1956).
KURLAND, L. T., u. R. G. TAUB: Amer. J. Ophthal. **43**, 539—544 (1957).
LEYDHECKER, W.: erscheint in Docum. ophthal. ('s-Grav.) 1959.
MELNIK, L. S.: Oftal. Ž. **12**, H. 4, 216—219 (1957); ref. Zbl. Ophthal. **72**, 213 (1957).
MODY: 1955, pers. Mitteilung durch Foote, F. M. 1957.

MULLEN, C. R.: Amer. J. Ophthal. **31**, 1318—1325 (1948).
NELANDER, B.: Acta Ophthal. (Kbh.) **11**, 370—385 (1933).
PANINA, N. B.: Vestn. Oftal. **70**, 3—5 (1957); ref. Zbl. Ophthal. **71**, 250 (1957).
SMILLIE, J. W., F. D. ROTH, F. BLUM u. L. K. GATES: Amer. J. Ophthal. **44**, 2023 (1957).
SORSBY, A.: J. Ophtal. soc. **20**, 5—7 (1957).
VAUGHAN, D. G., T. ASBURY, W. F. HOYT, R. H. BOCK u. J. M. SWAIN: Trans. Pacif. Cst. otoophthal. Soc. **36**, 99—105 (1955); ref. Ophthal. Lit. **9**, 2972 (1955).
—, R. N. SHAFFER, T. ASBURY, S. R. METTIER JUN., W. L. RIDGWAY u. R. A. LOTSPEICH: Sight-Sav. Rev. **27**, 145—148 (1957).
WOLPAW, B. J., u. A. W. SHERMAN: Sight-Sav. Rev. **24**, 139—144 (1954).

II. Die Häufigkeit der Glaukomkranken unter den Augenpatienten

Die Angaben über die Häufigkeit des Glaukoms unter den Augenkranken schwanken außerordentlich (0,44–25,4%, s. Tabelle 7, S. 33 f.). Fragestellung, Untersuchungsart und Auswertung sind bei den einzelnen Arbeiten so verschieden, daß ein Vergleich untereinander nicht möglich ist. Man wird von vornherein niedrige Prozentsätze von Glaukom erwarten müssen bei Berichten aus Ländern, in denen die Zahl der Augenärzte gering ist und äußere Augenleiden (Trachom, andere Infektionen der Bindehaut und Hornhaut) oder Katarakt die Hauptbeweggründe für die Kranken sind, zum Augenarzt zu gehen, wobei dieser sich wegen der Zahl der Kranken auf eine rasche und grobe Untersuchung beschränken muß. Werden gleich genaue Untersuchung und ähnliches Krankengut vorausgesetzt, so findet man dennoch verschiedene Prozentsätze, wenn die Fragestellung und Auswahl verschieden ist. So fand ich (1955–1957) in Bonn 7% Glaukomkranke in der Poliklinik, indem ich alle Kranken ohne Glaukom-Anamnese *vor* sonstigen Untersuchungen tonometrierte, während RICHTER et al. (1956) in München nur 1,26% fanden, da sie alle mit sonstigen Untersuchungsmethoden (Perimetrie) erkennbaren Kranken ausschlossen und nur den unverdächtigen Rest tonometrierten. Da in der subjektiv gesunden Bevölkerung nach dem 40. Lebensjahr sich etwas mehr als 2% Glaukomkranke befinden (s. Abschnitt Reihenuntersuchung), darf man erwarten, daß man bei einer Reihenuntersuchung (Tonometrie) aller Kranken der augenärztlichen Sprechstunde einen erheblich höheren Prozentsatz als 2% findet. Somit dürfte die *Zahl der Glaukomkranken* unter den Patienten des Wartezimmers *wesentlich von der Genauigkeit der Untersuchung abhängen. Je intensiver man nach Glaukom sucht, desto seltener übersieht man es. Eine augenärztliche Untersuchung ohne Tonometrie ist unvollständig.*

Wieder von anderen Faktoren hängt es ab, wie viele der stationär behandelten oder operierten Kranken wegen Glaukoms aufgenommen wurden. Hierbei kommt es z. B. darauf an, ob eine Klinik vorwiegend solche Kranke aufnimmt, bei denen eine Operation nötig ist, oder ob die Zahl der Betten auch die Aufnahme bei medikamentös zu behandelnden Leiden erlaubt; ob der Klinikschef bei Glaukom möglichst lange medikamentös behandelt oder früh operiert; und schließlich ob eine Klinik besonders schwer Erkrankte aus einem größeren Umkreis überwiesen bekommt.

In einer Privatpraxis (s. Tab. 7) kann der Anteil der Glamkomkranken unter den stationär Behandelten bis auf 25% steigen, weil durch Kassenvorschriften nicht an *einen* Arzt gebundene Menschen mit chronischen, prognostisch ungünstigen Leiden oft mehrere Ärzte aufsuchen und sich zur Operation schließlich zu dem Arzt begeben, zu dem sie das größte Vertrauen haben, während sie sich z. B. zur Staroperation vielleicht eher bei dem erst behandelnden Arzt entschließen.

Die hier in diesem Abschnitt genannten Zahlen sagen nichts über die Glaukomhäufigkeit in der Gesamtbevölkerung.

PÉRETZ (1930, 1931) gibt an, daß 35% aller älteren Augenkranken an Glaukom leiden.

Tabelle 8. *Die Häufigkeit von Glaukom als Ursache der Erblindung (zu S. 38)*

% Glaukom-Häufigkeit	Berichtsort	Autor	Jahr
Referate, Übersichten:		ZADE	1936
		SCHMIDT	1941
13,4% Glaukom an 2. Stelle	England und Wales	SORSBY	1950
8,1%	Schottland		
Übersichtsarbeit mit Statistik über weitere Länder			
13,4%	England	ARMSTRONG	1952
3,4% der 30—49jährigen, 15% nach dem 50. Lebensjahr	England und Wales	SORSBY	1955
15,1% Glaukom an 2. Stelle der beidseitigen Erblindung. Blindenzählung von 1925	Deutschland	FEILCHENFELD	1931 1932
12%	Den Haag	GOEDBLOED	1956
16%	Ungarn	DE GRÓSZ	1956
19%	Augenklinik Budapest 1928 bis 1933	BIRÓ	1936
17—19%	Ungarn	TÓTH	1937
6,75%	Norwegen 1948	HOLST	1952
12—12,6%	Polen	ROTTER-MUSIAL	1939
12,8%	Polen	ROSTKOWSKI et al.	1952
8,3% der einseitig Blinden	Polen	ROSTKOWSKI et al.	1954
5,8%	Augenklinik Minsk	MOVŠOVIČ	1930
20,6%	Sretensk-Bezirk, UdSSR	MARMOLEVSKIJ	1932
11,2% Glaukom an 3. Stelle 1910—1934	Kiew, UdSSR	PARCHOMENKO et al.	1937
8%	Marxstadt, UdSSR	SEFFER	1932
21,8% Gesamtstatistik, 1920—1931 Glaukom an 1. Stelle	UdSSR	SAVAITOV	1932
22,7% Glaukom häufigste Ursache, Stand 1926—1930	UdSSR	KAMINSKIJ	1932
60%	Island	BJÖRNSSON	1955
50% (kleine Gesamtzahl: unter 50 Blinde)	Faröer-Inseln	RASMUSSEN	1934
14% Glaukom an 3. Stelle	Staat Indiana, USA	ROW et al.	1939
16%	Staat New York, USA 1950	FOOTE	1952
12%	USA	BLAKE	1951
		FOOTE	1952
15%	USA, Canada	PICHETTE et al.	1952
12%	Canada	MONFETTE	1954
11%	Canada	Grove	1956
		MACDONALD	1955
8%	Argentinien	DIEZ et al.	1955
9,1% Glaukom an 4. Stelle	Iran	MOHSÉNINE et al.	1955
42,4%	Haydarpasa Numune Hospital, Türkei	AYBERK et al.	1955
13,9% primäres Glaukom 2,6% sekundäres Glaukom	Äthiopien	TORGERSRUUD	1957
19% nur primäres Glaukom	Neger, Goldküste	SARKIES	1953
26,3% Glaukom an 1. Stelle	Juden, Palästina	ANONYM	1934
Glaukom an 2. Stelle	Trinidad und Tobago	ANONYM	1933
10,8%	Tsientsin-Klinik, China	YUEN et al.	1950

% Glaukom-Häufigkeit	Berichtsort	Autor	Jahr
30,8%	Indochina	BARGY	1929
8,9%	Nordchina	CHANG	1930
35%	Süd-Tunesien	MALNOU	1954
16%	Malaga, Spanien	ALCÁLÁ LÓPEZ	
7,5%	Augenklinik Jaffna, Ceylon	SIVASUBRAMANIAM et al.	1953
14,4%	Tasmanien	HAMILTON	1950
23% der *Kinder*	Bretagne	SOURDILLE et al.	1953
29% in einem Heim für blinde Kinder		BAILLIART	1953
7,8% in einem Heim für blinde Kinder	Tschechoslowakei	ŠIMIG	1955
Hydrophthalmie an 3. Stelle der Ursachen bei Kindern	Japan	KOYAMA	1955
Glaukom an 3. Stelle 1936—1947	Bulgarien	PASCHEFF	1949
Glaukom häufigste Ursache	Rußland	ANONYM	1953
		TALKOVSKY	1957
Glaukom häufigste Ursache	Island	BJÖRNSSON	1955
Glaukom häufigste Ursache	Ägypten und China	Anonym	1938
Glaukom häufigste Ursache	Provinz Irkutsk, UdSSR	KOSICYN	1930
Glaukom häufigste Ursache	Philippinen	DE OCAMPO	1949
Glaukom häufigste Ursache	Canada	AYLESWORTH	1946
Glaukom an 2. Stelle	Süd-Nigeria	DODDS	1952
Unter Schwachsichtigen, die Fernrohrbrillen erhielten, häufigste Ursache Glaukom	USA	FONDA	1956

Weitere Arbeiten: SYU (1934), HAMDY EL MAZINY (1937), ANONYM (1938, 1953), MEEK (1950), SORSBY (1950, 1953), BELLOC (1956), KAJIKAWA (1956), VANNESTE (1956), JEBEJIAN (1957).

Schrifttum

ARENTSEN, J., D. BITRÁN u. E. SARUÉ: Arch. chil. Oftal. **13**, 134—141 (1956); ref. Ophthal. Lit. **10**, 3589 (1956).

ARITA, K.: Acta Soc. Ophthal. Jap. **42**, 1175—1184 (1938); ref. Zbl. Ophthal. **42**, 533 (1939).

AYBERK, N.F.: Birinsci Türk Oftal. Kong. Bül. 21—24 (1955); ref. Ophthal. Lit. **9**, 4702 (1955).

— Göz. klin. Bül. **15**, 129—135 (1957); ref. Ophthal. Lit. **11**, 4731 (1957).

BATARČUKOV, R.: Arch. Oftal. **6**, 278—302 (1929); ref. Zbl. Ophthal. **25**, 151 (1931).

BENDOR-SAMUEL, J. E. L., u. H. REED: Winnipeg. Clin. Quart. **9**, 144—151 (1956); ref. Ophthal. Lit. **10**, 3586 (1956).

BONAVOLONTÀ, G.: G. ital. Oftal. **2**, 108—121 (1949).

CHANG, H. L.: Chin. med. J. **69**, 341—349 (1951); ref. Ophthal. Lit. **5**, 5558 (1951).

CHARAMIS, J.: Proc. XVII int. Cong. Ophthal. Montreal-N. Y. 1954, I, 108—113 (1955).

GRÓSZ, E. de: Die Tätigkeit der Augenklinik Nr. 1 der Königlich ungar. Petrus-Pázmány-Universität in Budapest während eines Vierteljahrhunderts (1904—1929); Budapest: Königl. ungar. Univ. Druckerei 1930, 68 S.; ref. Zbl. Ophthal. **25**, 293 (1931).

HILDRETH, H. R., u. B. BECKER: Amer. J. Ophthal. **43**, 21—23 (1957).

KOIKE, T.: Acta Soc. Ophthal. Jap. **36**, 1796—1802 (1932); ref. Zbl. Ophthal. **29**, 36 (1933).

LEHRFELD, L., u. J. REBER: A. M. A. Arch. Ophthal. **18**, 712—738 (1937).

LEYDHECKER, W.: Ber. dtsch. ophthal. Ges. Heidelberg. **59**, 1955, 153—157 (1956).

— Docum. Ophthal. ('s-Grav.) **10**, 174—243 (1956).

— Klin. Mbl. Augenheilk. **130**, 542—544 (1957).

LO, W. B.: Chin. Med. J. **72**, 41—48 (1954); ref. Zbl. Ophthal. **63**, 238 (1954/55).

NELANDER, B.: Acta Ophthal. (Kbh.) **11**, 370—385 (1933).

DE LA PAZ, P.: Philipp. J. Ophthal. Otolaryng. **7**, 4—12 (1955); ref. Ophthal. Lit. **9**, 1432 (1955).

PÉRETZ, H.: Ann. Oculist. (Paris) **167**, 713—720 (1930).

— Brit. J. Ophthal. **15**, 28—33 (1931).

PILLAT, A.: Albrecht v. Graefes Arch. Ophthal. **129**, 299—322 (1933).
REED, H., u. J. E. L. BENDOR-SAMUEL: Trans. Ophthal. Soc. U.K. **77**, 1957, 379—391 (1957).
— Canad. Med. Ass. J. **78**, 6—10 (1958).
RICHTER, G., u. U. SAUTIER: Klin. Mbl. Augenheilk. **129**, 218—224 (1956).
SANGUINETTI, C.: Lett. Oftal. **11**, 223—247 (1934); ref. Zbl. Ophthal. **32**, 395 (1935).
SARKIES, J. W. R.: Brit. J. Ophthal. **37**, 615—620 (1953).
SEIDLER-DYMITROWSKA, M., u. I. KOZUCHOWSKA: XXIV Cong. Oculist Polski **1**, 86 (1954); ref. Ophthal. Lit. **8**, 4835 (1954).
SLOAN, M. W.: Henry Ford Hosp. Bull. **5**, 245—249 (1957); ref. Ophthal. Lit. **11**, 3774 (1957).
TRANTAS, A.: Bull. Soc. franç. Ophtal. **47**, 277—291 (1934).
WILCZEK, M.: Klin. Oczna **15**, 517—530 (1937); ref. Zbl. Ophthal. **40**, 85 (1938).

III. Die Häufigkeit von Glaukom als Ursache der Erblindung

In Tab. 8 (S. 36) ist die Literatur unserer Berichtszeit gesammelt. Es ist nicht möglich, einen genauen Mittelwert aus der Gesamtzahl der Arbeiten zu berechnen, da die Maßstäbe zu verschieden sind. In den einzelnen Ländern wird der Begriff Blindheit verschieden festgelegt, unterschiedlich sind auch die Genauigkeit der Untersuchung, der Hilfsmittel und Kenntnisse des Untersuchers, der statistischen Erfassung, der Einteilung, wenn mehrere Augenleiden vorliegen, die Gesamtzahlen usw. Meist werden nur an beiden Augen erblindete Personen, die eine staatliche Unterstützung beantragten, erfaßt. Die Zahl der an Glaukom erblindeten Augen ist also bei weitem höher. In grober Annäherung wird man aber schätzen können, daß in den meisten Ländern *Glaukom die häufigste bis dritthäufigste Ursache der Blindheit* ist und etwa *12–20% der Blinden an Glaukom erblindet* sind. Die hygienischen Lebensverhältnisse bessern sich im allgemeinen, die Zahl der Trachomkranken und Geschlechtskranken nimmt ab, die Zahl der Menschen, die ein hohes Lebensalter erreichen, nimmt zu: Aus diesen Gründen wird die Bedeutung des Glaukoms als Ursache der Blindheit weiter steigen (vgl. KRAVITZ, 1950).

Statistiken aus einem Land, die einen verschieden großen Personenkreis betreffen und von verschiedenen Untersuchern aufgestellt wurden, weichen mehr voneinander ab als solche zwischen verschiedenen Rassen. Es ergibt sich aus unserer Übersicht also kein Anhalt dafür, daß Glaukom bei einer bestimmten Rasse häufiger ist. Werden solche scheinbaren Unterschiede durch *verschiedene* Untersucher gefunden, so kann man zweifeln, ob sie wirklich bestehen, zumal dann, wenn die Zahlen nicht sehr groß sind.

Schrifttum

ALCÁLÁ LÓPEZ, A.: Arch. Soc. oftal. hisp.-amer. **13**, 642—658 (1953).
ANONYM: Brit. J. Ophthal. **17**, 43—44 (1933).
— Brit. J. Ophthal. **18**, 473 (1934).
— Verh. 15. int. Kong. Ophthal. **7**, 1—310 (1938); ref. Zbl. Ophthal. **44**, 584 (1940).
— Brit. J. Ophthal. **22**, 46—47 (1938).
— J. Ophtal. soc. **14**, 7—8 (1953).
— Z. ärztl. Fortbildg. **47**, 55—61 (1953).
ARMSTRONG, P.: Med. Press **5910**, 166—170 (1952); ref. Zbl. Ophthal. **59**, 19 (1953).
AYBERK, N. F., u. N. ÖZTOP: Göz. Klin. Bül. **13**, 61—63 (1955); ref. Ophthal. Lit. **9**, 3005 (1955).
AYLESWORTH, F. A.: Canad. med. Ass. J. **54**, 30—32 (1946).
BAILLIART, P.: Ann. Oculist. (Paris) **186**, 481—487 (1953).
BARGY, M.: Bull. Soc. franç. Ophtal. **42**, 345—348 (1929).
BELLOC, N. B.: Publ. Hlth Rep. (Wash.) **71**, 1221—1225 (1956); ref. Ophthal. Lit. **10**, 3239 (1956).
BIRÓ, I.: Klin. Mbl. Augenheilk. **96**, 209—218 (1936).
BJÖRNSSON, G.: Amer. J. Ophthal. **39**, 202—208 (1955).
BLAKE, E. M.: Sight-sav. Rev. **21**, 81—84 (1951).
CHANG, S. P.: Nat. med. J. China **16**, 370—378 (1930); ref. Zbl. Ophthal. **24**, 366 (1931).
DIEZ, M. A., E. ADROGUÉ u. E. C. ADROGUÉ: Arch. Oftal. B. Aires **30**, 350—356 (1955); ref. Ophthal. Lit. **9**, 5026 (1955).

Dodds, G. E.: Brit. med. J. **1**, 584 (1952).
Feilchenfeld, W.: Klin. Mbl. Augenheilk. **87**, 249—251 (1931).
— Klin. Mbl. Augenheilk. **88**, 668—675 (1932).
Fonda, G.: A. M. A. Arch. Ophthal. **56**, 171—175 (1956).
Foote, F. M.: 4. Cong. panamer. Oftal. **2**, 929—938 (1952); ref. Zbl. Ophthal. **62**, 317 (1954).
Goedbloed, J.: Ophthalmologica **132**, 181—184 (1956).
Grósz, E. de: Schweiz. med. Wschr. 1939/II, 1008—1010.
Grove, J. H.: Canad. J. publ. Hlth. **47**, 413—419 (1956); ref. Ophthal. Lit. **10**, 3243 (1956).
Hamdy El Maziny Bey, E.: Bull. Ophthal. Soc. Egypt **30**, 1—3 (1937); ref. Zbl. Ophthal. **40**, 485 (1938).
Hamilton, J. B.: Proc. XVI. int. Cong. Ophthal. London, 1950, **2**, 1522—1524 (1951).
Holst, J. C.: Amer. J. Ophthal. **35**, 1153—1166 (1952).
Jebejian, R.: J. Ophtal. soc. **19**, 11—16 (1957).
Kajikawa, O.: J. Clin. Ophthal. (Tokyo) **10**, 462—466 (1956); ref. Zbl. Ophthal. **70**, 172 (1957).
Kaminskij, L.: Arch. Oftal. **8**, 856—868 (1932); ref. Zbl. Ophthal. **29**, 695 (1933).
Kosicyn, N.: Russk. Oftal. Z. **12**, 29—37 (1930); ref. Zbl. Ophthal. **24**, 366 (1931).
Koyama, M.: J. Ophtal. soc. **16**, 12—16 (1955).
Kravitz, D.: Amer. J. Ophthal. **33**, 1381—1387 (1950).
Mac Donald, A. E.: Proc. XVII int. Cong. Ophthal. Montreal-N.Y. 1954, **1**, 70—78 (1955).
Malnou: Tunis. méd. **42**, 1009—1029 (1954); ref. Ophthal. Lit. **8**, 5141 (1954).
Marmolevskij, K.: Arch. Oftal. **8**, 663—673 (1932); ref. Zbl. Ophthal. **28**, 456 (1933).
Meek, R. E.: N. Y. St. J. Med. **50**, 2433—2437 (1950); ref. Ophthal. Lit. **4**, 4328 (1950).
Mohsénine, H., u. S. Darougar: Rep. Univ. School Med. Iran, 9 S. 1955; ref. Ophthal. Lit. **9**, 5025 (1955).
Monfette, C.: Un. méd. Can. **83**, 989 (1954); ref. Ophthal. Lit. **8**, 2478 (1954).
Movšovič, A.: Arch. Oftal. **7**, 495—511 (1930); ref. Zbl. Ophthal. **25**, 73 (1931).
Ocampo, G. de: J. Philipp. med. Ass. **25**, 173—179 (1949); ref. Ophthal. Lit. **3**, 1843 (1949).
Parchomenko, M. E., u. A. W. Mironenko: Vestn. Oftal. **10**, 735—746 (1937); ref. Zbl. Ophthal. **39**, 637 (1937).
Pascheff, C.: C. R. Acad. bulg. Sci. **2**, 82—95 (1949); ref. Ophthal. Lit. **3**, 5691 (1949).
Pichette, H., u. J. Audet: Canad. Med. Ass. J. **66**, 48—51 (1952); ref. Zbl. Ophthal. **58**, 23 (1952/53).
Rasmussen, R. K.: Bibl. Laeger **126**, 481—496 (1934); ref. Zbl. Ophthal. **33**, 409 (1935).
Rostkowski, L., u. H. Wolter: Klin. oczna **22**, 407—414 (1952); ref. Ophthal. Lit. **6**, 5533 (1952).
— — u. M. Zarzycka: XXIV. Cong. Oculist. Polski **1**, 110 (1954); ref. Ophthal. Lit. **8**, 5140 (1954).
Rotter-Musial, I.: Klin. oczna **17**, 443—463 (1939); ref. Zbl. Ophthal. **44**, 276 (1940).
Row, D. H., u. C. D. Chadwick: Amer. J. Ophthal. **22**, 57—64 (1939).
Sarkies, J. W. R.: Brit. J. Ophthal. **37**, 615—620 (1953).
Savaitov, A.: Sovet. Vestn. Oftal. **1**, 291—303 (1932); ref. Zbl. Ophthal. **28**, 456 (1933).
Schmidt, R.: Zbl. Ophthal. **46**, 209—225 (1941).
Seffer, G.: Sovet. Vestn. Oftal. **1**, 245—253 (1932); ref. Zbl. Ophthal. **28**, 456 (1933).
Šimig, I.: Čsl. Ofthal. **11**, 328—333 (1955); ref. Ophthal. Lit. **9**, 2293 (1955).
Sivasubramaniam, P., T. Hoole u. S. Anandarajah: Ceylon med. J. **2**, 18—32 (1953); ref. Ophthal. Lit. **7**, 1863 (1953).
Sorsby, A.: Spec. Rep. Ser. med. Res. Coun. (Lond.) No. 24, 1950; ref. Ophthal. Lit. **4**, 3110 (1950).
— Brit. J. Ophthal. 14. Suppl. London, 1950.
— The Causes of Blindness in England 1948—1950. 41 S. Appendices London 1953 H. M. S. O.; ref. Ophthal. Lit. **7**, 2942 (1953).
— Brit. J. physiol. Opt. **12**, 2—7; 36 (1955).
— J. Ophtal. soc. Nr. 21, 11—15 (1957).
Sourdille, Stanković u. Marsac: Bull. Soc. Ophtal. Fr. No. 1, 25—33 (1953).
Syu, S.: Acta Soc. Ophthal. Jap. **38**, 2112—2116 (1934); ref. Zbl. Ophthal. **33**, 408 (1935).
Talkovsky, S. I.: Vestn. Oftal. **70**, 16—20 (1957); ref. Zbl. Ophthal. **73**, 215 (1958).
Torgersruud, T.: J. Ophtal. soc. No. 20, 12—18 (1957).
Tóth, Z.: Klin. Mbl. Augenheilk. **98**, 681—682 (1937).
Vanneste, L.: Ann. Soc. belge Méd. trop. **36**, 271—297 (1956); ref. Zbl. Ophthal. **70**, 130 (1957).
Yuen, C. C., Y. S. Hoh, W. J. Tu u. Y. H. Wang: Chin. J. Ophthal. **1**, 31—36 (1950); ref. Ophthal. Lit. **4**, 4329 (1950).
Zade, M.: Zbl. Ophthal. **35**, 1—25 (1936).

IV. In welchem Stadium kommt der Glaukomkranke zur Behandlung?

Die Angaben der Literatur über den Augenbefund Glaukomkranker bei der 1. Untersuchung sind spärlich. Die wenigen Daten sind erschreckend genug: In China sind 50% (CHANG, 1951) oder 60% (PILLAT, 1933) aller Glaukompatienten blind, ehe sie sich in Behandlung begeben. Aber auch in Ländern mit besserer augenärztlicher Versorgung, in denen keine wesentliche Konkurrenz von Quacksalbern (wie in China) besteht, wird der Augenarzt viel zu spät aufgesucht. In England fand SORSBY (1956), daß 35% der an Glaukom Erblindeten noch nicht behandelt waren. Aus den USA berichtete LEMOINE (1950), daß 60% der Kranken wegen Abnahme des Sehvermögens kommen, bei 90% der Patienten, deren Gesichtsfeld sogleich geprüft wurde, bereits ein Ausfall bestand und bei 50% eine Exkavation. LEHRFELD et al. (1937) fanden bei 20,8% (784 von 3752 Augen) bei der 1. Untersuchung ein Sehvermögen von weniger als 5/50. Vgl. ferner OKSALA (1954).

Das sind triftige Argumente für Reihenuntersuchungen und für die Mindestforderung, bei *jedem* Kranken den i.o. Druck zu messen.

Schrifttum

CHANG, H. L.: Chin. med. J. **69**, 341—349 (1951); ref. Ophthal. Lit. **5**, 5558 (1951).
LEHRFELD, L., u. J. REBER: A. M. A. Arch. Ophthal. **18**, 712—738 (1937).
LEMOINE, A. N.: Amer. J. Ophthal. **33**, 1353—1373 (1950).
OKSALA, A.: Duodecim (Helsinki) **70**, 380—387 (1954); ref. Zbl. Ophthal. **63**, 51 (1954/55).
PILLAT, A.: Albrecht v. Graefes Arch. Ophthal. **129**, 299—322 (1933).
SORSBY, A.: Blindness in England 1951—1954. H. M. Stationary Office, London 1956, 53 S.; ref. Ophthal. Lit. **10**, 1382 (1956).

H. Maßnahmen gegen das Glaukom

I. Methoden der Glaukombekämpfung

Die Antwort auf die Frage, wie man die Schädigung des Sehvermögens durch Glaukom verhindern kann, ist bei dem *akuten und subakuten Glaukom* verhältnismäßig einfach. Hierbei treten frühzeitig subjektive Symptome auf und der Kranke geht zum Arzt. Es kommt nur darauf an, daß der Arzt sie erkennt. Also muß der praktische Arzt schon während seines Studiums und in Fortbildungskursen darauf hingewiesen werden, die Rötung des Auges nicht als Entzündung, Erbrechen und Schmerzen nicht als cerebrale oder abdominale Erkrankung zu mißdeuten.

Viel schwieriger ist das Problem bei *Glaucoma simplex*. Es verläuft lange Jahre ohne subjektive Symptome. Rund 2% aller Menschen über 40 Jahre haben die Krankheit, ohne es zu wissen. Sie kommen nicht von selbst zum Arzt. Erst wenn im Spätstadium unbestimmte Sehbeschwerden auftreten, suchen sie Hilfe, oft zunächst beim Optiker oder beim praktischen Arzt.

Als Mindestforderung wird man deshalb verlangen müssen, daß der Augenarzt

1. *alle Patienten nach dem 40. Lebensjahr tonometriert* (PHELPS, 1949; ROSE, 1951; GIVNER, 1952; ZELLER et al., 1954; ROPER, 1955; MACDOUGALD, 1957),

2. möglichst auch die *Verwandten von Glaukomkranken* untersucht (FRALICK, 1955). Die *Aufklärung der Augenärzte* über Verbreitung, Diagnose und Behandlung des Glaukoms ist noch wichtiger als das Einrichten von öffentlichen Beratungsstellen, wie sie in Rußland bestehen (LJUTKEVIČ, 1954).

3. Der nächste Schritt wäre, auch den *praktischen Arzt zum Tonometrieren zu veranlassen* (REEH, 1956). Hierzu müßten freilich schon die Studenten Tonometrie ler-

nen und in der Vorlesung auf die Häufigkeit des Glaukoms hingewiesen werden. Der Unterricht hierüber ist zweifellos an vielen Ausbildungsorten ungenügend. Die bloße *Aufklärung des praktischen Arztes und der Optiker* (SCHOENBERG, 1945; CASANOVAS, 1953; POPOV, 1953; BERENS et al., 1955) nützt wenig, wenn diese den i.o. Druck nicht messen. Überweist der praktische Arzt nur Kranke mit subjektiven Sehbeschwerden zum Augenarzt, so handelt es sich bei Glaucoma simplex um Spätfälle. Frühfälle findet man am besten mit dem Tonometer. Arbeiten zur Aufklärung und Fortbildung des praktischen Arztes sind in einem besonderen Schrifttumsverzeichnis am Ende dieses Abschnittes genannt.

Die Forderung, daß der *Optiker* bei jeder Brillenverordnung Vorgeschichte und Gesichtsfeld prüfen soll (GOLDENBERG, 1954), dürfte sich kaum verwirklichen lassen. Wichtiger wäre es, zu erreichen, daß der *Optiker keine Brille ohne augenärztliches Rezept abgeben darf.*

4. Weiter ist zu überlegen, ob auch *Laien* in Tagespresse, Funk und Film über die Glaukomhäufigkeit aufgeklärt werden sollen (SCHOENBERG, 1945; CASANOVAS, 1953; GUNDERSEN, 1954 u. a., s. „Glaukomabteilungen"). Sicher kann hierdurch eine Phobie entstehen; diese Gefahr schätzten KOPP et al. (1956) geringer ein als den Nutzen solcher Propaganda. Die Laienaufklärung könnte aber nur dann nützen, wenn die hierdurch veranlaßte Untersuchung mit dem genügenden Aufwand an Zeit und Sachkenntnis ausgeführt wird. In der Sprechstunde haben die wenigsten Augenärzte Zeit, eine größere Zahl von Verdächtigen mit Perimetrie, Belastungsproben, Tonographie und wiederholter Tonometrie zu untersuchen. In Rußland richtete man deshalb *Glaukom-Beratungsstellen* ein (KAL'FA, 1951; KOPP et al., 1956), ohne die eine Laienaufklärung zwecklos wäre.

5. Die Ergebnisse und Organisation von *Reihenuntersuchungen* haben wir oben besprochen. Sie decken zahlreiche beginnende Glaukome auf, die sonst verborgen geblieben wären, bringen aber einige schwer zu bewältigende Probleme mit sich: Reihenuntersuchungen von größeren Bevölkerungskreisen sind schwer zu organisieren und teuer. Die genaue klinische Kontrolle der verdächtigen Personen stellt, wie meine Erfahrungen zeigten, außerordentliche Anforderungen an die Zeit der Untersucher. Der in der Praxis stehende Augenarzt kann diese zusätzliche Zeit wohl kaum aufbringen, eine große Klinik nur schwer. Reihenuntersuchungen haben deshalb nur Sinn, wenn genügend Ärzte zur Weiteruntersuchung der ihnen überwiesenen Verdächtigen bereit sind und die Methodik solcher Nachkontrollen einwandfrei ist. Wenn sich aber von 239 klinisch behandelten Glaukomkranken 172 der weiteren Behandlung entziehen (JENSEN et al., 1939), nützt eine Reihenuntersuchung wenig. Eine gut eingerichtete *Glaukomabteilung* ist wohl am besten zur Nachkontrolle der bei einer Reihenuntersuchung verdächtig Gefundenen geeignet (s. dort).

Nordamerikanische Pläne, unbekannte Glaukomfälle zu entdecken, sind in den Arbeiten von CARPENTER, LINN, HAMILTON, TROTTER, HOWE (alle 1947), HANKLA (1953) und KURLANDER (1956) besprochen.

Manche dieser Forderungen werden sich heute noch nicht allgemein verwirklichen lassen. Zunächst einmal muß man jedem *Augenarzt* immer wieder einprägen, daß eine *Augenuntersuchung ohne Tonometrie unvollständig* ist.

Schrifttum

BERENS, C., u. A. S. BREAKEY: J. Amer. Geriat. Soc. **3**, 181—196 (1955); ref. Zbl. Ophthal. **67**, 228 (1956).

CARPENTER, E. M.: Sight-sav. Rev. **17**, 41—43 (1947).

CASANOVAS, J.: Med. clin. (Barcelona) **20**, 97—102 (1953); ref. Zbl. Ophthal. **60**, 270 (1953).

FRALICK, F. B.: Sight-sav. Rev. **25**, 194—199 (1955).

GIVNER, I.: Amer. J. Ophthal. **35**, 1253—1262 (1952).

GOLDENBERG, G.: Opt. J. **91**, 25—26 (1954); ref. Ophthal. Lit. **8**, 2491 (1954).

GUNDERSEN, T.: J. Amer. Med. Ass. **156**, 933—935 (1954).

Hamilton, D. H.: Sight-sav. Rev. **17**, 30—33 (1947).
Hankla, E. K.: Sight-sav. Rev. **23**, 208—215 (1953).
Howe, P. H.: Sight-sav. Rev. **17**, 37—40 (1947).
Jensen, A. F., u. H. S. Gradle: Amer. J. Ophthal. **22**, 993—995 (1939).
Kal'fa, S. F.: Vestn. Oftal. **30**, 3—8 (1951); ref. Zbl. Ophthal. **56**, 250 (1951/52).
Kopp, I. F., u. L. B. Zac: Vestn. Oftal. **69**, No. 1, 8—16 (1956); ref. Zbl. Ophthal. **68**, 140 (1956).
Kurlander, A. B.: Trans. Amer. Acad. Ophthal. Otolaryng. **60**, 774—777 (1956).
Linn, J. G.: Sight-sav. Rev. **17**, 26—29 (1947).
Ljutkevič, G. A.: Vestn. Oftal. **33**, 1—6 (1954); ref. Zbl. Ophthal. **62**, 349 (1954).
MacDougald, T. J.: Trans. Ophthal. Soc. U. K. **77**, 1957, 663—668 (1957).
Phelps, G. D.: J. Iowa St. med. Soc. **39**, 519—520 (1949); ref. Ophthal. Lit. **3**, 2940 (1949).
Popov, A. A.: Vestn. Oftal. **32**, 3—5 (1953); ref. Zbl. Ophthal. **62**, 40 (1954).
Reeh, M. J.: Lancet **76**, 38—41 (1956); ref. Ophthal. Lit. **10**, 1189 (1956).
Roper, K. L.: Amer. J. Ophthal. **39**, 312—331 (1955).
Rose, J. E.: Trans. Canad. Ophthal. Soc. **14**, 113—118 (1951).
Schoenberg, M. J.: N. Y. St. J. Med. **45**, 738—740 (1945); ref. n. Barkan, O.: Ophthalmology in the War Years. Meyer-Wiener, Chicago **2**, (1948).
Trotter, A.: Sight-sav. Rev. **17**, 34—36 (1947).
Zeller, R. W., u. L. Christensen: J. Amer. med. Ass. **154**, 1343—1345 (1954).

Allgemeine Arbeiten für den praktischen Arzt

Abelsdorf, G.: Ther. Gegenw. **71**, 496—500 (1930).
Adler, F. H.: Postgrad. Med. **7**, 95—99 (1950); ref. Ophthal. Lit. **4**, 728 (1950).
Agundis, T.: An. Soc. mex. Oftal. **24**, 238—248 (1950); ref. Ophthal. Lit. **4**, 6136 (1950).
Algan, B.: Sem. méd. (Paris), **29**, 351—352 (1953).
Akagi, G.: J. Clin. Ophthal. (Tokyo) **11**, 1129—1133 (1957); ref. Zbl. Ophthal. **74**, 187 (1958).
Anonym: Med. J. Aust. **2**, 367 (1957); ref. Zbl. Ophthal. **73**, 94 (1958).
— Sem. méd. (Paris) **1958**, 178.
Antón, M.: Bol. Hosp. Milit. **3**, 73—81 (1950); ref. Ophthal. Lit. **4**, 6141 (1950).
Argañaraz, R.: Dia med. **21**, 2673—2683 (1949); ref. Ophthal. Lit. **3**, 4780 (1949).
Armstrong, K.: Med. J. Aust. **2**, 806—807 (1957); ref. Ophthal. Lit. **11**, 3125 (1957).
Arruga, H.: Rev. oto-neuro-Oftal. (B. Aires) **11**, 296—298 (1936); ref. Zbl. Ophthal. **39**, 163 (1937).
de L'Assomption, Soeur Marie: Canad. Nurse **48**, 733—734 (1952); ref. Ophthal. Lit. **6**, 5294 (1952).
Bailliart, P.: Rev. bras. Oftal. **6**, 191—202 (1948); ref. Ophthal. Lit. **2**, 311 (1948).
— Ann. Oculist. (Paris) **189**, 19—26 (1956).
— J. Ophtal. soc. **14**, 3—6 (1953).
Beauvieux, J., u. R. G. Julien: Gaz. méd. Fr. **58**, 999—1001 (1951); ref. Ophthal. Lit. **5**, 5775 (1951).
Becker, B.: Postgrad. Med. **21**, 275—279 (1957); ref. Ophthal. Lit. **11**, 2207 (1957).
Beckett, H. C.: Med. J. Aust. II, 113—115 (1951); ref. Zbl. Ophthal. **56**, 364 (1951)/52).
Belfort Mattos, R.: Arch. bras. Oftal. **19**, 148—157 (1956); ref. Ophthal. Lit. **10**, 2972 (1956).
Beltrán Nuñez, R.: Dia méd. **21**, 2905—2907 (1949); ref. Ophthal. Lit. **3**, 4782 (1949).
Benson, C. E.: Northw. Med. (Seattle) **47**, 112—114 (1948).
Berliner, M. L.: Sight-Sav. Rev. **18**, 207—211 (1948).
Bertotto, E. V.: An. argent. Oftal. **4**, 152—166 (1943); zit. nach Barkan, O.: Ophthalmology in the War Years, Meyer-Wiener, Chicago **2**, 1948.
Bessière, E.: Bordeaux chir. **1**, 71—73 (1953); ref. Ophthal. Lit. **7**, 4334 (1953).
Bietti, G. B.: J. Clin. Ophthal. (Tokyo) **11**, 975—987 (1957); ref. Zbl. Ophthal. **74**, 187 (1958).
Blancard, P.: Bull. méd. (Paris) **68**, 317—320 (1954); ref. Ophthal. Lit. **8**, 2450 (1954).
Blanchard, P.: J. Méd. Chir. prat. **126**, 915—918 (1956); ref. Ophthal. Lit. **10**, 1194 (1956).
Boase, A. J.: E. Afr. med. J. **29**, 45—52 (1952); ref. Ophthal. Lit. **6**, 690 (1952).
Booth, E. W.: J. Louisiana med. Soc. **107**, 15—18 (1955); ref. Ophthal. Lit. **9**, 628 (1955).
Boros, B.: Szemészet **90**, 173—191 (1953); ref. Ophthal. Lit. **7**, 3728 (1953).
Braley, A. E.: J. Iowa med. Soc. **42**, 519—522 (1952); ref. Ophthal. Lit. **6**, 3583 (1952).
Brückner, A.: Schweiz. med. Wschr. **2**, 1264—1268 (1936).
Buxeda, R.: Bol. Asoc. méd. P. Rico **44**, 124—126 (1952); ref. Ophthal. Lit. **6**, 5295 (1952).
Cameron, J. J.: Med. Wld. (Lond.) **82**, 464—469 (1955); ref. Ophthal. Lit. **9**, 2999 (1955).
Campanella, A. An. Paul. Med. Cir. **53**, 163—169 (1947); ref. Ophthal. Lit. **1**, 2852 (1947).
Catasta, L.: Clin. nuova **12**, 734—737 (1951); ref. Ophthal. Lit. **5**, 6710 (1951).
Cayli, F.: Göz. Klin. Yill. **6**, 74—82 (1954); ref. Ophthal. Lit. **8**, 2515 (1954).
Cooper, M.: Optom. Wkly. **45**, 59—60 (1954); ref. Ophthal. Lit. **8**, 617 (1954).
Corcostegui-Moliner, A.: Gac. méd. Norte **4**, 1—8 (1954); ref. Ophthal. Lit., **8**, 2451 (1954).
Cowan, T. W.: Straub. Clin. Proc. **23**, 86—88 (1957); ref. Ophthal. Lit. **11**, 4735 (1957).
Cramer, F. K., R. Iribarren, R. Sampaolesi, N. Lamela u. E. Oblati: Dia méd. **28**, 1711—1715 (1956); ref. Ophthal. Lit. **10**, 4604 (1956).

CSAPODY, J.: Orv. Hetil. **98**, 945—951 (1957); ref. Ophthal. Lit. **11**, 2223 (1957).
DAMEL, C. S.: Bol. Inform. oftal. **4**, 110—118 (1931); ref. Zbl. Ophthal. **26**, 851 (1932).
DANČEVA, L. D., u. V. N. ŽUKOVA: Oftal. Ž. **12**, H. 4, 223—226 (1957); ref. Zbl. Ophthal. **72**, 213 (1957).
DANIILOV, D.: Chirurgija (Sofia) **8**, 802—810 (1955); ref. Zbl. Ophthal. **67**, 310 (1956).
DAUGHERTY, L. E.: Maryland med. J. **5**, 620—621 (1956); ref. Ophthal. Lit. **10**, 4603 (1956).
DAVIDESCU, G., u. M. CARAPANCEA: Med. Romana (Bucuresti) **4**, 184—185 (1949); ref. Ophthal. Lit. **3**, 2945 (1949).
DESVIGNES, P.: Sem. Hôp. Paris, **32**, 93—94 (1956); ref. Ophthal. Lit. **10**, 3600 (1956).
— Presse méd. **64**, 39 (1956).
DIENSTBIER, E.: Prakt. Lék. **33**, 408—414 (1953); ref. Ophthal. Lit. **7**, 3704 (1953).
DUKE-ELDER, S.: Ulster med. J. **22**, 3—16 (1953); ref. Ophthal. Lit. **7**, 1689 (1953).
DURRAN, J.: Practitioner, **170**, 307—309 (1953); ref. Ophthal. Lit. **7**, 203 (1953).
EHLERS, H.: Ugeskr. Laeg. **116**, 1734 (1954); ref. Ophthal. Lit. **8**, 4829 (1954).
ELLIOT, A. J.: Bull. Vancouver Med. Ass. **23**, 244—247 (1947); ref. Ophthal. Lit. **1**, 2001 (1947).
FASANELLA, R. M.: Conn. St. med. J. **20**, 282—284 (1956); ref. Ophthal. Lit. **10**, 1195 (1956).
FLEMING, N.: Med. Press **5946**, 376—377 (1953); ref. Zbl. Ophthal. **61**, 245 (1954).
FORTIER, J. P.: Un. méd. Can. **83**, 56—60 (1954); ref. Ophthal. Lit. **8**, 1388 (1954).
FREYLER, H.: Wien. klin. Wschr. II, 994—995 (1941).
GÁBA, V.: Čsl. Ofthal. **11**, 118—119 (1955); ref. Ophthal. Lit. **9**, 622 (1955).
GAINES, T. R.: J. S. C. med. Ass. **53**, 463—465 (1957); ref. Ophthal. Lit. **11**, 4736 (1957).
GALLARDO, E.: Illinois med. J. **112**, 115—117 (1957); ref. Ophthal. Lit. **11**, 3132 (1957).
GALLOIS, J.: J. Ophtal. Soc. **11**, 38—39 (1950); ref. Ophthal. Lit. **4**, 6137 (1950).
GAMBLE, L. S.: Mississippi Doct. **24**, 289—291 (1947); ref. Ophthal. Lit. **1**, 3564 (1947).
GEIGER, J. W.: J. Amer. osteopath. Ass. **50**, 427—431 (1951); ref. Ophthal. Lit. **5**, 4784 (1951).
GERGOWICZ, K.: Ann. Univ. Lublin. Sec. D. **11**, 9—16 (1956); ref. Ophthal. Lit. **10**, 4605 (1956).
GILLET, J.: Bull. méd. Paris **66**, 243—244 (1952); ref. Ophthal. Lit. **6**, 3596 (1952).
GOLDMANN, H.: Wien. klin. Wschr. **65**, 934 (1953).
GOLEMINOVA, R.: Chirurgija (Sofia) **6**, 459—468 (1953); ref. Ophthal. Lit. **7**, 5078 (1953).
GORDON, B. L.: A. M. A. Arch. Ophthal. **19**, 515—547 (1938).
GRAMMATICO, A. D.: Pren. méd. argent. **1951**, 268—270; ref. Zbl. Ophthal. **55**, 342 (1951).
GRANT, W. M.: New Engl. J. Optom. **5**, 111—112; 120 (1954); ref. Ophthal. Lit. **8**, 2499 (1954).
GRIFFEY, E. W.: Texas St. J. Med. **42**, 690—693 (1947); ref. Ophthal. Lit. **1**, 1467 (1947).
DAS GUPTA, B. K.: J. Indiana med. Ass. **25**, 220—224 (1955); ref. Ophthal. Lit. **9**, 4683 (1955).
GUTZEIT, R.: Dtsch. opt. Wschr. **1950**, 185—186.
HAGEDOORN, A.: Ned. T. Geneesk. **1954**, 3—8; ref. Zbl. Ophthal. **62**, 140 (1954).
HARIS, C. B.: J. Indiana med. Ass. **43**, 383 (1950); ref. Ophthal. Lit. **4**, 1654 (1950).
HEINE: Dtsch. med. Wschr. I, 168—170 (1935).
HILL, H. F.: Amer. J. Ophthal. **42**, 606—611 (1956).
HINES, B. H.: Va. med. Mon. **83**, 27 (1956); ref. Ophthal. Lit. **10**, 1221 (1956).
HODGSON, T. H.: Ontario med. Rev. **18**, 51 (1951); ref. Ophthal. Lit. **5**, 3420 (1951).
VAN DER HOEVE, J.: Nord. med. T. **1933**, 1538—1541; ref. Zbl. Ophthal. **31**, 243 (1934).
HOLLWICH, F.: Med. Klin. **47**, 153—154 (1952).
HORNS, R. C.: Minn. Med. **39**, 611—612 (1956); ref. Ophthal. Lit. **10**, 3601 (1956).
HOWLAND, A. W.: Delaware med. J. **23**, 180—183 (1951); ref. Ophthal. Lit. **5**, 4786 (1951).
INSEL, H. H.: Ohio St. med. J. **47**, 438—440 (1951); ref. Ophthal. Lit. **5**, 1848 (1951).
JESS, A.: Dtsch. med. Rdschr. **1949**, 830.
JOHNSTONE, I. L.: Med. Pracy **224**, 445—449 (1950); ref. Ophthal. Lit. **4**, 4040 (1950).
KAMEL, S.: Bull. Ophthal. Soc. Egypt. **45**, 151—158 (1952); ref. Ophthal. Lit. **6**, 4434 (1952).
KATZ, H. K.: J. A. Einstein, med. Cent. **2**, 72—75 (1954); ref. Ophthal. Lit. **8**, 618 (1954).
KENNEDY, R. J.: Cleveland Clin. Quart. **16**, 61—67 (1949); ref. Ophthal. Lit. **3**, 1840 (1949).
KEYTON, J. A.: J. med. Ass. Ala. **22**, 207—210 (1953); ref. Ophthal. Lit. **7**, 1695 (1953).
KNIGHTON, W. S.: N. Y. St. J. Med. **54**, 3096—3098 (1954); ref. Ophthal. Lit. **8**, 2501 (1954).
KOGUT, L. V.: Ohio St. med. J. **47**, 837—838 (1951); ref. Ophthal. Lit. **5**, 4787 (1951).
KOSAKI, H. ET AL.: J. Clin. Ophthal. (Tokyo) **11**, 1123—1128 (1957); ref. Zbl. Ophthal. **74**, 187 (1958).
KRONFELD, P. C.: J. Amer. optom. Ass. **21**, 484—488 (1950); ref. Ophthal. Lit. **4**, 1657 (1950).
— Sight-Sav. Rev. **23**, 73—76 (1953); ref. Ophthal. Lit. **7**, 1688 (1953).
— N. Y. St. J. Med. **54**, 3371—3376 (1954); ref. Ophthal. Lit. **8**, 3365 (1954).
KUBIK, J.: Karlsbad Ärztl. Vortr. **16**, 160—175 (1939); ref. Zbl. Ophthal. **44**, 605 (1940).
KUMAGAI, N.: Acta Soc. Ophthal. Jap. **42**, 914—922 (1938); ref. Zbl. Ophthal. **42**, 534 (1939).
LEGRAND, J.: Rev. Prat. (Paris) **1956**, 2607—2609; ref. Zbl. Ophthal. **70**, 38 (1957).
LEINFELDER, P. J., u. F. M. OWENS: Minn. Med. **39**, 737—739 (1956); ref. Ophthal. Lit. **10**, 3587 (1956).
LIDE, L. D., JR.: J. S. C. med. Ass. **50**, 71—75 (1954); ref. Ophthal. Lit. **8**, 1386 (1954).

LIJÓ-PAVIÁ, J.: Rev. oto-neuro-oftal. (B. Aires) **25**, 131—132 (1950); ref. Ophthal. Lit. **4**, 5080 (1950),
— Rev. Asoc. méd. argent. **66**, 82—83 (1952); ref. Zbl. Ophthal. **59**, 19 (1953).
LISBOA, J. E.: Gaz. méd. Portug. **9**, 582—597 (1956); ref. Zbl. Ophthal. **71**, 36 (1957).
LITKEVITCH, G. A.: Vestn. Oftal. **33**, 3—6 (1954); ref. Ophthal. Lit. **8**, 629 (1954).
LJUŠTINA-IOANČIĆ, N.: Med. Glas. **9**, 278—283 (1955); ref. Zbl. Ophthal. **67**, 229 (1956).
LOBECK, E.: Med. Welt **1935**, 1279—1282.
LÖHLEIN, W.: Med. Klin. **1949**, 593—597 u. Disk. Klin. Mbl. Augenheilk. **115**, 276—277 (1949).
LOELIGER, P.: Optician, **123**, 570 (1952); ref. Ophthal. Lit. **6**, 1577 (1952).
LOMBARD, G.: Vie méd. **37**, 907—910 (1956); ref. Zbl. Ophthal. **69**, 226 (1956/57).
LOPEZ, R. B.: Opt. J. **88**, 70—75 (1951); ref. Ophthal. Lit. **5**, 6712 (1951).
McBAIN, E. H.: Calif. Med. **81**, 231—234 (1954); ref. Ophthal. Lit. **8**, 2536 (1954).
McGUIRE, W. P.: Va. med. Mon. **71**, 351—360 (1950); ref. Ophthal. Lit. **4**, 1652 (1950).
MANES, A. J.: Sem. méd. I, 488—489 (1935); ref. Zbl. Ophthal. **34**, 245 (1935).
MARTON, H. B.: Opt. Pract. **2**, 120—123 (1948); ref. Ophthal. Lit. **2**, S. 134 (1948).
MATTOS, R. B.: Arch. bras. Oftal. **19**, 147—158 (1956); ref. Zbl. Ophthal. **70**, 172 (1957).
MERCIER: Gaz. méd. Fr. **62**, 903—904 (1955); ref. Ophthal. Lit. **9**, 3000 (1955).
MERTÉ, H.-J.: Med. Mschr. **8**, 289—293 (1954).
MEYER, S. J.: J. Kansas Med. Soc. **48**, 312—317 (1947); ref. Ophthal. Lit. **1**, 1473 (1947).
MILLER, S. J. H.: Brit. Med. J. **4756**, 456—461 (1952); ref. Zbl. Ophthal. **57**, 308 (1952).
MOFFATT, P. McG.: Proc. R. Soc. Med. **44**, 183—184 (1951); ref. Ophthal. Lit. **5**, 760 (1951).
MONJARDINO, J.: Bol. Liga port. Ceg. **11**, 141—160 (1955) u. J. Soc. Cienc. méd. Lisboa **119**, 451—470 (1955); ref. Ophthal. Lit. **9**, 4724 (1955).
MORALES-LEDESMA, V.: An. Soc. mex. Oftal. **28**, 205—215 (1955); ref. Zbl. Ophthal. **69**, 226 (1956/57)
MOREU, A.: Arch. Soc. oftal. hisp.-amer. **16**, 423—437 (1956).
NAKAMURA, Y.: Acta Soc. Ophthal. Jap. **60**, 1344—1355 (1956); ref. Ophthal. Lit. **10**, 2074 (1956).
NEUBAUER, H.: Dtsch. med. J. **9**, 36—37 (1958).
NIRANKARI, M. S.: Punjab. med. J. **2**, 69—73 (1955); ref. Ophthal. Lit. **9**, 2122 (1955).
NOFLES, J. W.: J. Nat. Med. Ass. **40**, 206—208 (1948); ref. Ophthal. Lit. **2**, 794 (1948).
NORDMANN, J.: Strasbourg méd. **7**, 275—278 (1956); ref. Ophthal. Lit. **10**, 3588 (1956).
NUGENT, O.B.: J. int. Coll. Surg. **21**, 391—395 (1954); ref. Ophthal. Lit. **8**, 1073 (1954).
D'OMBRAIN, A.: Med. J. Aust. **2**, 196 (1949); ref. Ophthal. Lit. **3**, 1841 (1949).
PARAIPAN, C.: Med. Româna (Bucuresti) **3**, 614—615 (1948); ref. Ophthal. Lit. **2**, 794 (1948).
PARKER, A. E. P.: Med. Press. **225**, 253—256 (1951); ref. Ophthal. Lit. **5**, 775 (1951).
THE PATIENT: Canad. med. Ass. J. **67**, 363—365 (1952); ref. Ophthal. Lit. **6**, 2582 (1952).
PEREIRA, R. F.: Sem. méd. II, 595—607 (1938); ref. Zbl. Ophthal. **42**, 400—401 (1939).
PINA, A.: Bol. Soc. port. Oftal. **7**, 156—158 (1952); ref. Ophthal. Lit. **6**, 3578 (1952).
POMMIER, M. L., u. R. ÉTIENNE: J. méd. Lyon **38**, 603—607 (1957); ref. Ophthal. Lit. **11**, 2222 (1957).
POSNER, A.: Eye, Ear, Nose Thr. Monthly **30**, 152—153 u. 161 (1951).
— Eye, Ear, Nose Thr. Monthly **30**, 432—433 (1951).
— Eye, Ear, Nose Thr. Monthly **32**, 455—456 u. 463; 527—528 (1953).
— Eye, Ear, Nose Thr. Monthly **32**, 328—329; 335 (1953).
— Eye, Ear, Nose Thr. Monthly **34**, 393; 397 (1955).
— Eye, Ear, Nose Thr. Monthly **36**, 739; 741 (1941).
PRESAS, R.: Ecos. Oftal. (Barcelona) **5**, 179—187 (1957): ref. Ophthal. Lit. **11**, 4737 (1957).
PRINDLE, R. E.: Postgrad. Med. **13**, 2—8 (1953); ref. Ophthal. Lit. **7**, 2702 (1953).
PRITIKIN, R. I., u. M. L. DUCHON: Amer. Pract. **3**, 531 (1952); ref. Ophthal. Lit. **6**, 1580 (1952).
PUMPHREY, A.: Sight-Sav. Rev. **22**, 130—134 (1952); ref. Ophthal. Lit. **6**, 2599 (1952).
QUINN, L. H.: Tex. J. Med. **45**, 142—145 (1949); ref. Ophthal. Lit. **3**, 748 (1949).
RAMÍREZ GILBON, J.: Bol. Hosp. oftal. N. S. de la Luz (Méx.) **10**, 71—86 (1957); ref. Ophthal. Lit. **11**, 3793 (1957).
REID, J.: Optician, **128**, 497—500 (1954); ref. Ophthal. Lit. **8**, 3929 (1954).
REMIZOV, M. S.: Vestn. Oftal. **4**, 44 (1956); ref. Ophthal. Lit. **10**, 1211 (1956).
RENARD, G.: Médicine **33**, 14—16 (1952); ref. Ophthal. Lit. **6**, 5282 (1952).
ROBERTS, W.: Amer. J. Ophthal. **44**, 24—28 (1957).
DE ROETTH, A., u. P. DORMAN: J. Amer. Med. Ass. **164**, 1525—1530 (1957); ref. Zbl. Ophthal. **73**, 214 (1958).
ROMANOVSKY, M.: J. Indian med. Prof. **4**, 1702; 1708 (1957); ref. Ophthal. Lit. **11**, 2232 (1957).
— Indian Practic. **10**, 806—808 (1957); ref. Zbl. Ophthal. **73**, 95 (1958).
ROPER, K. L.: Illinois med. J. **103**, 190—201 (1953); ref. Ophthal. Lit. **7**, 1691 (1953).
ROWLAND, W. D.: New England J. Med. **204**, 653—656 (1931); ref. Zbl. Ophthal. **25**, 472 (1931).
RUIZ, V. J.: Rev. Cub. Oftal. **2**, 195—202 (1930); ref. Zbl. Ophthal. **24**, 210 (1931).
DE RUYTER, J.: Ned. T. Geneesk. **1955**, 2591—2602; ref. Zbl. Ophthal. **66**, 116 (1955/56).
RYCHENER, R. O.: J. Mich. med. Soc. **49**, 205—206 u. 240 (1950); ref. Ophthal. Lit. **4**, 712 (1950).
RYCROFT, B. W.: Brit. med. J. **3793**, 523—525 (1933); ref. Zbl. Ophthal. **30**, 580 (1934).

Sallmann, L. v.: Wien. klin. Wschr. I, 663—664 (1934).
Savory, M.: Med. Press. **233**, 230—232 (1955); ref. Ophthal. Lit. **9**, 648 (1955).
Schieck, F.: Münch. med. Wschr. **1**, 161—163 (1937).
Ségal, P.: Klin. oczna, **25**, 155—168 (1955); ref. Zbl. Ophthal. **66**, 35 (1955).
Seidel, E.: Med. Welt **1933**, 932—934; 983—986.
Sená, J. A.: Dia méd. **21**, 2789—2791 (1949); ref. Ophthal. Lit. **3**, 4781 (1949).
Sgrosso, S.: Arch. Ottal. **55**, 690—701 (1951).
Sherne, J.: Med. Press. **217**, 28—30 (1947); ref. Ophthal. Lit. **1**, 142 (1947).
Shulkla, B. R.: Ophthal. J. Gandhi Eye Hosp. **3**, 39—52 (1953); ref. Ophthal. Lit. **7**, 4330 (1953).
Siegert, P.: Med. Welt **1942**, 539—545.
Sinha, R.: Patna J. Med. **30**, 389—394 (1956); ref. Ophthal. Lit. **10**, 2089 (1956).
Soomro, T.: Medicus, **10**, 194—195 (1955); ref. Ophthal. Lit. **9**, 3501 (1955).
Sourdille, G. P.: Sem. Hôp. Paris, **31**, 376—378 (1955); ref. Ophthal. Lit. **9**, 1438 (1955).
Steindorff, K.: Fortschr. Ther. **7**, 496—501 (1931).
Stevenson, C. P.: Rev. Ophthal. S. Paulo, **1**, 149—167 (1931); ref. Zbl. Ophthal. **27**, 320 (1932).
Stroud, S. K.: Texas St. J. Med. **43**, 690—694 (1948); ref. Ophthal. Lit. **2**, 508 (1948).
Sugar, H. S.: Eye, Ear, Nose Thr. Monthly **32**, 191—196 (1953).
— Geriatrics **9**, 484—488 (1954); ref. Zbl. Ophthal. **64**, 221 (1955).
— Eye, Ear, Nose Thr. Monthly **35**, 574—576 (1956).
— J. int. Coll. Surg. **28**, 219—226 (1957).
Swartz, G. u. W. F. Regan jr.: Med. Times (Great Neck) **85**, 19—21 (1957); ref. Ophthal. Lit. **11**, 1294 (1957).
Sysi, R.: Suom. Lääk.-L **15**, 425—439 (1949); ref. Ophthal. Lit. **3**, 4003 (1949).
Thiel, R.: Arch. chil. Oftal. **10**, 1—10 (1953); ref. Ophthal. Lit. **7**, 3703 (1953).
Tibi, A.: Clinique (Paris), **46**, 23—25 (1951); ref. Ophthal. Lit. **5**, 6395 (1951).
Torres Estrada, A.: Gac. méd. Méx. **84**, 231—247 (1954); ref. Ophthal. Lit. **8**, 4850 (1954).
Torroella, J. L.: An. Soc. mex. Oftal. **10**, 1—22 (1933); ref. Zbl. Ophthal. **30**, 692 (1934).
Turtz, C. A.: Med. Times, (Great Neck) **81**, 77—81 (1953); ref. Ophthal. Lit. **7**, 4325 (1953).
Tyrrell, T. M.: Med. Press, **237**, 479—481 (1957); ref. Ophthal. Lit. **11**, 1291 (1957).
Uglova, T.: Chirurgia (Sofia) **9**, 805—810 (1956); ref. Ophthal. Lit. **10**, 4606 (1956).
Unger, L., u. M. Kindel: Z. ärztl. Fortbildg. **49**, 325—334 (1955).
Valente, A.: Arch. bras. Oftal. **19**, 6—52 (1956); ref. Zbl. Ophthal. **71**, 252 (1957).
Vanýsek, J.: Sborn. predn. **3**, 84—93 (1950); ref. Ophthal. Lit. **4**, 6142 (1950).
Velhagen, K. jr.: Dtsch. med. Wschr. I, 366—368 (1931).
— Dtsch. Int.-Tag. Leipzig, 364—366 (1956); ref. Ophthal. Lit. **10**, 2989 (1956).
Velter, E.: Bull. Acad. nat. Méd. (Paris) **137**, 66—68 (1953); ref. Ophthal. Lit. **7**, 1715 (1953).
Vena, A.: Medicamenta (Madr.) **8**, 263—264 (1950); ref. Ophthal. Lit. **4**, 713 (1950).
Walser, E.: Med. Mschr. **4**, 4—6 (1950).
Wegner, W.: Z. ärztl. Fortbildg. **35**, 98—99 (1938).
Weinstein, P.: Mem. Vol. Jewish Hosp. (Budapest) 297—300 (1949); ref. Ophthal. Lit. **3**, 1848 (1949).
— Szemészet, **91**, 110—117 (1954); ref. Ophthal. Lit. **8**, 1943 (1954).
— Med. Postgrad. Inst. Budapest, 1—10 (1956); ref. Ophthal. Lit. **10**, 516 (1956).
Whiting, M. H., J. W. Bishop, O'Malley, S. J. H. Miller u. L. E. Werner: Brit. med. J. **2**, 219 (1952); ref. Ophthal. Lit. **6**, 1255 (1952).
Williamson-Noble, F. A.: Brit. J. Ophthal. **37**, 565—568 (1953).
Wilson, W. A.: Ann. west. Med. Surg. **5**, 221—225 (1951); ref. Ophthal. Lit. **5**, 389 (1951).
Wilson, J. E.: Mississippi Doct. **31**, 307—310 (1954); ref. Ophthal. Lit. **8**, 3363 (1954).
Wolfe, R. M.: J. Iowa St. Med. Soc. **37**, 231—235 (1947); ref. Ophthal. Lit. **1**, 1482 (1947).
Zuccoli, A.: Clin. y Lab. **57**, 118—123 (1954); ref. Ophthal. Lit. **8**, 351 (1954).

II. Glaukom-Abteilungen

Besondere Glaukom-Abteilungen innerhalb einer Augenklinik wurden zuerst in den USA eingerichtet (Schoenberg et al., 1937). Nach dem 2. Weltkrieg nahm ihre Zahl stark zu, auch in anderen Staaten entstanden solche Abteilungen. Das Personal besteht in den USA und in Kanada aus dem Leiter, dazu einem nicht ganztägig dort arbeitenden Augenarzt (attending ophthalmologist), einem(r) Fürsorger(in) und einem technischen Assistenten (was in Europa meist eine technische Assistentin sein dürfte). Die Aufgabe der technischen Assistentin ist z. B. das Ausführen von Perimetrie, Tonometrie, Belastungsproben, Tonographie. Die Fürsorgerin (social worker) zeigt dem

Patienten, wie er die Medikamente anwenden soll, versucht die Beschwerden des Kranken (Sehminderung, Beschwerden durch Medikamente) mit seinem Beruf in Einklang zu bringen, besucht notfalls nachlässige Kranke zu Hause usw. Eine geeignete Person an dieser Stelle kann die „Seele“ der Glaukom-Abteilung sein, die die häuslichen und persönlichen Verhältnisse des Kranken kennt, *ihn anhört,* und durch ihr Interesse an ihm dafür sorgt, daß er wiederkommt (vgl. „Die Prognose des Glaukoms“). Dabei kann ihr eine *Kartei* der Glaukomkranken nützen, mit deren Hilfe säumige Patienten entdeckt und schriftlich oder auch durch einen Besuch gemahnt werden.

Die Rolle der Fürsorgerin besprechen JENSEN et al. (1939), BARRADA (1949), GUTMAN (1953), SUGAR (1954). Einrichtung und Tätigkeitsberichte von Glaukom-Abteilungen: SCHOENBERG et al. (1937), LINN (1947), SVERDLICK (1948), MACINDOE et al. (1949), HODGSON (1951, 1955), PICHETTE et al. (1951), PICHETTE (1953), FOOTE (1953, Liste der Glaukomabteilungen in USA), BAILLIART (1953), Anonym (1953), MANKIN (1954), BEN-DOR (1955), WEEKERS (1957). Als Ersatz einer Glaukomabteilung kann ein bestimmter Tag in der Woche dienen, der für Glaukomkranke reserviert ist (HARMS 1952), was besonders für den nicht an der Klinik arbeitenden Augenarzt empfehlenswert ist.

Die *Aufgaben einer Glaukomabteilung* sind: Genauere Untersuchung, als sie sonst aus Zeitmangel in der Poliklinik erfolgen kann; Therapie; Erproben neuer Behandlungsmethoden; Diagnose unklarer Fälle; Untersuchung von Verwandten der Glaukomkranken; Forschung; Lehre; besserer Kontakt mit den Kranken, als wenn sie in einer größeren Klinik immer wieder von anderen Ärzten untersucht werden; Überwachung des Kranken (hierüber außer den schon genannten Autoren besonders: BARRADA, 1949; KRONFELD, 1949; HARMS, 1952; HODGSON, 1955; WEEKERS, 1957). Eine Tonometer-Prüfstelle kann der Glaukom-Abteilung angeschlossen werden. Man wird wohl verschiedener Meinung darüber sein, ob auch die Aufklärung von Laien durch Presse, Radio und besondere Filme zweckmäßig ist (HODGSON, 1951) (s. Reihenuntersuchungen). LJUTKEVIČ (1954) hielt öffentliche Beratungsstellen über Glaukom für weniger wichtig als die *Fortbildung der Augenärzte.* Sehr wichtig ist der Hinweis von FOSTER (1952), daß man durch gute Organisation die *Wartezeit* abkürzen soll: für je 8,2 min Behandlung mußte nach seinen Feststellungen der Kranke 54,8 min warten.

Die Arbeit von SCHOENBERG (1942) über die Glaukombehandlung enthält eine ausgezeichnete Kritik der häufigsten Fehler und sollte im Original gelesen werden. Er kritisierte: ungenaue Untersuchung infolge von Zeitmangel; unregelmäßiges Erscheinen des Kranken, Wandern von Klinik zu Klinik; ungeschickte psychologische Behandlung, so daß der Kranke sich nicht wichtig genommen fühlt oder erschreckt wird; Untersuchung jedesmal durch einen anderen Arzt. Er empfahl: einheitliches und ins einzelne gehendes Krankenblattformular; ganztägig beschäftigter Augenarzt und Fürsorger(in) an Glaukomabteilung; Ausbildung aller jungen Ärzte in Frühdiagnose und Behandlung; genügende Untersuchungs- und Behandlungsräume; gemeinsames Besprechen aller schweren Fälle; Aufklären des Kranken über sein Leiden und die Methoden der Selbstbehandlung; jährliche Revision aller Krankenblätter; zentrales Glaukombüro in jeder Stadt mit Name und Anschrift der Kranken und Angabe des behandelnden Arztes.

BLAKE (1949) schlug vor, die ungelösten Glaukomprobleme durch eine Arbeitsgemeinschaft von Internist, Physiologe, Chemiker und Augenarzt zu studieren – eine Idee, die im gleichen Jahr durch DUKE-ELDER in seinem Londoner Institut verwirklicht wurde.

Eigene Vorschläge

Bei dem Aufbau einer Glaukomabteilung soll man anstreben, daß der gleiche Arzt über längere Zeit hin (1/2 Jahr oder länger) für die Behandlung der Kranken zur Verfügung steht und ihnen sein Interesse voll zuwendet. In einer kleineren Augenklinik genügt hierfür unter Umständen *ein Arzt* (die „Glaukom-Abteilung", die ich an einem früheren Tätigkeitsort eingerichtet hatte, wurde von mir allein versorgt). In größeren Kliniken muß sich die Zahl der Mitarbeiter der Krankenzahl anpassen; so arbeiten z. B. in Bonn in der Glaukom-Abteilung drei Ärzte für jeweils 1/2 Jahr unter der Leitung eines Oberarztes, der sich neben seinen sonstigen klinischen Aufgaben über Jahre hin mit der Glaukomabteilung beschäftigt. Ein Arzt arbeitet in der Ambulanz, einer auf der Frauen- und einer auf der Männerstation. Seit kurzem steht außerdem eine med.-techn. Assistentin zur Verfügung.

Für den Bestand einer Glaukomabteilung ist es besonders notwendig, daß die Kranken höflich und individuell behandelt werden, da sie sonst nicht wiederkommen, eine langfristige Beobachtung der Kranken aber wesentlich ist. Zur individuellen Behandlung zählt auch, daß man sich ihnen bei einer noch so kurzen Visite mit einem persönlichen Wort zuwendet und nicht nur ihre Krankheit mit dem Abteilungsarzt diskutiert. In der Ambulanz gehört zu der individuellen Höflichkeit, dem Kranken das Warten zu ersparen, indem man jede Verabredung in ein Vormerkbuch einträgt und sich zu dieser Stunde unbedingt bereit hält. Dieses Vormerkbuch dient gleichzeitig zur Kontrolle säumiger Kranker. Alle Kranken sind außerdem in einer Namenskartei verzeichnet, in die der Tag der ambulanten Kontrolle eingetragen wird, so daß jeweils am Ende eines Vierteljahres festgestellt werden kann, wer nicht gekommen ist.

Für den Bestand einer Glaukomabteilung, deren Patienten zum großen Teil von praktischen Augenärzten überwiesen werden, ist ferner eine rasche Antwort an den einweisenden Arzt unerläßliche Voraussetzung. Ambulant Untersuchte sollen den Bericht an ihren Arzt gleich mitnehmen, spätestens wird er am selben Tage abgeschickt. Ist das ausnahmsweise nicht möglich, so ist der Arzt telephonisch vorläufig zu informieren. Stationäre Kranke bekommen gleichfalls ihren Entlassungsbericht mit, oder er wird schon am Tage vor der Entlassung abgeschickt. Es darf nicht vorkommen, daß der Kranke bei dem einweisenden Arzt wieder erscheint und noch kein Bericht über ihn vorliegt.

Die in unserer Glaukomabteilung übliche Technik der medikamentösen Druckeinstellung ist unter „Medikamentöse Therapie" besprochen, die Indikationen und Technik von Operationen am Ende des Buches.

Schrifttum

ANONYM: J. Ophtal. soc. **14**, 13—14 (1953).
BAILLIART, P.: J. Ophtal. soc. **14**, 16 (1953).
BARRADA, H.: Bull. Ophthal. Soc. Egypt **40**, 7—29 (1949); ref. Ophthal. Lit. **3**, 995 (1949).
BEN-DOR, D.: Acta med. orient. (Jerus.) **14**, 276—279 (1955); ref. Zbl. Ophthal. **68**, 37 (1956).
BLAKE, E. M.: Trans. Amer. ophthal. Soc. **47**, 324—335 (1949).
FOOTE, F. M.: J. Ophtal. soc. **14**, 9—10 (1953).
FOSTER, J.: Trans. Ophthal. Soc. U.K. **71**, 1951, 499—561 (1952).
GUTMAN, E. B.: Sight-sav. Rev. **23**, 77—79 (1953).
HARMS, H.: in: Glaukom, Bücherei d. Augenarztes, H. 21, 67—80, Enke Stuttgart 1952.
HODGSON, T. H.: Trans. canad. ophthal. Soc. **14**, 15—22 (1951).
— in: Glaucoma, A Symposium, Blackwell, Oxford 1955, 273—292.
JENSEN, A. F., u. H. S. GRADLE: Amer. J. Ophthal. **22**, 993—995 (1939).
KRONFELD, P.C.: Trans. Amer. Acad. Ophthal. Otolaryng. **53**, 175—185 (1949).
LINN, J. G.: Penn. med. J. **50**, 709—711 (1947); ref. Ophthal. Lit. **1**, 1474 (1947).
LJUTKEVIČ, G. A.: Vestn. Oftal. **33**, 1—6 (1954); ref. Zbl. Ophthal. **62**, 349 (1954).
MACINDOE, N. M., u. D. SHORTRIDGE: Trans. Ophthal. Soc. Aust. **9**, 23—24 (1949); ref. Ophthal. Lit. **3**, 5465 (1949).
MANKIN, W. R.: Trans. Ophthal. Soc. Aust. **13**, 128—132 (1954).
PICHETTE, H.: J. Ophtal. soc. **14**, 10—11 (1953).
—, u. J. AUDET: Laval med. **16**, 597—608 (1951); ref. Ophthal. Lit. **5**, 1863 (1951).
SCHOENBERG, M. J.: Amer. J. Ophthal. **25**, 521—524 (1942).
— A. M. A. Arch. Ophthal. **27**, 716—727 (1942).
—, u. B. ESTERMAN: A. M. A. Arch. Ophthal. **17**, 666—673 (1937).
SUGAR, S.: Ophthal. ib.-amer. **16**, 213—215 (1954); ref. Ophthal. Lit. **8**, 4864 (1954).
SVERDLICK, J.: Arch. Oftal. Buenos Aires **23**, 166—171 (1948); ref. Ophthal. Lit. **2**, 655 (1948).
WEEKERS, R.: Rev. méd. Liège **12**, 322—326 (1957).

III. Grundlagen der klinischen Glaukomforschung. Befunddokumentation (Krankenblatt) und Beurteilungsmaßstab

(Schrifttum S. 51)

1. Krankenblatt

Die *Dokumentation der klinischen Befunde* wurde bisher sträflich vernachlässigt mit dem Erfolg, daß es kaum eine Klinik geben dürfte, in der die gesamte an die Krankenblätter verwandte Mühe sich in Erkenntnissen ausmünzen ließe. Das Befund-Notieren ist in den einzelnen Kliniken verschieden, die Beurteilungsmaßstäbe der Erfolge von medikamentöser oder chirurgischer Behandlung sind fast bei jedem Autor anders. So kommt es, daß aus einer Unmenge von statistischen Daten wenig zu entnehmen ist. Das gilt für viele praktisch wichtige Fragen, wie z. B. die Erfolge der medikamentösen oder operativen Therapie, den Vergleich von Medikamenten, die Prognose, die Glaukomhäufigkeit.

Die Deutsche Gesellschaft für Dokumentation hat in den letzten Jahren hervorragende Arbeit auch für die uns hier interessierende Frage geleistet, wie der am Kranken erhobene Befund am besten aufzuschreiben ist. Krankenblattformulare für den Internisten und Gynäkologen wurden entworfen. Sie haben gemeinsam, daß an Stelle der freien Beschreibung in Worten die Beantwortung aller interessierenden Fragen durch Ankreuzen in einem Vordruck getreten ist. Diese Methode scheint zunächst eine Verarmung und Beschränkung zu bringen. Ich halte sie aber für die einzige Möglichkeit, Befunde nach einheitlichem Beurteilungsmaßstab und bei jedem Untersuchten in gleicher Vollständigkeit zu sammeln, so daß später ein Vergleich und eine Statistik möglich werden. Freilich hängt die Brauchbarkeit dieses Verfahrens davon ab, daß 1. das Formular mit großer Sachkenntnis verfaßt ist und 2. der den einzelnen Kranken untersuchende Arzt über genügende Kenntnisse verfügt, um korrekte Befunde einzutragen, da sonst eine Genauigkeit des Krankenblattes nur vorgetäuscht wird. Die so gesammelten Befunde können auf Lochkarten eingetragen und von Hand sortiert werden, wenn ihre Zahl nicht zu groß ist (20 000–30 000 Kranke als Höchstzahl, Weigelin et al., 1958). Übersteigt das Krankengut diese Zahl, so sind Karten für vollautomatische Sortierung vorzuziehen (Hollerith-Verfahren, System IBM), wie ich sie z. B. für die Auszählung der Befunde unserer Reihenuntersuchung von 10 000 Personen benutzte. Ohne eine bessere Befunddokumentation werden unsere alten Krankenblätter bestenfalls dem einzelnen Kranken, sonst aber niemandem nützen, und unsere klinischen Erfahrungen, die wir ja wiederum für künftige einzelne Kranke sammeln wollen, werden zum großen Teil auf Mutmaßungen und ungenauen Erinnerungen basieren. Eine wohlüberlegte Dokumentation ist auch für die Referaten-Sammlung von wissenschaftlichen Arbeiten wichtig.

Schoenberg (1942) sah Glaukom-Krankenblätter von vier verschiedenen Kliniken durch und fand daraus keine Antwort auf folgende Fragen: Wie oft kommt Star nach Glaukomoperation vor? Wie oft Gesichtsfeldverfall trotz Druckregulierung? Welche Typen von Gesichtsfelddefekten schreiten fort, welche nicht? Gibt es Spontanheilung oder spontanen Stillstand? Wie ändert sich die Refraktion? – Andere gleichfalls wichtige Fragen ließen sich nur ungenügend beantworten. Die Arbeit sollte im Original nachgelesen werden. Noch schlimmer steht es mit manchen „wissenschaftlichen" Arbeiten, bei denen die Untersuchung offensichtlich ganz ungenügend war: der i.o. Druck wurde nur palpatorisch, das Gesichtsfeld nur im Konfrontationstest beurteilt, die Nachbeobachtungszeit nach Glaukomoperationen betrug zwei Wochen.

Glaukom-*Merkblätter* für den Kranken sind im Abschnitt „Medikamentöse Therapie" genannt. Über die *Aufzeichnung der Tonometer-Werte* s. „Tonometrie". Andere Formulare hierzu wurden von Nowkirischky (1935), Harms (1952) und Berens et al. (1957) empfohlen. Die

Methode von Evans (1942), alle Daten (Tension, Blutdruck, Skotomgröße, Sehschärfe, medikamentöse Therapie und Ergebnis der Belastungsproben) in Einheiten auszudrücken und auf einem einzigen Blatt einzutragen, halte ich für unzweckmäßig.

2. Auswahl und Gruppierung der Kranken — Beurteilungsmaßstab

Die Auswahl und Gruppierung der Kranken sowie der Beurteilungsmaßstab sind in wissenschaftlichen Arbeiten uneinheitlich. Die einzelnen Arbeiten lassen sich deshalb nicht untereinander vergleichen. Aus der Fülle von Mitteilungen können wir im Verhältnis zur aufgewandten Mühe wenig entnehmen. Wenn hierzu noch Verschiedenheiten der Dokumentation und Interpretation von Befunden treten, die wir eben besprachen, ergibt sich ein konfuses Bild unseres klinischen Wissens. Bei den Berichten über Operationserfolge z. B. habe ich beim Schreiben dieses Buches oft gezweifelt, wie und ob ein so heterogenes Schrifttum auszugsweise mitzuteilen sei. Oft sind die Maßstäbe, nach denen der Erfolg beurteilt wurde, nicht einmal mitgeteilt, indem der Autor einfach von „befriedigenden Ergebnissen" spricht.

Eine Sammelstatistik aus der Literatur läßt sich kaum aufstellen, da die Gruppierung der Kranken vor und nach der Operation von jedem Autor anders gewählt wird. Der eine unterscheidet vor der Operation nach dem Visus oder nach dem Gesichtsfeld zwischen Früh- und Spätfällen, wobei die Grenzen jedesmal anders gezogen werden, der andere nennt nur die klinische Verlaufsform des Glaukoms oder den Kammerwinkelbefund, oder macht keine Angaben hierzu. Das Ergebnis wird befriedigend genannt, wenn postoperativ mit Miotica normale Tension erreicht wurde, oder wenn die Tension ohne Miotica normal war, oder wenn das Gesichtsfeld und der Visus unverändert blieben. Bei Visusverschlechterung wird oft nicht unterschieden, ob sich die Linse trübte oder der glaukombedingte Gesichtsfeldverfall fortschritt. Die Beobachtungszeit bei den einzelnen Kranken ist verschieden, die Häufigkeit der Druckkontrollen oder die Methode der Gesichtsfeldprüfung (Assistent mit kurzer Ausbildung am Förster-Perimeter, geübter Untersucher am Goldmann-Perimeter) sind oft nicht angegeben, die Ansichten über die obere Normgrenze des i.o. Druckes wechseln.
Die Untersuchungen nach Jahren erfolgen oft durch andere Assistenten als vor der Operation, weil der erste Untersucher inzwischen nicht mehr der Klinik angehört. Individuelle Schwankungen in der Beurteilung und im Erheben der Befunde (Linse, Gesichtsfeld) können objektive Veränderungen vortäuschen oder verschleiern. Die Untersuchung vor der Operation erfolgte wahrscheinlich oft bei anderer Pupillenweite als nach der Operation, was die Beurteilung von Visus- und Linsenveränderungen erschwert.

Andere Schwierigkeiten ergeben sich aus dem Beurteilungsmaßstab des Erfolges. Für den Kranken ist das Ergebnis einer Operation befriedigend, wenn die Funktion des Auges gebessert oder erhalten wird. Verschlechtert sich das Gesichtsfeld im Laufe der Jahre trotz operativ normalisierter Tension und klarer Linse, so ist der Kranke unzufrieden, obgleich die bei Spätfällen möglichen Ziele der Operation erreicht sind. Derartige Eingriffe könnte der Arzt also als geglückt, der Kranke als unbefriedigend bezeichnen.

Je später man nach der Operation untersucht, desto seltener wird man Augen ohne Verschlechterung finden. Späte Verschlechterung des Sehvermögens kann entstehen, weil die kavernöse Atrophie des Sehnerven auch bei normalem Druck in Spätfällen fortschreitet, oder weil sich die Linse trübt (als Folge der Hypotonie, oder unabhängig von der Operation infolge zunehmenden Alters), oder weil Maculaveränderungen bestehen. Auch kann der i.o. Druck wieder ansteigen, wenn sich die Fistel schließt, was Knapp (1933) sogar elf Jahre nach der Operation beobachtete.

Ballantyne (1940) stieß bei der Durchsicht der Literatur auf folgende Schwierigkeiten:

1. Die Einteilung und Bezeichnung der Glaukomformen ist uneinheitlich,
2. Operationen, die man miteinander vergleichen will, findet man in ungleichartigen Fällen und zu kleiner Zahl angewandt,
3. die Erfolgsbewertung ist uneinheitlich (nur Tension oder auch Sehvermögen und Gesichtsfeld berücksichtigt),
4. die Angaben über den Erfolg sind ungenau („Tension normalisiert"),
5. die Beobachtungszeit ist zu kurz,
6. manche Berichte beruhen auf dem Erfolg mehrerer Ärzte (Chef und Assistenten), andere bringen die Ergebnisse eines Arztes,
7. die Erfolge hängen wesentlich davon ab, ob es sich um Frühfälle oder Spätfälle handelt, was oft nicht angegeben oder berücksichtigt ist,
8. weiter ist nicht angegeben, ob man erst lange medikamentöse Behandlung versuchte oder gleich operierte, und ob es sich um die erste oder um eine Nachoperation handelte.

Auch Fox (1943) beklagte, wie wenig sich aus der Fülle von Daten der Literatur entnehmen läßt und führte Beispiele für die Unterschiede in der Einteilung an: nach der Druckhöhe, nach frühen oder fortgeschrittenen Gesichtsfeldveränderungen, nach dem Sehvermögen, nach Sehvermögen und Gesichtsfeld, nach Tension, Sehvermögen und Gesichtsfeld, nach Gesichtsfeld und Tension, nach Hornhautgröße, Vorderkammertiefe und Irisfarbe, nach der Weite des Kammerwinkels, nach Privatpraxis und Ambulanz. Die Liste ließe sich noch erheblich vergrößern. Wheeler (1945) hielt für den wichtigsten Gesichtspunkt bei Erfolgsberichten, ob sich Sehschärfe und Gesichtsfeld unverändert hielten und schlug die Einteilung in Früh- und Spätfälle nach dem Gesichtsfeld vor.

Mir fiel u. a. bei Erfolgsberichten auf, daß oft eine Besserung des Sehvermögens infolge einer Operation angegeben wird. Dies ist aber nur bei solchen Augen wahrscheinlich, die vor der Operation ein Hornhautödem hatten; diese Augen sollten gesondert angeführt werden. Denkbar wäre es auch, wenn die Linse getrübt war und vor der Operation bei enger Pupille untersucht wurde. Auch diese Augen sollten gesondert angeführt werden.

Angaben über Verschlechterung des Sehvermögens sollten trennen, ob diese auf Zunahme der Linsentrübung, auf Zunahme der glaukombedingten Gesichtsfeldausfälle oder auf Veränderungen in der Macula zurückzuführen sind.

Die Angaben über die Nachbeobachtungszeit sollten möglichst gleiche Perioden umfassen, eine Mitteilung wie „ein Monat bis sechs Jahre" ist von geringem Wert.

Durch ein besseres Erfassen der Patienten mit Hilfe einer Kartei und durch Aufforderung zur Nachuntersuchung müßte sich die Zahl der nachbeobachteten Kranken vergrößern lassen, so daß die klinisch geleistete Arbeit größeren wissenschaftlichen Wert gewinnt und wir aus unserer Tätigkeit mehr lernen als bisher. Curran (1932) hat 541 Iridotomien ausgeführt, berichtet aber nur über 33 nachbeobachtete Kranke; Morawiecka et al. (1954) konnten nur 13 von 176 Patienten weiter verfolgen. Dies sind nur zwei beliebig herausgegriffene Beispiele.

Folgende Punkte könnte man außer den oben genannten vorschlagen, um den Wert von Berichten über Operationen zu steigern:

1. Die Untersuchung vor dem Eingriff soll sehr genau erfolgen. Bei der Angabe des nach objektiver Refraktionsbestimmung ermittelten Sehvermögens muß die Pupillenweite notiert werden, ebenso bei der Gesichtsfeldprüfung. Augen mit Hornhautödem werden gesondert gruppiert. Die Linse wird auch bei erweiterter Pupille untersucht und genau beschrieben, ebenso die Macula und das Gesichtsfeld. Es stehen heute kurzfristig wirkende Mydriatica und genügend starke Miotica zur Verfügung, um dies bei den meisten Augen ausführen zu können, außer wenn die Tension sehr hoch oder der Kammerwinkel extrem eng ist.

2. Die Überprüfung der Befunde und ihrer genauen Eintragung im Krankenblatt müßte durch einen älteren Mitarbeiter in jedem Fall gesichert sein, damit keine Scheingenauigkeit entsteht.
3. Die Nachbeobachtung müßte durch einen langjährigen Mitarbeiter (Sekretärin, Fürsorgerin) mit Hilfe einer Kartei überwacht werden. Es dürfte sich in den meisten Fällen ermöglichen lassen, daß Kranke, die in der Klinik operiert wurden und in die Weiterbehandlung ihres Hausarztes zurückkehrten, einmal im Jahr zu einer ambulanten Nachuntersuchung in die Klinik überwiesen werden.
4. Wenn man aus der Arbeit lernen soll, für welche Fälle eine bestimmte Operation geeignet ist oder welche Komplikationen vorkommen, müßte deren Gruppierung nach mehreren Gesichtspunkten erfolgen, da summarische Angaben (z. B. über die Sehverschlechterung nach Operationen) sehr wenig sagen.

Noch wertvoller wäre es, wenn u. a. folgende Gesichtspunkte berücksichtigt würden:

Augen mit gleichen oder ähnlichen Ausgangsbedingungen müssen zusammengefaßt sein, z. B. solche mit klaren Linsen, ungefähr gleich hoher Tension, ohne Maculaveränderungen, gleicher klinischer Form des Glaukoms, komplikationslosem Verlauf des Eingriffes und der Heilung. Bei diesen Augen müßte die Dauer der Nachbeobachtung annähernd gleich sein, ebenso die Druckhöhe nach der Operation. Eine solche Gruppe wäre zu vergleichen mit einer anderen, bei der möglichst nur *einer* der Faktoren verschieden ist, etwa der Zustand der Linse vor der Operation, oder das Lebensalter, oder der i.o. Druck nach der Operation. Will man Sehverschlechterungen untersuchen, die durch postoperative Linsentrübungen entstehen, so müßte man weiter beachten, wann diese auftreten: innerhalb von 10 Tagen (Verletzung, Platzen der Kapsel, Subluxation), innerhalb von 6 Monaten (vielleicht als Folge einer vorübergehenden erniedrigten Kammerwasserbildung) oder später (vielleicht Fortschreiten des Altersstars unabhängig von der Glaukomoperation).

So könnte man z. B. Antworten auf die Frage finden, wovon postoperative Linsentrübungen abhängen: von der Stärke der Drucksenkung, vom Alter, vom Vorhandensein beginnender Trübungen vor der Operation, von der Dauer einer verminderten Kammerwasserbildung?

In jedem Falle sollten die klinische Glaukomform und das Stadium der Erkrankung (nach dem Gesichtsfeld) berücksichtigt werden. Die Definition aller Maßstäbe („Frühstadium“, „gutes Gesichtsfeld“, „normale Tension“) sollte möglichst exakt und ausführlich sein. Wenn solche Einzelheiten beobachtet würden, brächte die klinische Arbeit mehr Belehrung. Die besten Absichten des Autors scheitern freilich meist an den ungenauen und lückenhaften Notizen in den Krankenblättern.

Schrifttum

Ballantyne, A. J.: Trans. Ophthal. Soc. U.K. **60**, 1940, 3—32 (1940).
Berens, C., G. Z. Carter u. A. S. Breakey: Amer. J. Ophthal. **43**, 253—258 (1957).
Curran, E. J.: Trans. Ophthal. Soc. U.K. **51**, 1931, 520—538 (1932).
Evans, J. N.: A. M. A. Arch. Ophthal. **27**, 1177—1183 (1942).
Fox, S. A.: Amer. J. Ophthal. **26**, 31—49 (1943).
Harms, H.: in: Glaukom, Bücherei d. Augenarztes H. 21, 67—80, Enke-Stuttgart, 1952.
Knapp, A.: A. M. A. Arch. Ophthal. **10**, 298—301 (1933).
Morawiecka, H., u. J. Sobański: XXIV. Cong. Oculist. Polski, **1**, 50—62 (1954); ref. Ophthal. Lit. **8**, 4867 (1954).
Nowkirischky, A. D.: Klin. Mbl. Augenheilk. **94**, 235—238 (1935).
Schoenberg, M. J.: A. M. A. Arch. Ophthal. **27**, 716—727 (1942).
Weigelin, E., u. I. Ossendorff: Ber. dtsch. Ophthal. Ges. Heidelberg 61,1957, 337—344 (1958).
Wheeler, J. R.: Trans. Ophthal. Soc. U.K. 1944, **64**, 274—278 (1945).

J. Über die Tensionstoleranz und Prognose

I. Die Gefäßversorgung des Sehnerven und der Sehbahnen. Die Tensionstoleranz

Zusammenfassende Arbeiten über die Gefäßversorgung der gesamten Sehbahn mit eigenen histologischen Befunden bringen François et al. (1956, 1957).

Das besondere Interesse des Glaukomforschers gilt der Gefäßversorgung der Papille. Sie stellt vielleicht einen Faktor dar, der neben der i.o. Drucksteigerung für den Sehnervenschwund maßgebend ist und erklären kann, warum manche Augen einen erhöhten i.o. Druck länger ohne Schaden vertragen als andere. Auf das Problem der *„Tensions-Toleranz"* (Gradle, 1940; Rones, 1956), der individuell verschiedenen Schädlichkeit der Drucksteigerung, stößt der Kliniker sehr oft (Giannini, 1934). Es ist dies der Grund, warum wir uns bei der Anzeige zur Operation nicht allein nach dem i.o. Druck richten, sondern bei Glaucoma simplex mit weitem Kammerwinkel auch den Nachweis verlangen, daß die Drucksteigerung nicht vertragen wird und zu einem Schaden am Gesichtsfeld führte. Der *„Basisdruck"* (Reese, 1948, 1949), d. h. der niedrigste i.o. Druck unter der Therapie ist hierfür von größerem Einfluß als die Höhe der Druckspitzen. Die Höhe des Netzhautarteriendruckes (allein oder im Vergleich mit dem i.o. Druck oder dem Blutdruck der A. brachialis) gibt uns keinen Aufschluß über die Tensionstoleranz (vgl. die Kapitel „Blutdruck in der Zentralarterie der Netzhaut", „Die Exkavation" und „Wahl zwischen medikamentöser und operativer Therapie").

Die Papille wird von Capillaren aus dem Hallerschen Gefäßkranz versorgt, worauf in unserer Berichtszeit Wolff (1939) erneut hinwies. Die Vascularisation ist individuell verschieden stark ausgebildet (Bignell, 1952) und soll bei den zentralgelegenen Faserbündeln besonders schlecht sein (Brihaye-van Geertruyden et al., 1956). Sautter (1951) und Sautter et al. (1957) nahmen an, der Blutstrom werde vom sympathischen Nervensystem reguliert und die Lamina cribrosa durch die Zentralarterie der Retina versorgt: Intra-arteriell injizierter Farbstoff gelangte am lebenden Kaninchen nicht in die Retinagefäße, sondern wurde zum Hallerschen Gefäßkranz umgeleitet; nach Gabe eines Sympathicolyticums oder nach dem Tod färbten sich jedoch die Retinagefäße. Die Regulation soll durch Glomuszellen geschehen. Rohen (1952) dagegen konnte solche Zellen sowie die von Sautter beschriebenen Verbindungen zwischen Aderhaut und Zentralarterie nicht nachweisen. Er nahm eine Verwechselung der „Glomuszellen" mit Querschnitten glatter Muskelzellen an und hielt Sautters Hypothese für unwahrscheinlich. Am Menschen fand Niedermeier (1957) nur bei beginnendem Glaukom Anfärbung der Papille nach i.v. Injektion von 10 cm^3 Evansblau und schloß hieraus auf Gefäßstörungen im Hallerschen Gefäßkranz.

Die Tensionstoleranz wurde neuerdings von Goldmann (1957) diskutiert. Er fand, daß man bei Gesunden durch Kompression des Auges die gleichen Bogenskotome wie bei beginnendem Glaukom erzeugen kann und der hierfür benötigte Druck individuell verschieden war (vgl. Kapitel „Die Untersuchung des Gesichtsfeldes"). Er erklärte diese Befunde mit den Anastomosen der Capillaren, die den Sehnervenkopf versorgen. Sie stammen, wie wir bereits erwähnten, aus dem Hallerschen Gefäßkranz und verzweigen sich teils innerhalb des Auges, teils hinter der Lamina (François et al., 1956, 1957). Steigt nun der i.o. Druck, so kann das Blut leicht in die retrolaminären Capillaren ausweichen und die Papille wird ungenügend mit Sauerstoff versorgt. Sonach wäre die Zahl der Anastomosen von intra- und extraoculären Capillaren im Gebiet der Lamina cribrosa vielleicht ein Maß für die Tensionstoleranz.

Die Befunde von FRANÇOIS und seinen Mitarbeitern, die diesen Hypothesen zugrunde liegen, wurden aber von Anatomen kritisiert. STEELE et al. (1956) und BLUNT (1956; hierzu auch LIJÓ PAVIÁ, 1956) konnten die von FRANÇOIS et al. beschriebenen A. centr. n. opt. nicht finden. Sie wiesen zahlreiche capillare Anastomosen zwischen den Capillaren der Aderhaut und denen des Lamina-Gebietes nach (wie schon ROHEN, 1952) und nahmen an, ein i.o. Druckanstieg komprimiere vielleicht diese Capillar-Anastomosen gegen den Sklerasporn und schädige so die Ernährung der Papille.

Insgesamt scheint also das klinisch so wesentliche Problem noch ungelöst, vor Eintritt eines Gesichtsfeldverfalles festzustellen, von welcher i.o. Druckhöhe ab ein Schaden eintreten wird oder welcher Grad von Drucksteigerung unbesorgt hingenommen werden kann.

Weitere Arbeiten zur Gefäßversorgung der Lamina: FRANÇOIS (1934), DEJEAN et al. (1957).

Bei sehr hohem i.o. Druck ist die Tensionstoleranz besser bekannt. Erzeugt man eine Ischämie der Retina durch i.o. Drucksteigerung bis zum Kollaps der A. central. retinae, so erlischt das Sehvermögen in 7–10 sec (CIBIS et al., 1948), die bipolaren Zellen degenerieren in 15–20 min, die Ganglienzellen und das Sinnesepithel in 20 bis 30 min (SMITH et al., 1952).

Beobachtungen über das Elektro-Retinogramm bei Drucksteigerung s. dort.

Schrifttum

BIGNELL, J. L.: Trans. Ophthal. Soc. Aust. **12**, 105—108 (1952); ref. Ophthal. Lit. **6**, 4641 (1952).
BLUNT, M. J.: Proc. roy. Soc. Med. **49**, 433—439 (1956).
BRIHAYE-VAN GEERTRUYDEN, M., u. J. BRIHAYE: Arch. biol. (Liège) **67**, 569—581 (1956); ref. Ophthal. Lit. **10**, 3751 (1956).
CIBIS, P., u. G. HOCHGESCHURZ: Albrecht v. Graefes Arch. Ophthal. **148**, 752—760 (1948).
DEJEAN, VIALLEFONT, BOUDET u. COSTEAU: Bull. Soc. Ophtal. Fr. Nr. 7—8, 548—552 (1957).
FRANÇOIS, J.: Bull. Soc. belge Ophtal. Nr. 69, 97—103 (1934).
—, u. A. NEETENS: Brit. J. Ophthal. **40**, 45—52 (1956).
— — u. J. M. COLLETTE: Brit. J. Ophthal. **40**, 730—741 (1956).
— — — Brit. J. Ophthal. **40**, 341—354 (1956).
— — — Mod. Probl. Ophthal. **1**, 147—172 (1957).
GIANNINI, D.: Ann. Ottal. **62**, 262—284 (1934).
GOLDMANN, H.: in: Glaucoma, herausgeg. v. F. W. Newell, 2. Tagung 1956, Macy Foundation, N.Y. (1957), 137—165.
GRADLE, H. S.: J. Amer. Med. Ass. **115**, 495—496 (1940).
LIJÓ PAVIÁ, J.: Rev. oto-neuro-oftal. (B. Aires) **31**, 133—136 (1956); ref. Ophthal. Lit. **10**, 2336 (1956).
NIEDERMEIER, S.: Ber. dtsch. ophthal. Ges. Heidelberg 1956, **60**, 301 (1957).
REESE, A. B.: Amer. J. Ophthal. **31**, 25—27 (1948).
— A. M. A. Arch. Ophthal. **41**, 515—516 (1949).
ROHEN, H.: Die funktionelle Gestalt des Auges und seiner Hilfsorgane. Habil.-Schrift Mainz 1952, Verl. Akad. d. Wissensch. u. Lit. Mainz Nr. 4, 135 S., 1953.
RONES, B.: Amer. J. Ophthal. **41**, 408—419 (1956).
SAUTTER, H.: Ber. dtsch. ophthal. Ges. Heidelberg **57**, 1951, 103—105 (1952).
—, H. HAGER u. R. SEITZ: Ber. dtsch. ophthal. Ges. Heidelberg, **60**, 1956, 313—314 (1957).
SMITH, G. G., u. C. D. BAIRD: Amer. J. Ophthal. **35**, 133—136 (1952).
STEELE, E. J., u. M. J. BLUNT: J. Anat. (Lond.) **90**, 486—493 (1956); ref. Ophthal. Lit. **10**, 2335 (1956)
WOLFF, E.: Trans. Ophthal. Soc. U.K. **59**, 1939, 157—162 (1939).

II. Die Prognose des Glaukoms

(Schrifttum S. 56)

Es ist kaum möglich, etwas Allgemeines über die Prognose des Glaukoms zu sagen. Bei früh erkannten Fällen von primärem Glaukom, die regelmäßig behandelt und bei Versagen der Medikamente früh operiert wurden, sobald sich die erste Verschlechterung des Gesichtsfeldes zeigte, ist die Prognose im allgemeinen günstig. Bei Spätfällen ist sie sehr schlecht. Deshalb sind allgemeine prognostische Angaben in der Literatur wenig aufschlußreich: TRANTAS (1934) gibt an, daß 24,4% aller Glaukome in Erblindung enden; nach SORSBY (1953) erblinden 57,8% der Glaukomkranken trotz Operation; DUKE-ELDER (1949) berichtet, daß bei 30% der Glaucoma simplex-Fälle der Gesichtsfeldverfall trotz Druckregulierung fortschreitet. MAIONE (1954) untersuchte den Einfluß des Glaukoms auf das Sehvermögen. SINKO (1930) erkannte als Ursachen der therapeutischen Mißerfolge: Zu späte Diagnose, Verzögerung der Operation, vorzeitige Entlassung aus dem Krankenhaus, ungenügende Kontrolle, Nichtbefolgen der ärztlichen Verordnung. Viele dieser Ursachen könnten durch den Arzt beseitigt werden. Die „ungenügende Kontrolle" kann viele Ursachen haben. Manche nachlässigen Kranken sind unbelehrbar, andere erscheinen jedoch nicht zur Nachuntersuchung, weil sie zu lange warten müssen, nicht freundlich oder nicht individuell genug behandelt werden, weil der Arzt in der Glaukomabteilung zu oft wechselt, oder weil sie ungenügend über ihr Leiden aufgeklärt sind. MÜLLER et al. (1952) geben an, daß 16,3% ihrer Kranken nicht wieder erschienen, weitere 8,4% die verordnete Therapie nicht ausführten. Nach WEGNER (1953) entzogen sich 108 von 414 Glaukomkranken der regelmäßigen Kontrolle. Diese Zahlen ließen sich vielleicht vermindern, wenn eine Fürsorgerin oder ein Arzt in der Glaukomabteilung (s. dort) zur Verfügung ständen, die genügend Zeit zu individueller Belehrung hätten und entsprechend der Mentalität des Kranken sein Leiden mit ihm besprechen. Stellt man es als harmlos dar, vermeidet man das Wort „Glaukom", so wird der eine die Krankheit auf die leichte Schulter nehmen und nicht wiederkommen; bei ihm hätte es eines Schockes bedurft, um ihn aus der Nachlässigkeit aufzurütteln. Dagegen kann der andere allein durch den Namen der Krankheit in eine Panik versetzt werden, die durch veraltete Lexika und unsachliche Auskünfte von Laien noch geschürt wird, so daß er alle Hoffnung fahren läßt und nicht wieder erscheint.

Bedeutungsvoll ist die Feststellung KRONFELDS, daß über 50% (1956) oder sogar 80% (1949) der Menschen mit sehr engem Kammerwinkel ohne Therapie innerhalb von fünf Jahren einen akuten Glaukomanfall bekommen. WINTER (1955) sah am 2. Auge von Kranken mit einseitigem akutem Glaukom in weniger als fünf Jahren einen Anfall bei 62%, trotz regelmäßiger medikamentöser Therapie bei 20%. Er rät deshalb zur vorbeugenden Iridektomie. ŽUKOVA (1956) fand allgemein, daß bei nichtreguliertem i.o. Druck nach vier Jahren die Sehfunktion verfällt.

Über die individuell verschiedene Toleranz der Drucksteigerung s. „Die Gefäßversorgung des Sehnerven und der Sehbahn".

Die Prognose der *Hydrophthalmie* ist dort besprochen. Über den *Vergleich von medikamentöser und chirurgischer Therapie* s. Operationen. Über die *Prognose der Einstellung mit Medikamenten* s. „Medikamentöse Therapie".

Die Erfolge mit den einzelnen Operationsmethoden sind bei diesen besprochen (s. „Operative Therapie"). Im folgenden wird versucht, einen zusammenfassenden Überblick über die Prognose operierter Glaukomaugen zu geben.

Zur Operation rät man dem Kranken, wenn man sich davon eine bessere Prognose verspricht, als bei medikamentöser Behandlung. Eine allgemeine Aussage über die Prognose nach operativen Eingriffen ist sehr schwierig und nur als grobe Schätzung möglich, wie die Besprechung der Erfolge bei den einzelnen Operationen zeigt. Über größere Serien von langjährig nachbeobachteten Kranken berichten außer den dort genannten Autoren JOSEPH (1935) und FALLICA (1939).

Eine *Normalisierung des i.o. Druckes* über die 5-Jahresgrenze hinaus wird man bei Fisteloperationen (Iridenkleisis, Trepanation nach ELLIOT, Sklerektomie) ungefähr in 80%, nach Cyclodialyse ungefähr in 50% erwarten dürfen. Die zunächst in den ersten Monaten erzielten Resultate sind besser, besonders bei Cyclodialyse. Operationen, die den Ciliarkörper oder seine arteriellen Zuflüsse teilweise zerstören sollen, bewirken meist nur kurzfristige und geringe Drucksenkungen.

Alle Operationen haben auch bei richtiger Technik den Nachteil, im Laufe der Jahre *Linsentrübungen* zu begünstigen. Nach Cyclodialyse oder Elliotscher Trepanation scheinen sie häufiger vorzukommen als nach Iridenkleisis, besonders, wenn der i.o. Druck stark erniedrigt wurde.

Wiederum grob geschätzt kann man erwarten, daß das *Sehvermögen* in 5–10 Jahren bei etwa 50 bis höchstens 80% der druckregulierten Augen nicht verschlechtert wird (Einzelheiten bei den Operationsmethoden; vgl. auch BURKE, 1940; SOURDILLE et al., 1951; LEGRAND, 1953; GONZÁLEZ SÍMON, 1953; SÉDAN, 1954; FUJINO, 1955; OGATA et al., 1955; LAW, 1956).

Trotz normalisierter Tension schreitet der *Gesichtsfeldverfall* bei Spätfällen fort, wie bei den einzelnen Operationsmethoden geschildert wird (hierzu auch WRIGHT, 1937; SEVČUK, 1940; BURKE, 1940; KRONFELD et al., 1948; POKROWSKIJ, 1951; REESE, 1952), wahrscheinlich aber doch langsamer, als wenn die Tension erhöht geblieben wäre. BENNETT (1956) fand im Laufe von 1–10 Jahren eine Verschlechterung des Gesichtsfeldes bei 63% der chronischen und 60% der operierten akuten Glaukome. Noch trüber ist die Prognose nach ARGAÑARAZ (1954), der annimmt, daß alle druckregulierten Glaukomaugen in 5–25 Jahren blind seien.

Eine gewisse Reserve ist beim Lesen von Arbeiten angezeigt, die über *Besserung der Funktion nach drucksenkenden Operationen* berichten (SICHARULIDZE, 1957, fand z. B. bei 78% der Fälle Besserung des Sehvermögens, bei 61% Erweiterung des Gesichtsfeldes). Eine Besserung der Funktion ist nur bei akutem oder subakutem Glaukom mit Hornhautödem und reversibler Einengung des Gesichtsfeldes zu erwarten, nie bei Glaucoma simplex.

Ob das *Alter* allein zur Zeit der Operation eine Rolle spielt, ist umstritten. BENNETT (1956) fand bei alten Menschen die Krankheit fortgeschritten, die Prognose dementsprechend schlecht; BURKE (1940) hält das Alter zur Zeit der Operation für unwichtig. Wahrscheinlich dürfte nicht das Alter entscheidend sein, sondern das Stadium des Glaukoms sowie der Zustand der Blutgefäße und der Linse zur Zeit der Operation.

Für die Prognose ist entscheidend, ob man *Frühfälle oder Spätfälle* operiert, beurteilt nach dem Gesichtsfeld (ELLIOT, 1931; MACCALLAN, 1933; JOSEPH, 1935; DE TREIGNY, 1936; BURKE, 1940; STOKES, 1940; REESE, 1941; MAXWELL, 1942; ROBERTS, 1945; CSAPODY, 1947; ATKINSON, 1948; KLJAČKO, 1949; VAN HEUVEN, 1950; LEHRFELD et al., 1950; SGROSSO, 1954; JARRY et al., 1954; DESVIGNES, 1956 u. a.).

ROBERTS (1945) gibt summarisch bei Frühoperation 85%, bei Spätoperation 35% Erfolge an. GOEDBLOED (1956) fand bei drucknormalisiertem Glaucoma simplex in zehn Jahren eine Verschlechterung des Gesichtsfeldes bei 90%, bei Frühfällen dagegen viel seltener. KOPP et al. (1956) konnten den Gesichtsfeldverfall nur bei 14% der Spätfälle verhindern, dagegen bei 90% der Frühfälle. VAN HEUVEN (1950) fand nach Elliotscher Trepanation bei 391 Augen mit primärem Glaukom, die mindestens fünf Jahre nachbeobachtet wurden, bei Frühfällen Drucknormalisierung in 96%, Verschlechterung des Sehvermögens nur in 5%, Verkleinerung des Gesichtsfeldes nur in 7%, bei Spätfällen Drucknormalisierung auch noch in 86%, jedoch Abnahme des Sehvermögens in 90% und Fortschreiten des Gesichtsfeldverfalles in 93%! Bei diesen sehr großen Unterschieden kann man vermuten, daß die medikamentöse Behandlung der Frühfälle weniger erfolgreich gewesen wäre als die Operation. Man sieht auch, wie wenig aufschlußreich allgemeine Durchschnittsangaben sind, wie wir sie oben auf Grund der Literatur machten.

Bei der Beratung eines Kranken, der das Operationsrisiko und die Prognose zu erfahren wünscht, nutzen uns allgemeine Angaben wenig, wenn wir nicht *individuelle Faktoren,* die für die Prognose entscheidend sind, berücksichtigen. Die Prognose ist günstig bei klarer Linse, normalem oder nur geringfügig verändertem Gesichtsfeld und wenig erhöhtem Basisdruck; außerdem dürfen am Sehnerven noch keine Atrophie oder randständige Exkavation sichtbar sein, am Augenhintergrund keine Zeichen von Gefäßerkrankungen oder Maculadegeneration; schließlich ist die Prognose günstig, wenn der bisherige Verlauf (Tension, Gesichtsfeld) nur ein langsames Fortschreiten des Leidens vermuten läßt. POSNER et al. (1948) beschreiben solche Fälle als „mildes Glaukom", das sie bei 40 von 373 Fällen beobachteten.

Wir können die Prognose verbessern durch frühzeitiges Erkennen des Glaukoms, frühes und regelmäßiges Behandeln mit Medikamenten, genauestes Überwachen des Gesichtsfeldes mit empfindlichen Untersuchungsmethoden (für alles das ist eine Glaukomabteilung innerhalb der Klinik, eine Glaukomkartei, sowie ein für Glaukomkranke reservierter Tag in der Praxis fast unerläßlich), Wechsel der Miotica, sobald ein Mittel versagt, Entschluß zur Operation, wenn die Tension trotz Miotica nicht mehr normal ist und sich außerdem die erste Verschlechterung des Gesichtsfeldes zeigt, und durch richtige Wahl und exakte Technik der Operationsmethode. Somit hängt also ein Teil der Prognose vom Augenarzt ab. Ich glaube, daß dieser Anteil groß ist und die pessimistischen Aussagen über die Prognose nur bei Spätfällen berechtigt sind, deren Zahl zu verringern wir uns bemühen müssen. Auch wenn wir unsere klinischen Erfahrungen durch eine sinnvolle und exakte Dokumentation für andere nutzbar machen, können wir helfen, die Prognose zu bessern.

Schrifttum

ARGAÑARAZ, R.: Semana méd. **3146**, 497—500 (1954).
ATKINSON, D. T.: Eye, Ear, Nose Thr. Monthly **27**, 460—463 (1948).
BENNETT, G.: Acta Ophthal. (Kbh.) **34**, 73—91 (1956).
— Acta Ophthal. (Kbh.) **34**, 92—104 (1956).
BURKE, J. W.: Amer. J. Ophthal. **23**, 657—661 (1940).
CSAPODY, I.: Orv. Lapja **3**, 1281—1283 (1947); ref. Ophthal. Lit. **1**, 725 (1947).
DESVIGNES, P.: Bull. Soc. Ophtal. Fr. No. 1, 137—141 (1956).
DUKE-ELDER, S.: A. M. A. Arch. Ophthal. **42**, 538—545 (1949).
ELLIOT, R. H.: Brit. med. J. **3703**, 1169—1171 (1931).
FALLICA, G.: Boll. Oculist. **18**, 781—796 (1939).
FUJINO, T.: J. Clin. Ophthal. (Tokyo) **9**, 1200—1209 (1955); ref. Zbl. Ophthal. **67**, 230 (1956).
GOEDBLOED, J.: Ophthalmologica **132**, 181—184 (1956).
GONZÁLEZ SÍMON, J.: Arch. chil. Oftal. **10**, 184—191 (1953); ref. Ophthal. Lit. **7**, 5092 (1953).
HEUVEN, J. A. VAN: Amer. J. Ophthal. **33**, 1387—1391 (1950).
JARRY, C., JARLOT u. LHUILLIER: Bull. Soc. franç. Ophtal. **67**, 479—483 (1954).
JOSEPH, E.: Ann. Oculist. (Paris) **172**, 827—848 (1935).
KLJAČKO, M. L.: Vestn. Oftal. **28**, 7—10 (1949); ref. Zbl. Ophthal. **52**, 240 (1950).
KOPP, I. F., u. L. B. TATZ: Vestn. Oftal. No. 1, 8—16 (1956); ref. Ophthal. Lit. **10**, 513 (1956).
KRONFELD, P. C.: Trans. Amer. Acad. Ophthal. Otolaryng. **53**, 175—185 (1949).
— in: Glaucoma, 1. Macy-Conf. 1955, herausgegeb. v. F. W. Newell, Macy-Foundation New York 1956, S. 20.
—, u. H. I. MCGARRY: J. Amer. Med. Ass. **136**, 957—965 (1948).
LAW, F. W.: Trans. Ophthal. Soc. U.K. **76**, 1956, 427—432 (1956).
LEGRAND, J.: Bull. Soc. franç. Ophtal. **66**, 357—373 (1953).
—, u. O. BELMONT: A. M. A. Arch. Ophthal. **43**, 720—728 (1950).
MACCALLAN, A. F.: Fol. Ophthal. Orient. **1**, 156—160 (1933); ref. Zbl. Ophthal. **29**, 516 (1933).
MAIONE, M.: J. soc. Ophthal. **15**, 9—11 (1954); ref. Ophthal. Lit. **8**, 3382 (1954).
MAXWELL, E. M.: Trans. Ophthal. Soc. U.K. **61**, 1941, 251—254 (1942).
MÜLLER, H. K., u. I. v. GLASENAPP: in: Glaukom, Bücherei d. Augenarztes, Enke Stuttgart, H. **21**, 81—100 (1952).
OGATA, N., u. K. IKEDA: J. Clin. Ophthal. (Tokyo) 9, 1462—1464 (1955); ref. Zbl. Ophthal. **69**, 149 (1956).
POKROWSKIJ, A. I.: Vestn. Oftal. **30**, 3—6 (1951); ref. Zbl. Ophthal. **57**, 203 (1952).
POSNER, A., u. A. SCHLOSSMAN: Amer. J. Ophthal. **31**, 679—686 (1948).
REESE, A. B.: Surg. etc. **72**, 490—498 (1941); ref. Zbl. Ophthal. **47**, 236 (1942).
— Trans. Ophthal. Soc. Aust. **12**, 43—49 (1952).
ROBERTS, W. L.: Trans. Ophthal. Soc. U.K. **64**, 1944, 272—274 (1945).
SÉDAN, J.: Ann. Oculist. (Paris) **187**, 409—419 (1954).
— Bull. Soc. Ophtal. Fr. 581—587 (1954).

Sevčuk, I. P.: Vestn. Oftal. **17**, Nr. 7/8, 51—54 (1940); ref. Zbl. Ophthal. **47**, 331 (1941).
Sgrosso, S.: Atti 40. Cong. Soc. ottal. ital. **14**, 33—45 (1954).
Sicharulidze, I. A.: Oftal. Ž. **12**, H. 4, 204—207 (1957); ref. Zbl. Ophthal. **73**, 30 (1958).
Simko, S.: Ofthal. Sborn. **5**, 105—107 (1930); ref. Zbl. Ophthal. **24**, 327 (1931).
Sorsby, A.: The Causes of Blindness in England 1948—1950. Pp. 41 Appendices, London 1953, H. M. S. O.; ref. Ophthal. Lit. **7**, 2942 (1953).
Sourdille, G. P., u. F. Hervouet: Trans. Ophthal. Soc. U.K. **70**, 1950, 28 (1951).
Stokes, W. H.: A. M. A. Arch. Ophthal. **24**, 885—909 (1940).
Trantas, A.: Bull. Soc. franç. Ophtal. **47**, 277—291 (1934).
Treigny, M. de: Bull. Soc. Ophtal. Fr. Nr. 1, 1—15 (1936).
Wegner, W.: Klin. Mbl. Augenheilk. **123**, 641—653 (1953).
Winter, F. C.: Amer. J. Ophthal. **40**, 557—558 (1955).
Wright, R. E.: Amer. J. Ophthal. **20**, 571—579 (1937).
Žukova, V. N.: Oftal. Ž, **11**, 158—162 (1956); ref. Zbl. Ophthal. **69**, 308 (1956/57).

K. Statistische Angaben (außer Häufigkeit)

I. Geschlecht und Glaukom

Einige Autoren fanden die Geschlechtsverteilung des Glaukoms gleich (Lehrfeld et al., 1937; Schwarz, 1940; Armstrong, 1952), andere gaben ein Überwiegen des weiblichen Geschlechts an (Cykulenko, 1930; Weinstein, 1934: 60 : 40; Wilczek, 1937: 2,3 : 1; Bednarski, 1937; Chang, 1951: 3,3 : 0,95; Lo, 1954; Padilla de Alba, 1956). Solche summarischen Feststellungen besagen wenig, wenn nicht angegeben ist, auf welche Glaukomform sie sich beziehen.

Bei *Glaucoma simplex* überwiegen nämlich die Männer (Holst, 1947: 62 : 38; Bennett, 1956: 2 : 1; Sveinsson, 1956: 2 : 1; Leydhecker: Krankengut der Reihenuntersuchung, nach dem 40. Lebensjahr 2,72 : 1,07), oder die Geschlechtsverteilung ist gleich (Lehrfeld et al., 1937; Lemoine, 1950; Armstrong, 1952; Weekers et al., 1955). Bei kongestivem Glaukom dagegen überwiegen die Frauen (Holst, 1947: 64 : 36; Bonavolontà, 1949; Lemoine, 1950: 70 : 30; Törnquist, 1956: 2 : 1; Weekers et al., 1955; Bennett, 1956: 2 : 1) oder die Verteilung ist gleich (Lehrfeld et al., 1937; Armstrong, 1952). Törnquist (1952, 1954) fand bei weiblichen Verwandten von Patienten mit akutem Glaukom häufiger eine flache Vorderkammer als bei männlichen Verwandten. Ältere Statistiken sind bei Hruby (1941) genannt.

Zusammenfassend kann man also feststellen, daß einige Autoren gleiche Geschlechtsverteilung fanden. Wurden Geschlechtsunterschiede angegeben, so zeigte sich stets bei Glaucoma simplex ein Überwiegen der Männer, bei Winkelblock-Glaukom ein Überwiegen der Frauen.

Schrifttum

Armstrong, P.: Med. Press. **228**, 166—170 (1952).
Bednarski, A.: Klin. oczna **15**, 129—143 (1937); ref. Zbl. Ophthal. **39**, 370 (1937).
Bennett, G.: Acta ophthal. (Kbh.) **34**, 92—104 (1956).
Bonavolontà, G.: G. ital. Oftal. **2**, 108—121 (1949).
Chang, H. L.: Chin. med. J. **69**, 341—349 (1951); ref. Ophthal. Lit. **5**, 5558 (1951).
Cykulenko, K.: Oftal. Ž. **12**, 17—23 (1930); ref. Zbl. Ophthal. **25**, 30 (1931).
Holst, J. C.: Amer. J. Ophthal. **30**, 1267—1275 (1947).
Hruby, K.: Albrecht v. Graefes Arch. Ophthal. **143**, 187—206 (1941).
Lehrfeld, L., u. J. Reber: A. M. A. Arch. Ophthal. **18**, 712—738 (1937).
Lemoine, A. N.: Amer. J. Ophthal. **33**, 1353—1373 (1950).
Lo, W. B.: Chin. med. J. **72**, 41—48 (1954); ref. Ophthal. Lit. **8**, 1387 (1954).
Padilla de Alba, J.: Arch. Asoc. Evit. Ceg. Méx. **1**, 121—154 (1956); ref. Ophthal. Lit. **10**, 4590 (1956).

SCHWARZ, K.-G.: Über die Zunahme des Glaukoms in Südbaden. Statistische Erhebungen über das Glaukom von 1900—1938. Diss. Freiburg i. B. 1940, 19 S.; ref. Zbl. Ophthal. **46**, 338 (1941).
SVEINSSON, K.: Laeknabladid **40**, 1—14 (1956); ref. Ophthal. Lit. **10**, 3596 (1956).
TÖRNQUIST, R.: Nord. Med. **48**, 1273—1274 (1952); ref. Ophthal. Lit. **6**, 2558 (1952).
— Acta ophthal. (Kbh.) **32**, 513—517 (1954).
— Nord. Med. **55**, 427—430 (1956); ref. Zbl. Ophthal. **68**, 138 (1956).
WEEKERS, R., C. GOUGNARD-RION u. L. GOUGNARD: Bull. Soc. belge Ophtal. **110**, 255—267 (1955).
WEINSTEIN, P.: Klin. Mbl. Augenheilk. **93**, 794—797 (1934).
WILCZEK, M.: Klin. oczna **15**, 517—530; 530—532 (1937); ref. Zbl. Ophthal. **40**, 85 (1938).

II. Rasse und Glaukom

Bei *Juden* soll Glaukom nach WILCZEK (1937) besonders häufig sein, doch wurde dies von BRAV (1931) und LEHRFELD et al. (1937) nicht bestätigt. BRAV (1931) nahm an, daß dieser Eindruck nur dadurch entsteht, weil Juden mit Glaukom meist mehrere Augenärzte aufsuchen. Auch die im Kapitel „Die Häufigkeit und soziale Bedeutung des Glaukoms“ mitgeteilten Zahlen sprechen nicht für eine besondere Glaukomdisposition der jüdischen Rasse.

Bei *Negern* nahm TOLEDO (1952) eine Häufung von Glaukom an, weil die Weißen zu den Negern nach dem 40. Lebensjahr bei Allgemeinleiden im Verhältnis 1 : 7,3, beim Glaukom im Verhältnis 1 : 3,8 standen (Brasilien). Auch DEGAZON (1952) fand in Jamaica auffallend viele Glaukomkranke (in dem Referat der Arbeit ist nicht angegeben, ob er Unterschiede zwischen Weißen und Farbigen beobachtete). Eine Rundfrage von MCNAIR (1951) bei Augenärzten der Südstaaten Nordamerikas ergab jedoch, daß Glaukom *bei Negern etwas weniger häufig* ist als bei Weißen. In einer Klinik, in der mehr als die Hälfte der Kranken Neger waren, machten diese nur 45,9% der Glaukomkranken aus, die Weißen 54,1% (ROUSE, zit. nach MCNAIR). Glaukom pflegt aber bei Negern früher aufzutreten (Durchschnittsalter 47 Jahre, Weiße: 57 Jahre; ROUSE, s. oben) und schwerer zu verlaufen: 20% der Empfänger von Blindenunterstützung, jedoch 29% aller blinden Glaukompatienten waren Neger. Über die schlechte Prognose von Operationen bei Glaukom der Neger s. dort.

Schrifttum

BRAV, A.: Amer. J. Ophthal. **14**, 48—50 (1931).
DEGAZON, D. W.: W. Indian med. J. **1**, 178—194 (1952); ref. Ophthal. Lit. **6**, 2559 (1952).
LEHRFELD, L., u. J. REBER: A. M. A. Arch. Ophthal. **18**, 712—738 (1937).
MCNAIR, S. S.: Amer. J. Ophthal. **34**, 70—76 (1951).
TOLEDO, R. DE: Arch. bras. Oftal. **15**, 35—39 (1952); ref. Zbl. Ophthal. **61**, 247 (1954).
— 4. Cong. panamer. Oftal. **2**, 855—859 (1952); ref. Zbl. Ophthal. **63**, 52 (1954/55).
WILCZEK, M. Klin. oczna 15, 517—530; 530—532 (1937); ref. Zbl. Ophthal. 40, 85 (1938).

III. Körperbau und Glaukom

Die Arbeiten über häufigeres Vorkommen von Glaukom oder bestimmter Glaukomformen bei gewissen Körperbau-Typen sind wenig aufschlußreich, da die Typologie selbst ein umstrittenes Gebiet ist, eindeutige Zuordnungen oft nicht möglich sind, die Zahl der Untersuchten zu klein ist und Vergleichsuntersuchungen über die Häufigkeit des Körperbautyps ohne Glaukom fehlen.

ROSSI (1932) untersuchte 45 Glaukomkranke und glaubte, der brachycephale Typ sei besonders glaukomdisponiert, NÉMETH (1938) fand Glaukom bei allen Körperbautypen gleich oft, meinte aber, daß Pykniker eher zum akuten Glaukom, Astheniker eher zum Glaucoma simplex neigen (so auch RADNÓT et al., 1949), Glaukom bei diesen früher auftritt und die Prognose schlechter ist (50 Patienten!). FUNDER (1954) dagegen fand akutes Glaukom und Glaucoma simplex bei beiden Körperbautypen gleich oft, Pykniker insgesamt aber häufiger erkrankt. GONÇALVES (1953) wiederum meinte, Glaucoma simplex sei bei langem Körperbau häufiger, kongestives Glaukom bei kurzem Körperbau, und die Prognose sei bei langem Wuchs besser. GENNARO et al. (1932) fanden keinen Zusammenhang mit dem Körperbau.

Schrifttum

FUNDER, W.: Klin. Mbl. Augenheilk. **125**, 262—265 (1954).
GENNARO, L., u. T. TAMBURRI: VII. Cong. Soc. Ital. Oftal. Rom, 1932; ref. Zbl. Ophthal. **28**, 641 (1933).
GONÇALVES, P.: Arch. port. Oftal. **5**, 48—70 (1953); ref. Ophthal. Lit. **7**, 2716 (1953).
NÉMETH, L.: Klin. Mbl. Augenheilk. **101**, 222—235 (1938) und Orv. Hetil. 1062—1066 (1938).
RADNÓT, M., u. B. NÉMETH: Ophthalmologica **117**, 60—62 (1949).
ROSSI, V.: Arch. Ottal. **39**, 1—50 u. 51—85 (1932).

IV. Ist Glaukom rechts oder links häufiger?

Aus einigen Statistiken, die in Tab. 9 zusammengestellt sind, wurde geschlossen, daß Glaukom häufiger am linken, als am rechten Auge auftritt. Ein signifikanter Unterschied besteht jedoch lediglich in der 1. Serie von HOLST (1947), der bei 486 Kranken das linke Auge früher oder schwerer erkrankt fand, bei 390 Kranken das rechte. Bei solchen klinischen Einteilungen ist eine gewisse Willkür nicht zu vermeiden. Meiner Ansicht nach ist bisher nicht bewiesen, daß Glaukom eine Seite bevorzugt. Bei meiner Reihenuntersuchung konnte ich keinen Seitenunterschied der Häufigkeit oder des Beginns von Glaucoma simplex feststellen. Der i.o. Druck *gesunder* Augen ist im Mittel beidseits gleich (s. dort).

Tabelle 9. *Ist Glaukom rechts oder links häufiger?*

Krankengut	Fragestellung	Seitenunterschied	Autor	Jahr
876 Patienten 189 absolute Glaukome 196 einseitige Glaukome	Früher erkrankt, schwerer geschädigt	390 rechts 486 links 87 rechts, 102 links 77 rechts, 119 links	HOLST	1947
669 einseitige Glaukome 761 Patienten mit *einseitig absolutem* Glaukom		359 rechts, 310 links 363 rechts, 398 links	WEINSTEIN	1948
Etwa 200—300 Patienten	Früher erkrankt, schwerer geschädigt	58% rechts	STERN zit. n. ASCHER et al.	1949, 1952
928 stationäre Patienten, ohne Hydrophthalmie 431 Patienten, akutes Glaukom 284 Augen, absolutes Glaukom	Beginn	26 bds. gleichzeitig, 446 rechts, 456 links 19 bds. gleichzeitig, 217 rechts, 195 links rechts und links gleich oft	RADNÓT et al.	1949
249 Augen, Glaucoma simplex, meist Frühfälle		rechts 122 links 127 Augen	LEYDHECKER, Reihenuntersuchg. (erscheint in Docum. ophthal.)	

Schrifttum

ASCHER, K. W., u. W. M. SPURGEON: Amer. J. Ophthal. **35**, 1480—1483 (1952).
HOLST, J. C.: Amer. J. Ophthal. **30**, 1267—1275 (1947).
RADNÓT, M., u. B. NÉMETH: Ophthalmologica **117**, 60—62 (1949).
WEINSTEIN, P.: Amer. J. Ophthal. **31**, 745—746 (1948).

V. Einseitiges primäres Glaukom

Wenn wir Glaukom an einem Auge feststellen, ist dies klinisch eine Aufforderung, das 2. Auge sehr genau auf das Vorliegen von Glaukom zu untersuchen, da im allgemeinen primäres Glaukom beidseits auftritt. Je genauer man untersucht (Goldmann-Perimeter, Tonographie, Belastungsproben, Tagesdruckkurve, stündliche Tonometrie), desto häufiger findet man auch am 2. Auge wenigstens den Beginn der Erkrankung. CHARAMIS (1955) gab an, bei 25,4% der in der Univ.-Augenklinik Athen wegen Glaukom Operierten sei die Erkrankung einseitig gewesen; das erscheint mir viel zu hoch gegriffen. Andererseits kann man CONSTANTINE (1937) nicht zustimmen, echtes Glaucoma simplex sei stets beidseitig und einseitige Drucksteigerung sei kein Glaukom. Zweifelsohne beginnt die Krankheit oft an einem Auge früher als am anderen, und bei fortgeschrittenem Leiden finden wir oft ein Auge stärker betroffen als das andere (vgl. hierzu den folgenden Abschnitt).

Zur Frage, *wie lange primäres Glaukom einseitig bleibt*, finden wir in der Literatur wenig Angaben.

ROHRSCHNEIDER et al. (1957) fanden unter 575 Patienten mit Glaucoma simplex 40 einseitige Fälle zur Zeit der Untersuchung (1942–1954), von denen 22 nachuntersucht werden konnten. Bei 8 von diesen wurde eine Prellung des Glaukomauges in der Vorgeschichte angegeben, die bei fünf Augen 10–30 Jahre zurücklag. Wegen dieses langen zeitlichen Abstandes und des klinischen Befundes, der im übrigen dem bei Glaucoma simplex glich, lehnten ROHRSCHNEIDER et al. (1957) ein Sekundärglaukom durch Prellung ab. Ich wäre eher geneigt, bei einseitigem Glaukom nach heftiger Prellung ein Sekundärglaukom anzunehmen. Ein sicherer Beweis ist für die eine oder andere Ansicht im Einzelfall kaum möglich.

Aus der Arbeit von ROHRSCHNEIDER et al. (1957) geht jedenfalls hervor, daß *Glaucoma simplex* ausnahmsweise 5–15 Jahre lang einseitig bleiben kann. Ich fand bei einer Reihenuntersuchung 100 Kranke mit beidseitigem Glaukom, 29 mit sicherem Glaukom eines Auges und Glaukomverdacht am 2. Auge und 17 Kranke mit einseitigem Glaukom. Es handelte sich bei den weitaus meisten um beginnendes Glaucoma simplex.

Bei *Winkelblock-Glaukom* fand WINTER (1955) bei 32 von 47 Kranken (68%) auch am 2. Auge einen Anfall, der bei 29 Kranken (62%) innerhalb von fünf Jahren nach dem Anfall des anderen Auges auftrat. Trotz Behandlung mit Miotica erlitten 4 von 20 Kranken (20%) einen Anfall des 2. Auges.

Schrifttum

CHARAMIS, J.: Proc. XVII. int. Cong. Ophthal. Montreal-N. Y. 1954, I, 108—113 (1955).
CONSTANTINE, K. W.: Amer. J. Ophthal. **20**, 728—730 (1937).
ROHRSCHNEIDER, W., u. H. BAUERMANN: Klin. Mbl. Augenheilk. **130**, 189—200 (1957).
WINTER, F. C.: Amer. J. Ophthal. **40**, 557—558 (1955).

VI. Einfluß von Wetter und Jahreszeit auf das primär-chronische Glaukom

Chronisches Glaukom wird von Wetter und Jahreszeit wohl noch weniger als akutes Glaukom beeinflußt. KNECHT (1948) und GONZÁLEZ SÍMON (1953) berichten über häufige Kliniksaufnahmen im Frühjahr und Winter, KANDORI (1939) im Februar und April/Mai, doch könnte man dies vielleicht auch mit der Beschäftigung der Patienten erklären, die sich im Sommer und Herbst nur ungern aufnehmen lassen. Statistisch könnte man bei uns im Rheinland auch schließen, daß Karneval und die Weihnachtsfeiertage drucksenkend wirken, da dann unsere Glaukomabteilung nahezu leer ist. Bei Frontenwechsel ist die Zahl von Druckanstiegen nur gering

(KNECHT, 1948). HUERKAMP et al. (1954) schrieben dem Arangehalt der Luft eine Bedeutung zu, die mir aus ihren Ergebnissen unverständlich ist (deutliche Korrelation bei 12 von 138 Augen, und zwar bei 5 paralleler Verlauf von Aranspiegel und Tension, bei 7 Augen umgekehrtes Verhalten). ZAJONĚKOVSKIJ (1939) hielt die Luftfeuchtigkeit für wichtig.

Der Einfluß von *Änderungen des atmosphärischen Luftdrucks* ist umstritten. BARDANZELLU (1929) fand in den Alpen keinen Einfluß auf den i.o. Druck gesunder Augen, ebenso PINSON (1940) bei Kaninchen in der Unterdruckkammer und ASCHER (1938) bis zu 2000 m Höhe, während FURUYA (1936) in der Unterdruckkammer bei Gesunden in 4000—5000 m Höhe und NIESEL (1954) in 6500 m Höhe kurzfristige Druckanstiege fanden, die auf Gefäßerweiterung zurückzuführen sind.

Schütteln des Kaninchens in seiner Längsrichtung (Amplitude 2,5 cm 70 mal/min) steigerte den i.o. Druck, der nach Aufhören des Schüttelns unter den Ausgangsdruck sank (KAWABATA et al. 1951).

Über therapeutische physikalische Maßnahmen s. „Medikamentöse Therapie", „Physikalische Therapie", Diathermie-Operationen; vgl. „Wassertrinkprobe" bei „Belastungsproben".

Schrifttum

ASCHER, K.: Albrecht v. Graefes Arch. Ophthal. **139**, 62—79 (1938).
BARDANZELLU, T.: Boll. Oculist. **8**, 1281—1292 (1929).
FURUYA, G.: Acta Soc. Ophthal. Jap. **40**, 2432—2443 (1936); ref. Zbl. Ophthal. **39**, 44 (1937).
GONZÁLEZ SIMON, J.: Arch. chil. Oftal. **10**, 184—191 (1953); ref. Ophthal. Lit. **7**, 5092 (1953).
HUERKAMP, B., u. W. ZIEGLITZ: Albrecht v. Graefes Arch. Ophthal. **154**, 507—515 (1953).
KANDORI, F.: Chuo-Ganka-Iho **31**, 20—34 (1939); ref. Zbl. Ophthal. **44**, 542 (1940).
KAWABATA, Y., u. H. MIKAMI: Acta Soc. Ophthal. Jap. **55**, 141—146 (1951); ref. Ophthal. Lit. **5**, 2303 (1951).
KNECHT, F.: Ophthalmologica **116**, 21—38 (1948).
NIESEL, P.: Albrecht v. Graefes Arch. Ophthal. **156**, 79—84 (1954).
PINSON, E. A.: J. Aviat. Med. **11**, 108—111 (1940); ref. Zbl. Ophthal. **46**, 337 (1941).
ZAJONĚKOVSKIJ, M. I.: Vestn. Oftal. **14**, 106—109 (1939); ref. Zbl. Ophthal. **43**, 538 (1939).

VII. Sonstige statistische Angaben

Die Blutgruppe A wollte MIKUCHI (1931) besonders oft bei kongestivem Glaukom gefunden haben, doch konnte LOBECK (1932) keinen Zusammenhang zwischen Blutgruppen und Glaukom feststellen. SCHEERER (1936) versuchte durch einen Doktoranden (WOERNER 1936), verschiedene Typen hypertonischer Fundusveränderungen bestimmten Formen des primären Glaukoms zuordnen zu lassen. – Der Versuch von LLOYD (1955), Glaukom als epidemische Krankheit zu studieren, scheiterte an der Schwierigkeit, den Beginn der Krankheit festzustellen.

Klinische Statistiken über eine größere Zahl von Glaukomkranken veröffentlichten SZÁSZ (1934), LLOYD (1951), PEREYRA (1953) MATSUKA (1956). Andere Übersichten sind im Zusammenhang mit dem jeweiligen Thema in diesem Buch genannt. Auf die besonders lesenswerten Arbeiten von LEHRFELD et al. (1937), HRUBY (1941) und LEMOINE (1950) sei hier nochmals hingewiesen.

Schrifttum

HRUBY, K.: Albrecht v. Graefes Arch. Ophthal. **143**, 187—206 (1941).
LEHRFELD, L., u. J. REBER: A. M. A. Arch. Ophthal. **18**, 712—738 (1937).
LEMOINE, A. N.: Amer. J. Ophthal. **33**, 1353—1373 (1950).
LLOYD, J. P. F.: Amer. J. Ophthal. **34**, 705—717 (1951).
— Proc. XVII. int. Cong. Ophthal. Montreal-N. Y. 1954, II, 919—926 (1955).
LOBECK, E.: Albrecht v. Graefes Arch. Ophthal. **128**, 620—647 (1932).
MATSUZAKA, T.: J. Clin. Ophthal. (Tokyo) **10**, 1185—1186 (1956); ref. Zbl. Ophthal. **70**, 172 (1957).
MIKUCHI, T.: Acta Soc. Ophthal. Jap. **35**, 1007—1009 (1931); ref. Zbl. Ophthal. **26**, 160 (1932).
PEREYRA, C. C. A.: Arch. Oftal. B. Aires **28**, 221—231 (1953); ref. Ophthal. Lit. **7**, 2701 (1953).
SCHEERER, R.: Klin. Mbl. Augenheilk. **97**, 602—606 (1936).
SZÁSZ, A.: Arch. Augenheilk. **108**, 621—630 (1934).
WOERNER, E.: Primäres Glaukom und Konstitution. Diss. Tübingen 1936, 27 S.; ref. Zbl. Ophthal. **38**, 330 (1937).

L. Erblichkeit des primären Glaukoms*

Zusammenfassende Arbeiten über die Erblichkeit von Augenleiden, in denen auch das Glaukom besprochen wird, erschienen von KRANZ (1938), RIDDELL (1949) und SORSBY (1951). Die Arbeiten von TÖRNQUIST (1952–1956) bezogen sich vor allem auf die Vererbung der flachen Vorderkammer, also die Anlage zu akutem Glaukom. Sie sind bei der Besprechung der Vorderkammertiefe erwähnt. Auch WEEKERS et al. (1955) fanden, daß die Anlage für eine flache Vorderkammer erblich ist.

Die Angaben über die *Erblichkeit* des primär-chronischen Glaukoms schwanken zwischen 5–31%.

WOERNER (1936) untersuchte 424 Glaukomkranke und fand Vererbung bei 4,2% der kongestiven Formen und 5% der Glaucoma simplex-Fälle. BIRÓ (1939, 1940) gab Vererbung bei 43 von 761 Fällen (5,7%) an, später (1951) bei 16 von 125 Fällen (12,8%). WESTERLUND (1947) fand Vererbung bei 13% seiner Fälle, die alle chronisch-kongestives Glaukom hatten, POSNER et al. (1948) bei 13% von 373 primären Glau-

Tabelle 10. *Kasuistik: Glaukom Erwachsener, Erblichkeit*

Glaukomform	Erbgang	Autor	Jahr	
Glaucoma simplex	dominant	MAZAL	1933	mit sonstigen Augenmißbildungen kombiniert
Glaucoma simplex	dominant	ZORAB	1933	
Glaucoma simplex	dominant	ALLMARAS	1935, 1938	
Glaucoma simplex	dominant	STREHLER	1938	bei einem Stammbaum Glaukom und Myopie zusammen
Glaucoma simplex	dominant, Antizipation	KORTE	1939	Erkrankte myop, Gesunde emmetrop oder hypermetrop
Glaucoma simplex		STOKES	1940	oft mit Myopie
Glaucoma simplex	dominant? Antizipation	CASINI	1940	
Glaucoma simplex	dominant	HAMBRESIN et al.	1947	Glaukom Erwachsener und Hydrophthalmie werden getrennt vererbt
Glaucoma simplex	dominant	GIRGIS	1948	
Glaucoma simplex	dominant	SWETS	1951	
Glaucoma simplex	dominant	FREY et al.	1952	
Glaucoma simplex	nicht dominant. Rezessiv? Geschlechtsgebunden?	GOLDSCHMIDT	1951	
Glaucoma simplex	dominant	HAVENER	1955	
Glaucoma simplex, Hydrophthalmie in gleicher Familie	dominant, Antizipation	KORTE	1939	
chronisch-kongestiv	dominant, keine Antizipation	WOLFSOHN-JAFFÉ	1935	9 Personen in 3 Generationen erkrankt

Weitere Fälle: DI LUCA (1949), CRESPI JAUME (1949), CHARDIN (1954) sowie im Kapitel „Hydrophthalmie" (Vorkommen in Familien mit Glaukom Erwachsener).

* Vgl. ferner die Kapitel „Hydrophthalmie", „Primäres Glaukom bei jungen Menschen" und „Die Tiefe der Vorderkammer bei Glaukom".

Tabelle 11. *Kasuistik „juveniles" Glaukom*

Klinische Form	Erbgang	Alter	Autor	Jahr
Glaucoma simplex	dominant, nur Männer erkrankt	—	DÉRER	1930
Glaucoma simplex	dominant	Erblindung in Jugend	PONOMAREV	1930
Glaucoma simplex	dominant	15—30 J.	COURTNEY et al.	1931
Glaucoma simplex	nur Männer erkrankt, Frauen Konduktoren	20—30 J.	MAKAROW	1937
Glaucoma simplex	dominant, keine Antizipation	20—25 J.	GLEES et al.	1940
Glaucoma simplex, 4 Generationen	dominant, nicht geschlechtsgebunden	15—43 J.	PREOBRAŽENSKIJ	1940
Glaucoma simplex,	dominant	7—15 J.	ALLEN et al.	1941, 1942
Glaucoma simplex 5 Generationen	keine Antizipation, dominant	—	MCCULLOCH et al.	1950
Glaucoma simplex	dominant	nach 35. J.	PENZANI	1955
Glaucoma simplex	dominant	15—17 J.	SAVEVSKI	1956
chronisch-kongestiv	dominant	8—43 J.	BERG	1932
chronisch-kongestiv	dominant	16—18 J.	SÉDAN et al.	1949
verschiedene klinische Formen	dominant?		WAARDENBURG	1939
Juvenil – Erwachsenen – Glaukom – juvenil abwechselnd in 3 Generationen; wenn juvenil: kongestiv, wenn bei Erwachsenen: simplex		24, 28, 30, 56 J.	HOLM-PEDERSEN	1948
Megalocornea, Hydrophthalmie, juveniles Glaukom, kongestives Glaukom und Glaucoma simplex in einer Familie	—	—	BIRÓ	1956

Weitere Literatur: ROSSI (1949), ROSSETTI (1953) (vgl. „juveniles Glaukom" und „Hydrophthalmie").

Familiäre Aniridie mit Glaukom: LAZARESCU (1931), BEATTIE (1947).

komfällen. WAARDENBURG (1949) fand Erblichkeit bei 35 von 142 Glaukomkranken (24,7%), wobei sich, entgegen WESTERLUNDS Angaben, keine Unterschiede zwischen chronisch-kongestivem und einfachem Glaukom ergaben. Später (1950) fand er Vererbung sogar bei 31% der Glaukomkranken. Bei 571 an primärem Glaukom erblindeten Personen stellte PROBERT (1952) Erblichkeit bei 102 (17,8%) fest. WEEKERS et al. (1955) fanden weitere Kranke mit Glaucoma simplex in 20 von 87 Sippen mit erkrankten Mitgliedern, Kranke mit Winkelblock-Glaukom in 8 von 61 Familien solcher Kranker. KELLERMAN et al. (1955) untersuchten 199 Patienten mit primär-chronischem Glaukom; bei 27 (13,5%) war die Familienanamnese sicher und bei weiteren 11 (5,5%) fraglich positiv. Unter 192 Verwandten von Frühfällen fanden sie 8 (4%) mit sicherem Glaukom. SVEINSSON (1956) fand in Island bei 659 von 1435 Patienten, von denen 91% Glaucoma simplex hatten, familiäres Vorkommen. SCHLOSSMAN (1957) gab bei 14% einen Erbfaktor an.

Ich fand bei einer Reihenuntersuchung 147 Personen mit Glaucoma simplex, von denen 12 (8,2%) Glaukom bei Eltern, Onkeln, Tanten oder Geschwistern angaben, weitere 5 (3,4%) Erblindung eines Elternteils im Alter, wobei die Diagnose nachträglich nicht mehr geklärt werden konnte.

Der *Erbgang* ist meist dominant (Posner et al., 1949, 29 von 30 Familien; Desvignes et al., 1954, 15 Stammbäume aus der Literatur und 1 eigener; Kellerman et al., 1955, 34 von 257 Stammbäumen; Waardenburg, 1950, 15 von 60 Familien; Sveinsson, 1956). Seltener ist eine recessive oder recessiv-geschlechtsgebundene Vererbung (Probert, 1952; Sveinsson, 1956). Nur Waardenburg (1950) fand recessiven Erbgang häufiger (19 Familien) als Dominanz (15 Familien).

Antizipation wurde bei Vorkommen des Glaukoms in mehreren Generationen von Biró (1939, 1940) gefunden, von Bednarski (1937), Waardenburg (1950) und Probert (1952) nicht.

Nach Waardenburg (1948, 1950) können verschiedene primäre Glaukomformen Erwachsener (akut, „intermittierend"-chronisch-kongestiv, simplex) in der gleichen Familie durcheinander vererbt werden. Dagegen hielten Kellerman et al. (1955) und Weekers et al. (1955) Glaucoma simplex und Glaucoma congestivum für erbgenetisch verschieden.

Berichte über *einzelne Stammbäume* sind in der Tabelle 10 zusammengefaßt. Sie zeigen gleichfalls, daß Glaucoma simplex meist dominant vererbt wird und Antizipation selten ist. *Stammbäume mit „juvenilem" Glaukom* sind in Tabelle 11 zusammengestellt. Sie zeigen den gleichen Erbgang wie das Glaukom Erwachsener, mit dem das „juvenile" Glaukom auch in der klinischen Verlaufsform übereinstimmt.

Es handelt sich dabei nicht um eine besondere Glaukomform, sondern um ein früh sich manifestierendes Glaukom Erwachsener, wie wir bereits ausführten.

Schrifttum

Allen, T. D., u. W. G. Ackermann: Trans. Sect. Ophthal. Amer. med. Ass. 286—307 (1941) und A. M. A. Arch. Ophthal. **27**, 139—157 (1942).

Allmaras, F.: Klin. Mbl. Augenheilk. **94**, 113 (1935).

— Z. Augenheilk. **95**, 276—279 (1938).

Beattie, P. H.: Brit. J. Ophthal. **31**, 649—676 (1947).

Bednarski, A.: Klin. oczna **15**, 129—143 (1937); ref. Zbl. Ophthal. **39**, 370 (1937).

Berg, F.: Acta Ophthal. (Kbh.) **10**, 568—587 (1932).

Biró, I.: Orv. Hetil. 832—834 (1939); ref. Zbl. Ophthal. **44**, 618 (1940).

— Ophthalmologica **98**, 43—50 (1939).

— Klin. Mbl. Augenheilk. **104**, 238 (1940).

— Ophthalmologica **122**, 228—238 (1951).

— Szemészet **93**, 67—72 (1956); ref. Ophthal. Lit. **10**, 1210 (1956).

Casini, F.: Arch. Ottal. **47**, 1—15 (1940).

Chardin, D.: De l'hérédité dans le glaucome primitif. Paris: Diss. 1954, 48 S.; ref. Zbl. Ophthal. **63** 157 (1954/55).

Crespi Jaume, G.: Arch. Soc. oftal. hisp.-amer. **9**, 1117—1146 (1949).

Courtney, R. H., u. E. Hill: J. amer. med. Ass. **97**, 1602—1609 (1931).

Desvignes, P. u. Chardin: Arch. Ophtal. (Paris) **14**, 587—600 (1954).

Dérer, J.: Ofthal. Sborn. **5**, 112—114 (1930); ref. Zbl. Ophthal. **24**, 325 (1931).

Frey, W. G., u. A. Posner: A. M. A. Arch. Ophthal. **47**, 454—458 (1952).

Girgis, A. M.: Bull. Soc. Ophthal. Egypt. **35**, 120—121 (1948); ref. Ophthal. Lit. **2**, 511 (1948).

Glees, M., u. A. Ried: A. M. A. Arch. Ophthal. **142**, 495—502 (1940).

Goldschmidt, R. B.: J. Hered. **42**, 271—272 (1951); ref. Ophthal. Lit. **5**, 3911 (1951).

Hambresin, L., u. Ch. Schepens: Bull. Soc. franç. Ophtal. **59**, 219—223 (1947) und Arch. Ophtal. (Paris) **7**, 415 (1947).

Havener, W. H.: Amer. J. Ophthal. **40**, 828—831 (1955).

Holm-Pedersen, E.: Nord. Med. **39**, 1615—1617 (1948); ref. Ophthal. Lit. **2**, 304 (1948).

Kellerman, L., u. A. Posner: Amer. J. Ophthal. **40**, 681—685 (1955) und Proc. XVII int. Cong. Ophthal. Montreal-N. Y. 1954, II, 1129—1135 (1955).

Korte, W.: Klin. Mbl. Augenheilk. **102**, 664—668 (1939).

Kranz, H. W.: Zbl. Ophthal. **40**, 257—296 (1938).

Lazarescu, E.: Cluj. med. **123**, 362 (1931); ref. Zbl. Ophthal. **26**, 193 (1932).

di Luca, G.: G. ital. Oftal. **2**, 394—395 (1949).

Makarow, N. N.: Vestn. Oftal. **10**, 850—855 (1937); ref. Zbl. Ophthal. **40**, 84 (1938).
Mazal, V.: Čsl. Ofthal. **1**, 185—191 (1933); ref. Zbl. Ophthal. **32**, 218 (1935).
McCulloch, C., u. D. MacRae: Trans. Canad. Ophthal. Soc. **13**, 79—91 (1950); ref. Ophthal. Lit. **4**, 5066 (1950).
Penzani, B.: G. ital. Oftal. **8**, 53—61 (1955).
Ponomarev, S.: Arch. Oftal. **7**, 1053—1057 (1930); ref. Zbl. Ophthal. **25**, 732 (1931).
Posner. A., u. A. Schlossman: Amer. J. Ophthal. **31**, 915—934 (1948).
— — A. M. A. Arch. Ophthal. **41**, 125—150 (1949).
Probert, L. A.: Canad. Med. Ass. J. **66**, 563—568 (1952); ref. Zbl. Ophthal. **59**, 18 (1953).
Preobraženskij, V. V.: Vestn. Oftal. **16**, 326—332 (1940); ref. Zbl. Ophthal. **47**, 80 (1942).
Riddell, W. J. B.: Ophthal. Lit. **3**, 526—543 (1949).
Rossetti, D.: Ann. Ottal. **79**, 497—530 (1953).
Rossi, G.: G. ital. Oftal. **2**, 394 (1949).
Savevski, S.: Acta med. jugosl. **10**, 222—231 (1956); ref. Zbl. Ophthal. **70**, 173 (1957).
Schlossman, A.: Eye, Ear, Nose Thr. Monthly **36**, 301 (1957).
Sédan, J., u. S. Sédan-Bauby: Bull. Soc. Ophtal. Fr. Nr. **1**, 29—36 (1949).
Sorsby, A.: Genetics in Ophthalmology. Butterworth u. Co. 251 S, 1951 London.
Stokes, W. H.: A. M. A. Arch. Ophthal. **24**, 885—909 (1940).
Strehler, E.: Zwei Stammbäume von Glaucoma simplex. Diss.: Zürich 1938, 26 S.; ref. Zbl. Ophthal. **42**, 412 (1939).
Sveinsson, K.: Laeknabladid **40**, 1—14 (1956); ref. Ophthal. Lit. **10**, 3596 (1956).
Swets, E.: Amer. J. Ophthal. **34**, 1184—1185 (1951).
Törnquist, R.: Nord. Med. **48**, 1273—1274 (1952); ref. Ophthal. Lit. **6**, 2558 (1952).
— Acta Ophthal. (Kbh.) Suppl. Bd. 39, 74 S., (1953).
— Acta Ophthal. (Kbh.) **32**, 513—517 (1954).
— Nord. Med. **55**, 427—430 (1956); ref. Zbl. Ophthal. **68**, 138 (1956).
Waardenburg, P. J.: Albrecht v. Graefes Arch. Ophthal. **140**, 662—686 (1939).
— Ned. T. Geneesk. **3**, 2549—2555 (1948); ref. Ophthal. Lit. **2**, 795 (1948).
— Ophthalmologica **118**, 1018—1019 (1949).
— Genetica **25**, 79—125 (1950); ref. Zbl. Ophthal. **54**, 337 (1950/51).
— Ophthalmologica **119**, 250—252 (1950).
Weekers, R., C. Gougnard-Rion u. L. Gougnard: Bull. Soc. belge Ophtal. **110**, 255—267 (1955).
Westerlund, E.: Nord. Med. **36**, 2537 (1947); ref. Ophthal. Lit. **1**, 3561 (1947).
Woerner, E.: Primäres Glaukom und Konstitution. Diss.: Tübingen, 27 S., 1936; ref. Zbl. Ophthal. **38**, 330 (1937).
Wolfsohn-Jaffé, E.: Klin. Mbl. Augenheilk. **94**, 662—668 (1935).
Zorab, A.: Trans. Ophthal. Soc. U.K. 1932, **52**, 446—460 (1933).

M. Zur Begutachtung des Glaukoms

Gutachtenfragen werden in den Abschnitten „Glaukom bei Zentralvenenthrombose“, „Glaukom nach perforierender Verletzung“, „Glaukom nach Prellung“ und „Glaukom durch seelische Erregung“ behandelt.

Junius (1931) führt einen Fall an, bei dem Glaucoma simplex nach geringfügiger Fremdkörperverletzung nicht als Unfallfolge angesehen wurde. Bei akutem Glaukom nach Aufregung hält er die „innere Krankheitsbereitschaft“ für so maßgebend, daß er es nicht als „Unfallfolge“ ansieht. Hack (1933) berichtet über einen Mann, dessen rechtes Auge nach perforierender Verletzung an Sekundärglaukom erblindete und entfernt wurde; das linke Auge erblindete 6 Jahre später an primärem Glaukom, was nicht als Folge des früheren Unfalls angesehen wurde. Genet (1947) hält die Prognose nach einer Iridektomie für so schlecht, daß er gutachtlich bei solchen Augen nur eine Bewertung mit 15% vorschlägt, wenn das Auge später durch Unfall verloren geht und frühere Befunde fehlen. Carra (1949, 1950) hielt primäres Glaukom grundsätzlich für unabhängig vom Wehrdienst.

Ich meine, daß man die Schädigung des Sehvermögens durch primäres Glaukom dann als Wehrdienstfolge anerkennen soll, wenn der Kranke über typische Augensymptome klagte, durch Kriegsereignisse oder Gefangenschaft aber nicht untersucht oder behandelt werden konnte.

Bei der Begutachtung kann man anamnestisch nicht genug ins einzelne gehen. Man muß versuchen, die Tätigkeit des Untersuchten vor und nach dem Schadensereignis genau zu klären. Frühere ärztliche Befunde und Zeugenaussagen können uns ein Urteil über das Sehvermögen vor dem Schaden erlauben. Die individuellen Lebensbedingungen und die Art des Einsatzes sind bei Kriegsschäden wichtig. Allgemeine Auskünfte („Kriegsgefangenschaft", „Ostfront") können Grundverschiedenes bedeuten und sind in so allgemeiner Form fast wertlos. Deshalb kommt der Gutachter auch mit allgemeinen Grundsätzen für seine Beurteilung nicht aus.

Auch geringfügige Ursachen können gutachtlich von Bedeutung sein. Bei einem Mann mit Elliot-Sickerkissen flog in einem zugigen Fabriksgang ein Fremdkörper in den Bindehautsack. Er wischte sich das Auge mit dem Taschentuch, wobei das Sickerkissen platzte. Es entstand eine i.o. Infektion, das Auge mußte entfernt werden. Entgegen Vorgutachtern habe ich den Verlust des Auges als Unfallfolge anerkannt.

Schrifttum

Carra, G.: G. med. milit. **96**, 623—630 (1949); ref. Ophthal. Lit. **3**, 4775 (1949).
— Atti 38. Cong. Soc. ottal. ital. **11**, 80—82 (1950).
Genet, L.: Ann. Oculist. (Paris) **180**, 246—247 (1947).
Hack: Mschr. Unfallheilk. **40**, 355—356 (1933).
Junius, P.: Zbl. Ophthal. **24**, 433 (1931).

N. Zur Geschichte des Glaukoms

Die deutsche *Bezeichnung „grüner Star"* beruht auf einem Irrtum: „γλαυκός" bedeutet nicht „grün", sondern bläulich, hellschimmernd, und die Griechen verstanden unter Glaukom eine Form des grauen Stars, die vielleicht unserer Cataracta coerulea entsprach (Rintelen, 1939; Esser, 1949). Im Neugriechischen kann „γλαυκός" auch „meerfarbig", „bläulich-grünlich" bedeuten, wie ich mir von griechischen Kollegen sagen ließ, so daß unsere Übersetzung mit „grün" nicht unbedingt falsch wäre. Die Drucksteigerung war jedoch den Alten noch nicht bekannt.

Die *Härte des Auges* als prognostisch ungünstiges Symptom wurde zuerst von Bannister (1621/1622) erwähnt (Sorsby, 1932; Vos, 1947, 1948), später von A. Maitrejean (1707), Woolhouse (1707), Taylor (1737), Platner (1745) und Demours d. J. (1821) (nach Terson, 1934). Die ersten brauchbaren Beschreibungen des *akuten Glaukoms* gaben Beer (1813, „gichtische Iritis"), Demours (1813, „Glaukom") und Lawrence (1826), der einsah, daß „gichtische Iritis" und „Glaukom" dasselbe sind (nach Sorsby, 1932). Von Graefe beschrieb als Glaukomzeichen *Arterienpuls* (1854) und *Exkavation* (1855), die er zunächst (1854) für eine Vorwölbung hielt. Er unterschied das akute Glaukom, das chronische Glaukom (entsprechend unserem chronisch-kongestiven Glaukom) und die Sehnervenexkavation mit Amaurose, die er später unter dem Einfluß von Donders zum Glaukom zählte („Glaucoma simplex").

Die Geschichte der *Glaukomtheorien* ist von Laughlin (1934), Jaensch (1952) und Bailliart (1953) dargestellt, die Entwicklung des modernen Glaukombegriffes von Posner (1956), der im gleichen Jahr auch dem Werk von Priestley Smith einen Aufsatz widmete. Die Zitate, die Vail (1955) aus der älteren Literatur brachte, mahnen uns, die Fortschritte unseres Jahrhunderts in der Glaukomforschung bescheiden einzuschätzen.

Die Geschichte der *drucksenkenden Operationen* wurde von Holth (1933), Terson (1934), Crisp (1948) und Juler (1950) behandelt. Die erste wirksame Operation war die Iridektomie von Graeffes (1857), deren Ausführung ab externo von Gayet (1884) angegeben wurde (Juler, 1950). Fisteloperationen wurden hiernach schon vor Lagrange ausgeführt, jedoch ist seine Methode (1905–1907) das älteste noch heute angewandte Verfahren zur Fistelbildung. Seinem Werk gelten die Arbeiten von Gallois (1956) und Marín-Amat (1956). Nach T. Fiore (1953) hatten G. und S. Fiore als erste den Gedanken, am Ciliarkörper zu operieren.

Dem deutschen Genius der Augenheilkunde Albrecht von Graeffe ist die vorzügliche Arbeit von Perera (1935) gewidmet, die eine vollständige Bibliographie seiner

Arbeiten enthält. MÜNCHOW (1956), BAILLIART (1957), KAL'FA (1957) und RINTELEN (1957) gedenken besonders des 100. Jahrestages der Iridektomie. Sonstige Arbeiten über VON GRAEFE, die nicht speziell auf seine Bedeutung für das Glaukomproblem eingehen, bleiben hier ungenannt.

Historische Notizen über die *Entdeckung von Curare und Cocain* bringen GÜTTICH (1956) und FEIGENBAUM (1956), über die *Einführung von Eserin* (LAQUEUR, 1876) und *Pilokarpin* (WEBER, 1877) in die Augenheilkunde HOLTH (1933, 1934), über die *Gonioskopie* POSNER (1956), über *Tonometrie* ADAMANTIADIS (1956), über die Entdeckung der *Wasservenen* in eigener Sache ASCHER (1952).

An Glaukom erkrankt waren JAVAL (POSNER, 1953) und LAQUEUR (POSNER, 1956) sowie MILTON (GASSON, 1932), bei dem SORSBY (1930), jedoch nicht recht überzeugend, Ablatio bei hoher Myopie annahm.

Schrifttum

ADAMANTIADIS, B.: Bull. Soc. hellen. Ophtal. **24**, 14—21 (1956); ref. Ophthal. Lit. **10**, 3943 (1956).
ASCHER, K. W.: Amer. J. Ophthal. **35**, 1512—1514 (1952).
BAILLIART, P.: J. Ophtal. soc. **14**, 18—19 (1953).
— J. Ophtal. soc. **20**, 33—34 (1957).
CRISP, W. H.: Amer. J. Ophthal. **31**, 277—285 (1948).
ESSER, A.: Klin. Mbl. Augenheilk. **115**, 562—566 (1949).
FEIGENBAUM, A.: Acta med. orient. (Jerus.) **15**, 201—205 (1956); ref. Ophthal. Lit. **10**, 1420 (1956).
FIORE, T.: Atti 39. Cong. Soc. ottal. ital. **13**, 178—180 (1953).
GALLOIS, J.: Bull. Soc. Ophtal. Fr. No. 1, 122—125 (1956).
GASSON, W.: Brit. J. physiol. Opt. **6**, 95—97 (1932).
GRAEFE, A. v.: Albrecht v. Graefes Arch. Ophthal. **1**/I, 371—382 (1854).
— Albrecht v. Graefes Arch. Ophthal. **1**/I, 382—390 (1854).
— Albrecht v. Graefes Arch. Ophthal. **2**/I, 242—250 (1855).
GÜTTICH, H.: Anaesthesist **5**, 56—58 (1956); ref. Ophthal. Lit. **10**, 1698 (1956).
HOLTH, S.: Trans. Ophthal. Soc. U.K. **53**, 1933, 326—335 (1933).
— Norsk. Mag. Laegevidensk. **95**, 19—26 (1934).
JAENSCH, P. A.: in: Bücherei d. Augenarztes, H. 21, 1—8, Enke Stuttgart 1952.
JULER, F.A.: Trans. Ophthal. Soc. U.K. **69**, 1949, 3—15 (1950).
KAL'FA, S. F.: Oftal. Ž. **12**, H. 4, 195—198 (1957); ref. Zbl. Ophthal. **72**, 214 (1957).
LAUGHLIN, R. C.: Bull. Inst. Hist. Med. **2**, 141—163 (1934); ref. Zbl. Ophthal. **32**, 260 (1935).
MARÍN-AMAT, M.: Gac. méd. esp. **30**, 179—181 (1956) u. Bull. Soc. Ophtal. Fr. 117—122 (1956).
MÜNCHOW, W.: Confin. neurol. (Basel) **16**, 666—670 (1956); ref. Ophthal. Lit. **10**, 4623 (1956).
PERERA, C. A.: A. M. A. Arch. Ophthal. **14**, 742—773 (1935).
POSNER, A.: Eye, Ear, Nose Thr. Monthly **32**, 207—208 (1953).
— Eye, Ear, Nose, Thr. Monthly **35**, 51—52; 56; 445; 453; 585—586; 595; 659—660; 662; 795—797 (1956).
RINTELEN, F.: Schweiz. med. Wschr. 1939/II, 646—647.
— Medizinische No. 36, 1261—1265 (1957).
SORSBY, A.: Brit. J. Ophthal. **14**, 339—354 (1930).
— Brit. J. Ophthal. **16**, 292—295 (1932).
— Brit. J. Ophthal. **16**, 555—559 (1932).
TERSON, A.: Ann. Oculist. (Paris) **171**, 701—708 (1934).
— Bull. Soc. Ophtal. Fr. No. 2, 61—67 (1934).
— Bull. Soc. franç. Ophtal. **47**, 270—276 (1934).
VAIL, D.: Proc. XVII. int. Cong. Ophthal. Montreal-N.Y. 1954/II, 686—721 (1955).
VOS, T. A.: Ned. T. Geneesk. 2945—2946 (1947); ref. Zbl. Ophthal. **51**, 8 (1949/50).
— Ophthalmologica **115**, 57—58 (1948).

O. Glaukom bei Tieren

I. Primäres und sekundäres Glaukom

Eine Monographie über die vergleichende Pathologie der Glaukome schrieb SHEVALEV (1956). Zur Tonometrie mit dem Schiötz-Tonometer bei Kaninchen vgl. BÁRÁNY (1946) und ROHRSCHNEIDER et al. (1954), bei Hunden MAGRANE (1951). Beim Hund kommen primäre und sekundäre Glaukome vor, deren Symptome ähnlich wie beim menschlichen Glaukom sind (JOURDAN, 1950). — Nach HEIDRICH (1954) äußert sich die Drucksteigerung zunächst in Lichtscheu, Tränen und Schmerzen, wird aber meist erst im Spätstadium erkannt, wenn Hydrophthalmie entstanden ist. Besonders oft entsteht primäres Glaukom nach MAGRANE (1957) bei Cocker Spaniels. Er untersuchte und beschrieb die gleichen Probleme, die beim Glaukom des Menschen diskutiert wurden (Einteilung, Erblichkeit, Einfluß der Jahreszeiten, Bevorzugung des rechten oder linken Auges u. a.). Bemerkenswert scheint mir zu sein, daß 25 von 27 Tieren mit akutem Glaukom eines Auges in einem Jahr auch am zweiten Auge einen Anfall erlitten. Sekundärglaukome der verschiedensten Genese wurden beim Hund von MAGRANE (1957) beschrieben, wobei Linsenluxation zu den häufigen Ursachen zählt (so auch CHAILLOUS et al., 1929, vier Fälle; PARRY, 1953, zwei Fälle, histologisch untersucht). Operationen können Erfolg haben (ÜBERREITER, 1939: Cyclodialyse; SCHWARTZMAN, 1956: Iridenkleisis). Weitere Literatur ist in der Übersicht von WEADON (1947) angeführt.

Tabelle 12. *Experimentelles Glaukom (zu S. 69)*

Methode	Autor	Jahr
Einführen einer Scheibe in die Vorderkammer	WORTHAM	1952
Einspritzen von Paraffin, Pigment oder zerkleinertem Kopfhaar in die Vorderkammer *	ISHIKAWA	1930
Injektion von Farbstoffen (Trypanblau, Karmin, Pyrrolblau)	ACCARDI et al.	1932
Eintropfen von 5% Trypaflavinlösung in den Bindehautsack oder in die Vorderkammer	ZUCKERMANNOVÁ-ZICHOVÁ	1930
Senfgas (örtlich)	DAVSON et al.	1950, 1951
Senfgas, Diisopropylfluorophosphat (örtlich)	WUDKA et al.	1955
Staubinde an den Ansätzen der geraden Augen-Muskeln	SKOTNICKI	1954, 1957
Abbinden der Vortexvenen	YAMAMOTO	1957
Schütteln des ganzen Kaninchens	IKEDA	1956
Durchschneiden der äußeren Augenmuskeln	TAKAZAWA	1931
Cholesterinfütterung	ŠEVALEV	1957
Vergiftung mit Blei-Tetraäthyl	SKRIPNIČENKO	1957
Subconjunctivale Injektionen:		
Sympathicomimetica	POOS	1931, 1937, 1938
Pilocarpin, Atropin, Dionin, Histamin, 20% NaCl	SCHAPER	1937
Agarizin	SZÁSZ	1932
10—20% NaCl, Jodtinktur	SUDA	1931
5% NaCl, 3% $CaCl_2$, 3% KCl, 3% $MgCl_2$	YATSUKURA	1930
10% NaCl	MURAYAMA	1937

* Junge Hunde. In 24 Std entstand akutes Glaukom, in einer Woche Hydrophthalmie, später Schnabelsche Kavernen und Exkavation.

Schrifttum

BÁRÁNY, E. H.: Acta ophthal. (Kbh.) **24**, 337—387 (1946).
CHAILLOUS, J., u. ROBIN: Bull. Soc. Ophtal. Fr. Nr. 6, 321—330 (1929).
HEIDRICH, H.-D.: Mh. Vet.-med. **9**, 154—156 (1954); ref. Zbl. Ophthal. **63**, 400 (1954/55).
JOURDAN, R. H.: J. Amer. vet. med. Ass. **117**, 419—422 (1950).
MAGRANE, W. G.: N. Amer. Vet. **32**, 413—414 (1951); ref. Ophthal. Lit. **5**, 6994 (1951).
— J. Amer. Vet. Med. Ass. **131**, 374—378 (1957).
— J. Amer. Vet. Med. Ass. **131**, 372—374; 456—463 (1957).
PARRY, H. B.: Brit. J. Ophthal. **37**, 670—679 (1953).
ROHRSCHNEIDER, W., u. H. J. KÜCHLE: Ophthalmologica **128**, 369—379 (1954).
SCHWARTZMAN, R. M.: J. Amer. vet. Ass. **128**, 18—20 (1956).
SHEVALEV, A. E.: The Comparative Pathology of Glaucoma. Odessa, 62 S., 1956; ref. Ophthal. Lit. **10**, 4589 (1956).
ÜBERREITER, O.: Arch. wiss. prakt. Tierheilk. **74**, 235—272 (1939).
WEADON, M.: J. Amer. Vet. Med. Ass. **110**, 375—376 (1947).

II. Experimentelles Glaukom

Die Arbeiten über experimentelles Glaukom bei Tieren nach *Lufteinblasen in die Vorderkammer* sind bei den sekundären Glaukomen im Abschnitt „Glaukom nach therapeutischen Maßnahmen" genannt, die Arbeiten über Glaukom nach Sanguinarin- oder Citralvergiftung im Abschnitt „Glaukom bei epidemischer Wassersucht".

Eine große Zahl weiterer Methoden wurde angewandt, um bei Tieren Glaukom zu erzeugen; sie sind in Tabelle 12, Seite 68, genannt, soweit sie nicht in anderem Zusammenhang bei den Tierversuchen besprochen werden.

Die Druckanstiege nach subconjunctivaler Injektion verschiedener Mittel sind nach Poos (1931) nicht spezifisch, sondern entstehen durch die Gefäßerweiterung mit Eiweißübertritt in das Kammerwasser. Hiernach folgt eine langdauernde Drucksenkung. Bei Sympathicus-Reizmitteln besteht die erste Reaktion in einer Drucksenkung (Gefäßverengerung), hiernach folgt ein Anstieg und sodann die anhaltende hypotone Phase. Einige Arbeiten hierüber sind in Tabelle 12 genannt, andere bei den Tierversuchen im Kapitel „Medikamentöse Therapie".

Schrifttum

ACCARDI, V., u. G. FONTANA: Boll. Oculist. **11**, 1—23 (1932).
DAVSON, H., u. A. HUBER: Brit. med. J. **4659**, 939—940 (1950).
—, u. P. A. MATCHETT: J. Physiol. (Lond.) **113**, 387—397 (1951).
IKEDA, I.: J. Clin. Ophthal. (Tokyo) **10**, 231—243 (1956).
ISHIKAWA, F.: Acta Soc. Ophthal. Jap. **34**, 500—503 (1930); ref. Zbl. Ophthal. **24**, 525 (1931).
— Albrecht v. Graefes Arch. Ophthal. **124**, 387—443 (1930).
MURAYAMA, R.: Acta Soc. Ophthal. Jap. **41**, 905—922 (1937); ref. Zbl. Ophthal. **40**, 437 (1938).
POOS, F.: Albrecht v. Graefes Arch. Ophthal. **127**, 489—574 (1931).
— Arch. Augenheilk. **110**, 499—534 (1937).
— Klin. Mbl. Augenheilk. **101**, 210—221 (1938).
SCHAPER, H.: Zur Kenntnis der Wirkungsweise pharmakologischer Mittel auf den Flüssigkeitswechsel des Auges bei subconjunktivaler Injektion. Münster i.West. Diss. 1937, 31 S.; ref. Zbl. Ophthal. **41**, 564 (1938).
ŠEVALEV, A. E.: Oftal. Ž. **12**, H. 2, 103—105 (1957); ref. Zbl. Ophthal. **72**, 96 (1957).
SKOTNICKI, H.: XXIV. Cong. Oculist. Polski **1**, 76 (1954); ref. Ophthal. Lit. **8**, 4832 (1954) und Klin. oczna **27**, 27—36 (1957).
SKRIPNIČENKO, Z. M.: Oftal. Ž, **12**, 372—379 (1957); ref. Zbl. Ophthal. **74**, 106 (1958).
SUDA, K.: Acta Soc. Ophthal. Jap. **35**, 656—669 (1931); ref. Zbl. Ophthal. **26**, 159 (1932).
SZÁSZ, A.: Klin. Mbl. Augenheilk. **89**, 551—552 (1932).
TAKAZAWA, Y.: Acta Soc. Ophthal. Jap. **35**, 635—656 (1931); ref. Zbl. Ophthal. **26**, 160 (1932).
WORTHAM, E.: Amer. J. Ophthal. **35**, 477—484 (1952).
WUDKA, E., u. I. H. LEOPOLD: A. M. A. Arch. Ophthal. **53**, 487—494 (1955).
YAMAMOTO, A.: Folia Ophthal. Jap. **8**, 195—203; 204—210 (1957); ref. Ophthal. Lit. **11**, 1573 (1957).
YATSUKURA, N.: Acta Soc. Ophthal. Jap. **34**, 505—507 (1930); ref. Zbl. Ophthal. **24**, 24 (1931).
ZUCKERMANNOVÁ-ZICHOVÁ, M.: Bratisl. lek. Listy **10**, 486—491 (1930); ref. Zbl. Ophthal. **25**, 311 (1931) und Ofthal. Sborn. **5**, 57—61 (1930).

III. Sonstige Tierversuche

Tierexperimente sind im allgemeinen im Zusammenhang mit den entsprechenden Untersuchungen am Menschen besprochen. Hier wird deshalb nur kurz auf einige Arbeiten hingewiesen, die an anderer Stelle nicht genannt sind.

FRIEDENWALD et al. (1932) untersuchten den Abfluß des Kammerwassers am Hund. KO (1937) beschrieb den Einfluß von Anthelmintica und Secale cornutum auf den i.o. Druck des Kaninchens. COULOMBRE (1956, 1957) erforschte den Einfluß des normalen i.o. Druckes auf die Entwicklung des Auges bei Hühnern.

An Arbeiten über experimentelle Hypotonie seien genannt: VOM HOFE et al. (1931), BELLAVIA (1932), TAMURA (1933), IMACHI et al. (1933), KUME (1933), BÁRÁNY (1948), YUMIYAMA (1956).

Schrifttum

BÁRÁNY, E. H.: Ophthalmologica **116**, 65—79 (1948).
BELLAVIA, A.: Boll. Oculist. **11**, 655—665 (1932).
COULOMBRE, A. J.: J. exp. Zool. **133**, 211—223 (1956); ref. Ophthal. Lit. **10**, 2351 (1956).

COULOMBRE, A. J.: A. M. A. Arch. Ophthal. **57**, 250—253 (1957).
—, u. J. L. COULOMBRE: Amer. J. Ophthal. **44**, 85—93 (1957).
FRIEDENWALD, J. S. u. H. F. PIERCE: A. M. A. Arch. Ophthal. **8**, 9—23 (1932).
VOM HOFE, K., u. H. HARTUNG: Klin. Mbl. Augenheilk. **87**, 486—492 (1931).
IMACHI, K., T. TSUBOI u. S. KODOMARI: Acta Soc. Ophthal. Jap. **37**, 1651—1660 (1933); ref. Zbl. Ophthal. **30**, 393 (1934).
KO, E.: Acta Soc. Ophthal. Jap. **41**, 213—220 (1937); ref. Zbl. Ophthal. **39**, 516 (1937).
— Acta Soc. Ophthal. Jap. **41**, 221—229 (1937); ref. Zbl. Ophthal. **39**, 517 (1937).
KUME, J.: Acta Soc. Ophthal. Jap. **37**, 702—713 (1933); ref. Zbl. Ophthal. **30**, 278 (1934).
TAMURA, K.: Acta Soc. Ophthal. Jap. **37**, 1632—1633 (1933); ref. Zbl. Ophthal. **30**, 693 (1934).
YUMIYAMA, M.: Acta Soc. Ophthal. Jap. **60**, 1723—1726 (1956); ref. Zbl. Ophthal. **71**, 137 (1957).

ZWEITER TEIL

Klinische Formen des Glaukoms und Hypothesen über die Ursachen

A. Übersicht und Hinweise

Die *Einteilung* der Glaukomformen ist im ersten Teil des Buches besprochen.

Kardinalsymptome. Die Kardinalsymptome sind: Steigerung von Abflußwiderstand und i.o. Druck, Gesichtsfeldverfall, Exkavation. Der Abflußwiderstand ist in den Kapiteln „Tonographie“ und „Der Abfluß des Kammerwassers“, die Messung des i.o. Druckes im Kapitel „Tonometrie“, Hypothesen über die Ursachen der Drucksteigerung in den folgenden Kapiteln dieses 2. Teils des Buches besprochen. Über den Gesichtsfeldverfall s. Kapitel „Die Untersuchung des Gesichtsfeldes“. Arbeiten über die Exkavation sind in diesem Teil des Buches besprochen.

Sonstige Symptome. Irisatrophie soll nach MEYERHOF (1932) ein Frühsymptom des Glaukoms sein, was mit Recht von CHURGINA et al. (1935) bestritten wird. Nach TILLÉ (1931) beginnt sie meist in der Sphinctergegend, nach ALAERTS (1954) stets temporal-oben. Die Irisatrophie soll auch für die Glaukomentstehung wesentlich sein (UUDELT, 1934), weil die Iris bei der Rückresorption des Kammerwassers eine Rolle spiele. Pupillenspiel und Akkommodationsbewegungen sollen drucksenkend wirken (KIN, 1932; UUDELT, 1934). Diese Ansichten beruhten auf der Theorie, das Kammerwasser stagniere, was ja inzwischen widerlegt ist.

Wasser und andere Bestandteile diffundieren zwar zwischen Iris und Kammerwasser, Glaukom entsteht jedoch nicht, wenn man im Tierversuch die Iris völlig entfernt. Bei einseitigem Druckanstieg beobachtete SÉDAN (1947) vorübergehendes Auswärtsschielen mit Doppelbildern. Nach akutem Glaukomanfall kann eine Stauungspapille vorkommen (CARLE, 1931). Auf die bekannte Beobachtung, daß verfrühte Presbyopie ein Zeichen von Glaukom sein kann, weist RAMBO (1953) hin.

Absolutes Glaukom. Absolutes Glaukom kann als Endstadium aus allen Glaukomformen entstehen. Die Therapie ist im vierten und fünften Teil des Buches besprochen. Hier sei auf einige Einzelbeobachtungen über absolutes Glaukom hingewiesen. Tiefe Vorderkammer, die durchaus nichts Ungewöhnliches darstellt, beschrieb MARINOSCI (1930), Descemet-Ruptur mit Bildung eines Hohlraumes im Hornhautparenchym WITTELS (1935), Cholesterinkristalle im Kammerwasser und Kalkablagerung in der Iris KURZ (1932). Der i.o. Druck blieb bei 10 Augen nach Enucleation auf $^1/_3$ der ursprünglichen Höhe (WITTELS, 1936). Tagesschwankungen des i.o. Druckes kommen auch bei absolutem Glaukom vor; ob der gesteigerte i.o. Druck des einen Auges sich konsensuell auch am 2. Auge auswirkt, wie GÜNTHER (1947) meint, erscheint mir fraglich.

Histologische Befunde. Histologische Befunde sind im allgemeinen bei den einzelnen Kapiteln erwähnt. Hier sei auf einige Arbeiten hingewiesen, die an anderer Stelle nicht genannt sind.

Nur selten kommen Augen mit *beginnendem Glaukom*, die noch nicht behandelt waren, zur histologischen Untersuchung. Solche Befunde sind von NICOLATO (1933) und FOCOSI (1948) beschrieben.

Die *Hornhaut* zeigt bereits im Beginn des Glaukoms ein Auseinanderweichen der Basalzellen, die rundlich-gequollen werden. Im Epithel bilden sich Vacuolen, später hebt es sich stellenweise ab. Die Durchtrittskanälchen der Nerven in der Bowmanschen Membran sind erweitert (COURTIS, 1933; SALZMANN, 1938). Bei 135 von 140 Augen fand SALZMANN (1938) Epithelveränderungen (Ödem, Abstoßung der Deckzellen). Das Hornhautödem entsteht nicht allein durch die Drucksteigerung, sondern es müssen Endothelveränderungen bestehen (REESE, 1944). Experimentell kann man durch Einpressen von Kammerwasser in die Hornhaut keine blasige Epithelabhebung erzeugen, wie man sie klinisch bei Glaukom sieht (JOHNSON, 1951), weshalb der Verfasser eine Absorption von Tränenflüssigkeit in die Hornhaut vermutet. Der präcorneale Film ist bei Glaucoma simplex dünner, als bei Gesunden und unterbrochen (VIDAL, 1951). Die Bowmansche Membran enthält strukturlose halbkugelige Körper (TALBOT, 1938). Freies Wasser findet man in der Hornhaut bei Hydrophthalmie vermehrt, noch mehr bei Panophthalmie (AOKI, 1957). Die dystrophischen Veränderungen der Hornhautnerven sind bei Glaukom die gleichen wie bei traumatischer Iridocyclitis (BOČKAREVA, 1956). Auf die Kombination von Cornea guttata mit Glaukom (PILLAT, 1954) und das Vorkommen von Hornhautödem durch das Tragen von Haftschalen (KINSEY, 1952) wird in anderem Zusammenhang noch eingegangen.

An den *Irisnerven* beschrieb MINAMI (1938) bei Glaukom geschlängelten Verlauf und Auffaserung, was um so stärker ausgeprägt war, je länger Glaukom bestand.

Weitere histologische Arbeiten: SAKAI (1930), ARCHANGELSKIJ (1934), MURAKAMI (1936), HOGAN (1952), REDSLOB et al. (1955), VALCARCE (1956), ARTEMIEV et al. (1957).

Histologische Befunde an *Trabekeln* und *Schlemmschem Kanal* sind in Kapitel „Der Abfluß des Kammerwassers“ besprochen, die *Entwicklung* des Kammerwinkels in Kapitel „Hydrophthalmie“, die *Exkavation* s. dort, *Gefäßveränderungen* bei den Ursachen des chronischen Glaukoms.

Schrifttum

ALAERTS, L.: Bull. Soc. belge Ophtal. No. 107, 219—223 (1954).
AOKI, Y.: Acta Soc. Ophthal. Jap. **61**, 2410—2414 (1957); ref. Ophthal. Lit. **11**, 3773 (1957).
ARCHANGELSKIJ, W.: Sovet. Vestn. Oftal. **4**, 561—567 (1934); ref. Zbl. Ophthal. **33**, 81 (1935).
ARTEMIEV, N. I., u. E. V. SYNENKOVA: Vestn. Oftal. No. 5, 45—49 (1957); ref. Ophthal. Lit. **11**, 2196 (1957).
BOČKAREVA, A. A.: Vestn. Oftal. No. 3, 7—10 (1956); ref. Ophthal. Lit. **10**, 359 (1956).
CARLE, T.: Verh. ophthal. Ges. 1931, 31, Hospitalstidende 1932; ref. Zbl. Ophthal. **28**, 94 (1933).
CHURGINA, E., u. NIKOLAJEWA: Sovet. Vestn. Oftal. **7**, 448—451 (1935); ref. Zbl. Ophthal. **35**, 621 (1936).
COURTIS, B.: Arch. Oftal. B. Aires **8**, 399—408 (1933); ref. Zbl. Ophthal. **30**, 517 (1934).
FOCOSI, M.: Boll. oculist. **27**, 209—227 (1948).
GÜNTHER, G.: Klin. Mbl. Augenheilk. **112**, 124—133 (1947).
HOGAN, M. J.: 4. Cong. panamer. Oftal. **1**, 322—324 (1952); ref. Zbl. Ophthal. **63**, 324 (1954/55).
JOHNSON, L. V.: Amer. J. Ophthal. **34**, 1042—1043 (1951).
KIN, S.: Acta Soc. Ophthal. Jap. **36**, 1006—1011 (1932); ref. Zbl. Ophthal. **28**, 475 (1933).
KINSEY, V. E.: Amer. J. Ophthal. **35**, 691—695 (1952).
KURZ, J.: Ofthal. Sborn. **7**, 116—130 (1932); ref. Zbl. Ophthal. **28**, 564 (1933).
MARINOSCI, A.: Lett. Oftal. **7**, 389—393 (1930); ref. Zbl. Ophthal. **24**, 564 (1931).
MEYERHOF, M.: Bull. ophthal. Soc. Egypt **25**, 115—120 (1932); ref. Zbl. Ophthal. **29**, 463 (1933).
MINAMI, K.: Acta Soc. Ophthal. Jap. **42**, 2585—2590 (1938); ref. Zbl. Ophthal. **43**, 475 (1939).
MURAKAMI, M.: Chuo-Ganka-Iho **28**, 1—12 (1936); ref. Zbl. Ophthal. **37**, 339 (1937).

NICOLATO, A.: Boll. Oculist. **12**, 721—754 (1933).
PILLAT, A.: Klin. Mbl. Augenheilk. **125**, 641—653 (1954).
RAMBO, V. C.: Amer. J. Ophthal. **36**, 709—710 (1953).
REDSLOB, E., u. A. QUERE: Bull. Soc. Ophtal. Fr. No. 5, 302—306 (1955).
REESE, A.B.: Amer. J. Ophthal. **27**, 1193—1205 (1944).
SAKAI, T.: Acta Soc. Ophthal. Jap. **34**, 17—22 (1930); ref. Zbl. Ophthal. **24**, 411 (1931).
SALZMANN, M.: Albrecht v. Graefes Arch. Ophthal. **139**, 413—464 (1938).
SÉDAN, J.: Rev. oto-neuro-oftal. **19**, 230—233 (1947); ref. Zbl. Ophthal. **51**, 317 (1949/50).
TALBOT, G.: Brit. J. Ophthal. **22**, 210—214 (1938).
TILLÉ, H.: Bull. Soc. Ophtal. Fr. No. 7, 426—435 (1931).
UUDELT, J.: Klin. Mbl. Augenheilk. **92**, 619—628 (1934).
VALCARCE, J.: Arch. Soc. Oftal. hisp.-amer. **16**, 1288—1309 (1956).
VIDAL, F.: Arch. Oftal. B. Aires **26**, 70—71 (1951); ref. Ophthal. Lit. **5**, 761 (1951).
WITTELS, L.: Klin. oczna **13**, 543—550 (1935); ref. Zbl. Ophthal. **35**, 474 (1936).
— Klin. Mbl. Augenheilk. **97**, 370—380 (1936).

B. Akutes Glaukom

(Schrifttum S. 78)

I. Übersichtsarbeiten

Übersichtsarbeiten stammen von KRONFELD (1949), MILLER (1952, 1953), CHANDLER et al. (1955) und SHAFFER (1956, Symposium).

II. Anatomische Vorbedingungen für den Anfall

Eine flache Vorderkammer und ein enger Kammerwinkel sind die Vorbedingungen für das Entstehen eines Anfalles. Die Literatur ist in Kapitel „Untersuchungsmethoden" („Die Tiefe der Vorderkammer" und „Gonioskopie") besprochen. CHANDLER (1956) wies darauf hin, daß es zwei Typen des engen Kammerwinkels gibt: a) bei flacher Vorderkammer mit stark konvexer Iris, wobei nach Iridektomie Homatropin keinen Anfall mehr verursacht, b) bei wenig abgeflachter Vorderkammer, wobei Iridektomie die Anfallsgefahr bei Mydriasis nicht beseitigt. Diese beiden Typen habe ich 1952 beschrieben. Zwischen der Höhe der Tension und dem Hornhautradius fanden HONDA et al. (1954) keine Beziehungen, während TÖRNQUIST (1957) bei Augen mit akutem Glaukom im Mittel den Hornhautradius um 4% kleiner als bei normalen Augen fand. Periphere Iriskrypten können trotz engen Kammerwinkels einen Anfall verhindern; ihr Verschwinden im Alter disponiert zum Anfall (POSNER, 1954, 1955, 1956). Ein verminderter Widerstand der Irisperipherie soll nach KESSLER (1956, 1957) zum Anfall disponieren. MILLER (1956) hielt auf Grund einer klinischen Beobachtung ein intaktes Mesodermblatt für wichtig, das einer Drucksteigerung in der hinteren Kammer widerstehen kann; dies verhindert eine napfkuchenartige Vorwölbung der Iris. BARKAN (1954) glaubte, daß bei Augen mit akutem Glaukom ein relativer Pupillarblock durch Vergrößerung der Linse besteht, so daß sich das Kammerwasser hinter der Iris staut und sie vorwölbt. Auch SHAFFER (1956) hielt dies bei vielen Fällen für einen wesentlichen Faktor.

III. Pathogenese

Im akuten Glaukomanfall finden wir fast stets den Kammerwinkel verschlossen (vgl. Gonioskopie-Kapitel). Die meisten Autoren halten den Winkelblock für die Ursache der Drucksteigerung. Bei Kaninchen konnte WORTHAM (1952) zeigen, daß Verlegung des Kammerwinkels stets akutes Glaukom bewirkt. Der Winkelblock entsteht nach

Courtis (1934) und Posner (1952, 1953) nicht durch den gesteigerten Druck in der hinteren Kammer, sondern vielmehr durch Ansaugen der Iris in den Kammerwinkel. Zuerst legt sich die Iris der Hornhautperipherie in der Gegend der Schwalbeschen Linie an und schließt dadurch einen ringförmigen Raum von Kammerwasser in dem Winkel von der übrigen Vorderkammer ab. Fließt dieser periphere Teil der Vorderkammer ab, so wird die Iris durch den Sog völlig an die Trabekel gezogen. Eine peripher dicke Iris ist hierzu besonders disponiert (Kessler, 1957). Ein Ödem der Iriswurzel, die nach vorn gepreßt wird und dadurch den Kammerwinkel blockiert, hielt Kadlecová (1955) für die Ursache der Mydriasis.

Andere Autoren hielten die Kammerwinkelverlegung nicht für die Ursache des Anfalls, sondern für ein sekundäres Moment. Schieck (1934) glaubte, die Abklemmung der Vortexvenen führe zum Anfall, Lloyd (1949) dachte an eine örtliche plötzliche Capillarstörung. Kleinert (1953) hielt ein Ödem der Trabekel und der Hornhautperipherie für das Primäre und die Verlegung des Kammerwinkels für eine Folge hiervon. Sugar (1941, 1947) wies aber mit Recht darauf hin, daß die bei akutem Glaukom äußerlich sichtbare „Kongestion" in den meisten Fällen erst in einer späteren Phase des Anfalles vorkommt und anfangs fehlt, die Verlegung des Kammerwinkels dagegen das Primäre sei.

Duke-Elder (1957) glaubte, daß abwechselnde Gefäßverengerung und -erweiterung der Uvea eine Vorwölbung der Iris und so den Verschluß des Kammerwinkels verursachen.

IV. Auslösende örtliche Faktoren

Nach jedem pupillenerweiternden Medikament kann ein akuter Glaukomanfall eintreten, wenn der Kammerwinkel eng ist.

„Ungefährliche" Mydriatica gibt es nicht (Leydhecker, 1952, s. Kapitel „Untersuchungsmethoden", „Pupillenerweiterung zur Fundusuntersuchung" und „Entwicklung kurzwirkender Mydriatica"). Glaukomanfälle nach *örtlicher Gabe von pupillenerweiternden Mitteln* wurden oft beschrieben (Homatropin oder Atropin: Abraham, 1933; Eversheim, 1938; Beach et al., 1941; Sugar, 1947; Linhart, 1950; Fritz, 1951; kurzfristig wirkende Mydriatica: Gartner et al., 1957; Adrenalinverwandte: Schiff-Wertheimer et al., 1947; Halbron et al., 1948; Canneyt et al., 1948, weitere in „Medikamentöse Therapie": „Sympathicomimetica"). Sie können auch an Augen vorkommen, bei denen früher ein Homatropintest negativ ausfiel (Sugar, 1957).

Auch nach *nicht-örtlicher Anwendung* können alle pupillenerweiternd wirkenden Mittel einen Glaukomanfall auslösen, so Atropin (Larmande, 1949; Ullman et al., 1950; Larmande et al., 1951; Lavernhe et al., 1952; Brown et al., 1953; Morate, 1953; Haggerty, 1954) oder Adrenalinpräparate (Barlow, 1930; Saubermann, 1948; Rama, 1952). Für fraglich halte ich den Zusammenhang bei dem Fall von Fontana (1938), der über Erblindung an Glaucoma simplex während einer peroralen Atropin-Scopolamin-Behandlung berichtet. Sédan (1953) hielt Druckanstiege nach Homatropin für selten. Schwartz et al. (1957) empfahlen, bei Operationsvorbereitung mit Atropin parenteral sicherheitshalber Pilocarpin einzutropfen. Sugar (1942), Allen (1947) und Snydacker (1948) geben nach jeder Pupillenerweiterung zur Fundusuntersuchung Miotica. Dies genügt nicht immer, wie ein von mir beschriebener Fall zeigt, der nach einem Adrenalinpräparat trotz Miotica mit enger Pupille einen Glaukomanfall bekam (1954).

Sugar (1941) fand bei 28 von 74 Augen mit akutem Glaukom Mydriasis als auslösende Ursache, bei 18 Augen nahm er Gefäßerweiterung des Ciliarkörpers an (Aufregung, Schnupfen, chirurgischer Eingriff im Kopfgebiet), bei 7 Augen langdauernde Akkommodation (vgl. über den Einfluß der Akkommodation auf den Kammerwinkel Kapitel „Belastungsproben": „Leseprobe"), bei 4 Augen intumescenten Star. Im Kino und beim Fernsehen können Dunkelheit (Mydriasis) und Erregung (Gefäßerweiterung im Ciliarkörper, vielleicht auch Hypersekretion) zusammentreffen (Miller, 1952, 1953;

CHANDLER et al., 1955). Auch eine Kopfneigung könnte neben anderen Faktoren den Winkelverschluß durch Abflachung der Vorderkammer begünstigen (POSNER, 1956). Allergie (TJANIDIS, 1952) dürfte zu den seltensten auslösenden Faktoren gehören. Zentrale Einflüsse können eine Gefäßerweiterung der Aderhaut bewirken (SHAFFER, 1956; über seelische Einflüsse s. „Glaukom durch seelische Erregungen"). SEIDEL (1932) schilderte zwei Glaukomkranke mit flacher Vorderkammer, bei denen der Dunkelzimmertest erst nach Aufregungen positiv wurde. Mydriasis kann andererseits durch Beseitigung des (physiologischen) Pupillarblocks in manchen Fällen drucksenkend wirken (SHAFFER, 1956; vgl. hierzu „Paradoxe Druckanstiege durch Miotica" in „Sekundärglaukom durch Linsenveränderungen", ferner: „Belastungsproben": „Pupillenerweiterung mit Medikamenten"; „Erweiterung der Pupille bei Glaukom mit engem Kammerwinkel zur Fundusuntersuchung" in „Untersuchungsmethoden"; Einfluß von Mydriatica auf die Weite des Kammerwinkels in „Gonioskopie"; Anfälle nach Sympathicomimetica in „Medikamentöse Therapie"). Ein Kranker (TJUMJANZEW, 1935) beobachtete in heller Sonne prodromale Glaukomerscheinungen, vermutlich infolge der Zunahme des physiologischen Pupillarblocks. Der Verband nach Operation des anderen Auges kann durch die Mydriasis bei Lichtabschluß einen Anfall auslösen (IBRAHIM, 1929).

Oft sind die den Winkelverschluß auslösenden örtlichen Faktoren unbekannt, und im Einzelfall erklärt uns auch die sorgfältigste Anamnese bei der Mehrzahl unserer Kranken nicht, warum gerade zu dieser Zeit ein Anfall auftrat.

V. Der Einfluß des Wetters

Der Durchgang einer Wetterfront soll das Auftreten eines Glaukomanfalles begünstigen (HOFFMANN, 1933; BRÜCKNER, 1938, 1941; SCHORN, 1947; FORNARO, 1948). Mit dem Einbruch von Kaltluft fanden SCHORN (1947) und SANO et al. (1955) keinen Zusammenhang, während GERLOFF (1954) dies annahm. Niedrigen Luftdruck hielt GUMMERUS (1935) für wesentlich. LUZSA (1941) fand jedoch die niedrigste Zahl von Glaukomanfällen in einem Monat mit besonders zahlreichen Frontenwechseln und hielt einen Zusammenhang mit dem Wetter für fraglich. SAUTTER et al. (1955) untersuchten den Zusammenhang der Anfallshäufigkeit mit Wetterveränderungen in der höheren Atmosphäre. Sie fanden einen statistisch gesicherten Zusammenhang mit Aufgleit- und Turbulenz-Vorgängen, was freilich noch kein Beweis für einen ursächlichen Zusammenhang ist. BREZOWSKY et al. (1958) teilten die Wetterveränderungen in sechs Phasen ein und fanden bei bestimmten Phasen eine Häufung von Glaukomanfällen (dort weitere Literatur zum Thema).

VI. Der Einfluß der Jahreszeit

Auch über den Einfluß der Jahreszeit gehen die Meinungen auseinander. Im Winter soll akutes Glaukom wegen der zu Mydriasis führenden Dunkelheit häufiger sein (MITANI, 1933; LUZSA, 1941, 1942; SOBHY et al., 1952; BREZOWSKY et al., 1958). GUMMERUS (1935) fand aber im November doppelt so viele Glaukomanfälle wie im Januar, GERLOFF (1954) fand 2 Hauptgipfel der Häufigkeit im September und Januar, einen kleineren im Juli, DUDINOW (1935) fand Glaukom im Frühjahr und Sommeranfang am häufigsten, und SCHORN (1947) sah annähernd ebensoviele akute Glaukome im Winter (Oktober–März: 50) wie im Sommer (April–September: 41). Ein Einfluß der Jahreszeit scheint mir nicht gesichert zu sein.

Der Vollständigkeit halber sei die vom Autor anscheinend ernstgemeinte Ansicht (CUENDET, 1956) erwähnt, das Anfallsglaukom sei von Mondphasen abhängig, woraus die diencephale Genese des Glaukoms folge.

VII. Objektive Symptome der Drucksteigerung

Epithelödem. Die pathologische Physiologie von Epithelödem, Hornhautquellung, Ceratopathia bullosa und ihr Verhältnis zur Gefäßeinsprossung diskutierte COGAN (1949). BREWERTON (1930) und REDSLOB (1936) hielten die Hornhauttrübung nicht für ein Ödem, sondern für die Folge des Auseinanderweichens der Hornhautlamellen durch die Drucksteigerung. NEAME (1951) wies auf den Unterschied von Hornhautödem und Keratitis striata hin. SBORDONE (1953) fand bei akutem Glaukom die Hornhaut durch Ödem verdickt, bei chronischem Glaukom durch Dehnung verdünnt. Hornhautödem kommt auch ohne Drucksteigerung vor (MARX, 1948; VAŚKOVÁ et al., 1956) und kann z. B. durch das Tragen von Haftschalen entstehen (KINSEY, 1952). Über das Beseitigen des Epithelödems zur Fundus- und Kammerwinkeluntersuchung s. „Untersuchungsmethoden".

Mydriasis. Mydriasis kann Ursache des Anfalls sein, wie wir oben gesehen haben, oder kann als Folge der Drucksteigerung entstehen. MATTEUCCI et al. (1947) fanden sie nicht bei Kaninchen, bei denen der i.o. Druck durch Unterbinden der Vortexvenen gestiegen war, und hielten sie für die Folge der Störung der Irisnerven. Die Versuche von TYNER et al. (1953) an Hunden sprechen dafür, daß Mydriasis durch Schädigung der Sphincterzellen entsteht, wobei ungeklärt ist, ob es sich um eine direkte Zellschädigung oder um die Folge der Druckischämie handelt. Eine dauernde absolute Pupillenstarre (ohne Synechien) und Mydriasis habe ich mitunter nach akutem Glaukomanfall beobachtet.

Auch bei chronischem Glaukom ist es nach medikamentöser Pupillenerweiterung (zur Fundusuntersuchung) meist schwerer als bei Gesunden, die Pupille wieder zu verengern.

Synechien. Synechien des Kammerwinkels entstehen durch Anlagerung der ödematösen Iris ohne Entzündung (REDSLOB, 1950). Wenn der Anfall länger als 24 Std bestand, muß man damit rechnen, daß die Verwachsungen durch Miotica nicht mehr zu lösen sind. Näheres ist in den Abschnitten „Gonioskopie", „Wahl der Operationsmethode" und „Medikamentöse Therapie des akuten Glaukoms" besprochen.

Präzipitate. Präzipitate sind bei dem Syndrom der glaucomato-cyclischen Krisen die Regel, können aber auch bei gewöhnlichem akutem Glaukom auftreten. REDSLOB (1935) fand, daß es sich um Lymphocyten handelt.

Caput medusae. Die Stauung und Erweiterung der vorderen Ciliarvenen (Caput medusae) kommt bei länger bestehendem akutem Anfall sowie bei absolutem Glaukom vor. Nach SERR (1949) und DOBREE (1954) entsteht das Medusenhaupt, wenn der i.o. Druck höher liegt als der Druck in den vorderen Ciliararterien, die dann ihr Blut durch Anastomosen in die Ciliarvenen ergießen, ohne daß es in das Auge eintritt. Diese Erklärung wurde von SONDERMANN (1950) kritisiert (Entgegnung: SERR, 1950). DE VRIES (1950) sah ein Medusenhaupt auch bei einem Auge mit normalem i.o. Druck.

Cataracta disseminata subepithelialis glaucomatosa acuta Vogt, Glaukomflecken. Nach plötzlichen i.o. Drucksteigerungen können eigenartige Linsentrübungen entstehen. Sie schimmern manchmal bläulich-grünlich, meist weiß und liegen dicht subepithelial im Pupillargebiet; ihre Form erinnert an Milch, die auf einem Tisch ausgelaufen ist. Die Trübungen nehmen später nicht mehr an Ausdehnung zu und rücken im Laufe der Jahre durch die Bildung neuer Linsenfasern in die Tiefe. Sie sind 0,3 bis 0,02 mm groß. Diese Starform wurde zuerst von VOGT (1930) beschrieben, später von WEILL et al. (1933), BÜCKLERS (1936), VAN LINT (1936), KOVARSKAYA et al. (1938), SOMMER (1940), SEIDENARI (1940), SUGAR (1946, 1957), NEMETZ (1949), KROLH (1953), AURICCHIO (1953) und MANABE (1955). Glaukomflecken kommen nach akutem Anfall *häufig* vor: NEMETZ sah 104 Fälle von 1945–1949, AURICCHIO fand sie bei 42% aller Augen mit akutem Anfall. Sie zeigen abgelaufene akute Drucksteigerungen an, aus ihrer Tiefenlage kann man ungefähr schätzen, wann der Anfall stattgefunden hat (nach VOGT, 1931, rücken sie in fünf Jahren 0,5 mm tiefer). Sie können auch nach akuten Drucksteigerungen anderer Genese als Glaukom auftreten, z. B. nach Prellungen (VOGT, 1931; SCHWAB, 1957) oder nach Ätzen der Hornhaut mit Zink (PILLAT, 1955).

VIII. Subjektive Symptome der Drucksteigerung

Die subjektiven Symptome sind in den eingangs genannten Übersichtsarbeiten sowie bei POKROVSKIJ (1950) und EBISAWA (1957) geschildert.

Das *anfallsweise Sehen von Farbringen (Halos)* um Lichtquellen ist ein besonders wichtiger Hinweis auf Druckanstiege (TJUMJANZEW, 1935; CARBALLO et al., 1953), kommt aber auch ohne akutes (prodromales) Glaukom vor. Bei Hornhautödem durch das Tragen von Haftschalen (KINSEY, 1952), intermittierendem Hornhautödem bei Keratitis sicca (PURTSCHER, 1949), Cornea guttata (PILLAT, 1954), Hypermetropie (SANTOS-FERNÁNDEZ, 1921), hyperämische Papille oder Glaskörpertrübung (GALLOIS, 1933), Linsentrübungen (POLACK, 1935; MAWAS, 1935; ALEXANDER, 1950; HOLM, 1952) und ausnahmsweise auch bei Glaukom mit weitem Kammerwinkel (BLAXTER, 1955; SHIMIZU, 1957). SIMPSON (1953) beschrieb linsenbedingte Farbringe und zwei weitere Arten von Lichtringen (Corona) ohne Farberscheinungen. FOSTER (1937, 1938) schilderte eine Methode, wie man durch Lycopodiumsporen zwischen zwei Glasplatten künstlich Farbringe erzeugen kann, damit der Kranke versteht, nach welchen Symptomen man ihn fragte. Lichtblitze im Dunkeln gab ein Patient von STRONG (1950) als Frühsymptom an. CHANG (1952) fand bei einer Patientin während des Druckanstieges Zentralskotom mit totaler Farbenblindheit. Nach POSNER (1957) kommt es gelegentlich durch Ischämie der Netzhaut zu vorübergehender Erblindung.

Eine vorzügliche Analyse der durch Diffraktion entstehenden Farbringe gibt DRUAULT (1950).

Die *Kopfschmerzen* sind meist supraorbital-frontal (ESTERMAN, 1948), kommen aber ähnlich auch bei i.o. Entzündungen, Neuritis n. opt. und Meningitis vor (HUBER, 1950). Die verschiedenen Ursachen von augenbedingten Kopfschmerzen diskutierte HAYNES (1951).

Die *Sensibilität* im Orbita-Parietal-Bereich kann bei Glaukom gesteigert sein (PLATONOVA, 1950), ist aber häufiger im Bereich des V_1 und V_2 nach einem Anfall herabgesetzt (SÉDAN et al., 1947; KAL'FA et al., 1955). Dies erklärte TALKOVSKIJ (1949) mit der protopathischen Art der Schmerzen bei akutem Glaukom. Der generalisierte, nicht genau lokalisierbare Schmerz sei entwicklungsgeschichtlich älter, unterdrücke den epikritischen (lokalisierbaren) „jüngeren" Schmerz und setze dadurch die Sensibilität in V_1 und V_2 herab.

LLOYD (1949) glaubte, daß viele Anfälle verhältnismäßig mild seien, weil im Durchschnitt die von ihm beobachteten Kranken erst 11 Tage nach Anfallsbeginn zur Klinik kamen.

Das Ausstrahlen der Schmerzen bei akutem Glaukom kann zu Fehldiagnosen führen (Zahnschmerz), die durch das *Erbrechen* noch unterstützt werden. Ich sah solche Patienten, die wegen des Verdachtes auf akute Appendicitis in die chirurgische Klinik oder wegen des Verdachtes auf Hirntumor in die Neurologische Klinik eingewiesen worden waren.

Wenn man die Anamnese der Kranken mit akutem Glaukom genau erfragt, bekommt man nach meiner Erfahrung seltener typische Angaben (anfallsweises Nebelsehen oder Sehen von Farbringen zugleich mit Kopfschmerzen und Übelkeit) als *atypische Schilderungen,* wie z. B. vorübergehende Sehverschlechterung ohne sonstige Symptome, oder Kopfschmerzen zu anderen Zeiten als das Sehen von Farbringen. Das kommt auch bei intelligenten Patienten vor, die sich gut beobachten.

Die *Schwere und Art der subjektiven Symptome* ist individuell sehr verschieden und *hängt nicht allein von der Höhe des i.o. Druckes* ab. Die typischen Symptome können bei einem i.o. Druck von 50 mm Hg vorkommen, bei einem anderen Kranken mit einem Druck von 80 mm Hg fehlen.

CHARLIN et al. (1932) beobachteten zwei Kranke mit objektiven und subjektiven Symptomen, die auf akutes Glaukom hinwiesen (Tränen, Schmerzen, starke ciliare Injektionen, mittelweite Pupille, flache Vorderkammer) aber niedrigem i.o. Druck (22 mm Hg). Da im Dunkelversuch der Druck stark anstieg und in der folgenden Nacht ein akuter Anfall auftrat, halte ich es für wahrscheinlich, daß diese Kranken kurz nach spontaner Lösung eines akuten Anfalles beobachtet wurden.

Schrifttum

ABRAHAM, S. V.: A. M. A. Arch. Ophthal. **10**, 757—762 (1933).
ALEXANDER, G. F.: Trans. Ophthal. Soc. U.K. 1949, **69**, 337—342 (1950).
ALLEN, T. D.: Ophthal. ib.-amer. **9**, 217—220 (1947).
AURICCHIO, G.: Rass. ital. Ottal. **22**, 50—66 (1953).
BARKAN, O.: Amer. J. Ophthal. **37**, 332—350 (1954).
BARLOW, A.: Amer. J. Ophthal. **13**, 687—689 (1930).
BEACH, S. J., u. E. E. HOLT: Amer. J. Ophthal. **24**, 668—674 (1941).
BLAXTER, P. L.: Brit. J. Ophthal. **39**, 673—680 (1955).
BREWERTON, E. W.: Proc. roy. Soc. Med. **24**, 45—48 (1930); ref. Zbl. Ophthal. **25**, 30 (1931).
BREZOWSKY, H., u. M. KÄSTNER: Med. Mschr. **8**, 538—542 (1958).
BROWN, D. W. JR., u. G. D. GUILBERT: Amer. J. Ophthal. **36**, 1735—1736 (1953).
BRÜCKNER, A.: Klin. Mbl. Augenheilk. **101**, 906—907 (1938).
— Schweiz. med. Wschr. II, 1242—1243 (1941).
BÜCKLERS, M.: Klin. Mbl. Augenheilk. **96**, 119—120 (1936).
VAN CANNEYT, J.: Bull. Soc. belge Ophtal. **89**, 411—418 (1948).
CARBALLO, F., u. J. HICK: Arch. Oftal. B. Aires, **28**, 32—33 (1953); ref. Ophthal. Lit. **7**, 2703 (1953).
CHANDLER, P. A.: 1956, zit. nach Shaffer, R. N. in: Glaucoma, herausgegeb. v. F. W. Newell, 1. Tagung 1955, Macy Foundation 11—81 (1956).
—, u. R. R. TROTTER: A. M. A. Arch. Ophthal. **53**, 305—317 (1955).
CHANG, H. L.: Chinese Med. J. **70**, 230—233 (1952); ref. Zbl. Ophthal. **59**, 94 (1953).
CHARLIN, C., u. A. SCHWEITZER: Klin. Mbl. Augenheilk. **89**, 88—92 (1932).
COGAN, D. G.: Ber. dtsch. Ophthal. Ges. Heidelberg, 1948, **54**, 6—13 (1949).
COURTIS, B.: Rev. Asoc. méd. Argent. **47**, 3434—3442 (1933) und Sem. méd. I, 908—916 (1934) und Arch. Oftal. B. Aires, **9**, 59—73 (1934); ref. Zbl. Ophthal. **31**, 378 (1934).
CUENDET, J. F.: Ophthalmologica **131**, 355—359 (1956).
DOBREE, J. H.: Brit. J. Ophthal. **38**, 500—506 (1954).
DRUAULT, A.: Arch. Ophtal. (Paris) **10**, 333—343 (1950)
DUDINOW, O.: Vestn. Oftal. **7**, 407—420 (1935); ref. Zbl. Ophthal. **35**, 454 (1936).
DUKE-ELDER, S.: Trans. Ophthal. Soc. Aust. **17**, 12—23 (1957)
EBISAWA, K.: J. Clin. Ophthal. (Tokyo) **11**, 657—660 (1957); ref. Zbl. Ophthal. **72**, 92 (1957).
ESTERMAN, B.: Med. Clin. N. Amer. **32**, 839—844 (1948); ref. Ophthal. Lit. **2**, 506 (1948).
EVERSHEIM, H. J.: Klin. Mbl. Augenheilk. **100**, 608—609 (1938).
FONTANA, G.: Boll. Soc. med.-chir. Modena **38**, 193—196 (1938); ref. Zbl. Ophthal. **45**, 154 (1940).
FORNARO: Arch. Ottal. **52**, 256—271 (1948).
FOSTER, J.: Trans. Ophthal. Soc. U.K. **57**, 1937, 364 (1937).
— Brit. J. Ophthal. **22**, 430—431 (1938).
FRITZ, A.: Bull. Soc. belge Ophtal. **99**, 433—437 (1951).
GALLOIS, J.: Bull. Soc. Ophtal. Fr. Nr. 2, 113—115 (1933).
GARTNER, S., u. E. BILLET: Amer. J. Ophthal. **43**, 975—976 (1957).
GERLOFF, W.: Klin. Mbl. Augenheilk. **125**, 61—71 (1954).
GUMMERUS, I.: Duodecim (Helsinki) **51**, 612—618 (1935); ref. Zbl. Ophthal. **35**, 65 (1936).
HAGGERTY, T.E.: Bull. Georgetown Univ. med. Cent. **8**, 50—53 (1954); ref. Ophthal. Lit. **8**, 4851 (1954).
HALBRON, P., G. GOUMET u. H. MAWAS: Bull. Soc. Ophtal. Fr. Nr. **8**, 549—553 (1948).
HAYNES, R. T.: Trans. Canad. Ophthal. Soc. **14**, 140—144 (1951).
HOFFMANN, W.: Klin. Mbl. Augenheilk. **91**, 829 (1933).
HOLM, E.: Acta Ophthal. (Kbh.) **30**, 35—37 (1952).
HONDA, H., Y. KOJIMA u. H. WATANABE: Nagoya Med. J. **2**, 75—78 (1954); ref. Zbl. Ophthal. **64**, 314 (1955).

HUBER, A.: Praxis (Bern) 1030—1033 (1950); ref. Zbl. Ophthal. **57**, 141 (1952).
IBRAHIM, F. G.: Bull. Ophthal. Soc. Egypt. **21**, 70—73 (1929); ref. Zbl. Ophthal. **23**, 720 (1930).
KADLECOVÁ, V.: Čsl. Ofthal. **11**, 86—92 (1955); ref. Ophthal. Lit. **9**, 640 (1955).
KAL'FA, S. F., u. A. F. PARAMONOV: Vestn. Oftal. **34**, 33—37 (1955); ref. Ophthal. Lit. **9**, 641 (1955).
KESSLER, J.: Amer. J. Ophthal. **42**, 734—736 (1956).
— A. M. A. Arch. Ophthal. **57**, 840—841 (1957).
— Amer. J. Ophthal. **43**, 271—275 (1957).
KINSEY, V. E.: Amer. J. Ophthal. **35**, 691—695 (1952).
KLEINERT, H.: Klin. Mbl. Augenheilk. **122**, 196—202 (1953).
KOVARSKAYA, S. S., u. A. G. KROLH: Sovet. Vestn. Oftal. **13**, 262 (1938).
KROLH, A. G.: Vestn. Oftal. **32**, 27—30 (1953); ref. Zbl. Ophthal. **62**, 240 (1954).
KRONFELD, P. C.: Trans. Amer. Acad. Ophthal. Otolaryng. **53**, 175—185 (1949).
LARMANDE, A. M.: Afr. franç. chir. Nr. 3—4, 74—75 (1949); ref. Ophthal. Lit. **3**, 747 (1949).
— Algérie Méd. **52**, 113—114 (1949); ref. Ophthal. Lit. **3**, 746 (1949).
—, u. M. TOULANT: Pr. méd. **59**, 1611—1613 (1951); ref. Ophthal. Lit. **5**, 4103 (1951).
LAVERNHE, BISQUERRA u. PERNICE: Afr. franç. chir. Nr. 3—4, 90 (1952); ref. Ophthal. Lit. **6**, 5287 (1952).
LEYDHECKER, W.: Ber. dtsch. Ophthal. Ges. Heidelberg, 1951, **57**, 199—203 (1952).
— in: Zeitfragen der Augenheilk., herausgeg. v. W. Löhlein, 81—107, Thieme Leipzig, (1954).
LINHART, W. O.: Amer. J. Ophthal. **33**, 448—452 (1950).
LINT, VAN: Bull. Soc. belge Ophtal. **72**, 62—65 (1936).
LLOYD, J. P. F.: Trans. Ophthal. Soc. U.K. 1948, **68**, 89—98 (1949).
LUZSA, E.: Orv. Hetil. 431—433 (1941); ref. Zbl. Ophthal. **46**, 331 (1942).
— Klin. Mbl. Augenheilk. **108**, 133 (1942).
MANABE, M.: J. Clin. Ophthal. (Tokyo) **9**, 1306—1309 (1955); ref. Zbl. Ophthal. **68**, 85 (1956).
MARX, P.: Bull. Soc. franç. Ophtal. **61**, 155—159 (1948).
MATTEUCCI, P., u. E. CARUSI: Ann. Oculist. (Paris) **180**, 360—365 (1947).
MAWAS, J.: Bull. Soc. Ophtal. Fr. No. 9, 781—785 (1935).
MILLER, S. J. H.: Brit. Med. J. **1**, 456—461 (1952).
— Brit. J. Ophthal. **37**, 1—10 (1953).
— Brit. J. Ophthal. **40**, 248—249 (1956).
MITANI, M.: Acta Soc. Ophthal. Jap. **37**, 1639—1642 (1933); ref. Zbl. Ophthal. **30**, 691 (1934).
MORATE, F. H.: Arch. Soc. Oftal. hisp.-amer. **13**, 1223—1225 (1953).
NEAME, H.: Indian J. Ophthal. **12**, 41—43 (1951); ref. Ophthal. Lit. **5**, 3009 (1951).
NEMETZ, U. R.: Klin. Mbl. Augenheilk. **115**, 417—421 (1949).
— Wien. klin. Wschr. 606 (1949).
PILLAT, A.: Klin. Mbl. Augenheilk. **125**, 641—653 (1954).
— Klin. Mbl. Augenheilk. **126**, 561—568 (1955).
PLATONOVA, E. P.: Vestn. Oftal. **29**, 26—28 (1950); ref. Zbl. Ophthal. **55**, 340 (1951).
POKROVSKIJ, A. I.: Vestn. Oftal. **29**, 14—16 (1950); ref. Zbl. Ophthal. **55**, 340 (1951).
POLACK, A.: Bull. Soc. Ophtal. Fr. No. 6, 396—400 (1935).
POSNER, A.: Eye, Ear, Nose Thr. Monthly **31**, 563—564 (1952).
— Amer. J. Ophthal. **36**, 185—192 (1953).
— Eye, Ear, Nose Thr. Monthly **33**, 427—428; 431 (1954).
— Proc. XVII. int. Cong. Ophthal. Montreal-N.Y. 1954, II, 951—958 (1955).
— Amer. J. Ophthal. **40**, 469—474 (1955).
— Eye, Ear, Nose Thr. Monthly **35**, 193; 197 (1956).
— Eye, Ear, Nose Thr. Monthly **36**, 417—418 (1957).
PURTSCHER, E.: Wien. Klin. Wschr. **61**, 709—710 (1949).
RAMA, G.: Ann. Ottal. **78**, 274—278 (1952).
REDSLOB, R.: Ann. Oculist. (Paris) **172**, 1—13 (1935).
— Bull. Soc. franç. Ophtal. **49**, 145—156 (1936).
— Ann. Oculist (Paris) **183**, 297—312 (1950).
SANO, K., u. M. IIDA: J. Clin. Ophthal. (Tokyo) **9**, 1402—1403 (1955); ref. Zbl. Ophthal. **67**, 309 (1956).
SANTOS-FERNÁNDEZ, J.: Rev. Cub. Oftal. **3**, 354—356 (1921); ref. Zbl. Ophthal. **7**, 135 (1922).
SAUBERMANN, G.: Ophthalmologica **115**, 246—247 (1948).
SAUTTER, H., u. K. DAUBERT: Ophthalmologica **129**, 381—389 (1955).
SBORDONE, G.: Rass. ital. Ottal. **22**, 262—268 (1953).
SCHIECK, F.: Ber. dtsch. Ophthal. Ges. Heidelberg **50**, 1934, 69 (1934).
SCHIFF-WERTHEIMER, S., u. J. JONQUÉRES: Bull. Soc. Ophtal. Fr. Nr. 4, 470—475 (1947).
SCHORN, J.: Albrecht. v. Graefes Arch. Ophthal. **148**, 121—128 (1947).
SCHWAB, F.: Forsch. Praxis **10**, 20—25 (1957).
SCHWARTZ, H., A. DE ROETTH JR. u. E. M. PAPPER: J. Amer. med. Ass. **165**, 144—145 (1957).
SÉDAN, J.: Ann. Oculist (Paris) **186**, 995—1000 (1953).

Sèdan, J., u. S. Sédan-Bauby: Rev. Oto-neuro-ophtal. **19**, 251—256 (1947); ref. Zbl. Ophthal. **51**, 317 (1949/50).
Seidel, E.: Ber. dtsch. ophthal. Ges. Leipzig **49**, 1932, 336—339 (1932).
Seidenari, R.: Rass. ital. Ottal. **9**, 216—231 (1940).
Serr, H.: Ber. dtsch. ophthal. Ges. Heidelberg, 1948, **54**, 97—101 (1949).
— Klin. Mbl. Augenheilk. **115**, 667—668 (1950).
Shaffer, R. N.: in: Glaucoma, herausgegeb. v. F. W. Newell, 1. Tagung 1955, 11—81, Macy-Foundation N.Y. 1956.
Shimizu, S.: J. Clin. Ophthal. (Tokyo) **11**, 647—651 (1957); ref. Zbl. Ophthal. **72**, 92 (1957).
— Jap. J. Ophthal. **1**, 221—224 (1957); ref. Ophthal. Lit. **11**, 2206 (1957).
Simpson, G. C.: Brit. J. Ophthal. **37**, 450—486 (1953).
Snydacker, D.: Amer. J. Ophthal. **31**, 730—731 (1948).
Sobhy, M., u. A. Gohar: Bull. ophthal. Soc. Egypt **42**, 173—198 (1952); ref. Ophthal. Lit. **6**, 175 (1952).
Sommer, E.: Schweiz. med. Wschr. 1940/II, 813—816.
Sondermann, R.: Klin. Mbl. Augenheilk. **115**, 666—667 (1950).
Strong, S.: Amer. J. Ophthal. **33**, 982—984 (1950).
Sugar, H. S.: Amer. J. Ophthal. **24**, 851—873 (1941).
— Amer. J. Ophthal. **25**, 1341—1351 (1942).
— Amer. J. Ophthal. **29**, 1396—1400 (1946).
— Amer. J. Ophthal. **30**, 451—468 (1947).
— The Glaucomas. 2. Aufl. Hoeber, New York 1957, 516 S.
Talkovskij, S. I.: Vestn. Oftal. **28**, 39—43 (1949); ref. Zbl. Ophthal. **52**, 51 (1950).
Tjanidis, T.: Bull. Soc. hellen. Ophtal. **20**, 208—211 (1952); ref. Ophthal. Lit. **6**, 5283 (1952).
Tjumjanzew, N.: Vestn. Oftal. **7**, 936—944; 945—947 (1935); ref. Zbl. Ophthal. **36**, 147 (1936).
Törnquist, R.: Brit. J. Ophthal. **41**, 421—424 (1957).
Tyner, G. S., u. H. G. Scheie: A. M. A. Arch. Ophthal. **50**, 572—579 (1953).
Ullman, E. V., u. F. D. Mossman: Amer. J. Ophthal. **33**, 757—762 (1950).
Vašková, M., u. A. Dolének: Čsl. Ofthal. **12**, 252—256 (1956); ref. Ophthal. Lit. **10**, 1204 (1956).
Vogt, A.: Klin. Mbl. Augenheilk. **85**, 586—587 (1930).
— Lehrbuch und Atlas der Spaltlampenmikroskopie des lebenden Auges. 2. Teil, Springer, Berlin, S. 567 u. 570 (1931).
de Vries, S.: Ophthalmologica **119**, 228—229 (1950).
Weill, G., u. J. Nordmann: Bull. Soc. Ophtal. Fr. No. 3, 295 (1933).
Wortham, E.: Amer. J. Ophthal. **35**, 477—484 (1952).

C. Hypothesen über die Ursache der primär-chronischen Glaukomformen und verschiedene Einflüsse auf den i.o. Druck

I. Übersichtsreferate und Versuch einer Zusammenfassung

Übersichtsreferate erschienen von Beljaev (1931), Trevor-Roper (1949) und Vail (1955, 1956).

Bei den hypothetischen Vorstellungen über die Ursachen der primär-chronischen Glaukome unterscheidet man gewöhnlich zwei Schulen, die „mechanistische" und die „neuro-vasculäre". Dabei handelt es sich nicht so sehr um „Schulen", als um allgemeine Denkrichtungen und Vorstellungsarten, wie man sie auch sonst in der Medizin einander entgegengesetzt findet. Der eine versucht, örtliche Veränderungen einer Krankheit möglichst exakt zu fassen, während der andere mehr den Zusammenhang der lokalen Erkrankung mit dem ganzen Organismus (Leib und Seele) zu sehen versucht. Die erste Denkart bringt die Gefahr mit sich, solche Zusammenhänge zu übersehen, die zweite Denkart kann zu leeren Spekulationen verführen, die schließlich nichts über das eigentliche Phänomen, das kranke Auge, erklären. Arbeiten dieser

Richtung zeichnen sich daher auch oft durch Verwaschenheit des Ausdrucks und des Gedankenganges aus. Zufällige Einzelbeobachtungen werden verallgemeinert, eine Statistik fehlt, Behauptungen werden als Beweise hingestellt. Hypothesen und unbestätigte Ergebnisse anderer Forscher werden als sicheres Wissen zitiert, vieldeutige Symptome und komplexe Wirkungen (z. B. von Medikamenten) in nur einem Sinne gedeutet, Versuche am gesunden Tier zur Erklärung des Glaukoms beim Menschen benutzt, oder falsch zitiert (so z. B. wenn behauptet wird, v. SALLMANN und GLOSTER hätten „das druckregulierende Hirnzentrum" nachgewiesen; Einzelheiten s. S. 103). Überblickt man die Literatur, so findet man keinen Beweis, daß es irgendein bestimmtes allgemeines Leiden (eine bestimmte Störung des autonomen, endokrinen oder zentralen Nervensystems, eine bestimmte Blutveränderung usw.) gibt, bei der Glaukom *regelmäßig* vorkommt, und daß umgekehrt bei Glaukom eine bestimmte Allgemeinveränderung die *Regel* ist. Als sicher kann man lediglich annehmen, daß verschiedene Einflüsse, die über Nerven und Hormone auf die Blutgefäße des Auges einwirken, zu Druckschwankungen führen können. Bei Augen mit normal funktionierenden Abflußwegen des Kammerwassers ist ein Ausgleich solcher Druckänderungen möglich; Glaukom, d. h. eine dauernde Drucksteigerung, entsteht nicht.

Die Voraussetzung für einen Schaden durch allgemeine neuro-vasculäre Einflüsse scheint mir die örtliche Erkrankung des Auges zu sein.

Die für die Glaukomentstehung wesentlichste örtliche Störung ist der gesteigerte Abflußwiderstand. Wir kennen weder seinen Sitz noch die Natur der Erkrankung mit Sicherheit. Es ist gewiß, daß Widerstand (und Minutenvolumen des Kammerwassers) nervös beeinflußt werden, daß sie nicht bloße „Mechanismen" sind. Physikalische Begriffe sind wohl zur Erklärung physikalischer Phänomene (Druck, Widerstand) angemessen, genügen aber nicht zum Verständnis gestörter Funktionen.

So kann man eine Erklärung der i.o. Drucksteigerung nur geben, wenn „mechanistische" und „neuro-vasculäre" Denkart ergänzend zusammenwirken. Bei dem akuten Glaukom versuchte SUGAR (1954) eine solche Synthese.

Einige Hypothesen möchten Glaukom durch Änderungen des i.o. Volumens erklären (Schwellung des Glaskörpers, der Uvea, der Linse). BÁRÁNY (1947) zeigte jedoch, daß solche Druckänderungen rasch (in höchstens 24 min) ausgeglichen werden. Eine dauernde Drucksteigerung kann nach unserer heutigen Ansicht (GOLDMANN, 1956) nur durch vermehrte Bildung oder behinderten Abfluß des Kammerwassers entstehen (mit Ausnahme der seltenen Fälle von gesteigertem Venendruck).

Die künftige Forschung kann durch einen Überblick über die Literatur befruchtet werden. Bei der Besprechung der Arbeiten läßt es sich nicht vermeiden, zur besseren Übersicht das riesige Thema zu unterteilen. Dadurch wird manchmal Zusammengehöriges getrennt dargestellt.

Schrifttum

BÁRÁNY, E. H.: Acta ophthal. (Kbh.) **25**, 175—187 (1947).
— Acta ophthal. (Kbh.) **25**, 81—94 (1947).
BELJAEV, I.: Oftal. Ž. **13**, 182—193 (1931); ref. Zbl. Ophthal. **26**, 594 (1932).
BERLOVE, I. J.: Oral Surg. **10**, 500—503 (1957); ref. Ophthal. Lit. **11**, 4738 (1957)
GOLDMANN, H.: Rev. bras. Oftal. **15**, 5—26 (1956); ref. Zbl. Ophthal. **69**, 34 (1956).
SUGAR, H. S.: Amer. J. Ophthal. **38**, 645—652 (1954).
TREVOR-ROPER, P.D.: Ophthal. Lit. **3**, 2—13 (1949).
VAIL, D.: Proc. XVII int. Cong. Ophthal. Montreal-N.Y. 1954, **II**, 686—721 (1955).
— Amer. J. Ophthal. **41**, 207—231 (1956).

II. Die Beziehungen des Glaukoms zu allgemeinen Krankheiten (außer Zentralnervensystem)

1. Allgemeines, Zusammenfassung

Der Ausspruch, ein Glaukomauge sei ein krankes Auge in einem kranken Körper, gehört zu den Orakeln. Er ist dunkel und unbestimmt, läßt viele Deutungen zu, kann vergessen werden, wenn man keine Bestätigung dafür findet, und zitiert werden, wenn man glaubt, einen hierzu passenden Fall beobachtet zu haben. In den folgenden Abschnitten werden wir sehen, daß es keine allgemeine Krankheit gibt (außer epidemischer Wassersucht, s. dort), bei der Glaukom regelmäßig vorkommt, und daß bei Glaukom nicht regelmäßig bestimmte allgemeine Störungen gefunden werden, die nicht auch bei glaukomfreien Menschen des gleichen Lebensalters vorkommen. Wir können also sagen, daß uns in den meisten Fällen von Glaukom keine Allgemeinleiden bekannt sind, von denen die Augenerkrankung nur ein Teilsymptom wäre. Hiervon gibt es jedoch Ausnahmen.

Allgemeinleiden können zu Glaukom führen, wenn sie eine *Iridocyclitis* oder eine *Steigerung des episkleralen Venendruckes* verursachen, oder wenn *Tumoren in das Auge metastasieren* oder die *Orbita einengen*. Bei der epidemischen Wassersucht *(Sanguinarin-Vergiftung)* ist wahrscheinlich nicht die allgemeine Gefäßstörung Ursache des Glaukoms, sondern die im Tierversuch nachgewiesene Schädigung der Abflußwege und

Tabelle 13. *Glaukom bei Allgemeinleiden (zu S. 83)*

Allgemeinkrankheit	Autor
Myeloische Leukämie, i.o. Blutung, Glaukom, 1 Fall	Buchanan et al., 1939
Meningealer Hydrops, 1 Fall	Posner, 1953
Verrenkung der Halswirbelsäule (mit Kompression des Hals-Sympathicus?), 1 Fall	Chavanne et al., 1950
Anämie, 1 Fall	Pokrovskij, 1952
Grippe, 2 Fälle Grippe, 3 Fälle (akutes Glaukom)	Linksz, 1937 Renard et al., 1949
Asthma, dann Glaukomanfall; akutes Glaukom operiert, danach Migräne: je 1 Fall. Die zweite Krankheit wird als „Ersatz“ der ersten aufgefaßt	Colrat, 1936
Akutes Glaukom bei (und bis zu 6 Tagen nach): Bauchoperation, Bronchitis, Narbenfurunkel, Zahnextraktion, Gallenkolik, Schnupfen u. a.	Vom Hofe, 1950, 1951
Vergiftung mit Blei-Tetraäthyl (Mensch, Kaninchen)	Skripničenko, 1956, 1957
Allgemein gesteigerte Capillarpermeabilität, 1 Fall	Streiff, 1947
Malaria, bei jedem Anfall an einem (!) Auge Druckanstieg	Valda Arana, 1938
Tetanus, Encephalitis, bds. akutes Glaukom	Guillain et al., 1937
Lues, Psychose, kongestives Glaukom Lues bei Glaukom (365 Patienten) nicht häufiger als bei Star Lues: Unter 220 Glaukom-Patienten hatten 38 positive Wa.R., unter 142 Star-Patienten 19 (Ägypten) Lues: Unter 150 Glaukomkranken 6,7% (Brünn), keine Vergleichszahlen	Reaser, 1936 Beckh, 1935 Ibrahim, 1937 Mazal, 1931

Allgemeinkrankheit	Autor
Lues: 10 Patienten mit Lues und Glaukom Lues: 1 Patient mit Glaukom Lues: Neurolues, Periphlebitis, Glaukom, 1 Fall	MAZAL, 1930 RAYMOND, 1953 FRANÇOIS et al., 1950
Bronchus-Carcinom (ohne Augenmetastase im befallenen Auge) akutes Glaukom, 1 Fall	MAXWELL, 1956
Febris uveo-parotidea, Glaukom ohne Hochdruck, 1 Fall	STENHOUSE, 1936
Allergie	WISEMAN et al., 1954

Blutgefäße des Auges. Für diese Fälle trifft das Wort vom kranken Auge im kranken Körper zu. Wir haben sie bei den Sekundärglaukomen besprochen.

Glaukomkranke haben die gleiche Sterblichkeit wie die Gesamtbevölkerung (BENNETT, 1955).

Schrifttum

BENNETT, G.: A. M. A. Arch. Ophthal. **54**, 637—640 (1955).

2. Glaukom bei Allgemeinleiden

Die verschiedenen Krankheiten, bei denen Glaukom beobachtet wurde, bringen wir in Tabelle 13 (S. 82). Einen unmittelbaren ursächlichen Zusammenhang halte ich nicht für wahrscheinlich. Akutes Glaukom *nach Operationen* könnte vielleicht durch die i.m. Atropingabe oder die Erregung entstehen, wobei ein sehr enger Kammerwinkel die Voraussetzung zu dem Anfall ist.

Bei *akuten Infektionskrankheiten* könnte (bei vorhandener Disposition zu Glaukom) Wassertrinken stärker drucksteigernd wirken, weil im Fieberanstieg antidiuretisches Hormon ausgeschüttet wird (FREMONT-SMITH et al., 1928).

PINKERTON (1953) schrieb eine kurze, allgemeine Arbeit zu dem Thema. MAZZOLA (1933) behauptete, bei Tuberkulose oder Diabetes sei der i.o. Druck leicht erniedrigt, bei Ikterus oder Nierenleiden an der oberen Grenze der Norm.

Der Bericht von BERLOVE (1957) über einen Fall von Glaucoma simplex bei Zahnherden besagt gar nichts über einen ursächlichen Zusammenhang.

Schrifttum

BECKH, W.: Amer. J. Ophthal. **18**, 1129—1134 (1935).
BUCHANAN, J. A., u. H. A. BALLWEG: Amer. J. Ophthal. **22**, 770—774 (1939).
CHAVANNE u. ROUGIER: Bull. Soc. Ophtal. Fr. No. 6, 511—512 (1950).
COLRAT, A.: Bull. Soc. Ophtal. Fr. No. 5, 530—531 (1936).
FRANÇOIS, P., u. C.-H. LESAGE: Bull. Soc. Ophtal. Fr. No. 7, 612—613 (1950).
FREMONT-SMITH, F., M. E. DAILEY u. G. W. THOMAS: J. Clin. Invest. **6**, 9 (1928).
GUILLAIN, G. J., PARFONRY u. R. MESSIMY: Bull. Acad. Méd. (Paris) **117**, 295—299 (1937).
HOFE, K. VOM: Ber. dtsch. ophthal. Ges. Heidelberg, **55**, 1949, 179—181 (1950).
— Ber. dtsch. ophthal. Ges. Heidelberg, **56**, 1950, 133—134 (1951).
IBRAHIM, F. G.: Bull. ophthal. Soc. Egypt **30**, 40—41 (1937); ref. Zbl. Ophthal. **40**, 658 (1938).
LINKSZ, A.: Klin. Mbl. Augenheilk. **99**, 106 (1937).
MAXWELL, E.: Amer. J. Ophthal. **42**, 915—916 (1956).
MAZAL, V.: Ofthal. Sborn. **5**, 126—131 (1930); ref. Zbl. Ophthal. **24**, 326 (1931).
— Bratisl. lek. Listy **11**, 82—87 (1931); ref. Zbl. Ophthal. **25**, 476 (1931).
MAZZOLA, U.: Lett. Oftal. **10**, 225—263 (1933); ref. Zbl. Ophthal. **31**, 243 (1934).
PINKERTON, O. D.: Hawaii med. J. **12**, 281—283 (1953); ref. Ophthal. Lit. **7**, 3706 (1953).
POKROVSKIJ, A. I.: Vestn. Oftal. **31**, 3—7 (1952); ref. Zbl. Ophthal. **58**, 131 (1952/53).
POSNER, A.: A. M. A. Arch. Ophthal. **50**, 189—191 (1953).
RAYMOND, L. F.: J. med. Soc. N. J. **50**, 304 (1953); ref. Ophthal. Lit. **7**, 5081 (1953).
REASER, E. F.: J. nerv. ment. Dis. **84**, 663—666 (1936); ref. Zbl. Ophthal. **38**, 330 (1937).

RENARD, G., u. DHERMY: Bull. Soc. Ophtal. Fr. No. 3, 440—445 (1949).
SKRIPNIČENKO, Z. M.: Oftal. Ž. **11**, 143—148 (1956); ref. Zbl. Ophthal. **69**, 305 (1957).
— Oftal. Ž. **12**, 372—379 (1957); ref. Zbl. Ophthal. **74**, 106 (1958).
STENHOUSE, S. D.: Trans. Ophthal. Soc. U.K. **56**, 1936, 299—303 (1936).
STREIFF, E. B.: Ann. Oculist. (Paris) **180**, 111 (1947).
VALDA ARANA, R.: Acta 1. Cong. argent. Oftal. **2**, 605—607 (1938); ref. Zbl. Ophthal. **42**, 401—402 (1939).
WISEMAN, R. D., u. D. E. MOORE: J. Allergy **25**, 355—357 (1954); ref. Zbl. Ophthal. **63**, 325 (1954/55).

Tabelle 14. *Allgemeinleiden bei Glaukom*

Allgemeinkrankheit	Autor
Leberstörung (Cholesterinwerte und Bilirubinwerte im Blut erhöht) Weltmann-Reaktion pathologisch	SCHMELZER, 1938, 1939, 1940; CORDERO, 1940, 1941; COURTIS et al., 1950; ZAKI, 1955
Cholesterinfütterung bei Katzen und Hunden erniedrigt Tension, Cholesterinspiegel also ohne Bedeutung für Glaukomgenese.	PASSOW, 1930
Blut-Cholesterin bei Glaukom meist erniedrigt.	NÓNAY, 1930
Blut-Cholesterin bei Glaukom wie bei Gesunden.	MUSELEVIČ, 1930
Cholesterinwerte im Streubereich der Werte Gesunder, Gesamtfette erhöht. Unterfunktion der Schilddrüse?	SIEGERT, 1957
Keine Korrelation zwischen i.o. Druck und Cholesterinspiegel.	GALLENGA, 1931; FELDMANN, 1939
Weltmann-Reaktion auch bei Trachom pathologisch,	RUBINO, 1935, 1936
sowie bei Chalazion (!)	FONTANA, 1936
Mit exakteren, neuen Leberfunktionsproben bei Glaukom	GODTFREDSEN, 1949
keine Hepatopathie nachweisbar.	HASELMANN, 1950
Bei Parenchym-Ikterus oder Lebercirrhose keine Glaukomneigung nachweisbar.	KLAR, 1950
Abnorme Reflexe (BABINSKI, OPPENHEIM, ROSSOLIMO) bei Glaukom anfangs beidseitig, später auf der Seite des akuten Anfalls.	AOKI, 1952
Cutis hyperplastica (Ehlers-Danlos-Syndrom) bei Glaukom, 1 Fall.	DURHAM, 1953
Elektrischer Widerstand der Haut gegen Gleichstrom bei i.o. Druck unter 50 mm Hg auf der gleichen Seite, bei i.o. Druck über 60 mm Hg auf der Gegenseite gesteigert.	LEOPOLD-MESSER, 1953
Lidödem mikroskopisch nachgewiesen.	LLOYD et al., 1951; LLOYD, 1952
Störung des Wasserhaushaltes vermutet, weil Quaddel nach subcutaner Injektion von physiologischer NaCl-Lösung bei Glaukom rascher verschwindet als bei Gesunden.	KAMINSKAJA et al., 1951
Keine Störung des Wasserhaushaltes nachweisbar bei Glaukom, Diurese nach Wassertest wie bei Gesunden.	LEYDHECKER, 1950; CAMPBELL et al., 1955
Haut von Glaukomkranken bei Fluoreszenz-Mikroskopie wie bei Gesunden.	WITTEKIND, 1953
Allergie? Allergenfreie Diät verhinderte weiteren Gesichtsfeldverfall.	BERENS et al., 1947
Zahnherde. Literaturreferat, ätiologischer Zusammenhang mit Glaukom abgelehnt.	HESSBERG, 1933
Nasennebenhöhleninfekt ist Ursache des Glaukoms.	KERRY, 1936, 1937; ODABACHI, 1938; EPSTEIN, 1940; BERENS et al., 1944

3. Allgemeinleiden bei Glaukom

Wir bringen die Literatur hierzu wieder in Tabellenform (Tab. 14). Keine der Hypothesen hielt der Prüfung stand. Besonders lange hielt sich die Hypothese über Glaukom als Ausdruck einer gestörten Leberfunktion, die jedoch durch alte und neue Untersuchungen widerlegt ist. Keine Allgemeinkrankheit kommt regelmäßig bei Glaukom vor.

Eine Zusammenstellung der Serum-Cholesterin-Werte bei Gesunden und bei Kranken mit Glaukom oder Katarakt nach der Literatur findet man bei SIEGERT (1957).

Schrifttum

AOKI, Y.: Acta Soc. Ophthal. Jap. **56**, 177—180 (1952); ref. Ophthal. Lit. **6**, 2576 (1952).
BERENS, C., L. J. GIRARD u. E. CUMMINGS: Ann. Allergy **5**, 526—535 (1947).
—, u. E. L. NILSON: Trans. Amer. Acad. Ophthal. Otolaryng. **48**, 121—152 (1944).
CAMPBELL, D. A., J. GLOSTER u. E. L. TONKS: Brit. J. Ophthal. **39**, 193—203 (1955).
CORDERO, C.: Arch. Ottal. **47**, 16—18 (1940).
— Arch. Ottal. **48**, 1—54 u. 55—99 (1941).
COURTIS, B., u. R. B. NUÑES: Ophthal. ib.-amer. **12**, 345—356 (1950); ref. Zbl. Ophthal. **57**, 124 (1952).
DURHAM, D. G.: A. M. A. Arch. Ophthal. **49**, 220—221 (1953).
EPSTEIN, N. D.: Vestn. Oftal. **16**, 54—56 (1940); ref. Zbl. Ophthal. **46**, 195 (1941).
FELDMANN, J. B.: A. M. A. Arch. Ophthal. **22**, 595—607 (1939).
FONTANA, G.: Rass. ital. Ottal. **5**, 346—353 (1936).
GALLENGA, R.: Boll. Oculist. **10**, 1141—1156 (1931).
GODTFREDSEN, E.: Acta med. scand. **136**, Suppl. Bd. 234, 130—135 (1949); ref. Zbl. Ophthal. **55**, 103 (1951).
HASELMANN, G.: Klin. Mbl. Augenheilk. **116**, 596—600 (1950).
HESSBERG, R.: Zbl. Ophthal. **29**, 129—157 (1933).
KAMINSKAJA, Z. A., A. I. KAPLAN u. L. B. BELOUSOVA: Vestn. Oftal. **30**, H. 2, 18—19 (1951); ref. Zbl. Ophthal. **56**, 251 (1951/52).
KERRY, R.: Brit. med. J. No. 3955, 808—809 (1936).
— Canad. med. Ass. J. **36**, 275—276 (1937); ref. Zbl. Ophthal. **38**, 562 (1937).
KLAR, R.: Klin. Mbl. Augenheilk. **116**, 600—614 (1950).
LEOPOLD-MESSER, G.: Ber. dtsch. ophthal. Ges. Heidelberg. **58**, 1953, 61—65 (1953).
LEYDHECKER, W.: Brit. J. Ophthal. **34**. 457—479 (1950).
LLOYD, J. P. F.: Trans. Ophthal. Soc. U.K. **71**, 1951, 215—217 (1952).
—, u. A. H. T. ROBB-SMITH: Proc. roy. Soc. Med. **44**, 185—188 (1951).
MUSELEVIČ, A.: Arch. Oftal. **7**, 529—534 (1930); ref. Zbl. Ophthal. **25**, 29 (1931).
NÓNAY, T.: Orv. Hetil. 1930/I, 315—317; ref. Zbl. Ophthal. **24**, 26 (1931).
ODABACHI, H.: Verh. 15. int. Cong. Ophthal. **4**, comm. libres, 283—285 (1938); ref. Zbl. Ophthal. **45**, 456 (1940).
PASSOW, A.: Ber. dtsch. ophthal. Ges. Heidelbg. **48**, 1930, 113—121 (1930).
RUBINO, A.: Rass. ital. Ottal. **4**, 767—781 (1935).
— Rass. ital. Ottal. **5**, 415—425 (1936).
SCHMELZER, H.: Ber. dtsch. ophthal. Ges. Heidelbg. **52**, 1938, 251—256 (1938).
— Arch. Oftal. B. Aires **13**, 401—407 (1938); ref. Zbl. Ophthal. **42**, 472 (1939).
— Albrecht v. Graefes Arch. Ophthal. **139**, 465—479 (1938).
— Sitzungsber. physik.-med. Soz. Erlangen **70**, 117—132 (1939); ref. Zbl. Ophthal. **43**, 410 (1939).
— Klin. Mbl. Augenheilk. **102**, 231—238 (1939).
— Klin. Mbl. Augenheilk. **102**, 428—429 (1939).
— Albrecht v. Graefes Arch. Ophthal. **141**, 266—295 (1939).
— Klin. Mbl. Augenheilk. **104**, 722—727 (1940).
SIEGERT, P.: Ber. dtsch. ophthal. Ges. Heidelbg. **60**, 1956, 64—67 (1957).
WITTEKIND, I.: Klin. Mbl. Augenheilk. **122**, 476—479 (1953).
ZAKI, M.: Bull. ophthal. Soc. Egypt **48**, 121—125 (1955); ref. Ophthal. Lit. **9**, 3007 (1955).

4. Blutveränderungen bei Glaukom (außer p_H-Änderungen)

Die Arbeiten, in denen ein gesteigerter *Cholesterinspiegel* im Blut als Zeichen einer gestörten Leberfunktion bei Glaukomkranken diskutiert wird, sind in vorstehendem Abschnitt genannt. Über das Vorkommen von *Histamin* und histaminähnlichen Substanzen s. Kapitel:

„Verschiedene Einflüsse auf den i.o. Druck", Abschnitt „Histamin und i.o. Druck". Über den *Wasserhaushalt* s. „Untersuchungsmethoden" („Wassertrinkprobe") und vorstehenden Abschnitt. Blutveränderungen nach *Acetazolamid* (Diamox) sind bei der medikamentösen Therapie unter „Carboanhydrase-Hemmer" besprochen; vgl. auch den Abschnitt über *Acidose*-verursachende Medikamente, sowie über osmotische Therapie bei ***akutem Glaukom*** und in Abschnitt über ***physikalische Therapie.*** Änderungen der *Wasserstoffionenkonzentration* des Blutes als vermeintliche Ursache der Glaskörperquellung sind im nächsten Abschnitt besprochen.

Sonstige Befunde über Blutveränderungen bei Glaukom sind in Tabelle 15 zusammengefaßt. Die Befunde sind voller Widersprüche, was teils an einer ungenügenden Technik der Untersuchung, teils an zu kleinen Vergleichsgruppen liegen dürfte. Keine einzige für Glaukom kennzeichnende Blutveränderung ist meiner Ansicht nach sicher nachgewiesen. Der K/Ca-Quotient (s. Tab.) wurde als Maßstab für Störungen im

Tabelle 15. *Blutveränderungen bei Glaukom*

Befund	Autor
Proteine:	
Gesamteiweiß unverändert	COHEN et al., 1932 KRAUSE, 1932
Albumin vermindert, γ-Globulin vermehrt	GEMOLOTTO, 1955
Albumin und γ_1-Globulin vermindert, γ_2-Globulin unverändert, α-Globulin vermehrt	DIENSTBIER et al., 1950
Tyramin (p-Oxyphenyl-äthylamin, aus Tyrosin) wie bei Gesunden oder allgemeiner Hypertonie	DIENSTBIER et al., 1952
Blutsenkungs-Geschwindigkeit erhöht	AMANO, 1930 KINUGASA, 1957
Harnstoff	
vermehrt	MITSUDA, 1957 VANCEA et al., 1957
vermehrt, aber kein Verhältnis zum i.o. Druck	KINUGASA, 1957
NaCl	
vermehrt	POPOV, 1951
unverändert	COHEN et al., 1932
Cl unverändert	GIANNANTONI, 1932
Cl vermehrt	VANCEA et al., 1957
Hoher Na-Gehalt bei kongestivem Glaukom, verstärkte Na-Schwankungen bei primären Glaukomen	CAMPBELL, 1952
K/Ca: K vermindert	FRANTA, 1930; PASSOW, 1930
K bei einigen Patienten vermindert, Ca normal.	KUMANOMIDO, 1930
Quotient K/Ca unverändert, aber K und Ca vermehrt.	POPOV, 1949
K vermehrt, Ca vermindert.	BIFFIS, 1933
Quotient K/Ca unverändert.	TRON et al., 1937; DIENSTBIER et al., 1951
Bucky-Grenzstrahlen (auf den Körper) senkten i.o. Druck, K/Ca unverändert, dennoch Änderung des Quotienten als Wirkungsursache der Grenzstrahlen angenommen.	KRASSÓ et al., 1932
Adrenalin nicht vermehrt;	DIENSTBIER et al., 1957
nicht vermehrt, nach Stich in die Fingerbeere bei Glaucoma simplex normale Reaktion, Glaucoma congest. gesteigerte Adrenalinausschüttung.	NIEDERMEIER, 1950
Cholinesterase vermehrt;	GALLOIS et al., 1947
vermehrt, besonders bei akutem Glaukom;	VANÝSEK, 1948
vermehrt bei Glaucoma simplex und akutem Glaukom im Anfall, vermindert bei absolutem Glaukom.	EREMENKO, 1957
Hohe Normalwerte, starke Schwankungen auch bei Gesunden.	RADOS, 1943

Befund	Autor
Normal, aber im Kammerwasser erhöht.	de Grósz, 1948
Vermindert bei Glaucoma simplex und kongestivem Glaukom.	Arató et al., 1952
Bei Kaninchen im Dunkeln vermehrt.	Maione, 1950
Cholin bei Glaucoma simplex erniedrigt, bei kongestivem Glaukom normal.	Kinugasa, 1956
Antihyaluronidase normal;	Hallet et al., 1956
vermehrt.	di Ferdinando et al., 1953
Gefrierpunkt etwas höher als normal, nach Acetazolamid erniedrigt.	Kinugasa, 1955
Prothrombin vermehrt bei 71% der Glaukome.	Gasparri, 1952
Gerinnung beschleunigt: akutes Glaukom, verlangsamt: chronisches Glaukom.	Delage et al., 1956
Blutkörperchen:	
Monocyten vermehrt bei akutem Glaukom.	Masoud, 1937
Monocyten nicht vermehrt.	Blake et al., 1940
Osmotische Resistenz der Erythrocyten normal.	Ferrari, 1932
Allgemeines	
Tages- und Nachtschwankungen der Mineralionen und Eiweißkörper des Blutes und Ursache der Druckschwankungen, Einfluß von Thyreoidea-Hemmstoffen untersucht.	Baron et al., 1955
Nach drucksenkenden Operationen bei Glaukom werden vorher pathologische Allgemeinveränderungen normal: Kapillarbrüchigkeit, Blutverdünnung nach Wassertrinken.	Agarwal et al., 1956
Eiweißgehalt vermindert nach Operationen, gesteigert vor Operation.	Vancea et al., 1957
Serum enthält bei unkompensiertem oder absolutem Glaukom Substanzen, die die Tätigkeit des isolierten Froschherzens beschleunigen. Ebenso bei Hypertonie und Diabetes.	Mlíkowský, 1937

autonomen Nervensystem (s. dort) benutzt: K-Vermehrung = Vagotonie, Ca-Vermehrung = Sympathicotonie.

Schrifttum

Agarwal, L. P., u. R. P. Saxena: Ophthalmologica **132**, 258—263 (1956).
Amano, S.: Acta Soc. Ophthal. Jap. **34**, 71—79 (1930); ref. Zbl. Ophthal. **25**, 29 (1931).
Arató, I., u. M. Arató: Ophthalmologica **123**, 374—382 (1952) u. Szemészet **89**, 20—25 (1952); Ref. Ophthal. Lit. **6**, 686 (1952).
Baron, J.-B., P. Payrau u. J. C. Bessineton: Bull. Soc. franç. Ophtal. **68**, 492—496 (1955).
Biffis, A.: Ann. Ottal. **61**, 284—294 (1933).
Blake, E. M., u. J. C. Leonard: Amer. J. Ophthal. **23**, 907—910 (1940).
Campbell, D. A.: Trans. Ophthal. Soc. U.K. **72**, 1952, 457—496 (1952).
Cohen, M., J. A. Killian u. L. Halpern: A. M. A. Arch. Ophthal. **8**, 39—49 (1932).
Delage, J. M., J. Audet u. H. Pichette: Un. méd. **85**, 525—528 (1956); ref. Ophthal. Lit. **10**, 524 (1956).
Dienstbier, E., u. J. Balik: Čsl. ofthal. **6**, 69—75 (1950); ref. Ophthal. Lit. **4**, 2770 (1950).
— — Čsl. ofthal. **7**, 395—405 (1951); ref. Ophthal. Lit. **4**, 744 (1952).
— — Čsl. ofthal. **8**, 141—145 (1952); ref. Ophthal. Lit. **6**, 1560 (1952).
— — Čsl. ofthal. **13**, 1—10 (1957); ref. Zbl. Ophthal. **72**, 92 (1957).
Eremenko, N. S.: Oftal. Ž. **12**, H. 3, 173—177 (1957); ref. Zbl. Ophthal. **72**, 264 (1957).
Ferdinando, R. di, u. E. Sega: G. ital. Oftal. **6**, 120—124 (1953).
Ferrari, A.: Arch. Ottal. **39**, 147—193 (1932).
Franta, J.: Ofthal. Sborn. **5**, 75—88 (1930) u. Bratisl. lek. Listy **10**, 556—560 u. 585—594 (1930); ref. Zbl. Ophthal. **25**, 308 (1931).
Gallois, J., u. A.-D. Herschberg: Bull. Soc. franç. Ophtal. **59**, 228—230 (1947) u. Arch. Ophtal. (Paris) **7**, 416 (1947).

GASPARRI, F.: Boll. Oculist. **31**, 175—185 (1952).
GEMOLOTTO, G.: Ann. Ottal. **81**, 35—40 (1955).
GIANNANTONI, C.: Lett. oftal. **9**, 319—329 (1932); ref. Zbl. Ophthal. **28**, 403 (1933).
GRÓSZ, S. DE: Szemészet 114 (1948); ref. Ophthal. Lit. **2**, 1157 (1948).
HALLET, J. W., I. H. LEOPOLD u. S. INWALD: A. M. A. Arch. Ophthal. **55**, 313—319 (1956).
KINUGASA, J.: Acta Soc. ophthal. Jap. **59**, 1220—1224 (1955); ref. Ophthal. Lit. **9**, 2110 (1955).
— J. Clin. Ophthal. (Tokyo) **10**, 766—768 (1956); ref. Zbl. Ophthal. **69**, 225 (1956/57).
— Jap. J. Ophthal. **1**, 233—236 (1957); ref. Ophthal. Lit. **11**, 2198 (1957).
KRASSÓ, I., u. A. LOEFFLER: Arch. Augenheilk. **106**, 255—270 (1932).
KRAUSE, A. C.: J. Lab. clin. Med. **18**, 1—3 (1932); ref. Zbl. Ophthal. **28**, 711 (1933).
KUMANOMIDO, M.: Acta Soc. ophthal. Jap. **34**, 414—446 (1930); ref. Zbl. Ophthal. **24**, 148 (1931).
MAIONE, M.: Ann. Ottal. **76**, 347—358 (1950).
MASOUD, F.: Brit. J. Ophthal. **21**, 559—564 (1937).
MITSUDA, H.: Folia ophthal. Jap. **8**, 153—158 (1957); ref. Ophthal. Lit. **11**, 2203 (1957).
MLÍKOWSKÝ, J.: Čas. lek. cesk. 892—896 (1937); ref. Zbl. Ophthal. **39**, 517 (1937).
NIEDERMEIER, S.: Ber. dtsch. ophthal. Ges. Heidelberg **55**, 1949, 324—326 (1950).
PASSOW, A.: Arch. Augenheilk. **103**, 111—160 (1930).
POPOV, M. Z.: Vestn. Oftal. **28**, 32—36 (1949); ref. Zbl. Ophthal. **52**, 50 (1950).
— Vestn. Oftal. **30**, 13—17 (1951); ref. Zbl. Ophthal. **56**, 251 (1951/52).
RADOS, A.: A. M. A. Arch. Ophthal. **30**, 371—375 (1943).
TRON, E., u. A. ODNASCHEWA: Vestn. Oftal. **11**, 3—12 (1937); ref. Zbl. Ophthal. **42**, 596 (1939).
VANCEA, P., A. BATCU u. G. MĂRCULESCU: Oftalmologia (Bucureşti) **2**, 9—14 (1957); ref. Zbl. Ophthal. **72**, 92 (1957).
VANÝSEK, J.: Čsl. Ofthal. **4**, 259—261 (1948); ref. Ophthal. Lit. **2**, 797 (1948).

III. Glaskörperquellung und Änderungen der Wasserstoffionenkonzentration des Blutes bei Glaukom

(Schrifttum S. 90)

1. Zusammenfassung

Die Hypothese, primäres Glaukom entstehe durch eine Quellung des Glaskörpers infolge einer Alkalose des Blutes, geht auf MEESMANN (1925) zurück. Er nahm als normalen p_H-Bereich p_H 7,29–7,35 an, was zu eng ist, und fand bei Glaucoma simplex p_H 7,33–7,47, bei akutem Glaukom p_H 7,33–7,43. Infolge dieser „Alkalose" solle der Glaskörper quellen. Spätere Arbeiten, die wir im folgenden besprechen, zeigten, daß bei Glaukom keine p_H-Änderung des Blutes gegenüber Nicht-Glaukomkranken vorliegt und daß der Glaskörper bei physiologisch möglichen p_H-Änderungen seinen Quellungszustand nicht ändert. Die Hypothese ist also überholt. Wir besprechen nun die Literatur zu dieser Frage.

2. p_H des Blutes bei Glaukom

Zunächst ist bei der Meesmannschen Hypothese zu fragen, ob bei Glaukom wirklich eine Alkalose vorliegt. Die folgenden Autoren fanden keine p_H-Änderung des Blutes: JASINSKI (1927), KADLICKÝ (1928), SCHMERL (1928), Kubik (1928), GALA et al. (1928), FRADKIN et al. (1929, 1930), TREMATORE (1934).

Alkalose im Blut Glaukomkranker beschrieben außer MEESMANN (1925) noch PIMENTEL (1930), BIFFIS (1933), TROVATI (1935) und DESVIGNES (1952). Physiologische Alkalose durch Hyperventilation steigerte den i.o. Druck Gesunder nicht (WEGNER et al., 1928).

Acidose soll jedoch drucksenkend wirken und die i.o. Hypotonie bei Aspirinvergiftung (VÁRADY et al., 1936) und im Coma diabeticum (PELLICCIOTTA, 1933) erklären (vgl. „Acidose verursachende Medikamente" und Acetazolamid (Diamox) im Kapitel „Medikamentöse Therapie"). Bei Glaukom wurde jedoch leichte Acidose von FRADKIN et al. (1930), SALVATI (1931) und BENAVIDES (1944) beschrieben.

3. Wirkung von experimenteller örtlicher Alkalose oder Acidose auf den i.o. Druck

Der i.o. Druck in enucleierten Augen steigt nach Eintauchen in alkalische oder saure Lösungen (KURIKS, 1930) oder in Wasser (IWAGAKI, 1957). Einspritzen von Lauge in den Glaskörper steigert den i.o. Druck (QUEIROGA, 1941), Injektion von Säure in den Glaskörper senkt den i.o. Druck (REDSLOB et al., 1929; REDSLOB, 1938; QUEIROGA, 1941). ALAJMO beschrieb 1930 Drucksenkung bei einem Glaukomkranken nach Säureinjektion in den Tenonschen Raum, faßte aber später (1932) die von ihm bei Glaukom vermutete Glaskörperquellung als Folge einer gesteigerten Capillarpermeabilität auf. Am isolierten Hundekopf steigerte alkalische Durchströmungsflüssigkeit den i.o. Druck, Säure senkte ihn (DUKE-ELDER et al., 1931).

4. Sonstige Arbeiten über Glaskörperquellung als Glaukomursache

NORDENSEN (1926), RAČEVSKIJ (1939) und REDSLOB (1955) hielten Glaskörperquellung für eine Hauptursache des Glaukoms. WOOD (1932) und WEINSTEIN (1938, 1939) glaubten, Glaukom bei Zentralvenenthrombose entstehe durch Anschwellen des Glaskörpers. THIEL (1952) wies auf den Schwund der Glaskörperfibrillen im Alter und besonders bei Glaukomkranken hin. Hierdurch werde der Glaskörper bei Wasserzufuhr „unbegrenzt“ quellbar, jedoch sei dies nicht die einzige Glaukomursache. Auch KAMEL (1948) hielt eine Degeneration des Glaskörpers für eine wichtige Ursache des Glaukoms.

5. Physikalisch-chemische Eigenschaften und Struktur des Glaskörpers

Auf die *physikalisch-chemischen Eigenschaften* des Glaskörpers gehe ich nicht näher ein, da ich nicht glaube, daß der Glaskörper bei der Glaukom-Pathogenese eine wesentliche Rolle spielt. In den folgenden Arbeiten findet man Näheres zu dieser Frage sowie weitere Literaturhinweise: DUKE-ELDER (1929, 1930), STARY et al. (1933), MEYER et al. (1934, 1936), SIMONE (1956), TAKAGI (1956), GLOSTER (1956), SCHWEER (1956), MAURICE (1957).

Die *Struktur* wurde mit Elektronen- oder Phasenkontrast-Mikroskop untersucht von SCHWARZ et al. (1950), SCHWARZ (1951, 1956), APPELMANS et al. (1951, 1952), REICHLING et al. (1953), ROSSI (1953), BALAZS (1955), VARGA (1955), YAMADA (1957). Die *Stabilität* des Glaskörpers fand GLEES (1953, 1957) im Alter gesteigert. Den Einfluß der Hyaluronsäure auf die Stabilität untersuchte BRUNISH (1956).

6. Widerlegung der Hypothese

Isolierter Glaskörper quillt in saurem oder alkalischem Milieu nicht, wenn man bei Körpertemperatur arbeitet (LOBECK, 1929). Bei pH-Änderungen im physiologisch möglichen Ausmaß quillt er nicht (COHEN et al., 1934; v. SALLMANN, 1941). Quellungsversuche an Rinderglaskörpern gaben keine Stütze für die Hypothese einer Glaskörperschwellung als Glaukomursache (DUKE-ELDER et al., 1935). Der Schwellungsdruck des Glaskörpers von Glaukomaugen ist wie der gesunder Augen (DUKE-ELDER et al., 1936). Schon im Normalzustand hat der Glaskörper seine maximal mögliche Ausdehnung (SCHROEDER, 1952).

Auch klinisch läßt sich die Hypothese leicht widerlegen. MEESMANN fand bei Glaucoma simplex und bei akutem Glaukom im Blut den gleichen Grad von „Alkalose“, dennoch pflegt aber bei Glaucoma simplex die Vorderkammer normal tief und bei akutem Glaukom abgeflacht zu sein. – Bei akutem Glaukom fand ROSENGREN (1950) im Intervall die Vorderkammer ebenso flach wie im Anfall, bei einseitigem akutem

Glaukom war sie am erkrankten Auge wie am klinisch gesunden 2. Auge. – RIEGER (1936) beschrieb hintere Glaskörperabhebung bei Glaucoma simplex.

Alle diese Beobachtungen zeigen, daß weder bei Glaucoma simplex noch bei akutem Glaukom eine Schwellung des Glaskörpers die Ursache der Drucksteigerung ist.

Schrifttum

ALAJMO, B.: Arch. Ottal. **37**, 111—140; 145—177 (1930).
— VII. Cong. Soc. ital. Oftal. Rom 1932; ref. Zbl. Ophthal. **28**, 629 (1933).
APPELMANS, M., u. J. BLOCKEEL: Bull. Soc. belge Ophtal. No. 99, 437—443 (1951).
— — Ophthalmologica **124**, 297—302 (1952).
BALAZS, E. A.: Proc. XVII. int. Cong. Ophthal. Montreal-N.Y. 1954, II, 1019—1024 (1955).
BENAVIDES, E. S.: Arch. Soc. oftal. hisp.-amer. **4**, 1082 (1944).
BIFFIS, A.: Ann. Ottal. **61**, 109—123 (1933).
BRUNISH, R.: Amer. J. Ophthal. **41**, 1024—1029 (1956).
COHEN, M., J. M. NEWELL u. J. A. KILLIAN: A. M. A. Arch. Ophthal. **12**, 352—358 (1934).
DESVIGNES, P.: 4. Cong. panamer. Oftal. **3**, 1911—1942 (1952); ref. Zbl. Ophthal. **63**, 157 (1954/55).
DUKE-ELDER, W. S.: J. Physiol. (Lond.) **68**, 155—165 (1929).
— Trans. ophthal. Soc. U.K. **49**, 83—109 (1929).
— Brit. J. Ophthal. Monogr.-Suppl. 4 (1930), 72 S.
—, u. H. DAVSON: Biochem. J. **29**, 1121—1129 (1935).
— — u. G. H. BENHAM: Brit. J. Ophthal. **20**, 520—527 (1936).
—, u. P. M. DUKE-ELDER: J. Physiol. (Lond.) **71**, 268—274 (1931).
—, u. E. B. ROBERTSON u. H. DAVSON: Biochem. J. **29**, 72—75 (1935).
FRADKIN, M., M. KRASNOVA u. M. CHEIFEZ: 1. Allukrain. Kong. d. Augenärzte Charkow 1929; ref. Zbl. Ophthal. **23**, 70 (1930).
— — — Arch. Oftal. **7**, 786—793 (1930); ref. Zbl. Ophthal. **25**, 215 (1931).
GALA, A., u. J. MĚLKA: Čas. Lék. čes. **67**, 172—177 (1928); ref. Zbl. Ophthal. **19**, 652 (1928).
GLEES, M.: Ber. dtsch. ophthal. Ges. Heidelbg. **58**, 1953, 122—125 (1953).
— Ber. dtsch. ophthal. Ges. Heidelbg. **60**, 1956, 261—262, (1957).
GLOSTER, J.: Brit. J. Ophthal. **40**, 487—491 (1956).
IWAGAKI, M.: Acta Soc. Ophthal. Jap. **61**, 2143—2148 (1957); ref. Ophthal. Lit. **11**, 3443 (1957).
JASINSKI, M.: Klin. oczna **5**, 97—105 (1927); ref. Zbl. Ophthal. **19**, 476—477 (1928).
KADLICKÝ: Čas. Lék. čes. **67**, 168—171 (1928); ref. Zbl. Ophthal. **19**, 651—652 (1928).
KAMEL, S.: Bull. ophthal. Soc. Egypt **37**, 84—92 (1948); ref. Ophthal. Lit. **2**, 510 (1948).
KUBIK, J.: Arch. Augenheilk. **98**, 483—513 (1928).
KURIKS, O.: Eesti Arst **9**, 369—376 (1930); ref. Zbl. Ophthal. **25**, 309 (1931).
LOBECK, E.: Ber. dtsch. ophthal. Ges. Heidelbg. **47**, 1928, 182—187 (1929).
— Albrecht v. Graefes Arch. Ophthal. **122**, 668—681 (1929).
MAURICE, D. M.: J. Physiol. (Lond.) **137**, 100—125 (1957).
MEESMANN, A.: Arch. Augenheilk. **97**, 1—30 (1925).
MEYER, K., u. J. W. PALMER: J. biol. Chem. **107**, 629—634 (1934).
— — Amer. J. Ophthal. **19**, 859—865 (1936).
NORDENSEN, J. W.: Upsala Läk.-Fören. Förh. **31**, 289—315 (1926); ref. Zbl. Ophthal. **17**, 652 (1926).
PELLICCIOTTA, R.: Rass. Ter. Pat. clin. **5**, 776—811 (1933).
PIMENTEL, P. C.: Ann. Oculist. Rio **2**, 19—22 (1930); ref. Zbl. Ophthal. **25**, 149 (1931).
QUEIROGA, G.: Ophthalmos **2**, 364—371 (1941); ref. n. Barkan, O.: Ophthalmology in the War Years, Meyer-Wiener, Chicago **1**, (1946).
RAČEVSKIJ, F. A.: Vestn. Oftal. **14**, 42—51 (1939); ref. Zbl. Ophthal. **43**, 574 (1939).
REDSLOB, E.: Bull. Soc. franç. Ophtal. **51**, 485—490 (1938).
— Ann. Oculist. (Paris) **188**, 781—826 (1955).
—, u. P. REISS: Ann. Oculist. (Paris) **166**, 1—13 (1929).
REICHLING, W., u. W. SCHWARZ: Ber. dtsch. ophthal. Ges. Heidelberg **58**, 1953, 322—326 (1953).
RIEGER, H.: Z. Augenheilk. **90**, 111—112 (1936).
ROSENGREN, B.: A. M. A. Arch. Ophthal. **44**, 523—538 (1950).
ROSSI, A. A.: Brit. J. Ophthal. **37**, 343—348 (1953).
SALLMANN, L. v.: A. M. A. Arch. Ophthal. **25**, 243—254 (1941).
SALVATI: Riv. oftal. Oriente **1**, 31—33 (1931); ref. Zbl. Ophthal. **27**, 607 (1932).
SCHMERL, E.: Arch. Augenheilk. **98**, 565—568 (1928).
SCHROEDER, H.: Eye, Ear, Nose Thr. Monthly **31**, 653—656 (1952).
SCHWARZ, W.: Z. Zellforsch. **36**, 45—61 (1951).
— Z. Zellforsch. **36**, 284—292 (1951).
— Anat. Anz. **102**, 434—442 (1956).
—, u. H. RUSKA: Optik **7**, 318 (1950); ref. Zbl. Ophthal. **55**, 405 (1951).

SCHWARZ, W., u. E. SCHUCHARDT: Z. Zellforsch. **35**, 293—310 (1950).
SCHWEER, G.: Klin. Mbl. Augenheilk. **129**, 317—319 (1956).
SIMONE, S. DE: Ann. Ottal. **82**, 661—664 (1956).
STÁRY, Z., u. R. WINTERNITZ: Med. Klin. 1933/II, 1213—1214.
TAKAGI, Y.: Folia ophthal. Jap. **7**, 1—6 (1956); ref. Ophthal. Lit. **10**, 736 (1956).
THIEL, R.: in: Glaukom. Bücherei d. Augenarztes, H. 21, Enke Stuttgart, 1952, 9—52.
TREMATORE, M.: Lett. oftal. **11**, 161—177 (1934); ref. Zbl. Ophthal. **32**, 206 (1935).
TROVATI, E.: Ann. Ottal. **68**, 641—661 (1935).
VÁRADY, J., u. F. JAHN: Mag. Orv. **17**, 118—119 (1936); ref. Zbl. Ophthal. **38**, 212 (1937).
VARGA, L.: Proc. XVII. int. Cong. Ophthal. Montreal-N.Y. 1954, II, 1025—1031 (1955).
WEGNER, W., u. G. ENDRES: Z. Augenheilk. **64**, 43—45 (1928).
WEINSTEIN, P.: Orv. Hetil. 862—863 (1938); ref. Zbl. Ophthal. **42**, 129 (1939).
— Brit. J. Ophthal. **23**, 392—396 (1939).
WOOD, D. J.: Brit. J. Ophthal. **16**, 423—424 (1932).
YAMADA, H.: Acta Soc. Ophthal. Jap. **61**, 1472—1485 (1957); ref. Ophthal. Lit. **11**, 2600 (1957).

IV. Endokrine Drüsen und i.o. Druck

1. Übersichtsarbeiten

Eine sehr gute Übersicht gibt das Buch von VELHAGEN (1943). Weitere Literaturübersichten stammen von LEOPOLD-LÉVI (1931), SZILY (1935), BRAUN (1937; Diabetes und i.o. Druck), BLAKE (1950), ROSSETTI (1903). Über die therapeutische Anwendung von Hormonpräparaten s. „Medikamentöse Therapie".

Schrifttum

BLAKE, E.: Soc. Clin. Ophthal. **4**, 4 (1949); ref. Amer. J. Ophthal. **33**, 629—630 (1950).
BRAUN, R.: Zbl. Ophthal. **38**, 65—86 (1937).
LEOPOLD-LÉVI: Bull. Soc. Ophtal. Fr. No. 8, 470—504 (1931).
ROSSETTI, D.: Ann. Ottal. **79**, 591—624 (1953).
SZILY, A. VON: Zbl. Ophthal. **34**, 193—226 (1935).
VELHAGEN, K.: Sehorgan u. innere Sekretion, J. F. Bergmann u. Springer-Verlag München, Berlin, Wien, 1943, 260 S.

2. Hypophyse

a) Klinische Beobachtungen

Über i.o. Hypotonie bei Hypophysentumor berichtet IMRE (1936). Die folgenden Autoren teilen Einzelfälle von Glaukom bei Hypophysentumor mit: v. SZILY (1934), VELHAGEN (1936), DÉRER et al. (1937; M. Cushing, blaue Skleren und Knochenbrüchigkeit), NEUMARK-KRAL (1938), TATÁR (1938), RADNÓT (1942, 1943, 1955), FRANCESCHETTI et al. (1952), ARÉN et al. (1955), ARRIAGA (1957), AKAGI et al. (1955) und AKAGI (1957) fanden bei Hypophysentumor verstärkte Tagesschwankungen und pathologischen Ausfall von Belastungsproben (6 Pat.).

PROKOVSKIJ (1955) fand Glaukom bei einer Erkrankung des Hypothalamus. Bei Unterfunktion der Hypophyse wurde Glaukom beobachtet von JEANDELIZE (1949), ROUGIER et al. (1954) und SUDA et al. (1956).

b) Das Entfernen oder Zerstören der Hypophyse

Beim Kaninchen bewirkt Entfernen oder Zerstören der Hypophyse einen vorübergehenden i.o. Druckanstieg (YAMASHITA, 1933; FURUSAWA, 1956) oder keine Druckänderung (MORITA, 1951). Beim Hund ändert sich der i.o. Druck nicht (VELHAGEN, 1943). Über die therapeutische Röntgenbestrahlung der Hypophyse bei Glaukom s. S. 463.

c) Einfluß der einzelnen Hormone auf den i.o. Druck

Der Vorderlappen der Hypophyse bildet eine Anzahl verschiedener Hormone, die größtenteils noch nicht isoliert werden konnten (Wachstumshormon, thyreotropes Hormon, corticotropes Hormon, gonadotropes Hormon, Prolactin, parathyreotropes Hormon, adrenotropes Hormon, antiinsuläres Hormon, fettstoffwechselhemmendes Hormon u. a.).

Extrakte aus dem Vorderlappen sollen beim Kaninchen den Vitamin C-Gehalt des Kammerwassers vermindern (ISHIKAWA, 1939) und den i.o. Druck vorübergehend senken (MORITA, 1951; FURUSAWA, 1954, 1956), ebenso beim Menschen (RADNÓT, 1943).

Die meisten Berichte befassen sich mit den Hormonen des *Hinterlappens.* Diese sind ein den Uterus stimulierendes Hormon, Oxytocin (Pitocin, Orasthin) sowie ein blutdrucksteigerndes, die glatte Muskulatur erregendes und die Diurese hemmendes Hormon, das in der hier referierten Literatur Vasopressin genannt wurde (β-Hypophamin, Pitressin, Tonephin). Beide Hormone zusammen sind in den Präparaten Pituitrin, Pituglandol, Hypophysin u. a. enthalten. Sie wurden erst 1928 durch KAMM getrennt (zit. nach SCHLAEPPI, 1940; dort Literaturbesprechung der Arbeiten vor 1930).

Das *uterusstimulierende Hormon Oxytocin* bewirkt beim Menschen keine eindeutige Änderung des i.o. Druckes (SCHLAEPPI, 1940; TATÁR, 1942), beim Kaninchen in hohen Dosen subconjunctival Druckanstieg (SCHLAEPPI, 1940).

Das *blutdrucksteigernde Hormon, Vasopressin* (β-Hypophamin) senkt bei Kaninchen bei i.v., subcutaner oder subconjunctivaler Injektion den i.o. Druck und kontrahiert die Pupille (HOLTZ et al., 1936; JANCKE, 1936; SWAN et al., 1936; SCHLAEPPI, 1940; FRANCESCHETTI et al., 1940; JONA, 1941).

Sehr geringe Dosen dagegen bewirken Mydriasis und Druckanstieg (SCHLAEPPI, 1940; FRANCESCHETTI et al., 1940). Bei gesunden Menschen erweitert sich die Pupille nach subconjunctivaler, subcutaner oder i.v. Injektion von Vasopressin, der i.o. Druck steigt etwas an (SCHLAEPPI, 1940) oder sinkt manchmal etwas (HOLTZ et al., 1936; SWAN et al., 1936). *Beide Hormone* zusammen (Pituitrin) können beim Kaninchen den i.o. Druck senken (TAKANO, 1933; FURUSAWA, 1956). IMACHI (1933) beobachtete nach der primären Drucksenkung einen Anstieg, dem wieder eine Senkung folgte. MORITA (1951) fand zunächst eine Drucksenkung, nach 3 Std einen etwa drei Tage dauernden Anstieg.

Schrifttum

AKAGI, G.: Jap. J. Ophthal. **1**, 136—143 (1957); ref. Ophthal. Lit. **11**, 1571 (1957)

—, u. T. HIROKAWA: Folia ophthal. jap. **6**, 366—370 (1955); ref. Ophthal. Lit. **9**, 2249 (1955).

ARÉN, A., u. B. SKANSE: Acta Ophthal. (Kbh.) **33**, 295—306 (1955).

ARRIAGA, J.: Arch. Soc. Oftal. hisp.-amer. **17**, 358—365 (1957); ref. Ophthal. Lit. **11**, 1460 (1957).

DÉRER, J., u. M. KOPF: Klin. Mbl. Augenheilk. **98**, 401—402 (1937).

FURUSAWA, T.: Acta Soc. Ophthal. Jap. **58**, 1215—1218 (1954); ref. Ophthal. Lit. **8**, 1679 (1954).

— Acta Soc. Ophthal. Jap. **60**, 1534—1546 (1956); ref. Ophthal. Lit. **10**, 2372 (1956).

FRANCESCHETTI, A., S. FORNI u. F. KESSEL: Bull. Soc. franç. Ophtal. **65**, 23—55 (1952).

—, u. V. SCHLAEPPI: Dtsch. med. Wschr. 1940/I, 529—531.

HOLTZ, P., u. G. JANCKE: Naunyn-Schmiedeberg's Arch. exp. Path. Pharmak. **181**, 494—502 (1936).

IMACHI, K.: Acta Soc. Ophthal. Jap., **37**, 437 (1933).

IMRE, J.: Klin. Mbl. Augenheilk. **96**, 401 (1936); ref. Zbl. Ophthal. **37**, 41 (1937).

ISHIKAWA, N.: Fol. endocrin jap. **15**, H. 3, dtsch. Zus. fass. 21—22 (1939); ref. Zbl. Ophthal. **44**, 176 (1939).

JANCKE: Klin. Mbl. Augenheilk. **96**, 262 (1936).

JEANDELIZE, P.: Ophthalmologica (Basel) **118**, 548—554 (1949).

JONA, S.: Rass. ital. Ottal. **10**, 151—170 (1941).

MORITA, S.: Acta Soc. Ophthal. Jap. **55**, 134—140 (1951); ref. Ophthal. Lit. **5**, 2304 (1951).

NEUMARK-KRAL, K.: Klin. Mbl. Augenheilk. **101**, 438 (1938).

PROKOVSKIJ, A. I.: Vestn. Oftal. **34**, 3—9 (1955); ref. Zbl. Ophthal. **65**, 164 (1955).

RADNÓT, M.: Ophthalmologica (Basel) **104**, 301—307 (1942).

Radnót, M.: Ophthalmologica (Basel) **106**,182—188 (1943).
— Ophthalmologica (Basel) **130**, 209—212 (1955).
Rougier, J., u. Magnard: Bull. Soc. Ophtal. Fr. **1954**, 431—433.
Schlaeppi, V.: Ophthalmologica (Basel) **100**, 321—344 (1940).
Suda, K., u. J. Inamochi: J. Clin. Ophthal. (Tokyo) **10**, 1343—1349 (1956); ref. Zbl. Ophthal. **71**, 145 (1957).
Swan, K. C., u. H. B. Myers: Proc. Soc. exp. Biol. (N.Y.) **34**, 680 (1936).
Szily, A. von: Zbl. Ophthal. **32**, 97—125 (1934).
Takano, M.: Acta Soc. Ophthal. Jap. **37**, 1807 (1933).
Tatár, J.: Albrecht v. Graefes. Arch. Ophthal. **139**, 793—800 (1938).
— Klin. Mbl. Augenheilk. **108**, 737—744 (1942).
Yamashita, K.: Iber. Kurashiki-Z. hosp. **8**, 161—177 (1933); ref. Zbl. Ophthal. **31**, 241 (1934).
— Iber. Kurashiki-Z. hosp. **8**, 179—187 (1933); ref. Zbl. Ophthal. **31**, 241 (1934).
Velhagen, K. jr.: Klin. Mbl. Augenheilk. **96**, 577 (1936).
— Sehorgan u. innere Sekretion, J. B. Bergmann u. Springer-Verlag, München, Berlin u. Wien 1943, 260 S.

3. Gonaden

a) Männliche Keimdrüsen

Einseitige *Kastration* soll beim Menschen (Radnót, 1949) und bei Kaninchen (Radnót, 1944, 1953; Radnót et al., 1954) den i.o. Druck des Auges der anderen Seite senken. Die Drucksenkung bleibt nach Denervieren der A. carotis oder Durchtrennen des Halssympathicus der operierten Seite aus (Radnót, 1949, 1951).

Unterbinden des Ductus deferens steigerte bei zwei Kaninchen den i.o. Druck am Auge der anderen Seite, bei fünf anderen Tieren änderte sich der i.o. Druck nicht wesentlich (Radnót et al., 1953), bei anderen Kaninchen senkte es den i.o. Druck ebenso wie Röntgenbestrahlung der Hoden (Radnót, 1944) für 8–22 Tage, Denervieren des Hodens (Orbán et al., 1955) steigerte den Druck des Auges der Gegenseite.

Mindestens die Befunde beim Menschen erscheinen fragwürdig. Die Kastrations-„hypo"tonie bestand einmal in dem völlig normalen i.o. Druck von 17 mm Hg, bei einer anderen Frau bestand auf der „hypotonen" Seite ein Druck von 17 mm Hg, auf der anderen Seite 22 mm Hg (Radnót, 1953). Dieser Unterschied kommt gelegentlich auch bei Gesunden vor. So weitreichende Schlüsse aus einmaligen Messungen erscheinen mir nicht berechtigt zu sein. Brand (1950) fand bei einem Kranken mit einseitiger Hodenatrophie den Druck des Auges der Gegenseite 2–3 mm Hg niedriger, was bei Gesunden nicht selten ist. Orbán et al. (1955) fanden nach Kastration Druckanstieg am anderen Auge, Galbiati (1954) fand keine Änderung des i.o. Druckes. Injektion des männlichen *Keimdrüsenhormons* soll nach Radnót (1947, 1951) und Obal (1950) beim Menschen den i.o. Druck steigern, nach Furusawa (1954) beim Kaninchen senken, während Müller-Hennig (1940) und Esente (1949, kombiniert mit Hypophysen-Vorderlappenhormon) beim Kaninchen keinen Einfluß fanden. Aus viel zu kleinen Zahlen schließt Ambrosio (1954) auf eine herabgesetzte Hodenfunktion bei Glaukom.

b) Weibliche Keimdrüsen

Die *Follikulinmenge im Harn* fanden de Grósz (1941) und Röth (1938) bei Glaukom erniedrigt, Dollfuss et al. (1936, 1937) gesteigert. Vito (1938) und Radnót et al. (1949) fanden sie unverändert. De Grósz (1950) wies in einer Kritik der Radnótschen Arbeit auf die Schwierigkeiten einer exakten Bestimmung hin. Nach *Entfernen der Ovarien* fanden Sédan et al. (1952) erhöhten i.o. Druck, Galbiati (1954) fand ihn einmal gesteigert, einmal unverändert, McCreery et al. (1948) beobachteten einen beiderseits akuten Glaukomanfall nach Entfernung eines Ovarialtumors. Solche Einzelbeobachtungen besagen nichts. Quinterini et al. (1956) geben jedoch an, nach einseitiger Ovarektomie am Auge der Gegenseite erniedrigten i.o. Druck (5–9 mm Hg) für die Dauer von sechs Monaten bei 40% der operierten Frauen gegemessen zu haben.

Der *Zyklus* soll den i.o. Druck so beeinflussen, daß er prämenstruell höher ist (LARSEN, 1934; SANO, 1953). Auch bei der Ovulation kommen stärkere Druckschwankungen vor (SANO, 1953). Über prämenstruelle Glaukomanfälle berichtet COSTI (1930).

Follikelhormon soll nach HALBERTSMA (1934) den i.o. Druck bei Glaukom senken, nach DOLLFUSS et al. (1937) und OBAL (1950) steigern, während ESENTE (1949) und MÜLLER-HENNIG (1940) keinen Einfluß fanden (Kaninchen).

Die angebliche drucksenkende Wirkung von Corpus-luteum-Hormon bei Glaukom ist auf S. 445 besprochen. Beim Kaninchen beschreibt FURUSAWA (1954) Drucksenkung nach dessen Anwendung.

Schrifttum

AMBROSIO, A.: G. ital. Oftal. **7**, 517—528 (1954).
BRAND, E.: Ophthalmologica (Basel) **119**, 157—162 (1950).
COSTI, C.: Arch. Oftal. hisp.-amer. **30**, 521—530 (1930); ref. Zbl. Ophthal. **24**, 564 (1931).
DOLLFUS, M. A., u. J. SÉGUY: Bull. Soc. Ophtal. Fr. No. **4**, 299—302 (1936).
—, u. ROUHER, u. MARÉCHAL.: Bull. Soc. Opthal. Fr. **6**, 562—571 (1937).
ESENTE, I.: Arch. Ottal. **53**, 75—98 (1949).
FURUSAWA, T.: Acta Soc. Ophthal. Jap. **58**, 1215—1218 (1954); ref. Ophthal. Lit. **8**, 1679 (1954).
GALBIATI, L.: Atti Soc. ottal. ital. **14**, 227—242 (1954).
GRÓSZ, I. DE: Acta Ophthal. (Kbh.) **19**, 135—140 (1941).
— Ophthalmologica (Basel) **120**, 400 (1950).
HALBERTSMA, K. T. A.: Nederl. Tijdschr. Geneesk. **1934**, 4186—4191 (1934).
LARSEN, V.: Bibl. Laeg. (dän.) **126**, 318 (1934); zit. nach Velhagen 1943.
McCREERY, J. A., u. R. J. HANSELL: Connect. Med. J. **12**, 620—621 (1948); ref. Ophthal. Lit. **2**, 930 (1948).
MÜLLER-HENNIG, T.: Welchen Einfluß haben Testoviron und Progynon auf den Druck des Kaninchenauges? Greifswald: Diss. 1940, 18 S.
Obal, A.: Klin. Mbl. Augenheilk. **116**, 418 (1950).
— Klin. Mbl. Augenheilk. **117**, 21—203 (1950).
— Ärztl. Wschr. **5**, 633—637 (1950).
— Ärztl. Wschr. **5**, 804—810 u. 831—836 (1950).
— Dtsch. Gesundh. Wes. **1950**, 1542—1546 und 136—146 (1951).
ORBÁN, T., u. B. BÁRKÁNY JR.: Szemészet **92**, 69—72 (1955); ref. Zbl. Ophthal. **66**, 196 (1956).
QUINTERINI, C., u. G. MARTINI: Atti Soc. ottal. ital. **15**, 367—368 (1956).
RADNÓT, M.: Ophthalmologica (Basel) **107**, 282—289 (1944).
— Ophthalmologica (Basel) **114**, 168—171 (1947).
— Klin. Mbl. Augenheilk. **115**, 524—526 (1949).
— Mag. Nöorv. Lap. **12**, 195—197 (1949); ref. Ophthal. Lit. **3**, 2227 (1949).
— Acta med. (Budapest) **2**, 85—88 (1951); ref. Zbl. Ophthal. **58**, 218 (1952/53).
— Čsl. Ofthal. **9**, 353—356 (1953); ref. Zbl. Ophthal. **63**, 49 (1954/55).
— Ophthalmologica (Basel) **125**, 171—174 (1953).
— Szemészet **90**, 63—65 (1953); ref. Ophthal. Lit. **7**, 1121 (1953).
—, u. M. CSILLAG: Ophthalmologica (Basel) **118**, 998—1002 (1949).
—, u. T. ORBÁN: Ophthalmologica (Basel) **126**, 245—247 (1953).
—, u. B. BÁRKÁNY JUN.: Szemészet **91**, 49—51 (1954); ref. Ophthal. Lit. **8**, 894 (1954).
RÖTH, A.: Proc. XV. int. Cong. Ophthal. **4**, 10 (1938).
SANO, Y.: Acta Soc. Ophthal. jap. **57**, 892—897 (1953); ref. Ophthal. Lit. **7**, 1953 (1953).
SÉDAN, J., u. S. SÉDAN-BAUBY: Ophthalmologica (Basel) **123**, 150—157 (1952).
VITO, P.: Atti Soc. ottal. ital. 699—703 (1938).

4. Schwangerschaft

In der Schwangerschaft ist die Funktion *mehrerer* endokriner Drüsen geändert, weshalb wir die hierbei beobachteten i.o. Druckschwankungen gesondert besprechen. Die ältere Literatur ist in dem Referat von ROHRSCHNEIDER (1936) zusammengestellt.

Eine *Abnahme* des i.o. Druckes während der Schwangerschaft fanden FERRARI (1932), DE GRÓSZ et al. (1936), DE GRÓSZ (1937), PATAT (1938), VANCEA et al. (1941), BELMONTE-GONZALEZ (1944) und DOMINGUEZ (1951). Der zuletzt genannte Autor hält eine Tension unter 7 mm Hg für ein typisches Schwangerschaftszeichen. Überzeugend sind diese Befunde nicht, da die Untersucher (außer PATAT) den Durchschnittswert des i.o. Druckes bei einer meist kleinen Gruppe von Schwangeren mit dem Durchschnittswert von Nicht-Schwangeren ohne statistischen Beweis verglichen, aber nicht die gleichen Individuen vor, bei und nach der Gravidität tonometrierten. So überrascht auch nicht, daß andere Autoren abweichende Befunde berichten: APPELMANS (1948) fand bei 12% der Schwangeren ein *Ansteigen* des i.o. Druckes, DUBOIS (1935) Glaukom bei einer Schwangeren mit Absinken des Druckes nach Abort, SÉDAN (1936) einen Glaukomanfall in der Gravidität, TATÁR (1938) Glaukom bei einer Schwangeren mit Morbus Cushing. Einen *unveränderten i.o. Druck* gibt GURVIČ (1929) an, was auch den jüngsten Untersuchungen von LEONARDI (1956) entspricht, der einen Mittelwert von 17,5 mm Hg fand.

Nach der Entbindung fand er einen etwas geringeren Mittelwert (16,5 mm Hg), der Brachialis-Blutdruck war erniedrigt, der A. ophthalmica-Druck im Verhältnis noch stärker gesunken als vor der Entbindung. Der Blutverlust bei der Geburt kann nach SAVIGNONI (1934) die i.o. Hypotonie erklären. Andere Untersucher fanden nach der Entbindung den gleichen i.o. Druck wie vorher (GURVIČ, 1929; FERRARI, 1932; DE GRÓSZ et al., 1936; DE GRÓSZ, 1937; BARATTA, 1936; PATAT, 1938).

Schrifttum

APPELMANS, M.: Bull. Soc. belge Ophtal. **88**, 329—333 (1948).
BARATTA, O.: Boll. Oculist. **15**, 580—597 (1936).
BELMONTE GONZALEZ, N.: Arch. soc. ophthal. hisp.-amer. **4**, 802—806 (1944).
DOMINGUEZ, W. N.: Sem. méd. (B. Aires) **1951**, 572—577; ref. Zbl. Ophthal. **56**, 249 (1951/52).
DUBOIS, A.: Ann. Oculist (Paris) **172**, 142—148 (1935).
FERRARI, A.: Arch. Ottal. **39**, 471—501 (1932).
— Ann. Oculist (Paris) **174**. 167—177 (1937).
GRÓSZ, I. DE, u. P. PATAT: Orvosképzés **26**, 177—183 (1936); ref. Zbl. Ophthal. **36**, 580 (1936).
GURVIČ, B.: Russk. Oftal. Ž. **10**, 540—543 (1929); ref. Zbl. Ophthal. **23**, 19 (1930).
LEONARDI, F.: Boll. Oculist. **35**, 529—542 (1956).
PATAT, P.: Zbl. Gynäk. **1938**, 868—872; ref. Zbl. Ophthal. **41**, 422 (1938).
ROHRSCHNEIDER, W.: Zbl. Ophthal. **35**, 225—245 (1936).
SAVIGNONI, F.: Clin. Ostetr. **36**, 2—7 (1934); ref. Zbl. Ophthal. **31**, 245 (1934).
SÉDAN, J.: Bull. Soc. Ophtal. Fr. No. 2, 91—94 (1936).
TATÁR, J.: Albrecht v. Graefes Arch. Ophthal. **139**, 793—800 (1938).
VANCEA, P., u. G. IONESCO: Sitzgsber. ophthal. Ges. IASI **1**, 171—173 (1941); ref. Zbl. Ophthal. **47**, 485 (1942).

5. Pankreas

Eine Senkung des i.o. Druckes bei Kaninchen durch Injektion von Insulin wird von RÄIHÄ et al. (1931) und MANOLA (1933) berichtet. MANOLA vermutet, daß die Wirkung nicht auf Insulin selbst, sondern auf der Beimengung von „Angioxyl“ beruht, das auch in insulinfreiem Pankreasextrakt vorkommt.

Die Pupillenverengerung nach Injektion von Insulin (Poos, 1930) kann *bei akutem Glaukom* eine Drucksenkung bewirken (BELLAVIA, 1932; LARSEN, 1934; KRWAWICZ, 1950). Andererseits fand Poos (1930) bei einem augengesunden und bei einem glaukomkranken Diabetiker, daß der i.o. Druck um so niedriger wurde, je höher der Blutzucker stieg, und Insulin zugleich mit der Senkung des Blutzuckers den i.o. Druck steigerte. Bei den hier beobachteten sehr starken und raschen Blutzuckerschwankungen kann man an eine osmotische Beeinflussung des i.o. Druckes denken. Der Glucose-Übertritt in das Kammerwasser ist bei Diabetes verlangsamt (PRIBILLA,

1949) und wird durch Insulin beschleunigt (Ross, 1952). Deshalb könnte bei erheblichen Blutzuckerschwankungen der Zuckergehalt des Kammerwassers etwas hinterherhinken und der i.o. Druck ähnlich wie bei i.v. Zufuhr großer Zuckermengen bei steigendem Blutzuckergehalt sinken. Bistis (1932) fand bei einem augengesunden Diabetiker keine i.o. Druckänderung nach Insulin, bei einem anderen einen leichten Anstieg um 5 mm Hg.

Im hyperglykämischen Koma ist der Bulbus sehr weich, wie schon vor Einführung der Tonometrie bekannt war. Die Gründe sind nach Bietti (1932) komplex: Wasserentzug, Blutdrucksenkung, endogene Gifte.

Aber auch im hypoglykämischen Schock, den man früher zur Schizophreniebehandlung anwandte, ist der i.o. Druck oft erniedrigt.

Wiechmann (1930) faßt dies als Folge des Schweißausbruches auf, Pellicciotta (1933) als Folge der Acidose, Ciotola (1938) als Folge der Blutdrucksenkung. Bannes (1932) glaubte, daß Hypotonie beim Tier nur vorkommt, wenn die Hypoglykämie Krämpfe hervorrief. Auch Gralnick (1941) fand den i.o. Druck erniedrigt, konnte aber keine Beziehung zum Blutzuckerspiegel oder Blutdruck feststellen. Imati (1939) und Viallefont et al. (1957) beschrieben gleichfalls i.o. Hypotonie bei Insulinschock. Andere Beobachter stellten keine Druckänderung (Schmidt, 1938; Tóth, 1938; Montmollin et al., 1940) oder Druckanstiege (Čavka, 1939; McCellan et al., 1950) fest.

Eine pathologische Blutzuckerkurve nach Glucosebelastung soll nach Popov (1941) für Glaukom typisch sein, da es auf einer Störung der Insulinproduktion beruhe. Auch Iinuma et al. (1955) fanden bei 7 Glaukomkranken eine pathologische Zuckerbelastungsprobe. Markus et al. (1935) nahmen fälschlich als obere Normgrenze des Blutzuckers 80 mg-% an, fanden sie bei 50% der Kranken mit Star und 43% der Glaukomkranken überschritten und schlossen daraus auf eine endokrine Ursache beider Krankheiten. Anthonisen (1936) fand bei Star und bei Glaukom Diabetes häufiger als in der Gesamtbevölkerung, doch sind die Zahlen bei Glaukom zu klein, um irgendwelche Schlüsse zu rechtfertigen. Blum (1940) konnte aus dem Studium von Krankengeschichten keinen Anhalt für einen Zusammenhang zwischen Glaukom und Diabetes gewinnen.

Schrifttum

Anthonisen, H.: Acta Ophthal. (Kbh.) **14**, 150—158 (1936).

Bannes, N.: Klin. Mbl. Augenheilk. **89**, 219—228 (1932).

Bellavia, A.: Rass. ital. Ottal. **1**, 490—502 (1932).

Bietti, G.: Atti Soc. ottal. ital. Parma (1932); ref. Zbl. Ophthal **31**, 70 (1934).

Bistis, J.: Arch. Ophtal. (Paris) **49**, 375—378 (1932).

Blum, H.: Die Prognose des Glaukoms der Diabetiker. Greifswald: Diss. 1940.

Čavka, V.: Ann. Oculist (Paris) **176**, 616—623 (1939).

Ciotola, G.: Boll. Oculist. **17**, 738—754 (1938).

— Atti Soc. ottal. ital. 279—282 (1938).

Gralnik, A.: Amer. J. Ophthal. **24**, 1174—1185 (1941).

Iinuma, I., K. Muraji u. Y. Muraji: Acta Soc. Ophthal. Jap. **59**, 653—657 (1955); ref. Ophthal. Lit. **9**, 2992 (1955).

Imati, J.: Acta Soc. Ophthal. Jap. **43**, 813—826 (1939); ref. Zbl. Ophthal. **47**, 233 (1941).

Krwawicz, T.: Ann. Univ. Mariae Curie-Sklodowska **4**, 583—589 (1950); ref. Zbl. Ophthal. **56**, 145 (1951/52).

Larsen, V.: Bibl. Laeg. **126**, 318—322 (1934); ref. Zbl. Ophthal. **32**, 578 (1935).

McCellan, J. W., M. Mills u. J. W. Markson: Bull. Menninger Clin. **14**, 220—225 (1950); ref. Ophthal. Lit. **4**, 6149 (1950).

Manola, P.: Monit. Endocrinologia **1**, 185—188 (1933); ref. Zbl. Ophthal. **31**, 244 (1934).

Markus, I., u. D. Judkewitsch: Vestn. Oftal. **6**, 189—194 (1935); ref. Zbl. Ophthal **34**, 583 (1935).

Montmollin, R. de, u. E. B. Streiff: Schweiz. med. Wschr. **1940**, 326—328.

Pellicciotta, R.: Rass. Ter. Pat. clin. **5**, 776—811 (1933); ref. Zbl. Ophthal. **31**, 720 (1934).

Poos, F.: Klin. Mbl. Augenheilk. **84**, 340—359 (1930).

— Klin. Mbl. Augenheilk. **84**, 103—104 (1930).

Popov, M. Z.: Vestn. Oftal. **18**, 161—166 (1941); zit. nach Barkan, O.: Ophthalmology in the War Years, Meyer-Wiener Chicago 1946, Bd. 1.

Pribilla, W.: Klin. Wschr. **1949**, 473—476.

Räihä, C. E., u. L. Grönlund: Acta physiol. Scand. **62**, 70—80 (1931); ref. Zbl. Ophthal. **25**, 841 (1931).

Ross, E. J.: J. Physiol. **116**, 414—423 (1952); ref. Ophthal. Lit. **6**, 253 (1952).

SCHMIDT, R.: Ber. dtsch. ophthal. Ges. Heidelberg **52**, 1938, 233—238 (1938).
TÓTH, Z.: Klin. Mbl. Augenheilk. **100**, 940 (1938).
VELHAGEN, K.: Sehorgan u. innere Sekretion, J. F. Bergmann u. Springer-Verlag, München, Berlin, Wien, 1943, 260 S.
WIECHMANN, E.: Klin. Mbl. Augenheilk. **85**, 815—822 (1930).
VIALLEFONT, H., CH. BOUDET, B. BILLET u. J. COSTEAU: Bull. Soc. franç. Ophtal. **70**, 368—380 (1957).

6. Nebenniere

Die Wirkungen des im Nebennierenmark vorkommenden Hormons Adrenalin sind S. 427 besprochen, die des Rindenwirkstoffes S. 445. Hier sei nur darauf hingewiesen, wie die Entfernung beider Nebennieren den i.o. Druck beeinflußt. HIGASHI (1930) fand eine dauernde Senkung des i.o. Druckes bei Kaninchen, die er auf verminderte Kammerwasserbildung und Eindickung des Blutes zurückführte. Dies wurde von FURUSAWA (1956) im wesentlichen bestätigt. OHMI (1933) fand zunächst keine Änderung des i.o. Druckes, der erst bei Kachexie sank. RADNÓT (1944) glaubte, daß der i.o. Druck nur auf der operierten Seite sinkt.

Nach FRIEDENWALD et al. (1941) spielt Adrenalin eine wichtige Rolle bei der Bildung des Kammerwassers.

Schrifttum

FRIEDENWALD, J. S., u. W. BUSCHKE: Amer. J. Ophthal. **24**, 1105—1114 (1941).
FURUSAWA, T.: Acta Soc. Ophthal. Jap. **60**, 1534—1539 (1956); ref. Zbl. Ophthal. **71**, 32 (1957).
HIGASHI, T.: Acta Soc. Ophthal. Jap. **34**, 751—756 (1930); ref. Zbl. Ophthal. **24**, 209 (1931).
OHMI, F.: Tôhoku J. exp. Med. **20**, 508—516 (1933); ref. Zbl. Ophthal. **29**, 636 (1933).
RADNÓT, M.: Ophthalmologica, **107**, 282—289 (1944).
— Ophthalmologica, **108**, 137—139 (1944).

7. Schilddrüse

Vor unserer Berichtszeit wurde ein Einfluß der Schilddrüse auf den i.o. Druck wiederholt diskutiert (s. Übersichtsarbeiten), doch waren die Beobachtungen widerspruchsvoll. Klinisch fand LARSEN (1933) bei 10 Glaukomkranken normale Schilddrüsenfunktion, bei Myxödem war der i.o. Druck im oberen Normbereich. SIEGERT (1936) fand bei Glaukom den Grundumsatz an der unteren Grenze der Norm oder erniedrigt, ROWE (1930) fand ihn meist normal, nach PASSOW (1930) und HASELMANN (1949) war er meist erhöht. WEVE (1941) berichtete über 3 Frauen mit Glaukom und Hyperthyreose, JAIN (1957) über einen einseitigen Fall, bei dem sich später Heterochromie entwickelte. FIGUEIRA (1952) beobachtete 5 Glaukomkranke mit Schilddrüsenstörungen, schloß aber aus der Literatur, daß ein Zusammenhang nicht erwiesen sei.

LEOPOLD-LÉVI (1931) schrieb dem Schilddrüsenhormon eine drucksenkende Wirkung zu.

MOHNIKE (1940) fand bei Kaninchen nach Thyroxininjektion Drucksenkung, doch ließ sich bei wiederholter Gabe kein sicherer zeitlicher Zusammenhang zwischen i.o. Druckänderungen und Hormongabe nachweisen. Das thyreotrope Hypophysenhormon soll nach RADNÓT et al. (1953) den i.o. Druck etwas steigern.

Das Entfernen der Schilddrüse beim Hund änderte die Permeabilität der Blutkammerwasser-Schranke für Farbstoffe nicht, ebensowenig die Injektion von Schilddrüsenpräparaten (GAEDERTZ et al., 1931). ISCHIKAWA (1939) fand nach Entfernen der Schilddrüse einen erhöhten und nach Entfernen der Milz einen erniedrigten Vitamin C-Spiegel des Kammerwassers.

Schrifttum

FIGUEIRA, A.: Rev. bras. Oftal. **10**, 287—288 (1952); ref. Ophthal. Lit. **6**, 4426 (1952).
GAEDERTZ, A., u. A. WITTGENSTEIN: Z. ges. exp. Med. **78**, 616—634 (1931).
— — Z. ges. exp. Med. **78**, 635—649 (1931).
HASELMANN, G.: Klin. Mbl. Augenheilk. **115**, 527—534 (1949).
ISHIKAWA, N.: Fol. endocrin. jap. **15**, H. 3, dtsch. Zus. fass. 20—21 (1939); ref. Zbl. Ophthal. **44**, 176 (1939).
JAIN, N. S.: J. All. India Ophthal. Soc. **5**, 69—71 (1957); ref. Zbl. Ophthal. **75**, 148 (1958).
LARSEN, V.: Acta Ophthal. (Kbh.) **11**, 494—500 (1933).
LEOPOLD-LÉVI: Bull. Soc. Ophtal. Fr. No. 8, 470—504 (1931).
MOHNIKE, D.: Welchen Einfluß hat das Thyroxin auf den Druck des Kaninchenauges? Greifswald: Diss. 1940, 15 S.

Passow, A.: Arch. Augenheilk. **103**, 111—160 (1930).
Radnót, M., u. E. Török: Szemészet **90**, 105—106 (1953); ref. Ophthal. Lit. **7**, 1951 (1953).
Rowe, A. W.: A. M. A. Arch. Ophthal. **3**, 403—409 (1930).
Siegert, P.: Z. Augenheilk. **89**, 13—31 (1936).
Weve, H. J. M.: Ned. T. Geneesk. **1941**, 4024; ref. Zbl. Ophthal. **48**, 9 (1943).

8. Nebenschilddrüsen (Epithelkörperchen, Glandula parathyreoidea)

Das Hormon der Nebenschilddrüsen reguliert den Phosphor- und Kalkstoffwechsel. Fehlt das Hormon, so sinkt der Ca-Spiegel des Blutes, der Phosphorspiegel steigt, es entstehen tetanische Krämpfe und trophische Störungen an epithelialen Organen (Haare, Nägel, Zähne, Linse).

Bei experimenteller Hypocalcämie des Kaninchens ist die Erregbarkeit der Iris für Pilocarpin, Cocain und Adrenalin herabgesetzt; Hypercalcämie hat keinen Einfluß hierauf (Casini, 1936). Ein Fall von Tetanie wurde bei Glaukom von Sédan et al. (1949) beobachtet; Miotica versagten bei niedrigen Blut-Calcium-Werten und wirkten nach Normalisierung des Calciumspiegels.

Drei unsichere Beobachtungen über Glaukom mit mutmaßlicher Hypofunktion der Nebenschilddrüse teilte Katz (1931) mit. Beim Hund sinkt nach Entfernen der Nebenschilddrüse der i.o. Druck entsprechend der allgemeinen Kachexie (Rossi, 1934, 1935).

Schrifttum

Casini, F.: Arch. Ottal. **43**, 231—251 (1936).
Katz, R.: Oftal. Ž. **13**, 212—215 (1931); ref. Zbl. Ophthal. **25**, 843 (1931).
Rossi, G.: Arch. Ottal. **41**, 195—211 (1934).
— Atti Soc. ottal. ital. 745—748 (1935).
Sédan, J., u. S. Sédan-Bauby: Atti Soc. ottal. ital. **10**, 414—418 (1949).

9. Gibt es ein endokrin bedingtes Glaukom?

Die Literatur zeigt, daß Glaukom bei endokrinen Störungen vorkommen kann. Ein ursächlicher Zusammenhang läßt sich daraus nicht ableiten. Glaukom ist eine häufige Erkrankung. Es kommt bei Hypo- wie Hypersekretion endokriner Drüsen ebenso wie bei allen möglichen anderen Krankheiten vor. Ein gesetzmäßiger Zusammenhang zwischen der Dysfunktion einer bestimmten endokrinen Drüse mit Glaukom kann ebensowenig nachgewiesen werden wie das gesetzmäßige Vorkommen von endokrinen Störungen bei Glaukom. Eine Heilwirkung von Hormonen ist bei Glaukom nicht gesichert, wenn man von der lokalen Wirkung von Adrenalin und Cortison (bei Entzündung) absieht. Druckschwankungen an (glaukomfreien) Augen von Menschen oder Tieren beweisen nichts über den Zusammenhang von Glaukom und hormonellen Störungen, zumal sich die Berichte über die Art der Druckänderung widersprechen. Es ist somit unwahrscheinlich, daß es ein endokrinbedingtes Glaukom gibt. Ohne lokale Disposition des Auges verursachen auch schwerste endokrine Störungen kein Glaukom. – Auch Velhagen (1943) kommt zu den gleichen Schlußfolgerungen.

Weitere Arbeiten Hrankovičová (1930), Santenoise et al. (1937).

Schrifttum

Hrankovičová, L.: Ofthal. Sborn, **5**, 115—118 (1930); ref. Zbl. Ophthal. **24**, 325 (1931).
Santenoise, Jeandelize u. Thomas: Bull. Soc. Ophtal. Fr. No. 6, 572—576 (1937).
Velhagen, K.: Sehorgan u. innere Sekretion. J. F. Bergmann u. Springer-Verlag München, Berlin, Wien, 1943, 260 S.

V. Einflüsse des peripheren und zentralen Nervensystems

1. Tierversuche

a) Der Einfluß der Hirnnerven auf den i.o. Druck

Elektrische Reizung des III. Hirnnerven steigert den i.o. Druck nur durch Anspannung der äußeren Augenmuskeln. War dieser Einfluß ausgeschaltet, so änderte die Reizung des III. Nerven den i.o. Druck nicht (Kaninchen; GREAVES et al., 1953; PERKINS, 1955). Besonders die Anspannung der schrägen Augenmuskeln steigert den i.o. Druck (Katze; RYCROFT, 1935).

Reizung des V. Hirnnerven bewirkt i.o. Druckanstieg durch Gefäßerweiterung (Temperaturanstieg im episkleralen Raum, episklerale Gefäßerweiterung, Eiweißpermeabilität der Blut-Kammerwasser-Schranke gesteigert; Kaninchen; PERKINS, 1955, 1957). Auch am Auge der anderen Seite erfolgte oft Gefäßerweiterung, seltener Druckanstieg. Wurde der N. trigeminus 2–4 Wochen vor dem Versuch durchtrennt, so erfolgte bei Reizung des cranialen Endes keine i.o. Druckänderung, da die Fasern rasch degenerieren und die Ganglienzellen peripher der Schnittstelle liegen. PERKINS (1957) nahm deshalb eine Reizleitung Auge-Trigeminus-Kern-Trigeminus der anderen Seite an. Auch AKAGI (1957) hielt den V. Hirnnerv für die afferente Reflexbahn von i.o. Druckänderungen. Der i.o. Druckanstieg nach Unterbinden der Vortexvenen beim Kaninchen ist bei durchtrenntem V. Hirnnerv stärker (AKAGI, 1957). Bei dem gleichen Versuch beobachtete YAMAMOTO (1957) i.o. Druckanstieg – Absinken – 2. i.o. Druckanstieg, während bei unversehrtem Trigeminus nur der primäre Druckanstieg vorkam, gefolgt vom Absinken der Tension. MOREU (1948) hielt den V. Hirnnerv für einen Regulator von i.o. Druckänderungen, die durch Axonreflexe erfolgen.

Reizung des VII. Hirnnerven steigerte den i.o. Druck infolge der Kompression durch die Muskeln erheblich (Katze; RYCROFT, 1935), änderte ihn beim Affen aber nicht, wenn die Gesichtsmuskulatur vorher gelähmt war (PERKINS, 1955; GREAVES et al., 1956).

Intrakranieller Reiz des Vagus änderte den i.o. Druck nur infolge der gleichzeitigen Blutdruckänderungen (Affe; GREAVES et al., 1956).

Tierversuche über einen zentripetalen und zentrifugalen Reflexbogen zur i.o. Druckregulierung beschrieben auch BĂLĂCEANU-STOLNICI et al. (1957).

Schrifttum

AKAGI, G.: Jap. J. Ophthal. **1**, 225—233 (1957); ref. Zbl. Ophthal. **74**, 27 (1958).
BĂLĂCEANU-STOLNICI, C., u. BRUCĂR, I.: Stud. Cercet. Fiziol. **2**, 413—420 (1957); ref. Ophthal. Lit. **11**, 4004 (1957)
GREAVES, D. P., u. E. S. PERKINS: Brit. J. Ophthal. **37**, 54—57 (1953).
— — J. Physiol. (Lond.) **134**, 393—398 (1956); ref. Ophthal. Lit. **10**, 2374 (1956).
MOREU, A.: Arch. Soc. Oftal. hisp.-amer. **8**, 533 (1948).
— Arch. Soc. Oftal. hisp.-amer. **8**, 1193—1206 (1948).
PERKINS, E. S.: XVII. int. Cong. Ophthal. Montreal-N.Y. 1954, II, 1157—1163 (1955).
— Brit. J. Ophthal. **41**, 257—300 (1957).
RYCROFT, B. W.: Trans. Ophthal. Soc. U.K. 1935, **55**, 333—342 (1935).
YAMAMOTO, A.: Acta Soc. Ophthal. Jap. **61**, 1509—1516 (1957); ref. Ophthal. Lit. **11**, 2527 (1957).

b) Die Beeinflussung des i.o. Druckes über das periphere autonome Nervensystem

WESSELY beschrieb bereits 1908, daß elektrische Reizung des Halssympathicus des Kaninchens den i.o. Druck durch Gefäßverengerung im Auge um durchschnittlich 30% senkt, wobei der allgemeine Blutdruck gleichfalls sinkt. Bei Katzen und Hunden war die Wirkung auf den i.o. Druck viel geringer (Drucksenkung durchschnittlich 4 mm

Hg). Durchschneiden des Halssympathicus ergab eine geringe i.o. Drucksteigerung um durchschnittlich 2–3 mm Hg durch Gefäßerweiterung, wodurch auch Eiweißgehalt und Fluoresceindurchlässigkeit anstiegen. Diese Befunde wurden von späteren Untersuchern in unserer Berichtszeit wiederholt bestätigt.

Beim *Kaninchen* fanden i.o. Drucksenkung nach *Reiz des Halssympathicus* HIROSE (1930), YATA (1930), TAMURA (1933), DAVSON (1950), AKAGI et al. (1955). HIROSE beschrieb später (1932), daß Kompression des Sympathicus am Hals den i.o. Druck bei Kaninchen nicht ändert. Bei starkem Reiz stieg der i.o. Druck durch Kontraktion der glatten Orbitamuskeln (BISTIS, 1930; AKAGI et al., 1955; AKAGI, 1957). GREAVES et al. (1951) und PERKINS (1955) beschrieben gesteigerten Abfluß von Kammerwasser in den Wasservenen, verminderten Blutgehalt des Auges und verringerte Bildung von Kammerwasser. Der Fluoresceinübertritt aus dem Blut wird gehemmt (LINKSZ, 1931), der Eiweißgehalt des 2. Kammerwassers vermindert (MÜLLER et al., 1929). Wenn Ergotamin vorher retrobulbär gespritzt wurde, sank der Blutdruck nach Sympathicusreiz, der i.o. Druck stieg jedoch steil an (AKAGI et al., 1955). Schmerzreize an der Schnauze des Kaninchens bewirkten i.o. Druckanstiege um 5–10 mm Hg, die als Freiwerden von Sympathicus-erregenden Stoffen gedeutet wurden (KAMINSKAJA, 1939, 1940). Bei Hunden bewirkten Schmerzreize angeblich das Erscheinen von sympathicomimetischen Substanzen im Kammerwasser und parasympathicomimetischen Substanzen im Liquor cerebrospinalis.

Durchtrennen des Halssympathicus beim Kaninchen oder Entfernen des Ganglion cervic. cran. erweitert die Aderhautgefäße *ohne Änderung des i.o. Druckes* (YATA, 1930; PERKINS, 1955), oder bewirkt nach anderen Autoren einen *geringen Anstieg* des i.o. Druckes (DAVSON, 1950; AKAGI, 1957), der nach retrobulbärer Injektion von Ergotamin verstärkt ist (AKAGI et al., 1955). Die Permeabilität der Blut-Kammerwasser-Schranke für Fluorescein ist gesteigert (LINKSZ, 1931; KIKAI, 1935; KÜBLER et al., 1956) und wird nach 6–10 Tagen wieder normal (KÜBLER et al., 1956). Der Übertritt von Ascorbinsäure ist trotz der Gefäßerweiterung nur gering vermehrt (BECKER et al., 1952).

Andere Untersucher fanden am 1. Tag nach der Operation den *i.o. Druck erniedrigt* (LINNÉR et al., 1955; MATSUKA, 1956), wobei nach LINNÉR et al. der Abflußwiderstand unverändert bleibt und nur das Minutenvolumen des Kammerwassers sinkt. Hierzu paßt die Angabe von TANAKA (1955), der nach Entfernen des Ganglion cervic. cran. einen verlangsamten Abfluß von Farbstoffen aus der Vorderkammer beschrieb. Der i.o. Druck ist nach LINNÉR et al. (1955) am 3. Tag nach der Operation wieder normal, nach MATSUKA (1956) nach vier Monaten dauernd erhöht.

Entfernen des Ganglion ciliare bewirkte bei Kaninchen zunächst einen Druckanstieg von 30–60 min Dauer, dann Absinken unter den Ausgangswert, der nach zwei Wochen wieder erreicht war (SAITOH, 1933, 1935). An diesen Tieren untersuchte SAITOH die Wirkung von Medikamenten. Elektrischer Reiz des Ohres senkte beim Kaninchen den i.o. Druck, der danach über den Ausgangswert anstieg (TANAKA, 1957).

Bei der *Katze* bewirkte ein Sympathicusreiz i.o. Drucksteigerung durch Kontraktion der Orbitamuskeln, dann Absinken des i.o. Druckes zugleich mit dem Blutdruck (GREAVES et al., 1952). Durchschneiden des Halssympathicus beeinflußte den i.o. Druck nicht (ITIKAWA, 1935; GREAVES et al., 1952) oder senkte ihn für zwei Tage um 5 bis 7 mm Hg (JAFFE, 1948). Wenn nach Durchschneiden des Halssympathicus nach einigen Wochen eine Äthernarkose angewandt wurde, die als Sympathicusreizung wirkt, war die i.o. Drucksteigerung auf der operierten Seite stärker (JAFFÉ, 1948), während die sonst bei allgemeinen Krämpfen (durch Injektion von Pyramidon und Campher in die Bauchhöhle) beobachteten i.o. Druckanstiege ausblieben (ZAJKO, 1954). Eine Methode zur Registrierung von i.o. Druck und Blutdruck bei Sympathicusreizen an der Katze beschrieb VELHAGEN (1933).

Schrifttum

Akagi, G.: Jap. J. Ophthal. **1**, 225—233 (1957); ref. Zbl. Ophthal. **74**, 27 (1958).
—, T. Shinji u. T. Shibata: Ganka-Kiyo **6**, 171—175 (1955); ref. Ophthal. Lit. **9**, 896 (1955).
— — — Ganka-Kiyo **6**, 176—180 (1955); ref. Ophthal. Lit. **9**, 897 (1955).
Becker, B., u. E. Linnér: Acta physiol. scand. **26**, 79—85 (1952); ref. Zbl. Ophthal. **60**, 264 (1953).
Bistis, J.: Arch. Ophtal. (Paris) **47**, 96—104 (1930).
Davson, H.: J. Physiol. **3**, 55 (1950); ref. Ophthal. Lit. **4**, 2016 (1950).
Greaves, D. P., u. E. S. Perkins: Brit. J. Ophthal. **35**, 119—123 (1951).
— — Brit. J. Ophthal. **36**, 258—264 (1952).
Hirose, S.: Acta Soc. Ophthal. Jap. **34**, 508—511 (1930); ref. Zbl. Ophthal. **24**, 25 (1931).
— Acta Soc. Ophthal. Jap. **36**, 1184—1186 (1932), ref. Zbl. Ophthal. **28**, 343 (1933).
Itikawa, K.: Tohoku J. exper. Med. **27**, 550—555 (1935); ref. Zbl. Ophthal. **35**, 620 (1936).
Jaffé, N. S.: Amer. J. Ophthal. **31**, 1597—1603 (1948).
Kaminskaja, Z. A.: Vestn. Oftal. **14**, 29—32 (1939); ref. Zbl. Ophthal. **44**, 341 (1940).
— Vestn. Oftal. **17**, 34—36 (1940); ref. Zbl. Ophthal. **46**, 651 (1941).
Kikai, K.: Jap. J. Med. Sci. Trans. IV. Pharmacol. **8**, 140—146 (1935); ref. Zbl. Ophthal. **36**, 87 (1936).
Kübler, E., u. J. C. Rüegg: Klin. Mbl. Augenheilk. **128**, 410—413 (1956).
Linksz, A.: Arch. Augenheilk. **104**, 264—323 (1931).
Linnér, E., u. E. Prijot: A. M. A. Arch. Ophthal. **54**, 831—833 (1955).
Matsuka, M.: Acta Soc. Ophthal. Jap. **60**, 96—102 (1956); ref. Zbl. Ophthal. **69**, 143 (1956).
Müller, H. K., u. R. Pflimlin: Arch. Augenheilk. **100/101** 91—115 (1929).
Perkins, E. S.: Proc. XVII int. Cong. Ophthal. Montreal-N.Y. 1954, II, 1157—1163 (1955).
Romel, E.: Bull. Biol. Méd. expér. URSS **7**, 271—274 (1939); ref. Zbl. Ophthal. **44**, 540 (1940).
Saitoh, S.: Acta Soc. Ophthal. Jap. **37**, 729—736 (1933); ref. Zbl. Ophthal. **30**, 176 (1934) und Mitt. med. Ges. Chiba **13**, H. 5, 50—51 (1935).
Tamura, K.: Acta Soc. Ophthal. Jap. **37**, 1299—1303 (1933); ref. Zbl. Ophthal. **30**, 280 (1934).
Tanaka, T.: Acta Soc. Ophthal. Jap. **59**, 130—148; 228—237; 1760—1766 (1955); ref. Ophthal. Lit. **9**, 2344 (1955).
— Acta Soc. Ophthal. Jap. **61**, 249—253 (1957); ref. Ophthal. Lit. **11**, 764 (1957).
Velhagen, K. jr.: Arch. Augenheilk. **107**, 483—488 (1933).
Wessely, K.: Arch. Augenheilk. **60**, 1—48 u. 97—160 (1908).
Yata, S.: Acta Soc. Ophthal. Jap. **34**, 550—556 (1930); ref. Zbl. Ophthal. **24**, 788 (1931).
Zajko, N. N., u. S. M. Minc: Fiziol. Ž. **40**, 572—578 (1954); ref. Zbl. Ophthal. **64**, 313 (1955).

c) Der Einfluß von Lichtreizen auf den i.o. Druck, die Hypophyse und den Liquor cerebrospinalis

Bei Kaninchen fanden Schmerl et al. (1948), daß ihr i.o. Druck nach Belichten stieg und der Liquor cerebrospinalis dieser Tiere, i.v. bei anderen Kaninchen injiziert, gleichfalls einen i.o. Druckanstieg bewirkte. Auch im Hypophysenhinterlappen war der druckändernde Wirkstoff nachweisbar. Dunkelaufenthalt der Tiere hatte die umgekehrte Wirkung. Der Druckanstieg bei Injektion von Liquor helladaptierter Tiere blieb aus, wenn das Ganglion ciliare des injizierten Kaninchens entfernt war. Die Drucksenkung nach Injektion von Liquor dunkeladaptierter Kaninchen blieb aus, wenn dem injizierten Tier das Ganglion cervicale zerstört war. Schmerl et al. (1949) schlossen, daß der drucksteigernde Lichtreiz von der Retina zur Hypophyse, von dort über das Ganglion ciliare zum Auge geleitet wird und Gefäßerweiterung verursacht, während der drucksenkende Dunkelreiz von der Hypophyse über das Ganglion cervicale zum Auge geleitet wird und Gefäßverengerung bewirkt. Dietz et al. (1950) untersuchten die „Hypophysenhormone“ und ihr Vorkommen im Liquor cerebrospinalis chemisch. Sie nannten das Parasympathicus-wirksame, drucksteigernde Hormon Hyperpiesin, das Sympathicus-wirksame, drucksenkende Hormon Miopiesin. Ein Enzym soll die Produktion von Hyperpiesin im Hypophysen-Vorderlappen steuern. Hyperpiesin entsteht bei helladaptierten Kaninchen im Hypophysen-Vorderlappen, tritt unverändert in den Liquor cerebrospinalis über, erregt die parasympathischen Vasomotorenzentren im Diencephalon, deren efferente Fasern im N. oculomotorius zum Auge verlaufen und dort die Gefäße erweitern, wodurch der i.o. Druck ansteigt. Ein Teil des Hyperpiesins wird durch ein Enzym in das drucksenkende Hormon Miopiesin verwandelt und im Hypophysenhinterlappen gespeichert. Bei Dunkelheit tritt es in den Liquor über, erregt die sympathischen Zentren des Diencephalons, wodurch über die sympathischen Bahnen Gefäßkontraktion und Drucksenkung im Auge entstehen (Schmerl et al., 1955, Schmerl, 1955).

Änderungen des Hormongehaltes im Liquor und des i.o. Druckes ließen sich statt mit Licht auch mit *Geruchsreizen* erzielen: Benzingeruch senkt bei Kaninchen den i.o. Druck durch Sympathicusreiz, Geruch von L-Citronellol steigert die Tension über den Parasympathicus (SCHMERL et al., 1952; SCHMERL, 1955, 1956, 1957). Weitere, wenig überzeugende Versuche mit Hydrophthalmie-Kaninchen beschrieben SCHMERL et al. (1952).

Es sei hier ausdrücklich vermerkt, daß sich diese Ergebnisse auf Kaninchen beziehen. Bei Enten (SCHMERL et al., 1948) und bei Menschen (DIETZ et al., 1950; SCHMERL, 1955) ist die Hell-Dunkelwirkung gerade umgekehrt, indem Licht den i.o. Druck senkt und Miopiesin-Ausschüttung bewirkt, Dunkelheit den i.o. Druck steigert und Hyperpiesin-Produktion veranlaßt. Auf die Verhältnisse bei Menschen gehen wir unten ein.

Die Ergebnisse von SCHMERL und seinen Mitarbeitern wurden von KURIMOTO et al. (1953) und MATSUKA (1955) bestätigt, die bei Injektion von Liquor cerebrospinalis eines helladaptierten Kaninchens bei anderen Kaninchen i.o. Drucksteigerung fanden, während der Liquor dunkeladaptierter Tiere drucksenkend wirkte. War das Ganglion cervicale craniale am Empfängertier entfernt, so senkte Liquor von im Dunkeln gehaltenen Tieren den Druck nicht (KURIMOTO, 1955). Das Serum hell- oder dunkeladaptierter Kaninchen hatte keine spezifische Wirkung auf die Tension des Auges, in beiden Fällen sank der i.o. Druck um 1,5–5 mm Hg infolge einer Blutdrucksenkung von 4–17 mm Hg (MATSUKA et al., 1956). Entgegen SCHMERLS Angaben fand MATSUKA (1956) Drucksenkung bei Kaninchen im Hellen, die er mit der Miosis erklärte. Das gleiche beschrieb auch SILIATO (1952).

Bei *Hunden* fand AKSENTEV (1955) nur bei der Hälfte der Tiere regelmäßige Zunahme des Oxytocingehaltes und der Melanophorenhormone im Liquor, nach Morphin und Äther jedoch regelmäßig. Er schloß hieraus, daß die Hirnrinde den normalen Hypophysenreflex hemmen kann und diese Hemmung durch Morphin oder Äther beseitigt wird.

Die Beschleunigung des Fluoresceinübertrittes aus dem Blut in das Kammerwasser bei Kaninchen nach Belichtung faßte BOTTINO (1951) als rein lokale Hitze-Lichtwirkung auf, da sich die Permeabilität am 2., unbelichteten Auge nicht änderte.

Bei Ratten konnte TITTARELLI (1957) keine Änderung der Diurese durch Injektion des Liquor cerebrospinalis Gesunder oder Glaukomkranker nachweisen, und schloß hieraus, daß der Liquor kein antidiuretisches Hormon enthält.

Schrifttum

AKSENTEV, S. B.: Fiziol. Ž. (Kiev) **1**, Nr. 2, 38—46 (1955); ref. Zbl. Ophthal. **70**, 11 (1957).

BOTTINO, C.: Ann. Ottal. **77**, 281—286 (1951).

DIETZ, A. A., E. SCHMERL u. B. STEINBERG: Amer. J. Ophthal. **33**, 1349—1352 (1950).

KURIMOTO, S., u. M. MATSUKA: Acta Soc. Ophthal. Jap. **57**, 900—904 (1953); ref. Ophthal. Lit. **7**, 1948 (1953).

— — Acta Soc. Ophthal. Jap. **59**, 1854—1880 (1955); ref. Ophthal. Lit. **9**, 2342 (1955).

MATSUKA, M.: Acta Soc. Ophthal. Jap. **59**, 1817—1829 (1955); ref. Ophthal. Lit. **9**, 2342 (1955).

— Acta Soc. Ophthal. Jap. **60**, 113—119 (1956); ref. Zbl. Ophthal. **69**, 32 (1956).

— Acta Soc. Ophthal. Jap. **60**, 96—102; 113—119 (1956); ref. Ophthal. Lit. **10**, 36 (1956).

—, S. KURIMOTO u. J. UEDA: Acta Soc. Ophthal. Jap. **60**, 217—221 (1956); ref. Ophthal. Lit. **10**, 36 (1956).

SCHMERL, E.: Klin. Mbl. Augenheilk. **126**, 598—607 (1955).

— Ann. Oculist (Paris) **189**, 901—922 (1956).

— Klin. Mbl. Augenheilk. **131**, 756—760 (1957).

—, A. A. DIETZ u. B. STEINBERG: Amer. J. Ophthal. **39**, 684—688 (1955).

—, u. B. STEINBERG: Amer. J. Ophthal. **31**, 1097—1101 (1948).

— — Amer. J. Ophthal. **32**, 947—950 (1949).

— — Amer. J. Ophthal. **35**, 696—701 (1952).

— — Amer. J. Ophthal. **35**, 469—476 (1952).

— — Amer. J. Ophthal. **39**, 547—550 (1955).

SILIATO, F.: Ann. Ottal. **78**, 625—632 (1952).

TITTARELLI, R.: Boll. Oculist. **36**, 499—508 (1957).

d) Die Beeinflussung des i.o. Druckes über das Zwischenhirn und die Hypophyse

α) **Kaninchenversuche.** Wenn die *Hypophyse* entfernt wird, treten unregelmäßige Schwankungen des i.o. Druckes auf, die nicht auf Blutdruckänderungen beruhen (YAMASHITA, 1933; CIMA, 1952). Der i.o. Druck steigt nicht nach Injektion von Wasser unter die Bauchhaut (CIMA, 1952), was sonst die Regel ist.

Barbitursäurepräparate, die am *Zwischenhirn* angreifen, verhindern den Druckanstieg nach peroraler Wasserzufuhr (SCHMERL et al., 1948). Veronal verlangsamt den Übertritt von Phosphor-Isotopen in das Kammerwasser, Coffein beschleunigt ihn (REZANOV et al., 1955). Nach einseitiger Zerstörung des Diencephalons sind die spontanen Druckschwankungen sowie die Druckanstiege nach Kautern des Kammerwinkels oder Unterbinden der Vortexvenen verstärkt (AKAGI, 1957). Der *ventro*-mediale Hypothalamus ist nach AKAGI (1956, 1957) ein Sympathicus-Zentrum. Elektrische Reize dieser Gegend lassen nach NAGAI et al. (1951) den i.o. Druck ansteigen, dann absinken und schließlich zum Ausgangsdruck zurückkehren, während er bei Reizen im zentralen Hypothalamus sinkt. AKAGI (1957) beschrieb nach schwachen Reizen des Sympathicus-Zentrums unregelmäßige Blutdruckänderungen und minimales Absinken des i.o. Druckes (0,1–1 mm Hg) unabhängig vom Blutdruck, bei starken Reizen stets Anstieg des i.o. Druckes um 1–5 mm Hg infolge von Blutdrucksteigerung und Kontraktion der intraorbitalen glatten Muskeln. Schwache Reize im lateralen Hypothalamus bewirken nach AKAGI (1957) geringe Anstiege des i.o. Druckes um 0,5–1,5 mm Hg, starke Reize wirken wie Sympathicusreize. AKAGI nahm im lateralen Hypothalamus ein Parasympathicus-Zentrum an, TAKAGI (1952) und TAKAGI et al. (1952) ein Sympathicuszentrum. TAKAGI beschrieb nach Reizen dieser Gegend gleichfalls Anstiege von Blutdruck und i.o. Druck und fand histologisch am Auge danach Ödem und Kongestion des Ciliarkörpers, die nach vorherigem Durchtrennen des Halssympathicus verstärkt waren und als Folge des Blutdruckanstieges gedeutet wurden. KANEDA (1954) erklärte die Druckanstiege nach Zwischenhirnreizen als Folge von Blutdruckanstiegen, weil retrobulbäre Injektion von Novocain das Versuchsergebnis kaum beeinflußte.

Senkung des i.o. Druckes wurde von SCHMERL et al. (1950) und SÁNCHEZ-SALORIO (1954) nach Reizen des *hinteren* Hypothalamus oder vorderen Thalamus beschrieben.

ITKUTA (1957) fand die i.o. Druckzunahme nach Sympathicusreiz im Zwischenhirn stärker in der Vorderkammer als im Glaskörper. IMACHI (1932) wies darauf hin, daß die pharmakologische Allgemeinwirkung von Mitteln, die das autonome Nervensystem beeinflussen, oft anders als die bei lokaler Anwendung ist.

β) **Krötenversuche.** NAITO (1957) untersuchte den Einfluß von Medikamenten, die er in die Hypophyse injizierte.

γ) **Katzenversuche.** Bei elektrischen Reizen des Hypothalamus fand WEINSTEIN (1954) Anstiege des Blutdruckes und unregelmäßige i.o. Druckschwankungen. Sehr sorgfältige Versuche nahmen v. SALLMANN (1956), v. SALLMANN et al. (1955, 1956, 1958) und GLOSTER et al. (1956, 1957, 1958) vor. Auf geringe Unterschiede in der Versuchstechnik gehe ich nicht ein. Wichtig sind die übereinstimmenden Ergebnisse: Reize im *ventralen* Hypothalamus (Sympathicusreize) ergeben i.o. Druckanstiege von 0,5–9 mm Hg, die durch eine gleichzeitige Blutdrucksteigerung entstehen und von Kontraktionen der glatten Orbitamuskeln oder der quergestreiften extraoculären Muskeln unabhängig sind. Reize im *dorsalen* Hypothalamus ergeben gleichfalls i.o. Druckanstiege, die jedoch unabhängig von Blutdruckänderungen sind. Von anderen Punkten des Zwischenhirns ließen sich Senkungen des i.o. Druckes auslösen, die manchmal von gleichgerichteten Blutdruckschwankungen begleitet waren, manchmal nicht. Diese Effekte waren nicht immer reproduzierbar. Die Reizpunkte, von denen aus gleichartige i.o. Druckänderungen bewirkt werden konnten, lagen weit verstreut.

δ) **Zusammenfassung.** Die mit einwandfreier Technik vorgenommenen Versuche von v. SALLMANN et al. sowie GLOSTER et al. ergeben, daß man bei der Katze durch elektrische Reize im Zwischenhirn den i.o. Druck auch ohne entsprechende Blutdruckänderungen steigern oder senken kann. Die Versuche ergeben *keinen Anhalt für ein spezifisches, den i.o. Druck regelndes Zentrum im Zwischenhirn*, wie beide Forscher ausdrücklich betonen. Die Reizpunkte mit gleichartiger Wirkung lagen vielmehr über ein verhältnismäßig großes Gebiet verstreut. Bei allen Versuchen handelte es sich um kurzfristige (Dauer etwa 2 min) volumetrische Schwankungen des i.o. Druckes, die wahrscheinlich durch eine Verengerung oder Erweiterung der i.o. Blutgefäße entstehen. Solche Druckschwankungen geben keine Erklärung für das Glaukom beim Menschen und *keinerlei Stütze für die Hypothese, das Glaukom sei eine Erkrankung des Zwischenhirns.*

Schrifttum

AKAGI, G.: Acta Soc. Ophthal. Jap. **60**, 1425—1455 (1956); ref. Ophthal. Lit. **10**, 2071 (1956).
— Acta med. Okayama **11**, 47—59; 60—73; 74—80 (1957); ref. Zbl. Ophthal. **74**, 27; 105 (1958).
— Jap. J. Ophthal. **1**, 136—143 (1957); ref. Zbl. Ophthal. **73**, 93 (1958).
— Acta med. okayama **11**, 179—191 (1957); ref. Zbl. Ophthal. **75**, 235 (1959).
CIMA, V.: Riv. oto-neuro-oftal. **27**, 497—510 (1952); ref. Zbl. Ophthal. **60**, 121 (1953).
GLOSTER, J.: Vortr. Glaukom-Symposium, Lüttich 1958, erscheint in Docum. ophthal. (1959).
—, u. D. P. GREAVES: Proc. roy. Soc. Med. **49**, 675—680 (1956).

GLOSTER, J., u. D. P. GREAVES: Brit. J. Ophthal. **41**, 513—532 (1957).
IMACHI, K.: Acta Soc. Ophthal. Jap. **36**, 1139—1160 (1932); ref. Zbl. Ophthal. **28**, 344 (1933).
ITKUTA, M.: Acta Soc. Ophthal. Jap. **61**, 589—613 (1957); ref. Ophthal. Lit. **11**, 758 (1957).
KANEDA, S.: Acta Soc. Ophthal. Jap. **58**, 1575—1579 (1954); ref. Ophthal. Lit. **8**, 2882 (1954).
NAGAI, M., T. BAN u. T. KUROTSU: Med. J. Osaka Univ. **2**, 87—95 (1951); ref. Zbl. Ophthal. **58**, 314 (1952/53).
NAITO, Y.: Acta Soc. Ophthal. Jap. **61**, 2006—2016 (1957); ref. Ophthal. Lit. **11**, 2525 (1957).
REZANOV, P. S.: Vestn. Oftal. **34**, 3—6 (1955); ref. Zbl. Ophthal. **67**, 225 (1956).
SALLMANN, L. v.: in: Glaucoma, herausgegeb. von F. W. Newell, Macy Foundation, New York, 1. Tagung 1955, 81—122 (1956).
— Vortr. Glaukom-Symposium Lüttich 1958, erscheint in Docum. ophthal. 1959.
—, O. LOWENSTEIN, M. M. POWERS u. I. E. LOEWENFELD: Amer. J. Ophthal. **39**, 11—29 (1955).
—, F. J. MACRI, T. WANKO u. P. A. GRIMES: Amer. J. Ophthal. **42**, 130—147 (1956).
SÁNCHEZ-SALORIO, M., u. J. L. BARCIA SÁLORIO: Arch. Soc. Oftal. hisp. amer. **14**, 1373—1411 (1954); ref. Zbl. Ophthal. **65**, 370 (1955).
SCHMERL, E., u. B. STEINBERG: Amer. J. Ophthal. **31**, 155—158 (1948).
— — Amer. J. Ophthal. **33**, 1379—1381 (1950).
TAKAGI, Y.: Folia ophthal. Jap. **3**, 1—21 (1952); ref. Ophthal. Lit. **6**, 4672 (1952).
—, u. K. TAKEMURA: Acta Soc. Ophthal. Jap. **56**, 999—1006 (1952); ref. Ophthal. Lit. **6**, 3962 (1952).
WEINSTEIN, P.: Ophthalmologica **127**, 164—178 (1954).
YAMASHITA, K.: Acta Soc. Ophthal. Jap. **37**, 713—716 (1933); ref. Zbl. Ophthal. **30**, 277 (1934).

2. Mensch

a) Störungen des autonomen Nervensystems bei Glaukom

Die in der Literatur mitgeteilten Ansichten über Störungen des vegetativen Nervensystems bei Glaukom weichen erheblich voneinander ab*.

Ein *Überwiegen des Sympathicus* oder Unterfunktion des Parasympathicus wurde von KADLICKÝ (1930), TALKOVSKY (1947) und FILBRY (1948, 1949) angenommen, weil Parasympathicomimetica den i.o. Druck senken; von FRANTA (1932, 1933), weil nach Belastung mit NaCl Wasser und Salz retiniert, nach Gabe von Diuretica ausgeschwemmt werden; von SANNA (1949), weil Kühlen oder Wärmen einer Hand geringere Temperaturänderungen bewirkt als bei Gesunden und die Vasoconstriction erschöpfbar ist; von RUMJANCEVA (1951) und WEINSTEIN (1951, 1953) bei akutem Glaukom, weil die Pupille weit wird und der Blutdruck oft ansteigt. Hierzu paßt freilich nicht, daß ein Blockieren des Ganglion stellatum den i.o. Druck beim Menschen ziemlich regellos ändert, nämlich meist steigert (durch Gefäßerweiterung), in anderen Fällen unverändert läßt oder senkt (durch Sekretionshemmung oder Erweiterung der Venen, in die das Kammerwasser abfließt? WEINSTEIN, 1951, 1953, 1954; MILLER, 1953). Bei diesen Versuchen ist die Zeit, nach der man Druckänderungen kontrolliert, wesentlich, da der i.o. Druck zunächst ansteigen, dann sinken kann (MILLER, 1953). CRISTINI et al. (1953) hielten die Verminderung der Tagesschwankungen nach Ausschalten des Ganglion stellatum für ein Zeichen, daß die bei Glaukom sonst gesteigerten Tagesschwankungen auf einer Störung des Halssympathicus beruhen. ROMERO (1944, 1948) nahm einen sympathicotonen Spasmus der radiären Ciliarmuskelfasern an, der den Abfluß von Kammerwasser verhindert. PAU (1949) hielt eine verminderte Spannung des Ciliarmuskels infolge von Sympathicotonie für die Ursache des Glaukoms. COURTIS et al. (1951) hielten die i.o. Drucksteigerung für eine Folge der Übererregung des Sympathicus im vorderen Augenabschnitt, die Exkavation für eine Folge der Sympathicotonie im hinteren Augenabschnitt. Hinzu komme bei manchen klinischen Glaukomformen noch eine Trigeminus-Überfunktion. RIZZINI (1956) schloß aus

* Vgl. K/Ca-Quotient in Abschnitt „Blutveränderungen bei Glaukom".

plethysmographischen Untersuchungen auf gesteigerten Sympathicotonus bei primärem Glaukom.

Ein *Überwiegen des Parasympathicus* schlossen aus ihren Untersuchungen AMANO (1930), STENICO (1930), LINKSZ (1932), JANKEWITSCH (1937) und OHASHI (1956, 1957). HESS (1941) nahm bei akutem Glaukom einen parasympathischen Reiz an. FUNAMOTO (1956) schloß aus Versuchen mit Medikamenten, daß sympathische Reize den i.o. Druck senken, parasympathische ihn steigern. Jedoch fanden KANDA et al. (1933) bei Opiumsüchtigen trotz Vagotonie unveränderten i.o. Druck, auch nach Opiumentzug.

Eine andere Gruppe von Autoren nimmt an, daß bei Glaukom eine *Störung des Gleichgewichtes zwischen Sympathicus und Parasympathicus* besteht. Nach MARÍN-AMAT (1951) ist bei chronischem Glaukom primär ein sympathischer Reiz vorhanden, der einen lang anhaltenden Parasympathicotonus auslöst; bei akutem Glaukom ist der parasympathische Reiz das Primäre. Er nahm an, daß alle Glaukome auf vermehrter Blutfüllung und gesteigerter Kammerwasserbildung beruhen, was jedoch nicht richtig ist. NIEDERMEIER (1950, 1951) konnte keine Sympathicusstörung bei Glaukom nachweisen. Er hielt Glaukom für die Folge einer „vegetativen Minderleistung", bei der das Gleichgewicht des autonomen Nervensystems gestört sei, was zu einer verlangsamten Blutströmung in der Aderhaut führe. Ähnlich ist die Annahme von MOREU (1944, 1948), der bei Überwiegen des Sympathicus eine sekundäre Gefäßerweiterung, bei Überwiegen des Parasympathicus eine primäre Gefäßerweiterung vermutete.

Schließlich gibt es noch einige Autoren, die *keine neuro-vegetativen Veränderungen bei Glaukom* feststellen konnten (ENIKEEVA et al., 1952; CAYLI, 1955; AGARWAL, 1955). MAZALÁN et al. (1955) fanden bei Glaukomkranken sowie bei Gesunden des gleichen höheren Lebensalters ein Überwiegen des Sympathicus. Unterschiede zwischen beiden Vergleichsgruppen (43 Glaukomkranke, 40 Gesunde) waren nicht nachweisbar.

Während sich die bisher besprochenen Arbeiten auf allgemeine neurovegetative Störungen beziehen, wird in einigen anderen Arbeiten behauptet, man könne *Seitendifferenzen der vegetativen Funktionen* als Zeichen einer halbseitigen Erkrankung des autonomen Nervensystems bei Glaukom feststellen. Nach dem Anlegen von Kantharidenpflastern fanden FRADKIN et al. (1939) bei einseitigem Glaukom auf der erkrankten Seite stets schnelleres Verschwinden der Blase. HEMMI (1953) fand bei 6 von 31 Glaukomkranken stärkeres Schwitzen auf der gesunden Seite, während BRONSHTYEYN (1948) keine Störung der Schweißbildung bei Glaukom feststellen konnte. Merkwürdig sind die Forschungsergebnisse von LEOPOLD-MESSER (1953, 1955). Er fand die Hauttemperatur und das elektrische Gewebspotential, gemessen mit dem Elektrodermatometer, bei Glaukom auf der Seite des höheren i.o. Druckes gesteigert, wenn der i.o. Druck bis zu 50–60 mm Hg betrug, und erniedrigt, wenn der i.o. Druck höher stieg oder wenn Sekundärglaukom vorlag. Somit sollen also *vegetative Funktionen vom i.o. Druck abhängen*. Umgekehrt soll man den i.o. Druck über das Vegetativum senken können, da Ultraschallbehandlung der Wirbelsäule von C_6–D_2 bei 11 von 12 Glaukomkranken den i.o. Druck um 3–9 mm Hg senkte.

Weitere Arbeiten: IMACHI et al. (1933), EL KATTAN et al. (1937), GÁBA (1951), DIENSTBIER et al. (1951), FRITZ (1952), AURICCHIO et al. (1957).

Schrifttum

AGARWAL, L. P.: Proc. XVII int. Cong. Ophthal, Montreal-N.Y., 1954, **1**, 240—249 (1955).

AMANO, S.: Acta Soc. Ophthal. Jap. **34**, 27—70 (1930); ref. Zbl. Ophthal. **25**, 150 (1931).

AURICCHIO, G., u. A. AMBROSIO: Boll. Soc. ital. Biol. sper. **33**, 152—154 (1957); ref. Zbl. Ophthal. **74**, 102 (1958).

BRONSHTYEYN, R. E.: Vestn. Oftal. **27**, 20 (1948); ref. Ophthal. Lit. **2**, 310 (1948).

CAYLI, F.: Berinci, Türk. oftal. Kong. Bül. 25—27 (1955); ref. Ophthal. Lit. **9**, 4690 (1955).

COURTIS, B., u. R. B. NUÑEZ: Proc. XVI int. Cong. Ophthal. London 1950, **2**, 854—861 (1951).

CRISTINI, G., u. A. STRAZZI: Arch. Oftal. B. Aires, **28**, 413—417 (1953); ref. Ophthal. Lit. **7**, 4344 (1953).
DIENSTBIER, E., u. J. BALIK: Čsl. Ofthal. **7**, 348—350 (1951); ref. Ophthal. Lit. **5**, 5778 (1951).
EL KATTAN u. M. AZMY: Bull. ophthal. Soc. Egypt **30**, 17—21 (1937); ref. Zbl. Ophthal. **40**, 505 (1938).
ENIKEEVA, C. S., N. C. CHASANOVA u. M. T. RACHIMŽANOVA: Vestn. Oftal. **31**, 24—29 (1952); ref. Zbl. Ophthal. **59**, 195 (1953).
FILBRY, E.: Klin. Wschr. **1948**, 30 und Med. Klin. **1948**, 120.
— Klin. Mbl. Augenheilk. **115**, 506—513 (1949).
FRADKIN, M., L. S. LEVINA, F. G. STEIN u. T. B. SUBOVA: Vestn. Oftal. **14**, 3—8 (1939); ref. Zbl. Ophthal. **44**, 45—46 (1940).
FRANTA, J.: Ofthal. Sborn. **7**, 223—237 (1932); ref. Zbl. Ophthal. **28**, 600 (1933).
— Čas. lék. česk. **1933**, 586—592; ref. Zbl. Ophthal. **30**, 17 (1934).
FRITZ, M.: Bull. Soc. belge Ophtal. **102**, 561—567 (1952).
FUNAMOTO, H.: Acta Soc. Ophthal. Jap. **60**, 357—363 (1956); ref. Zbl. Ophthal. **69**, 221 (1956/57).
GÁBA, V.: Čsl. Ofthal. **7**, 346—347 (1951); ref. Ophthal. Lit. **5**, 5777 (1951).
— Čsl. Ofthal. **7**, 432—433 (1951); ref. Ophthal. Lit. **5**, 5779 (1951).
HEMMI, K.: Acta Soc. Ophthal. Jap. **57**, 915—918 (1953); ref. Ophthal. Lit. **7**, 2711 (1953).
HESS, L.: A. M. A. Arch. Ophthal. **26**, 250—259 (1941).
IMACHI, K., u. S. KODOMARI: Acta Soc. Ophthal. Jap. **37**, 716—728 (1933); ref. Zbl. Ophthal. **30**, 211 (1934)
JANKEWITSCH, E.: Vestn. Oftal. **10**, 397—400 (1937); ref. Zbl. Ophthal. **39**, 363 (1937).
KADLICKÝ: Ofthal. Sborn. **5**, 51—56 (1930); ref. Zbl. Ophthal. **24**, 324 (1931) und Bratisl. lek. Listy, **10**, 426—432 (1930).
KANDA, K., u. K. SO: Brit. J. Ophthal. **17**, 354—360 (1933).
LEOPOLD-MESSER, G.: Ber. dtsch. Ophthal. Ges. Heidelberg **58**, 1953, 61—65 (1953).
— in: Auge und Zwischenhirn, Bücherei d. Augenarztes Enke-Stuttgart, H. **23**, 137—165 (1955).
LINKSZ, A.: Orvosképzés, **22**, 360—365 (1932); ref. Zbl. Ophthal. **28**, 69 (1933).
MARÍN-AMAT, M.: Arch. Soc. Oftal. hisp.-amer. **11**, 23—39 (1951).
MAZALÁN, T., u. M. BÁBÁL: Čsl. Ofthal. **11**, 65—72 (1955); ref. Zbl. Ophthal. **65**, 244 (1955).
MILLER, S. J. H.: Brit. J. Ophthal. **37**, 70—76 (1953).
MOREU, A.: Arch. Soc. oftal. hisp.-amer. **4**, 745—770 (1944).
— Arch. Soc. Oftal. hisp.-amer. **8**, 64—79 (1948).
NIEDERMEIER, S.: Ber. dtsch. Ophthal. Ges. München, **56**, 1950, 134—136 (1951).
— Albrecht v. Graefes Arch. Ophthal. **150**, 385—387 (1950).
— Albrecht v. Graefes Arch. Ophthal. **151**, 551—559 (1951).
OHASHI, K.: Jap. J. Ophthal. **1**, 89—96 (1957); ref. Zbl. Ophthal. **73**, 231 (1958).
— Acta Soc. Ophthal. Jap. **60**, 1356—1388 (1956); ref. Ophthal. Lit. **10**, 2058 (1956).
PAU, H.: Klin. Mbl. Augenheilk. **115**, 513—524 (1949).
RIZZINI, V.: G. ital. Oftal. **9**, 100—108 (1956).
ROMERO, E.: Arch. Soc. Oftal. hisp.-amer. **4**, 797—801 (1944).
— Arch. Soc. Oftal. hisp.-amer. **8**, 351—355 (1948).
RUMJANCEVA, A. F.: Vestn. Oftal. **30**, 8—13 (1951); ref. Zbl. Ophthal. **56**, 250 (1951/52).
SANNA, M.: Boll. Oculist. **28**, 193—206 (1949) und G. ital. Oftal. **2**, 395 (1949).
STENICO, S.: Boll. Oculist. **9**, 1383—1400 (1930).
TALKOVSKY, S. I.: Vestn. Oftal. **26**, 36—47 (1947); ref. Ophthal. Lit. **1**, 3562 (1947).
WEINSTEIN, P.: Orv. Hetil. **92**, 1233—1234 (1951); ref. Ophthal. Lit. **4**, 743—744 (1952).
— Amer. J. Ophthal. **36**, 361—362 (1953).
— Ophthalmologica **127**, 164—178 (1954).

b) Ciliarganglion und Glaukom

Die Morphologie des Ciliarganglions wurde von KURUS (1956) beschrieben, der drei Zellgruppen fand: parasympathische, sympathische und sensible (bi-, uni- und pseudobipolare) Ganglienzellen. MARÍN-AMAT (1957) hielt das Ganglion für ein druckregulierendes Zentrum, das von Cortex, Hypothalamus, Blutänderungen und Hormonen beeinflußt wird. WEINSTEIN (1955) widmete der Pharmakologie des Ganglions eine Arbeit. Auf den Einfluß von retrobulbären Gaben von Ganglienblockern und Novocain gehen wir im Kapitel „Medikamentöse Therapie“ ein. Die Ansichten von AKAGI über den Weg der autonomen druckregulierenden Reflexe zwischen Auge und Zwischenhirn wurden oben bereits geschildert.

Schrifttum

KURUS, E.: Klin. Mbl. Augenheilk. **129**, 183—196 (1956).
MARÍN-AMAT, M.: Miopia (Barcelona) **1957**, Nr. 2, 9—16; ref. Zbl. Ophthal. **73**, 237 (1958).
WEINSTEIN, P.: Amer. J. Ophthal. **40**, 202—204 (1955).

c) Der Einfluß von Lichtreizen und Geruchsreizen auf den i.o. Druck des Menschen. Retino-hypothalamische Verbindungen

Auf die Arbeiten von FEIGENBAUM (1928, 1930) u. a. über die *Lichtwirkung* auf den i.o. Druck wurde bereits hingewiesen („Untersuchungsmethoden", „Belastungsproben": „Dunkelzimmerprobe"), ebenso auf die Untersuchungen von SCHMERL et al. SCHMERL faßte seine Ergebnisse 1955 und 1957 zusammen. Beim Menschen soll hiernach, umgekehrt wie beim Kaninchen, Helligkeit durch Ausschütten von Miopiesin drucksenkend wirken, ebenso L-Citronellol, selbst wenn kein Geruch wahrgenommen wird. Dunkelheit soll drucksteigernd wirken (Hyperpiesin-Ausschüttung). Dem widerspricht, daß der i.o. Druck bei Glaukom nachts niedriger zu sein pflegt als tags (LEYDHECKER, 1956; HAGER, 1955, 1958). Die Angaben von SCHMERL über druckändernde Substanzen im Liquor von Kaninchen wurden oben besprochen.

CUCCAGNA et al. (1957) gaben beim gesunden Menschen Erweiterung des Gesichtsfeldes ohne Änderung des i.o. Druckes nach Geruchsreizen an.

SAPUPPO fand (1950, 1951) bei 10 Gesunden, daß Belichtung eines Auges den i.o. Druck im zweiten, unbelichteten Auge senkt. Hieraus schloß er auf einen oculo-oculären Reflex, der über das Zwischenhirn verläuft. Grünes Licht senkte bei Gesunden den i.o. Druck, blaues Licht bewirkte nur unbedeutende Druckänderungen (SAPUPPO et al., 1953). Die Fluoresceinpermeabilität fand er (1954) bei Gesunden bei Belichtung eines Auges beidseits gesteigert. Früher hatte ZARETSKAYA (1948) angegeben, weißes Licht senke die Tension (auch am 2. unbelichteten Auge), grünes Licht wirke noch stärker, während rotes Licht den i.o. Druck bei Glaukom steigere. FORGÁCS (1954) fand verschiedene Reaktionen auf den Kältetest, je nachdem, ob dieser im Hellen oder im Dunkeln ausgeführt wurde. WEINSTEIN (1956) besprach die Literatur über die optico-vegetativen Reflexe.

Als Weg, auf dem Lichteinflüsse zum Zwischenhirn gelangen, beschrieb FREY (1951) eine „hypothalamische Opticuswurzel", die aber nach BARGMANN (1954, S. 115) kein gesicherter Befund ist und von KNOCHE (1957) nicht gefunden wurde. KNOCHE (1957) schilderte dagegen eine retino-hypothalamische Bahn, die vom Chiasma über Lamina terminalis zum Ventrikelgrau verläuft und die Fortsetzung der von BECHER (1956) beschriebenen vegetativen Ganglienzellen der Retina sei. BECHER sah diese gleichfalls als Beginn eines „heliotropen Bewirkungszentrums" an. NOVOCHATSKIJ (1957) beschrieb zwei Gruppen von Faserzügen zwischen Tractus opticus, Chiasma und Hypothalamus. Auch *zentrifugale* Fasern soll der Sehnerv enthalten (WOLTER, 1956; WOLTER et al., 1956), die der autonomen Doppelinnervation seiner Blutgefäße dienen (LISS et al., 1956).

Diese Vorstellungen von AKAGI (1956, 1957) über eine pressoreceptorische afferente Bahn zum Zwischenhirn wurden oben (S. 103) schon geschildert. Zentripetale Aktionsströme bei Änderungen des i.o. Druckes beschrieb DIETER (1940).

Schrifttum

AKAGI, G.: Acta Soc. Ophthal. Jap. **60**, 1425—1455 (1956); ref. Ophthal. Lit. **10**, 2071 (1956).
— Jap. J. Ophthal. **1**, 225—233 (1957); ref. Zbl. Ophthal. **74**, 27 (1958).
— Acta med. Okayama, **11**, 23—30 (1957); ref. Ophthal. Lit. **11**, 3126 (1957).
BARGMANN, W.: Das Zwischenhirn-Hypophysensystem. Springer Berlin-Göttingen-Heidelberg. 1954, 138 S.

BECHER, H.: in: Schriften d. Ges. zur Förderung d. Westfälischen Wilhelms-Universität Münster H. 37, Münster / West.: Aschendorff 1956, 28 S.; ref. Zbl. Ophthal. **70**, 58 (1957).
CUCCAGNA, F., u. BERNICCHI, L.: Boll. Mal. Orecch. **75**, 319—330 (1957); ref. Ophthal. Lit. **11**, 4061 (1957).
DIETER, W.: Ber. dtsch. ophthal. Ges. Dresden, 1940, **53**, 53—62 (1940).
FEIGENBAUM, A.: Klin. Mbl. Augenheilk. **80**, 577—595 (1928).
— Proc. XIII int. Cong. Ophthal. Amsterdam, 1929, II, 491—494 (1930).
FORGÁCS, J.: Orv. Hetil. 1208—1211 (1954); ref. Zbl. Ophthal. **64**, 309 (1955).
FREY, E.: Bull. Schweiz. Akad. med. Wiss. **7**, 115—127 (1951).
HAGER, H.: Die Behandlung des Glaukoms mit Miotika. Habil.-Schrift Tübingen, 1955 u. in Bücherei d. Augenarztes H. **29**, Enke-Stuttgart 123 S., 1958.
KNOCHE, H.: Verh. anat. Ges. 140—148 (1957), Erg.-Heft Anat. Anz. **103**, 1956.
— Z. mikrosk.-anat. Forschg. **63**, 461-486 (1957).
LEYDHECKER, W.: Docum. Ophthal. ('s-Grav.) **10**, 174—263 (1956).
LISS, L., u. J. R. WOLTER: Klin. Mbl. Augenheilk. **129**, 793—799 (1956).
NOVOCHATSKIJ, A. S.: Oftal. Ž. **12**, 100—103 (1957); ref. Zbl. Ophthal. **72**, 245 (1957).
SAPUPPO, C.: Riv. oto-neuro-oftal. **25**, 213—219 (1950); ref. Ophthal. Lit. **4**, 2018 (1950).
— Atti. Soc. ottal. ital. **12**, 241 (1951).
— Riv. oto-neuro-oftal. **29**, 182—191 (1954); ref. Zbl. Ophthal. **63**, 48 (1954/55).
—, u. A. DAMIANI: Riv. oto-neuro-oftal. **28**, 126—138 (1953); ref. Zbl. Ophthal. **62**, 29 (1954).
SCHMERL, E.: Klin. Mbl. Augenheilk. **126**, 598—607 (1955).
— Ann. Oculist (Paris) **189**, 901—922 (1956).
— Klin. Mbl. Augenheilk. **131**, 756—760 (1957).
WOLTER, J. R.: Albrecht v. Graefes Arch. Ophthal. **158**, 235—240 (1956).
—, u. L. LISS: Albrecht v. Graefes Arch. Ophthal. **158**, 1—7 (1956).
WEINSTEIN, P.: Med. Postgrad. Inst. Budapest 101—107 (1956); ref. Ophthal. Lit. **10**, 28 (1956).
ZARETSKAYA, P. B.: Amer. J. Ophthal. **31**, 721—727 (1948).

d) Störungen im Zwischenhirn-System bei Glaukom

In den *Monographien* über das Zwischenhirn von BARGMANN (1954) und KUHLENBECK (1954) findet man nichts über ein druckregulierendes Zwischenhirnzentrum beim Menschen. Tierversuche, die oben geschildert wurden, ergaben, daß man bei elektrischer Reizung des Zwischenhirns kurzfristige Änderungen des i.o. Druckes auslösen kann, aber ein „Zentrum“ für die Druckregulierung wurde nicht gefunden. Bei Glaukom nahmen jedoch viele Autoren eine Störung im Zwischenhirn als Ursache der i.o. Gefäßveränderungen an.

ELWYN (1938, 1945, 1947, 1950) vermutete eine zentrale Regulationsstörung im kleinzelligen Oculomotoriuskern, wodurch ungenügende Mengen von Acetylcholin gebildet werden. Dies bewirke ein zu großes Blutvolumen der Aderhaut und eine Überproduktion von Kammerwasser. Nach MAGITOT (1947, 1949, 1950, 1954) ist Glaukom ein Gefäßleiden des Sehnerven, bei dem infolge von Zwischenhirnstörungen erst Spasmen, dann Sklerose der Capillaren entstehen. Eng verknüpft hiermit sind emotionelle Störungen infolge einer Thalamuserkrankung (s. unten, S. 107—117). Die Gesichtsfeldausfälle hängen nur von dem Gefäßleiden, nicht vom i.o. Druck ab. Auch Hornhautödem, Akkommodationsschwäche und Tränen sind nicht Folge der Drucksteigerung, sondern neural zu erklären (MAGITOT, 1954). THIEL (1952) fand zentral dämpfende Medikamente drucksenkend, zentral erregende drucksteigernd und schloß hieraus auf ein druckregulierendes Hirnzentrum. Er sammelte (THIEL et al., 1955) aus der Literatur zahlreiche Hinweise für diese These (auf diese Literaturzusammenstellung möchte ich besonders aufmerksam machen) und vertrat (wie MAGITOT, 1948) die Meinung, daß viele Belastungsproben über das Zwischenhirn auf den i.o. Druck wirken. Glaukom entsteht, wenn das Zusammenspiel zwischen Diencephalon, das funktionelle Belastungen ausgleichend regelt, und peripheren Veränderungen am Auge (Ciliarkörper, Glaskörperdestruktion) gestört ist. Somit ist nach THIEL das Glaukom nicht allein eine Zwischenhirnerkrankung, doch ist diese bei der Glaukomentstehung wesentlich. Ähnliche Vorstellungen über die Bedeutung des Zwischenhirns vertrat DUKE-ELDER (1957). Auch WEINSTEIN (1954) hielt den Druckanstieg im Dunkeln für einen retino-hypophysealen Reflex, weil er ihn bei 4 von 8 Patienten nach Novocainblockade des Ganglion ciliare negativ fand. Er glaubte (1958), daß die eosinophilen Zellen der Hypophyse den i.o. Druck senken, die basophilen ihn steigern, und nahm Röntgenbestrahlung der Hypophyse vor, die prodromale Glaukomsymptome für 2–3 Monate verschwinden ließen. Als Beweis für die zentrale Entstehung akuter Glaukomanfälle sah er einen Fall von Embolie im Diencephalon mit akutem Glaukom an (1957). HESS (1944, 1945, 1947) hielt den akuten Glaukomanfall für den Ausdruck einer neuro-vegetativen Krise im Karplus-Kreidlschen Zentrum des Zwischenhirns. AKAGI (1957) stützte seine Ansicht, das Zwischenhirn sei bei Glaukom erkrankt, auf Symptome, von denen recht unwahrscheinlich ist, daß sie mit dem Zwischenhirn irgend etwas zu tun haben: Herzklopfen, Schwindel, Kopfschmerzen, psycho-neurotische und gastro-intestinale Beschwerden. Eine Zwischenhirnerkrankung allein verursacht nach AKAGI kein Glaukom (geringer Prozentsatz von Glaukomkranken bei Zwischenhirnerkrankung, Zerstören des Zwischenhirns bewirkt beim Tier kein Glaukom), lokale Störungen des Auges genügen allein jedoch gleichfalls nicht, sondern beide, Auge und Zwischenhirn, seien gemeinsam erkrankt.

ZONDEK et al. (1947) berichteten bei 16 von 22 Glaukomkranken über diencephale Störungen. RUBINO et al. (1948) schlossen aus pathologischen Blutzuckerkurven auf eine Zwischenhirnschädigung bei Glaukom. Entgegengesetzt verlaufende Tageskurven von i.o. Druck und Eosinophilenzahl im Blut wurden von STEPANIK (1954) und CAMBIAGGI et al. (1956) beschrieben und als Zeichen des Einflusses des Hypothalamus auf den i.o. Druck gedeutet.

BEAUVIEUX (1949) hielt einen Einfluß des Zwischenhirns auf den i.o. Druck nur bei bestimmten Glaukomformen, die mit Hypersekretion einhergehen, für wahrscheinlich.

Diencephale Störungen nahmen bei Glaukom ferner an: GONZALEZ-POLA (1950), POTVIN (1950), VALENTE (1953), MERZ (1957, Übersichtsarbeit), ARJONA (1957).

Die Untersuchungen von KLUZER et al. (1948) gaben bei Glaukom keine sicheren Hinweise auf Zwischenhirnstörungen. Auch JIMÉNEZ-VARGAS (1950) kam zu dem Schluß, daß bisher keine genügenden Beweise für ein druckregulierendes Zwischenhirnzentrum vorliegen. Bei sonstigen gemeinsamen Erkrankungen von Auge und Zwischenhirn (juvenile-amaurotische Idiotie, Lawrence-Moon-Biedl-Syndrom) pflegt Glaukom zu fehlen (ZONDEK, 1933). –

Über den Einfluß der Hypophyse u. a. *endokriner Drüsen* auf den i.o. Druck wird in einem besonderen Abschnitt eingegangen.

Schrifttum

AKAGI, G.: Acta med. Okayama **11**, 179—191 (1957); ref. Zbl. Ophthal. **75**, 235 (1959).
ARJONA, J.: Rev. espan. Otol. etc. Neurocir. **14**, 179—184 (1957); ref. Zbl. Ophthal. **73**, 95 (1958).
BARGMANN, W.: Das Zwischenhirn-Hypophysensystem. Springer Berlin, Göttingen, Heidelberg 1954, 138 S.
BEAUVIEUX, J.: Bull. Soc. Ophtal. Fr. Nr. **4**, 569—602 (1949).
CAMBIAGGI, A., W. M. SPURGEON u. R. SPURGEON: A. M. A. Arch. Ophthal. **55**, 765—778 (1956).
DUKE-ELDER, S.: Trans. Ophthal. Soc. U.K. 1957, **77**, 205—288 (1957).
ELWYN, H.: A. M. A. Arch. Ophthal. **19**, 986—1008 (1938).
— Disk. zu Bloomfield, S. u. Lambert, R. K.: A. M. A. Arch. Ophthal. **34**, 83—96 (1945).
— A. M. A. Arch. Ophthal. **38**, 506—520 (1947).
— Amer. J. Ophthal. **33**, 1373—1379 (1950).
GONZALEZ-POLA, A. M.: Arch. Soc. Oftal. hisp. amer. **10**, 592—599 (1950).
HESS, L.: A. M. A. Arch. Ophthal. **32**, 128—132 (1944).
— A. M. A. Arch. Ophthal. **33**, 392—396 (1945).
— A. M. A. Arch. Ophthal. **38**, 199—220 (1947).
— A. M. A. Arch. Ophthal. **37**, 324—335 (1947).
JIMÉNEZ-VARGAS, J.: An. med. Cirug. **28**, 294—303 (1950); ref. Ophthal. Lit. **4**, 3275 (1950).
KLUZER, G., u. P. MATTEUCCI: Riv. Oto-Neuro-Oftal. **23**, 307 (1948); ref. Ophthal. Lit. **2**, 929 (1948).
KUHLENBECK, H.: Confinia neur. (Basel) Suppl. **14**, 1954, 230 S.; ref. Zbl. Ophthal. **64**, 89 (1955).

Magitot, A.: Ann. Oculist. (Paris) **180**, 321—341 (1947).
— Ann. Oculist. (Paris) **180**, 1—9 (1947).
— Ann. Oculist. (Paris) **181**, 338—350 (1948).
— Bull. Soc. Ophtal. Fr. No. **4**, 603—607 (1949).
— Ann. Oculist. (Paris) **183**, 817—828 (1950).
— Ann. Oculist. (Paris) **187**, 1—24 (1954).
Merz, M.: Klin. Oczna **27**, 629—636 (1957); ref. Zbl. Ophthal. **73**, 243 (1958).
Potvin, A. M.: Bull. Soc. belge Ophtal. **94**, 255—258 (1950).
Rubino, A., u. I. Esente: Riv. Oto-Neuro-Oftal. **23**, 237—243 (1948); ref. Ophthal. Lit. **2**, 657 (1948).
Stepanik, J.: Klin. Mbl. Augenheilk. **125**, 737—743 (1954).
Thiel, R.: in: Glaukom, Bücherei d. Augenarztes H. **21**, 1952, 9—52 Enke Stuttgart.
— Ophthalmologica **123**, 195—197 (1952).
— 4. Cong. panamer. Oftal. **2**, 1031—1043 (1952); ref. Zbl. Ophthal. **63**, 155 (1954/55).
—, u. F. Hollwich: in: Auge u. Zwischenhirn, Bücherei d. Augenarztes H. **23**, Enke Stuttgart 166—209 (1955).
Valente, A.: Rev. bras. Oftal. **11**, 197—216 (1953); ref. Zbl. Ophthal. **61**, 337 (1954).
Weinstein, P.: Orv. Hetil. **95**, 354—358 (1954); ref. Ophthal. Lit. **8**, 48 (1954).
— Amer. J. Ophthal. **44**, 540—541 (1957).
— Ophthalmologica **135**, 21—44 (1958).
Zondek, H.: Ann. Méd. **33**, 292—300 (1933); ref. Zbl. Ophthal. **29**, 542 (1933).
—, u. G. Wolfsohn: Amer. J. Ophthal. **30**, 596—600 (1947).

e) Liquor cerebrospinalis bei Glaukom

α) Druckändernde Substanzen im Liquor cerebrospinalis bei Glaukom. Tamesis (1953) fand druckändernde Substanzen im Liquor cerebrospinalis Glaukomkranker. Esente et al. (1949) konnte sie bei akutem Glaukom nicht nachweisen.

Schrifttum

Esente, I., u. A. Giotti: G. ital. Oftal. **2**, 477—479 (1949).
Tamesis, J. V.: J. Philipp. med. Ass. **29**, 398—404 (1953); ref. Ophthal. Lit. **7**, 3708 (1953).

β) Druck des Liquor cerebrospinalis und i.o. Druck. Im Tierversuch fand Marx (1931), daß Steigerung des Liquordruckes den i.o. Druck nicht ändert und daß Pharmaka beide Druckwerte verschieden stark, aber im gleichen Sinne beeinflussen. Bei Kaninchen und Hunden erfolgt nach Steigerung des Liquordruckes ein Anstieg des allgemeinen Blutdruckes und des i.o. Druckes, während Senkung des Liquordruckes eine geringe Senkung des i.o. Druckes ohne Blutdruckänderung bewirkt (Tsuboi, 1935, 1936). Pharmaka können nach Nagayosi (1941) Liquordruck und i.o. Druck unabhängig voneinander ändern.

Beim Menschen fand Bolgov (1930) eine i.o. Drucksenkung, wenn der gesteigerte Liquordruck gesenkt wurde. Die i.o. Druckänderungen waren gering, ebenso wie bei 2 von Merkulov et al. (1935, 1936) beschriebenen Kranken. Rumjanceva (1930) dagegen behauptete, bei gesteigertem Liquordruck sei der i.o. Druck erniedrigt. Rooy (1940) fand den Netzhaut-Venendruck vom Liquordruck abhängig.

Für die Glaukomentstehung geben diese Befunde keinen Anhalt. Bei intrakraniellen Tumoren mit gesteigertem Liquordruck ist Glaukom keineswegs die Regel. Über encephalographische Befunde bei Glaukom s. S. 111 und 112.

Schrifttum

Bolgov, P.: Oftal. Ž. **12**, 529—542 (1930); ref. Zbl. Ophthal. **25**, 429 (1931).
Marx, E.: Ann. Oculist. (Paris) **168**, 125—137 (1931).
Merkulov, I. I., u. S. U. Minkin: Trans. ukrain. Hirchman mem. ophthal. Inst. **3**, 20—42 (1935); ref. Zbl. Ophthal. **38**, 209 (1937).
— — Z. Augenheilk. **90**, 18—31 (1936).
Nagayosi, S.: Fukuoka Acta med. **34**, 39—40 (1941); ref. Zbl. Ophthal. **47**, 174 (1942).
Rooy, A. J. P. M. de: Ophthalmologica **99**, 484—489 (1940).

Rumjanceva, A. F.: Z. Augenheilk. **72**, 391—394 (1930).
Tsuboi, T.: Acta Soc. Ophthal. Jap. **39**, 1013—1038 (1935); ref. Zbl. Ophthal. **35**, 454 (1936).
— Acta Soc. Ophthal. Jap. **40**, 1167—1181 (1936); ref. Zbl. Ophthal. **38**, 32 (1937).
— Acta Soc. Ophthal. Jap. **40**, 339—345 (1936); ref. Zbl. Ophthal. **37**, 461 (1937).

f) Glaukom und Hirnveränderungen

Auf i.o. Druckänderungen bei *Hypophysentumoren* gehen wir im Zusammenhang mit endokrinen Störungen ein. Bei postencephalitischem Parkinsonismus fand Brand (1956, 1957) niedrigen i.o. Druck, Krieger et al. (1956) sahen bei einem Kranken mit Virus-Encephalitis akutes Glaukom. Paufique et al. (1951) beobachteten Glaukom bei einer *Dermoidcyste an der Hirnbasis*, Weinstein (1957) sah einseitiges akutes Glaukom bei einer *Embolie im Zwischenhirn* mit Blutdruckanstieg auf 100/200 mm Hg. Levina (1950) beschrieb bei 40% von 125 Patienten mit organischen Krankheiten des Zentralnervensystems Druckunterschiede zwischen rechtem und linkem Auge. Bei Zwischenhirnerkrankung (24 Patienten) waren sie häufiger. Bei Hirnverletzten maßen Raeva (1944) einen erhöhten, Casari (1951) einen niedrigen i.o. Druck, Weissfeld et al. (1957) fanden bei einseitiger Erkrankung der Hirnrinde den i.o. Druck auf der kranken Seite erniedrigt. Bei *Hirntumoren* fand Paramej (1956) mit dem Maklakov-Tonometer normalen mittleren Druck, bei einzelnen Kranken verstärkte Druckschwankungen. Marty (1956) beobachtete bei 3 von 15 Patienten mit Hirntumor Glaukom. Tönnis (nach Marty, 1956) nur bei 4 von 3033 Fällen. Die Arbeit von Tönnis (1956) zeigt, wie vielfältig und unspezifisch für die Lokalisation eines Tumors Augenbefunde sein können.

Nach Ermüdung des N. olfactorius beobachteten Cuccagna et al. (1957) bei einigen der Untersuchten leichte i.o. Druckanstiege. Kutscher et al. (1953) fanden nach *Ventriculographie* bei 42 von 50 nicht-glaukomkranken Patienten i.o. Druckschwankungen von mehr als 5 mm Hg, Chazanov et al. (1956) nach *Lumbalpunktion* nur geringe Druckschwankungen. Bei Tumor oder Arachnoiditis war der i.o. Druck auf der Herdseite erniedrigt. Čavka (1954, 1955, 1956) fand bei 14 Kranken mit primären und 7 Kranken mit sekundären Glaukomformen bei Encephalographie diencephale oder parieto-frontale Hirnatrophie und Vergrößerung der Ventrikel, nach *Lobotomie* bei 9 Schizophrenen Drucksenkung bei 3 und Druckanstieg bei 2 Kranken. Hieraus folgt für ihn, daß es außer dem diencephalen auch ein fronto-parietales Druckregulationszentrum gibt. Selle (1958) beschrieb bei Glaukom eine Vergrößerung der Ventrikel und hielt für die Ursache des Glaukoms eine Liquorstauung. Kluzer et al. (1951) beschrieben i.o. Drucksenkung nach Lobotomie, ebenso Weinstein (1958: 2 Patienten mit i.o. Druck 12 mm Hg; vor Lobotomie nicht tonometriert). Arstikaitis et al. (1952) fanden keinen Einfluß der Lobotomie auf den i.o. Druck.

Cristini (1953) fand bei 30 von 40 Glaukomkranken bei Hirnarteriographie einen erweiterten und gestreckten Carotissyphon. Hierdurch sollen die A. ophthalmica an ihrer Abgangsstelle komprimiert und die kleineren Blutgefäße verödet werden.

Schrifttum

Arstikaitis, M., u. H. Hodgson: Amer. J. Ophthal. **35**, 1625—1629 (1952).
Brand, I.: Orv. Hetil. **97**, 461—464 (1956); ref. Ophthal. Lit. **10**, 632 (1956).
— Ophthalmologica **133**, 53—60 (1957).
Casari, C. F.: Boll. Oculist. **30**, 649—666 (1951).
Čavka, V.: Med. Arh. **8**, 1—10 (1954); ref. Zbl. Ophthal. **72**, 29 (1957).
— Ber. dtsch. Ophthal. Ges. Heidelberg 1955, **59**, 112—123 (1956).
— Med. Arh. **9**, H. 3, 167—173 (1955); ref. Zbl. Ophthal. **69**, 37 (1956).
— Arch. Ophtal. (Paris) **16**, 507—530 (1956).

Čavka, V.: Ophthalmologica **132**, 76—86 (1956).
Chazanov, M. A., u. S. P. Éversman: Ž. Nevropat. Psihiat. **56**, 659 (1956); ref. Zbl. Ophthal. **70**, 170 (1957).
Cristini, G.: Riv. oto-neuro-oftal. **28**, 1—21 (1953); ref. Zbl. Ophthal. **62**, 141 (1954).
Cuccagna, F., u. L. Bernicchi: Boll. Mal. Orecch. **75**, 319—330 (1957); ref. Zbl. Ophthal. **74**, 101 (1958).
Kluzer, G., u. P. Matteucci: Rass. ital. Ottal. **20**, 83—89 (1951).
Krieger, H. P., u. I. Feigen: Neurology (Minneap.) **6**, 518—522 (1956); ref. Zbl. Ophthal. **70**, 40 (1957).
Kutscher, E., u. C. Feuersenger: Albrecht v. Graefes Arch. Ophthal. **154**, 324—331 (1953).
Levina, L. S.: Vestn. Oftal. **29**, 11—13 (1950); ref. Zbl. Ophthal. **55**, 339 (1951).
Marty, F.: Ophthalmologica **131**, 348—355 (1956).
Paramej, V. T.: Oftal. Ž. **11**, 286—290 (1956); ref. Zbl. Ophthal. **71**, 248 (1957).
Paufique, L., R. Étienne u. J. Wertheimer: Bull. Soc. Ophtal. Fr. Nr. 6, 655—657 (1951).
Raeva, N. V.: Vestn. Oftal. **23**, 27 (1944); ref. nach Barkan, O.: Ophthalmology in the war years, Meyer-Wiener Chicago, **2** (1948).
Selle, K.: Ber. dtsch. ophthal. Ges. Heidelberg, 1957, **61**, 322—326 (1958).
Tönnis, W.: Ber. dtsch. ophthal. Ges. Heidelberg, 1955, **59**, 6—27 (1956).
Weinstein, P.: Amer. J. Ophthal. **44**, 540—541 (1957).
— Ophthalmologica **135**, 21—44 (1958).
Weissfeld, D. N., u. M. D. Katzman: Vestn. Oftal. Nr. **1**, 8—10 (1957); ref. Ophthal. Lit. **11**, 25 (1957).

g) Elektro-Encephalographie bei Glaukom

Änderungen des Elektro-Encephalogramms (EEG) bei 69 Patienten mit primärem Glaukom, die nicht diagnostisch verwertbar sind, aber doch eine Verminderung der Rindentätigkeit anzeigen sollen, beschrieben Ségal et al. (1953). Levina et al. (1951) hielten einen ungleichmäßigen Rhythmus für charakteristisch. Er war besonders ausgeprägt bei akutem Glaukom. Nach Drucknormalisierung wurde auch das EEG normal, es wäre hiernach also Folge des gesteigerten i.o. Druckes. Dagegen beschrieben Hartmann (1955) und Salgado-Gómez (1957) schnelle Rhythmen des EEG, die mit der Höhe des i.o. Druckes nicht zusammenhängen sollen und als Zeichen einer seelischen Anomalie, eines pathologischen Angstzustandes, gedeutet werden, deren Ausdruck das Glaukom sei. Solche pathologischen Rhythmen kamen vor allem im vorderen und temporalen Hirn der linken Seite vor. Fois et al. (1957) beschrieben bei 60% der untersuchten Glaukomkranken ein pathologisches EEG. Die Veränderungen bestanden in schnellen Rhythmen oder Mischung von raschen und langsamen Rhythmen oder den sog. „small sharp spikes“.

Schrifttum

Fois, A., u. R. Frezzotti: G. ital. oftal. **10**, 414—423 (1957).
Hartmann, E.: Proc. XVII. int. Cong. Ophthal. Montreal-N. Y. 1954, II, 937—944 (1955).
Levina, L. S., u. G. M. Neustadt: Vestn. Oftal. **30**, No. 5, 8—12 (1951); ref. Ophthal. Lit. **5**, 4780 (1951).
Salgado Gómez, E.: Ophthalmologica **134**, 380—386 (1957).
— Arch. Soc. Oftal. hisp.-amer. **17**, 468—475 (1957).
Ségal, P., u. J. Majkowski: Klin. oczna. **23**, 101—112 (1953); ref. Zbl. Ophthal. **63**, 240 (1954/55).

h) Funktion der Hirnrinde und Glaukom

Nach Pavlov's bekannter cortico-visceraler Theorie entsteht auch Glaukom durch eine abnorme Tätigkeit der Hirnrinde, und die ätiologische Therapie besteht in dem Versuch, die psychologische Konstitution zu ändern (Pavlov, 1954). Diese Ansicht wurde von vielen Forschern der russischen Schule angenommen (Fradkin, 1948; Rumjanceva, 1951; Popov, 1952; Khristozov et al., 1954; Ségal, 1955; Pokrovsky, 1955; Tierversuche: Willenz et al., 1956), besonders seit sie bei einem Symposium des Helmholtz-Instituts (Anonym, 1952) offiziell gebilligt wurde. Auch in dem Bericht von PLETNEVA (1942) über die Beiträge russischer Forscher in den vergangenen 25 Jahren zur Glaukomforschung werden Arbeiten genannt, die auf Pavlov's Theorie fußen.

Bedingte Reflexe entstehen bei Glaukom erst nach längerem Üben als bei Gesunden (LEBEDINSKAJA, 1953), sie sind bei Glaukom, aber auch bei Hypertonie und Hyperthyreose, verändert (KERDMAN, 1955). Der Blinkreflex ändert sich nach Glaukomoperation jedoch nicht (BOCHON, 1956). Die Assoziationszeit war bei 16 von PROTOPOPOV et al. (1954) untersuchten Glaukomkranken verlängert, die Antworten wurden oft wiederholt. HOLOBUT et al. (1955) schlossen auf eine zentrale Regulationsstörung, weil die Befunde nach chronaximetrischer Reizung peripherer motorischer Neuronen von den Normalwerten abwichen.

Einen Einfluß der Hirnrinde durch Störung hypothalamischer druckregulierender Zentren nahmen auch KLJAČKO (1952) und YAMADA (1956) an. Erst bei Störungen der Rindenfunktion führen örtliche krankhafte Veränderungen des Auges zum Druckanstieg (GÁBA, 1950). Eine Literaturbesprechung über den Einfluß der Rinde auf die Tension findet man bei WEINSTEIN (1954). Er nahm eine *Mitwirkung der Psyche bei der drucksenkenden Wirkung der Miotica* an. Bei einem Kranken steigerte Mintacol die Tension; wurde dann Wasser eingetropft, das der Kranke für Mintacol hielt, so stieg der Druck gleichfalls. Bei einem anderen Kranken senkte Pilocarpin den i.o. Druck nicht, während Eserin ihn senkte. Als einmal Eserin getropft wurde, das der Kranke für Pilocarpin hielt, stieg der i.o. Druck. Beide Beobachtungen sind anscheinend nur einmal gelungen, und beweisen nichts. WEINSTEIN teilte nicht mit, ob diese Versuche reproduzierbar waren. Ähnlich berichteten DYMŠIC et al. (1952), daß sie bei 20 von 29 Glaukomkranken den i.o. Druck erst mit Pilocarpin einstellen und dann mit NaCl-Tropfen normal halten konnten. ARCHANGELSKIJ (1947, 1951) gab an, die Koppelung der Mioticumgabe mit dem Ticken eines Metronoms führe zu einem bedingten Reflex, so daß später allein das Metronomgeräusch den i.o. Druck senke.

PLETNEVA et al. (1955) zeigten, daß es kein örtlich bestimmtes Rindenzentrum für die Druckregulierung gibt, indem sie bei Kaninchen die Rinde teilweise entfernen. DUCHINA (1956) führte Injektionsmassen subdural bei Kaninchen ein, wodurch der intrakranielle Druck und der i.o. Druck vorübergehend stiegen.

Über psychiatrische Befunde bei Glaukomkranken, den Einfluß von Psychotherapie und von Emotionen auf den i.o. Druck wird in den folgenden Abschnitten berichtet.

Schrifttum

ANONYM: Vestn. oftal. **31**, No. 3, 32—46 (1952); ref. Ophthal. Lit. **6**, 1567 (1952).

ARCHANGELSKIJ, P. E.: Vestn. Oftal. **26**, No. 3, 6—9 (1947); ref. Ophthal. Lit. **1**, 2186 (1947).

— Vestn. Oftal. **30**, 40—43 (1951); ref. Zbl. Ophthal. **56**, 143 (1951/52).

BOCHON, N. N.: Vestn. Oftal. No. 5, 53—58 (1956); ref. Ophthal. Lit. **10**, 2105 (1956).

DUCHINA, M. A.: Oftal. Ž. **11**, 136—141 (1956); ref. Zbl. Ophthal. **69**, 305 (1956/57).

DYMŠIC, L. A., u. E. S. VAJNŠTEJN: Vestn. Oftal. **31**, 3—11 (1952); ref. Zbl. Ophthal. **60**, 123 (1953).

FRADKIN: Vestn. Oftal. **27**, No. 5, 39—48 (1948); ref. Ophthal. Lit. **2**, 713 (1948).

GÁBA, V.: Čsl. ofthal. **6**, 200—203 (1950); ref. Ophthal. Lit. **4**, 6128 (1950).

HOLOBUT, W., u. T. KRWAWICZ: Postepy Okulist. **2**, 87—96 (1955); ref. Ophthal. Lit. **9**, 4691 (1955).

KERDMAN, R. J.: Vestn. Oftal. **34**, 6—12 (1955); ref. Zbl. Ophthal. **67**, 229 (1956).

KHRISTOZOV, K. H., u. T. UGLOVA: Săvr. Med. **5**, 25—31 (1954); ref. Ophthal. Lit. **8**, 4837 (1954).

KLJAČKO, M. L.: Vestn. Oftal. **31**, 3—10 (1952); ref. Zbl. Ophthal. **59**, 93 (1953).

LEBEDINSKAJA, E. A.: Vestn. Oftal. **32**, 24—29 (1953); ref. Zbl. Ophthal. **62**, 241 (1954).

PAVLOV, N. M.: Vestn. Oftal. **33**, 5—14 (1954); ref. Zbl. Ophthal. **63**, 241 (1954/55).

PLETNEVA, A. H.: Vestn. Oftal. **21**, 21 (1942); ref. n. Barkan, O.: Ophthalmology in the War Years, Meyer-Wiener Chicago, **2** (1948).

PLETNEVA, N. A., N. S. BAULINA u. T. I. BESLEKOEV: Vestn. Oftal. **34**, 3—8 (1955); ref. Zbl. Ophthal. **67**, 226 (1956).

POKROVSKY, A. E.: Vestn. Oftal. **34**, 1—9 (1955); ref. Ophthal. Lit. **9**, 645 (1955).

POPOV, M. Z.: Vestn. Oftal. **31**, 10—12 (1952); ref. Zbl. Ophthal. **59**, 92 (1953).

PROTOPOPOV, B. V., u. A. N. DOBROTINA: Vestn. Oftal. **33**, 8—10 (1954); ref. Zbl. Ophthal. **64**, 220 (1955).

RUMJANCEVA, A. F.: Vestn. Oftal. **30**, No. 2, 8—13 (1951); ref. Ophthal. Lit. **5**, 1840 (1951).

SÉGAL, P.: Klin. oczna. **25**, 155—168 (1955); ref. Ophthal. Lit. **9**, 1417 (1955).

WEINSTEIN, P.: Ophthalmologica **127**, 164—178 (1954).

WILLENZ, A., C. BĂLĂCEANU-STOLNICI u. I. BRUCĂR: Klin. oczna **26**, 1—18 (1956); ref. Ophthal. Lit. **10**, 35 (1956).

YAMADA, H.: Acta Soc. Ophthal. Jap. **60**, 103—113; 381—389 (1956); ref. Ophthal. Lit. **10**, 1202 (1956).

j) Psychiatrische Befunde bei Glaukomkranken

Nach HARTMANN (1952) sind alle Patienten mit kongestiven Glaukomformen psychisch abnorm; Glaukom entsteht durch verdrängte Komplexe. BÖHRINGER et al. (1953) fanden bei 13 Glaukomkranken Affektlabilität, Zwangsvorstellungen und Phobien, sexuelle Störungen und eine neurotische Entwicklung in der Jugend. Eine starke visuelle Erlebnisfähigkeit führt zur Organwahl des Auges als Äquivalent der seelischen Störung. SALZMANN (1955) rechnete Glaukomkranke zum epileptiform-hysterischen Formenkreis. Glaukom ist ein epileptisches Äquivalent. Unbewußt wollen Glaukomkranke aus emotioneller Unsicherheit die Welt nicht sehen. SWELHEIM (1955) fand Scham und Angst drucksteigernd, wobei es sich um Exhibitionismus handele, der sich hinter der Scham verberge. RIPLEY et al. (1950) fanden Angst und Hypochondrie, IGOSHINA (1957) Neurosen und Neurasthenie. Weitere psychiatrische Befunde wurden von OURGAUD et al. (1952) mitgeteilt. Nach CAZZULLO (1954) findet man bei Glaukom kein typisches psychiatrisches Bild, aber oft emotionelle Labilität, Angst und Aufregung. Weitere Arbeiten über psycho-somatische Beziehungen bei Glaukom: VAN ALPHEN et al. (1951), ANONYM (1955), ISRAEL et al. (1955), SNIDERMANN (1956), HARLEY (1956), TASSMANN (1956). Vergleiche auch den vorstehenden und die beiden folgenden Abschnitte.

Als Nicht-Psychiater kann man sich bei manchen dieser Befunde und ihrer Deutungen des Verdachts nicht erwehren, daß bei sehr vielen Menschen eine gründliche psychiatrische Untersuchung irgendwelche Abnormitäten zutage fördern würde. Stets fehlt eine mit den gleichen Methoden untersuchte, genügend große Gruppe von Nicht-Glaukomkranken zum Vergleich. Reihenuntersuchungen von Geisteskranken mit dem Tonometer durch andere Autoren (MODY, 1955; VAUGHAN et al., 1955) ergaben den gleichen Prozentsatz Glaukomkranker wie in der übrigen Bevölkerung (s. Häufigkeit des Glaukoms).

Schrifttum

ALPHEN, G. W. H. M. VAN, u. B. STOKVIS: Ned. T. Geneesk. 2246—2256 (1951); ref. Zbl. Ophthal. **58**, 219 (1952/53).
ANONYM: Gen. Practit. **12**, 72—80 (1955); ref. Ophthal. Lit. **9**, 2984 (1955).
BÖHRINGER, H. R., F. MEERWEIN u. C. MÜLLER: Klin. Mbl. Augenheilk. **123**, 283—302 (1953).
CAZZULLO, C. L.: Riv. pat. nerv. ment. **75**, 580—626 (1954); ref. Zbl. Ophthal. **65**, 164 (1955).
HARLEY, R. D.: Ophthal. ib.-amer. **18**, 33—34 (1956); ref. Zbl. Ophthal. **70**, 41 (1957).
HARTMANN, E.: Ann. Oculist. (Paris) **185**, 438—449 (1952).
IGOSHINA, N. F.: Vestn. Oftal. No. 6, 11—17 (1957); ref. Ophthal. Lit. **11**, 3138 (1957).
ISRAEL, L., u. J. P. LÉVY: Cah. Psychiat. No. 10, 45—51 (1955); ref. Ophthal. Lit. **9**, 4725 (1955).
MODY: 1955, persönl. Mitteil. durch F. M. Foote 1957.
OURGAUD, A. G., J. CAIN u. P. V. BÉRARD: Bull. Soc. franç. Ophtal. **65**, 193—208 (1952).
RIPLEY, H. S., u. H. G. WOLFF: Psychosomatic Med. **12**, 215—224 (1950); ref. Zbl. Ophthal. **55**, 195 (1951).
SALZMANN, U.: Proc. XVII. int. Cong. Ophthal. Montreal-N. Y. 1954, III, 1902—1909 (1955).
SNIDERMANN, H. R.: Trans. Canad. Ophthal. Soc. **7**, 185—190 (1956); ref. Zbl. Ophthal. **69**, 145 (1956).
SWELHEIM, J.: Emotion and i. o. pressure. Diss. Amsterdam 1955, 112 S.
TASSMANN, I. S.: Ophthal. ib.-amer. **18**, 34—36 (1956); ref. Zbl. Ophthal. **70**, 41 (1957).
VAUGHAN, D. G., T. ASBURY, W. F. HOYT, R. H. BOCK u. J. M. SWAIN: Trans. Pacif. Cst. oto-neuro-ophthal. Soc. **36**, 99—105 (1955); ref. Ophthal. Lit. **9**, 2972 (1955).

k) Psychotherapie bei Glaukom

Die Anregung von PAVLOV (1954), man solle bei Glaukomkranken die psychische Konstitution ändern, wurde schon erwähnt. Die Erfolgsberichte über Psychotherapie bei Glaukom sind aber spärlich. BEINING (1951) konnte bei 2 Kranken mit Rubeosis iridis diabetica durch Hypnose den i.o. Druck vorübergehend, bei einem 3. Patienten für ein Jahr senken. MENTZ (1957) kombinierte die Psychotherapie bei 11 Patienten mit Glaukom nach seelischem Trauma mit Miotica. MAGITOT (1950) empfahl Psychotherapie, weil er Glaukomkranke für emotionell im Thalamus gestörte Personen hielt, beschränkte seine praktischen Ratschläge dann aber auf das Verbot erregender Genußmittel, z. B. Kaffee, die Verordnung von Barbituraten und Verordnung von Aufenthalt im Freien und in der Sonne zur Anregung der Hypophyse.

Ich halte es für unwahrscheinlich, daß Glaukom ohne örtliche Disposition allein psychogen entstehen kann. Nur wenn man glaubt, daß ein bestimmtes seelisches Trauma zur Glaukomentstehung wesentlich beitrug, sollte man neben Miotica auch Psychotherapie versuchen, mit der allein man wohl kein Glaukom heilen kann (vgl. „Funktion der Hirnrinde und Glaukom").

Schrifttum

Beining, G.: Z. Psychother. **1**, 59—63 (1951).

Magitot, A.: Ann. Oculist. (Paris) **183**, 817—828 (1950).

Mentz, O.: Psychotherapie **1**, 220—232 (1957).

Pavlov, N. M.: Vestn. Oftal. **33**, 5—14 (1954); ref. Zbl. Ophthal. **63**, 241 (1954/55).

l) Glaukom durch seelische Erregungen

Bei Nicht-Glaukomkranken können seelische Erregungen kleine, aber deutliche Änderungen des i.o. Druckes bewirken (Torres Lucena, 1948). Am Tage nach einer allgemeinen Operation stieg der i.o. Druck bei 14,2% von 211 Patienten maximal um 11 mm Hg, bei 6,7% fiel er maximal um 9 mm Hg (Torres Lucena, 1950).

Bei engem Kammerwinkel können Blutdruckanstieg, Gefäßerweiterung und Pupillenerweiterung durch seelische Erregung zum Verschluß des Kammerwinkels führen und einen akuten Glaukomanfall auslösen. Über solche Fälle berichteten: Krassó (1930); Seidel (1932); Aires (1941); Blancard (1955); Cordier et al. (1957); Egan (1955; Glaukom nach allgemeiner Verletzung ist „Schock-Glaukom" und entsteht durch Histaminausschüttung); Ourgaud et al. (1938, 1952); Schoenberg (1940); Sédan (1949; Glaukom durch sexuelle Erregung); Sykes (1949); Weinstein (1954).

Lagrange (1938) und Posner (1954) wiesen darauf hin, daß nur bei Disposition zu Glaukom seelische Einflüsse erhebliche Drucksteigerungen verursachen. Das familiäre Vorkommen von emotionellem Glaukom (Ligorio et al., 1950) zeigt die Bedeutung der Anlage. Rochat (1940) führte die Häufung der akuten Glaukome in der Groninger Augenklinik (durchschnittlich zwei im Jahr, 1939: 18) auf Kriegsangst zurück. Frick (1953) beobachtete in den Jahren 1944–1946 mehr akute Glaukome als 1926/27. Diener (1954) fand aber im Krieg keine Häufung der akuten Glaukomanfälle. Er beobachtete dagegen akutes Glaukom bei einer Patientin, als sie zur Operation des anderen Auges in den Operationssaal gefahren wurde, sowie (bei anderen Kranken) nach Operation des einen Auges. Hierbei könnte auch der beidseitige Verband als Dunkelzimmerprobe gewirkt haben. Wir geben bei Glaukomoperation eines Auges und anschließendem beidseitigem Verband stets Pilocarpinsalbe am 2. Auge, auch wenn es klinisch scheinbar gesund ist. Inman (1929) glaubte, daß Glaukom auch durch Erinnerung an frühere aufregende Ereignisse ausgelöst werden könne, und nahm in manchen Fällen eine „unbewußte Erinnerung" (?) an, wenn der Kranke keine entsprechenden Angaben machte.

Die seelischen Erregungen, die drucksteigernd wirken, sind vor allem Angst, seltener Freude (Schoenberg, 1940; Ripley et al., 1950; Harley, 1956, 1957). Angioskotome (Cholst, 1948) und der blinde Fleck (Kljačko, 1952) vergrößern sich zugleich mit dem Druckanstieg. Auch Hunger (Kljačko, 1952), starke Ermüdung (Vassilopoulos, 1952) und allgemeine seelische Belastung („stress"; Delay et al., 1948; Rossi,1950; Campbell, 1952) können drucksteigernd wirken. Colditz (1943) sah allerdings nach 10tägigem Hungern keine Änderung des i.o. Drukkes. Fradkin et al. (1935) dagegen maßen bei 50tägigem Hungern ein Absinken der Tension von 22 auf 10 mm Hg. Bei Kaninchen beschrieben Schmerl et al. (1955) nach Summation verschiedener drucksteigernder Reize Anstiege um 10 mm Hg oder mehr, wobei klinisch trotz des verhältnismäßig geringen Druckanstieges das Bild des akuten Glaukoms (Hornhautödem, Gefäßerweiterung) entstand. Die Hypothese von Magitot, alle Glaukomkranken seien emotionell gestörte Personen, wobei er die Emotion in den Thalamus lokalisierte, wurde schon erwähnt. Auch Marin Enciso (1951) hielt 3/4 aller Glaukomfälle für durch thalamo-hypothalamische emotionelle Störungen verursacht. VANÝSEK (1956) deutete als Zeichen einer subcorticalen Neurose die Trias orthostatische Tachykardie, verlangsamter Puls beim Einatmen und beim Vorwärtsbeugen des Kopfes, die er bei 95% der akuten Glaukome und 33% der Patienten mit Glaucoma simplex fand. Vergleiche mit Gesunden fehlen. SAUTTER (1957) unterschied 2 Hauptformen des Glaukoms: die bei jüngeren Menschen vorkommende vasomotorisch-emotionelle Form und die mehr sklerotische Form älterer Menschen. Am Rande sei der Fall von BOERI et al. (1952) mitgeteilt, die über einen Hysteriker berichteten, der Glaukom vortäuschte.

Manche der hier genannten Arbeiten enthalten Hypothesen. Es erscheint jedoch sicher, daß bei disponierten Menschen (flache Vorderkammer, enger Kammerwinkel) Glaukomanfälle durch Aufregung ausgelöst werden können. Ohne Disposition (enger Kammerwinkel) ist dies unmöglich, und selbst bei vorhandener Disposition entsteht ein Glaukomanfall nach starken seelischen Erregungen nur recht selten. Wenn man an die außerordentlichen Aufregungen und ängstlichen Spannungen denkt, denen die Menschen im letzten Krieg an der Front und in der Heimat (wo Augenärzte zur Verfügung standen, die über Glaukomanfälle berichtet hätten) ausgesetzt waren, so muß man insgesamt den Einfluß seelischer Faktoren auf die Glaukomentstehung gering veranschlagen. Die akute Angst bei einem Bombenangriff, die chronische Angst und Sorge um Angehörige in anderen Städten oder an der Front, die Depression bei Gefangenschaft aller Arten stellten ein grausiges Massenexperiment dar, das zu einer ungeheuren Zahl akuter Glaukomanfälle hätte führen müssen, wenn seelische Einflüsse allgemein von großer Bedeutung wären.

Bei gesunden Augen bewirken seelische Einflüsse nur unbedeutende, vorübergehende Druckänderungen. Glaukom kann so nicht entstehen. Bei Glaucoma simplex kann jedoch der i.o. Druck schon unter den Belastungen des täglichen Lebens etwas höher liegen als z. B. im Krankenhaus, worauf in dem Kapitel „Medikamentöse Therapie" hingewiesen wurde (LEYDHECKER, 1952, 1955; SNIDERMANN, 1956; HAGER, 1958). Medikamentöse seelische Beruhigung (Meprobamat) kann den i.o. Druck bei emotionell labilen Menschen senken durch Drosselung der Kammerwasserbildung, ohne daß der Blutdruck geändert wird (LEYDHECKER, 1958).

Die *Begutachtung* „emotioneller" Glaukome bietet besondere Schwierigkeiten. Einen Zusammenhang mit einer Aufregung nehme ich an, wenn ein *akuter Glaukomanfall innerhalb von Stunden nach einem ungewöhnlich aufregenden Ereignis* eintrat. Handelt es sich um ein chronisch-kongestives Glaukom ohne den hochdramatischen Ablauf des akuten Anfalles, so glaube ich, daß einer einmaligen Aufregung keine entscheidende Bedeutung zukommt. Der i.o. Druck kann dann wohl vorübergehend höher als ohne Aufregung gewesen sein, doch dürfte im allgemeinen eine mäßige vorübergehende Drucksteigerung keinen entscheidenden Einfluß auf die Funktion des Auges haben, zumal bei chronisch-kongestivem Glaukom starke Druckschwankungen die Regel sind. Deshalb habe ich einen Zusammenhang von Sehverschlechterung mit Aufregung abgelehnt bei einem Patienten, der an chronisch-kongestivem Glaukom litt und bei dem sich das Sehvermögen im Anschluß an eine Hodensackoperation ohne akuten Glaukomanfall verschlechterte.

Ungewöhnlich heftige *Aufregungen, die sich über eine längere Zeit erstrecken,* können bei chronischem Glaukom zu einem höheren i.o. Druck führen, als er sonst vorhanden wäre, und insofern im Sinne der Verschlimmerung wirken. Der Sehnervenverfall wird beschleunigt. Deshalb habe ich eine richtunggebende Verschlimmerung des anlagebedingten Glaukoms bei einer Frau gutachtlich anerkannt, die aus politischen Gründen 1933 fliehen mußte, dann in einem anderen Land in einem Lager interniert wurde, wo ein Vergewaltigungsversuch stattfand, aus dem Lager entkam, mit falschen Papieren über mehrere Länder floh, wieder verhaftet wurde und wieder entkam, bis sie endlich in Mittelamerika landete, wo sie weitere Jahre unter falschem Namen leben mußte. Die erste Sehverschlechterung bemerkte sie in Amerika. Das Glaucoma simplex wäre bei ihr vermutlich auch ohne diese ungewöhnlichen und langanhaltenden seelischen Belastungen entstanden. Flüchtlinge erkranken im allgemeinen nicht an Glaucoma simplex trotz größter Aufregungen. Es ist aber wahrscheinlich, daß ihr i.o. Druck bei ruhiger Lebensführung niedriger und der Schaden an Sehnerv und Gesichtsfeld zur Zeit der Begutachtung geringer gewesen wäre. Auch hätte sie unter normalen Lebensbedingungen wahrscheinlich früher einen Augenarzt aufgesucht.

Schrifttum

Aires, F.: Arch. bras. Oftal. **4**, 196—215 (1941); ref. Zbl. Ophthal. **48**, 143 (1943).
Blancard, P.: Press. méd. **1955**, 1237; ref. Zbl. Ophthal. **67**, 34 (1956).
Boeri, R., u. M. Celotti: Riv. oto-neuro-oftal. **27**, 233—238 (1952); ref. Zbl. Ophthal. **60**, 29 (1953).
Campbell, D. A.: Trans. Ophthal. Soc. U.K. **72**, 1952, 457—496 (1952).
Cholst, M. R.: Amer. J. Ophthal. **31**, 821—825 (1948).
Colditz, H.: Klin. Mbl. Augenheilk. **109**, 774—782 (1943).
Cordier, J., u. G. Vitte: Bull. Soc. Ophtal. Fr. **1957**, 143—145.
Delay, J., u. M. Ziwar: Ann. méd. Psychiol. **106**, 458—463 (1948); ref. Ophthal. Lit. **2**, 388 (1948).
Diener, F.: Klin. Mbl. Augenheilk. **124**, 393—401 (1954).
Egan, J. A.: Amer. J. Ophthal. **40**, 227—232 (1955).
Fradkin, M., u. I. Slawin: Sovet. Vestn. Oftal. **7**, 874—877 (1935); ref. Zbl. Ophthal. **36**, 148 (1936).
Frick, E.: Wien. Klin. Wschr. **65**, 597 (1953).
Hager, H.: Die Behandlung des Glaukoms mit Miotica. Bücherei d. Augenarztes, Enke Stuttgart, H. 29, 123 S. (1958).
Harley, R. D.: Ophthal. ib.-amer. **18**, 288—294 (1956); ref. Zbl. Ophthal. **73**, 28 (1958).
— J. med. Soc. N. J. **54**, 442—445 (1957); ref. Ophthal. Lit. **11**, 3139 (1957).
Inman, W. S.: Lancet II, 1188—1189 (1929); ref. Zbl. Ophthal. **23**, 96 (1930).
Kljačko, M. L.: Vestn. Oftal. **31**, 3—10 (1952); ref. Zbl. Ophthal. **59**, 93 (1953).
Krassó, I.: Z. Augenheilk. **70**, 355—384 (1930).
Lagrange, H.: Bull. Acad. méd. (Paris) **120**, 234—238 (1938); ref. Zbl. Ophthal. **42**, 400 (1939).
Leydhecker, W.: Zur Frühdiagnose d. Glaukoms unter besonderer Berücksichtigung moderner Untersuchungsmethoden. Habil.-Schrift Mainz, 1952, 334 S.
— Docum. Ophthal. ('s-Grav.) **10**, 264—350 (1956).
— Klin. Mbl. Augenheilk. **132**, 224—233 (1958).
Ligorio, A., u. C. Toselli: Rass. ital. ottal. **19**, 293—300 (1950).
Marin Enciso, E.: Proc. XVI. int. Cong. Ophthal. London, 1950, **II**, 862—864 (1951).
Ourgaud, A. G., u. J. Sédan: Rev. oto-neuro-ophtal. **16**, 548—552 (1938).
—, J. Cain u. P.-V. Bérard: Bull. Soc. franç. Ophtal. **65**, 193—208 (1952).
Posner, A.: Eye, Ear, Nose Thr. Monthly **33**, 176—177; 179 (1954).
Ripley, H. S., u. H. G. Wolff: Psychosom. Med. **12**, 215—224 (1950); ref. Zbl. Ophthal. **55**, 195 (1951).
Rochat, G. F.: Ned. T. Geneesk. 1597—1601 (1940); ref. Zbl. Ophthal. **46**, 21 (1941).
Rossi, V.: Bull. schweiz. Akad. med. Wiss. 6. Suppl. 1, 188—200 (1950); ref. Ophthal. Lit. **4**, 2208 (1950).
Sautter, H.: Klin. Mbl. Augenheilk. **130**, 200—208 (1957).
Schmerl, E., u. B. Steinberg: Amer. J. Ophthal. **39**, 332—336 (1955).
Schoenberg, M. J.: A. M. A. Arch. Ophthal. **23**, 76—90 (1940).
— A. M. A. Arch. Ophthal. **23**, 91—103 (1940).
Sédan, J.: Rev. oto-neuro-ophtal. **21**, 148—155 (1949).
Seidel, E.: Ber. dtsch. ophthal. Ges. Leipzig **49**, 1932, 336—339 (1932).
Snidermann, H. R.: in: Symposium Trans. Canad. Ophthal. Soc. **7**, 171—206 (1956); ref. Ophthal. Lit. **10**, 498 (1956).
Sykes, C. S.: Dis. nerv. Syst. **10**, 104—107 (1949); ref. Zbl. Ophthal. **53**, 60 (1950).
Torres Lucena, M. de: Arch. Soc. Oftal. hisp.-amer. **8**, 533 (1948).
— Hisp. méd. **7**, 475—486 (1950); ref. Ophthal. Lit. **4**, 4422 (1950).
— Arch. Soc. Oftal. hisp.-amer. **10**, 743—754 (1950).
Vanýsek, J.: Vnitřni Lék. **2**, 177—180 (1956); ref. Zbl. Ophthal. **68**, 35 (1956).
Vassilopoulos, B.: Bull. Soc. hellen. Ophtal. **20**, 15—18 (1952); ref. Ophthal. Lit. **6**, 4673 (1952).
Weinstein, P.: Ophthalmologica **127**, 164—178 (1954).

VI. Allgemeines Gefäßsystem und Glaukom

1. Arterieller Blutdruck

Bei Glaukom fanden einige Autoren den mittleren arteriellen Blutdruck etwas erhöht (ROLLET, 1931; SAINT-MARTIN et al., 1932; VELE, 1933; SALVATI, 1934; SATHAYE, 1948; BATARČUKOV, 1950), jedoch besteht bei den meisten Glaukomkranken kein Zusammenhang zwischen der Höhe des Blutdruckes und der des i.o. Druckes (CHAVIRA, 1931; CABALLERO, 1932; ISAYAMA, 1935; BAILLIART, 1937; MICHAJLOWA, 1938; BATARČUKOV, 1950; SUNDE, 1951; HOSHIZUMI, 1957). Bei Herz- oder Nierenleiden mit gesteigertem Blutdruck ist der i.o. Druck normal. Ein leicht erhöhter allgemeiner Blutdruck soll für die Prognose des Gaukoms sogar günstig sein, weil dann trotz der i.o. Drucksteigerung Netzhaut und Sehnerv ausreichend mit Blut versorgt werden, während das Gesichtsfeld verfällt, wenn der i.o. Druck höher als die Hälfte des diastolischen, am Oberarm gemessenen Blutdruckes ist, der (keineswegs immer mit Recht) dem Druck der Zentralarterie der Netzhaut gleichgesetzt wird (BAILLIART, 1929, 1930; KACHOUK, 1940; BATARČUKOV, 1950; MATTEUCCI, 1950; weitere Literatur hierzu im Kapitel „Die Exkavation", „Glaukom ohne Hochdruck").

Geringe experimentelle Änderungen des Blutdruckes ändern den i.o. Druck nicht (GALA, 1930, Kaninchen; BÜRKMANN, 1940, Mensch). Stärkere Blutdruckänderungen bewirken eine entsprechende Änderung des i.o. Druckes beim Kaninchen (BAILLIART, 1929; TAMURA, 1932; TRISTAINO, 1934; BÁRÁNY, 1946, 1947, 1949) und beim Menschen (Anstieg nach Adrenalin i.v.: SALA, 1938; PAU, 1954; in 4000–5000 m Höhe: BUCALOSSI, 1938; BIETTI et al., 1941; Senkung nach Allgemein-Operation: VENTURI et al., 1954; nach Ganglienblockern: s. „Medikamentöse Therapie"; im warmen Bad: COLDITZ, 1943; bei orthostatischer Hypotonie: RADNÓT, 1943). Solche raschen Änderungen des i.o. Druckes in Abhängigkeit vom Blutdruck untersuchte BÁRÁNY (1946 bis 1949) besonders sorgfältig am Kaninchen durch Unterbinden einer A. carotis. Er fand, daß diese volumetrischen Schwankungen des i.o. Druckes bereits nach höchstens 24 Minuten wieder ausgeglichen sind und dann ein neues Gleichgewicht zwischen Blutdruck und i.o. Druck besteht. Hypothesen, die Glaukom als Folge volumetrischer Änderungen erklären wollen (Anschwellen der Uvea, des Glaskörpers, der Linse), ohne daß eine Abflußverlegung auftritt, werden hierdurch widerlegt.

Auch beim Menschen senkt Abdrücken der A. carotis den i.o. Druck (STREIFF, 1947; DI LUCA, 1948, 1949, 1950; TRANTAS, 1950). Eine Überempfindlichkeit der Pressoreceptoren im Sinus caroticus soll zu verstärkten Blutdruckschwankungen und dadurch zu Glaukom führen (STREIFF, 1947; CRISTINI, 1948; ZUCCHINI, 1949; FERRANTE et al., 1955 – Versuche am Hund –). Das halte ich aber wegen der kurzen Dauer der so bewirkten i.o. Druckänderungen für unwahrscheinlich. MATTEUCCI (1950) glaubte, daß anfallsweise allgemeine Hypotonie akutes Glaukom auslösen könne. TAGAMLIK (1950 diskutierte die Beziehungen zwischen Blutdruck und i.o. Druck.

2. Venendruck

Beobachtungen über den allgemeinen Venendruck sind im Kapitel „Untersuchungsmethoden", „Spontane Druckschwankungen", mitgeteilt.

3. Capillaren

Die Capillarbrüchigkeit soll nach LUNEDEI et al. (1932) und AGARWAL et al. (1956) bei Glaukom gesteigert sein, während dagegen SUNDE (1951), JENSEN (1952) und KEENEY et al. (1952) mit der Saugglockenmethode nicht mehr Petechien als bei gleichaltrigen Menschen ohne Glaukom fanden. Der Lymphstrom soll nach KEENEY et al. (1952) verlangsamt sein. Capillarmikroskopie am Lebenden ist eine umstrittene Methode. PLETNEVA (1926) fand damit Erweiterung oder Sklerose bei Glaukom, MÉSZÁROS et al. (1933) sahen das Bild einer „vasoneurotischen Diathese", LUNEDEI et al. (1932), DIENSTBIER et al. (1950) sowie POPOV (1957) Sklerose oder Vasoneurose. WEINSTEIN (1939, 1949) fand bei Capillarmikroskopie Glaukomkranker „Vasoneurose", bei der Tonoscillographie normale Befunde (was gegen Sklerose sprechen soll). Die reaktive Hyperämie der Finger nach experimenteller Anämie war verzögert, woraus WEINSTEIN auf gesteigerten Capillardruck schließt. KEENEY et al. (1952) jedoch berichten über normale capillarmikroskopische Befunde bei Glaukom.

Eine allgemeine Störung der Capillarpermeabilität bei Glaukom wurde früher als Ursache des Druckanstieges nach Wassertrinken angesehen (Literatur in „Untersuchungsmethoden": „Belastungsproben": „Wassertrinkprobe") und wurde von GOLDENBURG (1931) für die Ursache des Glaukoms gehalten.

4. Sonstige Arbeiten über kardio-vasculäre Veränderungen bei Glaukom

Über kardio-vasculäre Störungen bei Glaukom berichteten PETERSEN et al. (1930) und DIENSTBIER et al. (1950). TOWBIN et al. (1930) fanden häufig Arteriosklerose, hielten sie aber nicht für einen wesentlichen Faktor der Glaukomentstehung. BRAND (1954) fand Apoplexie bei 17 von 119 Glaukomkranken, was der Häufigkeit bei Hypertonikern (14–25%) entsprechen soll und als Beweis für kardio-vasculäre Minderwertigkeit Glaukomkranker angesehen wird. Seiner weiteren Argumentation, die ihn zu dem Schluß führt, bei Glaukom seien diese Störungen viel häufiger als bei Hypertonie, kann ich nicht folgen.

WEINSTEIN (1934) hielt bei Glaucoma simplex Arteriosklerose, bei akutem und chronisch-kongestivem Glaukom Vasolabilität, gesteigerten Venendruck und endokrine Störungen für wesentlich.

Einzelfälle: GALLOIS (1935), SAKO et al. (1955). SUNDE (1951) untersuchte 100 Glaukomkranke und 100 gleichaltrige Kontrollpersonen. In beiden Gruppen waren kardio-vasculäre Veränderungen gleich häufig.

Schrifttum

AGARWAL, L. P., u. R. P. SAXENA: Ophthalmologica **132**, 258—263 (1956).
BAILLIART, P.: Bull. Soc. franç. Ophtal. **42**, 342—344 (1929).
— Bull. Soc. Ophtal. Fr. No. 9, 712—716 (1929).
— Rev. oto-neuro-oftal. (B. Aires) **5**, 3—13 (1930); ref. Zbl. Ophthal. **24**, 657 (1931).
— Bull. Soc. belge Ophtal. No. 61, 18—32 (1930).
— Bull. Soc. Ophtal. Fr. No. 6, 543—547 (1937).
BÁRÁNY, E. H.: Acta ophthal. (Kbh.) **24**, 337—387 (1946).
— Upsala Läk.-Fören. Förh. **52**, 1—15 (1946).
— Acta physiol. scand. **13**, 81—86 (1947); ref. Zbl. Ophthal. **50**, 24 (1949).
— Acta ophthal. (Kbh.) **25**, 81—94 (1947).
— Acta ophthal. (Kbh.) **25**, 175—187 (1947).
— Acta ophthal. (Kbh.) **25**, 189—193 (1947).
— Acta physiol. scand. **13**, 55—61 (1947); ref. Zbl. Ophthal. **50**, 24 (1949).
— Acta ophthal. (Kbh.) **27**, 133—134 (1949).
BATARČUKOV, R. A.: Vestn. Oftal. **29**, No. 1, 3—8 (1950); ref. Ophthal. Lit. **4**, 177 (1950).
BIETTI, G. B., u. T. LO MONACO CROCE: Riv. Med. aeronaut. **4**, 177—248 (1941); ref. Zbl. Ophthal. **47**, 507—509 (1942).
BRAND, I.: Ophthalmologica **128**, 281—287 (1954).
— Orv. Hetil. 785—787 (1954); ref. Zbl. Ophthal. **63**, 325 (1954/55).
BUCALOSSI, A.: Ann. Ottal. **66**, 292—312 (1938).
BÜRKMANN, O.: Blutdruck und Augendruck vor und nach dem Armbad. Diss. Greifswald 1940; ref. Zbl. Ophthal. **47**, 482 (1942).
CABALLERO, F.: Arch. Soc. Oftal. hisp.-amer. **32**, 303—318 (1932).
CHAVIRA, R. A.: An. Soc. mex. Oftal. **9**, 67—87 (1931); ref. Zbl. Ophthal. **27**, 456 (1932).
COLDITZ, H.: Klin. Mbl. Augenheilk. **109**, 774—782 (1943).

CRISTINI, G.: G. ital. Oftal. **1**, 385—391 (1948).
DIENSTBIER, E., J. BALIK u. H. KAFKA: Brit. J. Ophthal **34**, 47—58 (1950).
FERRANTE, A., u. B. AMIDEI: Atti Soc. med.-chir. Padova **32**, 77—85 (1955); ref. Zbl. Ophthal. **74**, 104 (1958).
GALA, A.: Ofthal. Sborn. **5**, 71—74 (1930) u. Bratisl. lék. Listy **10**, 478—482 (1930); ref. Zbl. Ophthal. **24**, 561 (1931).
GALLOIS, J.: Bull. Soc. Ophtal. Fr. No. 3, 165—167 (1935).
— Bull. Soc. Ophtal. Fr. No. **9**, 801—803 (1935).
GOLDENBURG, M.: Amer. J. Ophthal. **14**, 944—952 (1931).
HOSHIZUMI, K.: Acta Soc. Ophthal. Jap. **61**, 2131—2139 (1957); ref. Ophthal. Lit. **11**, 3444 (1957).
ISAYAMA, H.: Acta Soc. Ophthal. Jap. **39**, 681—691 (1935); ref. Zbl. Ophthal. **34**, 505 (1935).
JENSEN, S.: Klin. Mbl. Augenheilk. **120**, 503—510 (1952).
KACHOUK, M. E.: Med. Z. Akad. Nauk URSR **9**, 1439—1443 (1940); ref. Zbl. Ophthal. **46**, 98 (1941).
KEENEY, A. H., u. I. H. LEOPOLD: A. M. A. Arch. Ophthal. **47**, 720—727 (1952).
LUCA, G. DI: Otorinolaring. ital. **17**, 438 (1948); ref. Zbl. Ophthal. **52**, 242 (1950).
— Riv. Oto-Neuro-Oftal. **23**, 404 (1948); ref. Ophthal. Lit. **2**, 797 (1948).
— Riv. Oto-Neuro-Oftal. **24**, 136—149 (1949); ref. Ophthal. Lit. **3**, 1852 (1949).
— Riv. Oto-Neuro-Oftal. **25**, 29—48 (1950); ref. Ophthal. Lit. **4**, 298 (1950).
LUNEDEI, A., u. S. STENICO: Riv. Clin. med. **33**, 689—693 (1932); ref. Zbl. Ophthal. **29**, 443 (1933).
MATTEUCCI, P.: Ann. Oculist. (Paris) **183**, 313—325 (1950).
MÉSZÁROS, K., u. Z. TÓTH: Klin. Mbl. Augenheilk. **90**, 67—72 (1933).
MICHAJLOWA, E. W.: Vestn. Oftal. **13**, 78—86 (1938); ref. Zbl. Ophthal. **43**, 538 (1939).
PAU, H.: Klin. Mbl. Augenheilk. **125**, 45—56 (1954).
PETERSEN, W. F., u. S. A. LEVINSON: Arch. Path. (Chicago) **9**, 282—287 u. 395—444 (1930).
PLETNEVA, N.: Festschr. f. Prof. Awerbach, Moskau 5—43 (1926); ref. Zbl. Ophthal. **17**, 508 (1927).
POPOV, M. Z.: Oftal. Ž. **12**, H. 4, 207—212 (1957); ref. Zbl. Ophthal. **73**, 27 (1958).
RADNÓT, M.: Klin. Mbl. Augenheilk. **109**, 161—169 (1943).
ROLLET, J.: 44. Cong. Soc. franç. Ophtal. 1931; ref. Zbl. Ophthal. **27**, 392 (1932).
SAINT-MARTIN, DE, u. P. MÉRIEL: Arch. Ophtal. (Paris) **49**, 705—709 (1932).
SAKO, T., u. T. MATSUKAKA: Folia Ophthal. Jap. **6**, 152—155 (1955); ref. Ophthal. Lit. **9**, 623 (1955).
SALA, G.: Ann. Ottal. **66**, 9—31 (1938).
SALVATI, G.: Riv. ottal. Oriente **4**, 63—68 (1934).
SATHAYE, D. D.: Ind. J. Ophthal. **9**, 69—70 (1948); ref. Ophthal. Lit. **2**, 532 (1948).
STREIFF, E. B.: Bull. Soc. franç. Ophtal. **60**, 271—274 (1947).
SUNDE, O. A.: Acta ophthal. (Kbh.) **29**, 213—226 (1951).
TAGAMLIK, V. L.: Vestn. Oftal. **29**, 13—15 (1950); ref. Zbl. Ophthal. **55**, 37 (1951).
TAMURA, S.: Acta Soc. Ophthal. Jap. **36**, 433—442 (1932); ref. Zbl. Ophthal. **27**, 606 (1932).
TOWBIN, B. G., u. A. T. DROBYSCHEWA: Albrecht. v. Graefes Arch. Ophthal. **123**, 679—690 (1930).
TRANTAS, N. G.: Bull. Soc. franç. Ophtal. **63**, 64—80 (1950).
TRISTAINO, L.: Rass. ital. Ottal. **3**, 217—234 (1934).
VELE, M.: Ann. Ottal. **61**, 511—520 (1933).
VENTURI, G., u. A. PRETE: Ann. Ottal. **80**, 83—100 (1954).
WEINSTEIN, P.: Orvosképzés **24**, 632—636 (1934); ref. Zbl. Ophthal. **32**, 577 (1935).
— Klin. Mbl. Augenheilk. **93**, 398 (1934).
— Brit. med. J. Nr. 4078, 436—437 (1939).
— Amer. J. Ophthal. **32**, 230—232 (1949).
ZUCCHINI: Atti 37. Cong. Soc. ottal. ital. **10**, 579—580 (1949).

VII. Das Gefäßsystem des Auges und Glaukom

1. Der Blutdruck in der Zentralarterie der Netzhaut

Allgemeine Arbeiten über die Messung des Netzhaut-Arterien-Druckes (NAD) liegen vor von SOBAŃSKI et al. (1950), BAURMANN (1952), BAHR et al. (Round-Table-Gespräch 1956), WEIGELIN (1957). In diesen findet man Hinweise auf die Literatur und Angaben über Absolutwerte (hierzu auch MONNIER et al., 1940; TADA, 1953; HORIUCHI, 1953). Auf die z. T. ungelösten Probleme, die mit den Meßmethoden des NAD verknüpft sind, gehe ich nicht ein. Hier sollen nur einige Arbeiten erwähnt werden, die sich auf das Glaukomproblem beziehen.

Eine direkte Messung des Netzhaut-Arterien-Druckes (NAD) ist am intakten Auge nicht möglich. Die mit verschiedenen Instrumenten ausgeführten Messungen beruhen alle auf einer Kompression des Auges, wobei man als diastolischen NAD den Druck mißt, bei dem die Arterie zu pulsieren beginnt, während der systolische Druck durch den Kollaps der Arterie angezeigt wird. Dabei mißt man aber nicht den Druck der A. centralis retinae, sondern den der A. ophthalmica. Er hängt in erster Linie vom allgemeinen Blutdruck ab (BAILLIART, 1939, u. a.) und wird durch den Widerstand der Hirngefäße beeinflußt.

Einige Autoren nehmen eine Beziehung zwischen der Höhe des NAD und dem i.o. Druck an (ASCHER, 1938; LINKSZ, 1938; LINKSZ et al., 1939; WEIGELIN, 1949; SAKO et al., 1957). Andere Autoren fanden den NAD unabhängig vom i.o. Druck (SUGANUMA, 1936; SANNA, 1956). Außer bei Glaukom fand ROOY (1938) erhöhten NAD auch bei Arteriosklerose, Gefäßspasmen und hohem intrakraniellem Druck. NAKAMURA (1953) und OHASHI (1957) verglichen die Wirkung von Medikamenten auf allgemeinen Blutdruck, NAD und i.o. Druck.

Auf die Hypothese von LAUBER-SOBAŃSKI, daß niedriger allgemeiner Blutdruck zu Pseudo-Glaukom und tabischem Sehnervenschwund führe, gehen wir im Kapitel „Die Exkavation" ein. LÓPEZ (1938) und SÉDAN (1954) hielten im Gegensatz hierzu die Prognose des Glaukoms für ungünstig, wenn der NAD erhöht ist.

LOEWENSTEIN (1948) beschrieb Polsterzellen in den Retinagefäßen, die die Blutverteilung regeln sollen.

Über Unterschiede des Druckes der Retina- und Aderhautgefäße s. Abschnitt über die Uvea.

Schrifttum

ASCHER, K.: Albrecht v. Graefes Arch. Ophthal. **139**, 62—79 (1938).
BAHR, G. v. et al.: in: Netzhautarteriendruckmessung, Round Table Gespräch, 3. 9. 55, Docum. ophthal. ('s-Grav.) 264—350 (1956).
BAILLIART, P.: Bull. Acad. Méd. (Paris) **122**, 204—208 (1939).
BAURMANN, M.: Ber. dtsch. ophthal. Ges. Heidelberg **57**, 1951, 115—121 (1952).
HORIUCHI, S.: Acta Soc. Ophthal. Jap. **57**, 451—455 (1953); ref. Ophthal. Lit. **7**, 1989 (1953).
LINKSZ, A.: Klin. Mbl. Augenheilk. **101**, 589 (1938).
— u. J. RASKO: Ann. Oculist. **176**, 747—751 (1939).
LOEWENSTEIN, A.: Trans. ophthal. Soc. U.K. **67**, 1947, 399—407 (1948).
LÓPEZ, G.: Arch. méd. Serv. sanit. Ejérc. (Santiago) **5**, 16—18 (1938); ref. Zbl. Ophthal. **43**, 164 (1939).
MONNIER, M., u. E. B. STREIFF: Pflüg. Arch. ges. Physiol. **243**, 479—484 (1940).
NAKAMURA, S.: Acta Soc. Ophthal. Jap. **57**, 460—474 (1953); ref. Ophthal. Lit. **7**, 1992 (1953).
OHASHI, K.: Ophthalmologica **133**, 23—36 (1957).
ROOY, A. DE: Ned. T. Geneesk. 5925—5927 (1938); ref. Zbl. Ophthal. **43**, 164 (1939).
SAKO, T., u. Y. YAMADA: J. Clin. Ophthal. (Tokyo) **11**, 1083—1087 (1957); ref. Zbl. Ophthal. **74**, 187 (1958).
SANNA, M.: Atti Soc. ottal. Lombarda N.S. **11**, 71—73 (1956); ref. Zbl. Ophthal. **72**, 94 (1957).
SÉDAN, J.: Bull. Soc. Ophtal. Fr. No. 6, 581—587 (1954).
SOBAŃSKI, J., E. MIRATÝNSKA-ERNESTOWA u. S. JANISZEWSKI: Klin. oczna **20**, 231—236 (1950); ref. Ophthal. Lit. **4**, 5400 (1950).
SUGANUMA, S.: Klin. Mbl. Augenheilk. **96**, 74—84 (1936).
TADA, T.: Acta Soc. Ophthal. Jap. **57**, 447—450 (1953); ref. Ophthal. Lit. **7**, 1990 (1953).
WEIGELIN, E.: Ber. dtsch. ophthal. Ges. Heidelbg. **54**, 1948, 50—55 (1949).
— Klin. Mbl. Augenheilk. **130**, 145—154 (1957).

2. Venen und Capillaren der Retina

FRITZ (1947, 1948, 1951) schrieb dem Capillardruck der Retina eine entscheidende Bedeutung für die Höhe des i.o. Druckes zu. Bei einem Auge mit hämorrhagischem Glaukom glaubte er, den Druck in einem Gefäßknäuel auf der Papille in Höhe des arteriellen Mitteldruckes gemessen zu haben (1950). CATTANEO (1941) fand den Venendruck der Retina abhängig von der Körperlage und unabhängig vom Netzhaut-Arteriendruck. Eine kongenitale Schlängelung der Retinagefäße sahen BONNET et al. (1948) bei einem Glaukomauge. ISHIDA (1951) beschrieb Kaliberänderungen der Netzhautgefäße durch Medikamente und deren Zusammenhang mit dem i.o. Druck, wobei bemerkenswert ist, daß er nach größeren Coffeingaben (0,3 g) Verengerung der Gefäße und i.o. Drucksenkung fand. DOBREE (1956) konnte photographisch Erweiterung der Netzhautgefäße um 10–25% bei Druckanstieg nachweisen, und faßte sie als Ausgleichsvorgang auf, der den Widerstand senken soll.

Schrifttum

BONNET, P., u. H. CHAVANNE: Bull. Soc. Ophtal. Fr. No. **8**, 660—661 (1948).
CATTANEO, D.: Ann. Ottal. **69**, 709—730 (1941).
DOBREE, J. H.: Brit. J. Ophthal. **40**, 1—13 (1956).
FRITZ, A.: Ann. Oculist. (Paris) **180**, 182—183 (1947).
— Bull. Soc. franç. Ophtal. **61**, 387—389 (1948).
— Bull. Soc. belge Ophtal. Nr. 95, 392—395 (1950).
— Bull. Soc. Ophtal. Fr. 58—82 (1951).
ISHIDA, O.: Acta Soc. Ophthal. Jap. **55**, 1067—1070 (1951); ref. Ophthal. Lit. **5**, 5374 (1951).

3. Der Blutdruck in den vorderen Ciliararterien

Die von einigen Autoren mit der Pelotte gemessenen Werte sind in Tabelle 16 mitgeteilt. Sie fanden keine Unterschiede zwischen gesunden und glaukomkranken Augen; nach WEINSTEIN (1934), THOMASSEN (1947), SCHULTE (1949) und SHIMOYAMA (1952) besteht keine Beziehung zum i.o. Druck; nach MORELLI (1932) und KOTARI (1956) steht der Druck in den vorderen Ciliararterien in Beziehung zum allgemeinen Blutdruck.

Tabelle 16. *Blutdruck der vorderen Ciliararterien (Pelottenmethode)*

mm Hg (diast./systol.)	Autor	Bemerkungen
36/72	CABALLERO, 1930	Gesunde wie bei Glaukom
35—42/58—70	KOTLJAREWSKAJA et al., 1936	Gesunde wie bei Glaukom
36,4/68,7	WEIGELIN et al., 1952	Gesunde wie bei Glaukom
31/47	OHASHI et al., 1952	—
44,3/93,7	OHASHI et al., 1953	—
57/83	SHIMIZU, 1955	Gesunde
40,3/69,25	KOTARI, 1956	—

KOTLJAREWSKAJA et al. (1936) betrachteten gesteigerten Druck der Ciliararterien als Hinweis auf die Gefahr einer expulsiven Blutung, weil sie bei 8 von 9 solcher Augen Fundusblutungen beobachteten. Bei Iritis, Episkleritis und Neuritis n.opt. soll der Druck erhöht sein, bei Pigmentdegeneration oder Sehnervenatrophie erniedrigt (SHIMOYAMA, 1956). KAMINSKAYA (1948) fand die vorderen Ciliararterien bei Glaucoma simplex vor und nach der Operation erweitert und vermehrt geschlängelt. Bei Eintauchen einer Hand in Eiswasser erfolgt bei Glaucoma simplex die normale Verengerung der Ciliararterien, während sie bei kongestivem Glaukom fehlt (AOKI, 1952). KLEINERT (1954) beschrieb vor spontanen Anstiegen des i.o. Druckes Verengerung der vorderen Ciliararterien. FRITZ (1955) bestimmte den Dynamometerdruck, der bei Kompression des Auges zur Unterbrechung des Blutstromes in den vorderen Ciliararterien nötig war. Er war gleich dem zur Unterbrechung des Blutstromes in den Ciliarvenen benötigten Druck (vgl. „Der Abfluß des Kammerwassers", „Die Wasservenen").

Schrifttum

AOKI, Y.: Acta Soc. Ophthal. Jap. **56**, 890—900 (1952); ref. Ophthal. Lit. **6**, 4414 (1952).
CABALLERO, F.: Albrecht v. Graefes Arch. Ophthal. **125**, 300—307 (1930).
FRITZ, A.: Bull. Soc. Ophtal. Fr. **1955**, 627—628.
KAMINSKAYA, Z. A.: Vestn. Oftal. **27**, Nr. 3, 6—10 (1948); ref. Ophthal. Lit. **2**, 310 (1948).
KLEINERT, H.: Albrecht v. Graefes Arch. Ophthal. **156**, 68—78 (1954).
KOTARI, M.: Acta Soc. Ophthal. Jap. **60**, 1637—1642 (1956); ref. Zbl. Ophthal. **71**, 136 (1957).
KOTLJAREWSKAJA, S., u. N. JUFA: Vestn. Oftal. **9**, 14—21 (1936); ref. Zbl. Ophthal. **38**, 32 (1932).
MORELLI, E.: Arch. Fisiol. **30**, 545—558 (1932); ref. Zbl. Ophthal. **27**, 595 (1932).
OHASHI, K., u. T. HOTTA: Acta Soc. Ophthal. Jap. **56**, 109—117 (1952); ref. Ophthal. Lit. **6**, 1909 (1952).

Ohashi, K., u. T. Hotta: Acta Soc. Ophthal. Jap. **57**, 170—172 (1953); ref. Ophthal. Lit. **7**, 362 (1953).
Schulte, D.: Ber. dtsch. ophthal. Ges. Heidelberg **54**, 1948, 340—342 (1949).
Shimizu, S.: J. Clin. Ophthal. (Tokyo) **9**, 970—976 (1955); ref. Zbl. Ophthal. **67**, 33 (1956).
Shimoyama, J.: Acta Soc. Ophthal. Jap. **56**, 171—176 (1952); ref. Ophthal. Lit. **6**, 1910 (1952).
— Acta Soc. Ophthal. Jap. **60**, 45—49 (1956); ref. Zbl. Ophthal. **69**, 217 (1956/57).
— Acta Soc. Ophthal. Jap. **60**, 185—188 (1956); ref. Zbl. Ophthal. **69**, 144 (1956).
Thomassen, T. L.: Acta Ophthal. (Kbh.) **25**, 253—264 (1947).
Weigelin, E., u. H. Löhlein: Albrecht v. Graefes Arch. Ophthal. **153**, 202—213 (1952).
Weinstein, P.: Orvosképzés, **24**, 632—636 (1934); ref. Zbl. Ophthal. **32**, 577 (1935).

4. Der Druck in den episkleralen Venen

ist in Kapitel „Der Abfluß des Kammerwassers", Abschnitt „Die Wasservenen", besprochen.

5. Der Druck in den Vortexvenen und in der Aderhaut

Sondermann vertrat in zahlreichen Arbeiten (1929–1952) die Anschauung, der normale i.o. Druck entstehe durch eine Stauung der Vortexvenen infolge einer Verdichtung der Sklera im Embryonalleben. Hierdurch sei der Druck in der Uvea wesentlich höher als in der Retina. Als Druck der V. vorticosa beim Kaninchen maß er mit einer endständigen Kanüle 58–60 mm Hg. Durch die Kanüle entsteht nach Ansicht Sondermanns ein Staudruck von höchstens 8 mm Hg, den wahren Druck der Vortexvene schätzte er somit auf 50–52–55 mm Hg. Nach Abbinden einer Vortexvene stieg beim Kaninchen der i.o. Druck um 5,5 mm Hg, nach Abbinden von zwei Vortexvenen um 10,5 mm Hg. Glaukom beruht nach Sondermanns Meinung auf einer zu starken Verdichtung der Sklera, wodurch die Vortexvenen stärker als beim Gesunden gestaut werden.

Hotta (1953) fand beim Menschen wesentlich niedrigere Werte: 35,4–35,7 mm Hg. Bei Glaucoma simplex lagen sie höher (51,8 mm Hg).

Aufschlußreicher als solche Messungen, deren Technik nicht einwandfrei ist, scheint mir die Beobachtung Seidels (1936) zu sein, der bei einem menschlichen Albino Vortexvenen direkt beobachten konnte und ihren Kollaps schon bei minimalem Druck auf das Auge sah. Er nahm deshalb an, daß der Druck in der Aderhaut nur wenig über dem i.o. Druck liegt.

Zwei Beobachtungen könnten dafür sprechen, daß in der Aderhaut doch eine leichte Drucksteigerung gegenüber dem Netzhautgefäßsystem vorhanden ist: Wegner (1933) sah bei einem Auge die Zentralarterie der Retina bei einem i.o. Druck von 35–37 mm Hg pulsieren, eine in diesem Falle sichtbare Aderhautarterie erst bei 48 bis 50 mm Hg. Glees (1951) fand nach Uveitis eine venöse Anastomose zwischen Netz- und Aderhaut. Bei Kompression des Auges mit dem Dynamometer pulsierte die Zentralvene auf der Papille bei einem i.o. Druck von 25 mm Hg, die Anastomose erst bei 35 mm Hg. Diese Werte sind wesentlich niedriger als die von Sondermann angenommenen. Seine Glaukomhypothese ist experimentell nicht gestützt.

Die Kompressionsversuche von Zwiauer (1949) und Bornschein et al. (1950) bei Kaninchen zeigten bei einem Druck von 85 mm Hg Blutleere der Retinagefäße, während bei 120 mm Hg noch eine geringe Blutzirkulation der Aderhaut bestand. Auf den wahren Blutdruck in Netzhaut und Aderhaut kann man hieraus nicht schließen.

Eine neuere Hypothese von Poos (1950, 1951) ähnelt der von Sondermann insofern, als auch Poos eine Behinderung des rückwärtigen Blutabflusses aus dem Auge für die Glaukomursache hielt. Die Stauung soll jedoch durch den Druck der äußeren Augenmuskeln und den Orbitadruck entstehen. Sondermann (1951) und Serr (1951) kritisierten diese Hypothese mit Recht.

Schrifttum

Bornschein, H., u. A. Zwiauer: Albrecht v. Graefes Arch. Ophthal. **150**, 661—664 (1950).
Glees, M.: Ber. dtsch. ophthal. Ges. München, **56**, 1950, 321 (1951).
Hotta, T.: Rinshō Ganka **7**, 88—92 (1953); ref. Ophthal. Lit. **7**, 1120 (1953).
Poos, F.: Arch. Kreisl. Forsch. **16**, 18—51 (1950).
— Albrecht v. Graefes Arch. Ophthal. **151**, 71—115 (1950).
— Albrecht v. Graefes Arch. Ophthal. **151**, 275—292 (1951).
— Albrecht v. Graefes Arch. Ophthal. **152**, 300—311 (1951).
Seidel: Albrecht v. Graefes Arch. Ophthal. **136**, 303—311 (1936).
Serr, H.: Albrecht v. Graefes Arch. Ophthal. **151**, 581—596 (1951).
Sondermann, R.: Arch. Augenheilk. **102**, 111—145 (1929) und Arch. Augenheilk. **102**, 434—474 (1930).
— Albrecht v. Graefes Arch. Ophthal. **126**, 621—628 (1931).
— Arch. Augenheilk. **107**, 366—379 (1933).
— Amer. J. Ophthal. **16**, 97—105 (1933).
— Arch. Augenheilk. **107**, 457—482 (1933).
— Klin. Mbl. Augenheilk. **92**, 313—335 (1934).
— Klin. Mbl. Augenheilk. **97**, 443—448 (1936).
— Klin. Mbl. Augenheilk. **105**, 486—489 (1940).
— Klin. Mbl. Augenheilk. **112**, 113—124 (1947).
— Albrecht v. Graefes Arch. Ophthal. **148**, 331—337 (1948).
— Klin. Mbl. Augenheilk. **114**, 458—466 (1949).
— Klin. Mbl. Augenheilk. **114**, 161—168 (1949).
— Klin. Mbl. Augenheilk. **116**, 590—596 (1950).
— Albrecht v. Graefes Arch. Ophthal. **152**, 146—150 (1951).
— Ophthalmologica **124**, 141—157 (1952).
— Klin. Mbl. Augenheilk. **120**, 14—18 (1952).
Wegner, W.: Arch. Augenheilk. **108**, 313—316 (1933).
Zwiauer, A.: Wien. klin. Wschr. **1949**, 724—725.

6. Die Uvea bei primärem Glaukom

Ältere Arbeiten (bis 1930) über den Zusammenhang von i.o. Druck und Gefäßveränderungen des Auges sind in dem Referat von Thiel (1930) besprochen.

Neuere Arbeiten faßte Duke-Elder (1949, 1950, 1952, 1957) zusammen. Er nahm bei Glaucoma simplex *sklerotische Gefäßveränderungen* am hinteren Augenpol an, die trotz operativer Druckregulierung zum Fortschreiten des Gesichtsfeldverfalles, zu Exkavation und Sehnervenschwund führen. Im vorderen Augenabschnitt verursachen sklerotische Gefäßveränderungen die Drucksteigerung bei Glaucoma simplex, während bei den kongestiven Glaukomformen eine örtliche Vasolabilität vorliegt, die durch Capillarhyperämie drucksteigernd wirkt. Bei solchen gefäßbedingten Druckanstiegen soll der Abflußwiderstand ansteigen, weil der intrasklerale Venenplexus, in dem das Kammerwasser aus dem Schlemmschen Kanal abfließt, mit Gefäßen aus dem Ciliarkörper anastomosiert und auf diesem Wege i.o. Druckanstiege einen Blutdruckanstieg im intraskleralen Plexus bewirken (Duke-Elder, 1955). Sonstige Arbeiten über Schwankungen der Füllung der episkleralen Gefäße sind in dem Abschnitt „Der Abfluß des Kammerwassers" besprochen.

Gefäßsklerose nahmen als Glaukomursache auch Morpurgo (1953) und Urrets-Zavalía (1953) an. Weitere Arbeiten über die Entstehung des Gesichtsfeldverfalles sind bei Gefäßversorgung des Sehnerven, „Die Untersuchung des Gesichtsfeldes" und „Die Exkavation" besprochen.

Eine *Verminderung der Capillaren* der Aderhaut beschrieb Cristini (1950, 1951). Er fand *arteriovenöse Kurzschlüsse* und stellenweise kompensatorische Erweiterung der Capillaren; er nahm an, daß hierdurch der Blutstrom in der Aderhaut verlangsamt und die Sauerstoffversorgung der Aderhaut verringert wird (1951, 1954). Loewenstein (1949) beschrieb *Glomuszellen* der Aderhaut, die den i.o. Druck durch

Öffnen oder Absperren von Capillargebieten regeln sollen. Diese Zellen wurden aber von ROHEN (1952) und ASHTON (1955) nicht gefunden. Auch über das Vorkommen von arterio-venösen Kurzschlüssen sind sich die Histologen nicht einig.

ROHEN (1952, 1954) beschrieb 2 Arten dieser Verbindung a) zwischen großen und mittleren Gefäßen der Aderhaut, b) Kurzschlüsse zwischen Arteriolen und Venen. ORBÁN (1951) und KISS et al. (1951) beschrieben Erweiterungen (Bulbiculi) der Zuflüsse zu den Vortexvenen, die sie als arteriovenöse Verbindungen auffaßten. ASHTON (1952, 1955) konnte dies nicht bestätigen. Bei Kaninchen fanden WUDKA et al. (1956) keine arterio-venösen Kurzschlüsse.

In der *Iris*arterie soll bei Glaukom der Blutdruck gesteigert und das Minutenvolumen des Blutes vermindert sein (OKI, 1955). SHIMIZU (1956) beschrieb Verdickung der Gefäßintima und Gefäßverschlüsse in der Iris im Frühstadium des Glaucoma simplex, bei anderen Glaukomformen erst im Spätstadium. Beobachtungen über den Druck und den Einfluß von Licht auf die Irisgefäße teilte LARSSON (1930, 1932) mit. KAPLAN (1948) hielt ein Ödemkissen über den Emissarien der Gefäße am Vorderabschnitt für Zeichen einer Gefäßdegeneration.

Eine *Volumenszunahme* der Aderhaut wurde von EVANS (1939, 1949), ALAERTS (1949, 1950) und NIEDERMEIER (1957) als Ursache des chronischen Glaukoms vermutet. EVANS dachte an eine Abflußstauung, als deren Ursache er seelische und hypothalamische Einflüsse oder Fokalinfekt vermutete (vgl. SONDERMANNS Ansicht über die Stauung in den Vortexvenen), NIEDERMEIER nahm eine Störung im autonomen Nervensystem als Ursache der Aderhautschwellung an. Über vorübergehende Druckanstiege nach Anwendung von gefäßerweiternden Mitteln berichteten CRISTINI et al. (1953) und EBERHARTINGER et al. (1957). Weitere Arbeiten sind bei „Belastungsproben“ und bei „Medikamentöse Behandlung zur Erweiterung des Gesichtsfeldes“ genannt. Änderungen des Blutgehaltes der Aderhaut könnten aber nur dann zu einer chronischen Drucksteigerung führen, wenn sie eine dauernde Hypersekretion von Kammerwasser oder eine Abflußbehinderung bewirken würden. Hypersekretion infolge der Gefäßerweiterung nahmen OHASHI et al. (1955), OHASHI (1957) auf Grund von Kaninchenversuchen an.

ELWYN (1950) vermutete, Blut und Kammerwasser-Menge werde durch eine ungleichmäßige Bildung von Acetylcholin im Gewebe gesteigert. Nach VIDAL et al. (1948) ist ein Anstieg der Gewebscholinesterase Ursache des Glaukoms. FRITZ, auf dessen Ansicht über die Bedeutung von Venen und Capillardruck der Retina wir schon eingingen, hielt (1948, 1953) *Capillardruckschwankungen* der Uvea infolge von Schwankungen der Arterienweite für die Ursache des Glaukoms. WILCZEK (1935) teilte Kaninchenversuche über den Einfluß der Uvea auf den i.o. Druck nach Diathermie-Anwendung rings um den Limbus mit. POOS (1938) unterschied 2 Arten der Gefäßreaktion: i.o. Druckänderungen, die den Reiz nicht überdauern, und länger anhaltende Drucksteigerungen nach Trauma oder subconjunctivaler Injektion. Bei Glaukom sollen örtliche druckregulierende Gefäßreflexe gestört sein (VIDAL, 1952). Einen Patienten mit „vasomotorischem“ Glaukom, bei dem die subjektiven Beschwerden von der Kopfhaltung abhingen, beschrieben SMITH et al. (1930).

Aus dem Volumenspuls des Auges kann man keine Schlüsse auf den Zustand der i.o. Gefäße ziehen (BAILLIART, 1935). Die Tonoscillographie ergab bei den meisten (126 von 150) Glaukomaugen normale Befunde (WEINSTEIN, 1935), was gegen eine Gefäßsklerose sprechen soll.

Auf die Hypothese von MAGITOT (1953), Glaukom entstehe durch Störungen im Hypothalamus, gehen wir bei Besprechung der zentralen Einflüsse ein. Am Auge nahm MAGITOT (1929, 1931, 1952) eine Hypersekretion von Kammerwasser und gesteigerte Permeabilität der Capillaren an, ähnlich auch VALENTE (1953).

Weiter diskutierten den Einfluß der Aderhautgefäße auf den i.o. Druck DAYAL (1942), GALLOIS (1952), KOZAKIEWICZ (1952), UEMURA (1953), GO (1955), AGARWAL (1957) und MACKIE (1958). MATTEUCCI (1947) besprach nervöse Einflüsse auf die Aderhaut. WOERNER (1936) glaubte, bei kongestivem Glaukom hypertonische Gefäßveränderungen der Retina zu sehen, bei Glaucoma simplex Verschmälerung der kleinen Retinagefäße und Aderhautsklerose.

Die oben genannte Ansicht DUKE-ELDERS, daß Gefäßstörungen im Uveaabschnitt des Auges Drucksteigerung im hinteren Abschnitt und Sehnervenschwund verursachen, wurde von CARAMAZZA (1954) geteilt. COURTIS et al. (1952) hielten die Prognose bei Gefäßveränderungen des hinteren Augenabschnittes für ungünstiger. DIAZ-DOMINGUEZ (1947), DIAZ-DOMINGUEZ et al. (1953) hielten Hypersekretion für die Hauptursache der kongestiven Glaukomformen, senile

Abflußbehinderung für die Ursache des Glaucoma simplex. Diese ist nach SOBAŃSKI et al. (1956) das 1. Stadium des Glaukoms, die Drucksteigerung das 2. Stadium. MOREU (1944) sah eine sympathicotone Gefäßverengerung der Uvea als 1. Stadium, Gefäßerschlaffung mit Ödem des Ciliarkörpers, Exsudation und Hypersekretion als 2. Stadium, Steigerung des Widerstandes als 3. Stadium an (1955). Ein ernährungsbedingtes Ödem der Aderhaut vermutete SCHROEDER (1952). Ein Vortrag von ANGELUCCI aus dem Jahre 1881 wurde 1933 nochmals gedruckt und zeigt, daß sich Vermutungen damals so leicht wie jetzt aussprechen ließen.

Es ist eine Schwäche der meisten Hypothesen, die hier geschildert wurden, daß sie versuchen, alle primär-chronischen Glaukomformen auf *einen* ätiologischen Faktor zurückzuführen. Ich halte es für wahrscheinlicher, daß *verschiedene* Störungen Drucksteigerung verursachen können und die *Ätiologie* der primär-chronischen Glaukome *uneinheitlich* ist. Hierauf wiesen auch CASTROVIEJO (1931), ADAMANTIADES (1949) und KAPUSCINSKI (1949) hin. Gefäßveränderungen, die von manchen Autoren als primär verschieden angesehen wurden, wie z. B. „Vasolabilität" und Sklerose, könnten verschiedenen Stadien des Glaukoms entsprechen; bei beginnendem Glaukom könnten z. B. Vasolabilität und Gefäßspasmen vorherrschen, aus denen sich in späteren Stadien eine Sklerose der Gefäße entwickelt.

Schrifttum

ADAMANTIADES, B.: Bull. Soc. héllén. Ophtal. **17**, (1949); ref. Zbl. Ophthal. **57**, 201 (1952).
AGARWAL, L. P.: Ophthalmologica **134**, 310—319 (1957).
ALAERTS, L.: Bull. Soc. belge Ophtal. **93**, 373—398 (1949).
— Arch. Ophtal. (Paris) **10**, 613—628 (1950).
ANGELUCCI, A.: Riv. Ottal. Oriente **3**, 79—82 (1933); ref. Zbl. Ophthal. **30**, 691 (1934).
ASHTON, N.: Brit. J. Ophthal. **36**, 465—481 (1952).
— in: Glaucoma, A Symposium, Blackwell Oxford, 36—42 (1955).
BAILLIART, P.: Bull. Soc. franç. Ophtal. **48**, 294—297 (1935).
BURNHAM, G. H.: Brit. J. Ophthal. **18**, 704 (1934).
CARAMAZZA, F.: Rass. ital. Ottal. **23**, 81—100 (1954).
CASTROVIEJO, R.: A. M. A. Arch. Ophthal. **5**, 189—208 (1931).
COURTIS, B., u. R. BELTRÁN NUÑEZ: 4. Cong. panamer. Oftal. **3**, 1887—1895 (1952); ref. Zbl. Ophthal. **63**, 156 (1954/55).
CRISTINI, G.: Proc. XVI int. Cong. Ophthal. London **2**, 1950, 865—871 (1951).
— Bull. Sci. med. **123**, 7 S. (1950); ref. Ophthal. Lit. **4**, 4035 (1950).
— Atti Soc. ottal. ital. **12**, 235 (1951).
— Ann. Oculist. (Paris) **187**, 401—408 (1954).
—, u. N. PAGLIARANI: Arch. Oftal. B. Aires **28**, 145—149 (1953); ref. Ophthal. Lit. **7**, 2709 (1953).
DAYAL, S.: Indian med. Gaz. **77**, 233—240 (1942); ref. nach Barkan, O.: Ophthalmology in the War Years, Meyer-Wiener Chicago **1**, (1946).
DIAZ-DOMINGUEZ, D.: Arch. Soc. oftal. hisp.-amer. **7**, 477—507 (1947).
—, u. F. RUIZ-BARRANCO: Hisp. med. **10**, 263—268 (1953); ref. Ophthal. Lit. **7**, 5070 (1953).
DUKE-ELDER, S.: A. M. A. Arch. Ophthal. **42**, 538—545 (1949).
— Amer. J. Ophthal. **33**, 11—18 (1950).
— Amer. J. Ophthal. **35**, 1—21 (1952).
— in: Glaucoma, A Symposium, Blackwell Oxford, 245—250 (1955).
— Trans. Ophthal. Soc. U.K. **77**, 1957, 205—228 (1957).
EBERHARTINGER, W., u. H. SCHENK: Ophthalmologica **133**, 406—414 (1957).
ELWYN, H.: Amer. J. Ophthal. **33**, 1373—1379 (1950).
EVANS, P. J.: Brit. J. Ophthal. **23**, 745—783 (1939).
— Amer. J. Ophthal. **32**, 1409 (1949).
FRITZ, A.: Bull. Soc. belge Ophtal. Nr. **88**, 263—267 (1948).
— Bull. Soc. belge Ophtal. Nr. **105**, 442—449 (1953).
GALLOIS, J.: Bull. Soc. Ophtal. Fr. Suppl. Bd., 156 S. 1952; ref. Ophthal. Lit. **6**, 4106 (1952).
GO, K.: J. Clin. Ophthal. (Tokyo) **9**, 957—961 (1955); ref. Zbl. Ophthal. **66**, 199 (1955/56).
KAPLAN, A.: Vestn. Oftal. **27**, 10—11 (1948); ref. Ophthal. Lit. **2**, 308 (1948).
KAPUSCINSKI, W. J.: Klin. Oczna **19**, 305—316 (1949); ref. Amer. J. Ophthal. **34**, 1345 (1951).
KOZAKIEWICZ, A.: Klin. Oczna **22**, 103—118 (1952); ref. Zbl. Ophthal. **58**, 316 (1952/53).
KISS, F., u. T. ORBÁN: Acta morph. Acad. Sci. hung. **1**, 23—26 (1951).
LARSSON, S.: Über den Augendruck und die vorderen i. o. Gefäße. Experimentelle Studien. P. A. Norstedt u. Söner, 172 S., Stockholm 1930; ref. Zbl. Ophthal. **26**, 103 (1932).
— Ann. Oculist (Paris) **169**, 94—119 (1932).

LOEWENSTEIN, A.: Amer. J. Ophthal. **32**, 1651—1659 (1949).
MACKIE, E. G.: Brit. J. Ophthal. **42**, 1—20 (1958).
MAGITOT, A.: Ann. Oculist (Paris) **166**, 356—376; 439—468; 565—580 u. 609—639 (1929).
— Proc. XIII int. Cong. Ophthal. Amsterdam **3**, 1—32 (1929).
— Rev. oto-neuro-oftal. (B. Aires) **6**, 405—418 (1931); ref. Zbl. Ophthal. **32**, 391 (1935).
— Ann. Oculist. (Paris) **185**, 422—437 (1952).
— Ann. Oculist. (Paris) **186**, 385—414 (1953).
MATTEUCCI, P.: Atti 36. Cong. Soc. ottal. Ital. **36**, 438—452 (1947).
MOREU, A.: Arch. Soc. oftal. hisp.-amer. **4**, 548—565 (1944).
— Proc. XVII int. Cong. Ophthal. Montreal-N. Y. 1954, 945—950 (1955).
MORPURGO, F.: Ann. Ottal. **79**, 377—394 (1953).
NIEDERMEIER, S.: Albrecht v. Graefes Arch. Ophthal. **158**, 303—309 (1957).
OHASHI, K.: J. Clin. Ophthal. (Tokyo) **11**, 462—466 (1957); ref. Zbl. Ophthal. **72**, 88 (1957).
—, u. T. HOTTA: Jikeikai Med. J. **2**, 107—126 (1955); ref. Zbl. Ophthal. **72**, 87 (1957).
OKI, Y.: Acta Soc. Ophthal. Jap, **59**, 427—432 (1955); ref. Ophthal. Lit. **9**, 2994 (1955).
ORBÁN, T.: Szemészet **88**, 37—41 (1951); ref. Ophthal. Lit. **5**, 245 (1951).
POOS, F.: Klin. Mbl. Augenheilk. **100**, 606 (1938).
ROHEN, H.: Die funktionelle Gestalt des Auges und seiner Hilfsorgane. Habil. Schrift Mainz 1952, Verl. Akad. Wissensch. u. Lit. Mainz, 1953, Nr. 4, 135 S.
— Albrecht v. Graefes Arch. Ophthal. **156**, 90—97 (1954).
SCHROEDER, H.: 4. Cong. panamer. Oftal. **3**, 1859—1864 (1952); ref. Zbl. Ophthal. **63**, 156 (1954/55)
SHIMIZU, S.: J. Clin. Ophthal. (Tokyo) **10**, 997—1002 (1956); ref. Zbl. Ophthal. **67**, 33 (1956).
SMITH, H. G., H. BARKAN u. O. BARKAN: Amer. J. Ophthal. **13**, 1076—1078 (1930).
SOBAŃSKI, J., u. I. SWIETLICZKO: Postepy Okul. **3**, 31—47 (1956); ref. Ophthal. Lit. **10**, 2054 (1956).
THIEL, R.: Zbl. Ophthal. **22**, 31—45 (1930).
UEMURA, M.: Acta Soc. Ophthal. Jap. **57**, 394—404 (1953); ref. Ophthal. Lit. **7**, 1988 (1953).
URRETS-ZAVALÍA JR., A.: Arch. Ophtal. (Paris) **13**, 749—771 (1953).
VALENTE, A.: Rev. bras. Oftal. **11**, 197—216 (1953); ref. Zbl. Ophthal. **61**, 337 (1954).
VIDAL, F.: Ophthal. ib.-amer. **14**, 6—11 (1952); ref. Ophthal. Lit. **6**, 2563 (1952).
VIDAL, F., BRODSKY u. O. C. TRAVI: Arch. Oftal. B. Aires, **23**, 92—93 (1948); ref. Ophthal. Lit. **2**, 511 (1948).
WEINSTEIN, P.: Szemészet **70**, 226—231 (1935) u. Arch. Augenheilk. **109**, 363—370 (1935).
WILCZEK, M.: Klin. Oczna **13**, 587—613 (1935); ref. Zbl. Ophthal. **35**, 433 (1936).
WOERNER, E.: Primäres Glaukom und Konstitution. Tübingen. Diss. 1936, 27 S.; Ref. Zbl. Ophthal. **38**, 330 (1937).
WUDKA, E., u. I. H. LEOPOLD: A. M. A. Arch. Ophthal. **55**, 605—632 (1956).

7. Das Blut-Minutenvolumen der Aderhaut

Eine grobe Meßmethode ist das *Durchschneiden einer Wirbelvene* und Messen des Blutaustrittes. Hiermit fand SONDERMANN (1932), daß Steigerung des i.o. Druckes die Durchblutung vermindert. Nach ALEXANJANS Versuchen (1940) ist die Funktion des Halssympathicus wichtig, der die Weite und Permeabilität der Aderhautgefäße mitreguliert. LINNÉR (1952) fand nach Unterbinden einer A. carotis verminderten Blutaustritt (81%) aus der Wirbelvene.

Da auch der Übertritt von Ascorbinsäure in das Kammerwasser auf 83% vermindert wurde und demnach vom Minutenvolumen der Aderhaut abhing, benutzte LINNÉR (1957) diese als *Testsubstanz*. Er beobachtete bei Ausschalten des Sympathicus Ansteigen, nach Unterbinden der A. carotis Absinken der Ciliarkörperdurchblutung. *Radioaktive Indikatoren* wurden schon 1931 von SCHMIDT et al. angewandt. Sie fanden, daß nicht das Minutenvolumen der Aderhaut, sondern ihr Gefäßtonus für den i.o. Druck entscheidend ist, da nach subcutaner Injektion von Bariumchlorid die Blutmenge sank, der i.o. Druck stieg, nach Adrenalin subcutan Blutmenge und Tension sanken, nach drei Stunden aber die Blutmenge bei unverändertem i.o. Druck stieg. BETTMAN et al. (1956, 1957) entwickelten eine Technik der Durchblutungsmessung mit radioaktivem Phosphor. Eine Zunahme des Minutenvolumens der Aderhaut fanden sie bei CO_2-Atmung, nach Vorderkammerpunktion oder retrobulbärer Injektion von Priscol.

Änderungen der Durchblutung bewirken Temperaturänderungen an einem *Wärmeelement*, das von NAKAO (1955) benutzt wurde.

Alle diese Methoden eignen sich nur für den Tierversuch. Beim Menschen versuchten VAN BEUNINGEN et al. (1957, 1958) das Minutenvolumen der Aderhaut zu messen, indem sie die arterielle Blutzufuhr zum Auge durch Kompression mit einer skleralen Saugglocke zunächst unterbrachen, dann plötzlich freigaben. Die Volumensschwankung des Auges bei dem Eintritt der ersten Pulswelle wurde mit Elektrotonometer und Schreibgerät registriert. Aus der Kurve berechneten VAN BEUNINGEN et al. mit einem komplizierten Verfahren, dessen genaue Mitteilung noch aussteht und dessen Zuverlässigkeit der Nachprüfung bedarf, „Pulsvolumenzuwachs" und „Grundstromvolumen" getrennt. Beide zusammen sollen bei Gesunden mittleren Alters 15–20 mm³/Pulsschlag betragen. Das arterielle Gesamtvolumen des Auges soll bei Gesunden im Alter von 20–40 Jahren 1100–1200 mm³, im Alter von 60–70 Jahren 700–800 mm³, bei Arteriosklerose der Retina nur 400–500 mm³ betragen.

DIENSTBIER et al. (1952) schlossen aus Fluoreszein-Versuchen, daß das Minutenvolumen des Blutes bei Glaukom nicht verändert ist.

Schrifttum

ALEXANJAN, A.: Fižiol. Ž. (Mosk.) **28**, 73—86 (1940); ref. Zbl. Ophthal. **45**, 450 (1940).

BETTMAN, J. W., u. V. G. FELLOWS jr.: Amer. J. Ophthal. **42**, 161—167 (1956).

— — Trans. Amer. Ophthal. Soc. **60**, 1956, 791—805 (1957).

VAN BEUNINGEN, E. G. A., u. F. W. FISCHER: Klin. Mbl. Augenheilk. **131**, 57—61 (1957).

— — Ber. dtsch. ophthal. Ges. Heidelberg 1957, **61**, 218—227 (1958).

DIENSTBIER, E., J. BALIK u. H. KAFKA: Čas. lék. čes. Prague, **91**, 1287—1291 (1952); ref. Ophthal. Lit. **6**, 4415 (1952).

LINNÉR, E.: Acta physiol. scand. **26**, 70—78 (1952); ref. Zbl. Ophthal. **60**, 264 (1953).

— Docum. Ophthal. ('s-Grav.) **11**, 270—275 (1957); ref. Ophthal. Lit. **11**, 2571 (1957).

NAKAO, S.: Acta Soc. Ophthal. Jap. **59**, 1549—1556 (1955); ref. Ophthal. Lit. **9**, 2335 (1955).

SCHMIDT, K., u. P. L. GÜNTHER: Arch. Augenheilk. **104**, 417—426 (1931).

SONDERMANN, R.: Arch. Augenheilk. **105**, 698—703 (1932).

VIII. Ciliarmuskel und Ciliarepithel

1. Zum Einfluß des Ciliarmuskels auf den i.o. Druck

Auf die Ansicht von FORTIN (1929–1942) über die Rolle des Ciliarmuskels bei der Druckregulierung wird in den Kapiteln „Medikamentöse Therapie" (Wirkung der Miotica bei weitem Kammerwinkel) und „Untersuchungsmethoden" (Druckanstiege nach Mydriatica bei offenem Kammerwinkel) eingegangen. FORTIN fand, daß die Kontraktion des Ciliarmuskels Trabekel und Schlemmschen Kanal entfaltet, die durch den Muskel verlaufenden Aa. cil. post. long. komprimiert und die Venen spreizt. Eine ungenügende Kontraktion des Ciliarmuskels (Ermüdung bei Hypermetropie) hielt er für eine Ursache des Glaukoms. Außerdem nahm er eine Erkrankung der Endothelzellen der Trabekel an (1930, 1931). Die Spreizung der Trabekel bei Anspannung des Ciliarmuskels wurde histologisch bestätigt von MUROMOTO (1935, 1938) und UNGER et al. (1958). HENDERSON (1952) nahm an, der Muskel werde nur vom Parasympathicus innerviert. MEESMANN (1952) konnte jedoch experimentell die autonome Doppelinnervation zeigen.

Über die funktionelle Struktur des Kammerwinkels bei Tieren, im Vergleich zum Menschen s. TRONCOSO (1925, 1947) und ROHEN (1957).

Schrifttum

FORTIN, E. P.: Arch. Oftal. B. Aires **4**, 359—373 (1929); ref. Zbl. Ophthal. **22**, 368 (1930).

— Arch. Oftal. B. Aires, **4**, 454—459 (1929); ref. Zbl. Ophthal. **22**, 419 (1930).

— Rev. Soc. argent. Biol. **5**, 134—144 (1929); ref. Zbl. Ophthal. **22**, 419 (1930).

— Arch. Oftal. B. Aires **4**, 774—779 (1929); ref. Zbl. Ophthal. **23**, 436 (1930).

— Sem. méd. I, 97—102 (1931); ref. Zbl. Ophthal. **25**, 150 (1931).

Fortin, E. P.: Sem. méd. I, 658—663 (1930); ref. Zbl. Ophthal. **24**, 561 (1931).
— Arch. Oftal. B. Aires **6**, 219—230 (1931); ref. Zbl. Ophthal. **25**, 841 (1931).
— Buenos Aires: El Ateneo, 1939, 51 S.; ref. Zbl. Ophthal. **43**, 680—682 (1939). Investigations sur le glaucome (Essais).
— Sem. méd. I, 1128—1131 (1939); ref. Zbl. Ophthal. **44**, 250 (1940).
— Arch. Oftal. B. Aires **14**, 467—481 (1939); ref. Zbl. Ophthal. **44**, 568 (1940).
— Arch. Oftal. B. Aires **17**, 641—657 (1942); ref. nach Barkan, O.: Ophthalmology in the War Years, Meyer-Wiener, Chicago **2**, (1948).
Henderson, Th.: Trans. Ophthal. Soc. U.K. 1952, **72**, 533—540 (1952).
Meesmann, A.: Albrecht v. Graefes Arch. Ophthal. **152**, 335—356 (1952).
Muromoto, K.: Acta Soc. Ophthal. Jap. **39**, 710—728 (1935); ref. Zbl. Ophthal. **36**, 276 (1936).
— Acta Soc. Ophthal. Jap. **42**, 2047—2075 (1938); ref. Zbl. Ophthal. **42**, 629 (1939).
Rohen, J.: Albrecht. v. Graefes Arch. Ophthal. **158**, 310—325 (1957).
Unger, H.-H., u. J. Rohen: Ber. dtsch. ophthal. Ges. Heidelberg **61**, 1957, 256—257 (1958).
Troncoso, M. U.: Amer. J. Ophthal. **8**, 433—449 (1925).
— A Treatise on Gonioscopy. F. A. Davis Comp. Philadelphia 1947, 306 S.

2. Das Ciliarepithel bei Glaukom

Bei Kaninchen mit Hydrophthalmie schloß Fukushima (1937) aus histologischen Untersuchungen in verschiedenen Stadien der Krankheit, daß anfangs die Sekretion herabgesetzt, dann durch Entzündung des Ciliarkörpers gesteigert sei und schließlich eine Atrophie des Ciliarkörpers entsteht. Nach Pilocarpin fand Iwasawa (1930) Mitochondrien und Vergrößerung des Golgi-Apparates, was für die Sekretionsfähigkeit des Epithels sprechen soll. Wiederholte Vorderkammer-Punktionen bewirken bei Kaninchen eine Vergrößerung der basalen Oberfläche der Pigmentepithelzellen der Ciliarfortsätze und das Erscheinen von Greeffschen Blasen als Zeichen einer Überforderung der Sekretion, an der auch das Pigmentepithel beteiligt sein soll (Rohen, 1953). Das Fehlen der Blessigschen Hohlräume führt nach Mellers Ansicht (1941) zum Quellen der Ciliarepithelien und damit zu Glaukom. Auch Latte (1939) und Alexander (1950) glaubten, durch eine Schwellung der Ciliarfortsätze werde der circumlentale Raum eingeengt, und dies sei die Ursache des Glaukoms. Moreu (1955) nahm an, durch eine venöse Stase in den Ciliarfortsätzen entstehe die zu Glaukom führende Hypersekretion.

Auf Arbeiten über die Rolle von Ciliarkörper und -epithel bei der Kammerwasserbildung gehen wir hier nicht ein. Über die Permeabilität der Blutkammerwasser-Schranke für Fluoreszein s. „Untersuchungsmethoden".

Schrifttum

Alexander, G. F.: Trans. Ophthal. Soc. U.K. **69**, 1949, 327—335 (1950).
Fukushima, S.: Acta Soc. Ophthal. Jap. **41**, 55—68 (1937); ref. Zbl. Ophthal. **39**, 290 (1937).
Iwasawa, K.: Acta Soc. Ophthal. Jap. **34**, 211—240 (1930); ref. Zbl. Ophthal. **24**, 375 (1931).
Latte, M.: Schweiz. med. Wschr. **1939**, 1123—1129.
Meller, J.: Albrecht v. Graefes Arch. Ophthal. **143**, 360—388 (1941).
Moreu, A.: Proc. XVII. int. Cong. Ophthal. Montreal-N.Y. 1954, II, 945—950 (1955).
Rohen, J.: Ber. dtsch. ophthal. Ges. Heidelberg **58**, 1953, 65—70 (1953).

IX. Weitere Hypothesen

Stoffwechselstörungen der i.o. Gewebe nahmen Brodsky et al. (1948) an, *Fokalinfekt* bei allen Glaukomformen Bhatt (1951), eine *Erkrankung des kollagenen Gewebes* Navarro Patiño (1952), *Atonie der glatten Muskulatur* Oliveres Pallarés (1930), *kongenitale Mißbildung* bei allen Glaukomformen Martínez Diaz et al. (1955). Für Bailliart (1956) ist Glaukom *Ausdruck eines Allgemeinleidens,* Gába (1956) benutzte quantentheoretische Begriffe bei seiner Diskussion der Glaukomursachen. Der *Druck des Kopfkissens* beim Schlafen soll nach Bonveč (1930) einseitiges Glaukom verursachen. Burnham (1934) glaubte, Glaukom ohne Exkavation entstehe durch Cyclitis, mit Exkavation durch Neuritis n. optici infolge einer Infektion.

Schrifttum

Bailliart, P.: Ann. Oculist. (Paris) **189**, 19—26 (1956).
Bhatt, P.-K.: Proc. All-India Ophthal. Soc. **12**, 135—144 (1951); ref. Ophthal. Lit. **5**, 6700 (1951).
Bonveč, E.: Arch. Oftal. **7**, 981—993 (1930); ref. Zbl. Ophthal. **25**, 731 (1931).

Brodsky, V. M., u. O. C. Travi: Ophthal. ib.-amer. **10**, 107—134 (1948); ref. Ophthal. Lit. **2**, 797 (1948).
Burnham, G. H.: Brit. J. Ophthal. **18**, 687—695 (1934).
Gába, V.: Čsl. Ofthal. **12**, 445—446 (1956); ref. Ophthal. Lit. **10**, 2968 (1956).
Martínez Diaz, J., u. F. Galíndez: Bol. Inst. Patol. Méd. (Madr.) **10**, 76—78 (1955); ref. Ophthal. Lit. **9**, 4692 (1955).
Navarro Patiño, A.: Arch. Soc. Oftal. hisp.-amer. **12**, 1064—1070 (1952).
Oliveres Pallarés, A.: Arch. Oftal. hisp.-amer. **30**, 443—445 (1930).

D. Der Abfluß des Kammerwassers

(Schrifttum S. 146)

I. Allgemeines

Lange vor Entdeckung der Wasservenen war bekannt, daß das Kammerwasser über den Schlemmschen Kanal in die episkleralen Venen abfließt (Tuscheversuche von Nuel et al., 1899 und Hiroishi, 1924). Troncoso (1921) durchschnitt die vorderen Bindehautgefäße bei Kaninchen und fand das abfließende Blut arm an Erythrocyten, was er richtig als Verdünnung durch Kammerwasser erklärt. In unserer Berichtszeit sah Duke-Elder (1930) Methylenblau aus der Vorderkammer des Hundes in den episkleralen Venen erscheinen, Sondermann (1932, 1934) konnte den Abfluß von Blut aus der Vorderkammer histologisch verfolgen.

Die Versuche von Leber (1903) und die klinischen Beobachtungen von Seidel (1921) zeigten, daß eine dauernde Strömung von Kammerwasser vorhanden ist (s. a. Teulières et al., 1930; Friedenwald et al., 1931, 1932; Troncoso, 1933). Andere Forscher glaubten, daß das Kammerwasser stagniere und der Schlemmsche Kanal nur ein Sicherheitsventil darstelle (Duke-Elder, 1927; Sondermann, 1933; Thomassen, 1949; Moreu-Gonzalez-Pola, 1952). Diese Meinung ist durch die Entdeckung der Wasservenen widerlegt.

Der erneute Beweis, daß das Kammerwasser strömt, regte viele Arbeiten über die Abflußwege und deren Druckverhältnisse an, da ein gesteigerter Widerstand zum Anstieg des i.o. Druckes führen muß.

II. Die Abflußwege des Kammerwassers

1. Abfluß durch das System des Schlemmschen Kanals in die Wasservenen

Ältere Arbeiten. An älteren Arbeiten, die die Anatomie, Histologie und Physiologie der Abflußwege des Kammerwassers bereits ausgezeichnet darstellten, seien erwähnt: Rochon-Duvigneaud (1892), Leber (1903), Troncoso (1905, 1909, 1921), Salzmann (1912) und Maggiore (1917).

Zusammenfassende Darstellungen. Zusammenfassende Darstellungen in unserer Berichtszeit gaben Teulières et al. (1930), Lauber (1931), Barkan (1936), Dvorak-Theobald (1934, 1955), Troncoso et al. (1936), Sugar (1942), Troncoso (1947), Loewenstein (1949, 1951), Ashton (1951).

Trabekel. Das Kammerwasser muß zunächst die *Trabekel* passieren, die zwischen Vorderkammer und Schlemmschem Kanal liegen. Allen et al. (1955) wandten sich gegen die bisherige Auffassung, der Kammerwinkel bilde sich durch Atrophie von fetalem mesodermalem Gewebe (Seefelder, 1930; Anderson, 1939; Mann, 1947, in Troncoso, 1947). Sie zeigten, daß der Kammerwinkel durch Spaltung zweier mesodermaler Schichten infolge des ungleichmäßigen Wachstums der Gewebe entsteht. Sie und Burian et al. (1955) unterschieden vier Fasergruppen der Trabekel: Corneosklerale Fasern, zwei Gruppen uvealer Fasern, die zum Ciliarmuskel gehören, und schließlich eine Gruppe uvealer Fasern aus der Iriswurzel. Ashton et al. (1956) unterschieden eine innere, uveale und eine äußere, sklerale Faserschicht, Flocks (1956) ein uveales (zur Vorderkammer hin gelegenes) Maschenwerk mit großen Zwischenräumen, ein corneosklerales engermaschiges Gewebe und, unmittelbar vor dem Schlemmschen

Kanal, ein Porengewebe (Endothel). Weitere Arbeiten über die Entwicklung der Kammerbucht sind im Kapitel „Hydrophthalmie“ genannt.

Die Trabekel bilden einen ringförmigen Keil, der mit seiner Spitze an der Schwalbeschen Linie (dem Ende der Descemetschen Membran) ansetzt, und dessen Basis dem Ciliarkörper zugewandt ist. Die eben erwähnten Fasern, aus denen dieser Keil besteht, sind zu einem schwammartigen Gewebe verflochten und von Endothel bedeckt. VRABEC (1954) wies in den Trabekeln zahlreiche Nervenendigungen nach, was v. SALLMANN (1956) zunächst bezweifelte. Dieser beschrieb jedoch bald darauf mit HOLLAND et al. (1956, 1957) Nervenendigungen unter dem Endothel des Schlemmschen Kanals und in den Trabekeln, die von Sympathicus, Parasympathicus und Trigeminus stammen. Sie können für die Regulierung des i.o. Druckes von Bedeutung sein.

Offene Verbindung zwischen der Vorderkammer und dem Schlemmschen Kanal. Es gilt jetzt als erwiesen, daß eine offene Verbindung zwischen der Vorderkammer und dem Schlemmschen Kanal durch die Trabekel hindurch besteht. SONDERMANN (1930, 1932) beschrieb zuerst solche „Innenkanälchen“ des Schlemmschen Kanals sowie „Außenkanälchen“, die ihn mit den vorderen Ciliarvenen verbinden. Seine Befunde werden *histologisch* bestätigt von DVORAK-THEOBALD (1934, 1955), SWINDLE (1937), LOEWENSTEIN (1951) und ASHTON et al. (1956). Weitere Beweise bestanden in der Injektion von *Tusche*, die aus der Vorderkammer über den Schlemmschen Kanal in die episkleralen Venen gelangte (GO, 1936; SWINDLE, 1937; PLETNEVA et al., 1955; TAKAHASHI, 1957; KUROSE, 1957), was auch mit *Röntgenkontrastmitteln* beobachtet wurde (MIKUCHI, 1934; SADAO, 1938, 1939; COHAN, 1956; SAVELÉV, 1956) sowie mit radioaktivem Serum (WRIGHT et al., 1952).

Porengröße. Die Porengröße fanden ASHTON et al. (1956) außerordentlich verschieden. Sie schwankt histologisch zwischen 2–12 μ. ROHEN (1957) fand Poren bis zu $10 \times 40\ \mu$, die aber teilweise von Endothel überspannt waren, wodurch ihr funktioneller Durchmesser verkleinert wird. Die Porengröße wurde von FRANÇOIS et al. (1955) mit Hilfe von Injektion verschiedener Röntgenkontrastmittel bestimmt. Thorotrast (Teilchengröße 0,1 μ) floß sofort ab, Angiopac (Teilchengröße 1 μ) etwas langsamer. Angiopac-Teilchen von 2–3 μ Größe gelangten nicht in den Schlemmschen Kanal. HUGGERT (1954, 1955) benutzte Chromphosphat sowie Bakterien und fand bei menschlichen Augen eine Porengröße von 1,2–4,4 μ. Die meisten Abflußwege wurden schon durch abgetötete Prodigiosus-Bakterien von 0,75 μ blockiert, nur einzelne blieben offen (1957). Bei Perfusion von Rinderaugen mit Isobutyl-Alkohol fand er, daß nur wenige Poren größer als 1,0 μ sind, während die Zahl der kleineren Poren sehr groß ist. Die am häufigsten vorkommende Porengröße liegt zwischen etwa 0,1 μ bis 1,0 μ (HUGGERT et al., 1955; PETER et al., 1957, Perfusion mit Latex-Partikeln). FLOCKS (1956) glaubt auf Grund von Tangentialschnitten, daß so enge Poren nur in der Innenseite des Schlemmschen Kanals vorkommen, nicht in den davorliegenden Trabekeln, und daß die „Innenkanälchen“ SONDERMANNS Artefakte sind, die ein weit größeres Kaliber (10–25 μ) haben. APPELMANS et al. (1957) berichten, daß Gummi arabicum aus der Vorderkammer von Kaninchen abfließt.

Das Filterwerk im Kammerwinkel wird durch die Kontraktion des Ciliarmuskels gespreizt und der Schlemmsche Kanal erweitert (FORTIN, 1929; TERSON, 1930; DUKE-ELDER et al., 1932), was die Wirkung der Miotica bei weitem Kammerwinkel erklären kann (vgl. oben S. 402). Der Widerstand der Trabekel ändert sich durch nervöse Einflüsse, *konsensuelle Reaktion* (s. S. 8–11 und 313–314) oder durch Einwirkung von Hyaluronidase (s. IV, Ort des Abflußwiderstandes, S. 143).

Schlemmscher Kanal. Der Schlemmsche Kanal (SCHLEMM, 1830) ist ein ringförmiger Sinus, der innen durch die Trabekel, außen durch die Sklera begrenzt wird. Sein Lumen ist oval, unregelmäßig geformt und unterteilt, so daß in manchen Schnitten mehr der Eindruck eines Kanalgeflechtes entsteht, und erlaubt die Einführung einer Kanüle von 0,25 mm Durchmesser (ASHTON, 1955). WOLFF (1952) beschrieb Vorwölbungen der inneren Wand, die aus einem feinen Fasernetz bestehen, das mit Endothel bedeckt ist. Sie ähneln den Pacchionischen Körperchen. FRIEDENWALD (1936) glaubte, daß Arterienäste dem Schlemmschen Kanal Blut zuführen, doch konnten ASHTON et al. (1953) dies nicht bestätigen. Er zeigte mit Neopren-Ausgüssen, daß die Arteriolen in der Gegend des Schlemmschen Kanals, die manchmal auch durch sein Lumen ziehen, von den oberflächlichen und tiefen Endästen der vorderen Ciliararterien stammen. Die Arteriolen sind gewöhnlich von Venolen begleitet, in die das Kammerwasser aus dem Schlemmschen Kanal abfließt. Die Nachbarschaft von Kammerwasserabflüssen und Venolen (THOMASSEN et al., 1951) konnte ASHTON nicht bestätigen.

Vergleichende Anatomie des Schlemmschen Kanals. Die vergleichende Anatomie des Schlemmschen Kanals wurde vor allem von TRONCOSO (1942, 1947, 1949) untersucht. Er glaubte, daß bei Nagern und Huftieren ein cilioskleraler Sinus an Stelle des Schlemmschen Kanals vorhanden sei und entwicklungsgeschichtlich ein Schlemmscher Kanal erst bei Primaten auftritt. ANDERSON (1939), WALLS (1942) und ALLEN et al. (1955) bezeichnen auch diesen Spalt bei Tieren als Schlemmschen Kanal, da er die gleichen Funktionen wie beim Menschen hat. OKAJIMA (1932) fand röntgenologisch nach Injektion von Thorotrast in die Vorderkammer bei Kaninchen einen ringförmigen Schatten, den er als Schlemmschen Kanal ansprach. Den Arbeiten von TRONCOSO ist es besonders zu verdanken, daß in der neueren Literatur klar zwischen dem bei Menschen rudimentären Lig. pectinatum und den Trabekeln unterschieden wird, während man in früheren Arbeiten die Trabekel oft fälschlich als Lig. pectinatum bezeichnet findet. Dieses Band überbrückt die Kammerbucht, indem es von Iris und Ciliarkörper zur Schwalbeschen Linie zieht. Beim Menschen fehlt es oder es sind nur einzelne Fäserchen davon vorhanden. Für den Kammerwasserabfluß hat es keine Bedeutung. Einen prominenten Schwalbeschen Grenzring sowie Fasern von Lig. pectinatum halten ALLEN et al. (1955) für Zeichen einer überschüssigen Bildung von mesodermalem Gewebe in der Fetalzeit, nicht aber für ein Zeichen mangelnder Rückbildung.

Außenkanälchen. Vom Schlemmschen Kanal aus gelangt das Kammerwasser in kleine Gefäße, die SONDERMANN (1930) als *Außenkanälchen* beschrieb und DVORAK-THEOBALD (1934, 1955) „collectors" nannte. Sie schätzt die Zahl dieser Verbindungskanälchen auf 20–30, ASHTON (1955) auf 17–35. Da manche rückläufig wieder in den Schlemmschen Kanal einmünden, ihr Kaliber und Verlauf sehr schwankt, hat die genaue Zahl keine große Bedeutung. Sie sind am zahlreichsten nasal im horizontalen Meridian.

Die Außenkanälchen entleeren sich in den tiefen intraskleralen Venenplexus, der, wie schon LEBER (1903) beschrieb, mit dem Venenplexus im Ciliarkörper anastomosiert. Dem Ciliarkörperplexus messen KISS (1943, 1949) und WEINSTEIN (1950) Bedeutung für den Abfluß des Kammerwassers bei, während DUKE-ELDER (1955) besonders auf die Anastomosen hinweist, durch die bei Anstiegen des i.o. Druckes der venöse Blutdruck im tiefen intraskleralen Plexus ansteigen und den Abfluß des Kammerwassers behindern müsse. Hierauf gehen wir S. 145 näher ein.

Vom tiefen Skleralplexus aus kann das Kammerwasser direkt oder auf dem Umweg über den oberflächlicheren Skleralplexus oder über die Anastomosen zu den vorderen Ciliarvenen mit diesen abfließen. Die Gefäßverbindungen untereinander bilden ein sehr dichtes Netz, das ASHTON (1955) mit Neoprenausgüssen eindrucksvoll darstellte.

Das Abflußsystem des Schlemmschen Kanals kann obliterieren, wenn andere Abflußwege mit geringerem Widerstand jahrelang benutzt werden, wie es nach Operationen der Fall ist (GOLDMANN, 1953).

2. Andere Abflußwege des Kammerwassers als durch den Schlemmschen Kanal und die Wasservenen

In der *Hornhautperipherie* sieht man feine Gefäße mit körniger Strömung, durch die nach Ridley (1930) und Kleinert (1951, 1952) Kammerwasser abfließt. Zusätzlichen Abfluß von Kammerwasser über den *Ciliarkörper* nahmen als erste Nuel et al. (1899) und Benoit (1926), dann Mikuchi (1934), Sadao (1939), Kiss (1949) und Weinstein (1950) an. Sie fanden, daß beim Kaninchen Tusche oder Thorotrast zum Ciliarkörper wandern, und nur zum geringen Teil in den Schlemmschen Kanal gelangen. Kiss und Weinstein glaubten, daß das Kammerwasser von hier durch die Emissarvenen oder vorgeformte Emissarien (Weinstein, 1950) in die episkleralen Gefäße gelange. Mikuchi (1934) und Savelév (1956) verfolgten die Thorotrastwanderung in den *Suprachorioidealraum*, Sadao (1939) bis in die *Lymphspalten der Retina und die perivasculären Lymphräume der Zentralgefäße*. Den gleichen Weg sahen Go (1936) und Tanaka (1955) nach Tuscheinjektionen. Berens et al. (1933) nach Injektion von Preußisch-Blau beim Kaninchen, nicht jedoch beim Hund oder beim Menschen. Papamiltiades (1956) beschrieb einen Abfluß von Material, das in die Vorderkammer injiziert war, bis in die Parotis-Lymphknoten, ohne jedoch Einzelheiten zu seinen Versuchen mitzuteilen.

Ähnliche Diffusionswege *über die Uvea in die Vortexvenen* sowie aus dem Glaskörper *in die V. centralis retinae* fanden Schreck (1950) und Kishimoto (1955) für Eisencitratlösung. Binder et al. (1956) schließen aus der Verteilung von Fluorescein im Sinus ciliosclerālis von Kaninchen auf einen Kammerwasserabfluß zur *Uvea* hin. Nemetz (1957) zeigte mit Hilfe von radioaktiven Isotopen, daß Kammerwasser bei Kaninchen über den intraskleralen Plexus durch Anastomosen in die *Vortexvenen* abfließen kann. Auch Urrets-Zavalía (1953) weist auf die Bedeutung der Uvea für den Kammerwasserabfluß hin.

Hulka (1937) nahm an, daß im Kammerwasser ein drucksenkendes Hormon enthalten sei und die Rückresorption des Kammerwassers durch Irisgefäße und Ciliarkörper die Produktion von Kammerwasser hemmt, weil er nach Injektion von Kammerwasser in den Ciliarkörper von Kaninchen Drucksenkung fand.

Gegen manche dieser Arbeiten sind Einwände möglich. So zeigt z. B. der Diffusionsweg von Eisencitratlösung nicht nur den Weg an, auf dem Kammerwasser normalerweise abfließt. Der Abfluß von Kammerwasser ist nicht immer in Wasservenen oder in Venen mit verdünntem Blut sichtbar. Nemetz (1957) fand Isotopen aus der Vorderkammer auch in solchen episkleralen Venen, die keine sichtbare Beimischung von Kammerwasser enthielten.

Trotz dieser Bedenken ist es wahrscheinlich, daß das Schlemmsche Kanalsystem nicht der einzige mögliche Abfluß des Kammerwassers ist. Kitazawa (1930) fand beim Kaninchen keinen Druckanstieg, wenn 1/4 des Schlemmschen Kanals zerstört war. Weekers et al. (1950) zerstörten alle Gefäße in Umkreisen von 4 mm um den Limbus diathermisch und fanden dennoch Drucksenkung nach Kompression des Auges und Abfließen von Fluorescein aus der Vorderkammer. Nach längstens drei Wochen war der i.o. Druck in ähnlichen Versuchen von Huggert (1957) wieder normal. Bei Hypotonie nach Cyclodialyse verläßt das Kammerwasser das Auge durch Diffusion über die Uveacapillaren (Goldmann, 1951) oder den Schlemmschen Kanal über den intraskleralen Plexus zu den hinteren Ciliarvenen (Kleinert, 1954). Bei Augen, deren Schlemmscher Kanal fehlt (Hydrophthalmie), steigt der i.o. Druck nicht so hoch, wie es der osmotischen Druckdifferenz zwischen Blut und Kammerwasser entspräche.

Es gibt gesunde Augen, deren i.o. Druck unter dem episkleralen Venendruck liegt (Stepanik, 1957). Goldmann (1958, persönl. Mitteilung) beobachtete dies bei einem Patienten mit pulsless disease.

Abgesehen von dem Gesamtabfluß des Kammerwassers findet durch Diffusion ein ständiger Austausch der Bestandteile des Kammerwassers mit dem Blut statt. Während in 1 min etwa 2 mm^3 Wasser abfließen, beträgt in der gleichen Zeit der Austausch von Wasser zwischen der Vorderkammer und dem Blut etwa 50 mm^3 (Kinsey et al., 1942). Der Austausch in Richtung zur Vorderkammer hin überwiegt, so daß ein Flüssigkeitsstrom von etwa 2 mm^3/min entsteht, der das Auge im allgemeinen über das Schlemmsche Kanalsystem verläßt (Goldmann, 1950). Es ist in zahlreichen Versuchen nachgewiesen worden und entspricht der täglichen klinischen Erfahrung, daß der i.o. Druck ansteigt, wenn der Abfluß im Kammerwinkel verlegt wird. So besteht kein Zweifel, daß dieses Abflußsystem das bei weitem wichtigste ist. Wie groß der Anteil anderer Abflußwege ist und wann der Abstrom über diese überwiegt, ist noch nicht völlig erforscht.

3. Die Wasservenen

Was ist das Schwerste von allem? Was dir das Leichteste dünket:
mit den Augen zu sehen, was vor den Augen dir liegt.

Dieses Goethewort paßt auf die späte Entdeckung der Wasservenen. Kliniker hatten sie gesehen (GRAVES, 1934), Zeichner dargestellt (Spaltlampenatlas von VOGT, 1942, Abb. 2212 und 2218). Erkannt wurden sie aber erst 1942 von ASCHER, der seine weiteren Beobachtungen 1944–1956 beschrieb, und von GOLDMANN (1946–1949). Zum Datum der Entdeckung nimmt ASCHER (1952) Stellung. Zusammenfassende Arbeiten: ASCHER, 1954, 1956; DE VRIES, 1948, 1949; ROVEDA, 1957. Eine Vorrichtung zur Photographie der Wasservenen gaben DITZEL et al. (1954) an. Über die Druckmessung s. nächsten Abschnitt: „Druckverhältnisse".

Ihre Entdeckung brachte den sichtbaren Beweis, daß das Kammerwasser zirkuliert, womit eine alte Streitfrage entschieden ist, die besonders für die Pathogenese des Glaukoms erhebliche Bedeutung hat.

Terminologie. „Wasservenen" soll man nach ASCHER (1951) nur die klaren Gefäße ohne Blutbeimischung nennen, zum Unterschied von Gefäßen, die Blut und Kammerwasser nebeneinander enthalten: „gestreifte Venen" (laminierte Venen, laminated veins). Im Schrifttum wird zwischen beiden Arten von Kammerwasser-führenden Venen oft nicht unterschieden, wodurch wechselnde Angaben über das

Vorkommen der Gefäße entstehen: ASCHER (1946) fand sie bei 1/3 aller Gesunden, GOLDMANN (1947) bei 90%, DE VRIES (1948) bei 113 von 115 Augen, SAMAN (1949) bei 50%, RIO CABANAS et al. (1954) bei 69,5% der Gesunden. Wasservenen haben einen Durchmesser von 0,01–0,1 mm. Sie liegen am häufigsten in dem nasalen unteren Quadranten (DE VRIES, 1948; GO, 1955), am zweithäufigsten im temporalen unteren Quadranten und tauchen entweder nahe dem Limbus aus der Tiefe auf oder entspringen in einiger Entfernung vom Limbus aus Emissarien der Sklera. Man findet die Wasservenen am leichtesten, wenn man an der Spaltlampe von einem gestreiften Gefäß ausgeht und dessen klaren Zufluß aufsucht. Durch leichten Druck auf das Auge oder Eintropfen von Adrenalin kann man sie besser sichtbar machen (GOLDMANN, 1946). In den gestreiften Gefäßen findet man oft *mehrere* Blut- und Kammerwasserstreifen nebeneinander. Die Zahl der Wasservenen pro Auge beträgt nach LAPOINTE (1954) 3, nach STEPANIK (1954) 2, nach KLEINERT (1953) 5–14, im Mittel 8. Die Ansicht KLEINERTS, daß ihre Zahl bei Glaukom prognostische Hinweise gibt, dürfte nicht richtig sein, da man auch bei Gesunden oft den Kammerwasserabfluß in ein größeres Gebiet mit verdünntem Blut beobachten kann, ohne daß einzelne Venen als reine Wasservenen hervortreten. Die Strömungsdynamik bespricht vom physikalischen Standpunkt aus JÄGER (1953). Auch bei *Kaninchen* und *Meerschweinchen* kommen Wasservenen vor (SCHMERL, 1947; WEEKERS et al., 1950; GREAVES et al., 1951; WEGNER et al., 1952), an denen sich die gleichen Phänomene wie beim Menschen beobachten lassen.

Enthalten sie Kammerwasser? Mit verschiedenen Methoden wurde nachgewiesen, daß der klare Inhalt dieser Gefäße wirklich Kammerwasser ist: Bei Kompression des Auges wird der klare Streifen in laminierten Venen breiter. Nach intravenöser Fluorescein-Injektion (GOLDMANN, 1946, 1949; DE VRIES, 1948; WEGNER et al., 1952) erscheint der Farbstoff zunächst nur im Blutstreifen der laminierten Venen, der klare Streifen bleibt weiß, bis das Fluorescein in das Kammerwasser übergetreten ist. Nun erst färbt er sich grün. Bringt man Tusche (GOLDMANN, 1946; THOMASSEN et al., 1951) oder Fluorescein (HUGGERT, 1949; KLEINERT, 1953) in die Vorderkammer, so färbt sich nur der klare Streifen in laminierten Venen. So ist nachgewiesen, daß der klare Inhalt nicht Plasma, sondern Kammerwasser ist. Nur TRANTAS (1950, 1952) bestreitet das.

Anatomie. Eine kurze Beschreibung von Anatomie und Physiologie der Wasservenen gibt ASCHER (1948). Sehr lehrreich sind die schönen Ausgußpräparate mit Neopren, die ASHTON (1951, 1952, 1955) anfertigte. In ihnen läßt sich der Ursprung einer Wasservene, die zuvor mit einer Schlinge markiert war, aus dem Schlemmschen Kanal bis zum episkleralen Venenplexus verfolgen. Der Schlemmsche Kanal hat etwa 20–30 Abflußkanälchen (outlets, collector channels), die DVORAK-THEOBALD in Serienschnitten 1934 nachwies. Manche laufen wieder in den Kanal zurück, andere verzweigen sich in dem intraskleralen Plexus. Wasservenen können entweder direkt aus dem Kanal entspringen oder durch mehrere kleine Anastomosen mit ihm und dem intraskleralen Plexus verbunden sein. Sie unterscheiden sich histologisch nicht von anderen intraskleralen Venen. Es hängt nur von den örtlichen Druckunterschieden zwischen Kammerwasser und Blut ab, ob ein Gefäß als Wasservene, gestreifte Vene oder Blutvene an die Oberfläche tritt (ŽLÁBEK, 1951). Die von THOMASSEN et al. (1951) beschriebene enge Nachbarschaft von Wasser- und Blutvenen, durch die Schwankungen des venösen Blutdruckes den Kammerwasser-Abfluß behindern sollen, konnte ASHTON (1955) nicht bestätigen. Nach ihm handelt es sich bei den kleinen Blutgefäßen um Arteriolen. Bei Glaukom fand MIYATA (1957) mit Neoprenausgüssen keine Veränderungen am Schlemmschen Kanal und den Abflußwegen.

Physiologie. Für die Physiologie des Kammerwasserabflusses sind die zahlreichen Anastomosen mit dem intraskleralen Venenplexus wichtig, der auch mit den vorderen Ciliarvenen in Verbindung steht, die Blut aus dem Ciliarkörper abführen (KISS, 1943). WEINSTEIN (1949, 1950) sah Ciliarvenen Kammerwasser führen und schloß hieraus, daß Kammerwasser auch über den Ciliarkörper entleert werden könne. Dem widersprach ASHTON (1955) mit dem Hinweis auf die intraskleralen Anastomosen. Alles Kammerwasser entstamme dem Schlemmschen Kanal, durch die Anastomosen könne es auch den Weg über eine vordere Ciliarvene wählen. DUKE-ELDERS (1955) Schlußfolgerungen werden bei der Diskussion über den Ort des Abflußwiderstandes besprochen.

Neubildung von Wasservenen in Hornhautleukomen beobachteten LÖHLEIN (1951), WEEKERS et al. (1951) und WEGNER et al. (1952). WEEKERS et al. glaubten, daß das Gefäß aus dem Schlemmschen Kanal entspringt.

Die Abflußgeschwindigkeit in den Wasservenen fand SCHULTE (1949) bei Abklingen eines Glaukomanfalles besonders groß (9 mm³/min). OGINO (1956) beobachtete eine verlangsamte Strömung und vermehrten Blutgehalt bei Verschluß des Kammerwinkels und Entstehen eines Glaukomanfalles. STEPANIK (1954) maß mit Hilfe von zusammengeballten Erythrocytenhaufen, wie sie nach kurzer Kompression einer Wasservene entstehen, bei Gesunden eine Strömungsgeschwindigkeit von 4,6 mm/sec mit erheblicher Streuung (1,3–7,6 mm/sec) und konnte später (1957) kinematographisch das Minutenvolumen der einzelnen Wasservenen berechnen. Es betrug 1,08 mm³/min (0,22–3,26 mm³/min), was rund die Hälfte des gesamten Minutenvolumens des Kammerwassers ist. Die Wasservenen bieten also insgesamt einen Überschuß an Abflußmöglichkeiten. Dies zeigt sich auch, wenn man Methylenblau (THOMASSEN, 1949, 1950) oder Fluorescein (KLEINERT, 1953, 1954) unter wechselndem Druck in die Vorderkammer spritzt. Es färben sich dann um so mehr episklerale Venen, je höher der

Druck gewählt wird. Das gesunde Auge kann so eine Steigerung der Kammerwasserbildung durch vermehrten Abfluß ausgleichen. THOMASSEN (1950) hält dies auch bei Glaukom für möglich, berücksichtigt dabei aber nicht, daß hier der Abflußwiderstand (auch am enucleierten Auge) organisch fixiert ist.

Beobachtungen bei Kompression des Auges. Kompensationsmaximum, Stillstandsdruck (pression d'arrêt). Bei Kompression des Auges fließt zunächst mehr Kammerwasser ab, bei zunehmendem Druck kehrt sich aber die Strömungsrichtung um, so daß Blut zu den Emissarien zurückfließt. Man kann dieses Phänomen bei Glaukom mit geringerem Druck erzeugen als bei Gesunden. Die Stärke der Kompression, bei der die Strömung umkehrt, nannte KLEINERT (1951, KLEINERT et al. 1951) das Kompensationsmaximum. Er setzte ein Dynamometer temporal an und beobachtete die Wasservenen nasal an der Spaltlampe. Bei 92% von 400 gesunden Augen kehrte sich die Strömung bei 150 g Druck noch nicht um, bei 60% von 200 Augen mit Glaucoma simplex schon bei 10–100 g Druck. Umkehrung bei Druck unter 100 g sieht KLEINERT als Kennzeichen von Glaukom an. Das Phänomen soll bei medikamentös oder operativ behandelten Augen zeigen, daß der i.o. Druck nur scheinbar reguliert ist. Der Wert ist am selben Auge nicht konstant.

RIO CABAÑAS et al. (1954) fanden nur bei 20% der Gesunden die nach KLEINERT als normal angesehenen Werte, während die Hälfte der Glaukomaugen „normale" Werte hatte. Die Methode ist also nicht brauchbar. Auch FUNDER et al. (1953), MIYATA (1956, 1957) und STAMBAUGH et al. (1954) betrachten den Test als wertlos für die Glaukomdiagnose und glauben, daß damit nicht der gesamte Abflußwiderstand, sondern nur das Strömungsgleichgewicht in einer bestimmten Wasservene geprüft wird.

FRITZ (1954, 1955) beschrieb gleichfalls das Phänomen des Strömungsstillstandes bei einem bestimmten Kompressionsdruck, der bei Gesunden etwa 50 g betrug (BAILLIART-Dynamometer) und den er Stillstandsdruck (pression d'arrêt) nannte. Nach elektrischer Reizung des Halssympathicus und nach Dionin (Äthylmorphin) stagnierte die Strömung erst bei höheren Druckwerten, nach Adrenalin bei niedrigeren.

Pulsation an der Stelle, wo eine Wasservene mit einer blutführenden Vene zusammentrifft, beschrieben ASCHER (1942), GOLDMANN (1946), DE VRIES (1947), THOMASSEN, (1947), SAMAN (1949) und KLEINERT (1952, 1953). KLEINERT sah dies bei 28% der gesunden Augen, 42% der Augen mit kongestivem Glaukom und 6,3% der Augen mit Glaucoma simplex. Die Erscheinung hängt nach KLEINERT vom Abflußdruck des Kammerwassers und der Blutdruckamplitude der Arteria ophthalmica ab. CRISTINI et al. (1955) sahen Pulsation nach dem Einatmen von Amylnitrit. LINNÉR (1949) benutzte die Steigerung des episkleralen Venendruckes durch

Halsvenenstauung, um eine Stasis des Kammerwasserabflusses zu erzeugen und so den Druck im Schlemmschen Kanal und im Auge zu messen. Auch WEINSTEIN (1949) beobachtete Blutfüllung der Wasservenen bei Kompression der Halsvenen. BROLIN (1949) fand bei einem Patienten mit Lungentumor erhebliche Unterschiede des i.o. Druckes im Sitzen und im Liegen, die durch Kompression der Vena cava durch den Tumor erklärt werden.

Bei **Bindehautentzündung** füllen sich Wasservenen gleichfalls mit Blut.

Nach **Iridenkleisis** sah FRANÇOIS (1948) Kammerwasserfüllung von vorher blutführenden Venen, bei flacher Operationsnarbe häufiger als bei cystischen Filterkissen. 2–11 Monate nach erfolgreicher *Cyclodialyse* können die Wasservenen wieder wie zuvor vorhanden sein (SAETEREN et al., 1957). *Abklemmen* aller episkleralen Gefäße durch zirkulären Druck um den Limbus steigert bei genügend langer Dauer die Tension (vgl. „Belastungsproben", Abschnitt 13e und f) und läßt Blut auch bei Glaukom in den Schlemmschen Kanal fließen, von wo es durch die Trabekel sogar in die Vorderkammer sickern kann (HOBBS, 1950). Die Blutfüllung ist bei Glaukom seltener als bei Gesunden (SMITH, 1956). So können zu fest auf die Sklera drückende *Haftschalen* den Kammerwasserabfluß behindern und zu Epithelödem und Druckanstieg führen (ASCHER, 1950, 1952; HUGGERT, 1951, 1953). BOLES-CARENINI et al. (1957) fanden bei *Trachomnarben* Wasservenen insgesamt seltener als bei Gesunden, insbesondere in der oberen Bulbushälfte (obere Bulbushälfte : untere Bulbushälfte bei Trachom 22% : 78%, bei Gesunden 36% : 64%) und glauben damit die Entstehung von Glaukom bei Narbentrachom erklären zu können. Zerstören aller Wasservenen durch Diathermie steigert aber die Tension nicht (WEEKERS et al., 1950), was gegen eine Glaukomgenese durch Trachomnarben spricht. PASINO (1957) fand Glaukom bei Patienten mit Narbentrachom nicht häufiger, als bei trachomfreien Kranken.

Einfluß von Medikamenten. Die Beobachtungen über den Einfluß von Medikamenten widersprechen sich teilweise. Vielleicht kommt dies durch eine verschieden lange Beobachtungszeit nach dem Eintropfen (GARTNER, 1944). ASCHER (1954) fand nach allen Medikamenten primär eine Vermehrung des Blutgehaltes und erst nach einigen Sekunden eine typische Wirkung.

Pilocarpin und Eserin vermehren die Füllung mit Kammerwasser (ASCHER, 1942; GARTNER, 1944; GOLDMANN, 1946; DE VRIES, 1947; LÖHLEIN, 1951), Adrenalin verengt die Blutgefäße und läßt dadurch den klaren Streifen in laminierten Venen deutlicher hervortreten (ASCHER, 1942; GOLDMANN, 1946; RIO CABAÑAS et al., 1954; TOSUNOĞLU, 1955, 1956; u. a.). WEEKERS et al. (1951) sahen beim Kaninchen nach Adrenalin vermehrte Blutfüllung. Homatropin oder Äthylmorphin vermehren den Blutanteil (ASCHER, 1942; LÖHLEIN, 1954). Adenosin-Triphosphorsäure wirkt gefäßerweiternd und senkt bei Glaucoma simplex in starker Verdünnung die Tension, steigert sie aber bei höheren Konzentrationen, ebenso wie Theophyllin (KLEINERT, 1955). Amylnitrit erweitert bei Einatmen die Gefäße, Wasservenen füllen sich mit Blut, die Tension sinkt aber (CRISTINI et al., 1955), Lokalanaesthetica vermehren den Blutanteil in gestreiften Venen, ohne den i.o. Druck zu ändern.

Schwankungen der Gefäßweite und i.o. Druck. Man muß bei allen Beobachtungen an episkleralen Gefäßen berücksichtigen, wie leicht man ihren Inhalt ändern kann. ASCHER (1946) und DE VRIES (1947) sahen bei Helligkeit vermehrten Abfluß von Kammerwasser, THOMASSEN et al. (1950) dagegen Blutfüllung der Wasservenen. Ich konnte gleichfalls Blutfüllung bei Belichtung beobachten, auch wenn ein Filter benutzt wurde, der für Wärmestrahlen undurchlässig war. So minimale Störungen wie Licht oder der Lidschlag können also das empfindliche lebende Manometer, das eine gestreifte Vene darstellt, beeinflussen. Die Reaktion ist ein örtliches Phänomen ohne Bedeutung für den über außerordentlich reiche Anastomosen verfügenden Gesamtabfluß des Kammerwassers.

THOMASSEN (1947) fand Anstiege des episkleralen Venendruckes vor Ansteigen des i.o. Druckes. Der Druck der vorderen Ciliararterien blieb bei den i.o. Druckschwankungen unverändert (1947). Die Wasservenen enthielten bei ansteigendem i.o. Druck bei Glaukom wenig oder kein Kammerwasser (THOMASSEN, 1949). Aus diesen Beobachtungen schloß THOMASSEN, daß ein Absinken des Widerstandes der Capillaren den Venendruck ansteigen läßt, hierdurch der Abfluß des Kammerwassers behindert wird und so i.o. Druckanstiege entstehen.

BAIN (1954) konnte THOMASSENS Befund bestätigen, daß Druckänderungen in den episkleralen Venen vor i.o. Druckänderungen (spontan oder nach Miotica) eintreten. Er maß den Venendruck mit einer mit dünnem Gummi überzogenen Kammer und erhielt so wesentlich niedrigere Werte (10–30 cm Wasser) als THOMASSEN.

Die Wasservenen bei Augen mit chronisch-kongestivem Glaukom und starken Druckschwankungen waren bei ansteigenden Druckphasen mit Blut, bei fallendem i.o. Druck mit Kammerwasser gefüllt (THOMASSEN et al., 1950). Dies beweist jedoch nicht, daß Schwankungen des episkleralen Venendruckes die Ursache sind, da Verschluß und Öffnen des Kammerwinkels die Erscheinung erklären können (s. oben: SCHULTE, 1949; OGINO, 1956). DOBREE (1953) und KLEINERT (1954) sahen jedoch auch bei Gesunden und bei Glaucoma simplex wechselnde Phasen des Füllungszustandes der episkleralen Venen: bei niedrigem i.o. Druck waren die Venen weit und die Capillaren stark mit Blut gefüllt, bei ansteigendem i.o. Druck waren die Venen eng und die Capillaren wenig gefüllt. Dieser Wechsel kam auch bei druckregulierten, operierten Glaukomaugen vor, ist also nicht die Folge von i.o. Druckänderungen. KLEINERT (1954) fand im Gegensatz zu DOBREE (1953) gleichzeitig auch Schwankungen der

Weite der vorderen Ciliararterien. Er baute auf dieser Beobachtung seine Glaukomhypothese auf (1954, 1955), wonach infolge der Konstriktion der Arterien ein perilimbales Ödem der Sklera entsteht, das den Abfluß des Kammerwassers behindert.

Während diese Beobachtungen sich zwar im einzelnen widersprechen, im allgemeinen aber den Schluß nahelegen, daß Änderungen der episkleralen Durchblutung die Ursache von i.o. Druckschwankungen sind, zeigen neuere Befunde keine derartigen Zusammenhänge.

Es war schon WEEKERS et al. (1950) und GALLOIS (1950) aufgefallen, daß die Zerstörung der Wasservenen bei Operationen den i.o. Druck nicht steigert. CRISTINI et al. (1955) beobachteten die episkleralen Venen und Wasservenen bei 7 gesunden und 18 glaukomkranken Augen (Tension im Mittel 35 mm Hg) unter dem Einfluß von Amylnitrit, das der Patient einatmete. Sie sahen Gefäßerweiterung, Sichtbarwerden von bislang blutleeren Capillaren und Blutfüllung der Wasservenen; gleichzeitig sank der i.o. Druck.

KISHIMOTO (1950, 1956) untersuchte an gesunden und an glaukomkranken Augen, ob sich Beziehungen zwischen i.o. Druckänderungen und Veränderungen der Wasservenen finden lassen. Die Methoden waren Elektrocoagulation der Bindehaut rings um den Limbus, Unterbinden der Jugularvenen, Labilitätstest, Dunkelzimmertest, Einatmen von Amylnitrit, Bulbuskompression, Diamoxgabe und Tonographie. Er fand keine Beziehungen zwischen dem Blutgehalt der episkleralen Venen bzw. Wasservenen und dem i.o. Druck.

PISANO (1956) beobachtete spontane Änderungen des Füllungszustandes sowie Änderungen nach gefäßverengenden und -erweiternden Medikamenten, nach Bulbuskompression und Einatmen von Amylnitrit und kontrollierten dabei den i.o. Druck. In allen diesen Versuchsreihen fand er keine sichere Relation zwischen dem Aussehen der Wasservenen und den i.o. Druckänderungen.

NEMETZ (1957) fand Isotope nach Injektion in die Vorderkammer in epibulbären Venen ohne sichtbares Kammerwasser. Diese Beobachtungen legen den Schluß nahe, daß der sichtbare Füllungszustand der episkleralen Gefäße mit Blut oder Kammerwasser Änderungen des i.o. Druckes nicht verursacht oder erkennen läßt. Ein vermehrter Abfluß von Kammerwasser kann als Verbreiterung der klaren Streifen in laminierten Venen sichtbar sein oder mit Bluteinströmen in Wasservenen einhergehen. Episklerale Venen können eine Beimischung von Kammerwasser enthalten, die an der Spaltlampe nicht sichtbar ist. *Die Wasservenen zeigen uns den dauernden Abfluß des Kammerwassers. Sie geben uns aber für das Glaukomproblem weniger Aufschluß, als man ursprünglich hoffte.*

Weitere Arbeiten über episklerale Gefäße und Wasservenen: WEEKERS (1951), POSNER (1951), OHASHI et al. (1952, 1954), MATTEUCCI et al. (1953), KLEINERT (1954), GO (1955, 1956), RÍO CABAÑAS (1955), PAGLIARANI et al. (1956).

Tabelle 17. *Druck in episkleralen Venen und Wasservenen (zu S. 140)*

Autor	Jahr	Methode	Mittlerer Druck (mm Hg)	Bemerkungen
SEIDEL	1923	Pelotte, Goldschlägerhäutchen	10—14	Gesunde
MORELLI	1932	Pelotte	9—12	vordere Ciliarvenen, Gesunde
KOTLJAREWSKAJA et al.	1936	Pelotte	9—12	episklerale Blutvenen, Gesunde
LINNÉR et al.		Pelotte, Gummimembran	11,4	Wasservenen, im Sitzen

Autor	Jahr	Methode	Mittlerer Druck (mm Hg)	Bemerkungen
		Pelotte, Gummimembran	12,14	Bindehautvenen, im Sitzen
		Pelotte, Gummimembran	12,37	Wasservenen, im Liegen
		Federwaage	10,05	Wasservenen
		Federwaage	9,04	Bindehautvenen (alle Messungen bei Gesunden)
LINNÉR	1949	Pelotte, Gummimembran	14,3	Gesunde
LINNÉR	1953	Pelotte, Gummimembran	11,86	Wasservenen, Gesunde
			12,75	Wasservenen, Gl. simplex
LINNÉR	1955	Pelotte, Gummimembran	12,0	klare Wasservenen, Gesunde
			11,6	gestreifte Venen, Gesunde
			12,7	klare Wasservenen, Glaukom
			11,4	gestreifte Venen, Glaukom (alle Messungen im Liegen)
GOLDMANN	1950	Federwaage	10—11	Gesunde
			7,6	Glaukom
GOLDMANN	1951, 1955	Pelotte mit Mäuseblase	9,2	Gesunde
RICKENBACH et al.	1950	Federwaage	11,4	Gesunde
			9,3	Glaukom
LÖHLEIN et al.	1950	Pelotte, Goldschlägerhäutchen	9,7	Gesunde
			8,0	Glaukom
WEIGELIN et al.	1952	Pelotte, Goldschlägerhäutchen	9,6 (5,1—16,8) σ d. Messung $\pm$ 1,47	vordere Ciliarvenen im Sitzen
OHASHI et al.	1952	Pelotte	20—27	vordere Ciliarvenen, Gesunde
OHASHI et al.	1953	Pelotte	15,4	vordere Ciliarvenen, Gesunde
TANABE	1956	Pelotte	10,9	vordere Ciliarvenen,
			10,01	Wasservenen
SHIMIZU	1955, 1956	Pelotte	20,11 $\pm$ 0,28	vordere Ciliarvenen, Gesunde;
			23,94	vordere Ciliarvenen, kongestives Glaukom
SHIMOYAMA	1956	Pelotte	14,72 $\pm$ 0,76	Gesunde, vordere Ciliarvenen
KOTARI	1956	Pelotte	9,0 $\pm$ 2,17	Gesunde, vordere Ciliarvenen
HAMADA	1957	Pelotte	10,4 (5,8—17,9)	Ciliarvenen, Gesunde
			14,0 (7,7—21,8)	Ciliarvenen, Glaukom
MAGDALENA-CASTINEIRA	1957	eigenes Meßgerät	10,5 $\pm$ 1,56	Wasservenen, Gesunde

III. Druckverhältnisse

1. Der Druck in episkleralen Venen und Wasservenen

Die Entdeckung der Wasservenen und das Studium des Abflußdruckes lenkten das Interesse in unserer Berichtszeit erneut auf die Druckmessung in den Gefäßen, in die das Kammerwasser abfließt. Der Druck wurde mit der Seidelschen Pelotte oder mit einer Federwaage (GOLDMANN, 1950) gemessen. Die Ergebnisse sind in Tabelle 17 (S. 138 f.) angegeben. Sie zeigen, daß der Druck der episkleralen, Blut und Kammerwasser führenden Venen etwa bei 8–12 mm Hg liegt. Bei Gesunden fanden LÖHLEIN et al. (1950) und WEIGELIN et al. (1952) mit höherem i.o. Druck auch etwas höhere Venendruckwerte. Bei Glaukom dagegen bestand diese Beziehung nicht, der Venendruck war im Mittel sogar etwas niedriger als bei Gesunden. Auch JUNCEVA AVELLÓ (1956) fand bei Glaukom einen erniedrigten episkleralen Venendruck. LINNÉR (1953, 1955) dagegen maß bei Glaucoma simplex etwas höhere Druckwerte in Wasservenen und episkleralen Blutvenen als bei Gesunden, ebenso MAGDALENA-CASTINEIRA (1957), wobei kein eindeutiges Verhältnis zur Höhe des i.o. Druckes zu erkennen war. FRITZ (1953), HAMADA (1955) und MAGDALENA-CASTINEIRA (1957) gaben Instrumente zur Messung des episkleralen Venendruckes an. OHASHI et al. (1957) maßen bei Glaukom im allgemeinen einen größeren Durchmesser der vorderen Ciliararterien und Venen als bei Gesunden. In dem Referat der Arbeit ist nicht angegeben, ob die Streuung berücksichtigt wurde.

Schwer zu erklären sind die Befunde von THOMASSEN (1947) und STEPANIK (1956), die an vorderen Ciliarvenen gelegentlich einen wesentlich höheren Druck als im Auge maßen. THOMASSEN benutzte eine mit Cellophan bedeckte Pelotte, deren Rigidität vielleicht zu Irrtümern Anlaß geben könnte, STEPANIK hatte aber prinzipiell gleiche Ergebnisse mit einer Gummimembran-Pelotte. Er fand z. B. bei i.o. Druckwerten von 15,7–23,0–27,4–28,3 Druckwerte der Emissarvenen (Heerfordtschen Venen) von 34,0–35,8–42,0–38,2 mm Hg. THOMASSEN (1947) hatte Venendruckwerte von 43 mm Hg bei i.o. Druck von 35 mm Hg gemessen; seine Schlußfolgerungen, daß Venendruckanstiege die Ursache der i.o. Druckschwankungen seien, wurden S. 137 besprochen. LINNÉR (1956) konnte keine Druckänderung in den episkleralen Venen feststellen, wenn bei Glaukom der i.o. Druck nach Miotica oder Diamox sank.

Fehlerquellen bei der Messung des episkleralen Venendruckes sind u. a.: zu geringe Elastizität der Meßmembran; zu rasche Steigerung des Manometerdruckes, so daß zwischen dem Kollaps der Vene und dem Ablesen des Manometers Zeit verstreicht (damit erklären LINNÉR et al., 1950, die Unterschiede der Druckwerte bei Messen mit Pelotte und Federwaage); schräges Aufsetzen der Federwaage; Unterschiede der Körperhaltung (STEPANIK, 1956, fand im Stehen einen um 0,2–13,4 mm Hg niedrigeren Venendruck am Auge als im Liegen); Unterschiede des Meßortes (STEPANIK, 1956: am Emissar einer Heerfordtschen Vene 27 mm Hg, etwa 5 mm davon entfernt 17 mm Hg).

Da es Augen gibt, deren i.o. Druck unter dem episkleralen Venendruck liegt (vgl. S. 133), und da der Meßort eine so große Rolle spielt, kann man bezweifeln, ob die Meßmethode (Pelotte, Federwaage) Absolutwerte liefert (vgl. Kapitel „Tonographie").

Bei einem Kranken mit kongestivem Glaukom fand KANAGASUNDARAM (1956) Mikroaneurysmen der episkleralen Gefäße und hielt diese für die Ursache des Glaukoms.

2. Das Glasstabphänomen

Wenn man eine gestreifte Vene komprimiert, benutzt man sie als Manometer der örtlichen Druckunterschiede zwischen Kammerwasser und Blut. Überwiegt der Druck des Kammerwassers, so verdrängt es das Blut aus dem proximalen Anteil der Vene, sie füllt sich mit Kammerwasser und sieht wie ein Glasstab aus. Dies nannte ASCHER (1942) ein „positives Glasstabphänomen", später (1951) besser „Kammerwasser-Einfluß-Phänomen". Wenn der Blutdruck überwiegt, so füllt sich der vorher gestreifte proximale Teil der Vene mit Blut, das Glasstabphänomen ist negativ (ASCHER, 1942), es entsteht ein „Bluteinfluß-Phänomen" (ASCHER, 1951).

ASCHER (1942, 1944, 1949, 1951), GOLDMANN (1948) und KAMINSKAJA (1950) fanden bei Glaukom mit erhöhtem i.o. Druck stets das Bluteinflußphänomen; wenn Miotica den Druck senkten, sahen sie ein Kammerwasser-Einfluß-Phänomen. Bei zwei Augen fand ASCHER (1944) erst nach erfolgreicher Operation ein Kammerwasser-Einfluß-Phänomen. THOMASSEN (1949) sah bei ansteigenden Tensionsphasen stets Bluteinfluß, die Venen waren dann ohnehin blutgefüllt, bei fallenden i.o. Druckphasen manchmal Kammerwassereinfluß. Bei anhaltend hohem i.o. Druck beobachtete er meist Bluteinfluß, in einigen Fällen trotz Tension über 45 mm Hg jedoch Kammerwassereinfluß. Entgegen ASCHERS Ansicht fand er also das Phänomen an der gleichen Wasservene nicht konstant, und es erfolgte bei Glaukom nicht immer Bluteinfluß. Das Glasstabphänomen hängt vom Kaliber der untersuchten Gefäße ab (MIYATA, 1956).

Die Arbeiten über die Blutfüllung des Schlemmschen Kanals sind in dem Abschnitt „Gonioskopie" besprochen (S. 354).

3. Der scheinbare und wirkliche Abflußdruck

Bei Kompression des Auges erweitern sich die Wasservenen und der Kammerwasser-Anteil in den gestreiften Venen nimmt zu. GOLDMANN (1947, 1948, 1949, 1950) untersuchte diese Erscheinung näher, indem er mit einer Federwaage auf die Hornhaut drückte und den Mindestdruck bestimmte, der nötig ist, um eine Verbreiterung des Kammerwasser-Anteils in gestreiften Venen zu erzeugen oder bei plötzlichem Nachlassen des Druckes im klaren Anteil der Vene eine Turbulenz erkennen zu lassen, die durch das Ansaugen von roten Blutkörperchen aus benachbarten Venolen entsteht. Diesen Mindestdruck der Federwaage nannte er „scheinbaren Abflußdruck", der bei Gesunden 6–14 g betrug. Höhere Werte sah GOLDMANN als pathologisch an und fand sie bei Glaucoma simplex stets, bei akutem Glaukom nur zur Zeit der Drucksteigerung, bei chronisch-kongestivem Glaukom nicht regelmäßig. Sehr enge Venen (unter 0,01 mm Durchmesser), Gefäße mit langsamer Strömung in der unteren Bulbushälfte und Gefäße mit sehr rascher Strömung erwiesen sich für diesen Test als ungeeignet. Er kann zur Frühdiagnose des Glaukoms dienen, da er lange vor der i.o. Drucksteigerung pathologisch ausfällt. Dies konnte jedoch LÖHLEIN (1949) nicht bestätigen, der bei 11 von 18 Glaukomaugen bei normalem i.o. Druck einen normalen scheinbaren Abflußdruck fand. Er benutzte zur Kompression des Auges ein Dynamometer und benötigte im Durchschnitt einen Druck von 9 g, um eine eben sichtbare Verbreiterung der Wasservenen zu erzielen. Werte über 13,5 g sah LÖHLEIN als pathologisch an, was ziemlich genau der von GOLDMANN angegebenen Grenze entspricht.

Ähnliche Versuche stellte SCHULTE (1949) an, der bei Gesunden einen scheinbaren Abflußdruck von 3–10 g fand. Der scheinbare Abflußdruck geht dem wirklichen Abflußdruck annähernd parallel (GOLDMANN, 1949; RICKENBACH et al., 1950), der die Differenz zwischen i.o. Druck und episkleralem Venendruck darstellt (HIROISHI, 1924; LÖHLEIN et al., 1950). Bei Gesunden fanden diese Autoren im Mittel 4,8 mm Hg (i.o. Druck 14,5 mm Hg, episkleraler Venendruck 9,7 mm Hg). Der episklerale Venendruck stieg mit dem i.o. Druck bei Gesunden an, so daß auch der Abflußdruck anstieg. Bei Glaukom fanden sie einen episkleralen Venendruck von 8 mm Hg bei mittlerem i.o. Druck von 21,2 mm Hg. Nach der bei Gesunden gefundenen Regel wäre 12 mm Hg Venendruck zu erwarten gewesen. Der Abflußdruck war also bei Glaukom erhöht.

Über den Einfluß von Medikamenten auf den scheinbaren Abflußdruck s. LÖHLEIN (1951, 1954) sowie: „Die Wasservenen": Einfluß von Medikamenten.

IV. Der Ort des Abflußwiderstandes

1. Allgemeines

Da das Minutenvolumen des Kammerwassers bei Glaukom meist nicht erhöht ist, muß eine Behinderung des Abflusses des Kammerwassers die Ursache des gesteigerten Druckes sein. Das Problem, wo der Widerstand sitzt und wo sich bei Glaukom der krankhafte Prozeß abspielt, ist für die Behandlung der Krankheit wichtig. Wir wissen es noch nicht sicher. Ich halte für wahrscheinlich, daß mehrere Faktoren zusammen wirken, und nicht ein Gewebe oder Ort allein für den Widerstand verantwortlich ist. Mögliche *Orte* sind die Trabekel, die Abflußkanälchen des Schlemmschen Kanals und die Verbindungsgefäße vom intra- zum episkleralen Venenplexus. Schließlich ist noch der Blutdruck in den Gefäßen zu berücksichtigen, in die das Kammerwasser abfließt. Wir besprechen die Arbeiten in dieser Reihenfolge. Die *Untersuchungsmethoden* kann man einteilen in strömungsdynamische Untersuchungen am unverletzten Auge oder nach Eröffnen des Schlemmschen Kanals von innen oder von außen, histologische und fermentchemische Methoden.

2. Die Trabekel

Nach GOLDMANN (1948, 1950, 1951) und LINNÉR (1949, 1955) sitzt der Abflußwiderstand in den Trabekeln, weil der episklerale Venendruck niedrig ist und der Druck im Schlemmschen Kanal vermutlich nur 1–2 mm Hg über dem in Wasservenen gemessenen Wert liegt. LINNÉR versuchte 1949, den i.o. Druck und den Druck im Schlemmschen Kanal zu bestimmen, indem er an Wasservenen die Pulsation von Kammerwasser gegen Blut bei Halsvenenstauung beobachtete und dabei den episkleralen Venendruck mit einer Pelotte, den i.o. Druck mit dem Tonometer maß. Zu den Versuchen, den Druck im Schlemmschen Kanal an einer Wasservene zu messen, ist zu bemerken, daß auch klare Wasservenen mit dem intraskleralen Venenplexus anastomosieren. Mißt man den Druck, der nötig ist, um die Strömung zu unterbrechen, so erhält man den Druck, der an der nächsten stromaufwärts liegenden Gefäßgabelung herrscht, nicht aber den Druck im Schlemmschen Kanal.

Die Schwierigkeit, den Schlemmschen Kanal mit Blut zu füllen, erklärt GOLDMANN mit dem erhöhten Widerstand der Trabekel: Blut kann nur dann rückläufig in den Schlemmschen Kanal fließen, wenn es das Kammerwasser aus ihm verdrängt. Dies ist nur zur Vorderkammer hin möglich und wird durch den Widerstand in den Trabekeln verhindert. Bei Kompression einer gestreiften Vene sieht man in ihr bei Glaukom das Bluteinflußphänomen, weil der Blutdruck in der gestreiften Vene höher als der Kammerwasserdruck ist. KLEINERT (1953) sah hierbei kein Rückströmen des Blutes in den Schlemmschen Kanal.

STEPANIK (1957) schloß aus seiner kinematographischen Untersuchung des Kammerwasserabflusses (vgl. S. 135), daß nur ein geringes Druckgefälle zwischen Schlemmschem Kanal und episkleralen Venen besteht, der Abflußwiderstand in der Hauptsache also in den Trabekeln zu suchen ist, denn sonst müsse die Strömungsgeschwindigkeit größer sein, als er sie fand.

ROHEN et al. (1957) gaben auf Grund von histologischen Befunden an, die Kitt- und Grundsubstanz (Glashaut) der Trabekel sei im Alter und bei Glaukom verdickt, wodurch der Abflußwiderstand steige. – Die Tonographie zeigt jedoch keine Steigerung des Abflußwiderstandes mit dem Alter. Eine Endothelproliferation der Trabekel fanden bei Glaukom auch REESE (1944, „cuticular product", ein „Häutchen") und KORNZWEIG (1956, 1957), wodurch die Trabekelzwischenräume eingeengt werden.

Eine Stütze für die Ansicht, daß der Widerstand in den Trabekeln lokalisiert sei, geben die *ferment-chemischen Arbeiten* von BÁRÁNY mit Hyaluronidase, einem Ferment, das ein von MEYER et al. (1936) zunächst im Kammerwasser und Glaskörper entdecktes Mucopolysaccharid, Hyaluronsäure, spaltet.

Das Hyaluronsäure-Molekül ist 0,7–1,0 μ lang und hat ein Molekulargewicht von 400 000 bis 1 000 000 (IRVINE et al., 1955). Hyaluronsäure ist für den Gel-Zustand des Glaskörpers wahrscheinlich von Bedeutung, aber nicht allein entscheidend, denn sie wird im Kaninchenauge binnen 6 Wochen nach ihrer Zerstörung neu gebildet, während die Glaskörperverflüssigung beim Menschen irreversibel ist (PIRIE, 1949). Hyaluronsäure wird wahrscheinlich im Glaskörper gebildet, in dem ihre Konzentration 4,2 bis 14,1mal größer ist als im Kammerwasser (SCHWEER et al., 1956); sie ist auch in der Cornea und in den Trabekeln enthalten, fehlt aber in der Sklera. Die Mucopolysaccharide der Hornhaut werden von Hyaluronidase nicht angegriffen (nach PIRIE et al., 1956, S. 149). Hyaluronidase kommt in der Uvea und im Kammerwasser des Rindes vor (TAKAGI, 1955).

LINN et al. (1950) beobachteten, daß bei zwei Patienten mit entzündlichem Sekundärglaukom der i.o. Druck nach Spülen der Vorderkammer mit Hyaluronidase sank. BÁRÁNY (1954, 1955, 1956) und BÁRÁNY et al. (1955) fanden, daß Hyaluronidase den Abflußwiderstand senkt, wenn sie der Durchströmungsflüssigkeit des Tierauges in vivo zugesetzt wurde. Aus Kontrollversuchen mit hypo- und hypertonischen Lösungen schloß BÁRÁNY, daß das Ferment nicht auf die Zellen der Trabekel wirkt, sondern auf die intercellulär befindliche Hyaluronsäure. Er fand neben dem Hyaluronidase-empfindlichen Widerstand eine andere Komponente des Widerstandes, die von dem Ferment nicht angegriffen wurde und kompensatorisch wuchs, wenn der Hyaluronidase-empfindliche Teil zerstört wurde. Auch am zweiten, nichtdurchströmten Auge stieg dann konsensuell der Hyaluronidase-unempfindliche Teil des Widerstandes an, nicht jedoch bei Behandlung mit Cortison. Perfusion des enucleierten Auges mit Kammerwasser erhielt den Widerstand gleich, Perfusion mit physiologischer Kochsalzlösung senkte ihn nach Stunden, Perfusion mit Hyaluronsäure steigerte den Widerstand. Diese Beobachtung läßt sich erklären, wenn man annimmt, daß physiologische Kochsalzlösung die Hyaluronsäure aus den Trabekeln auswäscht, im Kammerwasser aber gerade die notwendige Konzentration von Hyaluronsäure enthalten ist, um den Bestand in den Trabekeln zu erhalten. Der Hyaluronidase-empfindliche Teil des Widerstandes sinkt auch nach Absaugen und Wiedereinspritzen des Vorderkammerinhaltes (BÁRÁNY, 1956).

BRINI (1956, 1957) sah an histologischen Schnitten der Trabekel frisch enucleierter Augen von Mensch und Rind eine Volumensverminderung, Depolymerisation und Verlust der Metachromasie durch Hyaluronidase. Die Hyaluronidase-empfindliche Substanz ist in jungen Augen reichlicher vorhanden als in alten (SCHWEER et al., 1956; BRINI, 1957).

ZIMMERMANN (1957) konnte Hyaluronidase-empfindliche Mucopolysaccharide in den intertrabekulären Zwischenräumen und im Irisstroma bei menschlichen Augen nachweisen. BERGGREN et al. (1957) und VRABEC (1957) fanden bei Augen von Rindern, Schafen und Kaninchen nach Perfusion mit verschiedenen Hyaluronidasearten in Flachschnitten ein deutlicheres Relief der Trabekel als an unbehandelten Augen, bei denen es mit einem Überzug versehen ist, der die Konturen verschleiert. Wird der Überzug zerstört, so bildet er sich in etwa 24 Std neu. Der Widerstand hat aber schon nach etwa 4 Std seine ursprüngliche Höhe wieder erreicht, da der Hyaluronidase-unempfindliche Teil des Widerstandes kompensatorisch ansteigt (s. oben). In vivo ist auch am 2., unbehandelten Auge eine eigenartige konsensuelle Reaktion zu beobachten: der Hyaluronidase-empfindliche Teil des Widerstandes nimmt bei Perfusion des anderen Auges ab, der Gesamtwiderstand bleibt aber unverändert.

Andere Untersucher, die die Versuche von BÁRÁNY wiederholten, konnten seine Ergebnisse am Tierauge im wesentlichen bestätigen. GRANT et al. (1955) fanden beim Kaninchen manchmal eine Senkung des Widerstandes um 50%, bei anderen Tieren allerdings keinen Einfluß. PEDLER (1956) fand bei Rinderaugen eine Abnahme des Widerstandes um 30–50%, FRANÇOIS et al. (1956) bei Kaninchen eine Abnahme um 40–50%.

Bei menschlichen Augen und bei Glaukom hatte Hyaluronidase einen viel geringeren Einfluß auf den Abflußwiderstand. GRANT et al. (1955) beobachteten bei einem enucleierten Auge (ohne Glaukom) nur eine geringe Senkung des Widerstandes, bei einem Glaukomauge stieg der Widerstand sogar. WEEKERS et al. (1956) sahen bei einem, FRANÇOIS et al. (1956) bei 24 enucleierten Menschenaugen eine geringere Verminderung des Widerstandes als beim Tier. Sie betrug im Mittel 25–30% und war individuell sehr verschieden stark (5–66%). Die histologische Untersuchung von durchströmten Augen zeigte keine sichere Veränderung. Die Mikro-Röntgenaufnahme nach zusätzlichem Durchströmen mit Thorotrast zeigte zwar eine vermehrte Ablagerung in den Abflußwegen, doch ließ sich eine Erweiterung der Maschen der Trabekel nicht nachweisen: Angiopak-Teilchen von 2,25 μ traten vor wie nach Hyaluronidasebehandlung nicht durch die Trabekel (FRANÇOIS et al., 1956, 1958). PEDLER (1956) fand bei menschlichen Bulbi keine sichere Wirkung von Hyaluronidase, manchmal sogar ein Ansteigen des Widerstandes.

Auch klinisch wurde von den meisten Autoren keine Drucksenkung nach Hyaluronidase beobachtet (s. S. 457).

Die einfachste Methode, um festzustellen, ob der Widerstand in den Trabekeln oder jenseits des Schlemmschen Kanals sitzt, scheint die chirurgische zu sein. Wenn nach Durchtrennen der Trabekel der Widerstand sinkt, dürfte man ihn hier vermuten. Klinisch wirkt die Goniotomie aber nur bei kindlichem Glaukom druckregulierend, bei Erwachsenen nicht. GRANT (1955) fand bei enucleierten Menschenaugen nach Goniotomie keine Senkung des Abflußwiderstandes, manchmal sogar eine Steigerung. BÁRÁNY (1955) dagegen fand bei Hühnern nach Iridodialyse, die das Lig. pectinatum zerstörte und den Schlemmschen Kanal öffnete, eine sehr starke Senkung des Abflußwiderstandes. Aus den Versuchen von PERKINS (s. unten) schlossen GOLDMANN et al. (1955), daß von dem gesamten Druckabfall am enucleierten Auge 40%, am lebenden Affenauge 60–75% zwischen Vorderkammer und Schlemmschem Kanal stattfinden. Mit einer verbesserten Untersuchungstechnik fand GRANT später (1958) auch am enucleierten Menschenauge, daß mechanisches Durchtrennen der Trabekel den Abflußwiderstand um rund 75% senkt.

3. Die Abflußkanäle des Schlemmschen Kanals

Aus dem niedrigen Druck in Wasservenen, dem Bluteinflußphänomen an gestreiften Venen und der erschwerten Blutfüllung des Schlemmschen Kanals bei Glaukom zogen ASCHER (1944, 1951, 1953) und ASCHER et al. (1949), im Gegensatz zu GOLDMANN (s. oben), den Schluß, das Hindernis müsse an den äußeren Abflußkanälchen sitzen; sie erlauben dem Blut keinen Rückfluß in den Schlemmschen Kanal. Auch GÁBA (1949, 1950, 1951) kritisierte die Ansicht GOLDMANNs und wies darauf hin, daß man zugleich mit dem Glasstabphänomen den episkleralen Venendruck messen müsse.

GRANT et al. (1955) entfernten bei Kaninchen und an enucleierten Menschenaugen das episklerale Gewebe, und schnitten die Sklera in der Gegend des Schlemmschen Kanals fast bis zu diesem ein. Der Abflußwiderstand sank dabei nicht. Sie vermuten deshalb, daß er in den Trabekeln sitzt (vgl. vorstehenden Abschnitt). Gegen die Trabekel als Hauptsitz des Widerstandes sprachen die Versuche von PERKINS (1955), der bei Affen und bei menschlichen Augen eine feine Kanüle in den Schlemmschen Kanal einführte, ohne die Trabekel zu verletzen (histologische Kontrolle) und dabei einen hohen Druck im Schlemmschen Kanal fand, der nur wenig (etwa 10%) unter dem i.o. Druck lag. Er wiederholte das GRANTsche Experiment des Einschneidens von außen. Dabei konnte er den Schlemmschen Kanal eröffnen, ohne die Trabekel zu verletzen, und fand eine wesentliche Senkung des Abflußwiderstandes: am lebenden Affenauge stieg das Minutenvolumen der Durchströmungsflüssigkeit von 13,5 auf 51,66 mm^3/min. Hiernach nimmt PERKINS an, daß ein wesentlicher Teil des Gesamtwiderstandes in den Abflußkanälchen des Schlemmschen Kanals lokalisiert ist. BECKER fand jedoch (Diskussionsbemerkung, 1. Macy-Konferenz, 1955) bei drei menschlichen Augen mit absolutem Glaukom nach Einführen eines Röhrchens von außen in den Schlemmschen Kanal keine Senkung des Abflußwiderstandes. Die Versuche von PERKINS, die ja an gesunden Augen vorgenommen worden waren, zeigten, daß der Widerstand der Trabekel nicht zu vernachlässigen ist.

Die histologischen Befunde von TENG et al. (1955, 1957) scheinen für den Sitz des Widerstandes in dem Gewebe, das den Schlemmschen Kanal zur Sklera abgrenzt, zu sprechen. Sie beschrieben hier degenerative Veränderungen, die sie als Zeichen von beginnendem Glaukom ansahen. ASHTON et al. (1956) dagegen hielten sie für Kunstprodukte.

DVORAK-THEOBALD et al. (1956) schlossen aus ihren Befunden, daß Glaucoma simplex durch eine Hypertrophie und Sklerose der Sklera entstehen kann, wodurch die intraskleralen Venen eingeengt und der Kammerwasserabfluß behindert werden.

4. Die Verbindungsgefäße zwischen intra- und episkleralem Venenplexus

ASHTON (1955) fand an nicht-glaukomkranken Augen keine Hinweise auf eine mögliche Verlegung der Abflußkanälchen. Er hält eher eine pathologische Verengerung an den Verbindungsgefäßen zwischen tiefem und oberflächlichem Venenplexus für wahrscheinlich, da diese Gefäße die Sklera schräg durchziehen, besonders bei alten Menschen verhältnismäßig wenig zahlreich sind, und sich beim Eintritt in eine oberflächliche Vene verengern. Bei Glaukom wurde diese Vermutung aber von MIYATA (1957) mit Neoprenausgüssen nicht bestätigt. Gegen sie spricht, daß größere Gefäße mit Kammerwasser direkt aus den äußeren Abflußkanälchen des Schlemmschen Kanals oder aus dem intraskleralen Plexus als Wasservene entspringen und Anastomosen zwischen intraskleralem Plexus und vorderen Ciliarvenen bestehen, durch die das Kammerwasser abfließen kann, wenn die von ASHTON verdächtigten Verbindungsgefäße verengt würden.

5. Blutdruck im tiefen intraskleralen Venenplexus

DUKE-ELDER (1955, 1958) wies darauf hin, daß sich im tiefen intraskleralen Venenplexus das aus dem Schlemmschen Kanal abfließende Kammerwasser mit dem Blut mischt, das aus dem intraocularen Plexus ciliaris kommt. Steigt der i.o. Druck, so wird auch der Venendruck im Plexus ciliaris und in dessen Abflußgefäßen steigen. Der Widerstand, gegen den das Kammerwasser aus dem Schlemmschen Kanal abfließt, wird um so größer, je höher der i.o. Druck ist. Dies wäre das Gegenteil eines Sicherheitsventils und (teleologisch betrachtet) ein recht unzweckmäßiges Prinzip der Rückkoppelung. Die intrasklerale Verbindung zwischen den Abflußwegen von Blut und Kammerwasser machen verständlich, warum die Beobachtungen an den Wasservenen so wenig zur Lösung des Glaukomproblems beitrugen: Die druck- und strömungsdynamisch entscheidenden Vorgänge spielen sich in der Tiefe der Sklera ab, ehe wir sie sehen können. Beim Hund beschrieb ROHEN (1956) intrasklerale Anastomosen zwischen vorderen Ciliararterien und intraskleralem venösem Plexus. Epitheloide Zellen können diese Kurzschlüsse öffnen und schließen. Die Abflußwege des Kammerwassers sind jedoch beim Hundeauge anders als beim Menschen, der Schlemmsche Kanal fehlt.

Schrifttum

ALLEN, L., H. M. BURIAN u. A. E. BRALEY: A. M. A. Arch. Ophthal. **53**, 783—798 (1955).
— — — A. M. A. Arch. Ophthal. **53**, 799—806 (1955).
ANDERSON, J. R.: Hydrophthalmia or Congenital Glaucoma; Its Causes, Treatment, and Cure; Cambridge University Press 1939.
APPELMANS, M., u. J. MICHIELS: Docum. Ophthal. ('s.-Grav.) **11**, 291—300 (1957).
ASCHER, K. W.: Amer. J. Ophthal. **25**, 1174—1209, 1301—1315 (1942).
— Amer. J. Ophthal. **25**, 31—38 (1942).
— Amer. J. Ophthal. **27**, 1074—1089 (1944).
— Amer. J. Ophthal. **29**, 1373—1387 (1946).
— A. M. A. Arch. Ophthal. **39**, 705—706 (1948).
— Amer. J. Ophthal. **31**, 105—106 (1948).
— A. M. A. Arch. Ophthal. **42**, 66—76 (1949).
— Proc. XVI. int. Cong. Ophthal. London, 1950, **2**, 674—687 (1951).
— Ophthalmologica, **122**, 190—191 (1951).
— Docum. Ophthal. ('s-Grav.) V/VI, 193—204 (1951).
— Amer. J. Ophthal. **35**, 1512—1514 (1952).
— Amer. J. Ophthal. **35**, 10—20 (1952).
— A. M. A. Arch. Ophthal. **49**, 438—451 (1953).
— Boll. Oculist. **33**, 129—144 (1954).
— Proc. XVII. int. Cong. Ophthal. Montreal N.Y. 1954, II, 927—936 (1955).
— Excerpta med. (Sect. Ophthal.), **10**, 3—6; 47—49 (1956); ref. Ophthal. Lit. **10**, 40 (1956).
—, u. W. M. SPURGEON: Amer. J. Ophthal. **32**, 239—251 (1949).
ASHTON, N.: Brit. J. Ophthal. **35**, 291—303 (1951).
— Brit. J. Ophthal. **36**, 265—267 (1952).
— in: Glaucoma, A Symposium, Blackwell, Oxford (1955), 13—22.
—, A. BRINI u. R. SMITH: Brit. J. Ophthal. **40**, 257—282 (1956).
—, u. R. SMITH: Brit. J. Ophthal. **37**, 577—586 (1953).
BAIN, W. E. S.: Brit. J. Ophthal. **38**, 129—135 (1954).
BÁRÁNY, E. H.: Acta Soc. Med. upsalien. **59**, 260—276 (1954); ref. Ophthal. Lit. **8**, 2878 (1954).
— in: Glaucoma, A Symposium, Blackwell, Oxford (1955), 91—104.
— Proc. XVII. int. Cong. Ophthal. Montreal-N.Y. 1954, III, 1546 (1955).
— Acta ophthal. (Kbh.) **34**, 397—403 (1956).
— in: Glaucoma, herausgeg. v. F. W. Newell, 1. Tagung 1955, 123—221, Macy Foundation New York (1956).
—, u. A. WOODIN: Acta physiol. scand. **33**, 257 (1955).
BARKAN, O.: A. M. A. Arch. Ophthal. **15**, 101—110 (1936).
BENOIT, F.: Arch. Ophtal. (Paris) **43**, 352—364 (1926).
BERENS, C., u. A. POSNER: Amer. J. Ophthal. **16**, 19—28 (1933).
BERGGREN, L., u. F. VRABEC: Amer. J. Ophthal. **44**, 200—208 (1957).
BEUNINGEN, E. G. A. VAN: Albrecht v. Graefes Arch. Ophthal. **149**, 637—655 (1949).
— Ber. dtsch. ophthal. Ges. Heidelberg **55**, 1949, 164—167 (1950).
BINDER, R. F., u. H. F. BINDER: A. M. A. Arch. Ophthal. **56**, 10—15 (1956).
BOLES-CARENINI, B., u. A. CAMBIAGGI: Rev. int. Trachome **34**, 62—68 (1957); ref. Zbl. Ophthal. **71**, 245 (1957).
BRINI, A.: Bull. Soc. Ophtal. Fr., 256—264 (1956).
— Bull. Soc. Ophtal. Fr., 751—756 (1956).
— Ann. Oculist. (Paris) **190**, 755—777 (1957).
BROLIN, S. E.: Acta ophthal. (Kbh.) **27**, 393—402 (1949).
BURIAN, H. M., A. E. BRALEY u. L. ALLEN: A. M. A. Arch. Ophthal. **53**, 767—782 (1955).
COHAN, B. E.: A. M. A. Arch. Ophthal. **55**, 792—799 (1956).
CRISTINI, G., u. N. PAGLIARANI: Brit. J. Ophthal. **39**, 685—687 (1955).
DITZEL, J., u. R. W. S. CLAIR: Circulation **10**, 277—281 (1954); ref. Ophthal. Lit. **8**, 1955 (1954).
DOBREE, J. H.: Brit. J. Ophthal. **37**, 293—300 (1953).

Duke-Elder, S.: The nature of the i. o. fluids. Brit. J. Ophthal. Monograph. Suppl. III, Pulman & Sons, London, 1927.
— Brit. J. Exper. Path. **11**, 438—440 (1930); ref. Zbl. Ophthal. **25**, 148 (1931).
— Brit. J. Ophthal. **14**, 620—623 (1930).
— in: Glaucoma, A Symposium, Blackwell Oxford 1955, 23—35.
— 1958, persönliche Mitteilung.
—, u. P. M. Duke-Elder: Brit. J. Ophthal. **16**, 321—335 (1932).
Dvorak-Theobald, G.: Trans. Amer. Ophthal. Soc. **32**, 574—595 (1934).
— Amer. J. Ophthal. **39**, 65—89 (1955).
—, u. H. Q. Kirk: Amer. J. Ophthal. **41**, 11—21 (1956) und Trans. Amer. Ophthal. Soc. **53**, 1955, 301—319 (1956).
Flocks, M.: A. M. A. Arch. Ophthal. **56**, 708—718 (1956).
Fortin, E. P.: La Semana medica, 1929.
François, J.: Bull. Soc. Belge Ophtal. **90**, 548—522 (1948).
—, J. M. Collette u. A. Neetens: J. belge Radiol. **38**, 1—15 (1955) und Amer. J. Ophthal. **40**, 491—500 (1955).
— — — Brit. J. Ophthal. **39**, 220—232 (1955).
— — — Amer. J. Ophthal. **41**, 651—657 (1956).
—, u. M. Rabaey: Trans. Ophthal. Soc. Aust. **16**, 51—63 (1956).
— —, L. Evens u. A. Neetens: Augenheilkunde in Klinik u. Praxis, herausg. v. W. Rohrschneider Enke Verl. Stuttgart 1958, 221—236.
— —, u. A. Neetens: A. M. A. Arch. Ophthal. **55**, 193—204 (1956).
Friedenwald, J. S.: A. M. A. Arch. Ophthal. **16**, 65—77 (1936).
—, u. H. F. Pierce: Bull. Hopk. Hosp. **49**, 259—270 (1931); ref. Zbl. Ophthal. **26**, 591 (1932).
— — A. M. A. Arch. Ophthal. **7**, 538—557 (1932).
— — A. M. A. Arch. Ophthal. **8**, 9—23 (1932).
Fritz, A.: Bull. Soc. franç. Ophtal. **66**, 252—256 (1953).
— Bull. Soc. Ophtal. Fr. **1954**, 322—323.
— Bull. Soc. Ophtal. Fr. **1955**, 623—626.
— Bull. Soc. Ophtal. Fr. **1955**, 159—165.
— Bull. Soc. Ophtal. Fr. **1955**, 627—628.
Funder, W., u. H. Rotter: Klin. Mbl. Augenheilk. **123**, 303—309 (1953).
Gába, V.: Čsl. Ofthal. **5**, 168—170 (1949); ref. Ophthal. Lit. **3**, 2224 (1949).
— Ophthalmologica **119**, 262—267 (1950).
— Čsl. Ofthal. **7**, 251—256 (1951).
Gallois, J.: Bull. Soc. Ophtal. Fr. No. 1, 27—30 (1950).
Gartner, S.: A. M. A. Arch. Ophthal. **32**, 464—476 (1944).
Go, K.: Acta Soc. Ophthal. jap. **40**, 2334—2352 (1936); ref. Zbl. Ophthal. **38**, 234 (1937).
— J. Clin. Ophthal. (Tokyo) **9**, 1189—1194 (1955).
— J. Clin. Ophthal. (Tokyo) **9**, 1287—1291 (1955).
— J. clin. Ophthal. (Tokyo) **9**, 872—878 (1955); ref. Ophthal. Lit. **9**, 1631 (1955).
— Acta Soc. Ophthal. Jap. **60**, 979—982 (1956); ref. Ophthal. Lit. **10**, 2059 (1956).
Goldmann, H.: Ophthalmologica, **112**, 344—349 (1946).
— Ophthalmologica **111**, 146—152 (1946).
— Schweiz. med. Wschr. **1947**, 857 und Ophthalmologica **114**, 81—94 und Diskussion 216—217 (1947).
— Ann. Oculist (Paris) **180**, 114 (1947).
— Ophthalmologica **116**, 195—198 (1948).
— Schweiz. med. Wschr. **1948**, 645.
— Ophthalmologica **118**, 496—519 (1949).
— Ophthalmologica **117**, 240—243 (1949).
— Trans. ophthal. Soc. U.K. **69**, 1950, 455—476 (1951).
— Ophthalmologica **119**, 267—280 (1950).
— Experientia, (Basel) **6**, 110—111 (1950).
— Proc. XVI int. Cong. Ophthal. London, **2**, 688—690 (1950).
— Ophthalmologica **119**, 267—280 (1950).
— Ophthalmologica **121**, 94—100 (1951).
— Ophthalmologica **122**, 191—192 (1951).
— Ann. Oculist (Paris) **184**, 1086—1105 (1951).
— Ophthalmologica **125**, 16—21 (1953).
— in: Glaucoma, A Symposium, Blackwell, Oxford, 105—125 (1955).
—, u. E. S. Perkins: Brit. J. Ophthal. **39**, 764—765 (1955).
Grant, W. M.: A. M. A. Arch. Ophthal. **54**, 245—248 (1955).
— A. M. A. Arch. Ophthal. **60**, 523—533 (1958).
—, u. R. R. Trotter: Proc. XVII int. Cong. Ophthal. Montreal N.Y. 1954, III, 1536—1545 (1955

Graves, B.: Brit. J. Ophthal. **18**, 305—341 u. 369—387 (1934).
Greaves, D. P., u. E. S. Perkins: Brit. J. Ophthal. **35**, 119—123 (1951).
Hamada, K.: Acta Soc. Ophthal. Jap. **59**, 1701—1704 (1955); ref. Ophthal. Lit. **9**, 2332 (1955).
— Acta Soc. Ophthal. Jap. **61**, 109—112; 347—355; 455—460 (1957); ref. Ophthal. Lit. **11**, 531 (1957).
Hiroishi, H.: Albrecht von Graefes Arch. Ophthal. **113**, 212—221 (1924).
Hobbs, H. E.: Brit. J. Ophthal. **34**, 489—494 (1950).
Holland, M. G., L. v. Sallmann u. E. M. Collins: Amer. J. Ophthal. **42**, 148—161 (1956).
— — — Amer. J. Ophthal. **44**, 206—220 (1957).
Huggert, A.: Acta Ophthal. (Kbh.) **27**, 119—123 (1949).
— Acta Ophthal. (Kbh.) **29**, 475—481 (1951).
— Acta Ophthal. (Kbh.) **31**, 141—152 (1953).
— Acta Ophthal. (Kbh.) **32**, 519—520 (1954).
— Acta Ophthal. (Kbh.) **33**, 271—284 (1955).
— Acta Ophthal. (Kbh.) **35**, 1—11 (1957).
— Acta Ophthal. (Kbh.) **35**, 12—19 (1957).
— Acta Ophthal. (Kbh.) **35**, 104—112 (1957).
—, A. Holmberg u. A. Esklund: Acta ophthal. (Kbh.) **33**, 429—436 (1955).
Hulka, J. H.: Amer. J. Ophthal. **20**, 627—630 (1937).
Ikebe, I.: Acta Soc. Ophthal. Jap. **58**, 1607—1615 und 1693—1697 (1954); ref. Ophthal. Lit. **8**, 2874 (1954).
Irvine, S. R., R. Brunish u. J. W. Rowen: Amer. J. Ophthal. **39**/II, 100—108 (1955).
Jäger, A.: Albrecht v. Graefes Arch. Ophthal. **153**, 504—509 (1953).
Junceva Avelló, J.: Arch. Soc. Oftal. hisp. amer. **16**, 1211—1218 (1956); ref. Zbl. Ophthal. **73**, 27 (1958).
Kaminskaja, Z. A.: Vestn. Oftal. **29**, 14—16 (1950); ref. Zbl. Ophthal. **55**, 339 (1951).
Kanagasundaram, C. R.: Brit. J. Ophthal. **40**, 568—570 (1956).
Kinsey, V. E., W. M. Grant, D. G. Cogan, J. J. Livingood u. B. R. Curtis: A. M. A. Arch. Ophthal. **27**, 1126 (1942).
Kishimoto, M.: Jap. J. Ophthal. **1**, 144—155 (1955); ref. Zbl. Ophthal. **73**, 170 (1958).
— Acta Soc. Ophthal. Jap. **60**, 1389—1425 (1956); ref. Ophthal. Lit. **10**, 1465 (1956).
Kiss, Fr.: Ophthalmologica, **106**, 225—250 (1943).
— Szemészet. **86**, 1—20 (1949); ref. Ophthal. Lit. **3**, 12 (1949).
— Szemészet. **86**, 133—143 (1949); ref. Ophthal. Lit. **3**, 2225 (1949).
Kitazawa, K.: Acta Soc. Ophthal. Jap. **34**, 1086—1120 (1930); ref. Zbl. Ophthal. **24**, 375 (1931).
Kleinert, H.: Albrecht v. Graefes Arch. Ophthal. **152**, 278—299 (1951).
— Wien. klin. Wschr. **63**, 500 (1951).
— A. M. A. Arch. Ophthal. **46**, 618—624 (1951).
— Albrecht v. Graefes Arch. Ophthal. **152**, 587—608 (1952).
— Wien. Klin. Wschr. **64**, 764 (1952).
— Klin. Mbl. Augenheilk. **122**, 665—682 (1953).
— Klin. Mbl. Augenheilk. **123**, 653—680 (1953).
— Wien. Klin. Wschr. **65**, 679 (1953).
— Albrecht v. Graefes Arch. Ophthal. **156**, 68—78 (1954).
— Wien. klin. Wschr. **66**, 725 (1954).
— Ophthalmologica **128**, 44—53 (1954).
— Klin. Mbl. Augenheilk. **127**, 29—39 (1955).
—, u. P. Grün: Klin. Mbl. Augenheilk. **118**, 449—468 (1951).
Kornzweig, A. L.: Ophthal. ib.-amer. **18**, 12 (1956); ref. Zbl. Ophthal. **70**, 38 (1957).
— Ophthal. ib.-amer. **19**, 290—297 (1957); ref. Ophthal. Lit. **11**, 2194 (1957).
Kotari, M.: Acta Soc. Ophthal. Jap. **60**, 1637—1642 (1956); ref. Zbl. Ophthal. **71**, 136 (1957).
Kotljarewskaja, S., u. N. Jufa: Sovet. Vestn. Oftal. **9**, 14—21 (1936); ref. Zbl. Ophthal. **38**, 32 (1937).
Kronfeld, P. C.: Amer. J. Ophthal. **31**, 1507 (1948).
— A. M. A. Arch. Ophthal. **41**, 393—405 (1949).
—, H. I. McGarry u. H. E. Smith: Amer. J. Ophthal. **25**, 1136 (1942).
Kurose, T.: Acta Soc. Ophthal. Jap. **61**, 839—843 (1957); ref. Ophthal. Lit. **11**, 1586 (1957).
Lapointe, R.: Un. méd. Can. **83**, 990—991 (1954); ref. Ophthal. Lit. **8**, 2466 (1954).
Lauber, H.: Graefe-Saemisch, Hdb. d. Augenheilk. Berlin 1931.
Leber, T.: Graefe-Saemisch, Hdb. d. Augenheilk. 2. Aufl., Bd. II, 2. Abt., 207—296 Engelmann, Leipzig (1903).
Leydhecker, W.: in: Glaucoma, A Symposium, Blackwell, Oxford, 205—225 (1955).
Linn, J. G. jun., u. T. L. Ozment: Amer. J. Ophthal. **33**, 33—44 (1950).
Linnér, E.: Experientia (Basel) **5**, 451—452 (1949).
— Nord. Med. **50**, 1583 (1953); ref. Ophthal. Lit. **7**, 3716 (1953).

Linnér, E.: Acta ophthal. (Kbh.) **33**, 101—116 (1955).
— Amer. J. Ophthal. **41**, 646—651 (1956).
—, C. Rickenbach u. H. Werner: Acta Ophthal. (Kbh.) **28**, 469—478 (1950).
Löhlein, H.: Ber. dtsch. ophthal. Ges. Heidelberg **54**, 1948, 43—49 (1949).
— Ber. dtsch. ophthal. Ges. Heidelberg **56**, 1950, 146—151 (1951).
— Klin. Mbl. Augenheilk. **119**, 618—629 (1951).
— in: Zeitfragen der Augenheilkunde, herausgeg. v. W. Löhlein, Thieme Leipzig (1954), 130—135
— Forsch. und Praxis **2**, 108—112 (1954).
—, u. E. Weigelin: Ber. dtsch. ophthal. Ges. Heidelberg **55**, 1949, 170—174 (1950).
Loewenstein, A.: Trans. Ophthal. Soc. U.K. **68**, 1948, 485—501 (1949).
— Ophthalmologica **122**, 257—282 (1951).
Lytton, H.: Brit. J. Ophthal. **40**, 104—107 (1956).
Magdalena-Castineira, J.: Arch. Soc. Oftal. hisp.-amer. **17**, 462—467 (1957).
Maggiore, L.: Ann. Ottal. **40**, 317 (1917).
Matteucci, P., u. A. Vannini: Atti Soc. ottal. Lombarda **7**, 45—46 (1953).
Meyer, K., u. J. W. Palmer: Amer. J. Ophthal. **19**, 859—865 (1936).
Mikuchi, T.: Acta Soc. Ophthal. Jap. **38**, 1570—1588 (1934); ref. Zbl. Ophthal. **33**, 80 (1935).
Miyata, N.: Acta Soc. Ophthal. Jap. **60**, 188—198 (1956); ref. Zbl. Ophthal. **69**, 216 (1956/57).
— Acta Soc. Ophthal. Jap. **61**, 164—171; 253—264 (1957); ref. Ophthal. Lit. **11**, 533 (1957).
Morelli, E.: Arch. Fisiol. **30**, 545—588 (1932); ref. Zbl. Ophthal. **27**, 595 (1932).
Moreu-Gonzalez-Pola, A.: Rev. esp. Oto-neuro-oftal. **11**, 307—318 (1952); ref. Zbl. Ophthal. **60**, 267 (1953).
Nemetz, U. R.: Ber. dtsch. ophthal. Ges. Heidelberg 1956, **60**, 60—64 (1957).
Nuel, J., u. F. Benoit: Arch. Ophtal. (Paris) **20**, 161—228 (1899).
Ogino, N.: Acta Soc. Ophthal. Jap. **60**, 1013—1021 (1956); ref. Ophthal. Lit. **10**, 2060 (1956).
Ohashi, K., u. T. Hotta: Acta Soc. Ophthal. Jap. **56**, 109—117 (1952); ref. Ophthal. Lit. **6**, 1909 (1952).
— — Acta Soc. Ophthal. Jap. **57**, 170—172 (1953); ref. Ophthal. Lit. **7**, 362 (1953).
— — Jikeikai med. J. **1**, 7—17 (1954); ref. Ophthal. Lit. **8**, 3370 (1954).
— — u. K. Ito: Jikeikai med. J. **4**, 16—26 (1957); ref. Ophthal. Lit. **11**, 3983 (1957).
Okajima, R.: Acta Soc. Ophthal. Jap. **36**, 767—785 (1932); ref. Zbl. Ophthal. **28**, 333 (1933).
Ono, Y.: Acta Soc. Ophthal. Jap. **56**, 905—922 (1952); ref. Ophthal. Lit. **6**, 2569 (1952).
Pagliarani, N., u. G. Cristini: Atti Soc. ottal. ital. **15**, 318 (1956).
Papamiltiades, M.: Ann. Oculist. (Paris) **189**, 939—945 (1956).
Pasino, L.: Studi sassaresi **35**, 25—26 (1957); ref. Ophthal. Lit. **11**, 4422 (1957).
Pedler, Ch.: Trans. Ophthal. Soc. U.K. 1956, **76**, 51—63 (1956).
Perkins, E. S.: Brit. J. Ophthal. **39**, 215—219 (1955).
Peter, P. A., W. Lyda u. N. Krishna: Amer. J. Ophthal. **44**, 198—205 (1957).
Pirie, A.: Brit. J. Ophthal. **33**, 678—684 (1949).
—, u. R. van Heyningen: Biochemistry of the eye. Blackwell Oxford 1956.
Pisano, E.: Arch. Fisiol. **56**, 237—241 (1956); ref. Zbl. Ophthal. **71**, 246 (1957).
Pletneva, N. A., S. M. Sachieva u. E. V. Kapustina: Vestn. Oftal. **34**, 14—17 (1955); ref. Zbl. Ophthal. **67**, 29 (1956).
Posner, A.: Eye, Ear, Nose Thr. Monthly, **30**, 496—497, 501 (1951).
Reese, A. B.: Amer. J. Ophthal. **27**, 1193—1205 (1944).
Rickenbach, C., u. H. Werner: Ophthalmologica **120**, 22—27 (1950).
Ridley, F.: Trans. Ophthal. Soc. U.K. **50**, 1930, 268—309 (1931).
Rio Cabañas, J. L. del: Med. colonial **25**, 373—382 (1955); ref. Zbl. Ophthal. **66**, 299 (1955/56).
— Arch. Soc. Oftal. hisp.-amer. **15**, 682—697 (1955).
—, u. C. Cadenas Ugidos: Arch. Soc. Oftal. hisp.-amer. **14**, 631—641 (1954).
— — Arch. Soc. Oftal. hisp.-amer. **14**, 489—509 (1954).
Rochon-Duvigneaud: Arch. Ophtal. (Paris) **12**, 732 (1892).
— Bull. Soc. franç. Ophtal., **43**, 203—205 (1930).
Rohen, J.: Albrecht v. Graefes Arch. Ophthal. **157**, 361—367 (1956).
— Ber. dtsch. ophthal. Ges. Heidelberg **60**, 1956, 50—60 (1957).
—, u. H.-H. Unger: Anat. Anz. **104**, 287—297 (1957).
Roveda, J. M.: Arch. Oftal. B. Aires **32**, 339—347 (1957) u. Arch. Soc. Oftal. Litoral **10**, 46—102 (1957).
Sadao, H.: Acta Soc. Ophthal. Jap. **42**, 1227—1236 (1938); ref. Zbl. Ophthal. **42**, 586 (1939).
— Acta Soc. Ophthal. Jap. **43**, 1882—1892 (1939); ref. Zbl. Ophthal. **47**, 173 (1942).
Saeteren, T., u. T. L. Thomassen: Acta Ophthal. (Kbh.) **35**, 372—379 (1957).
Sallmann, L. von: in Glaucoma, herausgeg. v. F. W. Newell, 1. Tagung 1955, Macy Foundation New York 1956, S. 81—122 (S. 114).
Salzmann, M.: Anatomie und Histologie des menschlichen Augapfels. F. Deuticke, Leipzig u. Wien (1912).

SAMAN, K.: Čsl. Ofthal. **5**, 50—51 (1949); ref. Ophthal. Lit. **3**, 1061 (1949).
SAVELÉV, V. L.: Oftal. Ž. **11**, 302—305 (1956) [Russisch]; ref. Zbl. Ophthal. **71**, 137 (1957).
SCHLEMM, F.: Z. f. Ophthal. Dr. F. A. v. Ammon, **1**, 543—544 (1830).
SCHMERL, E.: Amer. J. Ophthal. **30**, 187—189 (1947).
SCHRECK, E.: Ber. dtsch. ophthal. Ges. Heidelberg **55**, 1949, 174—178 (1950).
SCHULTE, D.: Ber. dtsch. ophthal. Ges. Heidelberg **54**, 1948, 342—345 (1949).
SCHWEER, G., M. L. GRÜNKORN u. M. MICHALIK: Albrecht v. Graefes Arch. Ophthal. **158**, 71—80 (1956).
SEEFELDER, R.: in: Kurzes Handbuch der Ophthalmologie, herausgeg. v. F. Schieck u. A. Brückner, Bd. I, S. 594, Springer Berlin 1930.
SEIDEL, E.: Albrecht v. Graefes Arch. Ophthal. **106**, 176—186 (1921).
— Albrecht v. Graefes Arch. Ophthal. **112**, 252—259 (1923).
SHIMIZU, S.: J. Clin. Ophthal. (Tokyo) **9**, 970—976 (1955); ref. Zbl. Ophthal. **67**, 33 (1956).
— J. Clin. Ophthal. (Tokyo) **10**, 834—840 (1956); ref. Zbl. Ophthal. **70**, 39 (1957).
— J. Clin. Ophthal. (Tokyo) **10**, 817—833 (1956). ref. Zbl. Ophthal. **70**, 38 (1957).
— J. Clin. Ophthal. (Tokyo) **10**, 841—862 (1956); ref. Zbl. Ophthal. **70**, 39 (1957).
SHIMOYAMA, J.: Acta Soc. Ophthal. Jap. **56**, 171—176 (1952); ref. Ophthal. Lit. **6**, 1910 (1952).
SMITH, R.: Brit. J. Ophthal. **40**, 358—365 (1956).
SOBAŃSKI, J., u. M. SZOZLANDOWA: Postepy okulist. **1**, 34—42 (1954) [Polnisch]; ref. Zbl. Ophthal. **69**, 30 (1956).
—, I. SWIETLICZKO u. M. SZOZLAND: Ophthalmologica **133**, 81—102 (1957).
SONDERMANN, R.: Albrecht v. Graefes Arch. Ophthal. **124**, 521—543 (1930).
— Arch. Augenheilk. **106**, 319—358 (1932).
— Arch. Augenheilk. **107**, 457—482 (1933).
— Verh. 14. internat. Kongr. Ophthal. **1**, 180—185 (1934); ref. Zbl. Ophthal. **32**, 579 (1935).
STAMBAUGH, J. L., J. C. FUHS u. K. W. ASCHER: A. M. A. Arch. Ophthal. **51**, 24—31 (1954).
STEPANIK, J.: Amer. J. Ophthal. **37**, 918—922 (1954).
— Ophthalmologica **132**, 98—105 (1956).
— Ophthalmologica **133**, 397—405 (1957).
— Klin. Mbl. Augenheilk. **130**, 208—215 (1957).
SUGAR, H. S.: A. M. A. Arch. Ophthal. **28**, 315—337 (1942).
SWINDLE, P. F.: A. M. A. Arch. Ophthal. **17**, 420—443 (1937).
TAKAGI, Y.: Ganka-Kiyo **6**, 167—171 (1955); ref. Ophthal. Lit. **9**, 917 (1955).
TAKAHASHI, T.: J. Clin. Ophthal. (Tokyo) **11**, 660—664 (1957); ref. Zbl. Ophthal. **72**, 88 (1957).
TANABE, K.: J. Clin. Ophthal. (Tokyo) **10**, 602—606 (1956); ref. Zbl. Ophthal. **69**, 216 (1957).
TANAKA, T.: Folia ophthal. Jap. **6**, 299—303 (1955); ref. Ophthal. Lit. **9**, 1646 (1955).
TENG, C. C., R. T. PATON u. H. M. KATZIN: Amer. J. Ophthal. **40**, 619—631 (1955).
—, u. H. M. KATZIN u. H. H. CHI: Amer. J. Ophthal. **43**, 193—203 (1957).
TERSON, A.: Bull. Soc. franç. Ophtal. **43**, 200—202 (1930).
TEULIÈRES, M., u. J. BEAUVIEUX: Bull. Soc. franç. Ophtal. **43**, 160—200 (1930).
THOMASSEN, T. L.: Acta ophthal. (Kbh.) **25**, 221—241 (1947).
— Acta ophthal. (Kbh.) **25**, 253—264 (1947).
— Acta ophthal. (Kbh.) **25**, 369—376 (1947).
— Trans. ophthal. Soc. U.K. **68**, 1948, 75—87 (1949).
— Brit. J. Ophthal. **33**, 773—778 (1949).
— Acta ophthal. (Kbh.) **27**, 413—422 (1949).
— Acta ophthal. (Kbh.) **28**, 479—487 (1950).
—, u. K. BAKKEN: Acta ophthal. (Kbh.) **29**, 257—268 (1951).
—, E. S. PERKINS u. J. H. DOBREE: Brit. J. Ophthal. **34**, 221—227 (1950).
TOSUNOĞLU, K.: Deniz. Tip. Bülteni **10**, 13—30 (1955); ref. Ophthal. Lit. **9**, 3696 (1955).
— Deniz Tip. Bül., **11**, 29—41 (1956) [Türk.]; ref. Ophthal. Lit. **10**, 1470 (1956).
TRANTAS, N. G.: Proc. XVI. internat. Cong. Ophthal. London II, 691—701 (1950).
— Bull. Soc. hellen. Ophtal. **20**, 63—109 (1952); ref. Ophthal. Lit. **6**, 4639 (1952).
TRONCOSO, M. U.: Ann. Oculist (Paris) **133**, 5—31 (1905).
— Ann. Oculist (Paris) **142**, 237—265 (1909).
— Amer. J. Ophthal. **4**, 321—326 (1921).
— Amer. J. Ophthal. **16**, 669—675 (1933).
— Amer. J. Ophthal. **25**, 1153—1162 (1942).
— An. Soc. mex. Oftal. **23**, 63—79 (1949); ref. Zbl. Ophthal. **54**, 142 (1951) u. 1st Mexic. Cong. Ophthal. 1949; Ref. Ophthal. Lit. **3**, 2222 (1949).
— A Treatise on Gonioscopy. F. A. Davis & Co. Philadelphia 1947, 306 S.
—, u. R. CASTROVIEJO: Amer. J. Ophthal. **19**, 371—384; 481—492; 583—592 (1936).
URRETS-ZAVALÍA jun. A.: Arch. Ophtal. (Paris) Nr. **13**, 749—772 (1953).
VOGT, A.: Lehrbuch und Atlas der Spaltlampenmikroskopie des lebenden Auges. III. Teil, F. Enke Verl. Stuttgart 1942.

VRABEC, F.: Ophthalmologica **128**, 359—364 (1954) und Čsl. Morfol. **2**, 151—155 (1954); ref. Ophthal. Lit. **8**, 3624 (1954).
— Brit. J. Ophthal. **41**, 20—24 (1957).
— Amer. J. Ophthal. **44**, 7—12 (1957).
VRIES, S. DE: Ned. T.. Geneesk. 2950—2951 (1947); ref. Zbl. Ophthal. **50**, 346 (1949).
— Ophthalmologica **115**, 361—362 (1948).
— Bull. Soc. franç. Ophtal. **62**, 184—186 (1949).
WALLS, G. L.: The vertebrale eye and its adaptive radiation. Cranbrook. Inst. of Science 1942.
WEEKERS, R.: Ann. Oculist (Paris) **184**, 696—706 (1951).
—, u. Y. DELMARCELLE: Acta ophthal. (Kbh.) **29**, 85—89 (1951).
—, u. E. PRIJOT: Ophthalmologica **119**, 321—335 (1950).
—, M. WATILLON u. M. DE RUDDER: Brit. J. Ophthal. **40**, 225—233 (1956).
WEGNER, W., u. W. INTLEKOFER: Klin. Mbl. Augenheilk. **120**, 1—14 (1952).
WEIGELIN, E., u. H. LÖHLEIN: Albrecht v. Graefes Arch. Ophthal. **153**, 202—213 (1952).
WEINSTEIN, P.: Szemészet. **86**, 29—30 (1949); ref. Ophthal. Lit. **3**, 14 (1949).
— Brit. J. Ophthal. **34**, 161—168 (1950).
— Orv. Hetil. (Hungarian med. weekly J.) **41**, 226—228 (1950); ref. Ophthal. Lit. **4**, 295 (1950).
WOLFF, E.: Brit. J. Ophthal. **36**, 100—103 (1952).
WRIGHT, E. A., R. S. MORGAN u. G. PAYLING WRIGHT: J. Pathol. **64**, 461—465 (1952); ref. Zbl. Ophthal. **60**, 264 (1953).
ZIMMERMANN, L. E.: Amer. J. Ophthal. **44**, 1—4 (1957).
ŽLÁBEK, K.: Biol. listy (Prag) Suppl. II, 19—32 (1951); ref. Ophthal. Lit. **5**, 5229 (1951).

E. Die Exkavation

(Schrifttum S. 158)

I. Die physiologische Exkavation

Die physiologische Exkavation läßt sich von der beginnenden, noch nicht randständigen, glaukomatösen Exkavation allein aus dem Augenspiegelbefund kaum unterscheiden. Ein wesentliches Merkmal ist das Fehlen von Gesichtsfeldausfällen. Differentialdiagnostische Schwierigkeiten entstehen bei angeborener Grubenbildung der Papille, wenn Gesichtsfeldausfälle vorhanden sind (ANDERSEN, 1953; SMITH, 1953; WILSON, 1956; EISUM, 1957). Die physiologische Exkavation kann dominant vererbt werden (GUT, 1932). Durch reichlich vorhandenes „Schaltgewebe", ein sehr lockeres Gliagewebe, kann sich auf der Papille zentral eine Grube bilden (SALZMANN, 1935). Die normale Exkavation umfaßt nur sehr selten mehr als 60% der Papillenfläche (PICKARD, 1930, 1935, 1948). PROKS (1953) meint, daß sie im Alter größer wird, PICKARD (1935) dagegen, daß kleine Exkavationen im Alter verschwinden. Auch FUNDER (1955) fand im Alter sowie bei hoher Ametropie selten eine physiologische Exkavation und erklärt die abweichenden Befunde von PROKS damit, daß sie auch trichterförmige Exkavationen ohne flachen Boden mitzählte.

Nur sehr selten ist eine physiologische Exkavation randständig (PFENNINGER, 1939). Weite und tiefe Aushöhlungen, die nicht randständig sind, kommen nach WOOD (1952) bei 6% der gesunden Augen vor. Als postencephalitisches Symptom beschreiben LUDWIG et al. (1951) eine tiefe zentrale Exkavation mit erniedrigtem i.o. Druck und Venenpuls; sie führen sie auf die Hypotonie des Liquor cerebrospinalis zurück. NAUMKINA (1948) hält eine große Exkavation bei normalem Gesichtsfeld für eine Folge der Arteriosklerose.

II. Die glaukomatöse Exkavation

1. Hinweise auf die Literatur vor 1930

Während wir uns sonst auf die Literatur ab 1930 beschränken, scheint mir hier eine Ausnahme am Platze zu sein, weil die hauptsächlichen Ansichten über die Entstehung der glaukomatösen Exkavation vor 1930 entwickelt wurden und die Darstellung ohne einen Hinweis hierauf zu torsohaft bliebe. Die Literatur vor 1930 ist nicht vollständig wiedergegeben.

Zunächst hielt man die Exkavation für alleinige Folge des gesteigerten i.o. Druckes (v. GRAEFE, 1857, 1862; MÜLLER, 1858). Dafür schien zu sprechen, daß sie nach Druckentlastung flacher wird (v. GRAEFE, 1858) oder verschwindet (AXENFELD, 1903, 1910; HOLTH, 1913; FUCHS, 1924), doch zeigten histologische Untersuchungen von Augen mit zurückgedrängter Lamina cribrosa ohne Exkavation der Papille, daß die früher vorhandene Exkavation durch Wucherung von Glia und Bindegewebe (GAMA PINTO, 1882, 1902; KRUKENBERG, 1900; ROSCHER, 1901; BEHR, 1914; ELSCHNIG, 1928) oder Schwellung der restlichen Sehnervenfasern (GAMA PINTO, 1902) ausgefüllt ist.

SCHNABEL (1885, 1892, 1904, 1905, 1908) fand im prä- und retrolaminaren Nervengewebe feine Lücken, die er Kavernen nannte und für die Ursache der Exkavation hielt. Vor ihm hatten schon TREITEL (1876) und DEUTSCHMANN (1879) diese Lücken beschrieben. Nach SCHNABEL (1892, 1905) weicht die Lamina cribrosa erst dann zurück, wenn infolge der kavernösen Atrophie der Sehnerv in seiner Längsachse schrumpft. Dieser Vorgang sei primär und habe mit der i.o. Drucksteigerung nichts zu tun. Das Zurückweichen der Lamina ist für das typische ophthalmoskopische und histologische Bild der Exkavation nicht erforderlich (ELSCHNIG, 1908), das durch den prälaminaren Schwund von Nerven und Stützgewebe entsteht. Auch in der Netzhaut kommen Kavernen vor (SCHNABEL, 1892, 1905, 1908; SCHREIBER, 1906).

Gegen SCHNABELS Meinung, die Kavernen seien pathognomonisch für primäres Glaukom, erhoben sich Einwände, da sie auch bei Myopie (AXENFELD, 1905; POLATTI, 1906; STOCK, 1908, 1927; FLEISCHER, 1912), Panophthalmie (v. HIPPEL, 1910), retrobulbären Tumoren (KOYANAGI, 1927, 1928, 1930) oder intraocularen Tumoren, Uveitis und Verletzungen ohne Drucksteigerung (SCHNAUDIGEL, 1928) gefunden wurden. Auch nehmen spätere Untersucher im Gegensatz zu SCHNABEL an, daß der i.o. Druck beim Entstehen der Kavernen, bzw. der Exkavation doch eine Rolle spielt. Kavernen kommen auch bei Sekundärglaukom vor (GILBERT, 1915), sind also kein für primäres Glaukom spezifisches und vom i.o. Druck unabhängiges Leiden. Durch die i.o. Druckerhöhung kommt es zur Lymphstauung im Sehnerven und dadurch zur Degeneration der Nerven (FLEISCHER, 1911, 1912; ISHIKAWA, 1914).

Für Ödem als Ursache der Kavernenbildung sprechen die Papillenschwellung im akuten Glaukomanfall (ELSCHNIG, 1927) und die Verbreiterung des Sehnerven hinter der Lamina bei beginnender kavernöser Atrophie (FUCHS, 1916). Durch das Ödem kommt es zur Quellung der Nervenfasern (ISHIKAWA, 1914; GILBERT, 1915) und zu ihrem Zerfall, endlich auch zum Schwund des Binde- und Stützgewebes. Bei derart mazeriertem Sehnerven genügt oft schon der normale i.o. Druck, um die Lamina nach hinten zu pressen; in anderen Fällen kann sie trotz erhöhten Druckes an Ort und Stelle bleiben. Das Ödem wird teils als Transsudat aus den Zentralgefäßen im Sehnerven aufgefaßt (FLEISCHER, 1912), teils als Zeichen eines behinderten Abflusses der i.o. Flüssigkeit durch den Sehnerven (ELSCHNIG, 1924, 1927; KUBIK, 1928). Auf Blutungen in den Sehnerven führten DEUTSCHMANN (1879) und SCHNAUDIGEL (1904) die Kavernen zurück, auf Abreißen von Nervenfasern durch Dehnung, STOCK (1908, 1927) und KOYANAGI (1927, 1928).

Nicht nur Kavernenbildung, sondern auch randständige Exkavation kann ohne i.o. Druckerhöhung auftreten, wie SCHMIDT-RIMPLER (1908) bei postneuritischer Atrophie, RÖNNE (1910) bei Atrophie nach Blutung in die Opticusscheiden beobachteten. Weitere Fälle von ELSCHNIG (1895, 1924); STOCK (1910); LAUBER (1911); ROLANDI (1914); KAYSER (1921); KÖLLNER (1921). Umgekehrt kann Glaukom lange bestehen, ohne daß eine Exkavation auftritt (ELSCHNIG, 1924).

Auch auf den Einfluß einer lokalen Arteriosklerose der den Sehnerven versorgenden Gefäße wurde schon früh hingewiesen (FLEISCHER, 1912). GILBERT schreibt 1915, daß die Zentralgefäße „so gut wie ausnahmslos sklerotische Veränderungen zeigen". FLEISCHER (1912) vermutet Gefäßsklerose als Ursache der Exkavation bei normalem i.o. Druck, SALZER (1924) findet Faserbündeldefekte des Gesichtsfeldes bei Arteriosklerose.

2. Allgemeine Arbeiten über die Papille

An allgemeinen Arbeiten über die Papille sind hier zu nennen: REDSLOB (1956), TORRES ESTRADA (1956) und WOLTER (1956, 1957). Besonders hervorzuheben sind die Arbeiten von GOLDMANN (1957). Vgl. ferner S. 157 und 367.

3. Exkavation als Folge der i.o. Drucksteigerung

Nur wenige Autoren fassen in unserer Berichtszeit die Exkavation ausschließlich als Folge der i.o. Drucksteigerung auf (ISHIKAWA, 1930; KAPUSCINSKI, 1930; BLUM,

1938; CORNET, 1948; RAY, 1952; TORRES ESTRADA, 1956). ISHIKAWA (1930) fand bei experimentellem Glaukom bei Hunden schon nach zwei Tagen eine Aushöhlung der Sehnervenscheibe, ehe sich histologisch eine kavernöse Degeneration zeigte. Der hierbei erreichte i.o. Druck ist aber viel höher als in den meisten Fällen von Glaucoma simplex beim Menschen, und seine Versuche können höchstens zeigen, daß bei sehr hohem i.o. Druck die Kavernen nicht die Voraussetzung der Exkavation sind. KAPUSCINSKI (1930), RAY (1952) und IRVINE (1953) nehmen an, daß die Sehnervenfasern durch den gesteigerten i.o. Druck gegen den Sklerarand gepreßt und dadurch atrophisch werden, während BLUM (1938) in Schwingungen der Nervenfasern gegen den Skleralrand infolge der i.o. Druckschwankungen das schädigende Moment sieht. CORNET (1948) nimmt außer der Kompression gegen den Sklerarand noch einen Druck der Proc. cliniod. ant. gegen die Gefäßstämme an.

4. Exkavation als Folge der kavernösen Degeneration durch ungenügende Blutversorgung des Sehnerven

Die Schnabelschen Kavernen werden als Ursache der Exkavation angesehen von EL KATTAN et al. (1937), NICOLATO (1937), LOEWENSTEIN (1945), WOLF (1948), MAGITOT (1948), RADNÓT (1949), GRAMMATICO (1950), CRISTINI (1950, 1951), REDSLOB (1957).

LÖWENSTEIN (1945) und WOLFF (1948) erklären den Zerfall des nervösen Gewebes als Folge einer ungenügenden Blutversorgung, und in den Präparaten von CRISTINI (1950, 1951) ist deutlich ein Capillarschwund erkennbar. NICOLATO (1937) fand bei einem mit beginnendem Glaukom verstorbenen Patienten Faserdegeneration, aber keine Zeichen einer Gefäßkrankheit. MAGITOT (1947, 1948) hält die Opticusatrophie für descendierend. Durch Reize im Thalamus komme es zu Gefäßspasmen und Ödem des Sehnerven, zunächst in dessen intrakraniellem Verlauf. Dieser Meinung schließt sich REDSLOB (1957) an. Dagegen spricht das Fehlen der Exkavation bei den häufigen Formen der descendierenden Atrophie durch Druck eines Tumors oder Verletzung.

5. Exkavation als Folge von beiden Faktoren: ungenügende Blutversorgung des Sehnerven und erhöhter i.o. Druck

Beide Faktoren tragen zur Entstehung der Exkavation bei nach Ansicht von ALAJMO (1932), ENDÔ (1937), CORRADO (1941), MARX (1947) und WILCZEK (1951).

ENDÔ (1937) fand im Tierversuch nach Kompression des Sehnerven mittels einer Paraffinplombe Gefäßveränderungen, durch die er die lacunäre Atrophie entstanden glaubt. WILCZEK (1951) nimmt an, daß bei i.o. Drucksteigerung der erhöhte Gewebsdruck die Capillaren komprimiert und dies zur Kavernenbildung führt. Nach CORRADO (1941) wirken eine Anzahl verschiedener Faktoren zusammen: Die Steigerung des i.o. Druckes, die lacunäre Degeneration, die individuell verschiedene Widerstandsfähigkeit der Lamina cribrosa und der Zustand der Gefäßwände.

Ich glaube auch, daß die Exkavation nicht auf eine einzige Ursache zurückgeführt werden kann. Bei gleichem i.o. Druck sehen wir bei einem Kranken rasch, bei anderen viele Jahre später eine Exkavation entstehen (LLOYD, 1956). Auch zum Grad der Schädigung des Sehnerven besteht kein völlig festes Verhältnis. Eine Gesichtsfeldeinengung müssen wir bei atrophischer und randständig ausgehöhlter Papille zwar stets erwarten, ein normal aussehender Sehnervenkopf dagegen läßt keine Schlüsse auf das Gesichtsfeld zu. Ich fand nicht selten fortgeschrittenen glaukomatösen Verfall des Gesichtsfeldes bei scheinbar physiologischer Exkavation und gesteigertem i.o. Druck. In diesen Fällen ist sicher eine kavernöse Degeneration des Sehnerven vorhanden gewesen, eine typische Exkavation entstand aber nicht. Die Resistenz des prälaminären Gewebes und der Lamina cribrosa scheint also individuell verschieden zu sein. Die Exkavation bei Glaukom ohne Hochdruck und bei Methylalkoholvergiftung (s. dieses Kapitel, IV) zeigt, daß die i.o. Drucksteigerung nicht unbedingte Voraussetzung für ihre Entstehung ist, und umgekehrt zeigt die Ausbildung einer randständigen Exkavation bei Sekundärglaukom, daß die primäre oder infolge einer Gefäßerkrankung entstandene lacunäre Atrophie des Sehnerven nicht unbedingt vorausgesetzt zu werden braucht. Da beide Faktoren für sich allein die Exkavation verursachen können, und beide zusammen bei Glaucoma simplex vorhanden sind, liegt die Annahme nahe, daß sie sich gegenseitig unterstützen.

6. Sonstige Befunde bei glaukomatöser Exkavation

Bonavolontà (1948) findet in rotfreiem Licht das papillomaculäre Faserbündel bei primärem Glaukom lange erhalten, bei Sekundärglaukom früh geschädigt.

Amsler et al. (1936) und Werner et al. (1952) beschreiben bei je 1 Fall das Verschwinden der Exkavation nach drucksenkender Operation; in dem Fall von Amsler et al. trat trotz Hypotonie die Exkavation später wieder auf.

Salzmann (1939) fand histologisch bei 19 von 100 untersuchten Glaukomaugen die Exkavation durch Bindegewebe ausgefüllt.

Das zentrale Sehvermögen kann bei atrophischer, exkavierter Papille und eingeengtem Gesichtsfeld nur wenig beeinträchtigt sein (Jess, 1931).

III. Glaukom ohne Hochdruck

1. Klinische Abgrenzung

Bei Glaukom ohne Hochdruck ist die Papille randständig exkaviert und atrophisch, Gesichtsfeldausfälle sind wie bei Glaucoma simplex vorhanden, der i.o. Druck ist aber nicht gesteigert. Subjektiv fehlen Kopfschmerzen, Augenschmerzen und anfallsweise Sehstörungen, nur der Gesichtsfeldausfall und im Spätstadium die Herabsetzung der Sehschärfe werden bemerkt.

Ehe man die Diagnose eines Glaukoms ohne Hochdruck stellt, muß man sich vergewissern, daß wirklich nie Drucksteigerungen vorhanden sind. Fälle mit gelegentlichen (Magitot, 1938; Nordmann et al., 1957) oder nächtlichen Druckanstiegen (Matteucci, 1949) gehören also nicht hierher, ebensowenig solche, bei denen Belastungsproben pathologische Druckanstiege ergeben (Dalsgaard-Nielsen, 1937; Werner et al., 1951; Landau, 1955; Nordmann et al., 1957). Solche Fälle könnte man „Glaukom mit intermittierendem Hochdruck“ nennen (Diaz-Dominguez, 1948).

Erniedrigte Rigidität von Cornea und Sklera kann Drucksteigerungen übersehen lassen. Deshalb muß man die Rigidität messen, ehe man Glaukom ohne Hochdruck (Weekers, 1951; Posner, 1956; Nordmann et al., 1957) annimmt. Magitot (1938) zählt die Exkavation myoper Augen zum Glaukom ohne Hochdruck, was nicht richtig ist, da Goldmann (1956) zeigte, daß bei Myopie oder aus anderen Gründen erniedrigter Rigidität beträchtliche Drucksteigerungen bestehen können, die man bei gewöhnlicher Tonometrie nicht erkennt. Bei manchen Fällen von Glaukom ohne Hochdruck findet man mit Tagesdruckkurve, Nachtmessungen und Belastungsproben nie pathologische Werte, die Rigidität ist normal, aber die Tonographie ergibt eine pathologische Steigerung des Abflußwiderstandes. Normale Druckwerte sind dann nur möglich, wenn die Kammerwasserbildung herabgesetzt ist. Man könnte diese Fälle Hyposekretionsglaukom nennen. Wenn der Abflußwiderstand weiter steigt, wird ein Glaucoma simplex mit erhöhter Tension entstehen. Klinisch sind solche Fälle (Exkavation mit zunächst normalem, später gesteigertem i.o. Druck) von vom Hofe (1929), Bailliart (1933), Sabbadini (1949), Meyer (1950), Sobhy (1952) und Sobański et al. (1954, 1955) beschrieben.

Den gleichen tonographischen Befund erhält man auch oft bei beginnendem Glaucoma simplex, doch tritt dabei die Exkavation erst nach vielen Jahren im Spätstadium auf.

Der i.o. Druck ist wahrscheinlich individuell gesteigert, obgleich er statistisch im Normbereich liegt, z.B. betrug er in gesunden Tagen 11 mm Hg und stieg auf 19 mm Hg (Friedenwald, 1949, spricht von „normativ" zu hohem Druck). Diese geringe Drucksteigerung dürfte aber kaum die Ursache der Exkavation sein. Wir können deshalb solche Fälle zum Glaukom ohne Hochdruck rechnen, obwohl die Steigerung des Abflußwiderstandes ihre Verwandtschaft zum Glaucoma simplex zeigt (Grant, 1951; Becker et al., 1953). Nordmann et al. (1957) zählen solche Fälle zu Glaucoma simplex. Pickard (1938) glaubte, die kavernöse Opticusatrophie von der glaukombedingten perimetrisch durch das „photochromatische Intervall" unterscheiden zu können (s. „Die Untersuchung des Gesichtsfeldes").

Neuerdings berichteten Perkins und Wistanley (1959) über 58 Patienten (103 Augen), bei denen Glaukom ohne Hochdruck zunächst angenommen wurde. Nur bei vier dieser Augen blieb die Diagnose bestehen, nachdem die Verdächtigen tonographisch und mit Belastungsproben untersucht worden waren. Die übrigen Augen erwiesen sich als beginnendes Glaucoma simplex oder gesund.

Nicht zum Glaukom ohne Hochdruck, dessen Begriff an die Exkavation der Papille gebunden ist, gehören die von Charlin et al. (1932) beschriebenen Fälle mit Symptomen des „entzündlichen" Glaukoms bei normalen Druckwerten, und der Fall von Girgis (1953), bei dem Iridektomie Kopfschmerzen beseitigte, die Tension aber normal war.

Vielleicht handelte es sich in diesen Fällen um kongestives Glaukom, das im Intervall zwischen den Druckanstiegen untersucht wurde.

2. Namen

„Pseudoglaukom" ist der im englischen Schrifttum meist gebrauchte Name (Sjögren, 1947; Blazar et al., 1950 u. a.), im französischen Schrifttum seit de Wecker (1896) „faux glaucome". Aubineau (1930) versucht diese Fälle von Glaukom abzugrenzen. Weekers (1942, 1947) spricht von „glaucome incomplet", wenn eines der typischen Symptome (Hochdruck, Exkavation und Gesichtsfeldverfall) fehlt, und von „monosymptomatischem Glaukom", wenn nur Opticusatrophie und Exkavation vorhanden sind. Gegen den Begriff des Glaucoma incompletum wendet sich Palich-Szántó (1953), weil damit auch echte Glaukome im Anfangsstadium bezeichnet werden. „Ektasie ohne Hochdruck" wird von Kayser (1933, 1941) vorgeschlagen, „Paraglaukom" von Comberg (1954). „Glaukom ohne Hochdruck" wurde von Elschnig (1924) eingeführt. Blazar et al. (1950) empfehlen ihn („low-tension glaucoma") nur für die ätiologisch ungeklärten Fälle und sprechen von Pseudoglaukom, wenn eine andere Ursache für die Exkavation gefunden wird. Lyle (1956) zieht die Bezeichnung „arterio-sklerotische Opticusatrophie" an Stelle von Pseudoglaukom, „soft" glaucoma oder „low-tension glaucoma" vor. Ich bleibe bei „Glaukom ohne Hochdruck", weil der Zusammenhang mit vermeintlichen sonstigen Ursachen mir oft unsicher erscheint und die zur Exkavation führenden Gefäßveränderungen vermutlich die gleichen wie bei echtem Glaukom sind. Wenn das Gesichtsfeld normal ist und nur eine Exkavation besteht, scheint mir der Ausdruck „*Glaukom* ohne Hochdruck" nicht berechtigt zu sein. In der Literatur wird zwischen beiden Fällen oft nicht genau unterschieden, so daß z. B. Mißbildungen der Papille oder große physiologische Exkavation bei normalem Gesichtsfeld als Pseudoglaukom bezeichnet werden (Sobhy et al., 1929).

3. Intrakranielle Kompression des Sehnerven als Ursache

Druck eines Tumors auf den Sehnerven verursacht meist eine einfache Opticusatrophie ohne Exkavation oder Stauungspapille, wenn der intrakranielle Druck gesteigert ist (Tönnis, 1956). Auf den Druck eines Hypophysentumors führt Dalsgaard-Nielsen (1937) zwei Fälle zurück, Möller (1939) fand bei 23 Patienten mit Hypophysentumor zweimal Exkavation, einen weiteren Fall bei Chordom des Clivus Blumenbachi. Danielson (1946) beschreibt bds. Exkavation bei einem Kranken mit Sellatumor, ebenso Blazar et al. (1950). Bei M. Paget ist ein Fall beschrieben (Forni, 1951), der durch Kompression des Sehnerven im For. opticum oder in dessen Nähe durch die verlagerte A. carotis interna erklärt wird, die röntgenologisch nicht verkalkt war. Ein anderer Fall wurde bei Elephantiasis beobachtet (Bengisu, 1936), wobei es sich um eine Neurofibromatose Recklinghausen gehandelt haben dürfte. Auch bei intrakraniellem Aneurysma der A. carotis kam Glaukom ohne Hochdruck vor (Quintieri, 1956).

Auf den *Druck der verkalkten A. carotis interna* auf den Sehnerven als Ursache des Glaukoms ohne Hochdruck machte Thiel (1930, 1938) aufmerksam. Eine Reihe solcher Fälle wurde in der Folgezeit beschrieben (Saphir, 1933; Adrian-Matschke, 1933; Sternberg, 1934; Schmid, 1937; Dalsgaard-Nielsen, 1937; Vasquez Barrière, 1938; Obbink, 1938; Elwyn, 1940; Godtfredsen, 1942; Rintelen, 1947; Ellet, 1947; Sudakevich, 1947; Blazar et al., 1950; Etzikson, 1952; Berkson, 1952; Forni, 1954). Kurz (1935) fand röntgenologisch außerdem Verkalkungen der Dura und Sellabrücken. McLean et al. (1947) sahen bei der Operation die Abflachung der Sehnerven durch die verkalkte A. carotis, die bei jedem Pulsschlag gegen den Sehnerven hämmerte.

Gegen die Ansicht, daß die Kompression des Sehnerven zur Exkavation führt, sprechen verschiedene Befunde. Intrakranielle Kompression des Sehnerven verursacht, wie oben erwähnt wurde, in den meisten Fällen Atrophie ohne Exkavation. Solche Fälle bei Carotissklerose berichten Filippi-Gabardi (1934), Mans (1934/35), Mählen, (1934/35), Glück (1940), Halbertsma (1942).

In anderen Fällen entsteht eine Stauungspapille oder ein Neuritis-ähnliches Bild mit anschließender Atrophie (Riechert, 1935; Polliot et al., 1948; Parin, 1951).

Röntgenologisch findet man in 12–50% der Menschen über 50 Jahren Kalkschatten der A. carotis, ohne daß Exkavation des Sehnerven besteht; man darf das Zusammentreffen beider Symptome also nicht als Beweis für einen ursächlichen Zusammenhang werten. Glees (1937) fand bei 4 von 36 Patienten über 50 Jahren ohne Pseudoglaukom Verkalkung der Carotis, Siegert (1938) bei etwa der Hälfte aller Menschen über 60 Jahren, Goede (1939) bei 35% von 120 Patienten über 50 Jahren, Schmitz et al. (1955) bei Gesunden im 5. Lebensjahrzehnt in 20%, im 6. Jahrzehnt in 40%, im 7. Jahrzehnt in 55% und im 8. Jahrzehnt in 65%. Dem entsprechen auch die Befunde von Etzikson (1952).

Hieraus ergibt sich, daß die Exkavation nicht als unmittelbare Folge der Kompression entsteht. Der röntgenologische Nachweis von Carotisverkalkungen hat bei Glaukom ohne Hochdruck wenig Wert für die Klärung der Ätiologie. Die Verkalkung in den großen Gefäßen dürfte nur ein Begleitzeichen der Sklerose der kleinen Gefäße sein, deren Verengerung und Schwund zu einer Ernährungsstörung des Sehnerven führt (Knapp, 1932, 1940; Glees, 1937; Siegert, 1938; Goede, 1939; Duke-Elder, 1949; Etzikson, 1952; Schmitz et al., 1955). Auch Thiel (1930) hatte diese Möglichkeit schon in Betracht gezogen.

4. Erkrankung der den Sehnerven versorgenden kleinen Blutgefäße

Die Gefäßversorgung des Sehnerven durch die Zentralarterie und den Zinn-Hallerschen Gefäßkranz haben auf Grund eigener Studien und der Literatur WOLFF (1939) und VAIL (1948) besprochen. Schnabelsche Kavernen fanden PICKARD (1931) und REDSLOB (1941). Eine Erkrankung der kleinen Gefäße des Zinn-Hallerschen Kranzes wird heute von den meisten Autoren für die Ursache der kavernösen Degeneration und damit der Exkavation bei Glaukom ohne Hochdruck gehalten (VOM HOFE, 1929; KLAUBER et al., 1935; REID, 1937; KNAPP, 1940; GERARD, 1947; MAGNUS, 1947; MARX, 1948; COURTIS et al., 1952; RADZICHOVSKIJ, 1954). Verschiedene Formen der Gefäßerkrankung werden angenommen: Spasmen infolge endokriner Störungen oder durch primäre Erkrankung von Hypothalamus oder Hypophyse (MARQUEZ, 1947, 1948), Sklerose (DIAZ-DOMINGUEZ, 1948; PALICH-SZÁNTÓ, 1953), Atheromatose (VAIL, 1953), Arteriitis (ROUGIER, 1954). SJÖGREN (1947, 1952) fand bei vier Patienten encephalographisch Hirnatrophie, der ein gleicher Capillarschwund zugrundeliegt, durch den auch die Exkavation bei Glaucoma simplex oder Glaukom ohne Hochdruck entsteht. CRISTINI konnte (1950) den Capillarschwund histologisch zeigen; er fand (1953) bei Arteriographie eine Erweiterung und Streckung des Carotissyphons und glaubt, daß dadurch die A. ophthalmica an ihrer Abgangsstelle komprimiert wird, vielleicht auch ein Sympathicusreiz entsteht, und konnte (1954) einen verringerten Sauerstoffgehalt des Aderhautblutes bei Glaukom nachweisen. MARQUEZ (1947, 1948) hält die Exkavation für so wesensbestimmend bei Glaukom, daß er das Glaukom ohne Hochdruck als das eigentliche Glaukom bezeichnet und die Drucksteigerung bei Glaucoma simplex als eine Komplikation hiervon ansieht. Auch DUKE-ELDER (1949, 1950) und DUKE-ELDER und GOLDSMITH (1951) halten die örtliche Arteriosklerose des Sehnerven für das Wesen des Glaukoms. Vgl. S. 52 und 367.

5. Erniedrigter allgemeiner Blutdruck und erniedrigter diastolischer Netzhaut-Arterien-Druck als Ursache

SOBAŃSKI hielt einen im Verhältnis zum i.o. Druck zu niedrigen Blutdruck für die Ursache des Sehnervenschwundes bei Tabes, gab diese Erklärung später (1935, 1936) auch für Glaukom ohne Hochdruck und empfahl (1936) deshalb für beide Krankheiten, den allgemeinen Blutdruck zu steigern (Kampfer, Coffein, Strychnin, Arsen) und den i.o. Druck zu senken (Pilocarpin, Cyclodialyse), um so eine bessere Blutversorgung des Sehnerven zu bewirken. Wenn der diastolische Netzhaut-Arterien-Druck hoch genug sei, bewirke eine Steigerung des i.o. Druckes keine Atrophie oder Exkavation (1935, 1936). Bei 51 von 97 Augen mit tabischer Opticusatrophie konnte er durch „Entlastungstherapie" das Sehvermögen bessern (1937).

Ähnliche Vorstellungen über den ungünstigen Einfluß eines Mißverhältnisses zwischen diastolischem Netzhaut-Arterien-Druck und i.o. Druck auf die Sehnervenatrophie haben BAILLIART (1929), MELANOWSKI (1932), GALLOIS (1933), LAUBER (1935–1938), RINTELEN (1937, 1938), HARTSHORNE (1937), GANDOLFI (1939) VILENKINA (1939), KACHOUK (1940), MATTEUCCI et al. (1949), MATTEUCCI (1950), GROM (1952). ARRUGA (1936) erreichte bei 2 von 6 Fällen mit tabischer Opticusatrophie besseres Sehvermögen, aber keine Gesichtsfelderweiterung, bei 2 anderen Kranken verschlechterte sich das Sehen während der Behandlung, die er trotzdem empfiehlt. MIKLÓS (1937) berichtet über Erfolge bei tabischer Atrophie. LEGRAND (1948) beobachtete 2 Kranke mit erhöhtem i.o. Druck, bei denen das Gesichtsfeld 6–14 Jahre lang normal blieb, während akutes Glaukom bei Blutdrucksenkung auftrat. Diese Berichte sind z. T. wenig aufschlußreich und beweisen den Wert der Behandlung bei Glaukom ohne Hochdruck nicht.

Gegen die Ansichten von SOBAŃSKI und LAUBER wurden folgende Bedenken erhoben: SERR (1938) zweifelte die Richtigkeit der dynamometrischen Ergebnisse an. Die bei Tabes angeblich erniedrigten Blutdruckwerte sowie das Mißverhältnis zwischen Blutdruck bzw. Netzhaut-Arterien-Druck und i.o. Druck wurden von anderen Beobachtern nicht bestätigt (LANGHAMMEROVÀ, 1937; ASCHER, 1938; JANCKE, 1938; HORNIKER, 1938; DIMITRIOU, 1938; MÜLLER, 1939; KRÖGER, 1939; CONSTANTINE, 1940). Ein Mißverhältnis zwischen Netzhaut-Arterien-Druck und i.o. Druck wird oft ohne Schaden vertragen (ALBRICH, 1941). Operative Drucksenkung (MÜLLER, 1939, 1941; AUMANN et al., 1938) oder medikamentöse Behandlung (HORNIKER, 1938) brachten bei tabischem Sehnervenschwund keine sichere Besserung. HORNIKER (1938) hält die scheinbaren Erfolge für einen Übungseffekt. Auch tierexperimentell konnte KNOBLOCH (1937) keinen Einfluß der Senkung des i.o. Druckes auf den Verlauf der Sehnervenatrophie feststellen.

Obgleich der Gedanke, daß niedriger örtlicher Blutdruck die Entwicklung der Sehnervenatrophie und Exkavation begünstigt, zunächst einleuchtend erscheint, konnte er bisher nicht bewiesen werden. Aus der Höhe des Blutdruckes allein läßt sich das Minutenvolumen des Blutes nicht bestimmen. Der Netzhaut-Arterien-Druck steht in keinem festen Verhältnis zum Druck in der A. brachialis (LINKSZ et al., 1939). Behandlungserfolge bei Gesichtsfeldverfall mit gefäßerweiternden Mitteln, die den allgemeinen Blutdruck senken (s. „Medikamentöse Therapie") sprechen gegen die Vorstellungen von SOBAŃSKI-LAUBER.

6. Einzelfälle

Einzelfälle werden mitgeteilt von BENDER (1931), ROCHAT (1936), ELLET (1947), GILLIE (1950) und BERTOLDI (1951). CELOTTI et al. (1952) sprachen bei einem Patienten, der Glaukomsymptome anscheinend so eindrucksvoll schilderte, daß er an beiden Augen operiert wurde, von Pseudoglaukom, obwohl die Sehnerven normal waren und es sich um hysterische Erblindung handelte.

7. Operation bei Glaukom ohne Hochdruck

Das Ausbleiben von Erfolgen drucksenkender Operationen bei tabischem Sehnervenschwund wurde oben schon besprochen. Auch bei Glaukom ohne Hochdruck brachte die Operation nie Erfolge, oft aber eine Verschlechterung des Sehvermögens durch Komplikationen. Die Literatur ist S. 582 besprochen.

8. Tonographische Befunde

sind im Tonographie-Kapitel (S. 319) mitgeteilt.

IV. Exkavation bei anderen Krankheiten

Hypotonie des Liquor cerebrospinalis wird von KLAR (1940), MATTEUCCI et al. (1949) und LUDWIG et al. (1951) für eine Ursache der pseudoglaukomatösen Exkavation gehalten, von ŠTAJDUHAR (1951) abgelehnt. STENHOUSE (1936) vermutet einen ursächlichen Zusammenhang der Exkavation mit Febris uveo-parotidea in einem Fall. BERKLEY (1951) beschreibt einen Fall mit bds. Cystenniere und nimmt Gewebsschwäche als gemeinsame Ursache an. Bei Arteriitis temporalis sahen SMITH et al. (1949), TÓTH (1950) und MEYER-SCHWICKERATH (1951) Opticusatrophie mit Exkavation. Weitere derartige Fälle bei MEADOWS (1954).

Die randständige Exkavation nach Opticusatrophie infolge einer Methylalkoholvergiftung wird von MAYEDA (1932), HERZAU (1948), WILCZEK (1950), KLAR (1951) und BENTON et al. (1953) beschrieben. KLAR hält auch hierbei eine Hypotonie des Liquor cerebrospinalis für die Ursache. Wahrscheinlich ist es der massive akute Gefäßschaden, der in den ersten vier Tagen der Vergiftung zum Ödem, nach 2–3 Wochen zur Atrophie und in weiteren Wochen bis Monaten zur Exkavation führt. Sonstige Ursachen der Exkavation sind in den vorstehenden Abschnitten (3–5) genannt.

Schrifttum

ADRIAN-MATSCHKE: Klin. Mbl. Augenheilk. **90**, 245 (1933).
ALAJMO, B.: VII. Cong. Soc. Ital. d'Oftal. Rom 1932; ref. Zbl. Ophthal. **28**, 629 (1933).
ALBRICH, K.: Klin. Mbl. Augenheilk. **107**, 206—207 (1941).

AMSLER, M., u. J. RUMPF: Klin. Mbl. Augenheilk. **97**, 688 (1936).
ANDERSEN, O. C.: Klin. Mbl. Augenheilk. **122**, 159—168 (1953).
ARRUGA, H.: Arch. Oftal. hisp.-amer. **36**, 365—373 (1936).
ASCHER, K.: Albrecht v. Graefes Arch. Ophthal. **139**, 62—79 (1938).
AUBINEAU, E.: Ann. Oculist (Paris) **167**, 550—556 (1930).
AUMANN, CH., A. BRÜNING u. H. SOHR: Mschr. Psychiatr. **99**, 532—541 (1938); ref. Zbl. Ophthal. **41**, 646 (1938).
AXENFELD, TH.: Klin. Mbl. Augenheilk. **41**, I 122—127 (1903).
— Ber. dtsch. ophthal. Ges. Heidelberg **32**, 1905, 303—306 (1906).
— Ber. dtsch. ophthal. Ges. Heidelberg **36**, 49—54, 1910.
BAILLIART, P.: Bull. Soc. franç. Ophtal. **42**, 342—344 (1929).
— Bull. Soc. franç. Ophtal. **46**, 407—409 (1933).
BECKER, B., u. J. S. FRIEDENWALD: A. M. A. Arch. Ophthal. **50**, 557—571 (1953).
BEHR, C.: Klin. Mbl. Augenheilk. **52**, 790—813 (1914).
BENDER: Klin. Mbl. Augenheilk. **87**, 826 (1931).
BENGISU, N.: Fol. ophthal. orient **2**, 218—223 (1936); ref. Zbl. Ophthal. **38**, 477 (1937).
BENTON, C. C., u. F. P. CALHOUN: Amer. J. Ophthal. **36**, 1677—1685 (1953).
BERKLEY, W. L.: Amer. J. Ophthal. **34**, 1539—1542 (1951).
BERKSON, J.: Trans. Ophthal. Soc. U.K. **71**, 1951, 239—242 (1952).
BERTOLDI, M.: Rass. Ital. Ottal. **20**, 314 (1951).
BIETTI, G. B., u. P. F. FERRARIS DE GASPARE: Boll. Oculist. **29**, 29—52 (1950).
BLAZAR, H. A., u. H. G. SCHEIE: A. M. A. Arch. Ophthal. **44**, 499—513 (1950).
BLUM, L. L.: Genf, Diss. 1938; Ref. Zbl. Ophthal. **43**, 166 (1939).
BONAVOLONTÀ, A.: Ann. Ottal. **74**, 428—459 (1948).
CELOTTI, M., u. R. BOERI: Atti Soc. ottal. Lombarda **6**, 89 (1952); ref. Ophthal. Lit. **6**, 4428 (1952).
CHARLIN, C., u. A. SCHWEITZER: Klin. Mbl. Augenheilk. **89**, 88—92 (1932).
COMBERG, W.: Klin. Mbl. Augenheilk. **125**, 257—262 (1954).
CONSTANTINE, E. F.: Amer. J. Ophthal. **23**, 436—445 (1940).
CORNET, E.: Bull. Soc. franç. Ophtal. **61**, 485—492 (1948).
CORRADO, M.: Ann. Ottal. **69**, 27—58 u. 129—174 (1941).
COURTIS, B., u. R. BELTRÁN NUÑEZ: 4. Cong. panamer. Oftal. **3**, 1887—1895 (1952); ref. Zbl. Ophthal. **63**, 156 (1954/55).
CRISTINI, G.: Proc. XVI. Int. Cong. Ophthal. London **2**, 865—871 (1950).
— Bull. Sci. med. **123**, 7, (1950); ref. Ophthal. Lit. **4**, 4035 (1950).
— Atti Soc. ottal. ital. **12**, 235 (1951); ref. Zbl. Ophthal. **59**, 18 (1953).
— Riv. oto-neuro-oftal. **28**, 1—21 (1953); ref. Zbl. Ophthal. **62**, 141 (1954).
— Ann. Oculist. (Paris) **187**, 401—408 (1954).
DALSGAARD-NIELSEN, E.: Acta ophthal. (Kbh.) 15, 151—178 (1937).
DANIELSON, R. W.: Amer. J. Ophthal. **30**, 1300—1301 (1946).
DEUTSCHMANN, R.: Albrecht v. Graefes Arch. Ophthal. **25**, III 163—172 (1879).
DIAZ-DOMINGUEZ, D.: Arch. Soc. oftal. hisp. amer. **8**, 1218—1243 (1948); ref. Ophthal. Lit. **2**, 50 (1948).
DIMITRIOU, T. E.: Albrecht v. Graefes Arch. Ophthal. **139**, 704—719 (1938).
DUKE-ELDER, S.: A. M. A. Arch. Ophthal. **42**, 538—545 (1949).
— Amer. J. Ophthal. **33**, 11—18 (1950).
—, u. GOLDSMITH: Recent advances in ophthalmology. London, 1951.
EISUM, E. F.: Acta ophthal. (Kbh.) **35**, 200—203 (1957).
EL KATTAN u. M. AZMY: Bull. ophthal. Soc. Egypt **30**, 17—21 (1937); ref. Zbl. Ophthal. **40**, 505 (1938).
ELLET, E. C.: Amer. J. Ophthal. **30**, 63—64 (1947).
ELSCHNIG, A.: Ber. dtsch. ophthal. Ges. Heidelberg **24**, 1895, 149—154 (1895).
— Ber. dtsch. ophthal. Ges. Heidelberg **34**, 1907, 2—11 (1908).
— Z. Augenheilk. **52**, 287—296 (1924).
— Ber. dtsch. ophthal. Ges. Heidelberg **46**, 1927, 65—69 (1927).
— Albrecht v. Graefes Arch. Ophthal. **120**, 94—116 (1928).
ELWYN, H.: A. M. A. Arch. Ophthal. **24**, 476—478 (1940).
ENDÔ, F.: Acta Soc. ophthal. jap. **41**, 1595—1618 (1937); ref. Zbl. Ophthal. **40**, 425 (1938).
ETZIKSON, L. Y.: Vestn. Oftal. **31**,/I, 7—11 (1952); ref. Ophthal. Lit. **6**, 688 (1952).
FILIPPI-GABARDI, E.: Riv. otol. ecc. **11**, 591—604 (1934); ref. Zbl. Ophthal. **33**, 430 (1935).
FLEISCHER, B.: Ber. dtsch. ophthal. Ges. Heidelberg **37**, 1911, 283—288 (1912).
— Ber. dtsch. ophthal. Ges. Heidelberg **38**, 1912, 110—116 (1913).
FORNI, S.: Confin. neurol. Basel **11**, 20—21 (1951); ref. Ophthal. Lit. **5**, 3409 (1951).
— Atti 40. Cong. Soc. ottal. ital. **14**, 211—218 (1954).
FRIEDENWALD, J. S.: Trans. Amer. Acad. Ophthal. Otolaryng. **53**, 169—174 (1949).
FUCHS, A.: Amer. J. Ophthal. **7**, 425—436 (1924).

Fuchs, A.: Bull. ophthal. Soc. Egypt, 23—34 (1924); ref. Zbl. Ophthal. **14**, 793 (1925).
— Albrecht v. Graefes Arch. Ophthal. **91**, 435—485 (1916).
Funder, W.: Klin. Mbl. Augenheilk. **126**, 320—323 (1955).
Gallois, J.: Bull. Soc. Ophtal. Fr. No. 2, 110—112 (1933).
da Gama Pinto, J.: Albrecht v. Graefes Arch. Ophthal. 28/I, 170—185 (1882).
— Klin. Mbl. Augenheilk. **40**/I, 251 (1902).
Gandolfi, C.: Ann. Ottal. **67**, 433—450 (1939).
Gerard, R.: Arch. Ophtal. (Paris) **7**, 511—520 (1947).
Gilbert, W.: Albrecht v. Graefes Arch. Ophthal. **90**, 76—97 (1915).
Gillie, J. C.: Brit. J. Physiol. Opt. **7**, 161—163 (1950).
Girgis, A. M.: Bull. Ophthal. Soc. Egypt **45**, 161—166 (1953); ref. Zbl. Ophthal. **62**, 38 (1954).
Glees, A.: Arch. Augenheilk. **110**, 121—127 (1937).
Glück, E.: Klin. Mbl. Augenheilk. **105**, 516 (1940).
Godtfredsen, E.: Ugeskr. Laeg. 287—288 (1942); ref. Zbl. Ophthal. **48**, 236 (1943).
Goede, M.: Klin. Mbl. Augenheilk. **102**, 651—655 (1939).
Goldmann, H.: in: Glaucoma, herausgeg. v. F. W. Newell, 2. Tagung 1956, Macy Foundation N.Y., 137—165 (1957).
— : La papille. In: Biomicroscopie de l'oeil. Masson, Paris, 1957, 339—367.
—, u. T. Schmidt: Ophthalmologica **133**, 1957, 330—336 (1957).
Graefe, A. v.: Albrecht v. Graefes Arch. Ophthal. 3/II, 456—560 (1857).
— Albrecht v. Graefes Arch. Ophthal. **4**, II, 127—161 (1858).
— Albrecht v. Graefes Arch. Ophthal. **8**, II, 242—313 (1862).
Grammatico, A. D.: Prensa méd. argent. **37**, 1401—1403 (1950); ref. Zbl. Ophthal. **54**, 245 (1950/51).
Grant, W. M.: A. M. A. Arch. Ophthal. **46**, 113—131 (1951).
Grom, C. E.: Arch. Soc. oftal. hisp.-amer. **12**, 1273—1290 (1952).
Gut, A.: Arch. Klaus-Stiftg. **7**, 281—297 (1932); ref. Zbl. Ophthal. **29**, 225 (1933).
Halbertsma, K. T. A.: Ophthalmologica **104**, 289—300 (1942).
Hartshorne, I.: Amer. J. Ophthal. **20**, 724—727 (1937).
Henter, C.: Oftalmologia (Bucuresti) **2**, 127—132, (1957).
Herzau, W.: Klin. Mbl. Augenheilk. **113**, 183—184 (1948).
v. Hippel, E.: Albrecht v. Graefes Arch. Ophthal. **74**, 101—167 (1910).
vom Hofe, K.: Arch. Augenheilk. **100/101**, 414—417 (1929).
Holth, S.: Ber. dtsch. ophthal. Ges. Heidelberg **39**, 1913, 355—370 (1913).
Horniker, E.: Atti Soc. ottal. ital. 385—396 (1938).
Irvine, A. R. jr.: Trans. Pacif. Cst. oto-ophthal. Soc. **34**, 159—162 (1953).
Ishikawa, K.: Albrecht v. Graefes Arch. Ophthal. **87**, 429—456 (1914).
— Acta Soc. Ophthal. jap. **34**, 500—503 (1930); ref. Zbl. Ophthal. **24**, 525 (1931).
— Albrecht v. Graefes Arch. Ophthal. **124**, 387—443 (1930).
Jancke, G.: Klin. Mbl. Augenheilk. **101**, 591 (1938).
Jess, A.: Klin. Mbl. Augenheilk. **86**, 98—99 (1931).
Kachouk, M. E.: Med. Z. Akad. Nauk USSR **9**, 1439—1443 (1940); ref. Zbl. Ophthal. **46**, 98 (1941).
Kapuscinski, W. J.: Arch. Ophtal. (Paris) **47**, 779—787 (1930).
Kayser, B.: Klin. Mbl. Augenheilk. **66**, 923 (1921).
— Klin. Mbl. Augenheilk. **91**, 589—593 (1933).
— Klin. Mbl. Augenheilk. **106**, 600 (1941).
Klar, J.: Ber. dtsch. ophthal. Ges. Dresden **53**, 1940, 162—165 (1940).
— Ber. dtsch. ophthal. Ges. München **56**, 1950, 178—181 (1951).
Klauber, E., u. C. Budějovicích: Čsl. Ofthal. **2**, 93—96 (1935); ref. Zbl. Ophthal. **34**, 461 (1935).
Knapp, A.: A. M. A. Arch. Ophthal. **8**, 637—648 (1932).
— A. M. A. Arch. Ophthal. **23**, 41—47 (1940).
Knobloch, R.: Čsl. Ofthal. **3**, 326—329 (1937); ref. Zbl. Ophthal. **41**, 270 (1938).
Köllner, H.: Arch. Augenheilk. **89**, 80—83 (1921).
— Klin. Mbl. Augenheilk. **79**, 371—384 (1927).
— Klin. Mbl. Augenheilk. **81**, 499—507 (1928).
— Albrecht v. Graefes Arch. Ophthal. **123**, 537—631 (1930).
Kröger, J.: Münster: Diss. 1939, 31 S.; ref. Zbl. Ophthal. **46**, 400 (1941).
Krukenberg, F.: Klin. Mbl. Augenheilk. **38**, Beilageheft S. 47—55 (1900).
Kubik, J.: Klin. Mbl. Augenheilk. **80**, 513—518 (1928).
Kurz, O.: Arch. Augenheilk. **109**, 108—123 (1935).
Landau, J.: Acta med. orient. **14**, 216—217 (1955); ref. Ophthal. Lit. **9**, 2121 (1955).
Langhammerovà, R.: Čsl. Ofthal. **3**, 101—108 (1937); ref. Zbl. Ophthal. **39**, 291 (1937).
Lauber, H.: Diskuss. Ber. Ophthal. Ges. Wien (1910); ref. Zbl. Ophthal. **25**, 110 (1911).
— Z. Augenheilk. **87**, 65—76 (1935).
— Wien. klin. Wschr. **2**, 1079—1081 (1935).

LAUBER, H.: A. M. A. Arch. Ophthal. **16**, 555—568 (1936).
— Trans. Ophthal. Soc. U.K. **58**, 1938, 661—697 (1938).
LAUBER, J.: Bull. Soc. franç, ophtal. **48**, 429—438 (1935).
— Klin. oczna **15**, 230—236 (1937); ref. Zbl. Ophthal. **39**, 374 (1937).
LEGRAND: Bull. Soc. belge Ophtal. **88**, 258—263 (1948).
LINKSZ, A., u. J. RASKO: Ann. Oculist. (Paris) **176**, 747—751 (1939).
LLOYD, J. P.: General discussion, Trans. Ophthal. Soc. U. K. 1956, **76**, 3850 (1956).
LOEWENSTEIN, A.: A. M. A. Arch. Ophthal. **34**, 220—226 (1945).
LUDWIG, A., u. N. VURDELJA: Ophthalmologica, **122**, 293—307 (1951).
LYLE, D. J.: Eye Digest. Watson Gailey Eye Found. **1**, 29—33 (1956); ref. Ophthal. Lit. **10**, 462 (1956).
MÄHLEN: 1934/35 in Diskuss. zu Mans, Verh. Ophthal. Ges. 1934/35, 2—3 Hosp. tid. 1935; ref. Zbl. Ophthal. **36**, 127 (1936).
MAGITOT, A.: Ann. Oculist (Paris) **175**, 349—368 (1938).
— Ann. Oculist, (Paris) **180**, 321—341 (1947).
— Ann. Ottal. **74**, 309—313 (1948).
MAGNUS, J. A.: Brit. J. Ophthal. **31**, 692—696 (1947).
MANS: Verh. Ophthal. Ges. 1934/35, 2—3 Hosp. tid. (1935); ref. Zbl. Ophthal. **36**, 127 (1936).
MARQUEZ, M.: Ophthal. Ib.-amer. **9**, 123—146 (1947); ref. Ophthal. Lit. **1**, 2160 (1947).
— Ann. Oculist (Paris) **181**, 351—358 (1948).
MARSICO, V.: Arch. Ottal. **57**, 233—245 (1953).
MARX, P.: Bull. Soc. ophtal. Fr. No. **1**, 22—25 (1947).
— Ann. Oculist, (Paris) **181**, 374 (1948).
MATTEUCCI, P.: Atti 37. Cong. Soc. ottal. ital. **10**, 1948, 168—169 (1949); ref. Ophthal. Lit. **3**, 3983 (1949).
—, u. G. KLUZER: Atti 37. Cong. Soc. ottal. ital. **10**, 1948, 559 (1949); ref. Ophthal. Lit. **3**, 4778 (1949).
MAYEDA, T.: Acta Soc. Ophthal. Jap. **36**, 1312—1335 (1932); ref. Zbl. Ophthal. **28**, 350 (1933).
MCLEAN, J. M., u. B. S. RAY: A. M. A. Arch. Ophthal. **38**, 154—158 (1947).
MEADOWS, S. P.: Trans. Ophthal. Soc. U.K. **74**, 1954, 13—24 (1954).
MELANOWSKI, W. H.: Klin. oczna **10**, 28—35 (1932); ref. Zbl. Ophthal. **27**, 607 (1932).
MEYER, S. J.: Eye, Ear, Nose Thr. Monthly **29**, 477—479 (1950).
MEYER-SCHWICKERATH, G.: Ärztl. Wschr. 1951, 704—707.
MIKLÓS, A.: Albrecht v. Graefes Arch. Ophthal. **138**, 219—269 (1937).
MITA, H.: Albrecht v. Graefes Arch. Ophthal. **123**, 258—271 (1929).
MÖLLER, H. U.: Acta Ophthal. (Kbh.) **17**, 20—27 (1939).
MÜLLER, H.: Albrecht v. Graefes Arch. Ophthal. **3**/I, 92—98 (1857).
— Albrecht v. Graefes Arch. Ophthal. **4**/I, 363—388 (1858).
— Albrecht v. Graefes Arch. Ophthal. **4**/II, 1—39 (1858).
MÜLLER, H.K.: Klin. Mbl. Augenheilk. **102**, 584—585 (1939).
— 1934/35, Diskuss. zu Albrich, Klin. Mbl. Augenheilk. **107**, 206—207 (1941).
NAUMKINA, O. M.: Vestn. Oftal. **27**/6, 37—38 (1948); ref. Ophthal. Lit. **2**, 656 (1948).
NICOLATO, A.: Rass. ital. Ottal. **6**, 507—528 (1937).
NORDMANN, J., u. J. P. GERHARD: Bull. Soc. Ophtal Fr., **1957**, 443—444.
OBBINK, J.: Ned. T. Geneesk. 4391—4392 (1938); ref. Zbl. Ophthal. **42**, 445 (1939).
PALICH-SZÁNTÓ, O.: Klin. Mbl. Augenheilk. **123**, 20—30 (1953).
PARIN, P.: Schweiz. Arch. Neur. **67**, 139—174 (1951); ref. Zbl. Ophthal. **56**, 219 (1951/52).
PERKINS, E. S.: Proc. Roy. Soc. Med. **52**, 429—433 (1959)
PFENNINGER, E.: Zürich, Diss. 1939, 16 S.; ref. Zbl. Ophthal. **45**, 479 (1940).
PICKARD, R.: Proc. roy. Soc. Med. **14**, 31—40 (1921).
— Proc. roy. Soc. Med. **23**, 845—854 (1930).
— Brit. J. Ophthal. **15**, 323—333 (1931).
— Trans. Ophthal. Soc. U.K. **55**, 1935, 599—621 (1935).
— Brit. J. Ophthal. **22**, 391—400 (1938).
— Brit. J. Ophthal. **32**, 355—361 (1948).
POLATTI, A.: Klin. Mbl. Augenheilk. **44**/I, 14—27 (1906).
POLLIOT, L., u. TAPTAS: Arch. Ophtal. (Paris) **8**, 277 (1948).
POSNER, A.: Eye, Ear, Nose Thr. Monthly, **35**, 733—743 (1956); ref. Ophthal. Lit. **10**, 2075 (1956).
PROKS, M.: Klin. Mbl. Augenheilk. **122**, 168—172 (1953).
QUINTIERI, C.: Boll. Oculist. **35**, 293—301 (1956).
RADNÓT, M.: Arch. Ophtal. (Paris) **9**, 454—457 (1949).
RADZICHOVSKIJ, B. L.: Vestn. Oftal. **33**, 20—25 (1954); ref. Zbl. Ophthal. **63**, 51 (1954/55).
RAY, I.A.: IV. Cong. Pan. amer. Oftal. **3**, 1874—1878 (1952); ref. Ophthal. Lit. **6**, 4420 (1952).
REDSLOB, E.: Ann. Oculist, (Paris), **177**, 323—340 (1941).
— Ann. Oculist. (Paris) **189**, 749—759 (1956).

Redslob, E.: Ann. Oculist. (Paris), **190**, 261—267 (1957).
Reid, A. C.: Brit. J. Ophthal. **21**, 361—363 (1937).
Riechert: Klin. Mbl. Augenheilk. **95**, 389 (1935).
Rintelen, F.: Schweiz. med. Wschr. **2**, 791—794 (1937). ref. Zbl. Ophthal. **39**, 663 (1937).
— Ophthalmologica (Basel) **96**, 15—21 (1938) u. Klin. Mbl. Augenheilk. **101**, 918—920 (1938).
— Ann. Oculist. (Paris) **180**, 118—119 (1947).
Rochat, G. F.: Ned. T. Geneesk. 1794—1797 (1936); ref. Zbl. Ophthal. **37**, 125 (1937).
Rönne, H.: Klin. Mbl. Augenheilk. **48**/I, 50—60 (1910).
Rolandi, S.: Ann. Ottal. **43**, 137 (1914).
Roscher, A.: Klin. Mbl. Augenheilk. **39**/II, 947—949 (1901).
Rougier, J.: Bull. Soc. ophtal. Fr. No. 1, 123—125 (1954).
Sabbadini, D.: Atti 37. Cong. Soc. ottal. ital. **10**, 464—476 (1949).
Salzer, F.: Ber. dtsch. ophthal. Ges. Heidelberg **44**, 1924, 47—50 (1924).
Salzmann, M.: Z. Augenheilk. **87**, 1—14 (1935).
— Albrecht v. Graefes Arch. Ophthal. **140**, 629—654 (1939).
Saphir, O.: Amer. J. Ophthal. **16**, 110—118 (1933).
Schmid: Klin. Mbl. Augenheilk. **98**, 104 (1937).
Schmidt-Rimpler, H.: Arch. Augenheilk. **59**, 1—13 (1908).
Schmitz, E., u. E. zu Salm-Salm: Albrecht v. Graefes Arch. Ophthal. **156**, 303—312 (1955).
Schnabel, J.: Arch. Augenheilk. **15**, 311—398 (1885).
— Arch. Augenheilk. **24**, 273—292 (1892).
— Klin. Mbl. Augenheilk. **46**/I, 600—603 (1904).
— Z. Augenheilk. **14**, 1—22 (1905).
— Z. Augenheilk. **19**, 556—557 (1908).
Schnaudigel, O.: Albrecht v. Graefes Arch. Ophthal. **59**, 344—359 (1904).
— Ber. dtsch. ophthal. Ges. Heidelberg **47**, 108—113 (1928).
Schreiber, L.: Albrecht v. Graefes Arch. Ophthal. **64**, 237—338 (1906).
Serr, H.: Albrecht v. Graefes Arch. Ophthal. **138**, 893—908 (1938).
— Klin. Mbl. Augenheilk. **101**, 764—765 (1938).
Siegert, P.: Albrecht v. Graefes Arch. Ophthal. **138**, 798—844 (1938).
— Klin. Mbl. Augenheilk. **101**, 600 (1938).
— Klin. Mbl. Augenheilk. **103**, 114 (1939).
Sjögren, H.: Nord. Med. **33**, 574 (1947); ref. Zbl. Ophthal. **51**, 233 (1949/50).
Smith, C., u. P. B. Greene: Amer. J. Ophthal. **32**, 685—690 (1949).
Smith, R.: Brit. J. Ophthal. **37**, 122—123 (1953).
Sobański, J.: Klin. oczna **13**, 214—237 (1935); ref. Zbl. Ophthal. **34**, 424 (1935).
— Albrecht v. Graefes Arch. Ophthal. **135**, 383—400 (1936).
— Albrecht v. Graefes Arch. Ophthal. **135**, 401—430 (1936).
— Klin. Mbl. Augenheilk. **97**, 1—22 (1936).
— Klin. oczna **15**, 670—675 (1937); ref. Zbl. Ophthal. **41**, 142 (1938).
—, u. H. Zelawska: XXIV. Cong. Oculist. Polski **1**, 48—49 (1954); ref. Ophthal. Lit. **8**, 4846 (1954).
— — Postepy okulist. **2**, 97—107 (1955); ref. Zbl. Ophthal. **68**, 137 (1956).
Sobhy, M.: Bull. ophthal. Soc. Egypt **43**, 55—58 (1952); ref. Zbl. Ophthal. **63**, 51 (1954/55).
—, u. A. F. Tobgy: Bull. ophthal. Soc. Egypt **21**, 51—52 (1929); ref. Zbl. Augenheilk. **23**, 719 (1930).
Štajduhar, J.: Ophthalmologica, (Basel) **122**, 129—142 (1951).
Stenhouse, S. D.: Trans. Ophthal. Soc. U.K. **56**, 1936, 299—303 (1936).
Sternberg, A.: Klin. Mbl. Augenheilk. **93**, 402 (1934).
Stock, W.: Klin. Mbl. Augenheilk. **46**/I, 342—358 (1908).
— Klin. Mbl. Augenheilk. **48**/I, Beilageheft S. 124—144 (1910).
— Klin. Mbl. Augenheilk. **78**, 61—63 (1927).
Sudakevich, D. I.: Vestn. Oftal. **26**/3, 34—37 (1947); ref. Ophthal. Lit. **1**, 2173 (1947).
Thiel, R.: Ber. dtsch. ophthal. Ges. Heidelberg **48**, 1930, 133—136 (1930).
— Klin. Mbl. Augenheilk. **100**, 610 (1938).
Tönnis, W.: Ber. dtsch. ophthal. Ges. Heidelberg **59**, 1955, 6—27 (1956).
Torres Estrada, A.: Bull. Soc. franç. ophtal. **69**, 289—308 (1956).
Tóth, Z.: Szemészet **87**, 148—150 (1950); ref. Ophthal. Lit. **4**, 2780 (1950).
Treitel, Th.: Albrecht v. Graefes Arch. Ophthal. **22**/II, 204—251 (1876).
Vail, D.: Amer. J. Ophthal. **31**, 1—12 (1948).
— Quart. Bull. Northwest. Univ. med. School **27**, 74—77 (1953); ref. Ophthal. Lit. **7**, 210 (1953).
Vazquez Barrière, A.: Act. 1. Congr. argent. Oftalm. **2**, 445—454 (1938); ref. Zbl. Ophthal. **42**, 319 (1939).
Vilenkina, A. I.: Vestn. Oftal. **14**, 69—73 (1939); ref. Zbl. Ophthal. **43**, 575—576 (1939).
de Wecker, L.: Ann. Oculist. (Paris) **116**, 249 (1896).

WEEKERS, R.: Ophthalmologica **104**, 316—331 (1942).
— Ann. Oculist. (Paris) **180**, 10—19 (1947).
— Ophthalmologica **122**, 187—189 (1951).
WERNER, L. E., u. T. J. MACDOUGALD: Trans. Ophthal. Soc. U.K. **70**, 1950, 27 (1951).
— — Trans. Ophthal. Soc. U.K. **71**, 1951, 439—458 (1952).
WILCZEK, M.: Klin. oczna **20**, 279—289 (1950); ref. Ophthal. Lit. **4**, 6078 (1950).
— Klin. oczna **21**, 177—188 (1951); ref. Ophthal. Lit. **5**, 5773 (1951).
WILSON, R. P.: N.Z. Med. J. Suppl. **8**, 35—42 (1956); ref. Zbl. Ophthal. **70**, 341 (1957).
— Trans. Ophthal. Soc. N.Z. **8**, 35—42 (1956); ref. Ophthal. Lit. **10**, 2923 (1956).
WINSTANLEY, J.: Proc. roy. Soc. Med. **52**, 433—436 (1959).
WOLFF, E.: Trans. Ophthal. Soc. U.K. **59**, 1939, 157—162 (1939).
— Trans. Ophthal. Soc. U.K. **67**, 1947, 133—140 (1948).
WOLTER, J. R.: Albrecht v. Graefes Arch. Ophthal. **158**, 268—276 (1956).
— Amer. J. Ophthal. **44**, 48—65 (1957).
WOOD, E. H.: 4. Cong. panamer. Oftal. **3**, 1499—1510 (1952); ref. Zbl. Ophthal. **63**, 394 (1954/55).

F. Besondere Glaukomformen

I. Glaukom bei der sogenannten Abschilferung der Linsenkapsel

(Schrifttum S. 167)

1. Übersichtsarbeiten. Klinisches Bild. Differentialdiagnose

Eine ausgezeichnete Monographie über das Krankheitsbild mit wichtigen eigenen Ergebnissen stammt von SUNDE (1956). Dort ist auch das ältere Schrifttum besprochen, in dem das klinische Bild beschrieben wurde (LINDBERG, 1917; VOGT, 1921, 1923; MALLING, 1923) ohne zunächst als Abschilferung der Linsenkapsel gedeutet zu werden. VOGT gab ihr 1925 den Namen „Exfoliatio superficialis capsulae anterioris". Andere Namen sind capsulo-cuticulare Degeneration der Linse, Abschilferung der Linsenkapsel. Wenn gleichzeitig Glaukom besteht, spricht man von Linsenkapselglaukom oder Glaucoma capsulare. – Eine weitere Übersichtsarbeit stammt von GRADLE et al. (1940).

Das Spaltlampenbild ist typisch: am Pupillarsaum sieht man bläulich-weiße oder grau-weiße Flocken zwischen Iris und Linse, die der Linse lose anhaften und oft erst bei Pupillenerweiterung dort auf der Linse sichtbar werden, wo die Iris ihr auflagerte. Hier können sie einen meist radiär angeordneten filzigen Rasen bilden. Nach einer Iridektomie findet man diese Flocken auch auf der Zonula und den Ciliarfortsätzen, gonioskopisch besonders im unteren Umfang des Kammerwinkels. Wenn eine Iridektomie *vor* Auftreten der sogenannten Kapselabschilferung vorgenommen wurde, erscheinen die Flocken später im Iridektomiebereich nicht (MÜLLER, 1937; SUNDE, 1956). Das Scheuern zwischen Iris und Linse scheint also für die Ablagerung Vorbedingung zu sein. Die Flocken sehen an der Spaltlampe filzig oder opak aus.

Ganz anders sieht die großflächige Ablösung der vorderen Lamelle der Linsenkapsel nach Hitzeeinwirkung aus, wie man sie bei Glasbläsern und Arbeitern vor offenem Feuer findet; hierbei flottiert eine klare, durchsichtige Membran, die meist leicht eingerollt ist, im Kammerwasser und haftet mit der breiten Basis an der Linse. Meist bildet sich dabei auch ein Feuerstar (Wärmestar, Glasbläserstar), der am hinteren Linsenpol als scheibenförmige, aus einzelnen Bröckeln zusammengeflossene Trübung sichtbar ist.

Eine Verwechselung der beiden Krankheitsbilder ist kaum möglich, scheint aber gelegentlich (HOLLOWAY et al., 1931) vorgekommen zu sein. DVORAK-THEOBALD (1954) widmet der Differentialdiagnose eine Arbeit und nennt die flockenartige Abschilferung Pseudo-Exfoliation, weil es sich um Auflagerungen eines unbekannten Materials, nicht um Abschilferung der Linsenkapsel handele. Hierin stimmt sie mit HANDMANN (1926), SUNDE (1956) und LANDOLT (1957) überein.

Außer den „Abschilferungen“ findet man im Kammerwinkel meist eine starke Pigmentablagerung (BUSACCA, 1945; GRADLE et al., 1947; WEEKERS et al., 1951; FRANÇOIS, 1955).

2. Histologische Befunde. Natur der Flocken

Die ersten histologischen Befunde stammen von BUSACCA (1928, 1929), der die weißen Flocken als Niederschläge auf der Linsenvorderfläche und in der Vorderkammer deutete. Er war im Gegensatz zu VOGT der Meinung, daß sie nichts mit der Loslösung der Zonulalamelle zu tun haben, und vertrat diese Anschauung auch in späteren Arbeiten (1930, 1945). VOGT (1928, 1930, 1931, 1932, 1933, 1936, 1938) und seine Schüler (REHSTEINER, 1929; GRZEDZIELSKI, 1931; WIEDERKEHR, 1938) schlossen aus ihren histologischen Präparaten, daß die weißen Flocken von der Linsenkapsel stammen, und hielten die Busaccaschen Ablagerungen für Kunstprodukte. Auch GIFFORD (1958) hielt die Flocken für Abblätterungen der Zonulalamelle.

Weitere histologische Befunde wurden mitgeteilt von SOBHY (1931, 1932), CARAMAZZA (1933), FAHMY (1936), MAGHRABY (1937), WIEDERKEHR (1938), GRADLE et al. (1940), MICHAELSON (1940), IRVINE (1941), BLAAUW (1941) und DVORAK-THEOBALD (1954). Sie klärten den Widerspruch zwischen BUSACCAS und VOGTS Befunden nicht auf, zumal manche Autoren (z. B. GRADLE et al., 1940) mit VOGT eine Kapselabschilferung annahmen, aber Busaccasche Niederschläge abbildeten.

DVORAK-THEOBALD (1954) beschrieb Flocken auch im Kammerwinkel, in den Trabekeln und im Schlemmschen Kanal und schloß daraus, daß die Flocken den Abfluß des Kammerwassers verlegen können. Sie nahm an, bei den von VOGT einerseits, BUSACCA andererseits beschriebenen Befunden handele es sich um zwei verschiedene Krankheitsbilder. SUNDE (1956) glaubte, daß das von DVORAK-THEOBALD im Kammerwinkel und Schlemmschen Kanal gefundene Material etwas anderes als die auf der Linse abgelagerten Flocken sei.

Durch zwei neue Arbeiten dürfte die Streitfrage, ob die Flocken Kapselabschilferung oder Niederschläge eines anderen Materials sind, entschieden sein. SUNDE (1956) untersuchte 23 enucleierte Augen mit sogenannter Kapselabschilferung an der Spaltlampe und histologisch und kam zu dem Schluß, daß die Linsenkapsel keine Veränderungen aufweist und daß es sich um die Ablagerung eines anderen, granulären Materials handelt, wie BUSACCA (1928) es beschrieb. LANDOLT (1957) untersuchte VOGTS Präparate nochmals und schloß sich der Meinung von BUSACCA-SUNDE an. Er hielt die Niederschläge für Zeichen einer Uvea-Erkrankung. Die von VOGT und seinen Schülern beschriebenen Kapselbefunde der Linse sind hiernach uncharakteristische Veränderungen, die mit der Krankheit nichts zu tun haben. Andererseits zeigten die Präparate aus der VOGTschen Klinik die typischen Niederschläge von BUSACCA (WIEDERKEHR, 1938), auf die VOGT und seine Scnüler bei den eigenen Präparaten nicht näher eingingen, während sie sie in Busaccas Präparaten als Kunstprodukte erklärten.

Die Flocken wurden von IRVINE (1941) und KURZ (1955) nach Röntgenbestrahlung gefunden. Ein ursächlicher Zusammenhang damit erscheint mir fraglich, da bei den Kranken von KURZ (1955) nur ein Auge bestrahlt wurde, aber beide Augen Flocken aufwiesen.

CAMBIAGGI et al. (1957) fanden bei 13 Augen mit sogenannter Kapselabschilferung normales p_H (7,32) des Kammerwassers und konnten Eiweiß im Kammerwasser elektrophoretisch nicht nachweisen, was mit dieser Methode erst von einem Eiweißgehalt von 0,05% ab möglich ist. Das Fehlen einer Eiweißvermehrung spricht meiner Ansicht nach gegen eine Entzündung als Ursache der Ablagerungen.

3. Häufigkeit der sogenannten Abschilferung und ihre Kombination mit Glaukom

Bei Menschen *ohne Glaukom* ist die Häufigkeit der sog. Abschilferung je nach ihrer Heimat ganz verschieden, wie Tabelle 18 zeigt. Sie kommt nur nach dem 50. Lebens-

Tabelle 18. *Häufigkeit der „Abschilferung" bei Menschen über 50 Jahren ohne Glaukom*

Autor	Jahr	Land	Zahl der untersuchten Pat. ohne Glaukom	% mit Kapselabschilferung
BAUMGART	1933	Italien	522	3
TRANTAS	1934	Griechenland	425	8,7
HÖRVEN	1936, 1937	Norwegen	152	11
IRVINE	1940	Indien	235	8
		USA	276	3
TRAVI et al.	1948	Italien	80	7,5
ÖRGEN	1949	Türkei	—	18,2

Tabelle 19. *Häufigkeit von Glaukom bei Augen mit „Kapselabschilferung"*

Autor	Jahr	Land	Zahl der Untersuchten	% mit Glaukom
TRANTAS	1929	Griechenland	42	33
VOGT	1930	Schweiz	45	75
KIRBY	1930	USA	7	29
BUSACCA	1930	Argentinien	30	90
GRZEDZIELSKI	1931	Schweiz	17	71
HOLLOWAY et al.	1931	USA	3	67
SOBHY	1931, 1932	Ägypten	44	66
BAUMGART	1933	Italien	43	60
GARROW	1938	England	10	80
IRVINE	1940	Indien und USA	40	62
GRADLE et al.	1947	USA	77	82
MOKHTAR	1948	Ägypten	—	70
ÖRGEN	1949	Türkei	62	42
MAGGI ZAVALIA et al.	1950	Argentinien	31	77

Tabelle 20. *Häufigkeit der Augen mit „Kapselabschilferung" unter den Augen mit Glaukom*

Autor	Jahr	Land	%
BLAICKNER	1932	Deutschland	6
BAUMGART	1933	Italien	48
TRANTAS	1934	Griechenland	46
HÖRVEN	1936, 1937	Norwegen	85—93
BUTLER	1938	England	10
GARROW	1938	England	16
IRVINE	1940	Indien	24
IRVINE	1940	USA	4
GRADLE et al.	1947	USA	14
HOLST	1947	Norwegen	82
TRAVI et al.	1948	Italien	15,5
HÖRVEN	1948	Norwegen	Kein Fall mit „Abschilferung" unter 50 inflammatorischen Glaukomen
LOEWENSTEIN	1949	England	82
THOMASSEN	1949	Norwegen	79
		England	2
MUSABEJLI	1950	Rußland	34
MAGGI ZAVALIA et al.	1950	Argentinien	44
LEMOINE	1950	USA	4

jahr und bei etwa 3–18% der Untersuchten vor. Das männliche Geschlecht scheint eher zur „Abschilferung" zu neigen als das weibliche. SUGAR (1957) zählte nach der Literatur 169 Männer und 93 Frauen.

GRADLE et al. (1940) berichten nach der Literatur über 643 Fälle von Abschilferung, von denen nur 355 Glaukom hatten.

Einzelfälle von Kapselabschilferung *ohne* Glaukom wurden mitgeteilt von KIRBY (1930, 5 von 7 Patienten mit Abschilferung hatten kein Glaukom), MALBRÁN (1937, 1 Fall mit Epitheldystrophie Fuchs), HITTA (1940), BELLOWS (1944), MOFFATT (1948), WEEKERS et al. (1951).

Ungefähr 60% der Augen mit Kapselabschilferung haben Glaukom (Tab. 19). Die unterschiedlichen Angaben über die Häufigkeit sind z. T. durch zu kleine Gesamtzahlen einzelner Autoren bedingt, die eine Prozentrechnung sinnlos erscheinen lassen.

Sehr verschieden sind die Angaben über die Frage, wie oft bei Glaukom eine Kapselabschilferung gefunden wird. Der Prozentsatz schwankt von über 80 bis unter 10% (Tab. 20). Örtliche Unterschiede sind wesentlich, da der gleiche Beobachter mit der gleichen Untersuchungstechnik ganz verschiedene Häufigkeiten finden kann (THOMASSEN, 1949, in Norwegen 79%, in London 2%). Es ist noch nicht geklärt, ob diese Unterschiede durch das Klima, die Rasse, die Ernährung oder andere Faktoren bedingt sind. Ich habe in Bonn in fünf Jahren unter mindestens 500 Augen mit Glaukom nicht ein einziges mit Kapselabschilferung gesehen, obgleich bei fast allen Augen (außer einigen wenigen mit sehr engem Kammerwinkel und hohem i.o. Druck) die Linse in Mydriasis untersucht wurde und Gonioskopie bei allen Augen ausgeführt wurde. In Mainz sah ich nur zwei typische Fälle in drei Jahren.

Einzelfälle von Kapselabschilferung *mit* Glaukom sind beschrieben von GOULDEN (1932), FOSTER (1933), WAITE (1934), SHAPIRA (1935), MALBRÁN (1936), MAGHRABY (1937), BUTLER (1938), HOLM-PEDERSEN (1952, 1954), WILSON (1953).

Bei kongestivem Glaukom (akutem oder chronisch-kongestivem) scheint die Abschilferung sehr selten zu sein. Mir sind nur zwei Fälle von GARROW (1938), zwei von GRADLE et al. (1940, 1947) und je ein Fall von THEOBALD (1927), FOSTER (1933) und ROSS (1949) bekannt. HÖRVEN, der bei Glaucoma simplex in 93% Abschilferung fand, sah sie bei 50 Augen mit „inflammatorischem" Glaukom nie (1948).

4. Sind die Abschilferungen Ursache des Glaukoms?

HÖRVEN (1936, 1937) fand Abschilferung der Linsenkapsel bei 93% aller Augen mit Glaucoma simplex und glaubte, damit die Ursache des Glaukoms überhaupt entdeckt zu haben. Auch LOEWENSTEIN (1949, 1951) hielt Drucksteigerung bei Kapselabschilferung für ein Sekundärglaukom. Fälle, bei denen erst die „Abschilferung", dann Glaukom auftrat, wurden von HAEMMERLI (1928), HÖRVEN (1936, 1937) und GRADLE et al. (1940) beobachtet. Die meisten anderen Autoren hielten beide Krankheiten für voneinander unabhängige senile Veränderungen (TRANTAS, 1929; SOBHY, 1931; BAUMGART, 1933; MALBRÁN, 1937; MALLING, 1938; GARROW, 1938; IRVINE, 1941; BELLOWS, 1944; THOMASSEN, 1949; WEEKERS et al., 1950, 1951; BERLINER, 1951; CARAMAZZA, 1954; SUNDE, 1956).

Gegen den ursächlichen Zusammenhang von Glaukom mit Kapselabschilferung sprechen folgende Befunde: Oft findet man Kapselabschilferung ohne Glaukom (GRADLE et al., 1940). Bei einseitiger Abschilferung kann das Glaukom nur an dem Auge mit normaler Linse (TRANTAS, 1929) oder an beiden Augen (BUSACCA, 1928; HÖRVEN, 1936; WEEKERS et al., 1951; SUNDE, 1956) bestehen, oder Glaukom tritt vor den Linsenveränderungen auf (WEEKERS et al., 1951). Die Höhe der Tension ist unabhängig vom Grad der Verlegung des Kammerwinkels durch die Flocken (THOMASSEN, 1949; WEEKERS et al., 1951). Histologisch findet man mitunter keine Verlegung der Trabekel (SOBHY, 1931). Ich bin mit den oben genannten Autoren der Ansicht, daß die Niederschläge und Glaucoma simplex zwei verschiedene Krankheiten sind, die nicht in ursächlichem Zusammenhang miteinander stehen. Das Glaukom bei „Kapselabschilferung" ist also ein primäres Glaukom. Ob beide Krankheiten „Abschilferung" und Glaukom parallele Symptome einer primären Uveaerkrankung sind wie MALLING (1923), BAUMGART (1933), CARAMAZZA (1933) und SUNDE (1956) meinten, scheint mir noch nicht sicher zu sein. Für eine Erkrankung der Uvea in solchen Fällen und eine Verwandtschaft zum Pigmentglaukom spricht die von PILLAT (1934) und BARD (1935) mitgeteilte Beobachtung, daß nach Pupillenerweiterung mit Adrenalin in je einem Falle eine plötzliche sehr starke Pigmentaussaat in das Kammerwasser auftrat.

STEPANIK (1953) konnte mit seinem Goniotomie-Instrument bei einem Auge mit Kapselabschilferung den Druck durch Auskratzen des Kammerwinkels normalisieren. Bei Linsentrübung wird intracapsuläre Staroperation empfohlen (TRAVI et al., 1948; SOMMERS et al., 1951). Wenn es sich um Ablagerungen handelt, die nicht von der Linsenkapsel herrühren, müßte man erwarten, daß sie nach Entfernung der Linse weiter zunehmen. Dies wurde zwar bisher noch nicht beobachtet. GRADLE et al. (1947) fanden aber nach intracapsulärer Entfernung der Linse weiter erhöhte Tension (bei 14 von 16 operierten Fällen), was dafür spricht, daß die Linse nicht der Herkunftsort der Ablagerungen ist.

Schrifttum

BARD, J.: Z. Augenheilk. **85**, 261 (1935).
BAUMGART, B.: Boll. Oculist **12**, 560—597 (1933).
BELLOWS, J. G.: Bull. Northwest. Univ. M. School **18**, 232—237 (1944); ref. nach Barkan, O.: Ophthalmology in the War Years, Meyer-Wiener, Chicago **2**, (1948).
BERLINER, M.: Amer. J. Ophthal. **34**, 899—911 (1951).
BLAAUW, E. E.: A. M. A. Arch. Ophthal. **25**, 12—24 (1941).
BLAICKNER, J.: Ber. dtsch. ophthal. Ges. Leipzig, **49**, 1932, 325—336 (1932).
BUSACCA, A.: Albrecht v. Graefes Arch. Ophthal. **119**, 135—176 (1928).
— Klin. Mbl. Augenheilk. **83**, 737—757 (1929).
— Klin. Mbl. Augenheilk. **85**, 823—828 (1930).
— Elements de Gonioscopie normale, pathologique et experimentale. Tipografia Rossolillo, São Paũlo (1945) 194 S.
BUTLER, T. H.: Trans. Ophthal. Soc. U.K. 1938, **58**, 575—589 (1938).
CAMBIAGGI, A., u. A. PIRODDA: Boll. Soc. ital. Biol. sper. **33**, 318—320 (1957); ref. Zbl. Ophthal. **74**, 103 (1958).
CARAMAZZA, F.: Rass. ital. Ottal. **2**, 1299—1333 (1933).
— Rass. ital. Ottal. **23**, 81—100 (1954).
DVORAK-THEOBALD, G.: Trans. Amer. Ophthal. 1953, **51**, 385—407 (1954).
FAHMY, A. Y.: Bull. ophthal. Soc. Egypt **29**, 164 (1936); ref. Amer. J. Ophthal. **22**, 90 (1939).
FOSTER, J.: Trans. Ophthal. Soc. U.K. 1933, **53**, 611—613 (1933).
FRANÇOIS, J.: in: Glaucoma, A Symposium, Blackwell, Oxford 1955, 169—196.
GARROW, A.: Brit. J. Ophthal. **22**, 214—230 (1938).
GIFFORD, H. jun.: Trans. Amer. Ophthal. Soc. **55**, 189—216 (1958).
GOULDEN, CH.: Proc. roy. Soc. Med. **25**, 689 (1932); ref. Zbl. Ophthal. **27**, 457 (1932).
GRADLE, H. S., u. H. S. SUGAR: Amer. J. Ophthal. **23**, 982—997 (1940).
— — Amer. J. Ophthal. **30**, 12—19 (1947).
GRZEDZIELSKI, J.: Albrecht v. Graefes Arch. Ophthal. **126**, 409—423 (1931).
HAEMMERLI, V.: Z. Augenheilk. **66**, 104 (1928).
HANDMANN, M.: Klin. Mbl. Augenheilk. **76**, 482—489 (1926).
HITTA, T.: Chuo-Ganka-Iho **32**, 26—31 (1940); ref. Zbl. Ophthal. **46**, 61 (1941).
HÖRVEN, E.: Acta Ophthal. (Kbh.) **14**, 231—245 (1936).
— Brit. J. Ophthal. **21**, 625—637 (1937).
— Acta Ophthal. (Kbh.) **26**, 231—234 (1948).
HOLM-PEDERSEN, E.: Nord. med. **48**, 1677 (1952); ref. Ophthal. Lit. **6**, 3591 (1952).
— Ugeskr. Laeg. **1954**, 655—656; ref. Zbl. Ophthal. **63**, 157 (1954/55).
HOLLOWAY, T. B. D., u. A. COWAN: Amer. J. Ophthal. **14**, 189—195 (1931).
HOLST, J. C.: Amer. J. Ophthal. **30**, 1267—1275 (1947).
IRVINE, R.: A. M. A. Arch. Ophthal. **23**, 138—160 (1940).
— A. M. A. Arch. Ophthal. **25**, 992—1001 (1941).
KIRBY, D. B.: A. M. A. Arch. Ophthal. **4**, 93—95 (1930).
KURZ, O.: Acta med. orient. **14**, 201 (1955); ref. Ophthal. Lit. **9**, 2082 (1955).
LANDOLT, E.: Ophthalmologica **133**, 309—320 (1957).

LEMOINE, A. N.: Amer. J. Ophthal. **33**, 1353—1373 (1950).
LINDBERG, J. G.: 1917, zit. nach Sunde, O. A.: Acta Ophthal (Kbh.) Suppl. Bd. **45**, 85 S., 1956.
LOEWENSTEIN, A.: Trans. Ophthal. Soc. U.K. 1948, **68**, 485—501 (1949).
— Ophthalmologica **122**, 257—282 (1951).
MAGGI ZAVALIA, J., u. D. J. FERRERO: Arch. Oftal. B. Aircs, **25**, 547—558 (1950); ref. Ophthal. Lit. **4**, 5088 (1950).
MAGHRABY, A.: Bull. ophthal. Soc. Egypt **30**, 42—50 (1937); ref. Ophthal. Lit. **40**, 577 (1938).
MALBRÁN, J.: Arch. Oftal. B. Aires, **11**, 210—221 (1936); ref. Zbl. Ophthal. **37**, 215 (1937).
— Arch. Oftal. B. Aires, **12**, 441—449 (1937); ref. Zbl. Ophthal. **40**, 220 (1938).
MALLING, B.: Acta Ophthal. (Kbh.) **16**, 43—69 (1938).
— Acta Ophthal. (Kbh.) **1**, 97 u. 215 (1923).
MICHAELSON, I.C., u. A. GARROW: Brit. J. Ophthal. **24**, 400—403 (1940).
MOFFATT, P. McG.: Proc. roy. Soc. Med. **41**, 750 (1948); ref. Ophthal. Lit. **2**, 499 (1948).
MOKHTAR, M.: Bull. ophthal. Soc. Egypt Session 42, 1945, **39**, 105—107 (1948); ref. Ophthal. Lit. **2**, 499 (1948).
MÜLLER, H. K.: Klin. Mbl. Augenheilk. **98**, 653—658 (1937).
MUSABEJLI, U.: Vestn. Oftal. **29**, 16—21 (1950); ref. Zbl. Ophthal. **55**, 338 (1951).
ÖRGEN, C.: Oto-Nöro. Oftal. **4**, 1—28 (1949); ref. Ophthal. Lit. **3**, 745 (1949).
PILLAT, A.: Z. Augenheilk. **84**, 257 (1934).
REHSTEINER, K.: Klin. Mbl. Augenheilk. **82**, 21—36 (1929).
ROSS, R.: Acta Ophthal. (Kbh.) **27**, 475—482 (1949).
SHAPIRA, T. M.: Amer. J. Ophthal. **18**, 31—33 (1935).
SOBHY, M.: Bull. ophthal. Soc. Egypt **24**, 77—97 (1931); ref. Zbl. Ophthal. **27**, 166 (1932).
— Brit. J. Ophthal. **16**, 65—86 (1932).
SOMMERS, I. G., u. R. C. ARMSTRONG, W. C. IRVINE u. M. NUGENT: Amer. J. Ophthal. **34**, 456—457 (1951).
STEPANIK, J.: Wien. klin. Wschr. **65**, 365 (1953).
SUGAR, H. S.: The Glaucomas, 2. Aufl. Hoeber, N.Y. 1957, 516 S.
SUNDE, O. A.: Acta Ophtal. (Kbh.) Suppl. Bd. **45**, 85 S., (1956).
— Vestn. Oftal. **69**, 34—35 (1956); ref. Zbl. Ophthal. **71**, 208 (1957).
THEOBALD, P.: Klin. Mbl. Augenheilk. **78**, Beilageh. S. 179 (1927).
THOMASSEN, T. L.: Acta Ophthal. (Kbh.) **27**, 423—427 (1949).
TRANTAS, A.: Bull. Soc. franç. Ophtal. **42**, 317—327 (1929).
— Bull. Soc. franç. Ophtal. **47**, 277—291 (1934).
TRAVI, O. C., F. BELLOUARD u. C. REBAY: Arch. Mem. Soc. Oftal. Litoral **1**, 128—131 (1947/48); ref. Ophthal. Lit. **2**, 4085 (1948).
VOGT, A.: Atlas d. Spaltlampenmikroskopie des lebenden Auges, Berlin, Springer 1921, 72 S.
— Albrecht v. Graefes Arch. Ophthal. **111**, 109 (1923).
— Klin. Mbl. Augenheilk. **75**, 1—12 (1925).
— Z. Augenheilk. **66**, 105 (1928).
— Klin. Mbl. Augenheilk. **84**, 1—2 (1930).
— Lehrbuch u. Atlas d. Spaltlampenmikroskopie des lebenden Auges. 2. Aufl. Berlin, Springer 1931, 313 S.
— Klin. Mbl. Augenheilk. **88**, 248 (1932).
— Klin. Mbl. Augenheilk. **89**, 581—586 (1932).
— Klin. Mbl. Augenheilk. **89**, 587—590 (1932).
— Klin. Mbl. Augenheilk. **89**, 848 (1932).
— Klin. Mbl. Augenheilk. **90**, 842—843 (1933).
— Klin. Mbl. Augenheilk. **97**, 670—671 (1936).
— Klin. Mbl. Augenheilk. **101**, 703—705 (1938).
— Klin. Mbl. Augenheilk. **101**, 705—708 (1938).
WAITE, J. H.: Amer. J. Ophthal. **17**, 254—255 (1934).
WEEKERS, L., R. WEEKERS u. J. DEDOYARD: Docum. Ophthal. ('s-Grav.) **5/6**, 555—569 (1951).
— — Bull. Soc. belge. Ophtal. **95**, 383—392 (1950).
WIEDERKEHR, W.: Albrecht v. Graefes Arch. Ophthal. **139**, 541—552 (1938).
WILSON, R. P.: Trans. Ophthal. Soc. N.Z. 8—21 (1953); ref. Zbl. Ophthal. **62**, 301 (1954).

II. Primäres Glaukom bei jungen Menschen

(Schrifttum S. 170)

1. Altersbegrenzung. Vorkommen

Als „juvenil" bezeichnen viele Autoren primäres Glaukom, wenn es zwischen dem 10.–35. (KLJAČKO, 1939) oder vor dem 40. Jahr (CAPETTA et al., 1936) auftritt.

Sekundärglaukom infolge von Entzündungen, Verletzung usw. kann natürlich in jedem Lebensalter entstehen und wird besser nicht als „juvenil" bezeichnet (was TAGGART, 1934, tut).

Fälle werden mitgeteilt von VEJDOVSKÝ (1930, 1931), DEHOGUES (1930), BIRIČ (1932), SOLEIMAN et al. (1933), RAYMOND (1934), GROS (1947), BOASE (1948), GALLOIS (1948, 1949), PAIGE (1950), ROSSI (1950), KROUWELS (1951), LAW et al. (1955), LEGASTO et al. (1955).

Bei diesen Patienten machten oft Kopfschmerzen oder vorübergehende Sehstörungen auf die Krankheit aufmerksam. In jugendlichem Alter beginnendes Glaucoma simplex, das keine subjektiven Erscheinungen und so früh keine Funktionsausfälle verursacht, dürfte meist unentdeckt bleiben.

2. Vermutungen über die Ätiologie

Eine flache Vorderkammer ist auch bei jungen Menschen die Voraussetzung für das Entstehen von akuten Druckanstiegen mit Kopfschmerzen. So kam es bei zwei Kindern (URBANEK, 1930; KUNZ, 1931) zu paradoxen Druckanstiegen nach Pilocarpin (vgl. „Glaukom durch Linsenveränderungen"), was URBANEK als „Glaucoma inversum" bezeichnet. JEANDELIZE (1949) beschreibt 5 Fälle, bei denen er eine Unterfunktion der Hypophyse nachgewiesen zu haben glaubt. TOWBIN et al. (1933) fanden bei einem Patienten allgemeine Gefäßstörungen, LÖHLEIN bei einem Patienten (1933) Syringomelie. HRANKOVIČOVÁ (1931), CAPETTA et al. (1936), MOTOLESE (1936) und ROSSETTI (1950) vermuten endokrine Störungen oder Lues als Ursache. ELLIS (1948) spricht von juvenilem Glaukom nur bei Augen mit mesodermalem Gewebe im Kammerwinkel, womit er die Krankheitsbezeichnung zu Unrecht auf Spätformen des angeborenen Glaukoms (Hydrophthalmie) beschränkt. Solche spät manifest werdenden Formen des angeborenen Glaukoms werden von KLUYSKENS (1956) und WEEKERS (1956, Diskussion zu KLUYSKENS) beschrieben. SANTENOISE et al. (1950) „erklären" Tensionssteigerungen mit Kopfschmerzen bei jungen Menschen als vasomotorisch bedingt.

3. Vererbung

Die Vererbung ist dominant, Antizipation wurde nicht beobachtet. Stammbäume sind im Kapitel „Erblichkeit des primären Glaukoms" mitgeteilt.

4. Unterscheidet sich das Glaukom junger Menschen von dem Erwachsener?

Nach FRANÇOIS (1955) kann es sich bei Glaukom von jungen Menschen um eine späte Manifestierung des kongenitalen Glaukoms handeln, wobei man im Kammerwinkel embryonales Gewebe findet und die Hornhaut vergrößert oder normal sein kann, oder es besteht ein früh beginnendes kongestives oder einfaches Glaukom, das sich in nichts von den gleichen primären Glaukomformen Erwachsener unterscheidet. Eine besondere Glaukomform, die einen eigenen Namen, „juveniles" Glaukom, verlangt, liegt bei jungen Menschen also nicht vor. Ich halte diese Ansicht für richtig. Meine Reihenuntersuchung von 10 000 scheinbar gesunden Personen zeigte, daß Glaucoma simplex gar nicht so selten schon in den 20er Jahren beginnt, Funktionsausfälle aber meist wesentlich später auftreten (Näheres s. S. 3–4).

POSNER et al. (1949) fanden keinen Unterschied in Symptomen und Verlauf zwischen „juvenilem" Glaukom und Glaucoma simplex. Auf die große Arbeit von LÖHLEIN (1913) vor unserer Berichtszeit sei nur kurz hingewiesen. In über 50% seiner Fälle lagen Hemmungsmißbildungen vor, die anderen Augen unterschieden sich vom Altersglaukom nicht. Bei der Einteilung von FUCHS, die LEGASTO et al. (1955) zitieren, würden also von seinen vier Gruppen eine („echtes juveniles Glaukom") wegfallen, und die Glaukome junger Menschen verteilen sich in seine übrigen *drei Gruppen:*

1. Spätform der Hydrophthalmie bzw. Glaukom infolge angeborener (Hemmungs-) Mißbildungen,

2. früh beginnendes primäres Glaukom,
3. Sekundärglaukome, die in jedem Alter vorkommen können.

Schrifttum

Birič, T.: Arch. Oftal. **8**, 874—886 (1932); ref. Zbl. Ophthal. **29**, 761 (1933).
Boase, A. J.: Amer. J. Ophthal. **31**, 997—999 (1948).
Capetta, D., u. A. Motolese: Boll. Oculist. **15**, 911—1002 (1936).
Courtney, R. H., u. E. Hill: J. Amer. med. Ass. **97**, 1602—1609 (1931).
Dehogues, J. L.: Rev. cub. Oftal. **3**, 150—152 (1930); ref. Zbl. Ophthal. **25**, 151 (1931).
Dérer, J.: Ofthal. Sborn. **5**, 112—114 (1930); ref. Zbl. Ophthal. **24**, 325 (1931).
Ellis, O. H.: Amer. J. Ophthal. **31**, 1589—1596 (1948).
François, J.: Proc. XVII. int. Cong. Ophthal. Montreal-N.Y. 1954, II, 1145—1152 (1955).
Gallois, J.: Arch. Ophtal. (Paris) **8**, 280 (1948).
— Bull. Soc. Ophtal. Fr. No. 3, 432—435 (1949).
— Bull. Soc. franç. Ophtal. **62**, 325—332 (1949).
Glees, M., u. A. Ried: Albrecht v. Graefes Arch. Ophthal. **142**, 495—502 (1940).
Gros, B. H.: Ann. Oculist. (Paris) **180**, 366—375 (1947).
Hrankovičová, L.: Bratisl. lék. Listy **11**, 91—94 (1931); ref. Zbl. Ophthal. **25**, 472 (1931).
Jeandelize, P.: Ophthalmologica **118**, 548—554 (1949).
Kljačko, M. L.: Vestn. Oftal. **15**, 80—90 (1939); ref. Zbl. Ophthal. **45**, 593 (1940).
Kluyskens, J.: Bull. Soc. belge Ophtal. **111**, 328—337 (1956).
Krouwels, A. G.: Ned. T. Geneesk. 1745—1751 (1951); ref. Zbl. Ophthal. **58**, 222 (1952/53).
Kunz, E.: Klin. Mbl. Augenheilk. **87**, 433—441 (1931).
Law, T. B., u. N. Kerkenezov: Trans. Ophthal. Soc. Aust. **15**, 162—166 (1955); ref. Ophthal. Lit. **9**, 4711 (1955).
Legasto, N. C., u. M. C. Legasto: J. Philipp. med. Ass. **31**, 451—457 (1955); ref. Ophthal. Lit. **9**, 2993 (1955).
Löhlein, W.: Albrecht v. Graefes Arch. Ophthal. **85**, 393—488 (1913).
— Z. Augenheilk. **79**, 524—532 (1933).
McCulloch, C., u. D. MacRae: Trans. Canad. Ophthal. Soc. **13**, 79—91 (1950); ref. Ophthal. Lit. **4**, 5066 (1950).
Motolese, A.: Ber. dtsch. ophthal. Ges. Heidelbg. **51**, 1936, 411—415 (1936).
Paige: Amer. J. Ophthal. **33**, 982—984 (1950).
Posner, A., u. A. Schlossman: A. M. A. Arch. Ophthal. **41**, 125—150 (1949).
Preobraženskij, V. V.: Vestn. Oftal. **16**, 326—332 (1940); ref. n. Barkan, O.: Ophthalmology in the War Years, Meyer-Wiener, Chicago **1** (1946).
Raymond, R. L.: Brit. med. J. **3811**, 102—103 (1934).
Rossetti, D.: Atti 38. Cong. Soc. ottal. ital. **11**, 520 (1950).
Rossi, G.: Atti 38. Cong. Soc. ottal. ital. **11**, 524 (1950).
Santenoise, D., u. J. Gallois: Bull. Soc. Ophtal. Fr. 448—451 (1950).
Soleiman, B., u. A. H. Sayed: Bull. Ophthal. Soc. Egypt **26**, 140—142 (1933); ref. Zbl. Ophthal. **31**, 626 (1934).
Taggart, H. J.: Proc. roy. Soc. Med. **27**, 350—351 (1934).
Towbin, B. G., u. L. I. Wilenski: Z. Augenheilk. **80**, 141—147 (1933).
Urbanek, J.: Z. Augenheilk. **71**, 171—172 (1930).
Vejdovský, V.: Ofthal. Sborn. **5**, 147—149 (1930) u. Bratisl. lék. Listy **11**, 87—89 (1931); ref. Zbl. Ophthal. **25**, 472 (1931).

III. Glaukom bei Myopie

Die Beziehungen zwischen Glaukom und Myopie kann man unter folgenden Gesichtspunkten betrachten:

1. Wie oft kommt Myopie bei Glaukom vor?
2. Kann Glaukom die Ursache von Myopie sein?
3. Bei Myopie wird Glaukom leicht übersehen.

(1) Die Frage, wie oft Myopie bei Glaukom vorkommt, wird in einer ausgezeichneten Arbeit von Hruby (1941) an Hand großer Statistiken kritisch untersucht. Hier wird auch die Literatur diskutiert. Hruby kommt zu dem Ergebnis, daß die drei

Hauptgruppen der Refraktionsanomalien (Myopie, Hypermetropie, Emmetropie) bei Glaukom etwa ebenso häufig sind wie in der Gesamtbevölkerung.

Gala (1930) hielt Myopie für selten bei Glaukom (1,6% bei 437 Augen mit primärem Glaukom), Sanguinetti (1934) fand sie häufig (32,7% bei 220 Glaukomkranken). Pagliarani (1952) erhielt bei 37 von 50 myopen Augen „pathologische" Druckanstiege bei Belastungsproben, bewertete sie aber meiner Ansicht nach falsch, so daß viele angeblich „pathologische" Proben tatsächlich ein normales Ergebnis hatten. Kapuscinski et al. (1954, 1956) fanden bei 53 hoch myopen Personen zwei sichere Glaukome und acht weitere mit Glaukomverdacht.

Von manchen Autoren wird nicht unterschieden, um welche *klinische Form des Glaukoms* es sich handelt. Bei Myopie ist wegen des im allgemeinen weiten Kammerwinkels ein Winkelblockglaukom seltener als bei Hypermetropie. Hruby (1941) fand bei „inflammatorischem" Glaukom Hypermetropie in 35%, Myopie in 11%. Glaucoma simplex dagegen ist wohl bei Myopie ebenso häufig wie bei Emmetropie.

(2) Die Vermutung, infolge der Drucksteigerung könne eine Achsenmyopie entstehen, geht auf von Graefe (1869) zurück, der das Staphyloma post. verum als Folge einer i.o. Drucksteigerung ansah. Die Frage wird in unserer Berichtszeit erneut von Kraupa (1931, 1936) diskutiert. Ein solches Auge mit Glaukom und Ablatio wurde von Kumanomido (1935) histologisch untersucht. Löhlein (1913) nahm gleichfalls an, i.o. Drucksteigerung bei jungen Menschen führe zu Achsenmyopie.

In unserer Berichtszeit wurden Fälle von Myopie bei Glaukom junger Menschen mitgeteilt von Mieses (1930), Pandolfi (1930), Noskov (1930), Colley (1939), Fahmy (1948), Shafi (1957). Progressive Myopie bei Glaukom fand bei 1 Patienten Bedrossian (1952). Sédan et al. (1950) sahen bei 1 Glaukompatienten von 30 Jahren Myopie von −3,5 dptr entstehen, die nach Sklerektomie um 1 dptr zurückging. Torres Estrada (1947) nahm an, bei 1/3 der zwischen 7–25 Jahren entstehenden Myopien sei i.o. Drucksteigerung die Ursache für die Dehnung des Bulbus. Sabbadini (1949) beobachtete 3 Fälle von kongenitalem Glaukom mit hoher Myopie.

Strehler (1938) beschrieb einen Stammbaum mit Vererbung von Glaucoma simplex und Myopie, Korte (1939) einen anderen Stammbaum, in dem die Glaukomkranken myop, die nicht an Glaukom Erkrankten emmetrop oder hypermetrop waren.

Gegen eine kausale Abhängigkeit der Myopie von der i.o. Drucksteigerung sprach sich Hruby (1941) aus. Er fand, daß myope Augen durchschnittlich früher an Glaukom erkranken als nicht-myope, glaubte aber, daß Glaukom nicht die Ursache der Myopie sei, sondern in solchen Fällen zwei verschiedene Anlagen, eine für Glaukom und eine für Myopie, zusammentreffen. Wessely (1947) wies auf die Vererbung von Myopie oder Hydrophthalmie in der gleichen Familie hin. D'Ermo et al. (1955) fanden bei 11 myopen Kranken mit Glaukom die Fluoresceinpermeabilität der Blut-Kammerwasser-Schranke ebenso verzögert wie bei primärem Glaukom und nahmen präsklerotische Gefäßveränderungen deshalb als gemeinsame Ursache von Glaukom und Myopie an, was ein recht gewagter Schluß ist.

Ich glaube, daß im allgemeinen Hrubys Ansicht richtig ist und Glaukom nicht zu einer Achsenmyopie führt, daß es aber doch Einzelfälle wie die oben zitierten gibt, bei denen der hintere Augenpol dem in der Kindheit erhöhten i.o. Druck nachgab. Eine geringere Widerstandsfähigkeit oder eine Tendenz zum Wachstum des hinteren Pols dürfte bei solchen Augen vorliegen. Diese Anlage hätte aber bei normalem i.o. Druck nicht zum gleichen Grad der Myopie geführt; insofern halte ich bei hochgradiger Myopie und Glaukom im jugendlichen Alter die Drucksteigerung für eine wesentliche Teilursache der Myopie. Keratoconus bei Glaukom (s. nächsten Abschnitt) ist ein ähnliches Phänomen am vorderen Augenpol.

(3) Glaukom wird bei Myopie oft übersehen. Die Exkavation sieht wegen des schrägen Sehnerveneintrittes bei myopen Augen meist nicht typisch aus. Die herabgesetzte Sehschärfe wird als Folge myoper Dehnungsveränderungen aufgefaßt. Die irrige Ansicht, bei Myopie sei Glaukom selten, verführt dazu, nicht an Glaukom zu denken (Hruby, 1941). Vielen Augenärzten ist nicht bekannt, wie man abnorme

Rigidität feststellt. Bei Myopie ist sie oft erniedrigt, so daß man bei Tonometrie mit nur einem Gewicht des Schiötz-Tonometers scheinbar normale Werte erhält, obgleich in Wirklichkeit der i.o. Druck erhöht ist. Schon allein deshalb ist dem Applanations-Tonometer von Goldmann weiteste Verbreitung zu wünschen.

Caso (1931) fand bei 2/3 der myopen Augen (scheinbare) Hypotension. Meisner (1936), Wessely (1947), Möller (1948), Lugossy (1956), Sourdille (1956) und viele andere Autoren wiesen darauf hin, daß man bei Myopie stets an Glaukom denken müsse.

Schrifttum

Bedrossian, E. H.: Amer. J. Ophthal. **35**, 485—489 (1952).
Caso, G.: Lett. Oftal. **8**, 287—308 (1931); ref. Zbl. Ophthal. **26**, 108 (1932).
Colley, R.: Trans. Ophthal. Soc. U.K. 1939, **59**, 469 (1939).
D'Ermo, F., u. G. L. Salvi: Boll. Oculist. **34**, 98—108 (1955).
Dubois, H. F., u. F. P. Fischer: Ophthalmologica **102**, 164—176 (1941).
Fahmy, A.Y.: Bull. Ophthal. Soc. Egypt. **36**, 55—57 (1948); ref. Ophthal. Lit. **2**, 417 (1948).
Franceschetti, A., u. V. Schlaeppi: Dtsch. Med. Wschr. **66**, 529—531 (1940).
Gala, A.: Bratisl. lék. Listy **10**, 569—574 (1930); ref. Zbl. Ophthal. **25**, 30 (1931).
— Ofthal. Sborn. **5**, 119—125 (1930); ref. Zbl. Ophthal. **24**, 326 (1931).
Graefe, A. von: Albrecht v. Graefes Arch. Ophthal. **15**, 173 (1869).
Hruby, K.: Albrecht von Graefes Arch. Ophthal. **143**, 187—206 (1941).
Kapuscinski, W. J., A. Fabian, I. Wozniakowa u. L. Sidorowicz: 14. Cong. Oculist. Polski, **1**, 75—76 (1954); ref. Ophthal. Lit. **8**, 4847 (1954).
— — — — Klin. oczna **26**, 53—65 (1956); ref. Zbl. Ophthal. **68**, 37 (1956).
Korte, W.: Klin. Mbl. Augenheilk. **102**, 664—668 (1939).
Kraupa, E.: Klin. Mbl. Augenheilk. **87**, 837 (1931).
— Z. Augenheilk. **90**, 276—278 (1936).
Kumanomido, M.: Acta Soc. Ophthal. Jap. **39**, 332—335 (1935); ref. Zbl. Ophthal. **36**, 405 (1936).
Löhlein, W.: Albrecht v. Graefes Arch. Ophthal. **85**, 393—488 (1913).
Lugossy, G.: Orv. Hetil. **97**, 1054—1056 (1956); ref. Ophthal. Lit. **10**, 2987 (1956).
Meisner: Klin. Mbl. Augenheilk. **96**, 261 (1936).
Mieses, M.: Klin. Oczna. **8**, 97—98 (1930); ref. Zbl. Ophthal. **24**, 562 (1931).
Möller, H. U.: Acta Ophthal. (Kbh.) **26**, 185—193 (1948).
Noskov, V.: Oftal. Ž. **11**, 622—670 (1930); ref. Zbl. Ophthal. **24**, 151 (1931).
Pagliarani, N.: Boll. Oculist. **31**, 257—270 (1952).
Pandolfi, E.: Lett. Oftal. **7**, 424—443 (1930); ref. Zbl. Ophthal. **24**, 562 (1931).
Sabbadini, D.: Atti 37. Cong. Soc. ottal. ital. **10**, 361—362 (1949).
Sanguinetti, C.: Lett. Oftal. **11**, 233—247 (1934); ref. Zbl. Ophthal. **32**, 395 (1935).
Sédan, J., u. S. Sédan-Bauby: Ophthalmologica **120**, 316—319 (1950).
Shafi, M. S.: J. All-India ophthal. Soc. **15**, 120—126, 1955 (1957); ref. Ophthal. Lit. **11**, 1300 (1957)
Sourdille, G. P.: Trans. Ophthal. Soc. U.K. 1956, **76**, 33—38 (1956).
Strehler, E.: Zwei Stammbäume von Glaucoma simplex. Diss. Zürich 1938, 26 S. Ref. Zbl. Ophthal. **42**, 412 (1939).
Torres Estrada, A.: Bol. Hosp. Oftal. Nues. Sen. Luz. **3**, 313—327 (1947); ref. Ophthal. Lit. **1**, 2436 (1947).
Wessely, K.: Albrecht v. Graefes Arch. Ophthal. **148**, 111—120 (1947).

IV. Glaukom und Keratoconus

Über drei Glaukomkranke mit Keratoconus berichteten Alajmo et al. (1952), die den Keratoconus als Äquivalent der Exkavation der Papille ansahen. Zwei weitere Fälle beschrieb d'Ermo (1953). Cascio (1954) nahm daraufhin Belastungsproben bei 9 Patienten mit Keratoconus vor, die negativ ausfielen. Er glaubte deshalb nicht an einen Zusammenhang mit Glaukom. Zur gleichen Ansicht kamen Sbordone et al. (1957), die 20 Patienten mit Keratoconus untersuchten. Eine i.o. Drucksteigerung verursacht den Keratoconus nicht, könnte ihn aber unterstützen. – Bei diesen Berichten muß man berücksichtigen, daß Tonometrie mit dem Schiötz-Tonometer oder dem von Sbordone et al. benutzten Skleratonometer nach Bailliart wegen der verformten Hornhaut und veränderten Rigidität keine brauchbaren Werte liefern kann.

Staphylom der Hornhaut wurde bei Glaukom von HUDSON (1934) und BECKETT (1953) beschrieben.

Schrifttum

ALAJMO, B., u. M. SIMONELLI: Bull. Soc. Ophtal. Fr., 716—718 (1952).
BECKETT, H. C.: Med. J. Aust. **1**, 372—373 (1953); ref. Ophthal. Lit. **7**, 622 (1953).
CASCIO, G.: Arch. Ottal. **58**, 223—257 (1954).
D'ERMO, F.: Boll. Oculist. **32**, 220—224 (1953).
HUDSON, A. C.: Proc. roy. Soc. Med. **28**, 37 (1934).
SBORDONE, G., u. S. DE SIMONE: Arch. Ottal. **61**, 497—503 (1957).

V. Glaukom und Ablatio retinae

Bei den meisten, aber nicht allen Augen mit Netzhautablösung ist der i.o. Druck erniedrigt, (MAGITOT et al., 1931), um so stärker, je länger die Ablatio besteht (KLEINER, 1933). Nach erfolgreicher Operation der Ablösung wird er wieder normal (ZEPPA, 1950; BONAVOLONTÀ, 1957).

Nach einer Prellung des Auges können *Ablatio und Glaukom gleichzeitig* entstehen (BONAVOLONTÀ, 1950; SCHIFF-WERTHEIMER, 1950; HUERKAMP et al., 1955).

OURGAUD et al. (1955) berichten über zwei Kranke, bei denen sie Glaukom und Ablatio gleichzeitig feststellten. Ein weiterer Fall wurde von mir (1953) beobachtet.

In dieser Arbeit prüfte ich die Angaben von DE DECKER (1929) und SANTONI (1951) nach, die bei nicht-operierter Ablatio nach Wassertrinken Druckanstiege beschrieben. Ich fand bei 16 von 17 Augen keine oder geringfügige i.o. Druckänderungen (Anstieg um höchstens 5 mm Hg) und nur bei dem eben erwähnten Auge mit Glaukom und Ablatio eine pathologische Reaktion (Anstieg von 23 auf 40 mm Hg). Das Gesichtsfeld verkleinerte sich 30–45 min nach dem Trinken durch Zunahme der subretinalen Flüssigkeit und war nach 1–1½ Stunden wieder wie zuvor.

Bei anderen Kranken tritt *zuerst die Ablatio* auf. Nach erfolgreicher Operation entsteht Glaukom. Solche Fälle wurden von BONAMOUR (1949) und SCHIFF-WERTHEIMER (1950) berichtet. CRISTINI et al. (1956) fanden mit der Belastungsprobe nach SUGAR (Labilitätsprobe mit Trinkprobe kombiniert) bei 10 von 13 Augen sechs Monate nach Diathermie-Operation der Ablatio stärkere Druckanstiege als am gesunden 2. Auge. Diese Befunde dürften mit der Skleraschrumpfung nach der Operation zusammenhängen. Nach Skleraresektion ist der vorübergehende i.o. Druckanstieg auf dem Operationstisch noch stärker. Man muß darauf achten, daß hierdurch nicht die A. centralis retinae blutleer wird und in diesem Falle genügend subretinale Flüssigkeit oder Kammerwasser ablassen oder die Resektionsnaht weniger stramm knüpfen. PIVOTEAU (1950) fand Glaukom nach Atropingabe bei einem aphaken Auge, das er wegen Ablatio operiert hatte. Bei Orarissen ist Glaukom (vor Ablatio-Operation) häufig. HUERKAMP et al. (1955) fanden bei 22% von 212 solcher Augen höheren i.o. Druck als am gesunden Auge, was bei sonstigen Netzhautrissen nur in 7% der Fall war, und faßten die Drucksteigerung als Sekundärglaukom durch Reizung des Ciliarkörpers auf. Bei einem Teil solcher Fälle kann Glaukom die primär vorhandene Krankheit sein und der Orariß durch Miotica entstehen, bei einem anderen Teil können beide Leiden gleichzeitig nach Prellung auftreten (s. oben).

Eine besondere Gruppe bilden Glaukome, die bei lange bestehender totaler Netzhautablösung auftreten. Sie entstehen wahrscheinlich durch die in solchen Fällen vorhandene Iridocyclitis, die durch den Eiweißreichtum des Kammerwassers und durch Synechien den Abfluß verlegt. Hierbei können sich auf der Iris neue Gefäße bilden (s. Hämorrhagisches Glaukom).

Am häufigsten sind die Fälle, bei denen *zuerst Glaukom* vorhanden war und eine Ablatio später eintrat (Wilder, 1931; Zenker, 1939; Gradle et al., 1940; Tita, 1941; Jancke, 1942 – Orariß bei Hydrophthalmie –; Belz, 1948; Judson, 1951; Nesterov, 1955; Ourgaud et al., 1955; Dufour et al., 1957).

Die meisten dieser Netzhautablösungen kamen vor, wenn der i.o. Druck durch Miotica oder eine Operation gesenkt wurde. Deshalb nahmen Dufour et al. (1957) an, hoher i.o. Druck könne verhindern, daß bei Netzhautrissen eine Ablösung eintritt. Legt sich die abgelöste Netzhaut bei Glaukom nach einer Ablatio-Operation an, so kann der i.o. Druck erneut steigen (ein akuter Glaukomanfall, Nesterov, 1955). Auch ohne medikamentöse oder operative Drucksenkung kann sich die Retina bei Glaukom ablösen. Pandolfi (1941) sah zwei solcher Fälle und nahm eine Gefäßdegeneration als gemeinsame Ursache von Glaukom und Ablatio an. Scott (1932) beobachtete bei Glaukom i.o. Drucksenkung nach Zoster des 1. Trigeminusastes und hiernach Ablatio. Nur ein Fall ist mir aus der Literatur bekannt, bei dem Glaukom mit Ablatio (ohne Loch) bestand und sich die Netzhaut nach Elliotscher Operation wieder anlegte (Marshall, 1942), statt zuzunehmen, wie man erwarten könnte.

Schrifttum

Belz, A.: Bull. Soc. Ophtal. Fr. No. 5, 325—326 (1948).
— Arch. Ophtal. (Paris) **9**, 77 (1949).
Bonamour, G.: Bull. Soc. Ophtal. Fr. No. 2, 392—394 (1949).
Bonavolontà, A.: Ann. Ottal. **76**, 77—86 (1950).
— G. ital. Oftal. **10**, 257—274 (1957).
Cristini, G., u. A. Scorciarini-Coppola: Ann. Ottal. **82**, 607—616 (1956).
de Decker, J. F.: Arch. Augenheilk. **100/101**, 180—189 u. 223—235 (1929).
Dufour, R., u. G. Bianchi: Ophthalmologica **133**, 231—248 (1957).
Gradle, H. S., u. D. Snydacker: Amer. J. Ophthal. **23**, 52—59 (1940).
Huerkamp, B., u. H. Behme: Albrecht v. Graefes Arch. Ophthal. **156**, 433—442 (1955).
Jancke, G.: Klin. Mbl. Augenheilk. **108**, 240—241 (1942).
Judson, H. E.: Amer. J. Ophthal. **34**, 450—451 (1951).
Kleiner, L.: Albrecht v. Graefes Arch. Ophthal. **129**, 485—506 (1933).
Leydhecker, W.: Klin. Mbl. Augenheilk. **122**, 272—276 (1953).
Magitot, A., u. Hallard-Alibert: Bull. Soc. Ophtal. Fr. No. 2, 95—102 (1931).
Marshall, C. J.: Trans. Ophthal. Soc. U.K. **62**, 149—151 (1942).
Nesterov, A. P.: Vestn. Oftal. **34**, 38 (1955); ref. Zbl. Ophthal. **66**, 267 (1955/56).
Ourgaud, A. G., u. P. V. Bérard: Bull. Soc. franç. Ophtal. **68**, 384—391 (1955).
Pandolfi, E.: Boll. Oculist. **20**, 873—891 (1941).
Pivoteau, L.: Bull. Soc. Ophtal. Fr. **1950**, 787—790.
Santoni, A.: Ann. Ottal. **77**, 323—340 (1951).
Schiff-Wertheimer: 1950, Disk. zu Pivoteau, L.: Bull. Soc. Ophtal. Fr. 1950, 787—790.
Scott, A. A. B.: Brit. J. Ophthal. **16**, 358—360 (1932).
Tita, C.: Boll. Oculist. **20**, 655—679 (1941).
Wilder, W. H.: A. M. A. Arch. Ophthal. **5**, 55—65 (1931).
Zenker, C.: Klin. Mbl. Augenheilk. **102**, 429—430 (1939).
Zeppa, R.: Ann. Ottal. **76**, 144—156 (1950).

VI. Einzelfälle von Glaukom bei sonstigen Augenveränderungen

Bei vielen Formen von angeblichem Sekundärglaukom spielt die Anlage zu Glaukom eine entscheidende Rolle. Es ist also fraglich, ob man sie als Sekundärglaukom bezeichnen darf, wie in den einzelnen Abschnitten ausgeführt wurde. Das Zusammentreffen mit anderen Augenveränderungen ist bei den im folgenden genannten Fällen wahrscheinlich rein zufällig; man kann sie nicht zu den Sekundärglaukomen zählen. Bindehautödem zugleich mit den Druckanstiegen beschrieb Bailliart (1930), Xanthomatosis bulbi bei Glaukom Matsuba (1936), Maculadegeneration bei Glaukom Zamorani (1951), Amblyopie bei Glaukom Abraham (1936), Drusen der Papille bei Glaukom ATHENS (1941), retrobulbäre Neuritis bei einem Sekundärglaukom durch Uveitis COHEN et al. (1954), bandförmige Hornhautdegeneration bei Glaukom NATAF et al. (1956). LINDEMANN (1940) berichtete über vorübergehende Hypertension bei Angiopathia retinae traumatica, doch dürfte es sich hier um primäres Glaukom und nicht um Prellungsglaukom handeln, da beiderseits tiefe Exkavation bestand.

Über degenerative Veränderungen der Hornhautrückfläche bei Glaukom berichteten FOSTER (1937: Hassal-Henlesche Warzen), PILLAT (1954: Cornea guttata) und OURGAUD (1956: Cornea guttata und farinata). Ich glaube nicht, daß ein ursächlicher Zusammenhang mit Glaukom besteht. Wenn man genau an der Spaltlampe untersucht, findet man bei älteren Menschen solche degenerativen Hornhautveränderungen nicht selten; wenn man jeden Untersuchten tonometriert, findet man viele Glaukome in dieser Altersklasse: beide Veränderungen werden mit dem Alter häufiger.

Schrifttum

ABRAHAM, S. V.: Amer. J. Ophthal. **19**, 1094—1096 (1936).
ATHENS, A. G.: Amer. J. Ophthal. **24**, 1138—1143 (1941).
BAILLIART, P.: Bull. Soc. Ophtal. Fr. No. 9, 786—789 (1930).
COHEN, M. H., u. M. CHAMLIN: Amer. J. Ophthal. **38**, 615—622 (1954).
FOSTER, J.: Trans. Ophthal. Soc. U.K. 1937, **57**, 344—345 (1937).
LINDEMANN, O.: Klin. Mbl. Augenheilk. **104**, 740—750 (1940).
MATSUBA, Y.: Chuo-Ganka-Iho, **28**, 1—6 (1936); ref. Zbl. Ophthal. **37**, 216 (1937).
NATAF, R., REYNON, R. BESNAINOU u. N. ULVELING: Boll. Oculist. **35**, 839—845 (1956).
OURGAUD, A. G.: Bull. Soc. Ophtal. Fr. No. 7, 680—686 (1956).
PILLAT, A.: Klin. Mbl. Augenheilk. **125**, 641—653 (1954).
ZAMORANI, G.: Atti Soc. ottal. ital. **12**, 262 (1951).

G. Hydrophthalmie. Glaukom beim Kleinkind

(Schrifttum S. 181)

I. Zusammenfassende Darstellungen

Zusammenfassende Darstellungen geben in unserer Berichtszeit ANDERSON (1939), WESTERLUND (1947, Vererbung), KLUYSKENS (1950) und GALLENGA et al. (1952). Eine gute Übersicht ist in den Arbeiten des Symposiums 1955 enthalten (SHAFFER, SCHEIE, BARKAN, HAAS, MEYER: in Trans. Amer. Acad. Ophthal. Otolaryng. **59**, 297–345). Die Arbeit von STREIFF et al. (1957) wird im folgenden mehrfach zitiert. FRANÇOIS et al. (1957) untersuchen die Gesichtsfeldstörungen bei Hydrophthalmie, aus denen sie auf eine retinale Schädigung (wie bei Sekundärglaukom) schließen, während sie bei Glaucoma simplex eine retrobulbäre Schädigung des Sehnerven annehmen.

II. Krankheitsbezeichnung, Häufigkeit, Einteilung

„Hydrophthalmus“ ist als Benennung eines Krankheitszustandes sprachlich falsch, „Buphthalmus“ insofern irreführend, als ein krankhaftes Symptom beim Menschen mit dem normalen Aussehen des Rinderauges verglichen wird (ANDERSON, 1939). TURKUS-STERLING (1931) und PAYNE (1952) unterscheiden zwischen Hydrophthalmus und Buphthalmus, JAUERNIG (1937) nennt die primäre Hydrophthalmie „Hydrophthalmus hereditarius“ zum Unterschied von „Hydrophthalmus acquisitus“. „Kongenitales“ oder besser „konnatales“ Glaukom liegt in den Fällen von Hydrophthalmie nicht vor, bei denen das Krankheitsbild erst nach der Geburt entsteht. „Infantiles Glaukom“ erscheint mir sprachlich falsch, da das Glaukom nicht infantil oder erwachsen sein kann. Wir sprechen deshalb von *Glaukom beim Kleinkind,* durch das in den meisten Fällen *Hydrophthalmie* entsteht. Diese ist keine einheitliche Krankheit, sondern ein Symptom, das i.o. Drucksteigerung im Kindesalter anzeigt.

Hydrophthalmie ist nicht häufig. ANDERSON (1939) gibt 0,01–0,079% aller Augenkranken an (CARVILL, 1932: 0,01%, LEHRFELD et al., 1937: 0,011%). 2,4–13,5% der Insassen von Blindenanstalten waren an Hydrophthalmie erblindet. Die Hälfte der an Glaukom Erblindeten hatte Hydrophthalmie (ANDERSON, 1939). – Die Geschlechtsverteilung ist bei der Differentialdiagnose besprochen.

Über die Frage, ob man bei Hydrophthalmie primäre und sekundäre Formen trennen soll, kann man verschiedener Meinung sein. Es gibt Formen, deren Ursache unbekannt ist und andere mit der verschiedensten Ätiologie, wie sie im folgenden besprochen wird. Wir haben Hydrophthalmie *bei Sturge-Weberschem Syndrom* in einem eigenen Abschnitt besprochen, weil hierüber sehr viele Arbeiten erschienen sind. Weitere Hinweise findet man bei den sekundären Glaukomen.

Die medikamentöse Therapie und Operationen bei Hydrophthalmie sind in den betreffenden Kapiteln besprochen.

III. Ätiologie

1. Zur Entwicklung der Kammerbucht

Da Hydrophthalmie am häufigsten durch eine Entwicklungsstörung des Kammerwinkels entsteht, wird hier auf einige Arbeiten hingewiesen, die sich mit dieser Frage befassen.

Eine Monographie mit den histologischen Ergebnissen von 72 fetalen menschlichen Augen schrieb RYTKÖLÄ (1952). Weitere Arbeiten erschienen von SONDERMANN (1931), NICOLATO (1933), KAWAI (1955) und ALLEN et al. (1955). Zur *Anatomie und Physiologie* des Kammerwinkels s. „Die Abflußwege des Kammerwassers".

ALLEN et al. (1955) und BURIAN et al. (1956) bestritten die bisherige Auffassung, der Kammerwinkel differenziere sich durch Resorption embryonalen Gewebes. Sie meinten, daß lediglich eine Spaltung zwischen den verschiedenen mesodermalen Geweben stattfindet und Anomalien, wie z. B. Prominenz des Schwalbeschen Grenzringes, Embryontoxon posterius und die bei Hydrophthalmie oft beobachteten Gewebsverbindungen zwischen Iris und Trabekeln teils auf übermäßiger Bildung von mesodermalem Gewebe, teils auf ungenügender Spaltung (mangelnde Differenzierung) beruhen. GURAU (1957) schloß sich dieser Meinung an.

2. Strukturelle Veränderungen des Kammerwinkels und sonstige histologische Befunde

Bei Hydrophthalmie findet man besonders häufig embryonales bzw. undifferenziertes Gewebe im Kammerwinkel. Dies wurde schon im vorigen Jahrhundert als Ursache der Abflußbehinderung angesehen (ältere Literatur bei ANDERSON, 1939) und gilt gonioskopisch (s. unten) als Hauptmerkmal der Krankheit. Für die pathogenetische Bedeutung des Gewebes sprechen die Erfolge der Goniotomie (s. Operationen). Es gibt aber Augen mit Hydrophthalmie, bei denen dieses Gewebe nicht vorhanden ist (TRANTAS, 1950, sowie die unten genannten Fälle von Hydrophthalmie bei anderen Augenleiden und Mißbildungen). Andererseits sind Augen mit diesem Gewebe beschrieben, die kein Glaukom hatten (SILIATO, 1954), oder bei denen die Drucksteigerung erst im Erwachsenenalter auftrat (KLUYSKENS, 1956, 5 Fälle aus der Literatur, 2 eigene Fälle; WEEKERS, 1956).

An sonstigen strukturellen Veränderungen nannte ANDERSON (1939) vor allem Fehlen des Schlemmschen Kanals, periphere Synechien zwischen Iris und Cornea, zentrale Hornhauttrübungen mit adhärenter Iris oder Pupillarmembran. *Histologische Befunde* werden in unserer Berichtszeit mitgeteilt von KALT (1933), der bei einem sechs Monate alten Kind den Schlemmschen Kanal noch vorfand, dessen Wand zur Vorderkammer sklerotisch verdickt war. CASTELLI (1940) beschreibt bei einem einige Wochen alten Kind persistierendes fetales Gewebe im Kammerwinkel bei größtenteils verengtem oder fehlendem Schlemmschen Kanal und lehnt entzündliche Veränderungen ab. Auch bei WALKERS Fall (1946) fehlte der Schlemmsche Kanal. Die Iris war mit der Hornhaut verwachsen. SANTONASTASO (1936) dagegen nimmt entzündliche Veränderungen neben Entwicklungsstörungen an. SUE (1940) fand Epitheldegeneration der Hornhaut und lamelläre Einlagerungen zwischen Epithel und Bowmanscher Membran, GARROW et al. (1941) nehmen an, daß die Descemetsche Membran aus einer dünnen vordersten Schicht besteht, die von den Hornhautlamellen abstammt, und zwei dickeren, hinteren Schichten, die vom Endothel abstammen.

DEEN (1954) beschreibt das Auge eines 9jährigen Knaben, bei dem Glaukom nach Diszission eines angeborenen Stars entstanden war. Weitere Fälle bei ALAJMO (1930); BEAUVIEUX et al. (1949) und PAYNE (1952). SHAFFER (1955) nimmt nach histologischer Untersuchung von 15 Augen an, daß das *Abflußhindernis in den Trabekeln selbst* liege. Die Iriswurzel löst sich nicht völlig von den Trabekeln, embryonales Gewebe bleibt jedoch nicht bestehen.

Die meisten dieser Befunde zeigen Spätstadien der Erkrankung, da Hydrophthalmie-Augen im allgemeinen erst nach der Erblindung und nach vergeblichen Operationsversuchen zur histologischen Untersuchung kommen. Die Dehnung infolge des gesteigerten i.o. Druckes kann dann sehr stark sein. FONTANA (1950) maß eine Bulbuslänge von 39 mm. Deshalb sind viele der histologisch festgestellten Veränderungen nicht Ursache, sondern Folge der Drucksteigerung, so z. B. oft das Fehlen des Schlemmschen Kanals. Nach ANDERSON (1939) ist er bei 45% der unter $2^1/_2$ Jahre alten Augen noch vorhanden, aber nur bei 25% der über $2^1/_2$ Jahre alten. Das ist für die Therapie wichtig. Wenn die Krankheit schon bei der Geburt oder bis zu zwei Monaten danach festgestellt wurde, also im Foetalleben schon eine erhebliche Dehnung des Auges stattfand, hatte die Goniotomie nur in 55% der Fälle Erfolg. Trat die Krankheit jedoch erst zwischen dem 2.–7. Monat auf, so daß sie rechtzeitig bemerkt werden konnte, ehe der Schlemmsche Kanal obliteriert war, so hatte die Goniotomie bei 94% der Augen Erfolg (HAAS, 1955, s. Operationen).

3. Gonioskopische Befunde

Gonioskopisch findet man bei den meisten Augen mit Hydrophthalmie die Iris an der Schwalbeschen Linie oder an den Trabekeln ansetzend, so daß sie den Abfluß des Kammerwassers zum Schlemmschen Kanal verlegt. (Literatur bei FRANÇOIS, 1948; ferner BARKAN, 1942, 1948, 1949, 1953, 1955; ELLIS, 1948; KLUYSKENS, 1950; FRANÇOIS, 1951, 1953; MATTEUCCI et al., 1953; PAUFIQUE, 1956; ANONYM, 1956; MAUMENEE, 1956; HERTZBERG, 1956). Das Gewebe zwischen Iriswurzel und Schwalbescher Linie unterscheidet sich in Struktur und Transparenz oft von dem Irisgewebe. Vordere Synechien wurden von OGINO (1951) beschrieben.

4. Der Zusammenhang von Hydrophthalmie mit anderen Krankheiten

Hydrophthalmie kann bei allen *Augenleiden* vorkommen, die schon in der Kindheit zu Sekundärglaukom führen (s. dort):

Bei *Aniridie* (REMKY, 1933; CALLAHAN, 1949; BARKAN, 1953); bei *Fehlbildung der Iris* nahe dem Sphincter (OFFRET et al., 1953); bei *Mikrocornea* (FRANÇOIS et al., 1955); bei *essentieller Irisatrophie* (SIVASUBRAMANIAM et al., 1955); bei *Pseudogliom* (PESME, 1932); bei *Hamartom am hinteren Augenpol* (OGUCHI, 1933); bei *A. hyaloidea persistens* (DURIX et al., 1954); bei *retrolentaler Fibroplasie* (REESE et al., 1946); bei *amniogener Mißbildung der Orbita* (PURTSCHER, 1940); und *nach Perforation eines Hornhautgeschwürs* (MUSABEJLI, 1934). Ferner wurde Hydrophthalmie beschrieben bei *Neurofibromatose* mit und ohne *Hemihypertrophie des Gesichtes* (VOGT, 1924; TERRIEN et al., 1931; WEBER et al., 1934; MERKULOV, 1935; MOORE, 1936; MEEKER, 1936; VERHOEFF, 1936; CAMBPELL, 1937; STEIN, 1939; FRANÇOIS et al., 1955, 1956; über die Verwandtschaft der Neurofibromatose mit dem Sturge-Weber-Syndrom s. u. A. WERNER, 1952; GONÇALVES, 1950); bei *Dyschondroplasie* (SALVATORE, 1956); bei *Hydrocephalus* (PESME, 1934; FONTAN et al., 1950; YOUNG, 1951). Bei dem von YOUNG (1951) beschriebenen Kind bestand auch Pyelonephritis. Nierenstörungen sind auch bei dem Syndrom von LOWE-TERRY-MACLACHLAN (1952) vorhanden, von dem ein Fall von MONNET et al. (1955) mitgeteilt wurde (Hydrophthalmie, verzögertes Wachstum, Albuminurie, Cylindrurie, erhöhter p_H des Urins, Hyperchlorämie, erniedrigte Alkalireserve). Einen Fall bei *Meige-Milroyscher Krankheit* (Elephantiasis congenita, chronisches, fibromatöses Lymphödem an beiden Füßen und Unterschenkeln) beobachtete ZEEMAN (1943), einen anderen bei *Myoklonie* LAFON et al. (1956). STREIFF et al. (1957) beschrieben bei 25% ihrer Fälle Mißbildungen der Augen, in einigen weiteren Schwachsinn, mongoloide Idiotie, Dystrophia adiposo-genitalis, Zwergwuchs und Krampfleiden.

Folgende *innersekretorischen Störungen* wurden als Ursache vermutet: Unterfunktion der Ovarien, verkalkte Zirbeldrüse (HRANKOVIČOVÁ, 1930, 1931), Hypofunktion der Nebenschilddrüse (KATZ, 1931), Überfunktion der Thymusdrüse (HARDESTY, 1934), Störungen in Hypothalamus und Hypophyse (POTVIN, 1950). Dies ist ein weites Feld, in dem Vermutungen leicht, Beweise schwierig sind.

Intrauterine Erkrankungen können eine Rolle spielen. Bei zwei Fällen war die Mutter im 3. Schwangerschaftsmonat an Rubeolen oder Masern erkrankt (RONES, 1944), bei zwei anderen im 2. Monat an Rubeolen (GUERRY, 1946) bzw. im 6.–7. Monat (O'DAY, 1957) an Rubeolen, bei anderen bestand eine konnatale Iridocyclitis (BYERS, 1931). Entzündung durch Lues oder Tuberkulose nehmen SANTONASTASO (1936) und SABBADINI (1949) als Ursache an, Lues halten ätiologisch für wichtig JUST TISCORNIA (1937), HALLUM (1939) und LABORNE TAVARES (1953). Einen Fall zusammen mit Herzfehler, Taubheit und Schwachsinn nach versuchtem Abort mit Chinin beschrieben REED et al. (1955). Die mit Naevus des Gesichts kombinierten Fälle sowie die bei *Sturge-Weberschem Syndrom* sind dort genannt. Ein Auge, bei dem *Myopie und Keratoconus* als Dehnungsfolgen entstanden waren, beschrieben MEERHOFF et al. (1932). Über die Kombination mit Myopie allein s. im folgenden Absatz. Insgesamt zeigt die Literaturübersicht, daß die *Ätiologie sehr vielfältig* sein kann (COHEN, 1957).

IV. Differentialdiagnose

Eine Verwechslung mit Megalocornea oder hoher Myopie ist möglich. *Megalocornea* ist nach VAIL (1931), der von „Megalophthalmus anterior" spricht, gekennzeichnet durch Fehlen von Glaukom, scharfen Corneoskleralrand, oft Irisatrophie und Irisschlottern, Miosis, Trübung und Verlagerung der Linse, familiäres beidseitiges Auftreten meist beim männlichen Geschlecht. SUGAR (1950) weist auf die normale Hornhautrefraktion und das Fehlen von Descemetrissen hin. Die Linse ist nach KAYSER (1932) normal groß, die Vererbung nach VEIL et al. (1937) dominant. OPPEL (1956) beschreibt Vorkommen nur bei Männern in einer Familie mit anderen Augenanomalien (Linsenluxation, Star, Embryontoxon). Embryontoxon kam auch bei den Fällen von PEREZ (1952) vor. Weitere Fälle von PAEZ ALLENDE (1952), PATERNOSTRO (1936), HAMILTON (1951).

Hydrophthalmie dagegen bevorzugt Knaben nicht so ausgesprochen (Rooy, 1937: 48 von 70 Knaben; Anderson, 1939: 2/3 Knaben; Westerlund, 1947: doppelt so viele Mädchen als Knaben; Streiff et al., 1957: 63% Knaben), kommt nicht so regelmäßig beidseitig vor (Anderson, 1939: 2/3 der Kinder; Rooy, 1937: 54 von 70; Streiff et al., 1957: 78% beidseitig), die Hornhaut ist abgeflacht und zeigt Descemetrisse, der Corneoskleralrand ist verbreitert, die Tension erhöht, es entsteht eine randständige Exkavation und Atrophie des Sehnerven. Embryonales Gewebe im Kammerwinkel fehlt bei Megalocornea und wird bei Hydrophthalmie in den meisten Fällen gefunden (s. oben), kann manchmal aber auch fehlen (Sugar, 1950; François, 1953).

Die Grenzen zwischen beiden Krankheitsbildern können verwischt werden, wenn milde Formen der Hydrophthalmie spontan heilen. Vielleicht gehören hierher die von Trantas (1950) und Siliato (1954) beschriebenen Fälle ohne Glaukom, bei denen gonioskopisch im Kammerwinkel embryonales Gewebe gefunden wurde. Bei Kleinkindern ist die Tonometrie in Narkose unsicherer und seltener möglich als bei Erwachsenen, geringgradige Drucksteigerung kann auch wegen der Abflachung der Hornhaut bei Hydrophthalmie leicht übersehen werden.

Dies wird man bei den Berichten berücksichtigen müssen, die keine scharfen Grenzen zwischen beiden Krankheiten annehmen (Doggart, 1930; Hartleib, 1933; Magitot, 1937; Kozlowski, 1938; Hamilton, 1951). Vom Hofe (1938, 1940, 1951) und Weekers et al. (1950) beschreiben Familien, bei denen Megalocornea und Hydrophthalmie abwechselnd vorkommen, bei Geschwistern gefunden werden oder sogar beim gleichen Individuum (so auch Sugar, 1957). Glees et al. (1940) fanden Megalocornea ohne Glaukom in einer Familie mit dominanter Vererbung einer „juvenilen“ Form des Glaucoma simplex. Trautmann (1952) und Oppel (1957) stellten bei einem Kind bds. Hydrophthalmie fest, dessen Vater Megalocornea hatte. Diese Beobachtungen machen eine genetische Beziehung beider Veränderungen wahrscheinlich.

Ihre Wesensverschiedenheit wird dagegen auf Grund des klinischen Bildes – das sich in der Tat meist gut abgrenzen läßt, wie wir oben sahen – betont von Kisin (1930), Vail (1931: 8 eigene Fälle von Megalocornea, 69 aus der Literatur), Kayser (1932, 1933, 1939, 1941), Mulock Houwer (1932), Paternostro (1936), Veil et al. (1937), Miklós (1941) und Manzitti (1957).

Bei hoher *Myopie* sind der Hornhautdurchmesser und ihr Krümmungsradius normal, Descemetrisse selten, der Limbus ist nicht verbreitert, die Streckung und Verdünnung der Sklera betreffen das hintere Segment, der i.o. Druck ist normal (nach Anderson, 1939). Bei hoher Myopie wird Glaukom aber leicht übersehen (s. Tonometrie), bei Hydrophthalmie kann Myopie infolge der Dehnung des Auges entstehen (Slavík, 1930; Noskov, 1930; Bartels, 1931; Meerhoff et al., 1932; Sabradini, 1949). Beide Veränderungen kommen oft zusammen vor. Law (1931) beschreibt einen Fall von Vergrößerung des Auges bei Myopie von −25 dptr und Descemetrissen infolge Geburtstrauma ohne Glaukom.

V. Vererbung

Der *Erbgang* ist in den weitaus meisten Fällen recessiv (Blessig, 1930; Ota, 1935, – nach Kranz, 1938 –; Westerlund, 1947; Shaffer, 1955; Algan, 1957; Delmarcelle, 1956, 1957), nach François et al. (1950, 1951) in 80% der Fälle recessiv, in 20% dominant. Custodis (1939) vermutete eine digen-dominante Vererbung.

Familiäres Vorkommen wurde von Westerlund (1947) bei 31 von 122 Fällen, von Kluyskens (1950) bei 9% von 214 Fällen beschrieben. Bei *eineiigen Zwillingen* wurde Hydrophthalmie von Kiehle et al. (1934), Potts (1951) und Massimeo (1957) beobachtet.

Blutsverwandtschaft der Eltern war bei zwei Stammbäumen vorhanden (IBRAHIM, 1952, 1953; LABORNE TAVARES, 1953). ALGAN (1957) beschrieb die Ehe zwischen zwei *Hydrophthalmie-Kranken*, deren zwei Kinder wieder Hydrophthalmie hatten. Weitere Stammbäume: MUSINI et al. (1950), GIANFERRARI et al. (1954).

Glaukom Erwachsener und Hydrophthalmie können in der gleichen Familie getrennt vererbt werden (BRIGGS, 1939). Nach WESTERLUND (1947) sind sie genotypisch verschieden. Über *Vererbung beim Kaninchen* berichtete GERI (1954).

VI. Besondere Fälle

Die Hornhaut kann bei akuten Druckanstiegen innerhalb von wenigen Stunden porzellanweiß werden (PICK, 1937). Schon wenige Tage nach der Geburt kann sie dicht getrübt sein, was auf einen Beginn im Fetalleben hinweist (TITA, 1936). HUDSON (1936) beschrieb eine vorübergehende, reversible Vergrößerung der Hornhaut bei Glaukomanfall eines einjährigen Kindes. Eine besondere Form des konnatalen Glaukoms ohne Vergrößerung der Hornhaut wurde von WEEKERS et al. (1956, 1957) beobachtet. Im Kammerwinkel findet man embryonales Gewebe, dessen Maschen erst im Laufe von Jahren zunehmend mit Pigment verlegt werden, so daß der i.o. Druck erst im Erwachsenenalter steigt. Einen (nicht sicher bewiesenen) Fall von Gigantophthalmus ohne Hydrophthalmie konnte HARTLEIB (1931) klinisch beobachten. Spontane Blutungen in die Vorderkammer sah D'ERMO (1957) in 4 Fällen. Bei einem anderen Patienten wurde Linsenluxation in die Vorderkammer beobachtet, die bei Drucksenkung an ihren Platz zurückkehrte (BELSKIJ, 1934). Einen Fall mit engen Netzhautarterien beschrieb CARLEVARO (1941). Über Symptome allgemein: MANZITTI (1956).

Spontane Heilung kann vorkommen (KINDT, 1937). Gesichtsfeld und Sehvermögen können ausnahmsweise trotz Druckschwankungen zwischen 20–70 mm Hg 5 Jahre lang normal bleiben (BOLLACK et al., 1938), Pupillenanomalien kamen bei einem Fall von MAXWELL (1949) vor. Ein operativ geheilter Orariß mit Ablatio wird von JANCKE (1942) beschrieben. Die Linse kann in blinden Augen verkalken (COPPEZ, 1931). Arcus lipoides war bei einem Fall von FAUST (1938) vorhanden. STANKOVIĆ et al. (1952) beschreiben als Frühsymptom Scheu vor Tageslicht, nicht vor Kunstlicht, die nach Normalisierung der Tension verschwindet. RICCI (1956) hält Niesen für ein Frühsymptom. Die Fälle von ALAJMO (1930), FERRATA et al. (1953) und ALGAN (1953) bieten nichts Besonderes.

Hydrophthalmie bei Kaninchen wird von GREAVES et al. (1951) beschrieben, bei Goldfischen von VETTER (1952).

VII. Prognose

Die Prognose ist schlecht. BAILLIART (1947) sah von Vorderkammerpunktion, Iridektomie und Sklerektomie keinerlei Erfolg, PESME (1949) berichtet, daß in 20 Jahren in der Kinderklinik von Bordeaux keine einzige Heilung beobachtet wurde (er stellt dann aber sechs nach Elliot operierte Kinder vor, bei denen 13 Monate bis 14 Jahre nach der Operation die Tension normal geblieben war), KLUYSKENS (1950) fand nach Iridenkleisis oder Elliot in 60% der Augen Druckregulierung, Erhaltenbleiben der Funktion aber nur bei 23%. Eine Nachuntersuchung von 33 Patienten mit Hydrophthalmie (URSIN, 1947) ergab: Beide Augen blind 27%, ein Auge blind, am anderen ausreichendes Sehvermögen 37%, schlechtes Sehvermögen beidseits 9%, gutes Sehvermögen beidseits 3%.

Aus der Literatur fand ANDERSON (1939), daß die Prognose erheblich vom Lebensalter zur Zeit der Operation abhängt: Von den operierten Augen mit einem Visus von 6/24 oder besser im Erwachsenenalter wurden 67,6% mit einem Jahr oder weniger operiert, 8,1% mit 1–6 Jahren, 24,3% nach dem 6. Jahr (milde, prognostisch günstige Fälle). Von den im ersten Lebensjahr operierten Augen hatten 50% normale Tension, nach dem ersten Lebensjahr operierte nur 40%. Insgesamt haben die operierten Augen eine etwas günstigere Prognose als die nichtoperierten Augen: mit

12 Jahren hat von je 3 operierten Augen 1 ein besseres Sehvermögen als 6/60, 1 ein schlechteres, 1 ist blind. Von 4 nichtoperierten Augen sieht 1 mit 12 Jahren 6/60 oder besser, 1 schlechter, 2 sind blind. Mit 12 Jahren sind 25% der operierten und 54% der nichtoperierten Augen blind, mit 25 Jahren 45% der operierten und 60% der nichtoperierten, mit 50 Jahren 53% der operierten und 65% der nichtoperierten Augen. Hierbei ist zu berücksichtigen, daß 1. wahrscheinlich solche Augen nicht operiert wurden, die eine milde Form mit nur wenig gesteigerter Tension darstellten, 2. die genannten Ergebnisse vor Einführung der Goniotomie gelten. Man kann erwarten, daß nach der Barkanschen Goniotomie die Funktion häufiger erhalten bleibt, da hiermit in zahlreicheren Fällen der Druck reguliert wird als nach anderen Operationen (s. oben Absatz III, 2, sowie in Kapitel Operationen, „Die Wahl der Operationsmethode").

Am besten dürfte die Prognose bei den Augen sein, die bei der Geburt noch nicht vergrößert waren, deren pathologisches Wachstum erst kurz nach der Geburt begann und die gleich zur Goniotomie kamen. Schlecht ist die Prognose bei fortgeschrittener Dehnung des Auges (intrauteriner Beginn oder verspätete Diagnose und Therapie).

Schrifttum

ALAJMO, B.: Boll. Oculist. **9**, 139—169 (1930).
ALGAN, B.: Sem. méd. (Paris) **29**, 351—352 (1953); ref. Ophthal. Lit. **7**, 100 (1953).
— Bull. Soc. franç. Ophtal. **70**, 436—445 (1957).
ALLEN, L., H. M. BURIAN u. A. E. BRALEY: A. M. A. Arch. Ophthal. **53**, 799—806 (1955).
— — — A. M. A. Arch. Ophthal. **53**, 783—798 (1955).
ANDERSON, J. R.: Hydrophthalmia or Congenital Glaucoma. Its causes, treatment and cure. Cambridge: Univ.-Press 1939, 377 S.
ANONYM: Sem. méd. No. 3265, 119—120 (1956); ref. Zbl. Ophthal. **71**, 143 (1957).
BAILLIART, P.: Ann. Oculist. (Paris) **180**, 257—262 (1947).
BARKAN, O.: Amer. J. Ophthal. **25**, 552—568 (1942).
— Brit. J. Ophthal. **32**, 701—728 (1948).
— A. M. A. Arch. Ophthal. **41**, 65—82 (1949).
— A. M. A. Arch. Ophthal. **49**, 1—5 (1953).
— Amer. J. Ophthal. **36**, 1523—1534 (1953).
— Amer. J. Ophthal. **40**, 1—11 (1955).
— Trans. Amer. Acad. Ophthal. Otolaryng. **59**, 322—332 (1955).
BARTELS, M.: Z. Augenheilk. **75**, 17—20 (1931).
BEAUVIEUX u. BESSIÈRE: Bull. Soc. Ophtal. Fr. No. 4, 644 (1949).
BELSKIJ, A.: Vestn. Oftal. **5**, 579—580 (1934); ref. Zbl. Ophthal. **33**, 599 (1935).
BLESSIG, E.: Eesti Arst **9**, 409—413 (1930); ref. Zbl. Ophthal. **25**, 853 (1931).
BOLLACK, J., J. VOISIN u. S. CAMPS: Bull. Soc. Ophtal. Fr. No. 3, 127—135 (1938).
BRIGGS, A. H.: Brit. J. Ophthal. **23**, 649—659 (1939).
BURIAN, H. M., A. E. BRALEY u. L. ALLEN: A. M. A. Arch. Ophthal. **55**, 439—442 (1956).
BYERS, W. G. M.: A. M. A. Arch. Ophthal. **6**, 578—581 (1931).
CALLAHAN, A.: Amer. J. Ophthal. **32**, 28—40 (1949).
CAMPBELL, G.: Dtsch. Z. Nervenheilk. **44**, (1912) u. Personal Communication 1937.
CARLEVARO, G.: Boll. Oculist. **20**, 350—361 (1941).
CARVILL, M.: Trans. Amer. Ophthal. Soc. **30**, 71 (1932).
CASTELLI, A.: Ann. Ottal. **68**, 801—824 (1940).
COHEN, R.: J. Ophtal. soc. No. 18, 11—16 (1957).
COPPEZ, L.: Bull. Soc. belge Ophtal. **63**, 23—25 (1931).
CUSTODIS, E.: Klin. Mbl. Augenheilk. **102**, 242—245 (1939).
DEEN, C.: Kresge Eye Inst. Bull. **5**, 50—51 (1954); ref. Ophthal. Lit. **8**, 1093 (1954).
DELMARCELLE, Y.: Bull. Soc. belge Ophtal. No. 133, 399—412 (1956).
— J. Génét. hum. **6**, 33—48 (1957); ref. Zbl. Ophthal. **72**, 213 (1957).
DOGGART, J. H.: Brit. J. Ophthal. **14**, 229—230 (1930).
DURIX u. GALLET: Maroc. méd. **33**, 493 (1954); ref. Ophthal. Lit. **8**, 4337 (1954).
ELLIS, O. H.: Amer. J. Ophthal. **31**, 1589—1596 (1948).
D'ERMO, F.: Boll. Oculist. **36**, 401—408 (1957).
FAUST: Klin. Mbl. Augenheilk. **101**, 287—288 (1938).
FERRATA, L., u. A. GUFFANTI: Atti. Soc. ottal. Lombarda **8**, 391—395 (1953); ref. Ophthal. Lit. **7**, 4698 (1953).

FONTAN, PESME, BOURSIER u. HOSTEING: Arch. franç. Pédiat. **7**, 549 (1950); ref. Ophthal. Lit. **4**, 6143 (1950).
FONTANA, G.: Boll. Soc. med.-chir. Modena **50**, 9—18 (1950); ref. Ophthal. Lit. **4**, 5678 (1950).
FRANÇOIS, J.: La gonioscopie. R. Fonteyn, Louvain 1948, 233 S.
— Bull. Acad. roy. Méd. Belg. **16**, 33—76 (1951).
— Ann. Oculist. (Paris) **186**, 804—819 (1953).
—, J. P. DEWEER u. J. VAN DEN BERGHE: Ann. Oculist (Paris) **184**, 404—422 (1951) u. Bull. Soc. belge Ophtal. **96**, 665—683 (1950).
—, L. HAUSTRATE u. A. PHILIPS: Bull. Soc. belge Ophtal. No. 108, 625—641 (1955) u. Ann. Oculist. **189**, 186—202 (1956).
—, u. A. NEETENS: Bull. Soc. belge Ophtal. **108**, 553—573 (1955).
—, G. VERRIEST u. A. DE ROUCK: Ann. Oculist. (Paris) **190**, 81—107 (1957) u. Bull. Soc. belge Ophtal. No. **114**, 536—565 (1957).
GALLENGA, R., u. P. MATTEUCCI: Idroftalmo. Fratelli Pozzo, Salvati, Gros Monti & C. 1952, 197 S.; ref. Ophthal. Lit. **6**, 4140 (1952).
GARROW, A., u. A. LOEWENSTEIN: Brit. J. Ophthal. **25**, 509—521 (1941).
GERI, G.: Ricerca Sci. **24**, 2299—2315 (1954); ref. Ophthal. Lit. **8**, 4334 (1954).
GIANFERRARI, L., A. CRESSERI u. A. MALTARELLO: Acta Genet. med. (Roma) **3**, 1—15 (1954); ref. Ophthal. Lit. **8**, 4100 (1954).
GLEES, M., u. A. RIED: Albrecht v. Graefes Arch. Ophthal. **142**, 495—502 (1940).
GREAVES, D. P., u. E. S. PERKINS: Brit. J. Ophthal. **35**, 232—233 (1951).
GUERRY, D. P.: Amer. J. Ophthal. **29**, 190—193 (1946).
GURAU, H. H.: J. Iowa St. med. Soc. **47**, 680—683 (1957); ref. Ophthal. Lit. **11**, 3585 (1957).
HAAS, J. S.: Trans. Amer. Acad. Ophthal. Otolaryng. **59**, 333—341 (1955).
HALLUM, A. V.: Amer. J. Ophthal. **22**, 1262—1266 (1939).
HAMILTON, J. B.: Aust. N. Z. J. Surg. **20**, 184—187 (1951); ref. Ophthal. Lit. **5**, 3005 (1951).
HARDESTY, J. F.: Amer. J. Ophthal. **17**, 689—692 (1934).
HARTLEIB, R.: Klin. Mbl. Augenheilk. **87**, 654—656 (1931).
— Klin. Mbl. Augenheilk. **90**, 620—626 (1933).
HERTZBERG, R.: Trans. Ophthal. Soc. Aust. **15**, 64—66 (1956); ref. Zbl. Ophthal. **70**, 290 (1957).
HOFE, K. VOM: Ber. dtsch. ophthal. Ges. Heidelberg **52**, 1938, 63—72 (1938).
— Klin. Mbl. Augenheilk. **104**, 278—286 (1940).
— Albrecht v. Graefes Arch. Ophthal. **151**, 327—331 (1951).
HRANKOVIČOVÁ, L.: Ofthal. Sborn. **5**, 115—118 (1930); ref. Zbl. Ophthal. **24**, 325 (1931) u. Bratisl. lek. Listy **11**, 91—94 (1931).
HUDSON, A. C.: Soc. Med. **29**, 965 (1936); ref. Zbl. Ophthal. **37**, 339 (1937).
IBRAHIM, F. G.: Bull. ophthal. Soc. Egypt **44**, 60—62 (1952/53); ref. Zbl. Ophthal. **62**, 347 (1954).
— Bull. Ophthal. Soc. Egypt **44**, 62—63 (1952/53); ref. Ophthal. Lit. **7**, 101 (1953).
JANCKE, G.: Klin. Mbl. Augenheilk. **108**, 240—241 (1942).
JAUERNIG: Klin. Mbl. Augenheilk. **99**, 542—543 (1937).
JUST TISCORNIA, B.: Rev. méd. lat.-amer. **22**, 1329—1354 (1937); ref. Zbl. Ophthal. **40**, 577 (1938).
KALT, E.: Ann. Oculist. (Paris) **170**, 97—115 (1933).
KATZ, R.: Russk. oftal. Ž. **13**, 212—215 (1931); ref. Zbl. Ophthal. **25**, 843 (1931).
KAWAI, K.: Acta Soc. Ophthal. Jap. **59**, 1834—1853 (1955); ref. Ophthal. Lit. **9**, 2327 (1955).
KAYSER, B.: Klin. Mbl. Augenheilk. **89**, 770—777 (1932).
— Klin. Mbl. Augenheilk. **90**, 626—632 (1933).
— Klin. Mbl. Augenheilk. **102**, 11—16 (1939).
— Klin. Mbl. Augenheilk. **106**, 63—69 (1941).
KIEHLE, F. A., u. C. PUGMIRE: A. M. A. Arch. Ophthal. **12**, 751—752 (1934).
KINDT, P.: Acta ophthal. (Kbh.) **15**, 333—336 (1937).
KISIN, P.: A. M. A. Arch. Ophthal. **6**, 532—538 (1930).
KLUYSKENS, J.: Bull. Soc. belge Ophtal. **94**, 3—248 (1950).
— Bull. Soc. belge Ophtal. **111**, 328—337 (1956).
KOZLOWSKI, B.: Klin. oczna **16**, 1—42 (1938); ref. Zbl. Ophthal. **41**, 167 (1938).
KRANZ, H. W.: Zbl. Ophthal. **40**, 257—296 (1938).
LABORNE TAVARES, C.: Rev. bras. Oftal. **12**, 243—254 (1953); ref. Zbl. Ophthal. **63**,1 57 (1954/55).
LAFON, R., T. CAZABAN u. J. MINVIELLE: Rev. Oto-neuro-ophtal. **28**, 148—151 (1956).
LAW, F. W.: Proc. roy. Soc. Med. **25**, 57 (1931); ref. Zbl. Ophthal. **26**, 727 (1932).
LEHRFELD, L., u. J. REBER: A. M. A. Arch. Ophthal. **18**, 712—738 (1937).
LOWE, C. U., M. TERRY u. E. A. MACLACHLAN: Amer. J. Dis. Child. **83**, 164—184 (1952); ref. Ophthal. Lit. **6**, 472 (1952).
MAGITOT, A.: 1937, in Disk. zu Veil, P., u. Sarrazin: Bull. Soc. Ophtal. Fr. No **3**, 144—151 (1937).
MANZITTI, E.: Ophthal. ib.-amer. **19**, 1—10 (1957); ref. Ophthal. Lit. **11**, 996 (1957).
— Ophthal. ib.-amer. **18**, 19 (1956); ref. Zbl. Ophthal. **70**, 40 (1957).
MASSIMEO, A.: Boll. Oculist. **35**, 824—830 (1957); ref. Zbl. Ophthal. **72**, 92 (1957).

MATTEUCCI, P., u. A. VANNINI: Atti Soc. ottal. Lombarda **7**, 44 (1953); ref. Ophthal. Lit. **7**, 3307 (1953).
MAUMENEE, A. E.: Ophthal. ib.-amer. **18**, 19 (1956); ref. Zbl. Ophthal. **70**, 40 (1957).
MAXWELL, E. M.: Trans. ophthal. Soc. U.K. **68**, 1948, 572—573 (1949).
MEEKER, L. H.: A. M. A. Arch. Ophthal. **16**, 152 (1936).
MEERHOFF, W., u. A. MEERHOFF: Ber. dtsch. ophthal. Ges. Leipzig **49**, 1932, 280—296 (1932).
MERKULOV, I. I.: Amer. J. Ophthal. **19**, 830 (1935).
MEYER, S. J.: Trans. Amer. Acad. Ophthal. Otolaryng. **59**, 342—345 (1955).
MIKLÓS, A.: Klin. Mbl. Augenheilk. **106**, 69—78 (1941).
MONNET, P., MATRAY u. ÉTIENNE: Pédiatrie **10**, 617—622 (1955); ref. Zbl. Ophthal. **67**, 230 (1956).
MOORE, A. E.: Aust. N. Z. J. Surg. **5**, 314 (1936).
MULOCK HOUWER, A. W.: Geneesk. T. Ned.-Ind. **72**, 1410—1414 (1932); ref. Zbl. Ophthal. **28**, 723 (1933).
MUSINI, A., u. G. MORGANTI: Atti 38. Cong. Soc. oftal. ital. **11**, 1949, 372—377 (1950).
MUSABEJLI, U.: Z. Augenheilk. **83**, 27—34 (1934).
NICOLATO, A.: Rass. ital. Ottal. **2**, 379—416 (1933).
NOSKOV, V.: Russk. oftal. Ž. **11**, 662—670 (1930); ref. Zbl. Ophthal. **24**, 151 (1931).
O'DAY, K.: Med. J. Aust. **2**, 861—862 (1957); ref. Ophthal. Lit. **11**, 2800 (1957).
OFFRET, G., u. H. DURAND: Bull. Soc. Ophtal. Fr. 966—968 (1953).
OGINO, N.: Acta Soc. Ophthal. Jap. **55**, 147—159 (1951); ref. Ophthal. Lit. **5**, 3403 (1951).
OGUCHI, C.: Albrecht v. Graefes Arch. Ophthal. **130**, 432—440 (1933).
OPPEL, O.: Klin. Mbl. Augenheilk. **129**, 737—756 (1956).
— Klin. Mbl. Augenheilk. **131**, 819—823 (1957).
OTA, T.: Chuo-Ganka-Iho **27**, H. 5, 9—17 (1935); zit. n. Kranz, H. W.; s. diesen.
PAEZ ALLENDE, F. S.: Arch. Oftal. B. Aires **27**, 17—29 (1952); ref. Ophthal. Lit. **6**, 1328 (1952).
PATERNOSTRO, V.: Ann. Ottal. **64**, 846—864 (1936).
PAUFIQUE, L.: Ann. Oculist. (Paris) **189**, 27—36 (1956).
PAYNE, B. F.: Ophthal. ib.-amer. **14**, 281—286 (1952); ref. Ophthal. Lit. **6**, 4890 (1952).
PEREZ, M. R.: Arch. Soc. cubana Oftal. **2**, 66—70 (1952); ref. Ophthal. Lit. **6**, 1327 (1952).
PESME, P.: Arch. Ophtal. (Paris) **49**, 679—680 (1932).
— Arch. Ophtal. (Paris) **51**, 524—531 (1934) u. Bull. Soc. franç. Ophtal. **47**, 259—269 (1934).
— Bull. Soc. Ophtal. Fr. No. 4, 645—650 (1949).
PICK, L.: Medicina **18**, 589—591 (1937); ref. Zbl. Ophthal. **40**, 446 (1938).
POTTS, C. R.: Trans. Amer. Soc. Ophthal. **48**, 1950, 526—552 (1951).
POTVIN, A. M.: Bull. Soc. belge Ophtal. **94**, 255—258 (1950).
PURTSCHER, E.: Albrecht v. Graefes Arch. Ophthal. **142**, 453—458 (1940).
REED, H., J. N. BRIGGS u. J. K. MARTIN: J. Pediat. **46**, 182—185 (1955); ref. Zbl. Ophthal. **65**, 371 (1955).
REESE, A. B., u. F. PAYNE: Amer. J. Ophthal. **29**, 1—24 (1946).
REMKY, E.: Z. Augenheilk. **81**, 48—54 (1933).
RICCI, A.: Atti 41. Cong. Soc. ottal. ital. **15**, 377—380 (1956).
RONES, B.: M. Ann. Distr. Colombia **13**, 285—287 (1944); ref. Barkan, O.: Ophthalmology in the War Years, Meyer-Wiener, Chicago **2**, (1948).
ROOY, A. J. P. M. DE: Ned. T. Geneesk. 2988—2990 (1937); ref. Zbl. Ophthal. **39**, 484 (1937).
RYTKÖLÄ, T.: Development of the Chamber Angle in Man. Bibliography, Helsinki 1952, 68 S.; ref. Ophthal. Lit. **6**, 3922 (1952).
— Ann. Acad. Sci. fenn. A. No. 33, 3—68 (1952); ref. Zbl. Ophthal. **61**, 145 (1954).
SABBADINI, D.: Atti 37. Cong. Soc. ottal. ital. **10**, 361—362 (1949).
SALVATORE, L.: Progr. ter. (Roma) **2**, 55—72 (1956).
SANTONASTASO, A.: Boll. Soc. ital. Biol. sper. **11**, 745—747 (1936); ref. Zbl. Ophthal. **38**, 155 (1937).
SCHEIE, H. G.: Trans. Amer. Acad. Ophthal. Otolaryng. **59**, 309—321 (1955).
SHAFFER, R. N.: Trans. Amer. Acad. Ophthal. Otolaryng. **59**, 297—308 (1955).
SILIATO, F.: Ann. Ottal. **80**, 349—356 (1954).
SIVASUBRAMANIAM, P., u. T. HOOLE: Brit. J. Ophthal. **39**, 119—121 (1955).
SLAVÍK, B.: Oftal. Sborn. **5**, 62—70 (1930); ref. Zbl. Ophthal. **24**, 325 (1931) u. Bratisl. Lek. Listy **10**, 470—478 (1930).
SONDERMANN, R.: Albrecht v. Graefes Arch. Ophthal. **126**, 173—202 (1931).
STANKOVIĆ, M., u. I. STANKOVIĆ: Bull. Soc. franç. Ophtal. **65**, 220—227 (1952).
STEIN, L.: Klin. Mbl. Augenheilk. **102**, 561 (1939).
— Klin. Mbl. Augenheilk. **102**, 541—544 (1939).
STREIFF, E. B., J. F. CUENDET u. R. COHEN: Ophthalmologica **133**, 342—345 (1957).
SUE, N.: Chuo-Ganka-Iho **32**, 28—34 (1940); ref. Zbl. Ophthal. **47**, 89 (1942).
SUGAR, H. S.: Amer. J. Ophthal. **33**, 1676—1680 (1950).
— The Glaucomas, 2. Aufl. Hoeber, New York 1957, 516 S.
TERRIEN, F., P. VEIL u. J.-A. CHAVANY: Bull. Soc. Ophtal. Fr. No. 3, 131—135 (1931).

TITA, C.: Boll. Soc. med.-chir. Catania 4, 477—483 (1936); ref. Zbl. Ophthal. 39, 161 (1937).
TRANTAS, A.: Oto-Nörö-Oftal. 5, 141—148 (1950); ref. Ophthal. Lit. 4, 5084 (1950).
TRAUTMANN, I.: Klin. Mbl. Augenheilk. 121, 539—543 (1952).
TURKUS-STERLING, B.: Klin. oczna 9, 17—23 (1931); ref. Zbl. Ophthal. 26, 728 (1932).
URSIN, K. V.: Acta ophthal. (Kbh.) 25, 345—347 (1947).
VAIL, D. T. JR.: A. M. A. Arch. Ophthal. 6, 39—62 (1931).
VEIL, P., u. SARRAZIN: Bull. Soc. Ophtal. Fr. No. 3, 144—151 (1937).
VERHOEFF, F. H.: A. M. A. Arch. Ophthal. 16, 898—899 (1936).
VETTER, J.: Klin. Mbl. Augenheilk. 121, 434—439 (1952).
VOGT, A.: Klin. Mbl. Augenheilk. 72, 507—509 (1924).
WALKER, O. F.: Trans. Ophthal. Soc. U. K. 65, 1945, 369—370 (1946).
WEBER, P. F., u. O. B. BODE: Proc. roy. Soc. Med. 27, 638—640 (1934); ref. Zbl. Ophthal. 31, 721 (1934).
WEEKERS, L., u. R. WEEKERS: Bull. Soc. belge Ophtal. 94, 258—273 (1950) u. Ophthalmologica 120, 285—298 (1950).
WEEKERS, R.: 1956, in Disk. zu Kluyskens, J.: Bull. Soc. belge Ophtal. 111, 328—337 (1956).
—, u. M. WATILLON: Bull. Soc. belge Ophtal. No. 113, 308—316 (1956).
— — Ophthalmologica 133, 37—45 (1957).
WERNER, W.: Arch. Kinderheilk. 144, 259—268 (1952).
WESTERLUND, E.: Thesis, 207 S. Busck, Copenhagen 1947; ref. Ophthal. Lit. 1, 905 (1947).
YOUNG, R. L.: Amer. J. Ophthal. 34, 1040—1042 (1951).
ZEEMAN, W. P. C.: Klin. Mbl. Augenheilk. 109, 858—859 (1943).

H. Glaukom bei Naevus vasculosus flammeus des Gesichtes. Sturge-Weber'sche Krankheit (Angiomatosis trigemino-cerebralis)

Bei Naevus vasculosus faciei besteht oft, aber nicht immer, Glaukom. In 60–70% tritt es als Hydrophthalmie auf. Glaukom kann bei Naevus flammeus des Gesichts erst spät entstehen. SOLARSKI (1957) sah Glaukomentwicklung bei einem Knaben erst mit 15–16 Jahren, BELLO (1957) beschrieb dies bei einem 75jährigen Mann. Bei dem Syndrom von Sturge-Weber bestehen außerdem epileptiforme Krampfanfälle und Verkalkungen der kleinsten Hirnrindengefäße, die röntgenologisch als doppelt konturierte Linie erscheinen. Die geistige Entwicklung ist oft verzögert.

Aderhautangiome können mit malignem Melanom verwechselt werden. STOKES (1957) beschrieb einen Patienten, bei dem das Auge unter diesem Verdacht entfernt wurde. Wenn bei Halsvenenstauung der i.o. Druck stark ansteigt, spricht dies nach STOKES für ein Angiom. Bei Melanom fehlt der Druckanstieg oder er ist gering. Nach LINDENMEYER (1952) soll für Angiom und gegen Melanosarkom sprechen: jugendliches bis mittleres Lebensalter; Angiome an anderen Körperstellen; Fehlen von i.o. Entzündungszeichen; Sitz nahe der Papille; kein oder nur langsames Wachstum; Rotlicht bei diaskleraler Durchleuchtung, Farbe weiß-grau-gelblich-grünlich-bläulich. Alle diese Zeichen dürften aber manchmal zu einer Differentialdiagnose nicht ausreichen.

Ein Aderhautangiom ist keineswegs immer bei dem Sturge-Weber-Syndrom sichtbar, und umgekehrt können Aderhautangiome ohne Glaukom vorkommen, wie weiter unten erwähnt ist.

In der Literatur sind zahlreiche Fälle berichtet, die wir nur im Schrifttumsverzeichnis anführen. Das Syndrom ist wohl nicht häufiger geworden, wird aber jetzt öfter beschrieben als früher. Eine Literaturübersicht bis 1930 bringt BALLANTYNE (1930). DUNPHY et al. zählten (1935) 61 Fälle, GIAMPALMO (1940) 146 Fälle, BLUM et al. (1949) schon 301 Fälle.

Histologische Befunde wurden mitgeteilt von JAHNKE (1931), DUNPHY et al. (1935), GRANSTRÖM (1935), KREYENBERG et al. (1935), MEHNEY (1937), SCHENK (1940), GIAMPALMO (1940),

GOETERS (1941), GARROW et al. (1943), GIVNER et al. (1957), VON BOGAERT et al. (1950), LICHTENSTEIN (1954), LIVINGSTONE et al. (1956). In den meisten Fällen (13 von 15 nach MEHNEY) wurden Hämangiome der Aderhaut gefunden, doch konnte nicht in allen die Ursache des Glaukoms histologisch geklärt werden. Der Eiweißgehalt des zweiten Kammerwassers (IMAI, 1932), oder des ersten Kammerwassers (MEHNEY, 1937) ist auf der erkrankten Seite höher als auf dem gesunden Auge, Fluorescein tritt rascher in das Kammerwasser über (TYSON, 1932). Das Minutenvolumen des Kammerwassers ist nach MANSHEIM (1953) gesteigert, während RIZZO (1955) und WIRTH (1957) erhöhten Abflußwiderstand bei normalem Minutenvolumen fanden. STRAZZI et al. (1957) und BOCK (1950) fanden bei Kompressionsproben kein Absinken des i.o. Druckes. Diese an verschiedenen Patienten erhobenen Befunde lassen vermuten, daß die Pathogenese verschieden sein kann und es Formen mit erhöhtem Abflußwiderstand und solche mit gesteigertem Minutenvolumen gibt. Bei tonographischen Bestimmungen des Minutenvolumens ist jedoch große Skepsis am Platz.

BARKAN (1957) und WIRTH (1957) fanden den Kammerwinkel gonioskopisch verlegt.

Ausnahmsweise kann ein Aderhautangiom ohne Glaukom vorkommen (LUDWIG, 1935). Verhältnismäßig selten sind beidseitige Fälle (PI, 1931; BIRÓ, 1935, 1936; PERERA, 1935; SANTONASTASO, 1936; KOYAMA, 1937; EHRLICH, 1941; STRÖBEL, 1943; RODIGINA, 1944; BOCK, 1950; PURETIĆ et al., 1951; DJACOS, 1952; KAVKA et al., 1953; NONNENMACHER, 1955).

Seltener als bei anderen Hydrophthalmieformen kommt es zu einer Spontanheilung. DAVIES (1939) und GROSSMANN (1945) beschrieben je einen Fall mit randständiger Exkavation der Papille, aber normalem i.o. Druck. RISER (1936) stellte einen Patienten mit Naevus vasculosus und „Megalocornea“ vor. Eine Exkavation fehlte, die Tension war aber nur palpatorisch bestimmt und Glaukom somit nicht ausgeschlossen. GARROW et al. (1943) fanden histologisch in einem Auge mit Hydrophthalmie ein verkalktes Aderhautangiom.

Kombination mit weiteren Augenmißbildungen oder Krankheiten kommt vor. MÖLLER (1939) beschrieb einen Fall mit Mikrophthalmie und Hemiatrophie des Gesichtes, JONA (1940) je einen Fall mit Iritis und Keratitis, CONTINO (1950) die Kombination mit Ablatio und Star, NONNENMACHER (1955) einen Fall mit Hydrophthalmie und Osteohypertrophie (Syndrom von KLIPPEL-TRÉNAUNAY). Auch der Fall von CORDIER et al. (1956) dürfte hierher gehören. GRENINGER et al. (1951), WERNER (1952) und SCHÖNENBERG et al. (1956) diskutierten die Beziehungen zwischen dem Sturge-Weber-Syndrom und den Phakomatosen (Tuberöse Sklerose BOURNEVILLE, Neurofibromatose RECKLINGHAUSEN, Angiomatose HIPPEL-LINDAU). Eine solche Übergangsform beschrieb GONÇALVES (1950): Bei Hydrophthalmie und Gesichtsnaevus ergab die histologische Untersuchung einer Probeexcision ein plexiformes Neurom.

Die Anlage ist erblich. Nach KOCH (1940, 1949, 1952) und KAMMER (1955) ist der Erbgang dominant oder unregelmäßig dominant, nach DELMARCELLE (1957) recessiv. Über familiäres Vorkommen berichtete auch LARMANDE (1949).

Als Operation bewährte sich in je einem Fall von JOY (1950) und WANG (1951) Iridenkleisis, nach BARKAN (1955, 1957) und WIRTH (1957) in insgesamt drei Fällen Goniotomie. SUGAR (1957) zieht die Trepanation nach ELLIOT vor, die auch mir weniger riskant als die anderen Operationen erscheint, besonders, wenn man die Iridektomie dabei unterläßt. DEHOGUES (1930) erlebte in einem Fall nach der Iridektomie eine expulsive Blutung, mußte das Auge entfernen und stellte nach 10 Tagen ein Aneurysma des Sinus cavernosus fest. Der Patient konnte durch Unterbinden der A. carotis interna gerettet werden. DEHOGUES empfiehlt Röntgenaufnahmen vor jeder Operation.

Schrifttum

ALVAREZ, P. J., u. J. J. BRICENO: Arch. venez. Pueric. **18**, 173—184 (1955); ref. Zbl. Ophthal. **69**, 54 (1956).

ANONYM: Berl. med. Z. **2**, 232 (1951).

Arendt, A.: Dtsch. Gesundh.-Wes. **8**, 137—141 (1953).
Ballantyne, A. J.: Brit. J. Ophthal. **14**, 481—495 (1930).
— Brit. J. Ophthal. **24**, 65—66 (1940).
Barkan, O.: Proc. XVII. int. Cong. Ophthal. Montreal N.Y. 1954, II, 1101—1109 (1955).
— Amer. J. Ophthal. **43**, 545—549 (1957).
Bello, D.: Rass. ital. Ottal. 26, 299—309 (1957).
Bentsen, K. G., E. Dalsgaard-Nielsen u. H. U. Möller: Acta ophthal. (Kbh.) **16**, 279—294 (1938).
Biró, I.: Orv. Hetil, 927—929 (1935); ref. Zbl. Ophthal. **35**, 65 (1936) u. Z. Augenheilk. **88**, 80—85 (1936).
Blodi, F.: Ophthalmologica **117**, 82—89 (1949).
Blum, J. D., u. S. Mutrux: Ophthalmologica **118**, 781—795 (1949).
Bock, R. H.: Amer. J. Ophthal. **33**, 1121—1127 (1950).
Bogaert, L. van, u. P. Danis: Ann. méd.-psychol. **1**, 627 (1950); ref. Ophthal. Lit. **4**, 1283 (1950).
Boros, B.: Klin. Mbl. Augenheilk. **106**, 499 (1941).
Breda, R., u. S. de Sa: Arch. port. Oftal. **6**, 53—62 (1954); ref. Ophthal. Lit. **8**, 4849 (1954).
Bušina, K.: Čsl. Ofthal. **8**, 36—38 (1952); ref. Ophthal. Lit. **6**, 76 (1952).
Cardini, C.: Lattante **22**, 158—169 (1951); ref. Ophthal. Lit. **5**, 6358 (1951).
Cascajo Romero, J.: Hisp. méd. **8**, 497—511 (1951); ref. Ophthal. Lit. **5**, 6353 (1951).
Cave Bondi, G.: Cervello **21**, 94—104 (1942); ref. Zbl. Ophthal. **48**, 501 (1943).
Čavka, V.: Med. Archiv. **1**, 13—32 (1949); ref. Ophthal. Lit. **3**, 1466 (1949).
Contino, F.: Boll. Oculist. **29**, 133—155 (1950).
Cordier, J., u. B. Algan: Bull. Soc. Ophthal. Fr., 551—555 (1956).
Corrado, M.: Rass. ital. Ottal. **2**, 553—574 (1933).
Daily, R. K.: Amer. J. Ophthal. **14**, 653—654 (1931).
Dalsgaard-Nielsen, E.: Verh. ophthal. Ges. 1936, 3—7, Hospitalstidende 1937; ref. Zbl. Ophthal. **41**, 614 (1938).
Danis, P.: Acta neurol. belg. **50**, 615—679 (1950); ref. Zbl. Ophthal. **56**, 266 (1951/52).
Davies, W. S.: Amer. J. Ophthal. **22**, 298 (1939).
Dehogues, J. L.: Ann. Oculist. (Paris) **167**, 580 (1930).
Delmarcelle, Y.: J. Génét. hum. **6**, 33—48 (1957); ref. Zbl. Ophthal. **72**, 213 (1957).
Dittrich, J. K.: Arch. Kinderheilk. **146**, 151—155 (1953).
Djacos, C.: Trans. Greek Ophthal. Soc. **19**, 34—38 (1951); ref. Ophthal. Lit. **5**, 6356 (1951).
— Bull. Soc. héllén. Ophthal. **19**, 9 (1952); ref. Zbl. Ophthal. **60**, 386 (1953).
—, u. T. Joannides: Ann. Oculist. (Paris) **184**, 994—1014 (1951).
Donner, M.: Acta psychiat. (Kbh.) **28**, 269—274 (1954); ref. Zbl. Ophthal. **64**, 36 (1955).
Dunphy, E., u. Blakeslee: Amer. J. Ophthal. **18**, 709—714 (1935).
Ehrlich, L. H.: A. M. A. Arch. Ophthal. **25**, 1002—1006 (1941).
Esser, P. H.: Arch. Psychiat. **113**, 440—452 (1941); ref. Zbl. Ophthal. **47**, 254 (1942).
Eugenio, C.: Rass. stud. psichiat. **40**, 379—396 (1951); ref. Ophthal. Lit. **5**, 6357 (1951).
Evans, P. J.: A. M. A. Arch. Ophthal. **18**, 193—197 (1937).
Fabrizio, A.: Rinasc. med. **16**, 363—364 (1939); ref. Zbl. Ophthal. **44**, 542 (1940).
Falk, W.: Österr. Z. Kinderhk. **5**, 175—185 (1950); ref. Zbl. Ophthal. **56**, 62 (1951/52).
Feng, Y.-K., u. M.-H. T'an: Chin. Med. J. **75**, 344—364 (1957); ref. Zbl. Ophthal. **72**, 29 (1957).
Ferens, E., u. S. Teppas: Polsk. Tyg. Lek. **4**, 197—201; 230—233 (1949); ref. Ophthal. Lit. **3**, 1464 (1949).
Folk, M. L.: Amer. J. Ophthal. **18**, 963—964 (1935).
François, J.: Ophthalmologica **122**, 215—227 (1951).
Frigyér, L., A. Máttyus u. L. Molnár: Mschr. Psychiat. Neurol. **126**, 118—134 (1953); ref. Zbl. Ophthal. **62**, 254 (1954).
— Orv. Hetil. **93**, 451—455 (1952); ref. Ophthal. Lit. **6**, 469 (1952).
Garrow, A., u. A. Loewenstein: Trans. Ophthal. Soc. U. K. 1942, **62**, 189—197 (1943).
— — Brit. J. Ophthal. **27**, 335—354 (1943).
Georgariou, B.: Bull. Soc. héllén. Ophtal. **24**, 37—38 (1956); ref. Ophthal. Lit. **10**, 4081 (1956).
Giampalmo, A.: Pathologica **32**, 225—242 (1940); ref. Zbl. Ophthal. **46**, 367 (1941).
Gilbert: Klin. Mbl. Augenheilk. **86**, 523 (1931).
Gisbert, Cruz I. de: Rev. Clin. esp. **4**, 233—240 (1942); ref. Zbl. Ophthal. **48**, 241 (1943).
Givner, I., L. Roizin, H. H. Berman u. G. Gold: Trans. Amer. Acad. Ophthal. Otolaryng. **61**, 475—481 (1957).
Goeters, W.: Mschr. Kinderheilk. **86**, 122—135 (1941).
Goldfelder, A. E., u. D. G. Busmic: Vestn. Oftal. **16**, 144—147 (1940); ref. Zbl. Ophthal. **47**, 331 (1942).
— — Vestn. Oftal. **16**, 2—3 (1940); ref. nach Barkan, O.: Ophthalmology in the War Years, Meyer-Wiener, Chicago **1**, (1946).
Gonçalves, D.: Rev. bras. Oftal. **9**, 21—25 (1950); ref. Zbl. Ophthal. **58**, 316 (1952/53).

GRANSTRÖM, K. O.: Acta ophthal. (Kbh.) **13**, 115—130 (1935).
GRENINGER, G., u. MARLAND: J. Prat. (Paris) **65**, 182—183 (1951); ref. Ophthal. Lit. **5**, 6355 (1951).
GROSSMANN, E. E.: A. M. A. Arch. Ophthal. **33**, 389—391 (1945).
HADJIS, P.: Bull. Soc. héllén. Ophtal. **24**, 204—205 (1956); ref. Ophthal. Lit. **10**, 4053 (1956).
HAINES, J. W., u. G. H. PUMPHREY: Amer. J. Dis. Child. **61**, 557—564 (1941); ref. Zbl. Ophthal. **47**, 80 (1942).
HAMBRESIN, L., u. J. BERNOLET: Bull. Soc. belge Ophtal. Nr. 94, 273—282 (1950).
HELDT: Z. Augenheilk. **76**, 198 (1932).
HERMANNS, F.: Diss. Düsseldorf 1936; ref. Zbl. Ophthal. **38**, 632 (1937).
IMAI, N.: Acta Soc. ophthal. jap. **36**, 1505—1512 (1932); ref. Zbl. Ophthal. **28**, 598 (1933).
IÑIGO, L.: Arch. Soc. Oftal. hisp.-amer. **12**, 1408—1413 (1952).
JAHNKE, W.: Z. Augenheilk. **74**, 165—176 (1931).
JARDEZKY, A. S.: Nevropat. i Psihiat. **7**, 132—136 (1938); ref. Zbl. Ophthal. **43**, 166 (1939).
JOIRIS, P., u. J. FANCHAMPS: Bull. Soc. belge Ophtal. Nr. 70, 92—97 (1935).
JONA, S.: Riv. oto-neuro-oftal. **17**, 408—425 (1940); ref. Zbl. Ophthal. **46**, 446 (1941).
JOY, H. H.: Amer. J. Ophthal. **33**, 1401—1409 (1950).
JUBA, A., u. G. ZÉTÉNY: Mschr. Psychiat. Neurol. **131**, 163—176 (1956).
KAMMER, G.: Z. menschl. Vererb.- u. Konstit.-Lehre **33**, 203—220 (1955).
KAN, O., u. K. TAKASHI: Psychiat. Neurol. jap. **44**, 872—893 (1940); ref. Zbl. Ophthal. **46**, 589 (1941).
KAVKA u. HOLISOVÁ: Čsl. Ofthal. **9**, 527—533 (1953); ref. Zbl. Ophthal. **65**, 29 (1955).
KNIGHT, M. S.: Amer. J. Ophthal. **8**, 791—801 (1925).
KOCH, G.: Z. ges. Neurol. Psychiat. **168**, 614—623 (1940).
— Z. menschl. Vererb.- u. Konstit.-Lehre **25**, 695—718 (1942).
— Ärztl. Forsch. **3**, 551—557 (1949).
— Ärztl. Forsch. **4**, I, 652—660 (1950).
— Folia clín. int. (Barcelona) **2**, 357—366 (1952); ref. Zbl. Ophthal. **61**, 173 (1954).
KOSTOULAS, A.: Ann. Oculist. (Paris) **169**, 341—344 (1932).
KOYAMA, A.: Chuo-Ganka-Iho **29**, 11—16 (1937); ref. Zbl. Ophthal. **39**, 664 (1937).
KREYENBERG, G., u. I. HANSING: Z. ges. Neurol. Psychiat. **152**, 751—756 (1935).
LARMANDE, A. M.: Bull. Soc. Ophtal. Fr. **1**, 59—61 (1949).
LAZZARI: Radiol. med. (Torino) **37**, 950 (1951); ref. Ophthal. Lit. **5**, 6359 (1951).
LENARTOWSKA, I.: Pediat. pol. **31**, 1129—1132 (1956); ref. Zbl. Ophthal. **70**, 59 (1957).
LICHTENSTEIN, B. W.: Arch. Neurol. Psychiat. (Chicago) **71**, 291—301 (1954); ref. Ophthal. Lit. **8**, 335 (1954).
LINDENMEYER, O.: Klin. Mbl. Augenheilk. **88**, 339—344 (1932).
LIVINGSTON, S., V. EISNER, W. H. BROWN u. L. L. BOKS: Postgrad. Med. **19**, 221—230 (1956); ref. Ophthal. Lit. **10**, 932 (1956).
LUDWIG, A.: Klin. Mbl. Augenheilk. **95**, 168—173 (1935).
MANOLESCO, D. D., LAZARESCO u. D. VINTILESCO: Rev. oto-neuro-ophthal. **16**, 664—682 (1938).
MANSHEIM, B. J.: A. M. A. Arch. Ophthal. **50**, 580—587 (1953).
MCKERNAN, R. L.: Trans. Ophthal. Soc. U. K. **65**, 1945, 407 (1946).
MEHNEY, G. H.: A. M. A. Arch. Ophthal. **17**, 1018—1023 (1937).
MØLLER, H. U.: Verh. ophthal. Ges. 1936, 7—10, Hospitalstidende 1937; ref. Zbl. Ophthal. **41**, 614 (1938).
— Ugeskr. Laeg., 418—420 (1939); ref. Zbl. Ophthal. **46**, 24 (1941).
MOLINARI, G.: Rif. med. **56**, 1039 (1940); ref. Zbl. Ophthal. **46**, 259 (1941).
MORENO, G.: Minerva nipiol. (Torino) **3**, 301—306 (1953); ref. Ophthal. Lit. **7**, 4734 (1953).
NONNENMACHER, H.: Klin. Mbl. Augenheilk. **126**, 154—164 (1955).
NUSSEY, A. M., u. H. H. MILLER: Brit. med. J. No. 4085, 822—823 (1939).
O'BRIEN, C. S., u. W. C. PORTER: A. M. A. Arch. Ophthal. **9**, 715—728 (1933).
PADOVANI, S.: Atti Soc. ottal. ital., 689—697 (1935).
PERERA, C. A.: A. M. A. Arch. Ophthal. **14**, 626—628 (1935).
PERSICHETTI, C.: Boll. Oculist. **20**, 133—147 (1941).
PI, H. T.: Nat. med. J. China **17**, 95—105 (1931); ref. Zbl. Ophthal. **25**, 310 (1931).
PINCUS, M. H.: A. M. A. Arch. Ophthal. **21**, 741—745 (1939).
POŠTIĆ, D.: Med. Pregl. **8**, H. 5, 295—297 (1955); ref. Zbl. Ophthal. **68**, 44 (1957).
PURETIĆ, S., u. B. PURETIĆ: Liječ. vjes. **73**, 11—14 (1951); ref. Ophthal. Lit. **5**, 2825 (1951).
RAMAMURTHI, B., u. K. S. MANI: Indian J. Surg. **16**, 246—249 (1954); ref. Ophthal. Lit. **8**, 3058 (1954).
RISER, R. O.: Amer. J. Ophthal. **19**, 155 (1936).
RIZZO, P.: Ann. Ottal. **81**, 607—619 (1955).
RODIGINA, A. M.: A. M. A. Arch. Ophthal. **32**, 214—215 (1944).
RÖWIG, K.: Nord. Med. **34**, 1104—1107 (1947); ref. Zbl. Ophthal. **50**, 355 (1949).
SAKR, R. H., u. M. K. GABR: Arch. Pediat. **69**, 425—431 (1952); ref. Zbl. Ophthal. **61**, 354 (1954).

SANTONASTASO, A.: Ann. Ottal. **64**, 405—427; 437—455 (1936).
SATO, T.: Acta Soc. Ophthal. Jap. **45**, 142—170 (1941); ref. Zbl. Ophthal. **47**, 510 (1942).
SCHENK, V. W. D.: Psychiat. Bl. **44**, 32—38 (1940); ref. Zbl. Ophthal. **46**, 48 (1941).
SCHMIDT, G.: Nervenarzt **23**, 310—312 (1952).
SCHMUTTERMEIER, E.: Wien. klin. Wschr. **65**, 259 (1953).
SCHÖNENBERG, H., u. G. SCHAPER: Z. Kinderheilk. **78**, 522—542 (1956).
SIOTTO, G.: Rass. ital. Ottal. **11**, 385—405 (1942).
SKYDSGAARD, H.: Acta ophthal. (Kbh.) **13**, 273—288 (1935).
SOLARSKI, Z.: Klin. oczna **27**, 55—58 (1957); ref. Ophthal. Lit. **11**, 549 (1957).
SOMMER, F.: Fortschr. Röntgenstr. **73**, 581—585 (1950).
SORSBY, A.: Proc. roy. Soc. Med. **24**, 611 (1931).
STEINER, K.: Dermat. Wschr. 1932/I, 851—853.
STOERMER, J.: Medizinische No. 6, 221—225; 227 (1956).
STOKES, J. J.: Sth. med. J. (Bgham. Ala.) **50**, 82—89 (1957); ref. Ophthal. Lit. **11**, 268 (1957).
STRAZZI, A., u. A. SCORCIARINI-COPPOLA: G. ital. Ottal. **10**, 186—193 (1957).
STRÖBEL, H.: Arch. Dermat. **183**, 468—482 (1943); ref. Zbl. Ophthal. **48**, 622 (1943).
SUGAR, H. S.: The Glaucomas. 2. Aufl., Hoeber, New York 1957, 516 S.
THOMAS, C., J. CORDIER, u. B. ALGAN: Bull. Soc. Ophtal. Fr. No. 2, 150—154 (1957).
THOROCZKAY, M.: Orv. Hetil. **91**, 12—16 (1950); ref. Zbl. Ophthal. **54**, 345 (1950/51).
TRAMER, M.: Schweiz. med. Wschr. 1943/I, 44—48.
TYSON, H. H.: A. M. A. Arch. Ophthal. **8**, 365—371 (1932).
URSIN, K.: Acta ophthal. (Kbh.) **31**, 160—161 (1953).
VAGTS, E.: Diss. Kiel 1937; Ref. Zbl. Ophthal. **43**, 41 (1939).
WANG, N. H.: Chin. J. Ophthal. **1**, 109—113 (1951); ref. Ophthal. Lit. **5**, 762 (1951).
WERNER, W.: Arch. Kinderheilk. **144**, 259—268 (1952).
WIEDERSHEIM: Klin. Mbl. Augenheilk. **109**, 835 (1943).
WIRTH, A.: Boll. Oculist. **36**, 619—624 (1957).
ZWEYMÜLLER, E.: Öst. Z. Kinderheilk. **7**, 35—66 (1952).

J. Sekundäre Glaukomformen

I. Glaukom bei Krankheiten der Uvea

1. Glaukom bei Iridocyclitis

a) Übersichtsarbeiten

Übersichtsarbeiten stammen von KALT (1949), MOREU (1950), CLARK (1950) und FRANÇOIS (1950: Gonioskopie).

b) Ätiologie der Iridocyclitis

Glaukom kann bei Iridocyclitis der verschiedensten Ätiologie entstehen, wie Tabelle 21 zeigt. Akute Entzündungen scheinen weniger oft Glaukom zu verursachen als chronisch verlaufende. Einen Fall mit Endotheldystrophie berichtete FELDMANN (1947). Über Sekundärglaukom bei sympathischer Ophthalmie berichtete ferner STANKOVIĆ (1957).

c) Ursachen der Drucksteigerung

Bei Iridocyclitis ist der i.o. Druck meist erniedrigt. Bei 20% von 1282 Augen mit Iridocyclitis fanden FRALICK et al. (1942) den Druck erhöht. Hierbei ist im Einzelfall schwer zu sagen, warum eine klinisch ähnliche Entzündung manchmal zu Erniedrigung, manchmal zum Anstieg des Druckes führt.

Tabelle 21. *Zur Ätiologie des Sekundärglaukoms bei Iridocyclitis*

Tuberkulose	Belz et al.	1950
Boecksches Sarkoid	Gertler	1947
	Dolphin et al.	1952
	Friedmann	1951
Lues connatalis	Marquézy et al.	1935
Praenatale Iritis	Byers	1931
	Koby	1937
Lues, Dysenterie	Zaki	1948
Influenza	Miani	1957
Mumps	Riffenburgh	1954
Lepra	Kevers et al.	1957
Rückfallfieber	Roberts	1936
Brucellose	Givner	1949
Lymphatische Leukämie	Weekers et al.	1950
Thrombopenie	Werner et al.	1931
bei Seminom-Metastasen der Haut	Richter	1940
Zahngranulom	Marbaix	1935
bei Vogt-Koyanagi-Syndrom (Uveitis, Taubheit, Poliosis, Vitiligo, Alopecie)	Balter	1955
Heterochromie (Fuchs)	Gödl	1935
	Raimondo	1948
	Šafař	1951
	Julien et al.	1956
Zoster	Craig	1931
	Rossetti	1951
	François et al.	1955, 1956
bei i.o. Verkalkung	Montresor	1954
Sympathische Ophthalmie	Samuels	1937
	Pavišić et al.	1956
	Thomas et al.	1951
	Holmström	1931
	Paufique et al.	1950
	Smeesters	1951
Reitersche Krankheit mit Iritis	Gamp	1956
Experimentell: Senfgas (Kaninchen)	Davson et al.	1950

Es gibt Augen mit primärem Glaukom, bei denen die Entzündung ein unabhängiges Leiden ist (Malling, 1923; Wostrý, 1931; Rousseau, 1931; Cardello, 1938; Anonym, 1949; Goodside, 1950; Posner, 1951; Rossetti, 1951; Adamantiadis, 1954; Go, 1957). Bei ihnen war Glaukom schon vor Ausbruch der Entzündung bekannt oder man fand am zweiten, nicht entzündeten Auge Glaukom (Goodside, 1950). Auch wenn gleichzeitig Entzündung und Drucksteigerung auftreten, dürfte das Glaukom oft nicht sekundär sein.

Eine Sondergruppe bilden die Augen, bei denen ausgedehnte Synechien mit der Linse oder im Kammerwinkel bei lange bestehender Entzündung den Abfluß des Kammerwassers verlegen und so den Druckanstieg erklären.

Bei frischer Entzündung können Hypersekretion von Kammerwasser, gesteigerte Viscosität durch Eiweißexsudation und eine gonioskopisch nicht sichtbare Verstopfung der Abflußwege durch Eiweiß zur Drucksteigerung führen. Hypersekretion wurde von Goldmann (1949) mit seiner Fluoresceinmethode und von Mansheim (1953) tonographisch nachgewiesen. Den Eiweißreichtum des Kammerwassers hielten Scotti (1930) und Kravitz (1952) für das wesentliche Moment. Die Elektrophorese des Kammerwassers zeigt das gleiche Bild wie die des Serums (Witmer, 1952).

Weekers et al. (1953) fanden tonographisch meist Steigerung des Abflußwiderstandes, nur selten Sekretionszunahme. Belastungsproben ergeben die gleichen Resultate wie bei primärem Glaukom (Thomassen, 1947; Strazzi, 1951; Auricchio, 1957). Gonioskopisch sah Bottoni (1951) bei 5 von 10 Fällen normale Kammerwinkel, bei den übrigen 5 so geringfügige Synechien, daß der gesteigerte Druck hierdurch nicht erklärt war.

Ältere Erklärungsversuche der Hypertension (Szász, 1934; Weingott, 1936) sind unbefriedigend.

Besondere Fälle: 1 Fall mit Endotheldystrophie (Feldmann, 1947); 1 Fall mit wiederholten akuten Anfällen, bei dem ciliare Reizung und Hornhautödem auch im Intervall bestehen blieben (Barrenechea, 1933).

Sonstige Arbeiten: Werdenberg (1950), Argañaraz et al. (1951), Stanković (1952).

Die *Therapie* ist im Abschnitt „Medikamentöse und physikalische Therapie" besprochen.

Die *Prognose* für die Drucknormalisierung war vor der Cortison-Ära bei medikamentöser Behandlung ungünstig (Fralick et al., 1942; 30% normalisiert), bei Operation besser (60–70% normalisiert, Fralick et al., 1942). Kalt (1949) fand Erblindung bei 36% der von ihm beobachteten Fälle.

Samuels (1937) glaubte, daß sympathische Ophthalmie im 2. Auge einen milderen Verlauf nimmt, wenn das erste Auge infolge der Entzündung einen gesteigerten i.o. Druck hat.

Schrifttum

Adamantiadis, B.: Bull. Soc. héllén. Ophtal. **22**, 10—15 (1954); ref. Ophthal. Lit. **8**, 4838 (1954).

Anonym: Amer. J. Ophthal. **32**, 1280—1281 (1949).

Argañaraz, R., u. J. M. Roveda: Arch. Oftal. B. Aires **26**, 321—330 (1951); ref. Ophthal. Lit. **5**, 3429 (1951).

Auricchio, G.: Ann. Ottal. **83**, 89—108 (1957).

Balter, M.: Ann. Derm. **82**, 640—645 (1955); ref. Zbl. Ophthal. **69**, 94 (1956).

Barrenechea, S.: Arch. Oftal. hisp.-amer. **33**, 538—545 (1933).

Belz u. Bouchel: Bull. Soc. Ophthal. Fr. No. 6, 504—510 (1950).

Bottoni, A.: Ann. Ottal. **77**, 84—89 (1951).

Byers, W. G. M.: A. M. A. Arch. Ophthal. **6**, 578—581 (1931).

Cardello, G.: Atti 34. Cong. Soc. ottal. ital. 241—245 (1938).

Clark, W. B.: Amer. J. Ophthal. **33**, 1669—1673 (1950).

Craig, J.: Trans. ophthal. Soc. U. K. **51**, 1931; 636 (1932).

Davson, H., u. A. Huber: Ophthalmologica **120**, 118—124 (1950).

— — Brit. med. J. **4659**, 939—940 (1950).

Dolphin, A., u. K. W. G. Heathfield: Lancet **2**, 1160—1162 (1952); ref. Ophthal. Lit. **6**, 2480 (1952).

Feldmann, A. W.: Amer. J. Ophthal. **30**, 211—212 (1947).

Fralick, F. B., J. H. Cooper, u. R. C. Armstrong: Trans. Amer. Acad. Ophthal. **47**, 92—99 (1942)

François, J.: Ophthalmologica **119**, 44—55 (1950).

—, u. A. Neetens: Acta ophthal. (Kbh.) **34**, 35—44 (1956) u. Bull. Soc. belge Ophtal. **110**, 114—126 (1955).

Friedmann, H. S.: Amer. J. Ophthal. **34**, 1126—1136 (1951).

Gamp, A.: Münch. med. Wschr. **98**, 334—335 (1956).

Gertler: Derm. Wschr. 303 (1947).

Givner, I.: Amer. J. Ophthal. **32**, 1131—1134 (1949).

Go, K. F.: Acta Soc. ophthal. Jap. **61**, 1526—1528 (1957); ref. Ophthal. Lit. **11**, 3144 (1957).

Gödl, H.: Klin. Mbl. Augenheilk. **94**, 700 (1935).

Goldmann, H.: 1949, Disk. zu Kalt: Bull. Soc. franç. Ophtal. **62**, 51—53 (1949).

Goodside, V.: N. Y. St. J. Med. **50**, 455 (1950); ref. Ophthal. Lit. **4**, 134 (1950).

Holmström, J.: Verh. ophthal. Ges. 1930, Hosp. tid. 1931/II, 32—35; ref. Zbl. Ophthal. **26**, 535 (1932).

Julien, R. G., u. J. Vincendeau: Bull. Soc. Ophthal. Fr. 187—188 (1956).

Kalt, M.: Les uvéites hypertensives. Bibl. Masson, Paris 1949, 406 S.

Kevers, G., u. J. M. Niffle: Bull. Soc. belge Ophtal. **116**, 322—327 (1957).

Koby, F. E.: Bull. Soc. Ophtal. Fr. No. 6, 559—561 (1937).

Kravitz, D.: Amer. J. Ophthal. **35**, 1463—1470 (1952).

Malling, B.: Acta ophthal. (Kbh.) **1**, 97—130 (1923); Acta ophthal. (Kbh.) **1**, 215—231 (1923).

Mansheim, B. J.: A. M. A. Arch. Ophthal. **50**, 580—587 (1953).

Marbaix: Bull. Soc. belge Ophtal. No. 71, 204—209 (1935).

Marquézy, R. A., u. Tavennec: Bull. Soc. Pédiat. Paris **33**, 222—225 (1935); ref. Zbl. Ophthal. **34**, 426 (1935).

Miani, P.: G. ital. Oftal. **10**, 442—446 (1957).

Montresor, D.: Atti. Soc. Oftal. Lombarda N. S. **9**, 236—244 (1954); ref. Zbl. Ophthal. **69**, 94 (1956).

Moreu, A.: Arch. Soc. oftal. hisp.-amer. **10**, 215—223 (1950).

Paufique, Grange u. Barut: Bull. Soc. Ophtal. Fr. 124—126 (1950).

Pavišić, Z., u. B. Jutriša-Kořinek: Rad. med. Fak. Zagrebu **1**, 53—58 (1956); ref. Ophthal. Lit. **10**, 4630 (1956).

Posner, M.: A. M. A. Arch. Ophthal. **46**, 584—585 (1951).
Raimondo, N.: Ann. Ottal. **74**, 423—434 (1948).
Richter, W.: Derm. Wschr. 1940/II, 999—1004; ref. Zbl. Ophthal. **46**, 524 (1941).
Riffenburgh, R. S.: A. M. A. Arch. Ophthal. **51**, 702 (1954).
Roberts, W. H.: Amer. J. Ophthal. **19**, 43—44 (1936).
Rossetti, D.: Atti Soc. ottal. ital. **12**, 96 (1951).
— Ann. Ottal. **77**, 101—114 (1951).
Rousseau, F.: Ann. Oculist. (Paris) **168**, 603—619 (1931).
Samuels, B.: A. M. A. Arch. Ophthal. **17**, 1031—1039 (1937).
Šafař, K.: Wien. klin. Wschr. **63**, 561 (1951).
Scotti, P.: Ann. Ottal. **58**, 701—733 (1930).
Smeesters, M.: Arch. Ophtal. (Paris) **11**, 680 (1951).
Stanković, I.: Bull. Soc. Ophtal. Fr. 493—496 (1952).
— Srpski Arh. Celok. Lék. **85**, 645—654 (1957); ref. Ophthal. Lit. **11**, 4527 (1957).
Strazzi, A.: Boll. Oculist. **30**, 713—725 (1951).
Szász, S.: Klin. Mbl. Augenheilk. **93**, 398—399 (1934).
Thomas, C., J. Cordier u. B. Algan: Bull. Soc. Ophtal. Fr. No. 4, 522—524 (1951).
Thomassen, T. L.: Acta ophthal. (Kbh.) **25**, 243—252 (1947).
Weekers, R., u. E. Prijot: Bull. Soc. belge Ophtal. No. 96, 623—633 (1950).
— — u. Y. Delmarcelle: Bull. Soc. belge Ophtal. No. 104, 235—246 (1953).
Weingott, L.: Arch. Ophtal. (Paris) **53**, 672—684 (1936).
Werdenberg, E.: Ber. dtsch. ophthal. Ges. Heidelberg **55**, 1949, 349—351, (1950).
Werner, S., u. E. Adlercreutz: Acta ophthal. (Kbh.) **9**, 329—333 (1931); Finska Läk.-Sällsk. Handl. **73**, 883—887 (1931); ref. Zbl. Ophthal. **26**, 852 (1932).
Witmer, R.: Ophthalmologica **123**, 280—284 (1952).
Wostrý, M.: Bratisl. lek. Listy **11**, 187—192 (1931); ref. Zbl. Ophthal. **25**, 733 (1931).
Zaki, M.: Bull. ophthal. Soc. Egypt **38**, 95—99 (1948); ref. Ophthal. Lit. **2**, 511 (1948).

2. Glaukom bei Aniridie

Bei *angeborener Aniridie* fehlt die Iris selten völlig (Callahan, 1949). Meistens ist sie zwar an der Spaltlampe unsichtbar, doch zeigt dann die gonioskopische oder histologische Untersuchung einen rudimentären Irisstumpf, der den Kammerwinkel verlegt und dadurch zu Glaukom führt (Gasteiger, 1937; Manabe, 1938; Callahan, 1949). Oft entsteht Hydrophthalmie, da das kindliche Auge dem erhöhten i.o. Druck nachgibt (z. B. Remky, 1933; Barkan, 1953; u. a.). Die Ursache des Glaukoms ist nicht immer durch die Verlegung des Kammerwinkels erklärt. Bonnet (1944, 1947) beschrieb einen Fall mit einseitiger Aniridie und beidseitigem Glaukom. Hieraus kann man schließen, daß vielleicht die Glaukomentstehung auf einer oft gekoppelten, manchmal auch getrennt vorkommenden Anlage beruht und *nicht Folge der Aniridie* ist. Bei Aniridie kommt keineswegs immer Glaukom vor (solche Fälle von Zoldan, 1930; Oguchi, 1930; Amrov, 1930; Kotljarewskaja, 1930; Bieringer, 1932; u. a.). Auch in der gleichen Familie kann Aniridie mit und ohne Glaukom vererbt werden. Derartige Stammbäume wurden mitgeteilt von Uljanickij (1930), Jona (1941), Beattie (1947), Falls (1949), Callahan (1949), MacDiarmid (1956). Oft findet man auch neben der Aniridie *weitere Mißbildungen* des Auges, wie Hypoplasie der Papillen (Oguchi, 1930), Ektopie der Linse (Lazarescu, 1931; Beattie, 1947; Figueira, 1952) oder essentielle Irisatrophie (MacDiarmid, 1956) in der gleichen Familie.

Goldmann (1954) weist darauf hin, daß es 2 Arten der Aniridie gibt. Bei der einen ist ein schmaler Saum normaler peripherer Iris gonioskopisch sichtbar und Glaukom fehlt. Bei der anderen sind Mißbildungen im Kammerwinkel sichtbar, die periphere Iris bedeckt den Kammerwinkel faltig, Glaukom ist vorhanden.

Miotica haben manchmal Erfolg (Ferenczy, 1928; Morpurgo, 1949; Pagani, 1952), manchmal sind sie wirkungslos (Callahan, 1949; Möllenbach, 1952). Die Staroperation senkte in einem Fall von Bieringer (1932) den i.o. Druck nicht. Drucksenkende Operationen s. S. 575.

Weitere Fälle von Aniridie mit Glaukom wurden mitgeteilt von KOTLJAREWSKAJA (1930), AMROV (1930), ROUMIANTZEVA (1937).

Bei *experimenteller Ausschneidung der ganzen Iris* bei Kaninchen fand VANNAS (1932) kein Glaukom. Miotica wirkten stärker drucksenkend als an nichtoperierten Augen.

Traumatische Aniridie scheint selten zu sein. Aus der Literatur sind mir keine Berichte bekannt. Ich beobachtete eine Frau, bei der durch einen Kuhhornstoß die Sklera geplatzt war, die Linse und die gesamte Iris unter die Bindehaut getreten und operativ dann entfernt waren und nach Abheilen der Sklerawunde Glaukom entstand. Gonioskopisch waren keine Irisreste zu sehen. Miotica senkten den i.o. Druck um etwa 15 mm Hg, normalisierten ihn aber nicht.

Schrifttum

AMROV, A.: Z. teor. prakt. Med. **4**, 511—514 (1930); ref. Zbl. Ophthal. **24**, 118 (1931).
BARKAN, O.: A. M. A. Arch. Ophthal. **49**, 1—5 (1953).
BEATTIE, P. H.: Brit. J. Ophthal. **31**, 649—676 (1947).
BIERINGER, S.: Klin. Mbl. Augenheilk. **88**, 685 (1932).
BONNET, P.: J. Ophtal. soc. **3**, 169 (1944).
— Ann. Oculist. (Paris) **180**, 250 (1947).
CALLAHAN, A.: Amer. J. Ophthal. **32**, 28—40 (1949).
FALLS, H. F.: Amer. J. Ophthal. **32**, 4152 (1949).
FERENCZY, Z.: Szemészet **61**, 55—58 (1928); ref. Zbl. Ophthal. **20**, 588 (1928).
FIGUEIRA, A.: Rev. bras. Oftal. **10**, 239—241 (1952) und Patologia Ocular **1**, 133—135 (1952); ref. Ophthal. Lit. **6**, 4885 (1952).
GASTEIGER, H.: Klin. Mbl. Augenheilk. **98**, 371—372 (1937).
— Klin. Mbl. Augenheilk. **99**, 36—55 (1937).
GOLDMANN, H.: Two lectures on glaucoma. Haag-Streit, Bern 1954, 55 S.
JONA, S.: Rass. ital. Ottal. **10**, 303—326 (1941).
KOTLJAREWSKAJA, S.: Arch. Oftal. **7**, 870—877 (1930); ref. Zbl. Ophthal. **25**, 395 (1931).
LAZARESCU, E.: Cluj. med. **123**, 362 (1931); ref. Zbl. Ophthal. **26**, 193 (1932).
MACDIARMID, D. C.: Trans. Ophthal. Soc. N. Z. **8**, 21—27 (1956); ref. Ophthal. Lit. **10**, 2786 (1956).
MANABE, M.: Acta Soc. Ophthal. Jap. **42**, 2231—2246 (1938); ref. Zbl. Ophthal. **43**, 67 (1939).
MÖLLENBACH, C. J.: Nord. Med. **48**, 1658 (1952); ref. Ophthal. Lit. **6**, 3160 (1952).
MORPURGO, F.: Ann. Ottal. **75**, 253—260 (1949).
OGUCHI, Ch.: Acta Soc. Ophthal. Jap. **34**, 452—454 (1930); ref. Zbl. Ophthal. **24**, 154 (1931).
PAGANI, M.: Ann. Ottal. **78**, 909—912 (1952).
REMKY, E.: Z. Augenheilk. **81**, 48—54 (1933).
ROUMJANTZEVA, A. F.: Vestn. Oftal. **11**, 348—353 (1937); ref. Zbl. Ophthal. **41**, 99 (1938).
ULJANICKIJ, J.: Oftal. Ž. **11**, 671—673 (1930); ref. Zbl. Ophthal. **24**, 153 (1931).
VANNAS, M.: Acta Ophthal. (Kbh.) **10**, 588—602 (1932).
ZOLDAN, L.: 6. Cong. Soc. Ital. Oftal. Roma 1930; ref. Zbl. Ophthal. **26**, 645 (1932).

3. Glaukom bei essentieller Irisatrophie

Essentielle (progressive, primäre) Irisatrophie („Irisatrophie mit Lochbildung“) zeichnet sich durch Verziehung der Pupille, Ectropium des Irispigmentes, Bildung von Synechien im Kammerwinkel, dann Lochbildung in der Iris und Schwund des Irisgewebes aus. Fast stets entsteht Glaukom.

Die essentielle Irisatrophie ist anderen hypoplastischen Veränderungen des Irisvorderblattes, dem Embryontoxon corneae posterius sowie der Cornea plana nahe verwandt. RIEGER (1935) prägte für diese Krankheitsgruppe den Ausdruck *Dysgenesis mesodermalis corneae et iridis*. In seiner Arbeit ist auch die ältere Literatur besprochen. GASTEIGER (1937) berichtete über mehrere hierzu gehörige Kranke (außer Lochbildung und Stromaschwund der Iris über Iridoschisis, Embryontoxon corneae posterius mit Glaukom, Aniridie und umschriebene Vorwölbungen des Stromas).

Sonstige Kombinationen mit *anderen Augenveränderungen* wurden berichtet: mit Hydrophthalmie (SIVASUBRAMANIAM et al., 1955), mit Uveitis (GASTEIGER, 1937; PAULO FILHO,

1952), mit Subluxation der Linse und Hydrophthalmie (PURVIS, 1947), mit Endotheldystrophie der Hornhaut (SUGAR, 1945; PLAS, 1950; PAU, 1953; CHANDLER, 1956). Kombination mit Taubheit beschrieb CALLAHAN (1956). Bei einer von KITTEL (1956) beobachteten Familie mit essentieller Irisatrophie in 3 Generationen kamen auch andere mesenchymale Mißbildungen vor, wie Unterentwicklung des Oberkiefers, des M. orbicularis und verzögerte Entwicklung der Knochenkerne. ROSSETTI et al. (1956) beschrieben familiäres Vorkommen von Glaukom mit Hypoplasie der Iris, Embryontoxon u. a. mesodermalen Entwicklungsstörungen.

HUERKAMP (1952) unterschied zwei Formen der essentiellen Irisatrophie: eine einseitig meist bei jungen Frauen auftretende, die zu Glaukom führt, und eine andere, die vorzugsweise bei Männern in den 40er Jahren vorkommt, mit degenerativen Netz- und Aderhautveränderungen, aber ohne Glaukom einhergeht. Eine Bevorzugung des weiblichen Geschlechts gaben auch HENDERSON et al. (1940) an.

Fälle ohne Glaukom wurden beobachtet von KLAUBER (1932), GRÓSZ (1936), GÖDL (1937, nach Staroperation), HU (1948), ZANEN (1949) und CHAMS et al. (1957). Vielleicht entstand bei einigen von ihnen Glaukom später. Dies beschrieb GIARDULLI (1957) bei einer Kranken, die 20 Monate nach der ersten Beobachtung Glaukom bekam.

Die *gonioskopische Untersuchung* (Literatur im Gonioskopie-Kapitel) ergab stets mehr oder weniger ausgedehnte Synechien im Kammerwinkel, selten völligen Verschluß des Kammerwinkels.

Histologische Befunde zeigten gleichfalls die Synechien im Kammerwinkel (BIETTI, 1933; RONES, 1940; RUBY, 1944; CARTER, 1952; HEATH, 1954: Bericht über 18 Fälle), außerdem eine hyaline Substanz im Kammerwinkel, die mit der Descemetschen Membran in Verbindung stand (RONES, 1940; CALLAHAN, 1956). Die Iris war abnorm stark vascularisiert, die Gefäßwände verdickt und das Lumen eingeengt (PLAS, 1950).

Typische Fälle ohne Besonderheiten wurden von folgenden Autoren mitgeteilt: HAMBRESIN (1929); ALMEIDA (1931); HAMBRESIN et al. (1932); KLAUBER (1932); KADLICKÝ (1932); GRÓSZ (1936); RIETH (1936); GÜNTHER (1937); AITCHISON (1938); CSILLAG (1938); WAKAYAMA (1939); HENDERSON et al. (1940); CIOTOLA (1940); LASKY (1948); TISHER (1949); CHIN (1950); PAEZ ALLENDE (1952); LARMANDE et al. (1953); WINKELMAN (1956); VEDENEEVA (1956); GIMÉNEZ ALMENARA (1957); SALGADO et al. (1957); CHAMS et al. (1957). Vermutlich gehört auch der von ANDREZEN (1930) beschriebene Fall hierher.

Weitere Arbeiten mit gonioskopischem Befund sind im Gonioskopiekapitel genannt.

Die Therapie ist wenig aussichtsreich. Pilocarpin ist nach RIETH (1936) wirkungslos. Über Operationen s. dort („Die Wahl der Operationsmethode") s. S. 575.

Schrifttum

(Lit. gonioskopische Befunde s. S. 352, Operationen s. S. 575).

AITCHISON, H. H.: Trans. ophthal. Soc. U. K. **58**, 1938, 430—433 (1938).
ALMEIDA, A. DE: Ann. Oculist. Rio **2**, 303—305 (1931); ref. Zbl. Ophthal. **25**, 684 (1931).
ANDREZEN, E.: Russk. oftal. Ž. **12**, 518—522 (1930); ref. Zbl. Ophthal. **25**, 118 (1931).
BIETTI, G.: Boll. Oculist. **12**, 172—183 (1933).
CALLAHAN, A.: Amer. J. Ophthal. **41**, 745—748 (1956).
CARTER, L. F.: Amer. J. Ophthal. **35**, 522—527 (1952).
CHAMS, G., u. G. SADOUGHI: Acta med. iran. **1**, 157—163 (1957); ref. Ophthal. Lit. **11**, 2007 (1957).
CHANDLER, P. A.: Amer. J. Ophthal. **41**, 607—615 (1956).
CHIN, H. Y.: New Med. China **1**, 346—351 (1950); ref. Ophthal. Lit. **4**, 4886 (1950).
CIOTOLA, G.: Boll. Oculist. **19**, 1015—1028 (1940).
CSILLAG, F.: Klin. Mbl. Augenheilk. **101**, 874—883 (1938) u. Orv. Hetil. 85—88 (1939); ref. Zbl. Ophthal. **43**, 304 (1939).
GASTEIGER, H.: Klin. Mbl. Augenheilk. **98**, 371—372 (1937).
— Klin. Mbl. Augenheilk. **99**, 36—55 (1937).
GIARDULLI, A.: Rev. bras. Oftal. **16**, 59—66 (1957); ref. Ophthal. Lit. **11**, 4536 (1957).
GIMÉNEZ ALMENARA, J.: Arch. Soc. Oftal. hisp.-amer. **17**, 264—268 (1957).
GÖDL, H.: Klin. Mbl. Augenheilk. **98**, 395 (1937).
GRÓSZ, S. DE: Orv. Hetil. 893—895 (1936); ref. Zbl. Ophthal. **37**, 631 (1937) u. Arch. Augenheilk. **110**, 111—120 (1936).

GÜNTHER, R.: Über die Bedeutung von Mißbildungen der Regenbogenhaut für das Entstehen des primären Glaukoms. Diss. Frankfurt/Main 1937, 28 S.; ref. Zbl. Ophthal. **41**, 291—292 (1938).
HAMBRESIN, L.: Bull. Soc. franç. Ophtal. **42**, 310—317 (1929).
—, u. J. H. COPPEZ: 45. Cong. Soc. franç. Ophtal. 1932; ref. Zbl. Ophthal. **29**, 487 (1933).
HEATH, P.: Amer. J. Ophthal. **37**, 219—234 (1954) u. Trans. Amer. Ophthal. Soc. **51**, 1953, 167—192 (1954).
HENDERSON, J. W., u. W. L. BENEDICT: Amer. J. Ophthal. **23**, 644—650 (1940).
HU, J.: Amer. J. Ophthal. **31**, 1168—1169 (1948).
HUERKAMP, B.: Klin. Mbl. Augenheilk. **121**, 654—662 (1952).
KADLICKÝ: Ofthal. Sborn. **7**, 68—71 (1932) u. Bratisl. lek. Listy **12**, 513—516 (1932); ref. Zbl. Ophthal. **28**, 564 (1933).
KITTEL, V.: Klin. Mbl. Augenheilk. **129**, 464—471 (1956).
KLAUBER, E.: Ofthal. Sborn. **7**, 66—67 (1932) u. Bratisl. lek. Listy **12**, Beih. 11, 152—154 (1932); ref. Zbl. Ophthal. **28**, 564 (1933).
LARMANDE, A. M., u. Y. ARROYO: Bull. Soc. Ophtal. Fr. 1953, 314—316.
LASKY, M. A.: Amer. J. Ophthal. **31**, 1131—1134 (1948).
PAEZ ALLENDE, F. S.: Semana méd. 3070, 650—653 (1952); ref. Zbl. Ophthal. **60**, 71 (1953).
PAU, H.: Klin. Mbl. Augenheilk. **122**, 732—736 (1953).
PAULO FILHO, A.: Rev. bras. Oftal. **10**, 229—231 (1952) u. Patologia Ocular **1**, 123—125 (1952); ref. Ophthal. Lit. **6**, 5130 (1952).
PLAS, E.: Čsl. Ofthal. **6**, 291—301 (1950); ref. Ophthal. Lit. **4**, 4887 (1950).
PURVIS, V. B.: Arch. Ophtal. (Paris) **7**, 633 (1947).
RIEGER, H.: Albrecht v. Graefes Arch. Ophthal. **133**, 602—635 (1935).
RIETH, H.: Klin. Mbl. Augenheilk. **96**, 349—351 (1936).
RONES, B.: Amer. J. Ophthal. **23**, 163—171 (1940).
ROSSETTI, D., u. G. BETETTO: Ann. Ottal. **82**, 139—155 (1956).
RUBY: Amer. J. Ophthal. **27**, 171 (1944).
SALGADO, L. Q., u. A. C. QUEIROZ: Arch. bras. Oftal. **20**, 41—52 (1957); ref. Ophthal. Lit. **11**, 2008 (1957).
SIVASUBRAMANIAM, P., u. T. HOOLE: Brit. J. Ophthal. **39**, 119—121 (1955).
SUGAR, H. S.: Amer. J. Ophthal. **28**, 744—748 (1945).
TISHER, P. W.: Amer. J. Ophthal. **32**, 1268—1269 (1949).
VEDENEEVA, V. I.: Vestn. Oftal. **69**, 86—87 (1956); ref. Zbl. Ophthal. **70**, 93 (1957).
WAKAYAMA, Y.: Chuo-Ganka-Iho **31**, 38—47 (1939); ref. Zbl. Ophthal. **43**, 435 (1939).
WINKELMAN, J. E.: Ophthalmologica **132**, 342—344 (1956).
ZANEN, J.: Bull. Soc. belge Ophtal. No. 93, 420—434 (1949).

4. Glaukom bei Iridoschisis

Die Iris spaltet sich in zwei Schichten; die vordere Schicht splittert stellenweise in einzelne Fasern auf, die im Kammerwinkel flottieren; dieses Krankheitsbild der *Iridoschisis* ist der essentiellen Irisatrophie mit Lochbildung nahe verwandt. Im Gegensatz zur essentiellen Irisatrophie ist die Pupille nicht verlagert. Löcher in der Iris entstehen nicht. Vorwiegend tritt die Krankheit im Alter (7. Lebensjahrzehnt) auf. Glaukom kommt bei etwa der Hälfte der Fälle vor. Beide Geschlechter werden gleich oft befallen.

Der Name Iridoschisis stammt von LOEWENSTEIN et al. (1945), die aus der Literatur acht frühere Fälle zitieren. Unter diesen fehlt die Arbeit von LYDING (1932, zwei Fälle).

Die Literatur bis 1952 ist bei BØJER (1953) zusammengefaßt. Hiernach hatten 10 Augen Glaukom, 10 normalen i.o. Druck (hinzu kommt 1 Fall von GASTEIGER, 1937, den B. nicht erwähnt), bei 4 war die Tension nicht angegeben. Seitdem sind noch die Fälle von CARTER (1953), SEIDLER-DYMITROWSKA et al. (1954) und OSORIO (1955) hinzugekommen, die alle Glaukom hatten (übrige Autoren siehe Literaturverzeichnis). Bei dem Patienten von SEIDLER-DYMITROWSKA bestand *außerdem Mikrocornea.*

Die *Ursache der Irisspaltung* ist unklar. LOEWENSTEIN et al. (1948) glaubten, Kammerwasser werde bei Prellung des Auges in die Iris gepreßt und proteolytische Fermente zerstörten sie dann. GARDEN et al. (1949) führten die Irisspaltung auf den langdauernden Gebrauch von Miotica zurück. Beide Annahmen sind unwahrscheinlich, da man im allgemeinen nach Trauma oder Miotica keine Iridoschisis findet.

Auch die *Ursache des Glaukoms* ist ungewiß. LOEWENSTEIN et al. (1948) nahmen Pigmentverstopfung des Kammerwinkels an, McCULLOCH (1950) fand einen offenen Kammerwinkel ohne Pigment und vermutete Hypersekretionsglaukom. BØJER (1953) hielt Glaukom und Iridoschisis für koordinierte Symptome des gleichen Leidens, wobei es Zufall sei, welches von beiden sich zuerst manifestiere. Sicher ist Glaukom bei Iridoschisis *oft kein Sekundärglaukom:* Bei dem Fall von GARDEN et al. (1949) trat Glaukom vier Jahre vor Irisspaltung auf, bei dem Fall von LINN et al. (1949) 10 Jahre vorher.

Schrifttum

BLEGVAD, O.: Acta Ophthal. (Kbh.) **29**, 377—381 (1951).
BØJER, J.: Acta Ophthal. (Kbh.) **31**, 253—264 (1953).
CARTER, L. F.: Amer. J. Ophthal. **36**, 967—970 (1953).
Ciotola, G.: Boll. Oculist. **19**, 1015—1028 (1940).
GALA, A.: Wien. med. Wschr. **91**, 355—357 (1941).
GARDEN, R. R., u. A. R. WEAR: Brit. J. Ophthal. **33**, 509—511 (1949).
GASTEIGER, H.: Klin. Mbl. Augenheilk. **99**, 36—55 (1937).
LINN, J. G., u. J. G. LINN jr.: Amer. J. Ophthal. **32**, 1700 (1949).
LOEWENSTEIN, A., u. J. FOSTER: Brit. J. Ophthal. **29**, 277—282 (1945).
— —, u. S. K. SLEDGE: Brit. J. Ophthal. **32**, 129—134 (1948).
LYDING, H.: Klin. Mbl. Augenheilk. **89**, 793—804 (1932).
McCULLOCH, C.: Amer. J. Ophthal. **33**, 1398—1400 (1950).
OSORIO, L. A.: Rev. bras. Oftal. **14**, 323—335 (1955); ref. Zbl. Ophthal. **67**, 267 (1956).
PANTER, E. G.: Amer. J. Ophthal. **34**, 297—298 (1951).
SEIDLER-DYMITROWSKA, M., u. T. DZIERZYKRAJ-ROGALSKI: Klin. oczna, **24**, 207—213 (1954); ref. Zbl. Ophthal. **63**, 376 (1954/55).

5. Glaukom bei Mikrocornea bzw. Cornea plana

RIEGER (1935) wies auf die Beziehung von echter oder Pseudo-Mikrocornea (scheinbarer Verkleinerung der Hornhaut durch die Trübung der Peripherie bei Anlagerung der Iris) zur essentiellen Irisatrophie hin.

Zwei Fälle von Mikrophthalmie, Glaukom und Irismißbildungen (sowie Schmelzdefekten der Zähne, Hypo- oder Aplasie der Mittelphalanx der 2.–5. Zehe, Schwimmhaut: Dysplasia oculo-dento-digitalis) beschrieben MEYER-SCHWICKERATH et al. (1957). Einen weiteren typischen Fall habe ich (1959, nicht veröffentlicht) beobachtet.

BARKAN et al. (1936) beobachtete Cornea plana bei einer Mutter und zwei Töchtern, von denen die eine Glaukom hatte (eine dritte Tochter war augengesund). FRANÇOIS et al. (1955) beschrieben einen Kranken mit beidseitiger Hydrophthalmie, Mikrocornea, Diabetes, disseminierten intracerebralen Verkalkungen und kleinem Unterkiefer.

Schrifttum

BARKAN, H., u. W. E. BORLEY: Amer. J. Ophthal. **19**, 307—310 (1936).
FRANÇOIS, J., u. A. NEETENS: Acta Genet. med. (Roma) **4**, 217—229 (1955); ref. Zbl. Ophthal. **66**, 44 (1955)
— — Bull. Soc. belge Ophtal. Nr. 108, 553—573 (1955).
MEYER-SCHWICKERATH, G., u. E. GRÜTERICH: Ber. dtsch. ophthal. Ges. Heidelberg **60**, 1956, 319—321 (1957) u. Acta genet. (Basel) **7**, 277—279 (1957).
— — u. H. WYERS: Klin. Mbl. Augenheilk. **131**, 18—30 (1957).
RIEGER, H.: Albrecht v. Graefes Arch. Ophthal. **133**, 602—635 (1935).

6. Der Begriff „Hämorrhagisches Glaukom“

Der Ausdruck „hämorrhagisches Glaukom“ wird nicht von allen Autoren in ganz einheitlichem Sinne benutzt und stellt eine Sammelbezeichnung für ätiologisch verschiedene Leiden dar. ELSCHNIG (1928) bezeichnete damit Glaukomformen, die mit Netzhautblutungen beginnen und bei denen später Blutungen in der hinteren und vorderen Augenkammer eintreten. BRAENDSTRUP (1950) folgte ELSCHNIGS Sprachgebrauch und hielt die meisten Fälle von hämorrhagischem Glaukom für Folge einer Zentralvenenthrombose. SUGAR (1941, 1942, 1957) hielt die Bildung neuer Gefäße auf der Iris, aus denen spontane Blutungen entstehen können, für das Kennzeichnende und faßte deshalb Rubeosis iridis diabetica und Sekundärglaukom nach Zentralvenenthrombose unter der Sammelbezeichnung „hämorrhagisches Glaukom“ zusammen, ebenso FRALICK (1945), BONNET (1949) und MEYER et al. (1950). Im Gonioskopie-Kapitel schilderten wir, daß FRANÇOIS (1955) nur bei der Gefäßneubildung infolge einer Zentralvenenthrombose von hämorrhagischem Glaukom spricht, weil er glaubt, gonioskopisch und nach dem Gefäßverlauf die Rubeosis iridis diabetica unterscheiden zu können; dem widersprach SMITH (1955).

Ich halte den Ausdruck „hämorrhagisches Glaukom“ für eine rein klinische Sammelbezeichnung, die über die Ätiologie nichts aussagen soll, sondern auf die Möglichkeit von Hämorrhagien in die Vorderkammer bei Gefäßneubildung auf der Iris hinweist und uns vor bulbuseröffnenden Operationen warnt. Das klinische Bild kann in allen Fällen entstehen, bei denen der venöse Blutstrom verlangsamt ist und die Gewebe unter Sauerstoffmangel leiden. Am häufigsten sehen wir das nach Zentralvenenthrombose und bei Diabetes, aber ähnliche Bilder entstehen bei retrolentärer Fibroplasie, alter Ablatio, chronischer Iridocyclitis, Cyanosis retinae (vgl. hierzu BÖHRINGER, 1952, ZOLLINGER, 1951, 1952, und SMITH, 1955).

Wie im nächsten Abschnitt gezeigt wird, sind Aussagen über die Ätiologie des Glaukoms bei Zentralvenenthrombose unsicher: Man muß unterscheiden zwischen „Glaucoma simplex bei Zentralvenenthrombose“ und „Hämorrhagischem Glaukom bei Zentralvenenthrombose“. Im letztgenannten Falle kann man wohl die Gefäßneubildung auf die Zentralvenenthrombose zurückführen, nicht aber immer auch das Glaukom selbst. Ich habe also keine Bedenken gegen einen Namen, der über die unsichere und vielfältige Ätiologie bewußt nichts sagt, sondern nur einen klinisch wichtigen, gemeinsamen Zug verschiedener Glaukome hervorhebt.

Unter dem Namen „Glaucoma haemorrhagicum anterius“ beschrieben FAVALORO (1937, 1938, 1939, 1942) und CONTINO (1936, 1954) eine ätiologisch heterogene Glaukomform mit Gefäßneubildung auf der Iris, die FAVALORO (1938) weiter klinisch zu unterteilen versuchte (hierzu MOULIÉ et al., 1952). Die Vorderkammer ist tief, die Pupille eng. Miotica steigern, Mydriatica senken den i.o. Druck. FAVALORO (1937) sprach von „Glaucoma haemorrhagicum mixtum“, wenn auch Retinablutungen vorhanden waren. Der Gefäßverlauf soll anders als bei Rubeosis diabetica sein, doch haben auch 16–18% dieser Kranken Diabetes. Das Abgrenzen einer „neuen“ Form des hämorrhagischen Glaukoms durch CONTINO und FAVALORO scheint mir nicht gelungen und überflüssig zu sein.

Wir besprechen die verschiedenen hämorrhagischen Glaukomformen nach ihrer Ätiologie getrennt.

Schrifttum

BÖHRINGER, H. R.: Ophthalmologica **123**, 211—215 (1952).
BONNET, P.: Ophthalmologica **118**, 575—588 (1949).
BRAENDSTRUP, P.: Acta ophthal. (Kbh.) Suppl. Bd. **35**, 162 S. (1950).
CONTINO, A.: Ann. Ottal. **64**, 433—436 (1936).

CONTINO, F.: Atti 40. Cong. Soc. ottal. ital. **14**, 132—139 (1954).
ELSCHNIG, A.: in: Henke, F. & Lubarsch, O.: Hdb. d. spez. path. Anat. u. Hist. Berlin, Springer 1928, Vol. XI, 1: 963, 979.
FAVALORO, G.: Ann. Ottal. **65**, 241—255 (1937).
— Boll. Soc. med.-chir. Catania **5**, 234—250 (1937); ref. Zbl. Ophthal. **39**, 580 (1937).
— Boll. Soc. med.-chir. Catania **5**, 516—537 (1937); ref. Zbl. Ophthal. **40**, 506 (1938).
— Klin. Mbl. Augenheilk. **100**, 745—752 (1938).
— Schweiz. med. Wschr. 1939/II, 1107—1108.
— Boll. Oculist. **21**, 209—227 (1942).
FRALICK, F. B.: Amer. J. Ophthal. **28**, 123—139 (1945).
FRANÇOIS, J.: in: Progr. Ophtal. **4**, 19—129, S. Karger, Basel-N.Y. 1955.
MEYER, S. J., u. P. STERNBERG: Trans. Amer. Acad. Ophthal. Otolaryng. **54**, 326 (1950).
MOULIÉ, H. B., J. AROUH u. M. LIS: Arch. Oftal. B. Aires **27**, 554—558 (1952); ref. Ophthal. Lit. **6**, 5293 (1952).
SMITH, R.: Proc. XVII. int. Cong. Ophthal. Montreal-N.Y. 1954, II, 1164—1175 (1955).
SUGAR, H. S.: A. M. A. Arch. Ophthal. **25**, 674—717 (1941).
— A. M. A. Arch. Ophthal. **28**, 587—598 (1942).
— The Glaucomas. 2. Aufl. Hoeber, N.Y. 1957, 516 S.
ZOLLINGER, R.: Ophthalmologica **121**, 168—172 (1951).
— Ophthalmologica **123**, 216—219 (1952).

7. Glaukom bei Zentralvenenthrombose der Netzhaut

(Schrifttum S. 200)

a) Monographien oder zusammenfassende Arbeiten über Venenthrombose der Retina

stammen von SALZMANN (1933), BRAENDSTRUP (1950) und KLIEN et al. (1956).

b) Klinisches Bild und Prognose der Venenthrombose

Das ophthalmoskopische Bild ist bekannt und braucht hier nicht näher beschrieben zu werden. Auf der Iris kommt es bei hämorrhagischem Sekundärglaukom nach Zentralvenenthrombose zur Neubildung von Gefäßen, die in ähnlicher Form auch bei Diabetes, Sekundärglaukom bei Ablatio totalis, absolutem primärem Glaukom und Sekundärglaukom nach Cyclitis beobachtet wurden (HOLM, 1945; ZOLLINGER, 1951, 1952; BÖHRINGER, 1952; SMITH, 1955). Auf der Papille sieht man neugebildete Gefäße außer bei Zentralvenenthrombose (LISTER et al., 1953) auch bei Glaucoma simplex (SENGUPTA, 1954; DOBREE, 1957). Die Ursachen könnten nach diesen Autoren Sauerstoffmangel, Strömungsverlangsamung und vielleicht ein Stoffwechselprodukt sein, das die Gefäßneubildung anregt.

Das *gonioskopische Bild* der Vascularisation von Iris und Kammerwinkel ist im Abschnitt „Gonioskopie" besprochen.

Die *Prognose* ist besonders bei jungen Menschen (SAUTTER, 1958) ziemlich gut, wenn nicht hämorrhagisches Glaukom entsteht. Bei 11 von 50 Kranken fand BRAENDSTRUP (1950) später ein Sehvermögen von 6/9 oder mehr. Bei älteren Kranken entwickelt sich oft eine Maculadegeneration (3/4 der Fälle, BRAENDSTRUP, 1950), die das zentrale Sehvermögen herabsetzt. Bei Astthrombosen ist die Prognose besser als bei Zentralvenenverschluß (ENNEMA, 1941). Auch auf Lichtschein herabgesetztes Sehvermögen kann später wieder vollständig zurückkehren (PARKER, 1939). BAURMANN (1950) hielt für ein gutes Zeichen, wenn bei Kompression des Auges Venenpuls auslösbar war.

c) Ursachen der Thrombose

Histologische Befunde wurden fast nur (außer ROSSANO, 1936) an Augen erhoben, die wegen hämorrhagischen Glaukoms entfernt werden mußten, so daß frische Befunde fehlen. Sie zeigten keinen Thrombus, sondern knötchenförmige Wucherungen des Endothels und subendotheliale Verdickungen der Venenwand, sowie sklerotisch verengte Arterien (BALÁS, 1929; SALZMANN, 1933; CROCI, 1933; SAMUELS, 1935; KRAUSE, 1936; STREISSLE, 1949; BRAENDSTRUP, 1950; SMITH 1955; KLIEN et al. 1956). *Neopren-Ausgüsse* des Schlemmschen Kanals (SMITH, 1955) zeigten dessen Abflüsse intakt. Einen Fall mit Tuberkel als Ursache des Venenverschlusses im

Sehnerven beschrieben VERHOEFF et al. (1940), einen Fall bei Zoster ophthalmicus mit Sekundärglaukom ZOLOG et al. (1957).

Diese histologischen Befunde weisen auf die Bedeutung der *Kreuzungsstellen* zwischen Arterien und Venen hin, an denen eine sklerotische Verdickung der Arterie den Blutstrom der Vene leicht behindern kann (LUQUE, 1933; DAMEL, 1934; SEIDEL, 1939; LISTER et al., 1953; ENNEMA et al., 1953). Die Thrombose entsteht nach diesen Autoren durch eine Strömungsverlangsamung, die teils Folge der Kompression der Vene, teils Folge der Verdickung der Vene ist.

Der *Zusammenhang* von Thrombosen *mit Allgemeinleiden* ist nicht sicher erwiesen. Als Ursache der Thrombose dachte man an Polycythämie (BIRGE, 1952), Tuberkulose (GUTZEIT, 1950), blutchemische Veränderungen (CORRADO, 1951), erhöhten Prothrombingehalt des Blutes (CASCIO, 1952; GASPARRI, 1952), der aber von SARTORI (1957) nicht bestätigt wurde, an Vagotonie (STORZ, 1933; BASILE, 1939), abnormen Carotis-Sinus-Reflex (MATTEUCCI, 1948) und vor allem an Hypertonie und Arteriosklerose (WESSELY, 1935; WEINSTEIN, 1939; KÖPKE, 1941; PLOMAN, 1943; HOLM, 1945; BRAENDSTRUP, 1950; GASPARRI, 1952; CUCCO, 1955).

Die Hypertonie fehlte aber bei der Hälfte der Patienten von LAW (1957) und bei 51 von 150 Patienten mit Zentralvenenthrombose von SAUTTER (1949), der später (1958) 2 Gruppen von Kranken unterschied: junge Menschen mit vorwiegend funktionellen Gefäßveränderungen ohne internistischen Befund, bei denen die Prognose gut ist, und ältere mit Arteriosklerose, schlechterer Prognose und größerer Glaukomhäufigkeit. NASTRI (1953) fand im Winter häufiger Thrombosen als im Sommer und hielt einen Einfluß der Kälte für wahrscheinlich.

Über den Zusammenhang einer Zentralvenenthrombose mit Kopftraumen oder Prellung des Auges berichten HAEMIG (1941), BRÜCKNER et al. (1947), STÖCKLI (1948), HOPE-ROBERTSON (1952), CASSADY (1953) und WIEDERSHEIM (1953: 1 Fall nach Stoß gegen die Wange, 1 Fall nach schwerer Anstrengung). Ein ursächlicher Zusammenhang ist wahrscheinlich, wenn die Thrombose (wie bei STÖCKLI, 1948) am selben Tag auftritt, erscheint aber fraglich, wenn der zeitliche Abstand zwischen Trauma und Thrombose 10 Monate beträgt (1 Fall von BRÜCKNER et al., 1947) oder wenn das Trauma geringfügig war (HAEMIG, 1941).

ZUR NEDDEN (1941) teilte einen Fall von hämorrhagischem Glaukom nach einmaliger erheblicher körperlicher Anstrengung mit, der als Unfallfolge anerkannt wurde.

Weitere Arbeiten: BARRADA (1932), BONNET et al. (1934), WEINSTEIN (1935), COPPEZ et al. (1938), AITCHISON (1938), DAMEL et al. (1950), HENKES (1951: Elektroretinographie bei Thrombosen).

d) Behandlung der Thrombose

Eine ausführliche Diskussion der Therapie bei Zentralvenenthrombose würde zu weit führen. Kurze Hinweise auf Literatur, in der man dann leicht weitere Angaben findet, müssen genügen, zumal es keine Behandlungsart gibt, deren Ergebnisse überzeugend sind. Röntgenbestrahlung wurde empfohlen von LÖWENSTEIN et al. (1930), ZINGALE (1932), BASILE (1935), WEINSTEIN (1939) und HESSBERG (1940); gefäßerweiternde Mittel retrobulbär von MOUTINHO (1951) und STERN (1954), Adrenalin subconj. von BLUM (1935), Blutegel von PANINKA (1954). Der Erfolg von Cortison ist zweifelhaft (GORDON et al., 1953). Über die jetzt allgemein übliche Therapie mit Anticoagulantien sind sehr viele Arbeiten erschienen, von denen ich einige im Literaturverzeichnis gesondert nenne. Es ist nicht sicher, ob das Sehvermögen danach besser ist, als bei unbehandelten Fällen (BRAENDSTRUP, 1950). SAUTTER (1958) vermutete, daß diese Behandlung die Glaukomhäufigkeit senkt; er sah Glaukom bei 33% von 285 Augen mit Zentralvenenthrombose, die nicht mit Anticoagulantien behandelt waren, dagegen bei 5% von 25 behandelten Augen. Die behandelte Gruppe ist aber noch zu klein, um Schlußfolgerungen zu erlauben.

e) Glaukom bei Zentralvenenthrombose

Die beiden Krankheiten könnten in folgenden zeitlichen und kausalen Verhältnissen zueinander stehen:

a) Zuerst ist die Zentralvenenthrombose vorhanden, als deren Folge ein Sekundärglaukom entsteht.

b) Zuerst ist ein Glaucoma simplex vorhanden, das die Entstehung der Thrombose begünstigt.

c) Beide Krankheiten sind auf ein gemeinsames Gefäßleiden zurückzuführen und stehen nicht in einem Ursache–Folge-Verhältnis zueinander.

(a) Das *Sekundärglaukom nach Zentralvenenthrombose* zeichnet sich fast stets durch einen akuten oder subakuten Verlauf aus. Die oben beschriebene Gefäßneubildung auf Iris, Kammerwinkel und Papille entsteht nach BRAENDSTRUP (1950) und FRANÇOIS (1955) erst nach dem Druckanstieg, nach BONNET (1949) und SMITH (1955) vorher. Sicher nimmt nach dem Druckanstieg die Vascularisation beträchtlich zu. Später kommt es zum Ectropium uveae am Pupillarsaum und zu Blutungen in die Vorderkammer. Im Gegensatz zu sonstigen akuten Glaukomformen pflegt die Pupille eng und die Vorderkammer nicht abgeflacht zu sein.

Die *Ursache des Druckanstieges* ist nicht sicher bekannt. WOOD (1932) und WEINSTEIN (1938, 1939) nahmen eine Glaskörperquellung infolge der Bildung saurer Stoffwechselprodukte bei Thrombose an. HEER (1957) führte den Druckanstieg auf die Bildung von Synechien im Kammerwinkel infolge der gesteigerten Permeabilität der Blut-Kammerwasser-Schranke zurück. Die Bildung eines Toxins infolge der Thrombose, das Glaukom verursacht, nahm in unserer Berichtszeit SAMUELS (1935) an (früher INOYE, 1910 und COATS, 1913, zit. nach BRAENDSTRUP, 1950). Nach HOLM (1945) trägt eine Sklerose der Aderhautgefäße zur Glaukomentstehung wesentlich bei, was auch nach SAUTTER (1958) wahrscheinlich ist, der Glaukom bei älteren Menschen mit Zentralvenenthrombose viel häufiger als bei jungen Kranken fand.

Die *Häufigkeit des Glaukoms* nach Zentralvenenthrombose gab BRAENDSTRUP (1950) nach der Literatur mit 5–10% an, bei seinen eigenen 131 Fällen mit 47%, WATEFF (1937) mit 10–15%, SAUTTER (1958) mit 33%, WEINSTEIN (1939) mit 70%. Der zeitliche Abstand beträgt meist einige Monate.

(b) In anderen Fällen ist *zuerst ein Glaucoma simplex* vorhanden, so bei 2 von 10 Fällen von HOLM (1945), 2 von 18 Fällen von SUGAR (1950) und 5 von 131 Kranken von BRAENDSTRUP (1950; 1952: 14 von 131 Fällen); 2 weitere Kranke aus der letztgenannten Gruppe hatten ein primäres chronisch-kongestives Glaukom. Die histologischen Befunde von SALZMANN (1932, 1933) machen es wahrscheinlich, daß Glaukom eine Thrombose begünstigt. Einen Fall von absolutem Glaukom, bei dem Zentralvenenthrombose entstand, teilte GENET (1936) mit. Kennzeichnend für primäres Glaukom bei Zentralvenenthrombose ist (nach SMITH, 1955) das Fehlen von neugebildeten Blutgefäßen im Kammerwinkel.

(c) Die unter (b) geschilderten Befunde lassen sich auch so interpretieren, daß *Glaukom und Thrombose verschiedene Ausdrucksformen des gleichen Gefäßleidens sein können* (womit nicht gesagt sein soll, daß alle Glaucoma simplex-Fälle zu dieser Gruppe gehören). Auf die enge Verwandtschaft wiesen WESSELY (1947) und SUGAR (1950) hin. CAMPOS (1956) schilderte vier Fälle von Glaukom ohne Hochdruck, bei denen am *anderen* Auge Zentralvenenthrombose bestand. LARSSON et al. (1950) fanden bei 9 von 44 Fällen von einseitiger Zentralvenenthrombose *beidseitiges* primäres Glaukom, BECKER et al. (1951) bei 11 von 59 Augen mit Zentralvenenthrombose Glaukom vor der Thrombose, HIGGITT (1956) bei 11 von 15 Kranken mit einseitiger Zentralvenenthrombose Glaucoma simplex am anderen Auge. PAGLIARANI et al. (1957) fanden bei einseitiger Zentralvenenthrombose oft am anderen Auge einen pathologischen Druckanstieg bei Belastungsproben.

Meine Befunde (1956 teilweise veröffentlicht) scheinen mit dafür zu sprechen, daß eine bestimmte Gruppe der Glaukome und Zentralvenenthrombosen oft auf der gleichen Grundkrankheit, einem Gefäßleiden, beruhen.

Bei 20 Patienten (22 Augen) mit Zentralvenenthrombose trat bei 4 Augen zuerst das Glaukom auf (1 Woche, 10 Monate, 5 Jahre und 6 Jahre vor der Thrombose), bei 5 Augen wurden beide Krankheiten gleichzeitig festgestellt, bei 2 war die Reihenfolge unsicher, bei 11 Augen kam die Zentralvenenthrombose zuerst (2 Wochen bis 11 Jahre vor dem Glaukom). Bei einem der beiden Kranken mit beidseitiger Zentralvenenthrombose und Glaukom (45 Jahre alt) trat rechts die Thrombose 10 Monate nach dem Glaukom, links das Glaukom 11 Jahre nach der Thrombose auf. Der klinischen Verlaufsform nach handelte es sich bei 18 Augen um Glaucoma simplex mit offenem Kammerwinkel ohne Blutgefäße, bei 4 Augen um akutes hämorrhagisches Glaukom. Dieses entstand 1mal gleichzeitig mit der Thrombose, 1mal 6 Wochen und 1mal 3 Monate danach, 1mal war die Reihenfolge unsicher.

Während man (mit Becker et al., 1951) im allgemeinen geneigt ist, Glaukom mit offenem Kammerwinkel ohne Gefäßneubildung bei Zentralvenenthrombose für ein unabhängiges primäres Leiden zu halten, hämorrhagisches akutes Glaukom dagegen für ein Sekundärglaukom, *weist der Befund eines Glaucoma simplex am 2. Auge bei allen meinen vier Kranken mit akut-hämorrhagischem Glaukom darauf hin, daß auch hier das Grundleiden oft gemeinsam ist.* Nur bei zwei Patienten mit einseitiger Zentralvenenthrombose und Glaukom bestand am anderen Auge kein Glaukom. Bei zehn anderen Patienten mit Thrombose eines Venenastes und Glaukom des erkrankten Auges war am 2. Auge gleichfalls Glaucoma simplex vorhanden.

Die Mehrzahl der Zentralvenenthrombosen verläuft ohne Glaukom, die Mehrzahl der Glaukome ohne Thrombose: Also gilt, wie betont wurde, die Vermutung eines gemeinsamen Gefäßleidens nur für eine kleine Gruppe von Kranken, bei denen beide Leiden gemeinsam vorkommen.

Klinisch sollte man bei Zentralvenenthrombose eines Auges stets das andere Auge sehr sorgfältig auf beginnendes Glaukom untersuchen und bei negativem Befund die Kontrolle im Abstand von einem Jahr mehrfach wiederholen.

Schrifttum

Aitchison, H. H.: Trans. Ophthal. Soc. U. K. 1938, **58**, 437—438 (1938).
Balás, G.: Arch. Augenheilk. **102**, 339—352 (1929).
Barrada, M. A.: Bull. ophthal. Soc. Egypt **25**, 125—130 (1932); ref. Zbl. Ophthal. **29**, 324 (1933).
Basile, G.: Boll. Oculist. **14**, 236—253 (1935).
— Boll. Oculist. **18**, 743—764 (1939).
Baurmann, M.: Ber. dtsch. ophthal. Ges. Heidelberg, 1949, **55**, 243—248 (1950).
Becker, B., u. L. T. Post jr.: Amer. J. Ophthal. **34**, 677—686 (1951).
Birge, H. L.: 4. Cong. panamer. Oftal. **3**, 1670—1680 (1952); ref. Zbl. Ophthal. **63**, 128 (1954/55).
Blum, H. N.: Amer. J. Ophthal. **18**, 54—55 (1935).
Böhringer, H. R.: Ophthalmologica **123**, 211—215 (1952).
Bonnet, P.: Ophthalmologica **118**, 575—588 (1949).
—, u. L. Paufique: J. Méd. Lyon 201—222 (1934); ref. Zbl. Ophthal. **33**, 217 (1935).
Braendstrup, P.: Acta Ophthal. (Kbh.). Suppl. Bd. **35**, 162 S. (1950).
— Nord. Med. **48**, 1668 (1952); ref. Ophthal. Lit. **6**, 3412 (1952).
Brückner, R., u. V. Stöckli: Ophthalmologica **113**, 186—189 (1947).
Campos, R.: Atti 41. Cong. Soc. ottal. ital. **15**, 116—124 (1956); ref. Zbl. Ophthal. **71**, 251 (1957).
Cascio, G.: Ann. Oculist. (Paris) **185**, 640—651 (1952).
Cassady, J. V.: Amer. J. Ophthal. **36**, 331—335 (1953).
Coppez, H., u. A. Fritz: Bull. Soc. franç. Ophtal. **51**, 525—530 (1938).
Corrado, M.: Atti Soc. ottal. ital. **12**, 250 (1951); ref. Ophthal. Lit. **5**, 6558 (1951).
Croci, L.: Boll. Oculist. **12**, 942—971 (1933).
Cucco, G.: Boll. Oculist. **34**, 17—40 (1955).
Damel, C. S.: Arch. Oftal. B. Aires **9**, 372—386 (1934); ref. Zbl. Ophthal. **33**, 293 (1935).
—, u. M. Brodsky: Arch. Soc. Oftal. hisp.-amer. **10**, 21—34 (1950); ref. Zbl. Ophthal. **55**, 162 (1951).
Dobree, J. H.: Trans. Ophthal. Soc. U. K. **77**, 1957, 229—238 (1957).
Ennema, M. C.: Ned. T. Geneesk. **1941**, 1145—1147; ref. Zbl. Ophthal. **47**, 125 (1942).
—, u. W. P. C. Zeeman: Ophthalmologica **126**, 329—347 (1953).
François, J.: in: Progr. Ophtal. **4**, 19—129, S. Karger, Basel/N.Y., 1955.
Gasparri, F.: G. ital. Oftal. **5**, 395—407 (1952).
Genet, L.: Bull. Soc. Ophtal. Fr. **9**, 831—834 (1936).
Gordon, D. M., J. M. McLean u. H. Koteen: Brit. J. Ophthal. **37**, 85—98 (1953).
Gutzeit, R.: Klin. Mbl. Augenheilk. **117**, 299—301 (1950).
Haemig, E.: Schweiz. med. Wschr. II, 933—935 (1941); ref. Zbl. Ophthal. **47**, 493 (1942).
Heer, G.: Rass. ital. Ottal. **26**, 283—298 (1957).
Henkes, H. E.: Ophthalmologica **121**, 44—63 (1951).

Hessberg, R.: Ophthalmologica **100**, 74—100 (1940).
Holm, E.: Nord. Med. **34**, 1422 (1947) u. Acta Ophthal. (Kbh.) **23**, 343—352 (1945).
Hope-Robertson, W. J.: Trans. Ophthal. Soc. N. Z. **1952**, 22—25; ref. Zbl. Ophthal. **60**, 354 (1953).
Klien, B. A., u. J. H. Olwin: A. M. A. Arch. Ophthal. **56**, 207—247 (1956).
Köpke, L.: Zur Frage des Grundleidens bei der Zentralvenenthrombose. Diss. Greifswald, 21 S., 1941; ref. Zbl. Ophthal. **47**, 492 (1942).
Krause, J.: Albrecht v. Graefes Arch. Ophthal. **135**, 173—186 (1936).
Larsson, S., u. B. Nord: Acta Ophthal. (Kbh.) **28**, 187—201 (1950).
Law, F. W.: Trans. Canad. Ophthal. Soc. **9**, 38—50 (1957).
Leydhecker, W.: Docum. Ophthal. ('s-Grav.) **10**, 174—243 (1956); ref. Zbl. Ophthal. **71**, 35 (1957).
Lister, A., u. F. B. Zwink: Trans. Ophthal. Soc. U. K. 1953, **73**, 55—71 (1953).
Loewenstein, A., u. E. Reiser: Klin. Mbl. Augenheilk. **84**, 230—240 (1930).
Luque, C. E.: Rev. méd. Chile, **61**, 314—319 (1933); ref. Zbl. Ophthal. **30**, 600 (1934).
Matteucci, P.: Rass. ital. Ottal. **17**, 233—246 (1948).
Moutinho, H.: Sem. Hôp. Paris 1951, 42—48.
Nastri, F.: Atti 39. Cong. Soc. ottal. Ital. **13**, 236—240 (1953).
Nedden, M. zur: Klin. Mbl. Augenheilk. **106**, 699—706 (1941).
Pagliarani, N., u. A. Scorciarini-Coppola: Boll. Oculist. **36**, 541—552 (1957).
Paninka, E.: Hippokrates (Stuttgart) **25**, 321—322 (1954); ref. Ophthal. Lit. **8**, 3032 (1954).
Parker, A. E. P.: Trans. ophthal. Soc. U. K. **59**, 1939, 420—422 (1939).
Ploman, K. G.: Acta ophthal. (Kbh.) **21**, 190—203 (1943).
Rossano, R.: Bull. Soc. Ophtal. Fr. Nr. 5, 415—421 (1936).
Salzmann, M.: Z. Augenheilk. **76**, 201—205 (1932).
— Glaukom und Netzhautzirkulation. S. Karger Berlin 1933, 68 S.
Samuels, B.: A. M. A. Arch. Ophthal. **13**, 404—418 (1935).
Sartori, C.: Ber. dtsch. ophthal. Ges. Heidelberg **60**, 1956, 169—172 (1957).
Sautter, H.: Klin. Mbl. Augenheilk. **114**, 333—346 (1949).
— in: Augenheilkunde in Klinik und Praxis, herausgeg. v. W. Rohrschneider, Enke Stuttgart 1958, 96—121.
Seidel, E.: Albrecht v. Graefes Arch. Ophthal. **141**, 151—155 (1939).
Sengupta, M.: Brit. J. Ophthal. **38**, 685—689 (1954).
Smith, R.: Trans. Ophthal. Soc. U. K. **75**, 1955, 265—279 (1955).
— Proc. XVII. int. Cong. Ophthal. Montreal-N. Y. 1954, II, 1164—1175 (1955).
Stern, J. J.: Amer. J. Ophthal. **37**, 401—403 (1954).
Stöckli, V.: Ophthalmologica **116**, 123—124 (1948).
Storz, H.: Dtsch. Med. Wschr. 1933/II, 1699—1701.
Streissle, K.: Klin. Mbl. Augenheilk. **115**, 255—260 (1949).
Sugar, H. S.: Proc. XVI. int. Cong. Ophthal. London II, 846—853 (1950).
Verhoeff, F. H., u. G. V. Simpson: A. M. A. Arch. Ophthal. **24**, 645—655 (1940).
Wateff, I.: Clin. bulgar. **9**, 608—611 (1937); ref. Zbl. Ophthal. **40**, 658 (1938).
Weinstein, P.: A. M. A. Arch. Ophthal. **13**, 181—186 (1935).
— Mag. Orv. **19**, 315—317 (1938); ref. Zbl. Ophthal. **43**, 105 (1939).
— Orv. Hetil. **1938**, 862—863; ref. Zbl. Ophthal. **42**, 129 (1939).
— Brit. J. Ophthal. **23**, 392—396 (1939).
— Brit. med. J. Nr. 4078, 436—437 (1939).
Wessely, K.: Klin. Mbl. Augenheilk. **95**, 398—399 (1935).
— Albrecht v. Graefes Arch. Ophthal. **148**, 111—120 (1947).
Wiedersheim, O.: Klin. Mbl. Augenheilk. **122**, 484—489 (1953).
Wood, D. J.: Brit. J. Ophthal. **16**, 423—424 (1932).
Zingale, S.: VII. Cong. Soc. Ital. Oftal. 1932; ref. Zbl. Ophthal. **28**, 628 (1933).
Zollinger, R.: Ophthalmologica **121**, 168—172 (1951).
— Ophthalmologica **123**, 216—219 (1952).
Zolog, N., u. E. Popescu: Oftalmologia (Bucuresti) **2**, 340—344 (1957); ref. Ophthal. Lit. **11**, 3703 (1957).

Therapie mit Anticoagulantien

Aliquo-Mazzei, A.: Atti Soc. Ottal. ital. **12**, 118—120 (1951).
Antonowitsch, E.: Med. Klin. 1949, 898—900.
Banks-Smith, R. G.: Brit. J. Ophthal. **32**, 123 (1948).
Boström, C. G., u. L. William-Olsson: Lancet 1938/II, 78—79.
Braun, G.: Klin. Mbl. Augenheilk. **98**, 401 (1937).
Ciotola, G.: Boll Oculist. **20**, 51—66 (1941).
Dorello, U.: Rass. ital. Ottal. **22**, 286—304 (1953).

DUFF, I. F., H. F. FALLS u. J. W. LINMAN: A. M. A. Arch. Ophthal. **46**, 601—617 (1951).
HALSE, T., K. PHILIPP u. F. RUF: Arch. klin. Chir. **263**, 459—470 (1950); ref. Zbl. Ophthal. **54**, 100 (1950/51).
—, u. M. SCHMITZ: Med. Klin. 1949, 857—861.
HOLMIN, N., u. K. G. PLOMAN: Lancet 1938/I, 664—665.
HUMMELT, K.: Klin. Mbl. Augenheilk. **129**, 799—805 (1956).
JORPES, J. E.: Ergebn. inn. Med. N. F. **2**, 6—48 (1951).
JUBELIRER, R. A., u. H. J. GLUECK: J. Lab. clin. Med. **34**, 448—457 (1949).
KLIEN, B. A.: Amer. J. Ophthal. **33**, 175—184 (1950).
KOLLER, F.: Helv. med. Acta **16**, 184—217 (1949).
LARSSON, S.: Nord. Med. (Stockh.) 3350—3352 (1942); ref. Zbl. Ophthal. **49**, 28 (1949).
— Nord. Med. (Stockh.) 3349—3350 (1942); ref. Zbl. Ophthal. **49**, 28 (1943).
—, u. B. NORD: Acta ophthal. (Kbh.) **28**, 187—201 (1950); ref. Zbl. Ophthal. **54**, 394 (1950/51).
LISTER, A., u. F. B. ZWINK: Trans. ophthal. Soc. U. K. **73**, 1953, 55—71 (1953).
LOUBIAT, S.-R.: Traitement des rétinopathies thrombosantes par les anticoagulants de synthèse. Diss. Bordeaux 1953, 53 S.
MACLEAN, A. L., u. C. E. BRAMBEL: Amer. J. Ophthal. **30**, 1093—1108 (1947).
MYLIUS, C., u. G. WITT: Klin. Mbl. Augenheilk. **131**, 145—164 (1957).
ODQVIST, B.: Nord. Med. (Stockh.) 1942, 3349—3352; ref. Zbl. Ophthal. **49**, 29 (1943).
OLWIN, J. H.: Arch. Surg. (Chicago) **58**, 603—611 (1949).
PAGLIARANI, N.: G. ital. Oftal. **2**, 75—76 (1949).
— G. ital. Oftal. **2**, 335—349 (1949).
PLOMAN, K. G.: Acta opthal. (Kbh.) **16**, 502—512 (1938).
— Nord. Med. (Stockh.) 3350 u. 3352 (1942); ref. Zbl. Ophthal. **49**, 29 (1943).
PORTES, L., J. VARANGOT u. S. VASSY: Presse méd. 1947, 57—58.
REA, R. L.: A. M. A. Arch. Ophthal. **25**, 548—551 (1941).
ROSENGREN, B.: Nord. Med. (Stockh.) 3350—3352 (1942); ref. Zbl. Ophthal. **49**, 30 (1943).
SCORCIARINI-COPPOLA, A.: Ann. Ottal. **82**, 361—382 (1956).
SIEDENBIEDEL: Klin. Mbl. Augenheilk. **115**, 275—276 (1949).
STEPHENSON, R. W.: Trans. ophthal. Soc. U. K. **76**, 1956, 253—258 (1956).
WESSELY, K., u. F. LACKNER: Ber. dtsch. ophthal. Ges. Heidelberg **54**, 1948, 24—31 (1949).

8. Glaukom bei Rubeosis iridis diabetica

Glaukom mit Neubildung von Blutgefäßen auf der Iris bei Diabetes wurde zuerst von SALUS (1928) beschrieben.

Berichte über weitere Fälle stammen von KURZ (1937), SPECHT (1939), SUGAR (1942), FRALICK (1945), SPIRO (1947), LISMAN (1947, 1948), WALDMAN et al. (1948), VAJNŠTEJN (1949), WEINSTEIN et al. (1951), BÖHRINGER (1952) und KANO (1953). Bei Kaninchen kann man die Gefäßneubildung auf der Iris durch Unterbinden der Vortexvenen erzeugen (PASINO, 1957), was für die Behinderung des venösen Abflusses als Ursache spricht. Die Entwicklung der Rubeosis beschrieben ARGUELLO et al. (1950).

Gonioskopisch unterschied FRANÇOIS (1955) drei Stadien des Winkelverschlusses, von denen sich das erste durch Vascularisation der Trabekel und Blutfüllung des Schlemmschen Kanals, mit dem die Gefäße anastomosieren, auszeichnet, das letzte durch völligen Verschluß des Kammerwinkels gekennzeichnet ist. Im Gegensatz zum hämorrhagischen Glaukom bei Zentralvenenthrombose geht hier also die Gefäßneubildung dem Druckanstieg voraus (BONNET, 1949; FRANÇOIS, 1950, 1951; SUGAR, 1957), außerdem sind bei Rubeosis die Blutgefäße dünner (FRANÇOIS, 1950, 1951). KURZ (1937) und FRALICK (1945) faßten die Synechien als Ursache des Glaukoms auf. FRANÇOIS (1951) sah sie jedoch erst nach dem Druckanstieg entstehen. Nach seiner Meinung ist die Rubeosis und die hierdurch bedingte Steigerung des Abflußwiderstandes Ursache des Glaukoms; wenn die Irisgefäße spontan verschwinden, wird der i.o. Druck wieder normal (FRANÇOIS et al., 1955, 1956). GASTEIGER (1950) dagegen fand Glaukom auch ohne Rubeosis und glaubte, daß die Drucksteigerung Folge einer Gefäßerkrankung des ganzen Auges und der hierdurch entstehenden Glaskörperquellung sei.

Wie bei hämorrhagischem Glaukom nach Zentralvenenthrombose können Mydriatica besser drucksenkend wirken als Miotica (LISMAN, 1947).

Schrifttum

Arguello, D. M., u. B. Tosi: Arch. Oftal. B. Aires **25**, 374—388 (1950); ref. Ophthal. Lit. **4**, 4849 (1950).
Böhringer, H. R.: Ophthalmologica **123**, 211—215 (1952).
Bonnet, P.: Ophthalmologica **118**, 575—588 (1949).
Fralick, F. B.: Amer. J. Ophthal. **28**, 123—139 (1945).
François, J.: Bull. Soc. franç. Ophtal. **63**, 225—232 (1950).
— Ophthalmologica **121**, 313—333 (1951).
— Rass. Ital. Ottal. **20**, 257—258 (1951).
— in: Progr. Ophtal. **4**, 19—129, S. Karger, Basel/N.Y. 1955.
—, u. A. Neetens: Bull. Soc. belge Ophtal. **111**, 318—327 (1955).
— — Ann. Oculist. (Paris) **189**, 778—789 (1956).
Gasteiger, H.: Ber. dtsch. ophthal. Ges. Heidelberg **55**, 1949, 181—185 (1950).
Kano, T.: Acta Soc. Ophthal. Jap. **57**, 1283—1288 (1953); ref. Ophthal. Lit. **7**, 2520 (1953).
Kurz, O.: Arch. Augenheilk. **110**, 284—302 (1937).
Lisman, J. V.: Amer. J. Ophthal. **30**, 207—208 (1947).
— Amer. J. Ophthal. **31**, 989—994 (1948).
Pasino, L.: Boll. Soc. ital. Biol. sper. **33**, 106—107 (1957); ref. Zbl. Ophthal. **73**, 275 (1958).
Salus: Med. Klin. **1**, 256 (1928).
Specht, E.: Sekundärglaukom bei Retinitis diabetica unter besonderer Berücksichtigung des Insulins. Diss. 1939, 20 S. Gießen; ref. Zbl. Ophthal. **44**, 542 (1940).
Spiro, B.: Amer. J. Ophthal. **30**, 215 (1947).
Sugar, H. S.: A. M. A. Arch. Ophthal. **28**, 587—598 (1942).
— The Glaucomas, 2. Aufl. Hoeber, N.Y. 1957, 516 S.
Vajnštejn, E. S.: Vestn. Oftal. **28**, 37—38 (1949); ref. Zbl. Ophthal. **56**, 395 (1951/52).
Waldman, J., u. D. Naidhoff: Amer. J. Ophthal. **31**, 468—470 (1948).
Weinstein, P., u. J. Forgács: Orv. Hetil. **92**, 539—540 (1951); ref. Ophthal. Lit. **5**, 764 (1951).

9. Glaukom bei „Embolie" (Verschluß) der Zentralarterie der Netzhaut

Von dieser Form des Glaukoms sind mir aus der Literatur nur fünf Fälle bekannt (Bussola, 1930; Swett, 1935; Benton, 1953, zwei Fälle; Winter, 1957). Ein Auge wurde histologisch untersucht, wobei der Kammerwinkel wie bei Zentralvenenthrombose verlegt war (Benton, 1953). Bei den Patienten von Swett entstand nach Lufteinblasen in das rechte Antrum ein reflektorischer Arterienkrampf der Retina rechts, der 20 min dauerte und dem nach 30 min ein akuter Glaukomanfall folgte. Einen weiteren Fall habe ich beobachtet: zwei Jahre nach „Embolie" der Zentralarterie eines Auges wurde an *beiden* Augen eines 60jährigen Mannes Glaucoma simplex gefunden.

Ich vermute, daß es sich um ähnliche Gefäßwand-Erkrankungen handelt, wie sie auch bei Zentralvenenthrombose an den Arterien gefunden wurden, und daß auch hier das Glaukom durch die Grundkrankheit entstand, nicht aber direkte Folge der „Embolie" war. Das trifft wohl für einen Fall von Ardouin et al. (1951) zu, bei dem Glaukom und „Embolie" gleichzeitig zwei Monate nach Unterbinden von V. jug. interna und A. carotis comm. wegen eines Aneurysma entstanden.

Schrifttum

Ardouin, M., u. C. Ardouin: Bull. Soc. Ophtal. Fr. 102—106 (1951).
Benton, C. D.: A. M. A. Arch. Ophthal. **49**, 280—284 (1953).
Bussola, E.: Boll. Oculist. **9**, 495—512 (1930).
Swett, W. F.: Amer. J. Ophthal. **18**, 359—360 (1935).
Winter, F. C.: Trans. Pacif. Cst. otoophthal. Soc. **38**, 9—16 (1957); ref. Ophthal. Lit. **11**, 386 (1957).

10. Glaukom bei Pigmentdegeneration der Netzhaut

Das Zusammentreffen beider Krankheiten ist seit langem bekannt (Galezowski, 1862) und wurde in *Einzelfällen* in unserer Berichtszeit wiederholt gefunden (Verhoeff, 1931; Kotljarewskaja, 1931; Yasutake, 1933; Oishi, 1938; Matsuyama, 1938; Sag, 1941; Powell, 1949; Jayle et al., 1951; Panepinto et al., 1951; Cartasegna, 1953; Stanković, 1953; Martynovskaja, 1957).

Die *Häufigkeit des Zusammentreffens* gab Ciotola (1950) mit 6 von 194 Patienten mit Pigmentdegeneration an; Raimondo et al. (1955) fanden Glaukom bei 5 von 168 Kranken mit Pigmentdegeneration.

Wahrscheinlich bestehen *genetische Beziehungen zwischen Pigmentdegeneration und Glaukom.* Gartner et al. (1949) fanden wechselnde Erblichkeit beider Leiden in der gleichen Familie, Salvi (1953) fand beide Leiden zusammen bei zwei Personen einer Familie, in der sonst nur Pigmentdegeneration erblich war. Posner (1952) rechnete das Glaukom bei Augen mit Pigmentdegeneration zu den Grenzfällen zwischen primären und sekundären Glaukomformen (wozu er auch Glaukom bei Zentralvenenthrombose, bei unkomplizierter Aphakie und bei Cyclitis zählt). Der Kammerwinkel ist bei Pigmentdegeneration ohne Glaukom normal (Rizzoli, 1953), bei Kombination mit Glaukom können sich periphere Synechien bilden (Gartner et al., 1949). Über Belastungsproben bei Pigmentdegeneration berichtete Aoki (1956).

Păcurariu et al. (1957) beschrieben 15 Kranke mit Pigmentdegeneration und Glaukom. Auch sie nahmen einen genetischen Zusammenhang an.

Legroux (1951) beobachtete einen akuten Glaukomanfall bei Pigmentdegeneration nach subconjunctivaler Einpflanzung von Placenta. Der von Stein (1955) beschriebene Kranke mit bds. Glaukom nach Staroperation bei Pigmentdegeneration dürfte nicht hierher gehören, weil sich an beiden Augen die Vorderkammer verspätet herstellte und dies wohl die Ursache des Glaukoms war.

In anderen Abschnitten habe ich Arbeiten genannt, die es wahrscheinlich machen, daß Keratoconus infolge einer i.o. Drucksteigerung entstehen kann. In diesem Zusammenhang sind die Berichte von Knoll (1955), Esente et al. (1955) und Cambiaggi (1955) über das *Zusammentreffen von Keratoconus und Pigmentdegeneration* interessant (Knoll: 1 Fall; Esente et al.: 10 Fälle unter 100 Augen mit Pigmentdegeneration; Cambiaggi: 4 Fälle). Der letztgenannte Autor nimmt eine genetische Verwandtschaft zwischen beiden Leiden an.

Schrifttum

Aoki, Y.: J. Clin. Ophthal. (Tokyo) **10**, 621—626 (1956); ref. Zbl. Ophthal. **69**, 148 (1956).
Cambiaggi, A.: G. ital. Oftal. **8**, 13—22 (1955).
Cartasegna, F.: Atti Soc. ottal. Lombarda **7**, 244—248 (1953); ref. Ophthal. Lit. **7**, 4993 (1953).
Ciotola, G.: Boll Oculist. **29**, 489—495 (1950).
Esente, I., u. A. Doni: G. ital. Oftal. **8**, 23—41 (1955).
Galezowski, X.: Ann. oculist. (Paris) **48**, 269 (1862).
Gartner, S., u. A. Schlossman: Amer. J. Ophthal. **32**, 1337—1350 (1949).
Jayle, G. E., u. A. G. Ourgaud: Bull. Soc. Ophtal. Fr. No. 5, 590—593 (1951).
Knoll, A.: Szemészet **92**, 165—168 (1955); ref. Ophthal. Lit. **9**, 2882 (1955).
Kotljarewskaja, S.: Arch. oftal. **8**, 159—162 (1931); ref. Zbl. Ophthal. **26**, 75 (1932).
Legroux, R.: Bull. Soc. Ophtal. Fr. 46—47 (1951).
Martynovskaja, V. I.: Oftal. Ž. **12**, 312—313 (1957); ref. Zbl. Ophthal. **74**, 69 (1958).
Matsuyama, Y.: Acta Soc. ophthal. Jap. **42**, 339—352 (1938); ref. Zbl. Ophthal. **41**, 637 (1938).
Oishi, S.: Chuo-Ganka-Iho **30**, 23—28 (1938); ref. Zbl. Ophthal. **41**, 665 (1938).
Păcurariu, I., u. A. B. Radian: Cluj. Med. **19**, No. 3, 25—34 (1957); ref. Zbl. Ophthal. **75**, 154 (1958).
Panepinto, V., u. G. Lo Cascio jr.: G. ital. Oftal. **4**, 209—219 (1951).
Posner, A.: Amer. J. Ophthal. **35**, 1291—1297 (1952).

POWELL, L. S. jr.: Kresge Eye Inst. Bull. **1**, 37 (1949).
RAIMONDO, N., u. A. GENNARO: Atti Soc. ottal. Lombarda **10**, 278—284 (1955); ref. Ophthal. Lit. **9**, 4576 (1955).
RIZZOLI, E.: Rass. ital. Ottal. **22**, 168—174 (1953).
SAG, N. O.: Vestn. oftal. **18**, 272—277 (1941); ref. n. Barkan, O.: Ophthalmology in the War Years, Meyer Wiener, Chicago, **1**, 1946.
SALVI, G. L.: Boll. Oculist. **32**, 36—42 (1953).
STANKOVIĆ, I.: Glas. Srpske Akad. nauka No. 6, 59—68 (1953); ref. Ophthal. Lit. **7**, 4990 (1953).
STEIN, R.: Acta med. orient. **14**, 210 (1955); ref. Ophthal. Lit. **9**, 4707 (1955).
VERHOEFF, F. H.: A. M. A. Arch. Ophthal. **5**, 392—407 (1931).
YASUTAKE, K.: Acta Soc. Ophthal. Jap. **37**, 1627—1631 (1933); ref. Zbl. Ophthal. **30**, 523 (1934).

11. Glaucomatocyclitische Krisen

Rezidivierendes akutes Glaukom mit Präcipitaten, aber ohne sichtbare ciliare Injektion, das durch Miotica oder Operation nicht oder wenig beeinflußt wird, beschrieb KRAUPA (1935) als „Glaucoma allergicum" und hielt es für eine allergisch bedingte Vasoneurose des Ciliarkörpers. Ähnliche, weniger genau definierte und z. T. nicht an der Spaltlampe untersuchte Fälle findet man in den Arbeiten von STRAUB (1913), STREIFF (1919), MALLING (1923 – dessen Tab. VI, S. 113), TERRIEN et al. (1929) und KRONFELD (1944).

POSNER und SCHLOSSMAN beschrieben 1948 diese Sonderform des Glaukoms erneut, und seitdem wird das Syndrom meist nach ihnen benannt (weitere Arbeiten POSNER et al., 1949, 1953; POSNER, 1952, 1956, 1957).

Typisch ist nach POSNER und SCHLOSSMAN: Wiederholte einseitige akute Druckanstiege bei blassem Auge, geringen subjektiven Beschwerden und offenem Kammerwinkel. Die Pupille ist meist etwas weiter als auf dem gesunden Auge. Manchmal besteht Heterochromie, wobei die Iris des kranken Auges heller ist. Es besteht eine leichte Cyclitis mit wenigen Präcipitaten. Die Wirkung von Miotica ist unsicher, am ehesten wirkt noch schwache Pilocarpinlösung ($^1/_2$–1%). Acetazolamid senkt den i.o. Druck. Eine Operation verhütet Rückfälle nicht und wird deshalb nicht empfohlen. Belastungsproben zwischen den Anfällen sind negativ. Synechien entstehen nicht. Die Prognose ist gut. Die Anfallsdauer beträgt Stunden bis zwei Wochen, das Intervall zwischen den Anfällen Wochen bis Jahre.

POSNER (1957) hielt es für möglich, daß die Erkrankung durch ein Virus verursacht ist. Er war nicht sicher, ob man diese Sonderform zu den primären oder sekundären Glaukomen zählen solle (1952).

Weitere Arbeiten über das Syndrom sind im Literaturverzeichnis genannt. Ihre Zahl hat stark zugenommen (1952/53: 4 Arbeiten; 1956/57: 15 Arbeiten). Sie ergaben folgende Ergänzungen zu den Berichten von POSNER und SCHLOSSMAN:

Ausnahmsweise kann das Syndrom beidseits vorkommen (PUR, 1953; MATTSSON, 1954; LEVATIN, 1956). Pilocarpin und/oder Cortison senken den i.o. Druck (JAIN, 1954; ROUHER et al., 1956; PRATT-JOHNSEN, 1956; REDI, 1956; DELMARCELLE, 1957; EITREM et al., 1957; ADAMANTIADIS, 1957), jedoch nicht immer (LOWE, 1954), wobei fraglich ist, ob die Fälle von LOWE zu dem Syndrom gehören, da starke Schmerzen, ciliare Injektion und hintere Synechien bestanden. Rötung des Auges beschrieb auch MATTSSON (1954), Synechien IMAI (1956).

Die meisten Autoren bestätigten, daß Acetazolamid den i.o. Druck hierbei senkt, und Operationen neue Anfälle nicht verhüten.

Schrifttum

ABBOUD, I. A.: Bull. Ophthal. Soc. Egypt. **47**, 151—153 (1954); ref. Zbl. Ophthal. **66**, 116 (1955/56).
ADAMANTIADIS, B.: Arch. Ophtal. (Paris) **17**, 573—574 (1957).
BLAXTER, P. L.: Brit. J. Ophthal. **39**, 673—680 (1955).
BURTON, E. W.: Sth. med. J. (Bham., Ala.) **50**, 257—258 (1957); ref. Ophthal. Lit. **11**, 546 (1957).
CHERVIN, M.: Arch. Soc. Oftal. Litoral **10**, 123—126 (1957).
COWAN, T. W.: Straub Clin. Proc. **22**, 11—18 (1956); ref. Ophthal. Lit. **10**, 2992 (1956).
DELMARCELLE, Y.: Bull. Soc. belge Ophtal. **114**, 566—574 (1957).

Eitrem, E., u. K. Tönjum: T. norske Laegeforen. **77**, 254—255 (1957); ref. Zbl. Ophthal. **71**, 146 (1957).
Harris, J. L.: J. med. Soc. N. J. **50**, 453—455 (1953); ref. Ophthal. Lit. **7**, 3726 (1953).
Higgitt, A. C.: Trans. Ophthal. Soc. U. K. **76**, 1956, 73—82 (1956).
Imai, S.: J. Clin. Ophthal. (Tokyo) **10**, 1082—1086 (1956), ref. Zbl. Ophthal. **70**, 173 (1957).
Israel, E. B.: S. Afr. med. J. 1952, 809—810; ref. Zbl. Ophthal. **59**, 195 (1953).
Jain, N. S.: J. All-India Ophthal. Soc. **1**, 119—121 (1954); ref. Ophthal. Lit. **8**, 2496 (1954).
Kraupa, E.: Arch. Augenheilk. **109**, 416—433 (1935).
Kronfeld, P. C.: A. M. A. Arch. Ophthal. **32**, 447—455 (1944).
Levatin, P.: Amer. J. Ophthal. **41**, 1056—1059 (1956).
Lowe, R. F.: Trans. Ophthal. Soc. Aust. **13**, 168—171 (1954); ref. Zbl. Ophthal. **66**, 199 (1955/56).
Malling, B.: Acta Ophthal. (Kbh.) **1**, 97—130 (1923) und Acta Ophthal. (Kbh.) **1**, 215—231 (1923).
Mattsson, R.: Acta Ophthal. (Kbh.) **32**, 523—533 (1954).
Păcurariu, I., H. Grünfeld u. M. Ursan: Oftalmologia **1**, 15—20 (1957) (in Serbo.-Croat.); ref. Ophthal. Lit. **11**, 547 (1957).
Posner, A.: Eye, Ear, Nose, Thr. Monthly **31**, 41—42 (1952).
— 4. Cong. panamer. Oftal. **3**, 1896—1905 (1952); ref. Zbl. Ophthal. **63**, 158 (1954/55).
— N.Y. St. J. Med. **56**, 195—201 (1956); ref. Zbl. Ophthal. **70**, 177 (1957).
— Eye, Ear, Nose Thr. Monthly **36**, 299—300 (1957).
— Eye, Ear, Nose Thr. Monthly **36**, 473—475 (1957).
—, u. A. Schlossman: A. M. A. Arch. Ophthal. **39**, 517—535 (1948).
— — J. amer. med. Ass. **139**, 82—86 (1949); ref. Zbl. Ophthal. **51**, 218 (1949/50).
— — Trans. Amer. Acad. Ophthal. Otolaryng. **57**, 531—536 (1953).
Pratt-Johnsen, J. A.: S. Afr. med. J. **30**, 595—597 (1956); ref. Ophthal. Lit. **10**, 1206 (1956).
Pur, S.: Čsl. Ofthal. **9**, 534—537 (1953); ref. Zbl. Ophthal. **63**, 286 (1954/55).
Redi, F.: Boll. Oculist. **35**, 1086—1094 (1956).
Rende, S.: Boll. Oculist. **36**, 658—662 (1957).
Rossetti, D.: Ann. Ottal. **78**, 393—417 (1952).
Rouher, F.: Bull. Soc. Ophtal. Fr. No. **8**, 534—540 (1955).
—, u. Cantat: Arch. Ophtal. (Paris) **16**, 798—810 (1956).
Rud, E.: Acta Ophthal. (Kbh.) **35**, 406—410 (1957).
Straub, M.: Albrecht v. Graefes Arch. Ophthal. **86**, 1—68 (1913).
Streiff, J.: Klin. Mbl. Augenheilk. **62**, 353—390 (1919).
Terrien, F., u. P. Veil,: Bull. Soc. franç. Ophtal. **42**, 349—368 u. 400—406 (1929) u. Arch. Ophtal. (Paris) **46**, 333—350 (1929).
Theodore, F. H.: Brit. J. Ophthal. **36**, 207—210 (1952).
Vouters, J.: Bull. Soc. Ophtal. Fr. No. **6**, 695—702 (1951).
Zewi, M.: Ann. Chir. Gynaec. Fenn. **43**, 539—543 (1954); ref. Ophthal. Lit. **8**, 3932 (1954).

12. Pigmentglaukom

Die Literatur über Pigmentglaukom, das gonioskopische und klinische Bild sind im Kapitel „Gonioskopie" besprochen. Malbrán (1957) und Étienne et al. (1957) zählen, wie dort ausgeführt wird, das Pigmentglaukom zu den kongenitalen Glaukomformen.

Vorwiegend sind Männer in verhältnismäßig frühem Alter befallen. Oft ist gleichzeitig Myopie vorhanden. Bick (1957) beobachtete Pigmentglaukom bei Frauen und sah bei Transillumination runde depigmentierte Stellen der Iris aufleuchten.

Die Ursache dieser Glaukomformen ist zweifellos die Verstopfung der Abflußwege im Kammerwinkel durch Irispigment. Es ist nicht bekannt, wodurch es zur Pigmentausstreuung kommt.

Die Behandlung ist wie bei primärem Glaukom.

Über die Pigmentierung des Kammerwinkels vgl. „Gonioskopie".

Schrifttum

Bick, M. W.: A. M. A. Arch. Ophthal. **58**, 483—494 (1957).
Étienne, R., u. M. L. Pommier: Ann. Oculist. (Paris) **190**, 491—499 (1957).
Malbrán, J.: in: Moderne Probleme der Ophthalmologie. E. B. Streiff u. J. Babel, S. Karger Basel, 132—146 (1957), Bibl. Ophthal. Fasc. 47.
Weitere Literatur s. Abschnitt Pigmentglaukom in Kapitel Gonioskopie.

II. Glaukom durch Linsenveränderungen

1. Lageveränderungen der Linse

Lageveränderungen der Linse können *angeboren* oder *traumatisch* sein. Traumatische Linsenluxation ist häufiger (HEATH, 1941). Die Pathogenese des Glaukoms ist je nach der *Art der Luxation* verschieden. Wenn das Aufhängeband der Linse nur teilweise zerreißt und die Linse hinter der Iris subluxiert ist, bewirkt der Zug am Ciliarkörper bei Linsenschlottern Hypersekretion von Kammerwasser; außerdem kann dann die Linse den Kammerwinkel stellenweise einengen, indem sie die Iris gegen die Trabekel drückt; und schließlich kann ein Vorfall des besonders nach Traumen verflüssigten Glaskörpers in die Vorderkammer den Abfluß im Kammerwinkel verlegen. Ist das Aufhängeband völlig zerrissen, so kann die Linse im Glaskörper verschwinden, was meist zu einer chronischen Entzündung führt, oder sie kann (seltener) in die Vorderkammer geraten und hier den Kammerwinkel verlegen, oder schließlich ausnahmsweise in die Pupille eingeklemmt werden und so den Abfluß des Kammerwassers aus der hinteren in die vordere Kammer verlegen.

Verlagerung der Linse in die Vorderkammer führt nur ausnahmsweise nicht zu Glaukom (je ein Fall von VELTIŠČEV, 1930; KNOBLOCH, 1931; AYBERK, 1939), wenn nämlich die Linse klein ist. Die Verlegung des Abflusses kann dann von der Kopfhaltung abhängen. Bei einem Patienten von SABATA (1931, 1932) trat bei Vorwärtsneigen des Kopfes ein akuter Glaukomanfall auf, der bei Rückenlage abklang. Das erinnert an einen von mir (1953) beschriebenen Kranken mit Napfkucheniris, bei dem Lesen zu Druckanstiegen führte, die bei Lesen in Rückenlage nie auftraten. Die minimale Erweiterung des Kammerwinkels in Rückenlage genügte in beiden Fällen, um genügend Kammerwasser abfließen zu lassen. FRIEDENWALD et al. (1932) konnten den Vorgang der Luxation in die Vorderkammer, das Anpressen der Iris an die Linse und das Verschwinden der Vorderkammer in einem Fall genau verfolgen und aus der Zeit, die hierzu erforderlich war, das Minutenvolumen des Kammerwassers mit 1,5 bis 2,5 mm^3/min berechnen.

Einklemmen der Linse in die Pupille mit Glaukom wurde von GUTZEIT (1950) und HILDING (1957) beobachtet.

Lageveränderung der Linse kann mit anderen angeborenen Veränderungen kombiniert sein: *mit Aniridie* (LAZARESCU, 1931; BIERINGER, 1932; BEATTIE, 1947) oder *mit Sphaerophakie* (JACOBS, 1937; SERR, 1940) mit *Arachnodaktylie* (Marfansches Syndrom; 1 Fall mit Linsenluxation in die Vorderkammer: BUXTON, 1939; 2 gleiche Fälle von PÉREZ-LLORCA et al., 1955), oder *mit Sphaerophakie und Brachydaktylie* (Marchesanisches Syndrom; MEYER et al., 1941; ZABRISKIE et al., 1958). Bei dem Fall von SERR wurde eine paradoxe Pilocarpinreaktion beobachtet (s. dort).

Erbliche Ektopie mit Glaukom bei plötzlicher Verlagerung der Linse beschrieben WACHTLER (1933), HARMAN et al. (1940), FALLS et al. (1943), HARSHMAN (1948), MEYER (1954) und HAHN (1957).

Gonioskopische Befunde von SUGAR (1941) und FIEANDT (1949) zeigten bei der Mehrzahl der Augen mit Glaukom und Linsenluxation in den Glaskörper offene Kammerwinkel.

Sonstige Literatur über Linsenluxation und Glaukom: KNOBLOCH (1931, 58 Fälle), JESS (1931: 2 Fälle von traumatischer Luxation des Nachstars in die Vorderkammer), RINGELHAN et al. (1931), WACHTLER (1933: 1 Fall), MCDONALD et al. (1951: 19 Patienten mit Linsenluxation und Glaukom), SÉDAN (1956: Absolutes Glaukom bei Linsenluxation in die Vorderkammer, Glassplitter in der Linse; die Luxation war 35 Jahre schmerzlos, nach Eserin paradoxer Druckanstieg).

Wenn die Linse in die Vorderkammer luxiert, soll man Miotica geben, um sie dort zu fangen und dann verhältnismäßig leicht entfernen zu können (RYCHENER, 1950). MACINDOE (1947) führt vorher eine hintere Sklerotomie aus.

VAIL (1955) empfahl einen Löffel zur Entfernung der in die Vorderkammer luxierten Linse statt der Schlinge. Bei Luxation in den Glaskörper spießte JESS (1934) die Linse mit der Diathermienadel an, ENGELKING (1934) benutzte eine abgebogene Diathermienadel, TOBGY (1934) eine Plattenelektrode mit drei Häkchen, VAIL (1955) die Diathermienadel oder eine Harpune.

BUSSY et al. (1936) rieten, die Linse zu entfernen, wenn bei dem Hornhautschnitt zur Iridektomie bei akutem Glaukom Glaskörper austritt, weil dies ein Zeichen von Linsenluxation sei. RUMBAUR (1957) benutzte die Diathermienadel nur, um die Linse aus dem Glaskörper in ihre normale Lage zu bringen und sie dann wie bei einer normalen Staroperation entfernen zu können. GROM (1956) beschrieb die Extraktion luxierter Linsen bei Glaukom mit gleichzeitiger antiglaukomatöser Operation.

BRØNS (1930) teilte einen Fall mit, der vermutlich hierher gehört, obgleich angeblich keine Linsenluxation vorlag, was mir aber zweifelhaft erscheint: Prellung, danach Myopie, die nach Turnen plötzlich verschwand; eine Stunde danach Glaukomanfall.

Schrifttum

AYBERK: 1939, zit. nach Duke-Elder, S., Text Book of Ophthalmology VI., 1954.
BEATTIE, P. H.: Brit. J. Ophthal. **31**, 649—676 (1947).
BIERINGER: Klin. Mbl. Augenheilk. **88**, 685 (1932).
BRØNS, J.: Verh. Ophthal. Ges. 1930, 34—38, Hosp. tid. 1930, II; ref. Zbl. Ophthal. **25**, 534 (1931).
BUSSY u. CHAUVIRE: Bull. Soc. Ophtal. Fr. No. 8, 766—767 (1936).
BUXTON, R.: Proc. roy. Soc. Med. **32**, 1619 (1939); ref. Zbl. Ophthal. **46**, 22 (1941).
ENGELKING: Ber. dtsch. ophthal. Ges. Heidelberg 1934, **50**, 184 (1934).
FALLS, H. F., u. C. W. COTTERMANN: A. M. A. Arch. Ophthal. **30**, 610—620 (1943).
FIEANDT, O. v.: Acta Ophthal. (Kbh.) Suppl. Bd. 34, S. 132, 1949.
FRIEDENWALD, J. S., u. H. F. PIERCE: A. M. A. Arch. Ophthal. **7**, 538—557 (1932).
GROM, C. E.: Rev. Oftal. Venez. **1**, 483—490 (1956); ref. Zbl. Ophthal. **72**, 95 (1957).
GUTZEIT, R.: Klin. Mbl. Augenheilk. **116**, 213—214 (1950).
HAHN, J.: Klin. oczna, **27**, 275—284 (1957); ref. Ophthal. Lit. **11**, 985 (1957).
HARMAN, N. B., u. R. BUXTON: Brit. J. Ophthal. **24**, 135—136 (1940).
HARSHMAN, J. P.: Amer. J. Ophthal. **31**, 833—836 (1948).
HEATH, P.: A. M. A. Arch. Ophthal. **25**, 424—437 (1941).
HILDING, A. C.: A. M. A. Arch. Ophthal. **57**, 33—36 (1957).
JACOBS, J.: Amer. J. Ophthal. **20**, 1042—1044 (1937).
JESS, A.: Klin. Mbl. Augenheilk. **86**, 98 (1931).
— Ber. dtsch. ophthal. Ges. Heidelberg 1934, **50**, 180—183 u. 184 (1934).
KNOBLOCH, R.: Čas. lék. česk. **70**, 1364—1367 (1931); ref. Zbl. Ophthal. **26**, 559 (1932) u. Ofthal. Sborn. **6**, 176—182 (1931); ref. Zbl. Ophthal. **26**, 676 (1932).
LAZARESCU, E.: Cluj. med. **123**, 362 (1931); ref. Zbl. Ophthal. **26**, 193 (1932).
LEYDHECKER, W.: Ber. dtsch. ophthal. Ges. Heidelberg 1953, **58**, 326—327 (1953) und Albrecht v. Graefes Arch. Ophthal. **155**, 255—265 (1954).
MACINDOE, N. M.: Trans. Ophthal. Soc. Aust. **6**, 133 (1947); ref. Ophthal. Lit. **1**, 2189 (1947).
MCDONALD, P. R., u. J. E. PURNELL: J. Amer. Med. Ass. **145**, 220—226 (1951); ref. Zbl. Ophthal. **56**, 199 (1951/52).
MEYER, E. T.: Brit. J. Ophthal. **38**, 163—172 (1954).
MEYER, S. J., u. T. HOSTEIN: Amer. J. Ophthal. **24**, 247—257 (1941).
PÉREZ-LLORCA, J., u. A. PIÑERO-CARRIÓN: Arch. Soc. oftal. hisp.-amer. **15**, 1111—1117 (1955); ref. Zbl. Ophthal. **68**, 365 (1956).
RINGELHAN, O., u. A. ELSCHNIG: Arch. Augenheilk. **104**, 325—398 (1931).
RUMBAUR, W.: Klin. Mbl. Augenheilk. **130**, 12—17 (1957).
RYCHENER, R. O.: Amer. J. Ophthal. **33**, 1666—1669 (1950).
SABATA, J.: Ofthal. Sborn. **6**, 202—204 (1931); ref. Zbl. Ophthal. **26**, 677 (1932).
— Čas. lék. česk. 971—972 (1932); Ref. Zbl. Ophthal. **28**, 274 (1933).
SÉDAN, J.: Bull. Soc. Ophtal. Fr. **1956**, 690—693.
SERR, H.: Ber. dtsch. ophthal. Ges. Heidelberg 1940, **53**, 306—309 (1940).
— Ber. dtsch. ophthal. Ges. Heidelberg **53**, 1940, 165—171 (1940).
SUGAR, H. S.: A. M. A. Ophthal. **25**, 674—717 (1941).
TOBGY: zit. nach Jess, A.: Ber. dtsch. ophthal. Ges. Heidelberg **50**, 1934, 180—183; 184 (1934).
VAIL, D.: Amer. J. Ophthal. **39**, 109—112 (1955).
VELTIŠČEV, T.: Oftal. Ž. **11**, 696 (1930); ref. Zbl. Ophthal. **24**, 171 (1931).
WACHTLER, G.: Klin. Mbl. Augenheilk. **91**, 105 (1933).
ZABRISKIE, J., u. M. REISMAN: J. Pediatr. **52**, 158—169 (1958); ref. Zbl. Ophthal. **75**, 92 (1958).

2. Sphärophakie

Bei Kugellinse kommt Glaukom vor, das auf Miotica mit paradoxen Druckanstiegen, auf Mydriatica mit Drucksenkung reagiert (URBANEK, 1930, sprach bei seinem Fall von „Glaucoma juvenile inversum“; SHAPIRA, 1934; SERR, 1940 – mit Subluxation der Linse; ROSENTHAL et al., 1956; DODO, 1957, ohne paradoxe Miotica-Reaktion). Wir gehen im folgenden Abschnitt auf die Ursache des Glaukoms und der paradoxen Druckanstiege ein.

Schrifttum

ARJONA, J.: Arch. Soc. oftal. hisp.-amer. **12**, 1167—1177 (1952); ref. Zbl. Ophthal. **61**, 202 (1954).
DODO, T.: Acta Soc. Ophthal. Jap. **61**, 795—802 (1957); ref. Ophthal. Lit. **11**, 1823 (1957).
ROSENTHAL, J. W., u. H. W. KLOEPFER: A. M. A. Arch. Ophthal. **55**, 28—35 (1956).
SERR, H.: Ber. dtsch. ophthal. Ges. Heidelberg 1940, **53**, 306—309; 165—171 (1940).
SHAPIRA, T. M.: Amer. J. Ophthal. **17**, 726—735 (1934).
URBANEK, J.: Z. Augenheilk. **71**, 171—172 (1930).

3. Paradoxe Druckanstiege durch Miotica

Paradoxe Druckanstiege nach Miotica können aus verschiedenen Gründen entstehen. Der häufigste Faktor, der zu starken Anstiegen prädisponiert, ist wohl eine zu große oder nach vorn verlagerte oder kugelige Linse, die die Vorderkammer abflacht und den Kammerwinkel einengt. Deshalb besprechen wir die paradoxen Anstiege in diesem Zusammenhang.

Man muß zwei Arten der Druckanstiege nach Miotica unterscheiden, die verschiedene Pathogenese und klinische Bedeutung haben: 1. Wenige Minuten nach dem Eintropfen beginnende Anstiege um 2–6 mm Hg, die nur etwa 10 min lang dauern. Sie können auch bei gesunden Augen vorkommen und beruhen auf der Gefäßerweiterung (ohne Verlegung des Kammerwinkels). Wenn neugebildete Irisgefäße vorhanden sind und der i.o. Druck gesteigert ist (bei hämorrhagischem Glaukom), kann die Erweiterung der Gefäße zu starken Druckanstiegen führen, die bei solchen Augen langsam durch vermehrten Abfluß ausgeglichen werden und deshalb lange dauern. Zum akuten Glaukomanfall kommt es nicht. 2. Nach Gabe von Miotica kann es zu starken Druckanstiegen kommen, die frühestens etwa 30 min nach dem Eintropfen beginnen und kontinuierlich bis zum Glaukomanfall zunehmen. Sie entstehen in den meisten Fällen durch eine Verlegung des Kammerwinkels, seltener durch Behinderung des Kammerwasserflusses aus der hinteren in die vordere Kammer. Der Kammerwinkel kann verlegt werden, wenn er eng ist, und die Zunahme der Linsenwölbung nach Miotica die Iris gegen die Trabekel preßt. Das kommt, wie erwähnt wurde, besonders bei Kugellinse, nach vorn verlagerter Linse, sehr großer Linse sowie bei Napfkucheniris vor. Junge Menschen sind eher gefährdet als alte, bei denen die Wölbungszunahme der Linse nach Miotica geringer ist. Die Wirkung des Mioticums auf die Gefäße ist wichtig: Gefäßerweiterung (z. B. nach DFP oder Tosmilen) engt den Kammerwinkel zusätzlich ein. Solche Mittel spannen den Ciliarmuskel besonders stark an. Aus beiden Gründen sind sie bei engem Kammerwinkel nicht angezeigt.

Die selteneren paradoxen Druckanstiege durch Behinderung des Kammerwasserflusses aus der hinteren zur vorderen Kammer entstehen, wenn in die Pupille eine luxierte Linse oder Glaskörper eingeklemmt ist. Dieser kann wie ein Kragenknopf abgeschnürt werden. Das hinter dem Irisdiaphragma gebildete Kammerwasser drückt dann die Iris nach vorn, so daß auch in diesen Fällen der Glaukomanfall letzten Endes durch Verlegung des Kammerwinkels entsteht. Weiteres zu diesem Thema in den Kapiteln „Medikamentöse Therapie" (Wirkungsweise der Miotica und DFP, Tosmilen), „Gonioskopie" und „Belastungsproben" („Leseprobe").

Die ältere Literatur ist in meinen beiden Arbeiten (1953) besprochen. Paradoxe Druckanstiege nach Miotica waren schon PFLÜGER (1882) bekannt und wurden in unserer Berichtszeit geschildert von URBANEK (1930), GRADLE (1931), KUNZ (1931), SHAPIRA (1934), CAVANIGLIA (1935: Druckanstieg nach Pilocarpin, Drucksenkung nach Eserin), KUBIK (1937), SERR (1940), MEYER (1940), NASHID (1948), PENN (1948), KAPUSCINSKI (1948, nur bei jungen Menschen mit Glaukom), LISTER (1950), LEYDHECKER (1953), POSNER (1955, 1957) und HAGER (1958). Druckanstiege nach Di-isopropyl-fluorophosphat sind dort (Kapitel „Medikamentöse Therapie") besprochen.

Die Behandlung besteht im Eintropfen von Mydriatica mit cycloplegischer Wirkung (Atropin, Scopolamin, Homatropin), Iridektomie oder Iridenkleisis bei Napfkucheniris und Entfernen der Linse nach Drucksenkung.

Schrifttum

CAVANIGLIA, A.: Boll. Oculist. **14**, 801—822 (1935).
GRADLE, H. S.: Amer. J. Ophthal. **14**, 936—943 (1931).
HAGER, H.: Die Behandlung d. Glaukoms mit Miotika. Bücherei d. Augenarztes, herausgeg. v. R. Thiel, Enke-Verl. Stuttgart H. **29**, 124 S., 1958.
KAPUSCINSKI, W. J.: Ann. Oculist (Paris) **181**, 542—555 (1948).
KUBIK, J.: Klin. Mbl. Augenheilk. **98**, 404 (1937).
KUNZ, E.: Klin. Mbl. Augenheilk. **87**, 433—441 (1931).
LEYDHECKER, W.: 1953, Albrecht v. Graefes Arch. Ophthal. **155**, 255—265 (1954).
— Ber. dtsch. ophthal. Ges. Heidelberg 1953, **58**, 326—327 (1953).
LISTER: Disk. zu Wheeler, J. R.: Trans. Ophthal. Soc. U. K. 1949, **69**, 209—218 (1950).
MEYER, F. W.: Klin. Mbl. Augenheilk. **104**, 702—722 (1940).
NASHID, E.: Bull. soc. Ophthal. Egypt **38**, 141—142 (1948); ref. Ophthal. Lit. **2**, 511 (1948).
PENN, S. W.: Amer. J. Ophthal. **31**, 228—229 (1948).
PFLÜGER: Ber. dtsch. ophthal. Ges. Heidelberg **14**, 1882, 130—164 (1882).
POSNER, A.: Eye, Ear, Nose Thr. Monthly **34**, 520—521 (1955).
— Eye, Ear, Nose Thr. Monthly, **36**, 46—47 (1957).
SERR, H.: Ber. dtsch. ophthal. Ges. Heidelberg, 1940, **53**, 306—309; 165—171 (1940).
SHAPIRA, T. M.: Amer. J. Ophthal. **17**, 726—735 (1934).
URBANEK, J.: Z. Augenheilk. **71**, 171—172 (1930).

4. Cataracta intumescens

Bei flacher Vorderkammer kann die Volumenzunahme der Linse zu einer Verlegung des Kammerwinkels führen und einen akuten Druckanstieg auslösen. Er entsteht (ähnlich wie bei Kugellinse, Linsenluxation, malignem Glaukom oder paradoxer Mioticawirkung) durch das Anpressen der Iris an die Trabekel. Solche Fälle werden von FRANTA (1931), UCHIDA (1934) und GILBERT-DREYFUS et al. (1937, Dinitrokresol-Star, 1 Fall) beschrieben. NEMETZ (1956) fand nur bei 11 Augen unter 218 akuten Glaukomen Linsenschwellung und schließt aus der relativen Seltenheit des Zusammentreffens sowie aus der Abflachung der Vorderkammer auch am 2. Auge (ohne intumescente Katarakt), daß es sich nicht um Sekundärglaukom, sondern primäres akutes Glaukom handele. Meist ist wohl eine flache Vorderkammer die anlagemäßige Voraussetzung für die Entstehung eines Druckanstieges durch Linsenschwellung. Diese stellt dann die auslösende Ursache dar. SUGAR (1941) beobachtete bei zwei Kranken mit Linsenschwellung akutes Glaukom nach Pupillenerweiterung.

STERNBERG et al. (1949) empfahlen bei frischem akutem Glaukom durch Cataracta intumescens Iridektomie, bei lange bestehendem Anfall Iridenkleisis mit späterer Staroperation. VAIL riet jedoch in der Diskussion dieser Arbeit, die Linse primär zu entfernen. Das ist auch meine Ansicht. Zögern mit der Staroperation kann dazu führen, daß aus dem akuten Glaukomanfall durch die Iridektomie ein malignes Glaukom wird.

Schrifttum

Franta, J.: Čas. lék. čes. **70**, 1359—1364 (1931); ref. Zbl. Ophthal. **26**, 535 (1932) u. Ofthal. Sborn. **6**, 142—153 (1931).
Gilbert-Dreyfus u. B. Onfray: Bull. Soc. méd. Paris **53**, 1073—1078 (1937); ref. Zbl. Ophthal. **40**, 36 (1938).
Nemetz, U. R.: Klin. Mbl. Augenheilk. **128**, 483—485 (1956).
Sternberg, P., u. S. J. Meyer: Amer. J. Ophthal. **32**, 1754—1756 (1949).
Sugar, H. S.: Amer. J. Ophthal. **24**, 851 (1941).
Uchida, Y.: Chuo-Ganka-Iho **26**, 5—12 (1934); ref. Zbl. Ophthal. **32**, 635 (1935).

5. Malignes Glaukom

Als malignes Glaukom bezeichnet man seit v. Graefe (1869) eine starke Drucksteigerung mit völlig aufgehobener Vorderkammer nach drucksenkenden Operationen. Maligne ist die Drucksteigerung, weil die üblichen drucksenkenden Operationen fast stets versagen und der hohe Druck in kurzer Zeit zur Erblindung führt. Liebermann (1933) empfahl dabei hintere Sklerotomie und, wenn man einen malignen Verlauf erwartete, als Glaukomoperation Cyclodialyse, bei der die Vorderkammer stehen bleibt, bei deren Versagen Trepanation nach Elliot. Nach heutiger Auffassung (Chandler, 1949, 1951; Posner, 1953; Lowe, 1956; Sugar, 1957; Birge, 1957) ist malignes Glaukom Folge der Verlagerung einer großen Linse nach vorn (wie übrigens schon Schmidt-Rimpler, 1908, auf Grund der älteren Literatur annahm), so daß die Abflußwege verlegt werden. Die kausale Therapie besteht deshalb in der möglichst frühzeitigen Entfernung der Linse (Lauber, 1937; sonst Sklerektomie vorgeschlagen; Chandler, 1949, 1951; Shaffer, 1954; Harms, 1955; Tamler et al., 1955; Ourgaud et al., 1956; Erškovič, 1956; Sugar, 1957; Rougier et al., 1957; Birge, 1957), auch wenn die Linse klar ist.

Birge (1957) führt gleichzeitig mit der Linsenentfernung eine Fisteloperation (Iridenkleisis) aus, wenn die Fistel der 1. Operation, nach der das maligne Glaukom entstand, wahrscheinlich verschlossen ist. Er legt besonderen Wert auf das Vorbeugen und empfiehlt bei Augen, bei denen malignes Glaukom zu befürchten ist, die Entfernung der Linse vor drucksenkenden Operationen. Warnungszeichen sind: Kleines Auge mit relativ großer Linse, hohe Hypermetropie, flache Vorderkammer, Linsenschwellung, Zunahme der Linsen-Myopie nach drucksenkenden Operationen, hohes Alter und insbesondere malignes Glaukom am anderen Auge.

Außer der Größe der Linse ist eine flache Vorderkammer ein disponierender Faktor. Bei allen bekannten Fällen war die Tension zur Zeit der Glaukomoperation hoch. Fast immer tritt malignes Glaukom auch am 2. Auge auf, wenn das 1. Auge davon befallen war. Deshalb rät Chandler (1951), bei dem 2. Auge die Linse bei Indikation zur Glaukomoperation gleich zu entfernen und eine breite basale Iridektomie vorzunehmen. Außer der Linsenentfernung könnte man eine hintere Sklerotomie mit Luftfüllung der Vorderkammer versuchen (Chandler, 1949; Lowe, 1956), doch waren nach Chandlers späteren Erfahrungen (1951) alle Operationen außer Entfernung der Linse unwirksam, ebenso auch in dem beiderseitigen Fall von Zeeman (1935) sowie bei den zwei von Rende (1957) mitgeteilten Kranken.

Samuels (1931) glaubt, daß eine Blutung unter die Aderhaut zu dem Vorrücken der Linse führt, Reese (1951) hält eine Glaskörperschwellung für die Ursache. Shaffer (1954) nimmt bei Fällen, in denen die Entfernung der Linse keinen Erfolg hatte, an, daß Verwachsungen zwischen Iris, Glaskörper und Ciliarfortsätzen den Abfluß des Kammerwassers nach vorn verhindern, das Kammerwasser sich deshalb hinter dem abgehobenen Glaskörper ansammelt und ihn nach vorn drückt. In diesem Falle empfiehlt er Einschneiden durch den abgehobenen Glaskörper. Auch Chandler (1954) empfiehlt, bei Linsenextraktion wegen malignen Glaukoms die Glaskörpergrenzmembran zu zerstören. Sugar (1956, 1957) hält mehrere periphere Iridektomien bei der Linsenentfernung für besser.

Schrifttum

BIRGE, H. L.: Amer. J. Ophthal. **43**, 388—399 (1957).
— Brit. J. Ophthal. **41**, 377—382 (1957).
CHANDLER, P. A.: Trans. Amer. Acad. Ophthal. Otolaryng. **53**, 224—231 (1949).
— Trans. Amer. Ophthal. Soc. 1950, **48**, 128—143 (1951) und Amer. J. Ophthal. **34**, 993—1000 (1951).
— Disk. zu Shaffer, R. N., Trans. Amer. Acad. Ophthal. Otolaryng. **58**, 217—231 (1954).
ERŠKOVIČ, I. G.: Oftal. Ž. **11**, 148—153 (1956); ref. Zbl. Ophthal. **69**, 312 (1956/57).
GRAEFE, A. VON: Albrecht v. Graefes Arch. Ophthal. **15**, 108—252 (1869).
HARMS, H.: Klin. Mbl. Augenheilk. **126**, 410—421 (1955).
LAUBER: Klin. oczna, **15**, 144—149 (1937); ref. Zbl. Ophthal. **39**, 373 (1937).
LIEBERMANN: Z. Augenheilk. **81**, 117—132 (1933).
LOWE, R. F.: Trans. Ophthal. Soc. Aust. **15**, 67—71 (1956); ref. Zbl. Ophthal. **70**, 291 (1957).
OURGAUD, A. G., u. P. V. BÉRARD: Bull. Soc. Ophtal. Fr. No. 1, 195—203 (1956).
POSNER, A.: Eye, Ear, Nose Thr. Monthly **32**, 328—329; 335 (1953).
REESE, A. B.: Disk. zu Chandler, P. A., Trans. Amer. Ophthal. Soc. 1950, **48**, 128—143 (1951) und Amer. J. Ophthal. **34**, 993—1000 (1951).
RENDE, S.: Boll. Oculist. **36**, 715—722 (1957).
ROUGIER, J., H. CHAVANNE u. L. PAUFIQUE: Ann. Oculist. (Paris) **190**, 268—280 (1957).
— — — Bull. Soc. Ophtal. Fr. **1957**, 48—55.
SAMUELS, B.: Trans. Sect. Ophthal. A. M. A. 392 (1931).
SCHMIDT-RIMPLER, H.: in: Handbuch f. Augenheilk. herausgeg. v. T. Saemisch, Engelmann-Verl. Leipzig, 137—185 (1908).
SHAFFER, R. N.: Trans. Amer. Acad. Ophthal. Otolaryng. **58**, 217—231 (1954).
SUGAR, H. S.: Eye, Ear, Nose Thr. Monthly **35**, 574—577 (1956).
— The Glaucomas, 2. Aufl. Hoeber, N.Y. 1957, 516 S.
TAMLER, E., u. A. E. MAUMENEE: A. M. A. Arch. Ophthal. **54**, 816—830 (1955).
ZEEMAN, W. P. C.: Ned. T. Geneesk. 1996—1997 (1935); ref. Zbl. Ophthal. **34**, 327 (1935).

6. Phakolytisches Glaukom

Mit diesem Namen bezeichnen wir (wie FLOCKS et al., 1955) eine meist als akuter Anfall verlaufende Drucksteigerung bei überreifem Star. Die Vorderkammer ist tief, der Kammerwinkel weit. Der Druckanstieg entsteht durch Verlegung des Abflusses im Kammerwinkel durch Linseneiweiß und Makrophagen. Das Linseneiweiß tritt plötzlich durch einen spontanen oder traumatischen Riß der Kapsel aus. Das Krankheitsbild wurde nicht immer scharf getrennt a) von der Schwellung der Linse durch Wasseraufnahme ohne Kapselriß, die wir oben unter 4. beschrieben und bei der der Kammerwinkel stets eingeengt bzw. verlegt ist, wenn Glaukom entsteht, und b) von der Uveitis mit Glaukom durch Linseneiweiß, die im nächsten Abschnitt besprochen wird. Die Lichtprojektion kann falsch sein (IRVINE et al., 1952). Das Krankheitsbild wurde auch als „linsenbedingtes Glaukom“, „phakogenetisches Glaukom“, oder „Glaukom bei überreifem Star, bei Cat. Morgagni, bei spontanem Bersten der Linsenkapsel“ beschrieben (KAUFMANN, 1933; DAILY, 1933; MULOCK HOUWER, 1935; KNAPP, 1937; KOYAMA, 1937; ZEEMAN, 1939; HEATH, 1941; COURTNEY, 1942; SUGAR, 1949; ZAKI, 1949; BONAVOLONTÀ, 1950; PAU, 1951; IRVINE et al., 1952; ROUVIÈRE et al., 1952; HUBBERSTY et al., 1953; RAPTIS et al., 1953; SCOTT, 1953; GHOSH, 1954; FREY, 1955; BALLEN et al., 1955; ZIMMERMANN et al., 1956; HOPKINS, 1957; SCHOFIELD, 1957; LERMAN et al., 1957; FRONIMOPOULOS et al., 1957).

FLOCKS et al. (1955) berichten über den histologischen Befund von 138 Augen. Bei 109 davon war der klinische Verlauf bekannt, der in 71% das Bild des akuten Glaukoms bei grauem Star bot.

PAU (1950) beschrieb Drucksteigerung mit Linsenpräcipitaten bei Heterochromie-Katarakt.

Schrifttum

BALLEN, P. H., u. W. L. HUGHES: Amer. J. Ophthal. **39**, 403—405 (1955).
BONAVOLONTÀ, A.: Rass. ital. Ottal. **19**, 326—347 (1950).
COURTNEY, R. H.: Trans. Amer. Ophthal. Soc. **40**, 355—369 (1942).
DAILY, R. K.: South med. J. **26**, 396 (1933).
FLOCKS, M., C. S. LITTWIN u. L. E. ZIMMERMANN: A. M. A. Ophthal. **54**, 37—45 (1955).
FREY, W. G.: J. Int. Coll. Surg. **23**, 795—799 (1955); ref. Zbl. Ophthal. **66**, 253 (1955/56).
FRONIMOPOULOS, J., u. H. KOFINAS: Bull. Soc. héllén. Ophtal. **25**, 114—115 (1957); ref. Ophthal. Lit. **11**, 4742 (1957).
GHOSH, A. K.: Calcutta med. J. **51**, 90—93 (1954); ref. Ophthal. Lit. **8**, 4858 (1954).
HEATH, P.: A. M. A. Arch. Ophthal. **25**, 424—437 (1941).
HOPKINS, W. G.: Amer. J. Ophthal. **43**, 399—402 (1957).
HUBBERSTY, F. S., u. J. S. GOURLAY: Brit. J. Ophthal. **37**, 432—435 (1953).
IRVINE, S. R., u. A. R. IRVINE jr.: Amer. J. Ophthal. **35**, 489—499 (1952).
KAUFMANN, S. J.: A. M. A. Arch. Ophthal. **9**, 56—63 (1933).
KNAPP, H. C.: Amer. J. Ophthal. **20**, 820—821 (1937).
KOYAMA, A.: Chuo-Ganka-Iho **29**, 30—33 (1937); ref. Zbl. Ophthal. **40**, 576 (1938).
LERMAN, S., u. R. W. PEARMAN: Trans. Canad. Ophthal. Soc. **9**, 69—77 (1957); ref. Ophthal. Lit. **11**, 3784 (1957).
MULOCK HOUWER, A. W.: Geneesk. T. Ned.-Ind. **75**, 324—330 (1935); ref. Zbl. Ophthal. **33**, 663 (1935).
PAU, H.: Albrecht v. Graefes Arch. Ophthal. **151**, 222—228 (1950).
— Klin. Mbl. Augenheilk. **118**, 600—605 (1951).
RAPTIS, B., u. S. SAPOUNTZIS: Arch. Ophthal. Soc. N. Greece **2**, 123—124 (1953); ref. Ophthal. Lit. **7**, 5086 (1953).
ROUVIÈRE u. BAILBÉ: Bull. Soc. Ophtal. Fr. No. 3, 360 (1952).
SCHOFIELD, P. B.: Trans. Ophthal. Soc. U. K. **77**, 193—203 (1957).
SCOTT, J. G.: Brit. J. Ophthal. **37**, 58—60 (1953).
SUGAR, H. S.: Amer. J. Ophthal. **32**, 1509—1513 (1949).
ZAKI, M.: Bull. ophthal. Soc. Egypt **40**, 83—84 (1949); ref. Ophthal. Lit. **3**, 738 (1949).
ZEEMAN, W. P. C.: Ned. T. Geneesk. 4176—4178 (1939); ref. Zbl. Ophthal. **44**, 605 (1940).
ZIMMERMANN, L. E., u. L. C. MOSES: Amer. J. Ophthal. **42**, 97—104 (1956).

7. Uveitis mit Glaukom durch Linseneiweiß (Phako-anaphylaktische und phakotoxische Endophthalmitis)

Linseneiweiß, das durch die Kapsel wandert oder nach extracapsulärer Staroperation in der Vorderkammer blieb, kann zu einer entzündlichen Reaktion führen. Es bilden sich sehr große Hornhautbeschläge, das Kammerwasser ist eiweißreich, fibrinöse Membranen können entstehen. Die unmittelbare Ursache des Druckanstieges dürfte neben dem Eiweißreichtum des Kammerwassers die Abflußbehinderung durch Synechien und Exsudate im Kammerwinkel sein.

In der Literatur wird der Zustand als Endophthalmitis phaco-anaphylactica oder phakotoxische Reaktion beschrieben, wobei klinisch beide Formen nicht immer scharf zu trennen sind. Nach IRVINE et al. (1952) ist bei der ersten Gruppe der Star nicht reif, histologisch findet man polymorphe und Riesenzellen, während bei der 2. Gruppe ein überreifer Star mit Austritt von Linseneiweiß vorliegt und man hauptsächlich Plasmazellen und Makrophagen findet. Beide Gruppen haben die entzündliche Reaktion gemeinsam, im Gegensatz zum phakolytischen Glaukom (s. vorstehender Abschnitt). Die Lichtprojektion ist oft falsch, Entfernung der Linse ergibt aber dennoch meist ein erstaunlich gutes Sehvermögen. Die falsche Lichtprojektion kommt durch die milchige Trübung der Rinde, wodurch nur ein diffuser Schimmer wahrgenommen wird, dessen Richtung der Kranke nicht erkennt. Es ist ein Fehler, wegen mangelhafter Lichtprojektion in diesen Fällen von der Staroperation abzuraten. Wir setzen in ähnlichen Fällen eine Lampe zur diaskleralen Durchleuchtung auf die anaesthesierte Bindehaut und bewegen die Lichtquelle ein wenig. Wenn der Kranke in allen Abschnitten die Aderfigur der Netzhaut erkennt (als Striche wie Blattgeäder oder wie Flüsse auf einer Landkarte), ist die Staroperation trotz fehlender Lichtprojektion angezeigt. Verwechselung mit sympathischer Ophthalmie kann vorkommen, wenn (selten) der Zustand an beiden Augen besteht oder in der Vorgeschichte eine Verletzung angegeben wird. Der Verlauf kann nach IRVINE et al. (1952) zur Differentialdiagnose helfen, da Verschlechterungsphasen bei sympathischer Ophthalmie stets gleichzeitig an beiden Augen auftreten.

Weitere Fälle beschreiben WILDER (1930), COURTNEY (1933, 1942), BURKY (1934), KNAPP (1937), HEATH (1941), MACDONALD (1954), LERMAN et al. (1957). Tierversuche: MÜLLER (1952).

Schrifttum

BURKY, E. L.: A. M. A. Arch. Ophthal. **12**, 536 (1934).
COURTNEY, R. H.: Amer. J. Ophthal. **16**, 530—531 (1933).
— Trans. Amer. Ophthal. Soc. **40**, 355—369 (1942).
HEATH, P.: A. M. A. Arch. Ophthal. **25**, 424—437 (1941).
IRVINE, S. R., u. A. R. IRVINE jr.: Amer. J. Ophthal. **35**, 177—186 (1952).
— Amer. J. Ophthal. **35**, 370—375 (1952).
KNAPP, H. C.: Amer. J. Ophthal. **20**, 820—821 (1937).
LERMAN, S., u. R. W. PEARMAN: Trans. Canad. Ophthal. Soc. **9**, 69—77 (1957); ref. Ophthal. Lit. **11**, 3784 (1957).
MACDONALD, G.: Trans. Ophthal. Soc. N. Z. **9**, 53—60 (1954); ref. Ophthal. Lit. **8**, 3831 (1954).
MÜLLER, H.: Albrecht v. Graefes Arch. Ophthal. **153**, 135 (1952).
WILDER, W. H.: Amer. J. Ophthal. **13**, 681—686 (1930).

III. Glaukom nach Staroperation

(Schrifttum S. 216)

1. Primäres oder sekundäres Glaukom?

POSNER (1952) zählt Glaukom nach Staroperation zu den Grenzfällen, bei denen sich oft nicht sicher sagen läßt, ob das Glaukom primär oder infolge der Staroperation entstand. Auch POST et al. (1953) und ROSS (1953) beschreiben solche Fälle. LONGHENA (1947) fand oft am 2. Auge gleichfalls Glaukom und hält das Glaukom nach Staroperation für primär. SÉDAN et al. (1951) berichten über Glaukom nach Staroperation in vier aufeinanderfolgenden Generationen der gleichen Familie. Auch in dem beidseitigen Fall von STEIN (1955) mag eine Anlage zu Glaukom mitgespielt haben, da hier Pigmentdegeneration der Retina vorlag, wobei Glaukom nicht selten ist.

2. Tonometrie vor der Staroperation

Glaukom und Star werden im Alter häufiger und kommen deshalb oft zusammen vor. Vor der Staroperation soll man stets tonometrieren, um Glaukom nicht zu übersehen (FERRER, 1929, 1932, 1933; YANES, 1929, 1934; GUIRAL Y VIONDI, 1929; MENDOZA, 1930; WILLE, 1935). Zur Operations-Wahl, wenn Star und Glaukom zusammen vorliegen und zur Staroperation an vorher glaukomoperierten Augen s. Kapitel Operationen.

3. Häufigkeit

Die Häufigkeit liegt zwischen 1–7%. Nach CADILHAC (1930) kam bei 1000 Staroperationen von BARRAQUER Glaukom 13mal vor; 22 Augen hatten jedoch vor der Operation Tension über 30 mm Hg. FOX (1936) fand 1,2% (14 von 1182 Augen), ALVIS (1939) 1%. SHARMA (1943) sah in Indien nach 400 Staroperationen mit Bindehautlappen nie Glaukom, nach 200 anderen Staroperationen mit cornealem Schnitt ohne Bindehautlappen 14mal. MEYER et al. (1950) berichten im Gegenteil, daß seit Einführung der Corneoskleralnaht statt der Bindehautnaht die Häufigkeit des Glaukoms nach Staroperationen von 5,5 auf 3,5% sank (insgesamt 1070 Staroperationen).

François (1947) berichtet über 11 Glaukomfälle nach 483 Staroperationen, Owens (1948) über 4,2% bei 2086 Operationen, jedoch nur 1,6% bei den i.c. Staroperationen, Post et al. (1953) über 35 Fälle unter 500 Operationen, Leo (1953) über 16 Fälle nach 909 Staroperationen.

4. Ursachen

Ursachen des Sekundärglaukoms sind meist *Komplikationen während und nach der Operation:* bei *lange aufgehobener Vorderkammer* (durch Aderhautablösung, fistelnde Operationswunde oder Fehlen der Kammerwasser-Produktion) oder bei postoperativen Entzündungen oder Blutungen kommt es zu Synechien im Kammerwinkel. Iris oder Glaskörper können den Kammerwinkel verlegen (Alvis, 1939; Hughes et al., 1947; Puntenney, 1947; Owens, 1948; Meyer et al., 1950; Lewis, 1950; Joannides, 1950; Weekers et al., 1952; Ross, 1953; Post et al., 1953; Nisbet, 1953; Leo, 1953; Heath, 1954; Stein, 1955; Imai, 1955; Labib, 1955; Jayle et al., 1956; Jaffé et al., 1956; Giardini, 1956; McLean, 1957). Kronfeld et al. (1941) fanden die Verwachsungen im Kammerwinkel um so ausgedehnter, je später sich die Vorderkammer wieder hergestellt hatte. Kronfeld (1955) suchte eine Beziehung zwischen dem Umfang der Synechien und der Steigerung des Abflußwiderstandes herzustellen. – Meyer et al. (1950) fanden nur bei 22% der Augen mit wenigstens sechs Tage lang aufgehobener Vorderkammer Sekundärglaukom. Es ist also nicht klar, warum die gleiche Ursache einmal zu Glaukom führt, ein anderes Mal nicht, doch gilt dies wohl für fast alle Ursachen des Glaukoms. Nach i.c. Staroperation kann sich eine Glaskörperhernie in die Pupille einklemmen und zu akuter erheblicher Drucksteigerung führen (Pereira, 1936; Chandler et al., 1947; Salleras, 1955). Die Entstehungsweise und Behandlung sind die gleichen wie unten bei „Glaukom nach Diszission eines Nachstars" beschrieben.

Eine weitere Ursache von Glaukom kann das *Einwachsen von Epithel in die Vorderkammer* sein, wodurch gleichfalls der Abfluß verlegt wird. Die Prognose ist hierbei sehr ungünstig.

Über solche Fälle berichten Morax (1930), Papolczy (1930, 1 Fall ohne Glaukom), Bartels (1930), Corrado (1931, dazu Kaninchenversuche), Custodis (1932), Michail (1932), Levine (1933), Lurje (1933), Székely (1933, 1 Fall nach Staroperation, 2 Fälle nach Glaukom-Iridektomie), Fazakas (1936), Vail (1936, 9 Fälle aus Literatur, 1 eigener Fall), Perera (1937), Thrane (1938, 1 Fall ohne Glaukom), Ascher (1938), Vancea et al. (1941, 1 Fall ohne Glaukom), Tanew (1947, 45 Fälle), Theobald et al. (1948), Saskin (1949), Calhoun (1949: 20 eigene Fälle, gute Beschreibung und Abbildung der Frühstadien und des Verlaufes). Berliner (1950, 9 Fälle), Pincus (1950, 5 Fälle), Gördüren et al. (1951), Gartner (1952), Nisbet (1953), Volný (1953), Blomskøld (1954, 3 Fälle), Andreani (1954), Gallardo et al. (1955), Georgariou et al. (1956), Georgariou (1956) Fleming (1956: 9 Fälle), Vannas (1957), Clark (1957, 2 Fälle). Wenn nicht anders vermerkt, handelt es sich jeweils um 1 Fall. Traumatische Epithelcysten der Vorderkammer (Koehler, 1937; Maumenee et al., 1955) gehören nicht hierher.

Als Vorbeugung wird eine Bindehautdeckung des Starschnittes empfohlen, die Schnittränder sollen glatt sein und mit nicht-durchgreifenden Nähten genau adaptiert werden (Dunnington, 1956). Ich fand Epitheleinwanderung bei cornealem Schnitt ohne Bindehautlappen häufiger als bei Anschneiden eines Bindehautlappens, der genäht oder nicht genäht wurde. Dies stimmt mit dem Bericht von Berliner (1950) überein. Bei der zuletzt genannten Methode traten jedoch viel öfter Nachblutungen auf. Deshalb ziehe ich den cornealen Schnitt ohne Bindehautlappen vor, wobei allerdings die Wundränder sehr sorgfältig im gleichen Niveau geschlossen werden, die Nähte nicht durchgreifend und der Schnitt glatt sein müssen.

Vgl. ferner Regan (1957) und Lim (1957).

5. Vorbeugung

Zur Vorbeugung des Glaukoms nach Staroperation empfehlen WEEKERS et al. (1952) und LABIB (1955), die Pupillenweite nach der Staroperation oft zu ändern und Luft einzublasen, POSNER (1952), den Starschnitt hornhautwärts der Trabekel zu führen, OWENS (1948), POST et al. (1953) das Vermeiden von Komplikationen (durch medikamentöse Beruhigung des Kranken, gute Anaesthesie und Akinesie, Zusatz von Hyaluronidase zur retrobulbären Injektion, nicht drückende Lidhalter, cornealen Schnitt und vorgelegte Corneo-Skleralnähte), ROSS (1953) totale Iridektomie, SHARMA (1943), DUNNINGTON (1956) u. a. Operation mit Bindehautlappen und MEYER et al. (1950) Corneo-Skleralnaht statt Bindehautnaht. JOANNIDES (1950), WEEKERS et al. (1952), GIARDINI (1956), LASSITER (1956) und MCLEAN (1957) blasen bei aufgehobener Vorderkammer Luft ein. WEISEL et al. (1957) raten, bei aufgehobener oder flacher Vorderkammer nach Staroperation Mydriatica zu geben. Bei fistelnder Operationswunde wird das Auftropfen von Plasma mit Thrombin empfohlen, hiernach Verband für 24 Std (ARMSTRONG, 1954; GIARDINI, 1956).

6. Glaukom nach Diszission eines angeborenen Stars

Glaukom nach Diszission eines angeborenen Stars kam bei 10 von 447 Fällen (2,2%) von FOX (1936), nach seinen sonstigen Staroperationen nur bei 14 von 1182 (1,2%) vor. HAMILTON et al. (1953) berichten über vier Fälle, bei denen hintere Synechien oder Einklemmen von Glaskörper in die Pupille die Ursachen waren.

7. Glaukom nach Diszission eines Nachstars

Nach Diszission eines Nachstars kann Glaukom durch Einklemmen von Glaskörper in die Pupille entstehen, worüber SEEFELDER (1932), PEREIRA (1934), RASKI (1936), URBANEK (1938), NICOLATO (1939) und CHANDLER et al. (1947) berichten. Die Behandlung besteht in Anwendung von Mydriatica. Ihr vorzeitiger Gebrauch ehe Glaukom vorkommt, ist aber zu vermeiden, weil er den Glaskörpervorfall begünstigt (PEREIRA, 1936). Falls Mydriatica nicht helfen, kommen Iridotomie oder Iridektomie in Frage. Entzündliche Membranen, die die Vorderkammer von der hinteren Kammer abschließen, muß man durchtrennen (CHANDLER et al., 1947).

8. Therapie

Die Therapie durch Operationen ist in Kapitel Operationen besprochen, die Therapie der Epitheleinwanderung mit Röntgenbestrahlung in Kapitel „Physikalische Therapie".

Schrifttum

ALVIS, B. Y.: Amer. J. Ophthal. **22**, 518—525 (1939).
ANDREANI, D.: Arch. Ottal. **58**, 333—341 (1954).
ARMSTRONG, T. M.: Trans. Ophthal. Soc. Aust. **14**, 117—118 (1954); ref. Ophthal. Lit. **8**, 4585 (1954).
ASCHER, K.: Ophthalmologica **96**, 29—33 (1938).
— Klin. Mbl. Augenheilk. **101**, 433—434 (1938).
BARTELS: Klin. Mbl. Augenheilk. **84**, 719 (1930).
BERLINER, M. L.: Proc. XVI int. Cong. Ophthal. London 1950, **2**, 1123—1131 (1951).
BLOMSKØLD, G.: Acta Ophthal. (Kbh.) **32**; 669—678 (1954).
CADILHAC, G.: L'extraction totale de la cataracte par l'érisiphaque. (Méthode de Barraquer). Paris, Masson et Cie. (1930).
CALHOUN, F. P.: Trans. Amer. Ophthal. Soc. **47**, 498—553 (1949).
CHANDLER, P. A., u. C. C. JOHNSON: A. M. A. Arch. Ophthal. **37**, 740—771 (1947).

Clark, C. P.: Trans. Ind. Acad. Ophthal. Otolaryng. **40**, 19—22 (1957); ref. Ophthal. Lit. **11**, 2939 (1957).
Corrado, M.: Ann. Ottal. **59**, 706—717 (1931).
Custodis, E.: Klin. Mbl. Augenheilk. **89**, 612—622 (1932).
Dunnington, J. H.: Brit. J. Ophthal. **40**, 30—35 (1956).
Fazakas, A.: Z. Augenheilk. **88**, 315—318 (1936).
Ferrer, H.: Rev. Cub. Oftal. etc. **1**, 461—467 (1929); ref. Zbl. Ophthal. **24**, 281 (1931).
— Arch. Oftal. hisp.-amer. **32**, 141—146 (1932) u. Amer. J. Ophthal. **15**, 324—327 (1932).
— Ann. Oculist (Rio) **5**, 7—11 (1933); ref. Zbl. Ophthal. **30**, 597 (1934).
Fleming, K. O.: Canad. med. Ass. J. **74**, 209—211 (1956); ref. Ophthal. Lit. **10**, 485 (1956).
Fox, S. A.: A. M. A. Arch. Ophthal. **16**, 585—608 (1936).
François, J.: Ann. Oculist (Paris) **180**, 457—465 (1947).
— Ann. Oculist (Paris) **180**, 183 (1947).
Gallardo, E., u. C. W. Weidenheim: Amer. J. Ophthal. **39**, 868—870 (1955).
Gartner, S.: Eye, Ear, Nose Thr. Monthly **31**, 413—414 (1952).
Georgariou, B.: Arch. Ophtal. (Paris) **16**, 169—176 (1956).
—, u. C. Topalis: Bull. Soc. héllén. Ophtal. **24**, 102—103 (1956); ref. Ophthal. Lit. **10**, 4576 (1956).
Giardini, A.: Boll. Oculist. **35**, 275—292 (1956).
Gördüren, S., u. K. Tosunoğlu: Göz. Klin. **9**, 27—30 (1951); ref. Ophthal. Lit. **5**, 1596 (1951).
Guiral y Viondi, R.: Rev. cub. oftal. **1**, 447—460 (1929); ref. Zbl. Ophthal. **24**, 682 (1931).
Hamilton, J. B., u. D. Waterworth: Trans. ophthal. Soc. Aust. **13**, 133—143 (1953); ref. Ophthal. Lit. **7**, 5064 (1953).
Heath, P.: Amer. J. Ophthal. **37**, 568—570 (1954).
Hughes, W. F., u. W. C. Owens: A. M. A. Arch. Ophthal. **38**, 577—595 (1947).
Imai, S.: J. Clin. Ophthal. (Tokyo) **9**, 224—228 (1955); ref. Zbl. Ophthal. **67**, 86 (1956).
Jaffé, N. S., u. D. S. Light: A. M. A. Arch. Ophthal. **55**, 506—508 (1956).
Jayle, G. E., A. G. Ourgaud u. C. Gérin-Bonnet: Bull. Soc. Ophtal. Fr. No. 1, 189—194 (1956).
Joannides, T.: Bull. Soc. héllén. Ophtal. **18**, 150 (1950); ref. Zbl. Ophthal. **56**, 117 (1951/52)
Koehler, E.: Über Epitheleinsprossung in die vordere Augenkammer mit besonderer Berücksichtigung der Therapie. Diss. Giessen, 1937, 16 S.; ref. Zbl. Ophthal. **39**, 690 (1937).
Kronfeld, P. C.: Amer. J. Ophthal. **39**, 147—152 (1955).
—, u. E. E. Grossmann: Trans. Amer. Acad. Ophthal. Otolaryng. **45**, 184—196 (1941).
Labib, M. A. M.: Bull. ophthal. Soc. Egypt **48**, 325—329 (1955); ref. Ophthal. Lit. **9**, 3035 (1955).
— Bull. ophthal. Soc. Egypt **48**, 315—324 (1955); ref. Zbl. Ophthal. **69**, 202 (1956/57).
Lassiter, L. H.: Trans. Amer. Acad. Ophthal. Otolaryng. **60**, 587—593 (1956).
Leo, E.: Atti Soc. ottal. Lombarda **7**, 117—122 (1953).
Levine, J.: Amer. J. Ophthal. **16**, 796—798 (1933).
Lewis, P. M.: Amer. J. Ophthal. **33**, 129 (1950).
Lim, G.: Acta med. philipp. **13**, 105—124 (1957); ref. Ophthal. Lit. **11**, 4491 (1957).
Longhena, L.: Riv. Oftal. **2**, 125—143 (1947); ref. Ophthal. Lit. **1**, 1491 (1947).
Lurje, S.: Vestn. Oftal. **2**, 142—161 (1933); ref. Zbl. Ophthal. **30**, 466 (1934).
Maumenee, A. E., u. C. R. Shannon: Trans. Pacif. Cst. oto-ophthal. Soc. **36**, 107—135 (1955); ref. Ophthal. Lit. **9**, 3577 (1955).
McLean, J. M.: Trans. Amer. Acad. Ophthal. Otolaryng. **61**, 20—32 (1957).
Mendoza, R.: Rev. cub. Oftal. **2**, 33—34 (1930); ref. Zbl. Ophthal. **24**, 282 (1931).
Meyer, S. J., u. P. Sternberg: Trans. Amer. Acad. Ophthal. Otolaryng. **54**, 326—340 (1950).
Michail, D.: Cluj. med. **13**, 80—84 (1932); ref. Zbl. Ophthal. **27**, 562 (1932).
Morax, V.: Bull. Soc. franç. Ophtal. **43**, 84—94 (1930).
Nicolato, A.: Arch. Ottal. **46**, 1—17 (1939).
Nisbet, A. A.: Texas St. J. Med. **49**, 134—137 (1953).
Owens, W. C.: South. Med. J. **41**, 357 (1948).
Papolczy, F.: Klin. Mbl. Augenheilk. **84**, 266—270 (1930).
Pereira, R. F.: Sem. méd. 1934/II, 506—510; ref. Zbl. Ophthal. **33**, 41 (1935).
— Arch. Oftal. B. Aires, **11**, 409—417 (1936); ref. Zbl. Ophthal. **37**, 498 (1937).
Perera, C. A.: Trans. Amer. Acad. Ophthal. Otolaryng. **42**, 142 (1937).
Pincus, M. H.: A. M. A. Arch. Ophthal. **43**, 509—519 (1950).
Posner, A.: 4. Cong. panamer. Oftal. **3**, 1896—1905 (1952); ref. Zbl. Ophthal. **63**, 158 (1954/55).
Post, L. T., u. L. B. Harper: Amer. J. Ophthal. **36**, 103—108 (1953).
Puntenney, I.: Amer. J. Ophthal. **30**, 629—632 (1947).
Raski, K.: Duodecim (Helsinki) **52**, 763—773 (1936); ref. Zbl. Ophthal. **37**, 570 (1937).
Regan, E. F.: Trans. Amer. Ophthal. Soc. **55**, 741—772 (1957).
Ross, R.: Acta. Ophthal. (Kbh.) **31**, 43—64 (1953).
Salleras, A.: Arch. Ophthal. (B.Aires) **30**, 279 (1955); ref. Ophthal. Lit. **9**, 4706 (1955).
Saskin, E.: Amer. J. Ophthal. **32**, 277—278 (1949).

Sédan, J., u. Sédan-Bauby, S.: Proc. XVI. int. Cong. Ophthal. London 1950, **1**, 507—513 (1951).
Seefelder, R.: Z. Augenheilk. **79**, 212—222 (1932).
Sharma, B. C.: Indian J. Ophthal. **4**, 51 (1943); ref. nach Barkan, O.: Ophthalmology in the War Years, Meyer-Wiener, Chicago **2**, (1948).
Stein, R.: Acta med. Orient. (Jerus.) **14**, 210 (1955); ref. Zbl. Ophthal. **67**, 183 (1956).
Székely, J.: Albrecht v. Graefes Arch. Ophthal. **130**, 52—63 (1933).
Tanew, N.: Klin. Med. (Wien) **2**, 512—537 (1947).
Theobald, G. D., u. J. S. Haas: Trans. Amer. Acad. Ophthal. Otolaryng. 470 (1948).
Thrane, M.: Verh. Ophthal. Ges. 1937, 12—17 Hosp. tid. (1938).
Urbanek, J.: Z. Augenheilk. **94**, 295—296 (1938).
Vail, D.: A. M. A. Arch. Ophthal. **15**, 270—282 (1936).
Vancea, P., u. E. Triandaf: Sitzungsber. ophthal. Ges. Iasi **1**, 85—86 (1941); ref. Zbl. Ophthal. **47**, 522 (1942).
Vannas, S.: Acta ophthal. (Kbh.) **35**, 190—195 (1957).
Volný, K.: Čsl. Ofthal. **9**, 281—289 (1953); ref. Ophthal. Lit. **7**, 1684 (1953).
Weekers, R., u. Y. Delmarcelle: Bull. Soc. belge Ophtal. **102**, 668—695 (1952).
Weisel, J., u. K. C. Swan: A. M. A. Arch. Ophthal. **58**, 126—129 (1957).
Wille, W. A.: Geneesk. T. Ned.-Ind. **75**, 1734—1737 (1935); ref. Zbl. Ophthal. **35**, 455 (1936).
Yanes, T. R.: Rev. cub. oftal. **1**, 445—446 (1929); ref. Zbl. Ophthal. **24**, 682 (1931).
— Rev. cub. Oto-neuro-oftal. **3**, 7—9 (1934); ref. Zbl. Ophthal. **33**, 42 (1935).

IV. Glaukom nach therapeutischen Maßnahmen (außer Staroperation)

1. Nach Keratoplastik

Nach durchgreifender Keratoplastik ist Glaukom durch Bildung vorderer oder hinterer Synechien nicht selten. Venco (1952, 1954) beschrieb es bei 20 von 75 operierten Augen, Řehák (1957) bei 22 von 152 Augen. Das Transplantat trübt sich, wenn der i.o. Druck nicht normalisiert wird. Die Therapie besteht im Durchtrennen vorderer Synechien und frühzeitiger drucksenkender Operation.

Leahey (1957) fand Glaukom als häufigste Komplikation der durchgreifenden Keratoplastik. Gördüren (1957) beschrieb Operationserfolge bei solchen Fällen.

Schrifttum

Gördüren, S.: Ankara Univ. Tip. Fak. Göz Klin. Yill. **10**, 159—191 (1957); ref. Ophthal. Lit. **11**, 4468 (1957).
Leahey, B. D.: Trans. Amer. Ophthal. Soc. **55**, 575—622 (1957); ref. Ophthal. Lit. **11**, 4467 (1957).
Řehák, S.: Čsl. Ofthal. **13**, 431—437 (1957); ref. Ophthal. Lit. **11**, 2936 (1957).
Venco, L.: Atti Soc. ottal. Lombarda **6**, 59 (1952); ref. Ophthal. Lit. **6**, 4252 (1952).
— Boll. Soc. med. chir. Pavia **68**, 859—882 (1954); ref. Zbl. Ophthal. **66**, 155 (1956).

2. Nach Röntgenbestrahlung

Histologisch untersuchte Fälle von Glaukom nach Röntgenbestrahlung wurden von Bothman (1940), Fry (1952) und Jabonero (1956) mitgeteilt. Über Kaninchenversuche berichtete Gorban (1954). In der Diskussion zu Fry wies Dvorak-Theobald auf die Veränderungen hin, die durch Röntgenstrahlen verursacht werden und zu Glaukom führen können: Hyperämie und Entzündung, Obliteration der Gefäße, direkte Strahlenschädigung der Zellkerne des Pigmentepithels der Uvea. Dieser letzte Faktor war in dem von Fry beschriebenen Fall entscheidend, bei dem das Pigment den Abfluß im Kammerwinkel verlegte. Es handelte sich also um sekundäres Pigmentglaukom.

Schrifttum

BOTHMAN, L.: A. M. A. Arch. Ophthal. **23**, 1198—1212 (1940).
FRY, W. E.: Trans. Amer. Acad. Ophthal. Otolaryng. **56**, 888—889 (1952).
GORBAN, A. I.: Vestn. Rentgenol. 30—34 (1954); ref. Zbl. Ophthal. **64**, 27 (1955).
JABONERO, V.: Acta neuroveget. **13**, 18—49 (1956); ref. Ophthal. Lit. **10**, 494 (1956).

3. Nach Lichtcoagulation der Iris

Diese Behandlungsmethode zur Bildung einer neuen Pupille eignet sich für aphake Augen. Nach der Coagulation treten meist starke Pigmentaussaat und Druckanstieg auf, die in 1–2 Tagen abklingen. Bisher hatten wir nicht den Eindruck, daß der i.o. Druck infolge einer Pigmentablagerung in den Trabekelmaschen dauernd höher bleibt als zuvor, doch muß man bei wiederholten oder ausgedehnten Coagulationen damit rechnen. Auch diese Form des Glaukoms könnte man als „sekundäres Pigmentglaukom“ ansprechen.

4. Nach Operationen, die eine Sklerashrumpfung bewirken

Das Volumen der Sklera wird bei Ablatio-Operationen und bei elektrischer Verödung des Ciliarkörpers wegen Glaukoms verkleinert. Hierdurch kann der i.o. Druck stark steigen. Man muß darauf achten (Tonometrie bei der Operation; Augenspiegel: Pulsieren der A. centralis retinae), daß der Druckanstieg nicht die Funktion des Auges gefährdet. Im Kapitel Operationen wird bei den elektrischen Verödungsmethoden des Ciliarkörpers auf deren entsprechende Gefahr hingewiesen. Unbedingt muß man *während* der Operation an diese Gefahr denken. *Nach* der Operation werden die Druckschmerzen des Kranken leicht als postoperativer Wundschmerz mißgedeutet, die Sehverschlechterung bleibt wegen des Verbandes zunächst unbemerkt, und Druckentlastung kann am Tag nach der Operation zu spät kommen.

5. Nach Einsetzen einer Vorderkammerlinse

Künstliche Linsen aller Typen in der Vorderkammer können Glaukom verursachen (ARRUGA, 1956; SCHRECK, 1958). Es liegen noch keine Statistiken darüber vor, wie oft diese Komplikation eintritt. Die Therapie besteht im Entfernen der Linse.

Schrifttum

ARRUGA, H.: Ocular Surgery. Salvati Edit. S. A. Barcelona 1956. 948 S.
SCHRECK, E.: in: Augenheilkunde in Klinik und Praxis, herausgeg. v. W. Rohrschneider, Enke Stuttgart, 151—163 (1958).

6. Nach Lufteinblasen in die Vorderkammer

Das Einblasen von Luft in die Vorderkammer nach Glaukom- oder Staroperationen kann einen akuten Glaukomanfall verursachen, wenn die Luftblase hinter die Iris gerät und sie in den Kammerwinkel drückt oder wenn der Pupillarrand gegen die Linse gepreßt wird. Die Therapie besteht im Ablassen der Luft, die Prophylaxe in Iridektomie und/oder Mydriasis. Kleine Luftblasen steigern den i.o. Druck nicht. Wenn durch aufrechte Körperhaltung die Luftblase hochsteigt und der untere Pupillarrand frei bleibt, ist kein Anfall zu befürchten.

Über klinische Erfahrungen und Tierversuche berichteten SCHEIE et al. (1950), BARKAN (1951), WYMAN (1954), LAVAT (1954), BROGNOLI (1955), STALLARD (1955), HATSUDA et al. (1955).

Schrifttum

Barkan, O.: Amer. J. Ophthal. **34**, 567—571 (1951).
Brognoli, C.: Ann. Ottal. **81**, 411—417 (1955)
Hatsuda, H., S. Hojo u. K. Kamiyama: J. Clin. Ophthal. (Tokyo) **9**, 111—114 (1955); ref. Zbl. Ophthal. **67**, 34 (1956).
Lavat, J.: Sem. Hôp. Paris **30**, 4202 (1954).
Scheie, H. G., u. W. C. Frayer: A. M. A. Arch. Ophthal. **44**, 691—702 (1950).
— — Trans. Amer. Soc. Ophthal. **48**, 1950, 88—106 (1951).
Stallard, H. B.: Trans. Ophthal. Soc. U. K. 1955, **75**, 33—41 (1955).
Wyman, G. J.: Amer. J. Ophthal. **37**, 424—426 (1954).

7. Nach Sulfonamiden

Ein Fall von Glaukom bei allergischer Dermatitis nach Sulfonamiden wurde von Pavišić (1949) beschrieben, ein anderer nach Einnahme von Sulfothiozol von Mils et al. (1947). Da nach Sulfonamiden nicht selten eine Brechungsmyopie durch Linsenschwellung entsteht, könnte es sich auch in diesen beiden Fällen um ein linsenbedingtes Sekundärglaukom handeln.

Schrifttum

Mils, H. F., u. M. Kesert: Amer. J. Ophthal. **30**, 197—198 (1947).
Pavišić, Z.: Med. Arh. Sarajevo **3**, 81—88 (1949); ref. Ophthal. Lit. **3**, 5468 (1949).

8. Glaukom durch Cortison-Therapie

Cortison oder ACTH ändern bei Kaninchen (Gualdi et al., 1956), bei gesunden Menschen (Tillett, 1952) und bei primärem Glaukom (Blake et al., 1950) den i.o. Druck nicht. Brooser (1956) gibt jedoch an, ACTH steigere bei Kaninchen den i.o. Druck. Bei Sekundärglaukom durch Iridocyclitis wirkt Cortison drucksenkend (s. „Medikamentöse Therapie sekundärer Glaukome"). Ausnahmsweise kann es hierbei jedoch unter Cortisonbehandlung zu i.o. Druckanstiegen kommen (McLean, 1951; Lijó-Pavía, 1952; François, 1954, 1955; Laval et al., 1955). Linnér (1957) fand diese bei Gesunden, die mit Diamox und Prednisolon behandelt wurden. Er schloß aus seinen Versuchen, daß Prednisolon das Minutenvolumen des Kammerwassers steigert und die Fähigkeit des gesunden Auges, den Abflußwiderstand zu ändern, vermindert. Der ursächliche Zusammenhang zwischen Druckanstieg und Cortisontherapie ist natürlich schwer zu beweisen, wenn bereits Sekundärglaukom bestand. Lijó-Pavía (1952) berichtete bei seinen Fällen jedoch Drucksenkung nach Absetzen von Cortison und erneutes Ansteigen, wenn das Mittel wieder gegeben wurde, was für den ursächlichen Zusammenhang spricht. Bei einer wegen allergischer Allgemeinerkrankung mit Cortison peroral behandelten Patientin beschrieb Stern (1953) einen akuten Glaukomanfall. Früher waren keine Prodromalerscheinungen aufgetreten. McLean (1951) sah Glaukom auch bei Uveitis-Kranken entstehen, die vor der Cortisontherapie keine Drucksteigerung hatten. François (1955) erwähnte einen Kranken mit allergischer chronischer Conjunctivitis, der bei örtlicher Cortisonbehandlung (drei Jahre lang) Glaukom entwickelte; auch am unbehandelten Auge stieg der i.o. Druck auf 30 bis 40 mm Hg und kehrte nach Absetzen von Cortison auf normale Werte (12–15 mm Hg) zurück. Chandler berichtete 1956 (1. Macy-Konferenz, S. 193), daß er bei Patienten mit Glaucoma simplex unter Allgemeinbehandlung mit Steroiden den i.o. Druck ansteigen sah. Brooser (1956) beobachtete Drucksteigerung bei einem wegen Sarkoidose der Tränendrüse mit ACTH behandelten Kranken.

Auf Grund dieser Beobachtungen halte ich es für möglich, daß Cortison in seltenen Fällen eine Drucksteigerung verursacht. Bei Uveitis mit Hypotonie infolge der Öffnung der Blut-Kammerwasser-Schranke könnte (nach CHANDLER, 1956) die Abdichtung der Schranke durch Cortison den i.o. Druck steigern. LAVAL et al. (1955) wollen den Druckanstieg durch die allgemeine Wasserretention infolge der Cortisontherapie erklären. Das halte ich für unwahrscheinlich, da man bei allgemeinen Ödemen (Nephritis, Nephrose) Glaukom nicht gehäuft findet.

Schrifttum

BLAKE, E. M., R. M. FASANELLA u. A. S. WONG: Amer. J. Ophthal. **33**, 1231—1235 (1950).
BROOSER, G.: Szemészet **93**, 75—79 (1956); ref. Zbl. Ophthal. **69**, 145 (1956).
CHANDLER, P.: in: Glaucoma, herausgeg. v. F. W. Newell, Macy Found. N.Y. 1. Tagung 1955 (1956) S. 193.
FRANÇOIS, J.: Bull. Soc. belge Ophtal. **106**, 190—201 (1954) u. Ann. Oculist. (Paris) **187**, 805—816 (1954).
— in: Glaucoma, A Symposium, Blackwell, Oxford, S. 103, 1955.
GUALDI, G., u. A. TUSINI: Rass. ital. Oftal. **25**, 180—185 (1956).
LAVAL, J., u. R. COLLIER jr.: Amer. J. Ophthal. **39**, 175—182 (1955).
LIJÓ-PAVÍA, J.: Rev. oto-neuro-oftal. (B.Aires) **27**, 14—16 (1952); ref. Zbl. Ophthal. **59**, 92 (1953).
LINNÉR, E.: Acta Soc. Med. upsalien. **62**, 186—192 (1957); ref. Ophthal. Lit. **11**, 2535 (1957).
MCLEAN, J. M.: Trans. Amer. Ophthal. Soc. **48**, 1950, 259—296 (1951).
STERN, J. J.: Amer. J. Ophthal. **36**, 389—390 (1953).
TILLETT, C. W.: Amer. J. Ophthal. **35**, 659—662 (1952).

V. Glaukom bei parenchymatöser Keratitis oder Hornhautgeschwür

Bei parenchymatöser Keratitis kann Glaukom während der Entzündung eintreten und dürfte dann auf die gleichzeitig bestehende Iritis zurückzuführen sein (SATANOWSKY, 1931; FRANÇOIS et al., 1954). Spätglaukom im Erwachsenenalter nach parenchymatöser Keratitis in der Kindheit wurde von KRAUPA (1934) und ABRAMOWICZ (1954) beschrieben. Hier könnte es sich um ein zufälliges Zusammentreffen handeln.

Nach Abheilen eines Hornhautgeschwürs fand WERNER (1948) bei einem jungen Mann Glaukom. v. NAGY (1936) wies auf das Zusammentreffen von Ulcus serpens mit Glaukom hin und warnte vor unbedachtem Gebrauch von Mydriatica. Hornhautgeschwüre heilen besser, wenn man die Drucksteigerung durch Miotica (S. 407: nur wenn keine starke Iritis besteht) oder Iridektomie (ZOLOTAREVA, 1957) beseitigt.

Wenn nach Perforation eines Hornhautgeschwürs ein Leucoma adhaerens zurückbleibt, kann dies manchmal späteres Auftreten von Glaukom verhindern, vielleicht infolge der Vergrößerung des circumlentalen Raumes (IBRAHIM, 1939).

Schrifttum

ABRAMOWICZ, I.: Klin. oczna, **24**, 41—43 (1954); ref. Zbl. Ophthal. **63**, 369 (1954/55).
FRANÇOIS, P., u. C.-H. LESAGE: Bull. Soc. Ophtal. Fr. No. 6, 633—635 (1954).
IBRAHIM, F. G.: Bull. ophthal. Soc. Egypt **31**, 9—11 (1939); ref. Zbl. Ophthal. **43**, 411 (1939).
KRAUPA, E.: Z. Augenheilk. **84**, 43—48 (1934).
VON NAGY, A.: Klin. Mbl. Augenheilk. **97**, 523—527 (1936).
SATANOWSKY, P.: Sem. méd. II, 1919—1921 (1931); ref. Zbl. Ophthal. **27**, 138 (1932).
WERNER, L. E.: Trans. Ophthal. Soc. U. K. **68**, 1948, 563—580 (1949).
ZOLOTAREVA, M. M.: Oftal. Ž. **12**, 332—336 (1957); ref. Zbl. Ophthal. **74**, 54 (1958).

VI. Glaukom bei Narbentrachom

BOLES-CARENINI et al. (1957) fanden bei Narbentrachom weniger Kammerwasservenen als bei Gesunden, LARMANDE et al. (1955) beschrieben Veränderungen des Kammerwinkels, die sie als typisch für Glaukom ansahen (häufiger enger Kammerwinkel als bei Gesunden, Pigmentierung der Trabekel, „Verfilzung" des Ciliarkörperbandes). PASINO (1957) jedoch fand bei Trachom weder gonioskopisch noch tonometrisch einen Anhalt für häufigeres Vorkommen von Glaukom im Vergleich zu Nicht-Trachomatösen.

Schrifttum

BOLES-CARENINI, B., u. A. CAMBIAGGI: Rev. int. Trachome 34, 62—68 (1957); ref. Zbl. Ophthal. 71, 245 (1957).
LARMANDE, A., u. G. COULLIAUD-MAISONNEUVE: Algérie méd. 59, 585—588 (1955); ref. Zbl. Ophthal. 67, 229 (1956).
PASINO, L.: Studi sassaresi 35, 25—26 (1957); ref. Zbl. Ophthal. 73, 189 (1958).

VII. Glaukom bei retrolentaler Fibroplasie

Bei retrolentaler Fibroplasie entsteht Glaukom bei 16% der Fälle (KING, 1950; 238 Augen mit retrolentaler Fibroplasie), bei schweren Veränderungen noch häufiger (1/3–1/4 der schweren Fälle; BLODI, 1955). Durch die i.o. Drucksteigerung kann Hydrophthalmie eintreten, manchmal jedoch kommt auch Mikrophthalmie vor (REESE et al., 1946). Diese Glaukomform entsteht (nach REESE et al., 1946) durch Abflachung der Vorderkammer bei Kontraktion der retrolentalen Membran, Glaskörperblutungen, vielleicht auch durch Entwicklungshemmung des Kammerwinkels. KING (1950) fand vordere Synechien und wies auf die sehr schlechte Prognose bei Operation hin: alle 15 operierten Augen erblindeten.

Über die histologischen Befunde von zwei Augen berichteten MELANOWSKI et al. (1955, 1956). Weitere Kasuistik: TERRY (1943), KRAUSE (1946), HIRST (1948), NEUSCHÜLLER (1953), BETKE et al. (1956), MOREU (1957).

Schrifttum

BETKE, K., u. G. REUSS: Kinderärztl. Prax. 24, 345—347 (1956).
BLODI, F. C.: Trans. Amer. Acad. Ophthal. Otolaryng. 59, 35—38 (1955).
HIRST, W.: Amer. J. Ophthal. 31, 1498 (1948).
KING, M. J.: A. M. A. Arch. Ophthal. 43, 694—711 (1950).
KRAUSE, A. C.: A. M. A. Arch. Ophthal. 36, 387—444 (1946).
MELANOWSKI, W. H. u. M. KOBUSZOWSKI: Bull. Soc. franç. Ophtal. 68, 238 (1955).
— Klin. oczna 26, 199—205 (1956); ref. Ophthal. Lit. 10, 926 (1956).
MOREAU, A.: Bull. Soc. Ophtal. Fr. No. 7—8, 494—495 (1957).
NEUSCHÜLLER, I.: Atti Soc. ottal. Lombarda 7, 26—31 (1953).
REESE, A. B., u. F. Payne: Amer. J. Ophthal. 29, 1—24 (1946).
TERRY, T. L.: A. M. A. Arch. Ophthal. 29, 36—53, 54—68 (1943).

VIII. Glaukom bei i.o. Tumoren

Eine Steigerung des i.o. Druckes ist kein Frühsymptom bei i.o. Tumoren, wie manchmal fälschlich angenommen wird. DUNNINGTON (1938) fand nur bei 9 von 55 Augen mit malignem Melanom Glaukom. Von den restlichen 46 Augen hatten 29 (63%) einen niedrigeren Druck als das gesunde 2. Auge, bei 11 (24%) war er gleich, bei 6 (11%) leicht gesteigert. Die Größe des Tumors ist nicht entscheidend dafür, ob Glaukom entsteht, da eine Abflußbehinderung in der Aderhaut, die den i.o. Druck steigert, auch bei kleinen Tumoren eintreten kann (EVANS, 1939; MAGGIORE, 1956). Klinisch ist es wichtig, bei Drucksteigerung an einen i.o. Tumor zu denken. Deshalb sollte man bei jedem stationär aufgenommenen Glaukomkranken die Pupille erweitern (Methodik s. „Untersuchungsmethoden"). Ein Ringmelanosarkom des Ciliarkörpers kann fälschlich als Pigmentglaukom angesehen werden (HUSSAIN, 1954).

Ein Aderhautangiom kann einem Melanosarkom ähnlich sehen. Enucleation in einem solchen Fall beschrieb STOKES (1957), der die Halsvenenstauung zur Differentialdiagnose empfiehlt: starker i.o. Druckanstieg spricht für Angiom. Bei Heterochromie und Glaukom am Auge mit der dunkleren Iris muß man an diffuse Melanome denken (RONES et al., 1957).

Weitere Kasuistik über maligne Melanome der Uvea und Glaukom: CUNNINGHAM (1930), KNAPP (1930), GÖDL (1935), ŠAFAŘ (1953), TJANIDIS et al. (1957), LÉANIS (1957). Über Pseudogliom bei Hydrophthalmie: PESME (1932). Glaukom im Spätstadium der Angiomatosis Hippel-Lindau: VAN DER HOEVE (1930), Glaukom bei Verknöcherung im Auge und Iritis: MONTRESOR (1954). MARUCCI (1937) schloß aus der Gefäßschlängelung, die er bei 32 Patienten mit Glaukom fand, auf Aneurysmen der Aderhaut als dessen Ursache, was mir nicht berechtigt erscheint. TJANIDIS et al. (1957) beschrieben Glaukom bei ausgedehntem Gliom der Retina.

Schrifttum

CUNNINGHAM, J. F.: Proc. roy. Soc. Med. **23**, 1003—1004 (1930); ref. Zbl. Ophthal. **24**, 26 (1931).
DUNNINGTON, J. H.: A. M. A. Arch. Ophthal. **20**, 359—363 (1938).
EVANS, P. J.: Brit. J. Ophthal. **23**, 745—783 (1939).
GÖDL, H.: Klin. Mbl. Augenheilk. **94**, 702—703 (1935).
VAN DER HOEVE, J.: Trans. Ophthal. Soc. U. K. 1930, **50**, 380—401 (1931).
HUSSAIN, I.: Medicus (Karachi) **9**, 50—53 (1954); ref. Ophthal. Lit. **8**, 4652 (1954).
KNAPP, A.: A. M. A. Arch. Ophthal. **4**, 720—726 (1930).
LÉANIS, D.: Arch. Soc. Ophtal. Grèce Nord, **6**, 145—147 (1957); ref. Ophthal. Lit. **11**, 3690 (1957).
MAGGIORE, L.: Arch. Soc. oftal. hisp-amer. **16**, 1069—1086 (1956); ref. Ophthal. Lit. **10**, 2795 (1956).
MARUCCI, L.: Arch. Ottal. **44**, 163—177 (1937).
MONTRESOR, D.: Atti Soc. ottal. Lombarda, **9**, 236—244 (1954); ref. Ophthal. Lit. **8**, 4609 (1954).
PESME, P.: 45. Cong. Soc. franç. Ophtal. 1932; ref. Arch. Ophtal. (Paris) **49**, 679 (1932).
RONES, B., u. L. E. ZIMMERMAN: Trans. Amer. Acad. Ophthal. Otolaryng. **61**, 447—463 (1957).
ŠAFAŘ, K.: Wien. klin. Wschr. **65**, 19 (1953); ref. Ophthal. Lit. **7**, 1568 (1953).
STOKES, J. J.: S. med. J. (Bgham. Ala.) **50**, 82—89 (1957); ref. Ophthal. Lit. **11**, 268 (1957).
TJANIDIS, T., u. P. KONSTAS: Arch. Soc. Ophtal. Grèce Nord, **6**, 19—25 (1957); ref. Ophthal. Lit. **11**, 3691 (1957).
—, u. GEORGIADES, G.: Arch. Soc. ophtal. Grèce Nord. **6**, 157 (1957); ref. Zbl. Ophthal. **75**, 283 (1959).

IX. Glaukom bei i.o. Blutungen

Nach größeren i.o. Blutungen ist Glaukom häufig. Die Prognose ist schlecht. Arbeiten hierüber aus unserer Berichtszeit fand ich nicht.

X. Glaukom durch Steigerung des episkleralen Venendruckes

BROLIN (1949) beschrieb einen Kranken mit Mediastinaltumor, bei dem in aufrechter Körperhaltung der i.o. Druck normal war, im Liegen durch Kompression der V. cava anstieg. Weitere derartige Fälle wurden von BEDROSSIAN (1952) und ALFANO et al. (1956) beobachtet. MEYER (1946) beschrieb einen Kranken mit chronischer proliferierender Endophlebitis der Jugularvenen und Glaukom. WEEKERS et al. (1952, 1956) maßen bei Glaukom mit pulsierendem Exophthalmus infolge eines arteriovenösen Aneurysmas der A. carotis int. und des Sinus cavernosus gesteigerten episkleralen Venendruck. Andere Fälle von Glaukom bei pulsierendem Exophthalmus wurden von JUŠKEVIĆ (1938), SUGAR et al. (1940) und GAZEPIS (1951) mitgeteilt. ÉTIENNE (1957) beobachtete bei einer 47jährigen Frau mit Hypertension der A. pulmonalis (97/69 mm Hg) und gesteigertem Druck in der V. cava (18/8 mm Hg) Glaukom.

Gemeinsam ist diesen Fällen eine Steigerung des episkleralen Venendruckes, wodurch der i.o. Druck ansteigt.

Dabei können Abflußwiderstand und Minutenvolumen des Kammerwassers normal sein, wie in den von WEEKERS et al. beobachteten Fällen, oder der Abflußwiderstand kann sekundär durch die i.o. Gefäßerweiterung gesteigert sein (ÉTIENNE). Pilocarpin wirkt manchmal drucksenkend (ALFANO et al.). Bei der Kranken von ÉTIENNE versagten Pilocarpin, Diamox und Iridenkleisis trotz Ausbildung eines Sickerkissens. Bei arteriovenösem Aneurysma ist Unterbindung der Arterie die kausale Therapie, die zum Verschwinden des Glaukoms führt (WEEKERS et al., 1956).

Außer der Steigerung des i.o. Druckes und des episkleralen Venendruckes findet man bei manchen dieser Kranken Stauung der episkleralen Gefäße, Chemosis, Exophthalmus und Stauungspapille.

Schrifttum

ALFANO, J. E., u. P. A. ALFANO: Amer. J. Ophthal. **42**, 685—696 (1956).
BEDROSSIAN, E. H.: A. M. A. Arch. Ophthal. **47**, 641—642 (1952).
BROLIN, S. E.: Acta Ophthal. (Kbh.) **27**, 393—402 (1949).
ÉTIENNE, R.: Bull. Soc. franç. Ophtal. **70**, 510—517 (1957).
GAZEPIS, J.: Trans. Greek. Ophthal. Soc. **19**, 1—14 (1951); ref. Ophthal. Lit. **5**, 6704 (1951).
JUŠKEVIĆ: 5. All-Balt. Ophthal. Tag., Tartu, 1938; ref. Zbl. Ophthal. **42**, 479 (1939).
MEYER, O.: Brit. J. Ophthal. **30**, 682—688 (1946).
SUGAR, H. S.: The Glaucomas, 2. Aufl. Hoeber, N.Y. 1957, 516 S.
—, u. S. J. MEYER: A. M. A. Arch. Ophthal. **23**, 1288—1321 (1940).
WEEKERS, R., u. Y. DELMARCELLE: A. M. A. Arch. Ophthal. **48**, 338—343 (1952).
— Arch. Ophtal. (Paris) **16**, 380—387 (1956).

XI. Glaukom bei Exophthalmus

1. *Glaukom bei pulsierendem Exophthalmus* wurde im vorigen Abschnitt beschrieben. Die Ursache ist wahrscheinlich eine Steigerung des Venendruckes.

2. Glaukom kann ferner vorkommen bei Exophthalmus durch knöcherne *Verengerung der Orbita* (PAAS, 1937; MORO et al., 1951), durch retrobulbären Tumor (CORY, 1947; PLAMONDON et al., 1955) oder Pseudotumor (ATEN, 1948). In diesen Fällen könnte es sich um ein zufälliges Zusammentreffen von primärem Glaukom mit der Orbita-Einengung oder um eine Kompression des Auges bei erheblichem Druck des Tumors handeln.

3. Bei *malignem (thyreotropem) Exophthalmus* wurde Glaukom von PESME (1947), GIVNER et al. (1947), BEIERWALTERS (1951) und KEYES et al. (1953) beschrieben. WEEKERS et al. (1957) fanden bei zwei derartigen Fällen erheblich erniedrigte Sklerarigidität. Wenn dieses Symptom allgemein hierbei vorhanden ist, könnte Glaukom übersehen werden, weil die herabgesetzte Rigidität bei einfacher Tonometrie einen zu niedrigen i.o. Druck vortäuscht.

Schrifttum

ATEN, A. H.: Ophthalmologica **115**, 121—122 (1948).
BEIERWALTERS, W. H.: J. Clin. Endocrinol. **11**, 512—530 (1951); ref. Ophthal. Lit. **5**, 3532 (1951).
CORY, J. W. E.: Brit. J. Ophthal. **31**, 731—737 (1947).
GIVNER, I., M. BRUGER u. O. LOWENSTEIN: A. M. A. Arch. Ophthal. **37**, 211—219 (1947).
KEYES, J. E. L., u. P. J. PARISI: Trans. Amer. Acad. Ophthal. Otolaryng. **57**, 177—179 (1953).
MORO, F., u. D. BELLO: Rass. Ital. Oftal. **20**, 340 (1951).
PAAS, W. L.: Z. Augenheilk. **92**, 221—230 (1937).
PESME, P.: Bull. Soc. franç. Ophtal. **60**, 32—37 (1947).
PLAMONDON, M., u. J. LACERTE: Proc. XVII. int. Cong. Ophthal. Montreal-N.Y., 1954, **1**, 31—43 (1955).
WEEKERS, R., u. G. LAVERGNE: Ophthalmologica **134**, 276—282 (1957).

XII. Glaukom nach Verletzungen

1. Glaukom nach Prellung

(Schrifttum S. 227)

Bei Kaninchen tritt nach Prellung eines Auges meist primär eine Drucksteigerung von 20–40 min Dauer ein; hierbei sind die i.o. Gefäße erweitert (LARSSON, 1932; KAL'FA, 1944; ältere Literatur s. DUKE-ELDER, 1954). Dann folgt eine mehrere Tage dauernde Periode der Hypotonie. Die Permeabilität der Blut-Kammerwasser-Schranke ist nach Prellung beim Kaninchen (ROSSETTI et al., 1953) und bei Menschen (AMSLER et al., 1946; vgl. S. 373) am verletzten Auge stark gesteigert; am unverletzten Auge steigt sie gleichfalls an.

Beim Menschen fehlen Druckmessungen sofort (binnen 30 min) nach einer Prellung. Bei der späteren Untersuchung am Unfallstag findet man oft Hypotonie, selten Drucksteigerung. Das klinische Bild ähnelt dem akuten Glaukom, doch kommen auch leichte Drucksteigerungen ohne schwere Allgemeinsymptome vor. Das *Prellungsglaukom* tritt in den meisten Fällen *kurz nach dem Trauma* auf. TILLEMA stellte 1937 aus der Literatur 74 Fälle zusammen, von denen 65 in den ersten zwei Wochen nach der Prellung beobachtet wurden (32 sofort, 21 am 3.–5. Tag, 6 am 6. und 7. Tag, 6 in der 2. Woche), während 9 (12,2%) in der 2.–7. Woche entstanden.

Die *Ursache* der kurz nach einer Prellung entstehenden Drucksteigerung ist nach Ansicht der meisten Autoren eine Zirkulationsstörung der Aderhaut (MARX, 1930; MARX et al., 1930; POOS, 1938; MARIOTTI, 1935; KNIGHTON, 1950), die vielleicht durch eine Ausschüttung von Histamin (PANEPINTO, 1950; CASCIO et al., 1955; CASCIO, 1955) oder durch Axonreflexe (KNIGHTON, 1950) sich über das ganze Auge verbreitet. Ältere Theorien sind bei KNIGHTON (1950) und GRAUE (1950) diskutiert, ältere Untersuchungen zum Kontusionsglaukom bei LEPLAT (1956). Auch geringe Prellungen (CHINAGLIA, 1955), die nicht zu sichtbaren Verletzungsfolgen führen (AGNELLO, 1931; MARIOTTI, 1935; CASCIO et al., 1955) können Glaukom verursachen. Wir sind daher nicht der gleichen Ansicht wie BASSO (1932), der nur dann Sekundärglaukom annahm, wenn sichtbare Verletzungsfolgen (Iris- oder Vorderkammerblutungen, Sphincterrisse, Linsenluxation) vorlagen und alle anderen Fälle für unfallunabhängig hielt. Auch der Meinung BARTÓKS (1935) können wir nicht zustimmen; nach ihm ist Glaukom nur dann Unfallfolge, wenn es kurze Zeit nach dem Unfall eintritt und entzündliche Erscheinungen zeigt: Durchaus nicht alle Prellungsglaukome sind aber akut-kongestiv. Über den zeitlichen Zusammenhang s. unten.

Derartige sichtbare Unfallfolgen waren bei Fällen von PUSCARIU (1929), MARX (1930), AGNELLO (1931), BLANC (1939), SCHNEIDER (1941), ZEEMAN (1942), TRANTAS (1952), INAMOCHI (1953), INGMAN (1954), PAGANI (1956), DELMARCELLE et al. (1957) vorhanden. Es ist dabei jedoch zweifelhaft, ob sie die Drucksteigerung erklären, da die gleichen Prellungsfolgen auch bei Hypotonie vorkommen, und da Glaukom fortbestehen kann, nachdem z. B. eine Vorderkammer-Blutung sich aufgesaugt hat (BLANC, 1939).

Glaukom nach Prellung entsteht manchmal lange Zeit nach dem Trauma. Über solche *Spätglaukome* berichteten GREEVES (1937: nach Prellung Fundusblutung und sehr enge Arterien, die 10 Jahre lang so blieben, sowie Iridodialyse; Glaukomanfall nach 14 Jahren), FERDINANDO (1942: 1 Fall nach 7–10 Monaten), D'OMBRAIN (1947, 1949: „chronisches Kontusionsglaukom" = einseitiges chronisches Glaukom nach Prellung vor 18 Jahren), LEYDHECKER et al. (1956: 24 Patienten mit einseitigem Glaukom nach Prellung, bei 4 von ihnen Glaukom erst nach 2–11 Jahren), DELMARCELLE et al. (1957: 1 Fall mit Wundstar, Glaukom nach 22 Jahren; 1 Fall mit Resorption der Linse, Glaukom nach 33 Jahren).

Als *Ursache der Spätglaukome* nach Prellung vermutete D'OMBRAIN (1947, 1949) eine Fibrose der Trabekel oder die Bildung einer Glasmembran auf den Trabekeln, wie sie REESE (1944) beschrieb. Bei meinen Fällen bestanden Wundstar (2 Augen) oder vordere Synechien (2 Augen). DELMARCELLE et al. (1957) fanden tonographisch gesteigerten Abflußwiderstand wie bei Frühglaukom. Dies gibt auch LEPLAT (1956) als Ursache an.

Es ist nicht sicher, wodurch Glaukom erst Jahre nach einer Prellung entsteht. Vielleicht führt eine Verlegung der Trabekelmaschen durch Eiweiß nach der Prellung erst allmählich zu einer zunehmenden Steigerung des Abflußwiderstandes. Solche Spätglaukome habe ich nach Iritis (ohne Synechien, mit weitem, normal aussehendem Kammerwinkel) beobachtet. Bei Wundstar könnte Linseneiweiß einen solchen Prozeß unterhalten. Oft dürfte Glaukom schon lange bestanden haben und ohne genaue Untersuchung unentdeckt geblieben sein.

Bei den meisten Glaukomen nach Prellung wird der Augenarzt ein *Gutachten* abgeben müssen, ob das Glaukom auf den Unfall zurückzuführen ist oder unabhängig davon entstand. Gegen einen kausalen Unfallzusammenhang bei einseitigem Spätglaukom sprachen sich ROHRSCHNEIDER et al. (1957) aus, weil sie klinisch keinen Unterschied gegenüber primären Glaukomformen nachweisen konnten.

Sie fanden unter 575 Kranken mit Glaucoma simplex 22 mit einseitigem Glaukom. 8 von ihnen hatten eine Prellung erlitten, doch halten die Verff. diese nicht für die Ursache des Glaukoms, weil bei 5 Kranken die Prellung schon 10–30 Jahre zurücklag. Ich glaube, daß ein so langer Zeitabstand nicht unbedingt gegen einen ursächlichen Zusammenhang spricht, weil nach meinen Befunden bei einer Reihenuntersuchung auch primäres Glaukom 20 Jahre unbemerkt verlaufen kann und eine leichte Drucksteigerung oft erst sehr spät zu Schäden am Gesichtsfeld führt.

Ganz entgegengesetzt ist der Standpunkt von D'OMBRAIN (1947, 1949), der einseitiges chronisches Glaukom mit früherer Prellung als Sekundärglaukom ansah. Ich suchte (1956) an Hand der Krankengeschichten von 35 selbst beobachteten Kranken mit Glaukom nach Prellung die Frage zu klären, wann man Sekundärglaukom annehmen muß und welchen Einfluß die Anlage zu Glaukom hat. Auch wenn schwere anatomische Veränderungen als Folge der Prellung zurückgeblieben waren (Wundstar, Linsensubluxation, Synechien), deren Ausmaß Glaukom erklären kann (Napfkuchen-iris), fand ich oft eine Anlage zu Glaukom (primäres Glaukom am 2. Auge). Bei der Begutachtung erkenne ich solche Glaukome mit schweren Kontusionsveränderungen als Unfallfolge an. Es erscheint mir nicht richtig, bei Anlage zu Glaukom (die durch primäres Glaukom am 2. Auge wahrscheinlich gemacht ist) Unfallfolgen für unerheblich zu erklären, wenn man ohne Anlage zu Glaukom (2. Auge gesund) gleich schwere Unfallfolgen für die Ursache des Glaukoms ansehen würde. Ferner könnte bei Anlage zu Glaukom der Unfall eine raschere Entwicklung ausgelöst haben.

Auch ein langes zeitliches Intervall zwischen Prellung und Glaukomentdeckung spricht nach meinen Befunden nicht unbedingt gegen einen ursächlichen Zusammenhang, wie man nach der Arbeit von TILLEMA (1937) meinen könnte.

Bei 24 meiner Kranken war das Glaukom einseitig, eine Anlage also nicht nachzuweisen und ein Unfallzusammenhang wahrscheinlich, aber bei 4 von ihnen betrug der Abstand zwischen Unfall und Glaukomentdeckung 2–11 Jahre. Bei 6 anderen Kranken bestand am 2. Auge primäres Glaukom, eine Anlage zu Glaukom war also wahrscheinlich. Bei 3 von ihnen entwickelte sich am verletzten Auge Glaukom erst nach 2, 28 und 30 Jahren. Wegen des langen zeitlichen Abstandes und der Anlage zu Glaukom sind Zweifel, ob es sich so spät noch um Prellungsfolgen handeln kann, durchaus berechtigt. Bei einem dieser 3 Augen bestand aber Wundstar, bei 2 von ihnen Seclusio pupillae als Unfallfolge. Man kann so schwere Veränderungen nicht als belanglos für die Glaukomentstehung bezeichnen.

Eine sichere Trennung von Anlage und äußeren Ursachen ist oft nicht möglich. Bei der Begutachtung erkenne ich Glaukom als Unfallfolge trotz primären Glaukoms am unverletzten Auge an, wenn Wundstar, Linsenverlagerung, Verletzungen der Trabekel, Iridodialyse oder ausgedehnte Synechien der Iris mit der Linse oder im Kammerwinkel bestehen, d. h. wenn Unfallfolgen sichtbar sind, die auch bei vorher gesunden Augen Glaukom verursachen können.

Primäres Glaukom am verletzten Auge nehme ich bei folgenden Befunden an: randständige Exkavation oder Gesichtsfeldverfall an beiden Augen kurz nach dem Unfall bei der ersten augenärztlichen Untersuchung, oder Feststellung des Glaukoms Jahre nach dem Unfall gleichzeitig an beiden Augen bei stärkerer Schädigung (Papille, Gesichtsfeld) und höherer Tension am unverletzten Auge, oder schließlich spätes, gleichzeitiges Auftreten des Glaukoms an beiden Augen bei gleichem Grad der Schädigung, obwohl die Verletzung des einen Auges schon Jahre zurückliegt.

Bei beidseitigem Glaukom nach Prellung eines Auges könnte man an einen *konsensuellen Druckanstieg* am unverletzten Auge denken. Zwei fragliche Fälle beschrieb FERDINANDO (1942). Ich hielt (1956) dies bei 2 von 30 Kranken für möglich, weil Glaukom am unverletzten Auge 1–7 Monate nach Glaukomdiagnose am verletzten Auge auftrat, das unverletzte Auge vorher genau untersucht und normal befunden wurde (Papille, Gesichtsfeld, Tension, Gonioskopie) und weil medikamentöse oder operative Drucksenkung am einen Auge auch am anderen Auge die Tension bei diesen Kranken senkte. Konsensuelles Glaukom ist selten. Nimmt man es in Gutachten an, so muß dies eingehend begründet werden. Der bloße Hinweis auf die Möglichkeit genügt nicht.

Für ein primäres Glaukom und *gegen konsensuelles Glaukom* des unverletzten Auges spricht u. a.: Auftreten des Glaukoms am unverletzten Auge erst nach Entfernen des verletzten Auges, Fortbestehen der Drucksteigerung am unverletzten Auge trotz Entfernen oder Drucknormalisierung am verletzten Auge, Auftreten des Glaukoms am unverletzten Auge zwei Jahre oder mehr nach Beginn der Erkrankung am verletzten Auge.

Für spätere Gutachten ist von größter Wichtigkeit, auch bei leichten Prellungen bei der 1. Untersuchung auf Glaukom des 2. Auges zu fahnden und am verletzten Auge Papille und Gesichtsfeld zu untersuchen.

Bei *indirekten Traumen* halte ich einen Zusammenhang im allgemeinen für unwahrscheinlich. CHAVIRA (1949) nahm bei Schädeltrauma an, durch Reizung des Zentralnervensystems könne der i.o. Druck gesteigert werden. MOREL et al. (1949) nahmen eine Sympathicus-Läsion an. GRAMBERG-DANIELSEN (1956) teilte einen Fall von akutem Glaukom nach chiropraktischer Behandlung der Halswirbelsäule mit, RIO CABAÑAS (1951) ein akutes Glaukom einen Tag nach einer Commotio cerebri. ARRIAGA (1956) wies auf die seelische Erregung bei indirekten Traumen hin, die vielleicht drucksteigernd wirken könnte.

Ein Kuriosum wurde von FRONIMOPOULOS et al. (1956) berichtet: Prellung, Skleraruptur mit traumatischer Iridenkleisis; später erblindete das 2. Auge an Glaucoma simplex, während das Sehvermögen des verletzten Auges infolge des Traumas (Iridenkleisis mit Sickerkissen) erhalten blieb. – Bei dem von KLEPEC (1940) mitgeteilten Glaukom nach mehrmonatigem Verweilen eines Fremdkörpers im Bindehautsack erscheint es mir fraglich, ob es sich um ein Sekundärglaukom handelte.

Schrifttum

AGNELLO, F.: Lett. oftal. **8**, 520—539 (1931); ref. Zbl. Ophthal. **26**, 595 (1932.

AMSLER, M., u. A. HUBER: Ophthalmologica **111**, 155—176 (1946).

ARRIAGA, J.: Arch. Soc. Oftal. hisp.-amer. **16**, 666—670 (1956).

BARTÓK, I.: Szemészet **70**, 101—111 (1935); ref. Zbl. Ophthal. **35**, 194 (1936).

BASSO, D.: VII. Cong. Soc. ital. Oftal. 1932; ref. Zbl. Ophthal. **28**, 630 (1933).

BLANC, E.: Bull. Soc. ophtal. Fr. No. 1, 66—70 (1939).

CASCIO, G.: Atti XLI. Cong. Soc. ottal. ital. **15**, 149 (1955).

—, u. C. GALANTE: Arch. Ottal. **59**, 220—236 (1955).

CHAVIRA, R. A.: An. Soc. mex. Oftal. **23**, 261—268 (1949); ref. Zbl. Ophthal. **23**, 104 (1951).

CHINAGLIA, V.: Ann. Ottal. **81**, 79—103 (1955).

DELMARCELLE, Y., u. R. WEEKERS: Bull. Soc. belge Ophtal. **116**, 327—341 (1957).

DUKE-ELDER, S.: Text-Book of Ophthalmology. Vol. VI, Kimpton London 1954.

FERDINANDO, R. DI: Arch. Ottal. **49**, 101—138 (1942).

FRONIMOPOULOS, J., H. KOFINAS u. C. CONSTANTINOPOULOS: Bull. Soc. héllén. Ophtal. **24**, 123—124 (1956); ref. Ophthal. Lit. **10**, 4138 (1956).

GRAMBERG-DANIELSEN, B.: Klin. Mbl. Augenheilk. **129**, 13—20 (1956).

GRAUE, E.: An. Soc. mex. Oftal. **24**, 120—136 (1950); ref. Ophthal. Lit. **4**, 5069 (1950).

GREEVES, R. A.: Brit. med. J. No. 4013, 1107—1108 (1937).

INAMOCHI, J.: Acta Soc. Ophthal. Jap. **57**, 1275—1278 (1953); ref. Ophthal. Lit. **7**, 2719 (1953).

INGMAN, W.: Brit. J. Ophthal. **38**, 747—749 (1954).

KAL'FA, S. F.: Vestn. Oftal. **23**, 25 (1944); ref. n. Barkan, O.: Ophthalmology in the War Years, Meyer Wiener, Chicago **2** (1948).

KNIGHTON, W. S.: Amer. J. Ophthal. **33**, 1673—1675 (1950).
KLEPEC, B.: Zdravn. Vestn. **12**, 390—391 (1940); ref. Zbl. Ophthal. **46**, 442 (1941).
LARSSON, S.: Ann. Oculist. (Paris) **169**, 94—119 (1932).
LEPLAT, G.: Bull. Soc. Ophtal. Fr. No. 7, 669—674 (1956).
LEYDHECKER, W.: Klin. Mbl. Augenheilk. **129**, 266—276 (1956).
MARIOTTI, C.: Atti Cong. Soc. ottal. ital. 617—625 (1935).
MARX, E.: Ned. T. Geneesk. 1930/II, 4721—4722; ref. Zbl. Ophthal. **24**, 660 (1931).
—, u. A. E. QUARTERO: Klin. Mbl. Augenheilk. **85**, 758—763 (1930).
MOREL, J., u. P. FRANÇOIS: Bull. Soc. Ophtal. Fr. **1**, 190—193 (1949).
D'OMBRAIN, A.: Trans. Ophthal. Soc. Aust. **6**, 129 (1947).
— Brit. J. Ophthal. **33**, 495—500 (1949).
PAGANI, L.: Rass. ital. Ottal. **25**, 368—373 (1956).
PANEPINTO, V.: Ann. Ottal. **76**, 266—273 (1950).
POOS, F.: Klin. Mbl. Augenheilk. **100**, 606 (1938).
PUSCARIU, E.: Cluj. med. **10**, 555 (1929); ref. Zbl. Ophthal. **23**, 96 (1930).
REESE, A. B.: Amer. J. Ophthal. **27**, 1193—1205 (1944).
RIO CABAÑAS, J. L. DEL: Arch. Soc. oftal. hisp.-amer. **11**, 1064—1074 (1951).
ROHRSCHNEIDER, W., u. H. BAUERMANN: Klin. Mbl. Augenheilk. **130**, 189—200 (1957).
ROSSETTI, D., u. G. BORIO: Arch. Ottal. **57**, 337—346 (1953).
— — Arch. Ottal. **57**, 355—362 (1953).
SCHNEIDER, R.: Klin. Mbl. Augenheilk. **106**, 611 (1941).
TILLEMA, A.: A. M. A. Arch. Ophthal **17**, 586—647 (1937).
TRANTAS, N. G.: Bull. Soc. Ophtal. Fr. 641—645 (1952).
ZEEMAN, W. P. C.: Ned. T. Geneesk. 2825—2831 (1942); ref. Zbl. Ophthal. **48**, 555 (1943).

2. Glaukom nach durchbohrender Verletzung des Auges

Sekundärglaukom nach durchbohrender Verletzung wurde beschrieben von GALA (1930: frei in der Vorderkammer schwimmende Cyste), CLAES (1932), AGNELLO (1935), GREEVES (1937), SHIU (1937), BADOT-JUMET (1947), VICTORIA et al. (1950), UNGER (1955), CORCELLE (1956), LEYDHECKER et al. (1956). Man kann den Ausdruck „traumatisches Glaukom" auch für diese Fälle gebrauchen; es ist nicht einzusehen, warum er nur für Prellungsglaukom passen sollte, wie MARÍN-AMAT (1952) meint.

Ursache des Glaukoms sind sehr oft die durch Iritis entstandenen Synechien, die Verlegung des Abflusses durch Exsudat oder Wundstar (vielleicht auch hierbei Abflußverlegung durch Linseneiweiß). Aber auch ohne sichtbare Veränderungen des Vorderabschnittes des Auges können Fremdkörper im Glaskörper zu Glaukom führen (GREEVES, 1937; SHIU, 1937), das nach Entfernen des Fremdkörpers heilt (GREEVES, 1937).

Bei Glaukom nach Perforation ist oft ebenso schwer wie bei Glaukom nach Prellung zu entscheiden, welche Rolle die Anlage zu Glaukom spielt. Die bei Gutachten wichtigen Kriterien sind die gleichen, wie bei Glaukom nach Prellung (s. voriger Abschnitt). Wenn Synechien oder Wundstar bestehen, wird man bei einseitigem Glaukom keine Bedenken haben, es als Unfallfolge aufzufassen. Auch ohne sichtbare Veränderungen des Vorderabschnittes des Auges (s. oben) oder wenn lediglich eine durchbohrende Hornhautnarbe besteht, kann nach Abklingen der Iritis dauernd einseitige Drucksteigerung zurückbleiben, die ich für Unfallfolge halte (eigene Beobachtungen ohne Rentenanspruch; nicht veröffentlicht). Ein langes Intervall zwischen Unfall und Glaukomentstehung besagt auch hier nicht (s. „Glaukom nach Prellung"), daß es sich um primäres Glaukom handeln muß.

Bei 9 von 24 Kranken mit einseitigem Glaukom nach Perforation trat die Drucksteigerung erst mehr als 2 Jahre nach dem Unfall ein; das andere Auge blieb gesund, Anlage zu Glaukom war also nicht nachzuweisen. Der zeitliche Abstand betrug 2mal 3 Jahre, 2mal 4–5 Jahre, 2mal 6 Jahre, 1mal 8 Jahre, 1mal 30 Jahre. Bei allen außer dem letztgenannten Fall, der nicht als sicheres Sekundärglaukom bezeichnet werden kann, bestanden schwere anatomische Veränderungen infolge der Perforation. – Bei 10 anderen Kranken war das Glaukom beidseitig, aber wegen ausgedehnter Synechien, Wundstar oder Fremdkörper in der Bulbuswand nahm ich gutachtlich Sekundärglaukom des verletzten Auges trotz der Anlage zu Glaukom an. Das Intervall zwischen Unfall und Glaukom war bei 7 dieser 10 Augen 2 Jahre und mehr (4mal 2 Jahre, je 1mal 8, 10 und 12 Jahre; LEYDHECKER et al., 1956).

Die Möglichkeit eines konsensuellen Glaukoms am 2. unverletzten Auge ist im vorigen Abschnitt („Glaukom nach Prellung") diskutiert.

BADOT (1947) glaubte, nur bei Perforation in der Nähe des Ciliarkörpers handele es sich um Sekundärglaukom. Dem kann ich nicht zustimmen.

Schrifttum

AGNELLO, F.: Lett. oftal. **12**, 248—253 (1935); ref. Zbl. Ophthal. **35**, 65 (1936).
BADOT, J.: Bull. Soc. Ophtal. Fr. No. 4, 568—571 (1947).
BADOT-JUMET, J.: Ann. Oculist. (Paris) **180**, 180 (1947).
CLAES, E.-M.-J.: Bull. Soc. belge Ophtal. No. 64, 125—131 (1932).
CORCELLE, L.: Bull. Soc. Ophtal. Fr. 823—825 (1956).
GALA, A.: Ofthal. Sborn. **5**, 244—245 (1930); ref. Zbl. Ophthal. **24**, 351 (1931).
GREEVES, R. A.: Brit. med. J. No. 4013, 1107—1108 (1937).
LEYDHECKER, W., u. L. BECKERS: Klin. Mbl. Augenheilk. **129**, 266—276 (1956).
MARÍN-AMAT, M.: Arch. Soc. oftal. hisp.-amer. **12**, 1019—1036 (1952).
SHIU, LIU SHIH: Chuo-Ganka-Iho **29**, H. 3, 13—25 (1937); ref. Zbl. Ophthal. **39**, 372 (1937).
UNGER, L.: Klin. Mbl. Augenheilk. **126**, 451—460 (1955).
VICTORIA, V., u. C. GORDILLO: Arch. Soc. Oftal. Litoral **3**, 150—154 (1950); ref. Ophthal. Lit. **4**, 5070 (1950).

3. Glaukom nach Verätzungen

Über Glaukom nach Verätzungen fand ich in unserer Berichtszeit nur eine Arbeit (VEJDOVSKÝ, 1954; unmeßbar hoher Druck nach versehentlicher subconjunctivaler Injektion von 10% Salzsäure; später Zerfall der Hornhaut). Es gehört leider zu den sehr häufigen Komplikationen einer schweren Verätzung oder Verbrennung und ist besonders schlecht beeinflußbar. Bei stark vernarbter Bindehaut und ausgedehnten Synechien der Iris im Kammerwinkel und mit der Hornhautrückfläche kommt als Operation nur eine Verödung des Ciliarkörpers in Frage, die den i.o. Druck meist nicht reguliert. Eine Keratoplastik verspricht dann keinen Erfolg. Diese Augen erblinden.

Schrifttum

VEJDOVSKÝ, V.: Čsl. Otolaryng. **10**, 181—186 (1954); ref. Zbl. Ophthal. **63**, 253 (1954/55).

XIII. Glaukom bei epidemischer Wassersucht (Bengalisches Glaukom, Sanguinarin-Vergiftung)

Glaukom bei epidemischer Wassersucht wurde zuerst beschrieben von MAYNARD (1909). Wir wissen heute, daß diese Glaukomform durch Vergiftung mit dem Alkaloid Sanguinarin entsteht, das im Öl der Samen von Argemon mexicana L., einer westindischen Papaveracea-Art, enthalten ist. Argemon-Öl ist in dem in Bengalen zum Kochen und zum Einreiben des Körpers benutzten Senf-Öl enthalten (HAKIM, 1954; dort ältere Literatur). SANYAL (1950) vermutete, daß die Verunreinigung Absicht sei, weil eine zufällige Vermischung von Argemon- und Senf-Pflanzen kaum vorkommen könne. Argemon ist billiger, wächst wild und gibt mehr Öl als Senf. Insofern bietet die Sanguinarin (Argemon)-Vergiftung in Indien eine Parallele zur Methylalkoholvergiftung in unseren Gegenden. Das Herstellen von Argemon-Öl ist in Indien jetzt verboten.

Das Glaukom bei epidemischer Wassersucht zeichnet sich durch hohen i.o. Druck (selten unter 50 mm Hg, meist über 70 mm Hg) bei Fehlen von Schmerzen oder

Rötung des Auges aus. Subjektives Hauptsymptom ist das Sehen von Farbringen infolge des Hornhautödems, später Erblindung (KIRWAN, 1934; WRIGHT, 1937; DUTT, 1951; MUKHERJI, 1951). Selten kommt Glaukom ohne Hochdruck vor, über das nur SANYAL (1951) berichtete; er fand hierbei weiße Flecken und Gefäßschäden der Retina. Die Capillardurchlässigkeit ist am ganzen Körper sowie am Auge gesteigert (Petechien, Fluoresceinprobe: KIRWAN, 1934; MATHUR, 1951; DAYAL, 1953). Deshalb wurden zur Allgemeinbehandlung Calcium, Ascorbinsäure und Rutin empfohlen (MATHUR, 1951; DAYAL, 1953). Miotica helfen wenig, die Trepanation nach Elliot oder Sklerektomie nach Lagrange gibt sehr gute Erfolge (KIRWAN, 1934; DUTT, 1951).

Im Blut fanden KIRWAN (1936) und KIRWAN et al. (1938) eine Verminderung der Albumine, im Kammerwasser waren sie vermehrt. CHOPRA et al. (1937) vermuteten im Kammerwasser eine histaminähnliche Substanz, die die Capillaren schädigt.

Die Pathogenese des Glaukoms und der Gefäßveränderungen kann jetzt besser erforscht werden, da das schädigende Alkaloid Sanguinarin bekannt ist und zu Tierversuchen benutzt werden kann. Die Wirkungen von Sanguinarin im Tierversuch sind bei HAKIM (1954) geschildert. Bei Affen konnten LAL (1954), LLOYD (1955) und LEACH (1955) epidemische Wassersucht und Glaukom durch Verfüttern von Argemon-Öl erzeugen. Histologisch fand LEACH (1955) Degeneration der kleinen Arterien im Körper sowie Zellanhäufungen an den Trabekeln auf der dem Schlemmschen Kanal zugekehrten Seite. Die Iris war ödematös. Das gleiche histologische Bild beobachteten LLOYD (1955) beim Affen und LEACH et al. (1956) bei Kaninchen nach Verfüttern von Citral, das in Orangen- und Citronenschalen enthalten ist. Da Orangenschalen in Preßsäften von Fruchtgetränken und in Marmelade verwendet werden, hielten LLOYD und LEACH deren Genuß für eine mögliche Ursache von Glaukom, ähnlich wie bereits HAKIM (1954) das primäre Glaukom mit einer Papaveracea-Vergiftung erklären wollte (Verfütterung an Tiere, Aufnahme durch den Menschen in Eiern und Schweinefleisch). Bei Katzen konnte ŠEVALEV (1956, 1957) mit Argemonöl Glaukom erzeugen. Weitere Kaninchenversuche: LIEB et al. (1956).

Schrifttum

CHOPRA, R. N., u. N. N. DE: Indian J. med. Res. **25**, 101—104 (1937); ref. Zbl. Ophthal. **39**, 579 (1937).
DAYAL, Y.: Ophthal. J. Gandhi Eye Hosp. **3**, 3—12 (1953); ref. Ophthal. Lit. **7**, 4332 (1953).
DUTT, S. C.: Proc. XVI. int. Congr. Ophthal. London 1950, **2**, 872—877 (1951).
HAKIM, S. A. E.: Brit. J. Ophthal. **38/39**, 193—216 (1954).
KIRWAN, E. W. O'G.: A. M. A. Arch. Ophthal. **12**, 1—20 (1934).
— Brit. J. Ophthal. **20**, 321—331 (1936).
—, u. S. N. MUKERJEE: Brit. J. Ophthal. **22**, 329—336 (1938).
LAL, B.: Indian med. Gaz. **89**, 71—74 (1954); ref. Ophthal. Lit. **8**, 2474 (1954).
LEACH, E. H.: Trans. Ophthal. Soc. U. K. **75**, 1955, 425—430 (1955).
—, u. J. P. F. LLOYD: Trans. Ophthal. Soc. U. K. 1956, **76**, 453—460 (1956).
— — Proc. Nutr. Soc. **15**, XV (1956).
LIEB, W. A., u. H. J. SCHERF: Klin. Mbl. Augenheilk. **128**, 686—705 (1956).
LLOYD, J. P. F.: Trans. Ophthal. Soc. U. K. **75**, 1955, 431—433 (1955).
MATHUR, K. N.: Proc. All-India ophthal. Soc. **12**, 145—149 (1951); ref. Ophthal. Lit. **5**, 6701 (1951).
MAYNARD, F. P.: Indian med. Gaz. **44**, 373 (1909); zit. nach Hakim, S. A. E.: Brit. J. Ophthal. **38/39**, 193—216 (1954).
MUKHERJI, S. K.: Antiseptic, Madras **48**, 42—44 (1951); ref. Ophthal. Lit. **5**, 136 (1951).
SANYAL, P. K.: Indian. med. Gaz. **85**, 498—500 (1950); ref. Ophthal. Lit. **4**, 4313 (1950).
SANYAL, S.: Proc. All-India Ophthal. Soc. **12**, 150—166 (1951); ref. Ophthal. Lit. **5**, 6702 (1951).
ŠEVALEV, A. E.: Oftal. Ž. **11**, 141—143 (1956); ref. Zbl. Ophthal. **69**, 305 (1956/57).
— Bengal Glaucoma. Odessa 1957, 90 S.; ref. Ophthal. Lit. **11**, 2217 (1957)
WRIGHT, R. E.: Amer. J. Ophthal. 462—468 (1937).

Dritter Teil: Untersuchungsmethoden

A. Tonometrie

(Schrifttum S. 255)

I. Problem. Übersichtsarbeiten

Eine genaue Messung des i.o. Druckes ist nur manometrisch möglich. Beim Menschen läßt sich das meist nicht ausführen. Wir müssen uns darauf beschränken, aus der Spannung der Augenhüllen auf den i.o. Druck zu schließen (Tonometrie). Diese Spannung hängt aber nicht nur von der Höhe des i.o. Druckes ab, sondern auch von der Rigidität der Corneoskleralhülle. Unter Rigidität versteht FRIEDENWALD (1954) den Widerstand des Augapfels gegen Änderungen des i.o. Volumens, wie man sie durch eine Eindellung mit dem Finger oder einem (Impressions- oder Applanations-) Tonometer erzeugt. Je weniger wir daher bei der Tonometrie Form und Volumen des Auges ändern, desto weniger wird das Meßergebnis von individuellen Unterschieden der Rigidität beeinflußt. Weitere wichtige Faktoren, die bei den üblichen Meßmethoden die Ergebnisse beeinflussen, sind die Wölbung der Hornhaut und ihre Dicke, die z.B. bei Mikrophthalmie, Hydrophthalmie, Mikro- und Megalocornea und Keratoconus von der Norm abweichen. Die Eichtabellen, die eine Umrechnung der am Tonometer abgelesenen Werte in mm Hg des i.o. Druckes gestatten, sind für Augen mit durchschnittlicher Rigidität und Hornhautwölbung errechnet und den individuellen Eigenschaften des Auges nicht angepaßt. Man muß sich deshalb in jedem Einzelfall überzeugen, ob wesentliche Abweichungen vom Durchschnitt vorliegen.

Übersichtsarbeiten über Tonometrie bringen FRIEDENWALD (1937), FRIEDENWALD und MOSES (1950) sowie der von FRIEDENWALD herausgegebene Decennial Report (1954). Die verschiedenen bisher benutzten Instrumente werden bei LANGENHAN (1925), LLOYD (1930) und POSNER (1951) beschrieben. Die mechanischen Eigenschaften des Auges werden von TEN DOESSCHATE et al. (1948) in einem vorzüglichen Aufsatz besprochen.

II. Instrumente zur Messung des i.o. Druckes

1. Impressionstonometer

Das Tonometer von SCHIÖTZ (1905) ist jedem Augenarzt bekannt; seine Beschreibung erübrigt sich. Die Abmessungen und Toleranzen der jetzt als Standardinstrument angesehenen Ausführung sind in dem Eichzeugnis (Tab. 22) angegeben.

SCHIÖTZ (1926, 1927) führte als Modifikation ein X-Tonometer mit konvexem unterem Zapfenende ein, das in Skandinavien und England benutzt wird, in Deutsch-

Tabelle 22. *Prüfungszeugnis*
Eichzeugnis

Schiötz-Tonometer Nr.: .... Hersteller: .... Labor-Nr.: ....

	Effektiver Wert	Sollwert
1. *Gewichte* von Stempel + Hebel + Zeiger	g	g
a Zeigerstellung bei 5		5,5 ± 0,15
b Zeigerstellung bei 10		5,5 ± 0,25
c Tonometer ohne Halter		16,5 ± 0,5
d Zusatzgewicht 7,5		2 ± 0,02
e Zusatzgewicht 10		4,5 ± 0,02
f Zusatzgewicht 15		9,5 ± 0,02
2. *Reibung* zwischen Stempel und Führung		zu
3. *Reibung* zwischen Halter und Führung		vernachlässigen
	g	g
a oben		0,5 max.
b Mitte		0,1 max.
c unten		1,5 max.
4. *Fußplatte*	mm	mm
a Durchmesser		10,1 ± 0,2
b Krümmungsradius		15 ± 0,25
c Durchmesser des sphärischen Teils		9 min.
d Sonstige Fehler		keine
5. *Stempel*	mm	mm
a Durchmesser		3 ± 0,03
b Krümmungsradius		15 ± 0,75
c Randkrümmung		0,212 ... 0,300
d Pfeilhöhe		0,055 ± 0,01
e Sonstige Fehler		keine
6. *Skala*		
Zeigerausschlag auf dem	Skalenteile	Skalenteile
a 15 mm Standard-Block		−1 ± 0,2
b 16 mm Standard-Block		0 ± 0,2
c eigenen Block		0 ± 0,2
7. *Mikrometer*		
Zeigerstellung bei	mm	mm
a 0		0,05 ± 0,01
b 5		0,30 ± 0,0125
c 10		0,55 ± 0,0125
d 18		0,95 ± 0,05

	Effektiver Wert	Sollwert
8. *Spiel* an Skala gemessen	Skalenteile	Skalenteile
a des Stempels		0,4 max.
b des Hebellagers		0,4 max.
9. *Vorfall* des Stempels unter die Fußplatte	mm	mm 3,0 max.
10. *Zeiger*	mm	mm
a Schneidenhöhe		3,0 max.
b Zeigerdicke		0,25 max.
c Abstand von Skala		1,0 max.
d Sonstige Fehler		keine
11. *Stellung* des Stempels zum kurzen Hebelarm senkrecht bei	Skalenteile	Skalenteile 5 ... 10
12. *Unterseite* des kurzen Hebelarms		glatt, ohne Schlagstellen
13. *Bemerkungen* über die Konstruktion		
14. *Testblock*	mm	mm
a Durchmesser		11,0 min.
b Krümmungsradius		16 ± 0,04
c Oberfläche		glatt

15. *Etui* soll staubfrei zu verschließen sein und einen geeigneten Platz für den Stempel und das 5,5 g Gewicht haben, so daß das Tonometer zerlegt versorgt werden kann.

16. Die beiliegende Schiötz-Eichkurve ist – nicht – korrekt.

Beurteilung:

Das oben bezeichnete Tonometer entspricht – nicht – den Vorschriften (März 1952) des Committee of Standardisation of Tonometers of the American Academy of Ophthalmology and Otolaryngology.

Tonometer-Prüfstation ...., den .... 19....

land wenig in Gebrauch ist (FLEISCHER, 1931). Es hat den Vorteil, daß man ohne Wechsel der Gewichte normale und erhöhte Druckwerte messen kann. Dem steht der Nachteil gegenüber, daß es keine zuverlässige Eichmethode dafür gibt und mit dem Tonometer keine Rigiditätsmessung möglich ist.

Für Augen mit abnormer Hornhautwölbung empfehlen COMBERG (1951) und STRAUB (1951) ein Schiötz-Tonometer mit kleinerer Fußplatte.

Die nordamerikanische Firma Sklar fügte in das von ihr gebaute Schiötz-Tonometer unterhalb der schräg gestellten Skala einen Spiegel ein, um parallaktische Ablesefehler der Zeigerstellung zu vermeiden, krümmte den Hammer nach oben konkav statt nach unten und gab dem Zapfen oben an der Kontaktstelle mit dem Hammer ein flaches Ende. Eine mathematische Analyse der Kontaktfläche zwischen Zapfen und Hammer gibt ASKOVITZ (1957). EVANS (1944) ersetzte den Zeiger durch einen Lichtstrahl, der zusammen mit der Skala an die Zimmerdecke projiziert wird, wodurch man genau ablesen können soll. ALBRECHT (1957) gab dem Schiötz-Tonometer einen robusten Rahmen und änderte es in einigen Punkten mit dem Ziel, eine präzise Herstellung zu ermöglichen. Dieses Instrument hat statt des Epizykloidhammers eine Stahlkugel, an die der oben plangeschliffene Zapfen angreift.

Eine Neukonstruktion brachte die Schweizer Firma Haag-Streit 1957 in den Handel (SCHMIDT, 1958). Der Epizykloidhammer ist durch einen Hohlkörper ersetzt, an dem der Zapfen in einem Edelsteinlager angreift; die Skala wird von oben abgelesen; die Halterung ist so eingerichtet, daß man das Tonometer nur bei nahezu vertikaler Stellung aufsetzen kann. Der Hauptvorteil des Modelles ist die geringe Reibung. Es ist wesentlich sorgfältiger gearbeitet, aber auch teurer als die üblichen Schiötz-Tonometer.

Ältere Modifikationen des Schiötz-Tonometers seien hier nur kurz erwähnt, weil sie in Europa wenig bekannt sind, in den USA aber vielfach benutzt und in unserer Berichtszeit genannt werden: Die Tonometer von GRADLE (1912) und McLEAN (1912). Bei dem Instrument von GRADLE ist die Fußplatte stärker gewölbt und kleiner als bei dem Original, der Zapfen ist etwas dünner (2,74 mm) und am unteren Ende plan. Zapfen und Zeiger sind fest verbunden. Das Tonometer von McLEAN ist schwerer (27 g) als das von SCHIÖTZ oder GRADLE (beide 16,5 g), die Fußplatte ist flacher als bei dem SCHIÖTZ-Instrument, der Zapfen dünner (2,5 mm) und unten eben. Einige Abmessungen der als Standardinstrument benutzten Tonometer sind in Tabelle 23 wiedergegeben.

Tabelle 23. *Standardinstrumente* (nach FRIEDENWALD, 1954)

Gewicht (ohne Halter)		SCHIÖTZ 16,5 g		GRADLE 16,5 g		McLEAN 27,0 g	
		Zeigerstellung	Gewicht	Zeigerstellung	Gewicht	Zeigerstellung	Gewicht
Gewicht von Zapfen und Zeiger		5	5,50	7,5	5,81	10	10,8
		10	5,58	—	—	20	11,5
		18	5,72	—	—	30	12,0
		—	—	—	—	50	12,5
Fußplatte	Durchmesser		10,0 mm		8,6 mm		10,0 mm
	Krümmungsradius		15,0 mm		9,35 mm		10,0 mm
Zapfen	Durchmesser		3,0 mm		2,74 mm		2,5 mm
	Krümmungsradius		15,0 mm		Eben		Eben
	Kantenkrümmungsradius		0,2 mm		0,2 mm		0,2 mm

Das Tonometer von BAILLIART (1923) erzeugt die Eindellung mittels einer Feder statt des Gewichtes und kann deshalb auch am sitzenden Patienten benutzt werden. Es ist für Messungen auf der Hornhaut oder der Lederhaut graduiert und soll außerdem auch als Dynamometer zur Messung des Netzhaut-Arteriendruckes dienen können. Es gibt keine Standardisierungsvorschrift für dieses Instrument. Die Meßergebnisse hängen besonders stark von der Rigidität ab. Ich halte es deshalb für ungeeignet.

Ein „neues" Impressionstonometer gab HARRINGTON (1941, 1942, 1948, 1950) an, bei dem der i.o. Druck auf einem runden Zifferblatt direkt in mm Hg abgelesen werden kann. Das untere Zapfenende und die Fußplatte bestehen aus Kunststoff. Das gleiche Instrument, jedoch ohne Kunststoffuß, wurde bereits 1925 von WENDT beschrieben. Für den Gebrauch am sitzenden Patienten konstruierten FLEISCHANDERL (1949, 1951) und OBAL (1951) neue Tonometer, die sich aber nicht eingeführt haben. Man erhält andere Werte als mit dem Schiötz-Tonometer (HANDL, 1953). Auch das Tonometer von SOUTER (1916), das von VERHOEFF (1937) erneut empfohlen wird, ist zum Gebrauch am sitzenden Patienten gedacht, wird aber wegen seiner schwierigen Handhabung wenig benutzt.

Berens und Tolman (1950) konstruierten ein stark vereinfachtes Instrument, das für Nicht-Augenärzte gedacht ist und nur anzeigt, ob der i.o. Druck normal oder gesteigert ist. Der praktische Arzt soll damit erhöhten i.o. Druck erkennen können und den Kranken zum Augenarzt überweisen. Lijó Pavía (1951) und Cholst et al. (1956) empfehlen das Instrument für diesen Zweck. Für den Augenarzt ist es nicht geeignet.

Ein Impressionstonometer zur laufenden Registrierung des i.o. Druckes gab Maurice (1958) an. Mit dem Instrument wird die Kraft gemessen, die nötig ist, um die Hornhaut um 0,5 mm einzudellen. Es ist mehr für Forschungszwecke als für den klinischen Gebrauch gedacht.

Eine Verfeinerung der Impressions-Tonometrie ist mit dem Elektro-Tonometer möglich. Dessen Skala ist vergrößert, so daß 1/4 Teilstriche abgelesen werden können. Die Zapfenstellung wird nicht mechanisch, sondern elektronisch verstärkt registriert, wodurch die Reibung (bis auf die zwischen Zapfen und Zylinder) wegfällt. In dem Zylinder befindet sich eine Doppel-Spule, an der eine tonfrequente Wechselspannung liegt. Der Zapfen erzeugt je nach seiner Stellung eine dieser proportionale Verstimmung des Gleichgewichtes einer Wheatstonschen Brücke und damit eine Amplitudenänderung der Wechselspannung. Diese Amplitudenänderung wird elektronisch verstärkt, gleichgerichtet und dem Anzeigeinstrument zugeführt. Sie gibt ein Maß für die Stellung des Zapfens. Das Gewicht des Tonometerkopfes und die Abmessungen des Zapfens sind die gleichen wie bei dem mechanischen Schiötz-Tonometer. Verstärkung und Skala sind so eingerichtet, daß einer bestimmten Zapfenstellung der gleiche Zeigerausschlag entspricht wie bei den Schiötz-Instrumenten. Die ersten Elektro-Tonometer wurden von Mueller (Chicago) gebaut (Friedenwald, 1948; Friedenwald et al., 1950). In Deutschland stellt Schwarzer (München) ein sehr ähnliches Instrument her (van Beuningen, 1957). Bei Benutzung eines Registriergerätes kann man damit plötzliche Änderungen der Zapfenstellung trägheitsloser erfassen als mit dem Mueller-Tonometer. Andere Elektro-Tonometer werden von François et al. (1952), Suda et al. (1952, 1955) und Uemura et al. (1952, 1957) beschrieben. Das Instrument von François benutzt einen Zapfen von 3 mm Durchmesser, der in einem anders geformten Zylinder als bei dem Mueller-Tonometer gleitet. Gemessen wird nur das Einsinken des Stempels in die Hornhaut, ohne die bei den anderen Tonometern erzeugte Abplattung der Hornhaut durch den Tonometerfuß.

Elektrotonometer bieten vor allem für die Elektrotonographie Vorteile. Man muß sie aber vor Gebrauch jedesmal kalibrieren, was umständlich ist.

2. Applanationstonometer

Bei der Applanations-Tonometrie kann man entweder messen, wie groß die Fläche der Hornhaut ist, die bei einem konstanten Druck der Fußplatte des Instrumentes anliegt, oder man mißt, welcher Druck nötig ist, um eine konstante Abflachung der Cornea zu erzielen. Nach dem ersten Prinzip arbeitet das in Rußland gebräuchliche Tonometer von Maklakoff (1885), bei dem ein Stempel von 5–15 g Gewicht auf die Hornhaut gesetzt wird, dessen Fuß mit Farbstofflösung in Glycerin überzogen ist. Račevskij (1931) ersetzte die Fußplatte durch ein mit Xeroformpuder bestäubtes Glas, an dem die Anlagefläche unmittelbar abgelesen werden kann. Radzichovskij (1940) und Silberman (1952) beschrieben eine verbesserte Ausführung des Instrumentes.

Das zweite Prinzip (konstante Anlagefläche, veränderlicher Druck) wurde früher bei dem Tonometer von Fick (1888) und der Modifikation dieses Instrumentes durch Lifschitz (1904) benutzt. Tjumjancev (1931) beschreibt eine ziemlich komplizierte Vorrichtung, wie man dieses Tonometer selbstregistrierend machen kann. In unserer Berichtszeit beschreiben Maurice (1951) und Perkins (1953) neue derartige Instrumente. Das Tonometer von Maurice besteht aus einem flüssigkeitsgefüllten Zylinder,

der an seinem Ende eine Gummimembran trägt. Das Instrument von PERKINS benötigt bei erhöhtem Druck ein Zusatzgewicht von 10 g, der instrumentelle Meßfehler beträgt 2–3 mm Hg. Es wurde vor allem für den Gebrauch am Versuchstier konstruiert und ist einfacher anzuwenden als das Instrument von MAURICE.

Am genauesten arbeitet das Tonometer von GOLDMANN (1955), bei dem der Durchmesser der Applanationsfläche nur 3,06 mm groß ist, wodurch die Volumensverdrängung im Auge sehr gering wird und somit eine abnorme „Rigidität“ die Messung nicht mehr verfälscht. Das Tonometer wird am sitzenden Patienten benutzt und die Applanation bei 10facher Vergrößerung an der Spaltlampe beobachtet. SCHMIDT (1957) beschreibt die Weiterentwicklung des Instrumentes. Die theoretischen Grundlagen der Applanationstonometrie besprechen GOLDMANN et al. (1957). Meßfehler sind durch zu lange Dauer (1 min oder mehr) der Tonometrie infolge viscöser Formänderungen der Cornea („Fließen“) zu erwarten, ferner bei abnorm dicker oder abnorm dünner Hornhaut oder starkem Epithelödem, während abnorme Rigidität oder abnorme Hornhautkrümmung im Gegensatz zur Impressionstonometrie keinen Meßfehler bedingen.

Schon BAILLIART et al. (1934) wiesen darauf hin, daß Tonometer mit möglichst kleiner Form- und Volumensänderung am geeignetsten sind. Außer dem GOLDMANNschen Tonometer wird diese Forderung noch von dem Impressionsinstrument von SOUTER erfüllt, das wir oben erwähnten, bei dem jedoch die abgelesenen Werte auch bei geübten Beobachtern stark schwanken (FRIEDENWALD, 1947).

3. Skleratonometer

Ein Federdruck-Instrument, das dem Dynamometer ähnelt und auf der Sklera ohne Anaesthesie aufgesetzt werden kann, beschreiben WOLFE (1948, 1950) und WOLFE et al. (1949). Die Ergebnisse stimmen nicht mit den Werten des Schiötz-Tonometers überein. Das Instrument ist ungenau (HIRSCH, 1955) und nicht für den Augenarzt gedacht, sondern für den Optiker, der in den USA Brillen verordnet, aber keine Anaesthetica benutzen darf (ROGERS, 1948; WICK, 1951, 1953; FRIEDENBERG, 1953). Der Optiker soll Verdachtsfälle damit auffinden und dem Augenarzt überweisen. Das Tonometer von BAILLIART (1923) wurde schon erwähnt.

4. Ballistische Elastometrie

Wenn man ein Hämmerchen, das an seinem Stiel frei schwingend aufgehängt ist, gegen die Hornhaut fallen läßt, so hängen die Tiefe der Eindellung und die Dauer der Berührung, bevor der Hammer zurückschnellt, u. a. von der Höhe des i.o. Druckes ab. Je höher der i.o. Druck bei sonst gleichen Bedingungen ist, desto weniger wird die Hornhaut eingedellt und desto kürzer bleibt der Hammer in Kontakt mit ihr. Dieses Prinzip der „ballistischen Tonometrie“ wurde von VOGELSANG (1927, 1930) entwickelt und von MÜLLER (1930) untersucht: Es zeigte sich aber, daß dabei vor allem der Widerstand der Hornhaut gegen Deformierung gemessen wird. FRIEDENWALD et al. (1950) nennen ihn, im Gegensatz zu dem Widerstand gegen Dehnung (= Rigidität), den viscösen und plastischen Widerstand. Im Schrifttum wird dieser viscöse Widerstand als Elastizität bezeichnet. Dies führt zu Verwechselungen, weil mit Elastizität und Rigidität auch die Dehnbarkeit bezeichnet wird, die bei der Tonometrie nach SCHIÖTZ und bei der Tonographie eine große Rolle spielt, bei der „Elastometrie“ mittels der ballistischen Methode dagegen gar nicht ins Gewicht fällt, weil das Hämmerchen so leicht ist und nur sehr kurze Zeit die Hornhaut berührt. Wir sprechen bei der mit der ballistischen Elastometrie momentan gemessenen Eigenschaft deshalb von Eindellbarkeit.

Aus der Höhe, bis zu der der Hammer zurückprallt, kann man diese Eindellbarkeit messen. Sie hängt bei sonst gleicher Technik von der Art des Gewebes (Hornhaut oder Sklera) ab, und von der Wölbung der Hornhaut an der getroffenen Stelle (am Limbus oder nahe dem Zentrum), wie OBBINK (1930, 1931) fand. Auch der i.o. Druck beeinflußt die Rückschwingung des Hammers (WEVE, 1932), doch läßt er sich hieraus nicht genau abschätzen (WIEGERSMA, 1940, 1951, 1955; FRIEDENWALD et al., 1950;

Mamelock et al., 1955). Viel stärker als der i.o. Druck beeinflussen das Ergebnis die Dicke der Hornhaut, ihre Form (Keratoconus) und ihre Feuchtigkeit. Mamelock et al. (1955) fanden schon nach 1 min langem Austrocknen starke Änderungen des Ergebnisses. So eignet sich die ballistische Methode also nicht zur Druckmessung, sondern nur zur Bestimmung der Deformierbarkeit (Eindellbarkeit, viscöser Widerstand) der Hornhaut.

Der von Wiegersma und Mamelock et al. benutzte Apparat besteht aus einer Elfenbeinkugel von 2 mm Durchmesser, die an einem 15 cm langen, möglichst reibungsfrei aufgehängten Stiel befestigt ist. Man läßt diesen Hammer aus der Senkrechten auf die Hornhaut des liegenden und senkrecht nach oben blickenden Patienten fallen. An einer Skala kann man ablesen, bis zu welcher Höhe er zurückschnellt, und hieraus den „Stoß-Quotienten" nach Wiegersma berechnen.

5. Andere Tonometer

Mlíkowský (1949) bespricht die Möglichkeiten, den i.o. Druck mit Hilfe des Schalles zu messen, der sich in Flüssigkeiten unter erhöhtem Druck rascher fortpflanzt. Radzichovskij (1951) beschreibt ein Vakuum-Tonometer, das aus einer kleinen Unterdruckkammer besteht, die auf die Hornhaut aufgesetzt wird. Je höher der i.o. Druck ist, um so stärker müsse der Unterdruck sein, der die Hornhaut um einen bestimmten Betrag vorbuckelt.

6. Manometer

Manometer kommen für die Druckmessung am Menschenauge nur ausnahmsweise (bei zur Enucleation bestimmten Augen) in Frage. Sie werden im Tierversuch benutzt. Hier seien die Instrumente und Verfahren von Duke-Elder et al. (1931), Velhagen (1932), Takabatake et al. (1935), Davson et al. (1950) und Guerry III (1952) erwähnt; in diesen Arbeiten sind weitere Literaturhinweise enthalten.

7. Vergleich verschiedener Tonometer miteinander

Die Impressions-Tonometer von Schiötz, Bailliart und McLean werden klinisch miteinander verglichen von Shoji et al. (1931), Suzuki (1935) und Carreras-Matas (1950); das Bailliart-Tonometer zeigt zu niedrige, das McLean-Tonometer zu hohe Werte. Adler et al. (1936) verglichen die Tonometer von Schiötz, McLean und Gradle, die nur etwa 3–4 mm Hg voneinander abwichen. Ein Bailliart-Tonometer fanden sie völlig ungenau. Bei dem Vergleich zwischen dem Impressionstonometer von Schiötz und Applanationstonometern werden diese von russischen Autoren vorgezogen. – Račevskij (1931) und die Teilnehmer einer Glaukomtagung der Sowjetunion (Anon. 1953) halten das Tonometer von Maklakoff für das beste Instrument, Apin (1926, 1932, 1950) zieht das Tonometer von Fick-Lifschitz vor, weil es den i.o. Druck bei wiederholter Messung weniger erniedrigt als das von Schiötz, und Unterschiede auch da anzeigt, wo man mit dem Schiötz-Tonometer keine findet. Der Verfasser meint, die Ablesung sei weniger subjektiv als bei dem Schiötz-Instrument, da dessen Zeiger pulsatorisch schwankt und der Abstand des Zeigers von der Skala die Ablesung beeinflussen kann. Lörtscher (1931) dagegen findet das Tonometer von Fick-Lifschitz ungenauer als das von Schiötz, auch wenn man die Tränen absaugt (Untersuchung an Leichenaugen). Miratýnska-Rusinowa (1956) verglich ein Schiötz-Tonometer mit dem von Fick-Lifschitz.

Derartige Vergleiche sind wenig aufschlußreich, wenn keine standardisierten Instrumente verwendet werden, weil Aussagen über „besser" und „schlechter" sich dann nicht nur auf das Prinzip des jeweiligen Instrumentes beziehen, sondern auch auf Fehler des Einzelstückes. Grundsätzlich ist sicher das Spaltlampen-Applanations-Tonometer von Goldmann das beste, weil hierbei Form und Volumen des Auges am wenigsten geändert werden (0,5 mm^3). Aber auch das Tonometer von Schiötz ist sehr geeignet für die Tonometrie, wenn die Rigidität normal ist und man ein standardisiertes Instrument benutzt, obgleich sein Wirkungsprinzip kompliziert ist (Abflachung und Eindellung der Hornhaut) und es eine starke Volumensänderung des Bulbus (11–20 mm^3) bewirkt. Die Berichte verschiedener Beobachter über den i.o. Druck Gesunder (s. S. 2) stimmen gut überein und zeigen die Brauchbarkeit standardisierter Schiötz-Tonometer.

III. Standardisierung und Kalibrierung des Schiötz-Tonometers

1. Die Aufgabe

Wenn das Schiötz-Tonometer ein zuverlässiges Instrument zur Messung des i.o. Druckes sein soll, müssen die genauen Abmessungen eines Standard-Tonometers und ihre Toleranzen festgelegt sein. Die Hersteller von Tonometern sollen diese Vorschriften beachten. Von augenärztlicher Seite müssen finanziell unabhängige Eichstellen eingerichtet werden, die die Instrumente nach einheitlichen Methoden prüfen und hierüber ein Zeugnis ausstellen. Die Augenärzte sollten hierüber aufgeklärt werden, damit sie nur solche Instrumente kaufen. Für dieses Standard-Tonometer ist eine Kalibrierung zu ermitteln, die es gestattet, den Zeigerausschlag in mm Hg (i.o. Druck) umzurechnen.

Diese Punkte hängen eng miteinander zusammen, da z. B. die Toleranzen durch Messen am Auge ermittelt werden müssen und so die Vorschriften über die Standardisierung mit der Kalibrierung verbunden sind. Die Kalibrierung erfordert physikalische und physiologische Untersuchungen, um die Veränderungen am Auge infolge des Meßvorgangs und den Einfluß abnormer Eigenschaften der untersuchten Augen (Rigidität, Wölbung der Hornhaut) zu bestimmen.

2. Ältere Versuche

Die ersten Schiötz-Tonometer wurden in Handarbeit angefertigt und an menschlichen Leichenaugen geeicht. Schiötz fand, daß sich eine Kalibrierungskurve gut herstellen ließ, wenn eine offene Verbindung zwischen dem Auge und dem Manometer bestand. Bei geschlossenem Manometerhahn streuten die Werte stärker. Wir wissen heute, daß hierbei die Rigidität der Augenhüllen eine große Rolle spielt. Gerade die Kalibrierung bei geschlossenem Manometerhahn ist wichtig, weil diese Art des Messens dem Vorgang am lebenden Auge entspricht. Schiötz verbesserte seine Kalibrierung wiederholt (1905, 1909, 1924). Ungenauigkeiten der Kalibrierung entstanden aus den gleichen Gründen, die auch bei späteren Kalibrierungsversuchen störten: Änderung der Rigidität der Augenhüllen nach dem Tode (s. unten), Art der Einführung der Manometernadel (durch den Sehnerv oder am Limbus), Lagerung des Auges bei der Messung (Friedenwald, 1937, 1954). Trotzdem erreichte Schiötz eine gute Annäherung an die zur Zeit als richtig angesehenen Werte.

Für die Standardisierung der Instrumente war dagegen schlechter gesorgt. Einige wichtige Abmessungen, wie z. B. die Kantenkrümmung des Senkstiftes, hatte Schiötz nicht festgelegt. Die Prüfung, ob neu hergestellte Instrumente dem Standardtyp entsprachen, war ungenügend. Schiötz (1924) richtete in Oslo eine Prüfstelle ein, doch wichen dort für gut befundene Tonometer bis zu zwei Teilstrichen der Skala voneinander ab (Friedenwald, 1954). Andere Firmen stellten Tonometer her, die irgendeinem aus Oslo kommenden Instrument nachgebaut wurden, in manchen entscheidenden Eigenschaften aber von dem Standardtyp abwichen, für den die Kalibrierung vorgenommen worden war. So kam es, daß Shope (1932) mit 5 verschiedenen Schiötz-Tonometern Druckunterschiede bis 15 mm Hg an gesunden Augen maß (s. a. Freiman, 1943).

Deshalb bemühte man sich, in Prüfstellen die Übereinstimmung von neu hergestellten Tonometern mit einem als Standardtyp angesehenen Instrument aus Oslo festzustellen. Pioniere waren Arnold et al. (1923) in Tübingen, sowie Comberg (1923, 1930). Es folgten Ferree et al. (1931), Bailliart (1931, 1936), Hagedoorn (1933), Pollak et al. (1952). In den USA richteten Posner (1935, 1943, 1955, 1957) und Schoenberg et al. (1944) die ersten Kontrollstellen ein. Berens et al. (1952) gaben ein Instrument an, mit dem man die Reibung messen kann.

Diese früheren Kontrollmethoden ließen zwar gröbste Fehler erkennen, doch entsprachen nur 25% der für gut befundenen Tonometer den heutigen Vorschriften. Dies lag teils daran, daß das Standardinstrument nicht einheitlich festgelegt war, teils an den Prüfmethoden, die nur einige der heute geprüften Punkte umfaßten. Zur Prüfung ungeeignet sind enucleierte Augen, da sich ihre Rigidität nach dem Tode bald verändert; sie können auch schwer in genügender Anzahl für eine Prüfstation beschafft werden (Bailliart, 1934). Tieraugen scheiden aus den gleichen Gründen aus. Sachs et al. empfehlen sie noch 1943. Die Rigidität ist aber vier Stunden nach dem Tode stark erniedrigt, 14 Stunden nach dem Tode gesteigert (Wessely, 1912). Grant et al. (1955) fanden bei Kaninchen noch 16 Stunden nach dem Tode erniedrigte Rigidität. Auch künstliche Augen, wie z. B. über eine Trommel gespannte aufgeblasene Gummimembranen, die SCHIÖTZ (1920) und ARNOLD et al. (1923) benutzten, ergaben keine brauchbaren Prüfmethoden (FRIEDENWALD, 1954). Tonometer, die auf der Gummimembran übereinstimmen, können am Auge Unterschiede zeigen, weil die Elastizität verschieden ist und bei der Tonometrie am Auge Fehler einzelner Tonometerteile bemerkbar werden, die auf der Membran verborgen blieben. Für den Praktiker wurde vorgeschlagen, sein Tonometer an Gesunden zu kalibrieren, indem er den Mittelwert bei Gesunden für sein fehlerhaftes Instrument feststellt oder die Zeigerausschläge seines Instrumentes mit einem Standard-Tonometer vergleicht.

Hierbei stört die Massagewirkung bei gesunden Augen, durch die schon bei der 3. Messung der i.o. Druck oft absinkt. Klinische Tonometriefehler gehen in die Messung ein (FRIEDENWALD et al., 1954). Eine Verständigung untereinander ist bei Benutzung nicht-standardisierter Instrumente unmöglich. Auch die Berechnung von Korrekturfaktoren, mit deren Hilfe man unvorschriftsmäßige Instrumente mit standardisierten vergleichen kann (KAGEYAMA et al., 1956; HONDA, 1956; KOMOTO et al., 1956), ist nur ein Notbehelf.

3. Neue Standardisierungsmethoden

Die Tonometerprüfung wurde erst zuverlässig, als man sich auf ein Standardinstrument einigte, seine Toleranzen festlegte und neue Tonometer physikalisch (durch Messen und Wiegen) kontrollierte. Die Grundlagen für diese neuen Standardisierungsmethoden sind in dem Zehnjahresbericht (FRIEDENWALD, 1954) enthalten, den der Ausschuß für Tonometerstandardisierung der amerikanischen Akademie für Augen- und Ohrenheilkunde 1942 einsetzte. Als Zwischenberichte kann man die Arbeiten von REESE (1942), FRIEDENWALD (1947, 1948, 1949) und POSNER (1951) ansehen. Auch für die Tonometer nach GRADLE und MCLEAN wurden Standardinstrumente festgelegt. Die amerikanischen Prüfverfahren wurden in anderen Ländern anerkannt (PENIDO BOURNIER, 1949; JACKSON, 1953, 1955; KIRITOSHI, 1956; NAGY et al., 1956). Nach dem internationalen Kongreß in New York (1954) stellte die Firma Haag-Streit auf Anregung GOLDMANNS ein Gerät her, mit dem man das Schiötz-Tonometer entsprechend den Vorschriften des amerikanischen Ausschusses prüfen kann. Es hat den Vorzug, daß alle Prüfstellen die gleichen Eigenschaften eines Tonometers mit der gleichen Genauigkeit untersuchen und damit die Voraussetzung für eine gleichartige Beurteilung geschaffen ist. Mit diesem Gerät arbeiten z. Z. folgende Stellen: Europa: Amsterdam, Bern, Bonn, I. Univ.-Augenklinik Budapest, Lüttich, Rom, Strasbourg, Tübingen, Upsala, II. Univ.-Augenklinik Wien; USA: Illinois Eye a. Ear Infirm.; Chicago: Washington Univ. Saint Louis (Missouri), Wilmer Inst. Baltimoore; Australien: The Victorian Eye a. Ear Hospital Victoria. Ein ähnliches Gerät befindet sich im Rigshospitalet Kopenhagen. Neuerdings erwarb auch die Univ.-Augenklinik Hamburg das Eichgerät von Haag-Streit.

Die Deutsche Ophthalmologische Gesellschaft gründete 1956 eine Tonometerkommission, die sich mit den Fragen der Standardisierung beschäftigen soll (ANON., 1957).

Außerdem beschäftigen sich die Universitäts-Augenkliniken in Kopenhagen und Köln mit der Tonometereichung, benutzen aber Prüfgeräte nach eigenen Entwürfen (ALBRECHT et al., 1955; WOLFSPERGER, 1952). In Köln stellten ALBRECHT et al. (1956) den von dem amerikanischen Ausschuß erlaubten Toleranzen engere Streubreiten gegenüber, durch die eine bessere Übereinstimmung der Instrumente erzielt werden kann. FRIEDENWALD (1954) fand bei standardisierten Tonometern keine größeren Meßfehler als ± 0,5 Skalenteile; diese sind allein durch die Toleranz der Kantenkrümmung des Zapfens möglich. ALBRECHT et al. (1956) berechneten dagegen, daß die maximal möglichen Abweichungen der nach den US-Vorschriften von 1954 geeichten Tonometer ± 3,0 Skalenteile betragen können, während bei Benutzung ihrer strengen Prüfverfahren die höchstmöglichen Differenzen nur noch ± 0,6 Skalenteile betragen. Leider ist eine derartige Prüfung sehr zeitraubend. Die von der amerikanischen Kommission und den europäischen Eichstellen vorgeschriebenen Toleranzen sind in dem Muster des Eichzeugnisses (Tab. 22) angegeben, die von ALBRECHT et al. (1956) vorgeschlagenen engen Toleranzen in Tab. 24.

Tabelle 24. *Engere Toleranzen für Schiötz-Tonometer*
(nach ALBRECHT, BERNEAUD-KÖTZ und WEBER, 1956)

		Von den Autoren zugelassene Streubreite	vorgeschlagene maximale Abweichung
		1. Gewichte	
Eindruckskraft		g	Skt
a) Gesamttonometer ohne Halterung		± 0,5	0
b) Meßsystem (Zapfen-Hebel-Zeiger)			
bei Zeigerstellung	5	± 0,07	± 0,1
bei Zeigerstellung	10	± 0,07	
c) Zusatzgewichte	7,5 g	± 0,01	
	10,0 g	± 0,01	
	15,0 g	± 0,01	
		2. Auflageflächen	
Fußplatte		mm	Skt
a) Durchmesser: Außenkante der gekrümmten Fläche		noch nicht untersucht	
b) Kantenabrundung (Radius)			
c) Verkantung der Basis		0,23°	+ 0,1
d) Kantenkrümmungsradius der Basis		± 0,25	0
Zapfen			
a) Durchmesser		± 0,005	± 0,1
b) Kantenabrundung (Radius)		Standard 0,25 ± 0,005	
c) Verkantung der Basis		0,005	
d) Krümmungsradius der Basis		± 0,75	0
		3. Übersetzungsverhältnis 1 : 20	
		Skt	Skt
Bei Skalenteilstrich	−1	± 0,1	± 0,1
Bei Skalenteilstrich	5	± 0,1	
Bei Skalenteilstrich	10	± 0,1	
Bei Skalenteilstrich	18	± 0,1	
		4. Nullpunkteinstellung	
		Skt	Skt
Auf Stahlkugel 15 mm-Radius		—	—
Auf Stahlkugel 16 mm-Radius		—	—
Auf Nullpunktlehre (15 mm-Radius)		± 0,1	± 0,1

Auf die Prüfstationen wird in Veröffentlichungen von GOLDMANN et al. (1955, 1956), GOLDMANN (1957), SCHMIDT (1956), LEYDHECKER (1956, 1957), HEYDACKER et al. (1956) und MAHNKE (1956) hingewiesen. Aus diesen Berichten geht übereinstimmend hervor, daß die weitaus meisten dort geprüften Tonometer den Vorschriften nicht entsprachen. So fanden GOLDMANN et al. (1956) unter 90 geprüften Instrumenten nur 1 korrekt, 8 nicht korrekt aber verwendbar, 81 unbrauchbar. Unter 35 fabrikneuen Tonometern waren kein korrektes und nur 3 brauchbare. IMAI (1953) gab an, daß etwa die Hälfte aller in Deutschland oder Japan hergestellten Tonometer unkorrekt sind.

Diese Prüfstellen sollen deshalb auch die Hersteller von Tonometern zu größerer Genauigkeit anhalten. In Deutschland geschieht dies seit 1955 durch die Augenkliniken von Bonn und Tübingen, die mit der Berner Augenklinik hierbei zusammenarbeiten. Erhöhte Anforderungen an die Präzision kosten die Hersteller Geld und rufen ihren Widerstand hervor. Ein Kaufmann kann die Notwendigkeit, Maschinen für eine genauere Fertigung, Zeit und Apparate für Kontrollen zu investieren, schwer einsehen, solange der Absatz befriedigend bleibt. Deshalb ist die Aufklärung der Augenärzte wenigstens ebenso wichtig wie die Belehrung der Fabrikanten. Nur wenn sich keine ungeprüften Tonometer mehr verkaufen lassen, werden alle Hersteller genau arbeiten. Teilerfolge scheinen jedoch erzielt zu sein.

Weekers et al. (1956) und Lavergne et al. (1957) fanden unter 13 zur Kontrolle eingesandten Arzt-Tonometern 12 völlig unbrauchbar, von 56 fabrikneuen Tonometern jedoch 30 korrekt. Wir fanden seit Sommer 1956 in Bonn unter 59 früher gefertigten, in Gebrauch befindlichen Tonometern nur 8 (rund 13,5%) brauchbar, dagegen unter 551 fabrikneuen Tonometern eines deutschen Herstellers 309 (56%) vorschriftsmäßig. Bei fast allen anderen neuen Tonometern konnten die von uns festgestellten Mängel beseitigt werden, allerdings z. T. erst nach mehrmaliger Reklamation. Anfangs fanden wir Fehler der Zapfenabmessungen, falsches Gewicht des Tonometers und der Zusatzgewichte sowie des Übersetzungsverhältnisses. Zur Zeit scheint bei der Herstellung vor allem die Kantenkrümmung des Stempels Schwierigkeiten zu bereiten.

Tabelle 25. *Schiötz-Kalibrierung 1924*

Skalen-teil	mit Gewicht 5,5 g	7,5 g	10,0 g	15,0 g
0,0	48	67	91	138
0,5	44,5	62	83,5	127
1,0	41	57	77	118
1,5	37,5	53	71	109
2,0	35	49	66	101
2,5	32,5	45,5	61	93
3,0	30	42	56	86
3,5	27,5	38,5	52	80
4,0	25,5	36	48,5	74,5
4,5	23,5	33,5	45	69
5,0	22	31	41,5	63,5
5,5	20,5	28,5	38,5	59
6,0	19	26,5	35,5	54,5
6,5	18	24,5	33	50
7,0	17	23	31	46
7,5	16	21,5	28,5	43
8,0	15	20	26,5	40
8,5	14	18,5	24,5	37
9,0	13	17	23	34
9,5	12	16	21,5	32
10,0	11	15	20	30
10,5	10,5	14,2	18,5	28
11,0	10	13,5	17,5	26
11,5	9,5	12,8	16,5	24
12,0	9	12	15,5	22
12,5	8,5	11,3	14,5	20,5
13,0	8	10,7	13,5	19
13,5	7,5	10,2	12,8	18
14,0	7,2	9,7	12	17
14,5	7	9,2	11,2	16
15,0	6,8	8,8	10,8	15

4. Neue Kalibrierungsversuche

Bei den Kalibrierungen von Schiötz blieben die Änderung der Rigidität von Leichenaugen gegenüber lebenden Augen sowie die individuellen Rigiditätsunterschiede unberücksichtigt. Es war Schiötz (1920) bekannt, daß man bei gleichem i.o. Druck verschiedene Zeigerausschläge erhalten kann, daß also dann der gleiche Zeigerausschlag verschiedene Druckhöhen bedeutet. Er gab deshalb seine Kalibrierung als Mittelwert eines Druckgebietes an, bei dem die Maximal- und Minimalwerte des 5,5 g-Gewichtes

Tabelle 26. *Schiötz-Kalibrierung 1948*

Skalenteil	mit Gewicht 5,5 g	7,5 g	10,0 g	15,0 g
0,0	43,8	61,9	83,2	132,0
0,5	40,5	57,5	77,3	121,9
1,0	37,4	53,3	72,1	113,9
1,5	34,6	49,5	67,4	106,7
2,0	32,0	46,0	62,9	100,2
2,5	29,6	42,9	58,9	94,2
3,0	27,1	40,0	55,1	88,8
3,5	25,4	37,2	51,6	83,8
4,0	23,4	34,7	48,3	79,3
4,5	21,8	32,3	45,3	75,7
5,0	20,1	30,3	42,5	71,8
5,5	18,5	28,3	39,9	68,1
6,0	16,9	26,5	37,5	64,5
6,5	15,6	24,6	35,2	61,0
7,0	14,2	23,0	33,1	57,6
7,5	13,2	21,5	31,0	54,3
8,0	11,9	19,9	29,2	51,1
8,5	11,0	18,5	27,3	47,8
9,0	10,0	17,1	25,6	45,0
9,5	9,0	15,7	23,9	42,3
10,0	8,0	14,4	22,3	39,6
10,5	7,0	13,1	20,9	37,1
11,0	6,2	12,0	19,4	34,6
11,5	5,0	11,1	18,0	32,3
12,0	4,0	10,1	16,7	30,2
14,0		5,7	11,5	21,7
16,0			7,5	15,2
18,0				10,5

ungefähr 6 mm Hg auseinander lagen, bei schwereren Gewichten noch weit mehr. Die Gründe für diese Ungenauigkeit sah SCHIÖTZ (1920) richtig in Unterschieden der Rigidität der Hornhautwölbung und -dicke.

Diesen Faktoren ging FRIEDENWALD (1947) mathematisch und experimentell nach; dabei ermittelte er eine neue Kalibrierung (Tab. 26), die 1948 von dem amerikanischen Tonometerausschuß angenommen wurde und nur wenig von der Schiötz-Tabelle 1924 (Tab. 25) abwich (ANON., 1948). Bald zeigte es sich, daß die Kalibrierung von 1948 nicht genau war. Bessere Verfahren wurden von FRIEDENWALD (1954) entwickelt, um die Volumensänderung des Auges, die durchschnittliche Rigidität der Hornhaut und den i.o. Druck bei aufgesetztem Tonometer (offener Manometerhahn) zu messen, so daß eine neue Kalibrierung 1954 (Tab. 27) abgeleitet werden konnte. Bei jedem einzelnen Versuch, der dieser Kalibrierung zugrunde liegt, sind Irrtumsmöglichkeiten gegeben, die FRIEDENWALD (1954) diskutiert. Alle Versuchsfehler zusammen können bei i.o. Druckwerten von 15–30 mm Hg einen Fehler der Kalibrierung von ± 4,5 mm Hg bewirken (FRIEDENWALD, 1954). Während die Werte der Tabelle von 1948 etwa der Schiötz-Kalibrierung von 1924 entsprechen, liegen die der Tabelle von 1954 niedriger und entsprechen etwa den von SCHIÖTZ 1909 angegebenen Werten. Diese Übereinstimmung ist zufällig, da die Berechnungsgrundlagen ganz verschieden waren. Die Tabellen von 1954 wurden in dem Decennial Report (FRIEDENWALD, 1954), einem Herausgeberaufsatz (ANON., 1955), von ADAMANTIADES (1955) und von WEEKERS et al. (1955) veröffentlicht.

Bei diesen Tabellen lagen aber die Werte für das 7,5- und 10 g-Gewicht zu hoch (LEYDHECKER et al., 1956), was vor allem für die Rigiditätsmessungen störend war. Auf Grund von klinischen Untersuchungen KRONFELDS (1957) berechnete FRIEDENWALD (1957) nochmals neue Kalibrierungstabellen, die inzwischen als Tabellen von

Tabelle 27. *Schiötz-Kalibrierung 1954*

Skalen-teil	mit Gewicht 5,5 g	7,5 g	10,0 g	15,0 g
0,0	39,8	58,4	81,7	126,8
0,5	36,6	54,0	75,9	118,3
1,0	33,6	49,9	70,6	110,4
1,5	30,9	46,2	65,7	103,3
2,0	28,4	42,9	61,3	96,7
2,5	26,2	39,8	57,2	90,6
3,0	24,1	36,9	53,4	84,9
3,5	22,2	34,2	49,8	79,7
4,0	20,4	31,8	46,5	74,8
4,5	18,8	29,5	43,5	70,2
5,0	17,3	27,4	40,6	65,9
5,5	15,9	25,4	37,9	61,8
6,0	14,6	23,5	35,4	58,0
6,5	13,5	21,8	33,0	54,4
7,0	12,4	20,2	30,8	51,1
7,5	11,3	18,7	28,7	47,8
8,0	10,4	17,3	26,8	44,8
8,5	9,5	16,0	24,9	42,0
9,0	8,7	14,7	23,2	39,3
9,5	8,0	13,6	21,5	36,7
10,0	7,3	12,5	20,0	34,3
10,5	6,7	11,5	18,6	32,0
11,0	6,1	10,6	17,2	29,8
11,5	5,5	9,7	15,9	27,7
12,0	5,0	8,9	14,7	25,8
12,5		8,2	13,6	24,0
13,0		7,5	12,6	22,3
13,5		6,8	11,6	20,6
14,0		6,2	10,7	19,1
14,5		5,7	9,8	17,7
15,0		5,2	9,0	16,3
15,5			8,2	15,0
16,0			7,5	13,8
16,5			6,9	12,7
17,0			6,3	11,7
17,5			5,7	10,7
18,0			5,2	9,8
18,5				9,0
19,0				8,2
19,5				7,5
20,0				6,8

1955 (Tab. 28) allgemein angenommen wurden (KRONFELD, 1957; POSNER, 1957). Ihnen liegen keine neuen Messungen zugrunde. Die Tabellen wurden ermittelt, indem man 5 der 11 empirischen Größen innerhalb der experimentellen Schwankungsbreite so änderte, daß die Tabellen für 7,5- und 10 g-Gewicht besser als zuvor mit der Tabelle für das 5,5 g-Gewicht übereinstimmten. Die Werte für das 5,5 g-Gewicht änderten sich dabei nur wenig. Auch diese neueste Kalibrierung ist nach MCBAIN (1957) nicht völlig korrekt. Er fand mit einer verbesserten Methodik abweichende Werte für P_t (i.o. Druck mit aufgesetztem Tonometer).

Schon 1925 schrieb LANGENHAN in seinem Handbuchbeitrag über Tonometrie: „Auch die neuen Schiötzschen Tonometerwerte machen natürlich keinen Anspruch auf absolute Genauigkeit.“ FRIEDENWALD meinte 1954, daß „keine Kalibrierung eines biologischen Meßvorganges absolut und endgültig“ sei, und 1957 schloß er die Arbeit über die letzte Kalibrierung von 1955 mit dem Satz: „Es kann nie eine endgültige und absolut genaue Kalibrierung für Tonometer geben.“

Tabelle 28. *Schiötz-Kalibrierung 1955*

Zeiger-Ausschlag	(Abgerundete Werte) Augendruck mm Hg Tonometerstiftgewicht 5,5 g	7,5 g	10,0 g
0	41	59	82
0,5	38	54	75
1,0	34,5	50	69
1,5	32	46	64
2,0	29	42	59
2,5	26,5	39	55
3,0	24	36	51
3,5	22	33	47
4,0	20,5	30	43
4,5	19	28	40
5,0	17	26	37
5,5	16	24	34
6,0	14,5	22	32
6,5	13	20	29
7,0	12	18,5	27
7,5	11	17	25
8,0	10	16	23
8,5	9	14	21
9,0	8,5	13	19,5
9,5	8	12	18
10,0	7	11	16,5
10,5	6,5	10	15
11,0	6	9	14
11,5	5,3	8	13
12,0	4,9	7,5	11,5
12,5	4,4	6,8	10,5
13,0	4	6,2	9,5
13,5	—	5,6	8,6
14,0	—	5	7,8
14,5	—	4,5	7
15,0	—	4	6,4

Tabelle 29. *Kalibrierung 1954, Schiötz-Tonometer, 5,5 g-Gewicht, für Augen mit abnormer Hornhautkrümmung bei normaler Rigidität*

(Nach Friedenwald, Decennial Report 1954, S. 166)

Skalenteile	Krümmungsradius der inneren Hornhautoberfläche (mm) 15	13	11	9	8	7	6	5	4
0	48	46	44	42	41	39	37	33	28
1	41	40	38	36	34	33	30	26	21
2	37	35	33	31	30	28	25	21	16
3	33	31	29	27	26	23	21	17	12
4	30	28	26	24	22	19	17	13	9
5	27	25	23	21	19	16	14	10	6
6	23	23	20	18	16	14	11	8	
7	22	21	18	16	14	11	9	6	
8	20	19	16	14	12	10	7		
9	19	17	15	12	10	8	5		
10	17	16	13	10	9	7			
11	16	14	12	9	7	6			
12	15	13	11	8	6				
13	14	12	10	7	5				
14	13	11	9	6					
15	12	10	8	5					

Tabelle 30. *Kalibrierung 1954, Schiötz-Tonometer, 10 g-Gewicht, für Augen mit abnormer Hornhautkrümmung bei normaler Rigidität*

(Nach FRIEDENWALD, Decennial Report 1954, S. 166)

Skalenteile	Krümmungsradius der inneren Hornhautoberfläche								
	15	13	11	9	8 mm	7	6	5	4
0	89	86	85	84	81	80	78	75	70
1	77	76	75	73	71	70	67	63	57
2	68	67	66	64	62	60	57	54	47
3	61	60	58	56	55	52	49	45	39
4	55	54	52	50	47	45	43	38	31
5	50	48	46	43	42	40	36	33	25
6	45	43	42	39	36	34	31	27	20
7	40	39	37	34	32	30	27	23	16
8	36	35	33	30	28	26	23	19	13
9	33	31	29	27	25	22	19	15	10
10	30	28	26	23	22	19	16	13	7
11	27	25	23	20	18	16	14	10	5
12	24	22	20	18	16	14	12	8	
13	21	20	18	15	13	12	10	6	
14	19	18	16	13	11	10	9		
15	17	16	14	11	10	9	7		

Für Augen mit abnormem Krümmungsradius der Hornhaut bedarf die Tonometermessung einer Korrektur. Wenn die Hornhaut stärker gewölbt ist als normal (= innerer Krümmungsradius 7,3 mm), so erhält man zu kleine Zeigerausschläge und dementsprechend fälschlich einen zu hohen Druck. Umgekehrt ist der Zeigerausschlag bei flacher Hornhaut (Hydrophthalmie) größer als bei normaler Wölbung, der aus der Tabelle für normale Augen entnommene Druck also niedriger als in Wirklichkeit, so daß man eine Drucksteigerung übersehen kann. Für solche Fälle berechnete FRIEDENWALD (1954) korrigierte Tabellen (Tab. 29 und 30), die allerdings auf der inzwischen überholten Kalibrierung von 1954 basieren.

5. Aufzeichnen der Tonometerwerte

Die letzte Kalibrierung von 1955, die 6. für das Schiötz-Tonometer, dürfte die bisher beste Annäherung an die wahren Werte sein, aber wir müssen damit rechnen, daß auch sie nicht endgültig ist. Dies ist für den Augenarzt, der gewohnt ist, den i.o. Druck in mm Hg zu benennen, außerordentlich störend. Je nach der benutzten Tabelle kann ein „Druck von 25 mm Hg“ normal oder pathologisch sein. Es ist deshalb sinnlos, die Druckwerte in mm Hg anzugeben, ohne hinzuzusetzen, welche Schiötz-Tabelle benutzt wurde. Schon SCHIÖTZ (1924), LANGENHAN (1925) und ELSCHNIG (1932) empfahlen, alle Druckwerte in Form eines Bruches anzugeben. Man schreibt am besten die variable Größe Zeigerausschlag in den Zähler und das benutzte Gewicht in den Nenner. Benutzt man diese Methode, so vermeidet man das ganze Dilemma der wechselnden Kalibrierungen. Seit über 50 Jahren gilt, daß ein geringerer Zeigerausschlag als 3/5,5 g pathologisch ist (heute wäre hinzuzufügen: wenn ein standardisiertes Instrument an einem Auge mit normaler Rigidität und normaler Hornhautkrümmung benutzt wird; Näheres zu den Grenzwerten s. S. 1–5). Es ist nur eine Sache der Gewohnheit, auch seinen Sprachgebrauch und sein klinisches Denken auf diese Ausdrucksweise umzustellen; sie allein ist korrekt, da sie zwischen den Meßvorgang und seine klinische Interpretation nicht die mit Irrtumsmöglichkeiten behaftete Kalibrierung einschiebt, die klinisch in den meisten Fällen (außer bei der Tonographie) gut entbehrt werden kann.

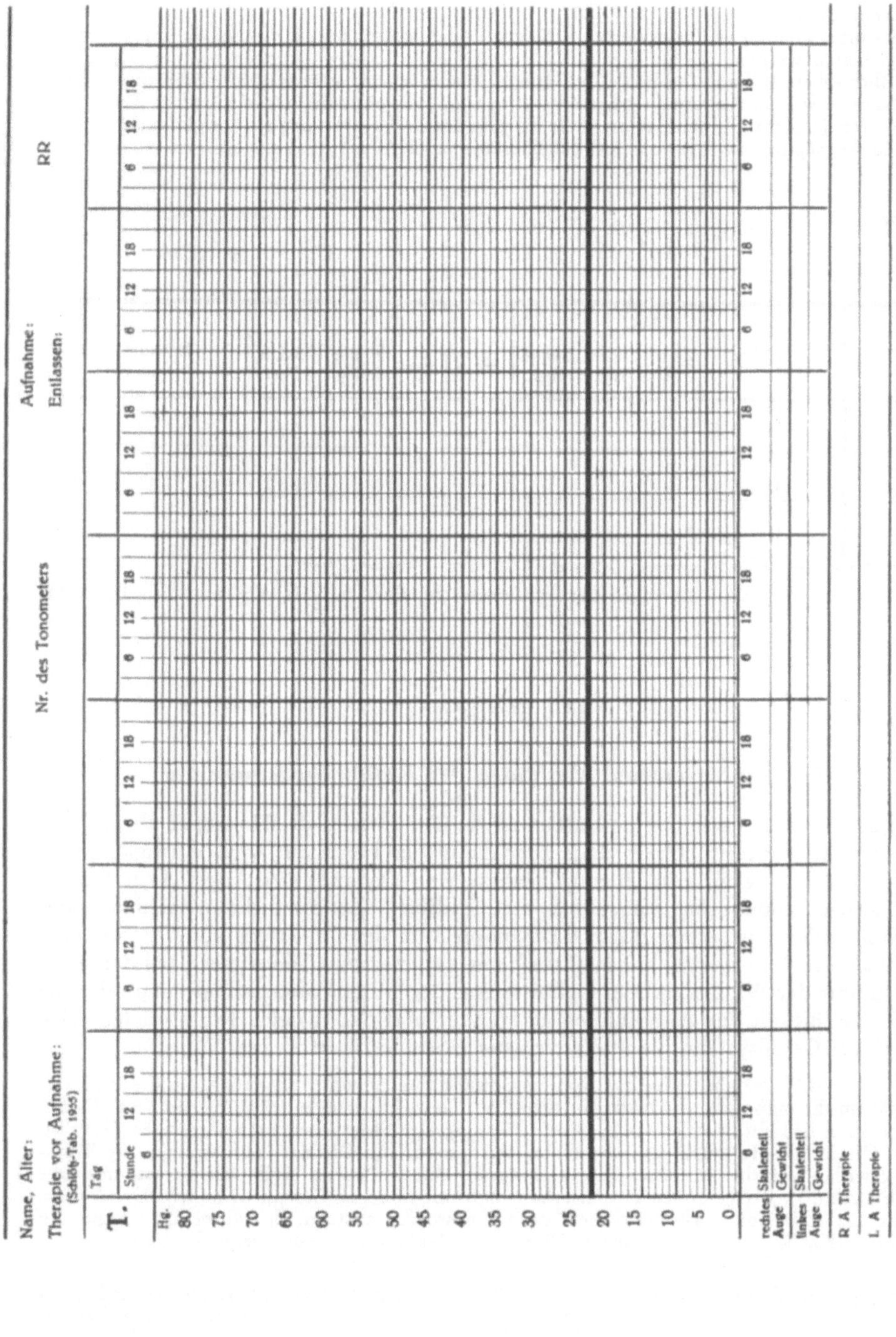

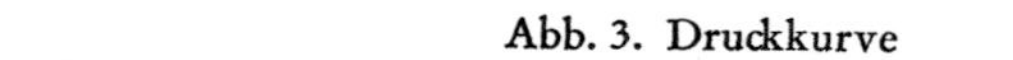

Abb. 3. Druckkurve

Ich ließ zur Aufzeichnung der ambulant gemessenen Druckwerte eine Tensionskarte drucken (Abb. 4), die der Ambulanzkarte angeheftet werden kann und auf der Zeigerausschlag, Gewicht, Zeit seit der letzten Mioticum-Gabe und gegenwärtige Therapie eingetragen werden. Die Spalte mit den Werten in mm Hg ist nur eine Konzession an die Gewohnheit mancher Ärzte und eigentlich überflüssig.

Die Aufzeichnung der Druckwerte als Kurve ist bei stationären Kranken, die täglich mehrmals gemessen werden, vorzuziehen, da man so die Druckschwankungen bei der Visite auf einen Blick erkennen kann (Abb. 3). Auf dem Vordruck ist angegeben, welche Schiötz-Kalibrierung benutzt wurde. Außerdem schreiben wir unten Zeigerausschlag und Gewicht auf, damit bei späteren Wiederaufnahmen trotz vielleicht geänderter Kalibrierung ein Vergleich der Druckwerte leicht möglich ist. Auch die örtliche Therapie jedes Auges wird eingetragen.

Name **Nr.**_________

geboren am

Datum	Tageszeit	RA				LA				Mioticum
		Skala	Gew.	mm Hg.	Std. n. Ther.	Skala	Gew.	mm Hg.	Std. n. Ther.	

Abb. 4. Karteikarte zum Eintragen der Tensionswerte. Format DIN A 5, beidseitig bedruckt.

IV. Rigidität

1. Grundlagen und Methoden der Rigiditätsbestimmung

Bei der Tonometrie flacht die Fußplatte des Tonometers die Hornhaut ab und der Zapfen sinkt in sie ein. Durch diese Eindellung der Hornhaut wird Flüssigkeit verdrängt. Die Flüssigkeitsverdrängung bewirkt eine Dehnung des Auges. Den Widerstand gegen Dehnung bezeichnet man als Rigidität*. Da die Dehnungsfähigkeit des Auges beschränkt ist, steigt durch die Kompression der i.o. Druck von P_0 (vor dem Aufsetzen des Tonometers) auf P_t (Druck mit aufgesetztem Tonometer). Bei der Rigidität könnte der Widerstand des Gefäßsystems gegen die Volumensänderung oder die Dehnungsfähigkeit der Augenhüllen (Hornhaut und Sklera) eine Rolle spielen. Den Einfluß des Gefäßsystems glaubte die russische Schule zu erforschen.

Kal'fa (1927–1947) benutzte das Applanationstonometer von Maklakoff, um die Rigidität zu schätzen. Er maß den i.o. Druck mit dem 5,5 g-Gewicht, dann mit 7,5, 10 und 15 g. Diesen Gewichtssatz ließ Filatov schon 1913 zur Messung der Skleraelastizität anfertigen (Kal'fa, 1932). Die in mm Hg umgerechneten Werte werden auf die Ordinate aufgetragen, die Tonometergewichte auf die Abszisse. Die Verbindung dieser Punkte ergibt die „elastometrische Kurve" (Abb. 5). Bei gesunden Augen erhält man mit höheren Gewichten höhere Druckwerte in mm Hg, so daß die elastometrische Kurve gleichmäßig ansteigt, im Mittel um 9,9 mm Hg (7,1–12,1) (Kal'fa, 1932; Rosovskaja, 1938). Bei Glaukom ist sie unregelmäßig und steigt oft

* Rigiditätsänderung nach dem Tode s. S. 237. Der Begriff Rigidität ist physikalisch nicht exakt definiert. Ich verwende ihn im Sinne Friedenwalds, da dessen Arbeiten hierüber für die Tonometrie die größte Bedeutung haben. Näheres über die mechanischen Eigenschaften der Augengewebe findet man bei Ten Doesschate et al. (1948).

Abb. 5. I. „Elastometrische Kurve“ bei Gesunden. Befund bei einem 7jährigen Knaben. Anstieg 8,1 mm Hg; II. Mittelwert von 14 „elastometrischen Kurven“ von 10–14jährigen. Anstieg 8,6 mm Hg; III. Mittelwert von 10 „elastometrischen Kurven“ an 15–19jährigen. Anstieg 9,4 mm Hg; IV. Mittelwert von 9 „elastometrischen Kurven“ von 20—25jährigen. Anstieg 10,6 mm Hg; V. Mittelwert von 10 „elastometrischen Kurven“ von 30–55jährigen. Anstieg 10,8 mm Hg. (Nach KAL'FA, 1932)

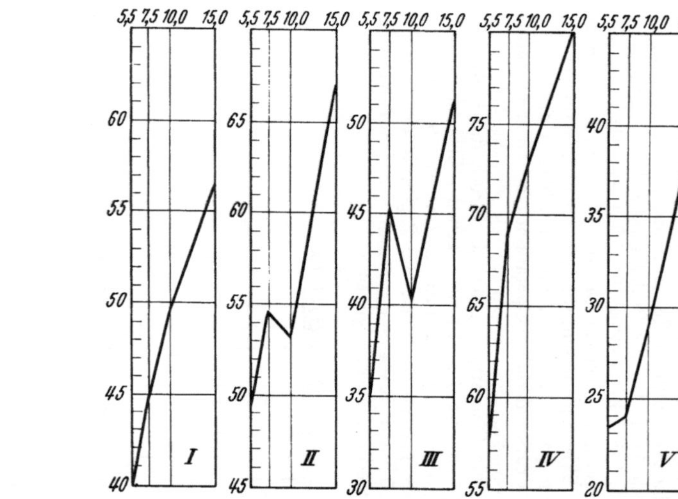

Abb. 6. „Elastometrische Kurven“. I. Akutes Glaukom; II. Glaucoma simplex; III. „Glaucoma inflammatorium“; IV. Sekundärglaukom; V. Chronisch-kongestives Glaukom. Die Druckanstiege sind stärker als bei Gesunden, im Durchschnitt 15 mm Hg. (Nach KAL'FA, 1932)

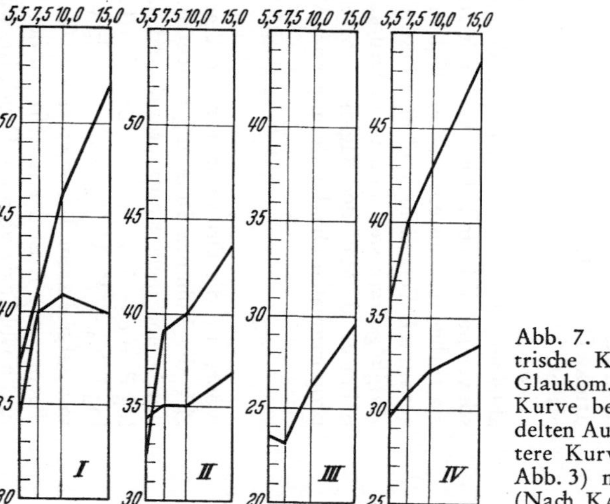

Abb. 7. „Elastometrische Kurven“ bei Glaukom. Die obere Kurve bei unbehandelten Augen, die untere Kurve (fehlt in Abb. 3) nach Eserin. (Nach KAL'FA, 1932)

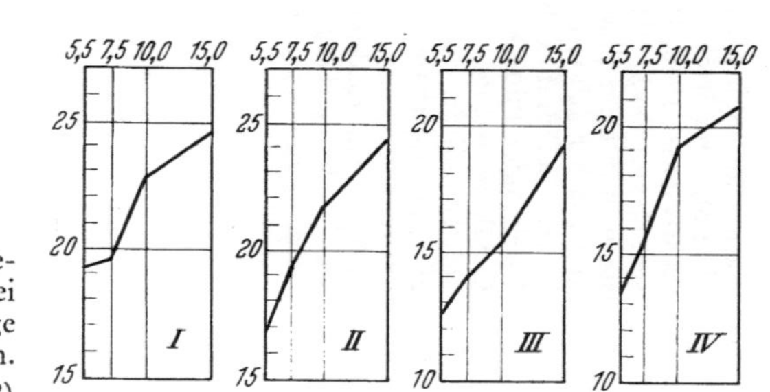

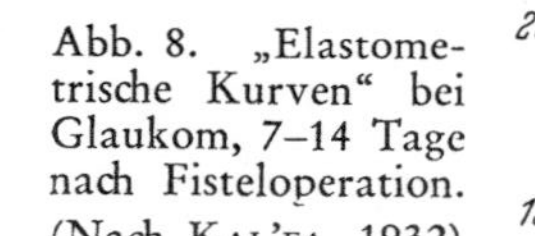

Abb. 8. „Elastometrische Kurven“ bei Glaukom, 7–14 Tage nach Fisteloperation. (Nach KAL'FA, 1932)

stärker an (Abb. 6). Die Unregelmäßigkeiten der Kurve und ihre Tagesschwankungen werden als Folge gestörter druckregulierender Reflexe der Aderhautgefäße aufgefaßt (Kal'fa, 1932; Rosovskaja, 1938, 1939) und sollen eine wertvolle Hilfe für die Frühdiagnose des Glaukoms sein (Grigoreva, 1941; Vishnevsky, 1944; Simko, 1951; Boursouk, 1956; Titenko, 1957), da sie auch in einer Phase von normalem i.o. Druck gefunden werden. Mit der Elastometrie wird also (nach Kal'fa, 1932) nicht die Elastizität der Sklera gemessen, sondern ein nicht näher erklärter Gefäßreflex der Aderhaut, der bei Glaukom pathologisch verändert ist. Nach Gabe von Eserin oder Pilocarpin sowie nach erfolgreichen drucksenkenden Operationen erhält man bei Glaukom weniger starke Anstiege der elastometrischen Kurve (Abb. 7–9), woraus Kal'fa (1932) schließt, daß beide Maßnahmen, Miotica wie Operationen, den i.o. Druck durch Reizung des Aderhautreflexes senken. Kal'fa (1940) benutzte die Abweichungen der Elastometerkurve, um reaktive arterielle Hyperämie von venöser zu unterscheiden. Daševskij (1949) entwickelte ein Reakto-Tonometer, mit dem in der genannten Weise die Rigidität bestimmt werden kann (Gaverdovskij, 1949). Schon 1930 hatte Račevskij versucht, die Hornhautrigidität zu messen und die Tonometerwerte entsprechend zu korrigieren.

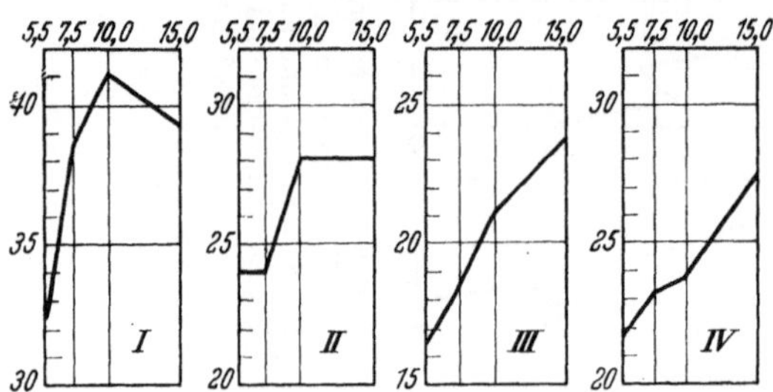

Abb. 9. „Elastometrische Kurven" bei Glaukom nach Eintropfen von Eserin oder Pilocarpin. (Nach Kal'fa, 1932)

In den USA versuchte Friedenwald (1937–1954) das Problem der Rigidität mathematisch zu lösen. Er stützte sich auf ältere Versuche von Schultén, Koster, Schiötz, Ridley und Clark aus den Jahren 1884–1932, die gefunden hatten, daß eine bestimmte Volumenszunahme (Einspritzen von Flüssigkeit in das Auge) bei niedrigem i.o. Druck einen geringeren Anstieg bewirkt als bei hohem i.o. Ausgangsdruck. Das bedeutet, daß bei niedrigem i.o. Druck die Augenhüllen dehnbarer sind als bei hohem Druck. Friedenwald (1937) wollte die Rigidität als eine individuell konstante, druckunabhängige Eigenschaft des Auges von der Elastizität, die druckabhängig ist, unterscheiden, da Vergleiche zwischen verschiedenen Augen sonst nur schwer möglich sind. Ein Auge mit relativ rigider Sklera kann bei niedrigem Druck elastischer sein, als ein weniger rigides Auge bei höherem Druck. Er fand in den oben genannten Versuchen, daß eine bestimmte Volumensänderung eine *proportional zum Ausgangsdruck* stets konstante Druckänderung bewirkt. Diese individuelle Konstante nahm er als Maß der Rigidität. Mathematisch formulierte er die Abhängigkeit der proportionalen Druckänderung vom Volumen:

$$V \frac{\Delta P}{P} = k \cdot \Delta V \quad \text{oder} \quad \frac{\Delta P}{P} = \frac{k}{V} \Delta V,$$

wobei ΔP die Druckänderung, P den i.o. Druck, V das Volumen, k eine Konstante, ΔV die Volumensänderung bedeuten. Da V sich nur wenig ändert, ersetzte er k/V durch eine neue Konstante K und schrieb $\Delta P/P = K \cdot \Delta V$. Integriert ergibt dies $\log P = c + K V$, oder, für die Tonometrie angewandt (Friedenwald, 1954), $\log P_t/P_0 = K \cdot V$ (P_0 = i.o. Druck vor Aufsetzen des Tonometers, P_t = i.o. Druck mit aufgesetztem Tonometer, V = Volumen der Eindellung der Hornhaut durch das Tonometer). K ist der Koeffizient der Rigidität, der für ein bestimmtes Auge konstant und unabhängig vom i.o. Druck ist, während K bei verschiedenen Individuen und erst recht bei Tieren erhebliche Unterschiede zeigt (FRIEDENWALD, 1937, 1954; FRIEDENWALD et al., 1950). K hängt von dem Widerstand der Aderhaut gegen Kompression und dem Widerstand der Augenhüllen gegen Dehnung ab. Der Rigiditäts-Koeffizient K ist nicht einfach der reziproke Wert des Elastizitäts-Modulus E, der nach dem Hookschen Gesetz definiert ist als $E = \Delta L / \Delta F$ (L = Länge eines Sklerastreifens, F = Belastung des Streifens, z. B. angehängtes Gewicht). Die Beziehungen zwischen K und E besprechen FRIEDENWALD et al. (1950). Bei gesunden Augen beträgt K im Durchschnitt 0,0215.

Klinisch benutzte FRIEDENWALD (1937) zu dieser Bestimmung das Prinzip der Messung mit zwei verschiedenen Tonometer-Gewichten (5,5 und 10 g, Schiötz-Tonometer), wie KAL'FA es mit dem Applanations-Tonometer mit vier verschiedenen Gewichten tat. Die Formel für K lautet dann $K = \frac{\log P_{t\,10} - \log P_{t\,5,5}}{V_{10} - V_{5,5}}$ (FRIEDENWALD, 1954). Hierbei wurde die Angabe von KAL'FA (1932) bestätigt, daß die Rigidität altersabhängig ist. Bei Menschen über 50 Jahren kam höhere Rigidität als bei 15- bis 50jährigen vor, doch war sie auch bei 80jährigen oft völlig normal. Hypermetrope Augen zeigten oft gesteigerte, myope Augen erniedrigte Rigidität. Bei Myopie über 20 dptr war sie wieder höher als erwartet, was FRIEDENWALD (1937) mit der starken Dehnung bis zur Grenze der Elastizität erklärte. Er untersuchte ferner den Einfluß von Astigmatismus und abnormer Hornhautwölbung auf die Rigidität: Astigmatismus hat keinen wesentlichen Einfluß, bei stärker gewölbter Hornhaut war der Rigiditäts-Koeffizient größer.

Zu den Arbeiten von KAL'FA nimmt FRIEDENWALD besonders 1939 und 1950 Stellung.

Die Befunde FRIEDENWALDs werden ergänzt durch Tierversuche über die Dehnungsfähigkeit der Cornea und Sklera. Ältere Versuche von FISCHER (1930, 1932), FISCHER et al. (1948) und KOCH et al. (1933) hatten ergeben, daß die Sklera bei Glaukom ein größeres Wasserbindungsvermögen als bei Gesunden hat. Nach sehr hohem Druck (150 mm Hg) trat beim Kaninchen eine Abnahme der Dehnbarkeit ein, die Sklera erreichte nach Aufhören der Dehnung nicht wieder ihre ursprüngliche Form. Dies ist mit der Materialermüdung in der Technik vergleichbar und könnte klinisch nach Glaukomanfällen eine Rolle spielen, da nach jedem Anfall die Sklera weniger elastisch wird und so die Disposition zu neuen Anfällen wächst.

Neuerdings untersuchten PERKINS et al. (1957) und GLOSTER et al. (1957) die Dehnungsfähigkeit des gesamten Auges sowie ausgeschnittener Streifen der Sklera am Kaninchen. Sie fanden im Gegensatz zu FRIEDENWALD, daß der Rigiditätskoeffizient K nicht konstant ist, sondern mit dem i.o. Druck zunimmt. Wenn die Versuche bei hohem i.o. Druck begannen und zu niedrigeren Druckwerten fortschritten, war K höher als bei umgekehrtem Vorgehen, was schon von RIDLEY (1930) und, wie eben erwähnt, von FISCHER et al. bei starker Dehnung beobachtet worden war. Beim toten Tier war K größer als am lebenden Auge, bei dem das Aderhautkissen zur Elastizität beiträgt. Auch bei isolierten Sklerastreifen war die Dehnung durch eine bestimmte Mehrbelastung geringer bei stark gedehntem als bei weniger gedehntem Zustand. In den ersten 15 sec war die Längenzunahme am stärksten, nach etwa 4 min trat keine erhebliche Längenzunahme mehr ein. Die Grundlagen der FRIEDENWALDschen Berechnung von K halten PERKINS et al. (1957) für unzuverlässig.

MACRI et al. (1957) untersuchten die Elastizität des Katzenauges. Im Gegensatz zu FRIEDENWALD und PERKINS et al. (1957) fanden sie, daß beim lebenden Auge die Rigidität allein von der Dehnungsfähigkeit der Sklera und Cornea abhängt und von den Gefäßen nicht beeinflußt wird. Bei i.o. Drucken von 30 mm Hg und mehr blieb die Elastizität $E = \frac{P_2 - P_1}{\Delta V}$ konstant und somit war das Hooksche Gesetz anwendbar, während die Elastizität bei Druckwerten von 13–30 mm Hg nicht konstant war. Die Rigidität $K = \frac{\log P_2 - \log P_1}{\Delta V}$ änderte sich in Abhängigkeit von dem i.o. Druck.

Eine abschließende Betrachtung der Grundlagen der Rigiditätsmessung ist noch nicht möglich. Es hat den Anschein, daß FRIEDENWALDS mathematisches Gebäude an einigen Stellen auf Versuchen fundiert war, die vielleicht Irrtümer enthielten. Ähnliches haben wir oben bei der Kalibrierung des Schiötz-Tonometers gesehen. Die Kurven wurden durch eine Mathematisierung oder Dialektisierung erhalten, wobei ein möglichst einfacher Ausdruck für die gemessenen Werte gesucht wurde (GOLDMANN, 1957). Auch die Messung von 500 gesunden Augen zur Bestimmung der Rigidität, bei der FRIEDENWALD (1954) einen mittleren i.o. Druck von 4,03 Teilstrichen mit Gewicht 5,5 fand, stimmt nicht mit den von anderen Untersuchern bei Gesunden gefundenen Durchschnittswerten überein (s. oben). Die außerordentlichen Leistungen dieses Forschers sind deshalb nicht weniger bewundernswert.

2. Klinische Rigiditäts-Bestimmung

Zur Messung der Rigidität kann man zwei Verfahren benutzen:

a) Vergleichsmessung mit dem 5,5 g- und dem 10 g-Gewicht nach FRIEDENWALD (1937, 1954; „Differential-Tonometrie“), wobei man K aus einem Nomogramm entnimmt. Das hier abgebildete Nomogramm (Abb. 10) beruht auf der Kalibrierung von

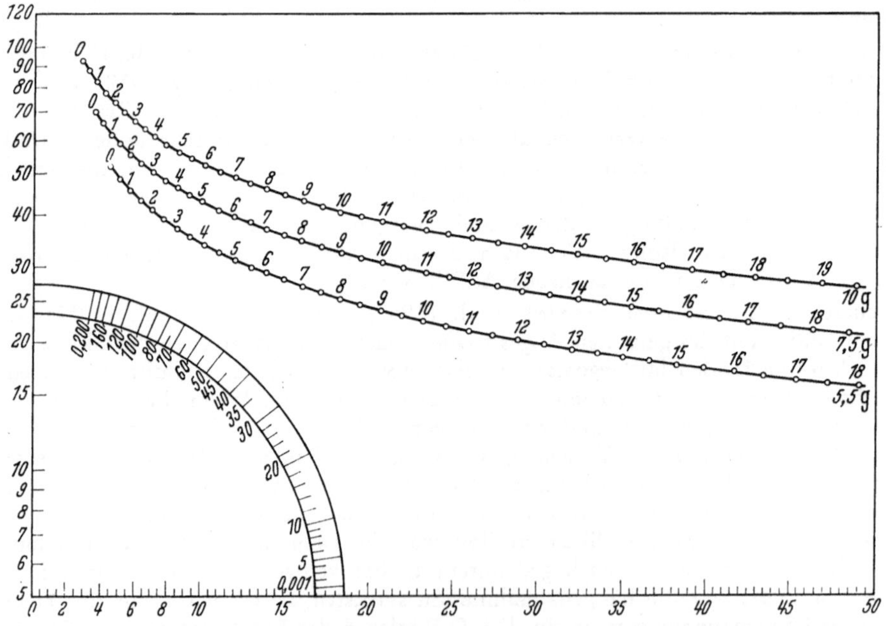

Abb. 10. Nomogramm zur Bestimmung der Rigidität. Schiötz-Kalibrierung 1955

1955. Man verbindet den mit 5,5 und mit 10 g gefundenen Zeigerausschlag durch eine Gerade. Der Schnittpunkt der Linie mit der Senkrechten links gibt den wahren i.o. Druck an. Verschiebt man sie parallel zu sich selbst, bis sie durch den Nullpunkt (Schnittpunkt zwischen Abscisse und Ordinate) geht, so kann man K auf dem Bogen in dem linken unteren Feld der Figur ablesen.

b) Vergleich einer Messung am Applanationstonometer von Goldmann mit einer Tonometrie mit dem Schiötz-Tonometer (Schmidt, 1956, 1957; Goldmann et al., 1957). Schmidt schlug für die 2. Messung das 7,5 g-Gewicht vor und nannte den Unterschied zwischen beiden Druckwerten „Differenzwert". Dieses Verfahren ist genauer als das unter a) genannte, weil der Einfluß des Meßfehlers geringer ist (Schmidt, 1956).

Als Mittelwert der Rigidität gesunder Augen fand Friedenwald (1937, 1954), wie schon erwähnt wurde, $K = 0{,}0215$ (0,0060–0,0370). Nach Kiritoshi (1955) und Kageyama (1956) steigt die Rigidität bei gesunden Augen mit zunehmendem Alter. Der Mittelwert betrug nach Kageyama $K = 0{,}0216$, $P_0 = 15{,}85$ mm Hg. Schmidt (1956) fand mit der unter a) genannten Methode $K = 0{,}0225 \pm 0{,}0089$, mit dem unter b) genannten Verfahren $K = 0{,}0205 \pm 0{,}0031$ (ebenso Goldmann et al., 1957; Goldmann, 1957). Kawaoka et al. (1957) gaben an, nach Senkung des gesteigerten i.o. Druckes sei die Rigidität erniedrigt. Lavergne et al. (1957) fanden bei 239 Gesunden einen Mittelwert von $K = 0{,}0246$ (0,0100–0,0400, $s = 0{,}0063$).

Sie benutzten bei jedem Auge nicht *eine* Vergleichsmessung mit dem 5,5 g- und dem 10 g-Gewicht, sondern tonometrierten 6mal nacheinander (5,5 g – 10 g – 5,5 g – 10 g – 5,5 g – 10 g) und nahmen zum Vergleich den Mittelwert der 5,5 g- und den Mittelwert der 10 g-Messungen. Ich tonometrierte 1947 gesunde Augen je 1mal mit dem 5,5 g- und dem 10 g-Gewicht. Hierbei fand ich eine schiefe und ungleichmäßige Verteilung der Werte von K (Nomogramm der Kalibrierung 1955). Der häufigste Wert lag bei $K = 0{,}0178$, der Mittelwert bei $K = 0{,}0240$. Die schiefe Verteilung entsteht dadurch, daß es in der Tonometertabelle keine einander genau entsprechenden Werte für halbe Teilstriche der 5,5 g- und 10 g-Tabelle gibt, man aber bestenfalls halbe Teilstriche abliest. Dem Zigerausschlag 6/5,5 g würde 10,75/10 g entsprechen. Abgelesen wird 6/5,5 g und 11/10 g, $K = 0{,}0178$, oder 6/5,5 g und 10,5/10 g, $K = 0{,}0238$. Ein Ablesefehler bei jeder Einzelmessung von 0,5 Skalenteilen kann bedeuten, daß man bei tatsächlich normaler Rigidität fälschlich $K = 0{,}0126$ oder $K = 0{,}0540$ abliest. Deshalb ist die unter a) genannte Methode sehr ungenau. Friedenwald (1954) brachte hierfür ein anderes Beispiel: Bei einem wahren i.o. Druck von 4/5,5 g kann man durch einen Ablesefehler von einem halben Skalenteil fälschlich einen Druck von 5,2–26,2 mm Hg annehmen.

Nur wiederholte Vergleichsmessungen am selben Auge können deshalb etwas über die Rigidität aussagen.

Mit der unter b) genannten Methode fand Schmidt (1956) $K = 0{,}0205$ ($s = 0{,}0031$), Goldmann et al. (1957) $K = 0{,}0203$.

Praktisch ist die Rigiditätsmessung sehr wichtig, weil man bei gesteigerter Rigidität (die Messung mit dem 10 g-Gewicht ergibt höhere Werte in mm Hg als die Messung mit 5,5 g) fälschlich Glaukom annehmen kann, bei erniedrigter Rigidität Glaukom übersieht. Erniedrigt ist die Rigidität oft bei Myopie (Thomassen, 1948; Goldmann et al., 1957; Lavergne et al., 1957) und bei thyreotropem Exophthalmus (Weekers et al., 1957). Lavergne et al. (1957) fanden bei Glaukom keinen sicheren Unterschied der Rigidität im Vergleich mit Gesunden; Iridenkleisis ändert sie nicht; Sklera-resektion oder diasklerale Diathermie bei Ablatio-Operationen senkt die Rigidität.

Auf die Wichtigkeit der Rigiditätsbestimmung wiesen außer den schon genannten Autoren hin: Anonym (1949), Posner (1950), Leydhecker (1956, 1957), Leydhecker et al. (1956).

Marlow (1950) richtete das Souter-Tonometer für Rigiditätsmessungen ein. McDonald (1955) brachte am Schiötz-Tonometer eine Vorrichtung an, die das Auflegen eines Zusatzgewichtes erlaubt, während das Tonometer auf dem Auge stehen bleibt.

Perkins et al. (1957) zeigten im Tierversuch, daß die Rigidität vom i.o. Druck abhängen kann. Sie hielten die Schätzung der Rigidität durch Messen mit 2 verschiedenen Gewichten für unsicher. Kleinert (1953) und McDonald (in McCulloch et al., Symposium 1956) fanden am Menschen bei höherem i.o. Druck eine Abnahme der Rigidität, im Gegensatz zu den Tierversuchen von Perkins.

In Japan untersuchten Suda et al. (1956) und Kiritoshi (1956) die Rigidaät mit nichtstandardisierten Schiötz-Tonometern unter Benutzung der Kalibrierung von 1954, was den Wert dieser Arbeit beeinträchtigt. Tada (1956) berichtete über die Rigidität des Kaninchenauges, Honda et al. (1956) über die Beziehungen zwischen Rigidität und Refraktion. Während der Tonographie fand Stepanik (1957) keine Änderung der Rigidität.

V. Weitere klinische Arbeiten zur Tonometrie

1. Fehlergröße der Einzelmessung (Ablesefehler)

Die Ungenauigkeit der Einzelmessung beträgt an Leichenaugen ± 5,5 mm Hg bei Benutzung des 5,5 g- und 7,5 g-Gewichtes (Müller, 1930). Bei höheren Gewichten wächst der Meßfehler (Müller, 1932). Für die klinische Tonometrie lassen sich diese Ergebnisse nicht anwenden, weil die Rigidität der Leichenaugen nach dem Tode erniedrigt oder gesteigert ist; außerdem standen damals keine standardisierten Tonometer zur Verfügung.

Über die Fehlergröße der Einzelmessung sind nur wenig Angaben vorhanden. Blaxter (1956) und Sugar (1957) schätzen den Fehler der Einzelmessung auf Grund ihrer klinischen Erfahrung auf ± 2 mm Hg. Diese Art der Angabe ist unzweckmäßig, weil der i.o. Druck unmittelbar in Skalenteilen abgelesen wird, ein Fehler von 0,5 oder 1 Skalenteil aber verschiedene Werte in mm Hg je nach dem Druckbereich bedeutet. Küchle et al. (1953) errechneten auf Grund von Messungen mit dem 7,5 g-Gewicht an 50 Menschenaugen einen mittleren Fehler von ± 0,37 Teilstrichen der Einzelmessung. Ich verglich (1958) je zwei Messungen mit demselben Tonometer (5,5 g-Gewicht) an 2084 gesunden menschlichen Augen im Bereich normaler Tension und fand, daß bei 75% aller Messungen beide Werte übereinstimmten, bei weiteren 21,4% ein Unterschied von ± 0,5 Skalenteilen zwischen 1. und 2. Messung bestand, also bei 96,4% aller Augen die Fehlerbreite der Einzelmessung bis zu ± 0,5 Teilstrichen beträgt. Bei 3,4% aller Augen betrug der Unterschied ± 1,0 Skalenteile, stärkere Abweichungen kamen nur bei 0,2% aller Augen vor und beruhten auf groben technischen Fehlern, die schon bei der Untersuchung bemerkt wurden (schräges Aufsetzen, Reibung zwischen Zapfen und Zylinder, kein Pulsieren der Nadel, der Untersuchte war unruhig).

Die Ursache von Meßfehlern diskutierte Adler (1951): Tonometer verschmutzt, klemmt; Patient ist nicht entspannt, die äußeren Augenmuskeln komprimieren das Auge; Fixierpunkt fehlt; Tonometer steht schräg oder nicht zentral. Wenn der Patient nicht senkrecht nach oben sehen kann, soll das Instrument dennoch in Richtung der optischen Achse aufgesetzt werden (Kjerrumgaard, 1942). Eine Erosion durch eine Scharte am Tonometerzapfen beschrieb Lundsgaard (1930, 1931). Solche unbrauchbaren Instrumente zu benutzen ist natürlich gefährlich und außerdem sinnlos, aber man findet sie auch heute noch gelegentlich in den Händen von Augenärzten. Jervey (1956) will Erosionen bei älteren Menschen durch vorheriges Eintropfen von Methylcellulose verhindern. Askovitz (1957) empfiehlt ein Fixierlicht, das an die Zimmerdecke projeziert wird. Nach meiner Erfahrung ist es sehr wichtig, daß der Arzt hinter dem Kopf des Patienten sitzt und der Patient auf einer nicht zu tiefen Meßbank liegt. Man darf ihm nur ein sehr kleines Kopfpolster geben, sonst zieht der Untersuchte das Kinn an. Wenn er dann senkrecht nach oben blicken soll, verhindert der Supraorbitalrand das senkrechte Aufsetzen des Tonometers. Die Stirn-Kinn-Linie muß horizontal sein. Die senkrechte und zentrale Stellung des Tonometers läßt sich nur kontrollieren, wenn man die beschriebene Haltung einnimmt und die Hand auf der Stirn des Patienten abstützt. Beugt man sich im Stehen von schräg vorne über den mit erhöhtem Oberkörper im Bett liegenden Kranken, so erhält man unzuverlässige Tonometerwerte. Bei der Tonometrie fixiert der Patient mit dem freien Auge am einfachsten den Daumen seines ausgestreckten Armes, wobei man Stellungsanomalien des Auges ausgleicht. Ich setze das Tonometer nicht sofort auf die Hornhaut, sondern halte es 1–2 Sekunden unmittelbar darüber, um zu sehen, ob das verdeckte Auge abweicht. Zugleich mit dem Aufsetzen des Tonometers wird der Kranke zum Ruhighalten ermahnt. Er darf vor und bei der Tonometrie die Lider nicht zukneifen. Der Arzt hält sie gespreizt vom Bulbus ab. Bei der Tonographie verwende ich eine beweglich angebrachte Fixiereinrichtung.

Beim *Kaninchen* ist der Meßfehler größer. KÜCHLE et al. (1953) und ROHRSCHNEIDER et al. (1954) fanden als dreifachen mittleren Fehler ± 2 Skalenteile (Mensch ± 1 Skalenteil, s. oben). BÁRÁNY (1946) fand bei 3maligem Messen des gleichen Auges einen einfachen Fehler (standard error) von ± 0,2 Skalenteilen.

Erosionen entstehen nur, wenn das Auge ungenügend betäubt oder der Kranke unruhig ist und man eine Messung erzwingen will. Mißt man nur bei ruhigem Auge, so gibt es auch bei 7 min dauernder Tonographie keine Erosion.

2. Systematische Instrumentenfehler

Systematische Fehler entstehen durch Abweichungen vom Standardinstrument und die ungenügende Genauigkeit der Umrechnungstabelle. Beide wurden bereits besprochen.

Neuerdings wiesen MOSES et al. (1958) nach, daß die Größe des Fußplattenloches den Zeigerausschlag erheblich beeinflußt. Ist das Loch zu groß, so wölbt sich die Hornhaut um den Senkstift vor, der Zeigerausschlag wird zu klein, man findet also fälschlich zu hohe Druckwerte.

Bei Gebrauch standardisierter Tonometer kann man infolge der 1954 von dem amerikanischen Tonometerausschuß erlaubten Toleranzen Abweichungen von ± 0,5 Skalenteilen erhalten (KRONFELD und BARTSCH, in Decennial Report, s. unter FRIEDENWALD, 1954). Wie wir oben erwähnten, schätzen ALBRECHT et al. (1956) die möglichen Fehler sogar auf ± 3,0 Skalenteile. Diese Angaben beziehen sich auf Unterschiede zwischen verschiedenen standardisierten *Instrumenten.*

Das Zustandekommen von *negativen Tonometerausschlägen* wird im Anfang unserer Berichtszeit diskutiert (ELSCHNIG, 1932; LIPSCHÜTZ, 1932; MÜLLER, 1933; SOBAŃSKI, 1933). Nach LIPSCHÜTZ (1932) sind die Ursachen hohe Tension, hohe Rigidität und kleiner Krümmungsradius der Hornhaut. Hierbei ist zu berücksichtigen, daß SCHIÖTZ den Nullpunkt seiner Skala bei Hervorragen des Tonometerzapfens um 0,05 mm einrichtete, weil er annahm, daß der Zapfen um diesen Betrag die Hornhaut oberflächlich deformiert, ehe der eigentliche Meßvorgang (Eindellung auch der hinteren Hornhautfläche, Volumensänderung des Auges) beginnt. Diese Annahme ist nach FRIEDENWALD (1954) falsch. Es sind aber seither alle Schiötz-Tonometer so konstruiert, daß der Zeiger auf Skalenteil – 1,0 steht, wenn der Zapfen im Niveau der Fußplatte ist. Kann der Zapfen bei sehr hohem i.o. Druck nicht in die Hornhaut einsinken, so muß der Zeiger ebenso wie auf einem Testblock von 15 mm Krümmungsradius (= Krümmungsradius der Fußplatte) auf – 1,0 stehen. Der dem Tonometer beigegebene Testblock hat aber einen Krümmungsradius von 16 mm, ist also flacher als die Fußplatte des Tonometers, so daß der Zapfen um 0,05 mm vorfällt, ehe er den Testblock berührt, und somit der Zeiger auf 0 steht.

3. Sterilisieren des Tonometers

Das Abwischen der Fußplatte mit Benzin, Äther oder Alkohol genügt nicht zur Sterilisation, ist aber zum Entfernen von Fett (Salbenresten) zweckmäßig (PEREIRA, 1954). Kochen empfahl TOWER (1953), Aufbewahren des Tonometerfußes in Zephirollösung ein Herausgeberaufsatz (ANONYM, 1950). Bei Sterilisieren in Heißluft verbiegt sich das Tonometer. ROSNER (1955) brachte unter dem Tonometerfuß eine Quecksilberdampflampe an. Die ultravioletten Strahlen sollen Bakterien, Viren und Pilze töten. Sicherer scheint mir der Vorschlag von DREISLER (1955) und POSNER (1955), den Tonometerfuß über einer offenen Alkoholflamme zu sterilisieren. Bei der letzten Epidemie von Keratoconjunctivitis epidemica flammten wir die Tonometer nach jeder Messung über einer Spiritusflamme durch dreimaliges Durchziehen ab und beobachteten nie eine durch Tonometrie verursachte Übertragung, die früher nicht selten war (vgl. hierzu VOISIN et al., 1957). Die gleiche Methode wandte ich auch bei einer Reihenuntersuchung von 10 000 Personen an, wobei mir keine Infektionen bekannt wurden.

Für sehr wichtig halte ich das Herausnehmen und Abwischen des Zapfens nach jeder Messung. Erst vor der nächsten Tonometrie wird das Tonometer wieder zusammengesetzt. Man verhindert so, daß Tränen, die zwischen Zapfen und Zylinder hochgesaugt werden, eintrocknen und die Reibung vergrößern. Auch die Keimarmut läßt sich so eher erhalten. Zur Aufbewahrung ließ ich Blechkästen anfertigen (1957), die leicht sterilisiert werden können. Einen Tonometerhalter empfahl SINZ (1953).

4. Lokalanaesthetica

Das Gesetz vom 19. 12. 1930 schränkte die Abgabe von Cocain ein (ANONYM, 1931). Deshalb wurden in den folgenden Jahren besonders zahlreiche „Ersatzmittel" erprobt. Bei der Tonometrie handelt es sich eigentlich nicht um Ersatzmittel des Cocain, das die Pupille erweitert und deshalb ungeeignet ist. Wir nennen hier die chemische Zusammensetzung und die Hersteller der Lokalanaesthetica, weil es bei allergisch gewordenen Glaukomkranken sehr erwünscht ist, über eine Anzahl verschiedener Mittel zu verfügen. Ich benutze im allgemeinen Cornecain (Hoechst) 1%, wovon meist 2 Tropfen genügen, wenn man bei liegendem Patienten auf die Hornhaut tropft und er die Lider nicht zu sehr zukneift. Alle örtlichen Betäubungsmittel brennen beim Eintropfen und erweitern die Bindehautgefäße etwas. Die Empfindlichkeit ist aber individuell sehr verschieden. Ich habe den Eindruck, daß sie bei Glaukom meist geringer als bei Gesunden ist.

Nicht mehr im Handel sind Alypin, Holocain und Tutocain. Ungeeignet ist Diocain, weil es den i.o. Druck steigern kann. Es ist gleichfalls nicht mehr im Handel. Gute Erfahrungen machte ich außer mit Cornecain noch mit Pantocain, Psicain-Neu, Nupercain und Novesin. Keines der Betäubungsmittel darf man zu Händen des Patienten verordnen, weil bei Dauergebrauch trophische Schäden der Hornhaut entstehen können. Hierüber berichten u. a. KLAUBER (1935), JESS (1948), THIEL (1951) und SCHMÖGER (1953).

In der augenärztlichen Literatur unserer Berichtszeit finden sich folgende Arbeiten über Mittel zur Lokalanaesthesie, auf die näher einzugehen zu weit führen würde:

Alypin: HARTLEIB, 1931.

Cornecain: BREMER, 1953; THER et al., 1953; SCHIRMER et al., 1953; KÜCHLE, 1954; ROMAGNOLI et al., 1954; SCHIRMER, 1955; DESVIGNES et al., 1957.

Diocain: RACHMANN, 1932 (Empfehlung des Mittels). AMMANN, 1932; FEILCHENFELD, 1933; SCHMELZER, 1934 (berichten über Glaukomanfälle infolge der pupillenerweiternden Wirkung des Mittels).

Dorsocain: s. Novesin.

Larocain: FROMHERZ, 1930; KOCH, 1931; WEISS, 1931; BALCAREK, 1932.

Novesin: RIZZOLI, 1953; WITMER, 1953, 1954; SCHLEGEL et al., 1954; EMMERICH et al., 1955; LINN et al., 1955.

Panthesin: PFLIMLIN, 1930.

Pantocain: SCHMIDT, 1931; ERNST, 1931; HIRSCH, 1931; REIBLE, 1931; GLEES, 1931; RUNGE et al., 1931; PERGOLA, 1932; HOFFMANN, 1932; SCHORNSTEIN, 1932, 1933; HAINEBACH, 1932; KOCH, 1932; LUNTZ, 1932; SCHMIDT, 1932; SHIMKIN, 1933; GEBB, 1933; WILMER et al., 1933; SUZUKI et al., 1937 (Pantocain besser als Tutocain oder Nupercain).

Percain: (jetzt *Nupercain*) UHLMANN, 1929; KEYES et al., 1930; RICHTER 1930; KOCH, 1931; ŠTAJDUHAR, 1932; FOCOSI, 1932; GESSNER, 1932; TERSON, 1932; WIESLI, 1932; BORDÁS, 1932; DILLON et al., 1933; CHIEPPA, 1933.

Psicain: JESS, 1948; THIEL, 1951; KÜCHLE, 1954; WEISS, 1955.

Procain: (Novocain)-Derivate: ROLLET, 1933; SAVIN et al., 1940; RALPH, 1956.

Tutocain: GENNARO, 1931.

Sonstige Präparate: Falicain (PIETSCH, 1952), Dimecain (BITRÁN et al., 1954), Ophthaine (BOOZAN et al., 1953).

In der folgenden Aufzählung ist die Zusammensetzung der Mittel angegeben.

Alypin (IG Farben, jetzt: Farbenfabriken Bayer AG.) nicht mehr im Handel.
Benzoyl-äthyl-tetramethyl-diaminoisopropanol-monohydrochlorid.

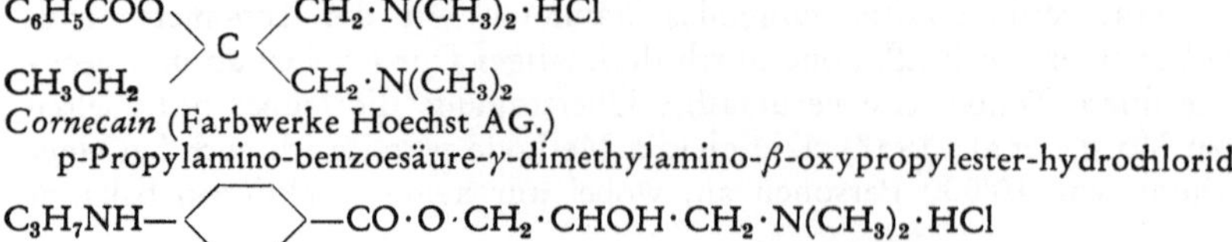

Cornecain (Farbwerke Hoechst AG.)
p-Propylamino-benzoesäure-γ-dimethylamino-β-oxypropylester-hydrochlorid

Diocain (Ciba A.G.) nicht mehr im Handel.
p-Dialloxy-äthenyl-diphenyl-amidin-hydrochlorid.

$$CH_3C\begin{cases} N\cdot C_6H_4O\cdot CH_2\cdot CH\cdot CH_2 \\ NHC_6H_4O\cdot CH_2\cdot CH\cdot CH_2 \end{cases}$$

Dorsocain s. Novesin.

Holocain (Farbwerke Hoechst AG.) nicht mehr im Handel.
Hydrochlorid des p-Diäthyloxy-diphenyl-äthenyl-amidins.

$$CH_3C\begin{cases} NH\cdot C_6H_4\cdot C\cdot C_2H_5 \\ N\cdot C_6H_4\cdot OC_2H_5 \end{cases}$$

Larocain (Deutsche Hoffmann-La Roche AG.) (nicht mehr im Handel).
1-p-Amino-benzoyl-2,2-dimethyl-3-diäthylamino-propanol-hydrochlorid.

$$H_2N\langle\quad\rangle COO—CH_2—\overset{CH_3}{\underset{CH_3}{C}}—CH_2\cdot N(C_2H_5)_2\cdot HCl$$

Novesin (Dr. A. Wander AG. Bern).
Dimethyl-amino-äthanolester der p-Amino-m-butoxy-benzoesäure.

$$\begin{matrix} H_2N— \\ CH_3CH_2CH_2CH_2—O— \end{matrix}\langle\quad\rangle—CO—OCH_2CH_2\cdot N(C_2H_5)_2$$

Novocain (Farbwerke Hoechst AG.).
p-Amino-benzoyl-diäthyl-amino-äthanol-hydrochlorid.

$$C_6H_4(NH_2)\cdot CO\cdot OCH_2\cdot CH_2\cdot N(C_2H_5)_2\cdot HCl$$

Nupercain (früher *Percain*; Ciba AG.).
Chlorhydrat des α-Butyl-oxycinchoninsäure-diäthyl-äthylen-diamid.

$$CO\cdot NH\cdot CH_2\cdot CH_2\cdot N(C_2H_5)_2$$

(Chinolinring mit —OC_4H_9 und N)

Panthesin (Sandoz AG.) (nicht mehr im Handel).
Methansulfonsaures Salz des N-Diäthyl-leucinolesters der p-Amino-benzoesäure.

$$H_2N\langle\quad\rangle\cdot COO\cdot CH_2\cdot \underset{N\cdot(C_2H_5)_2\cdot CH_3\cdot SO_3H}{CH}\cdot CH_2\cdot CH\begin{cases} CH_3 \\ CH_3 \end{cases}$$

Pantocain (Farbwerke Hoechst AG.).
p-Butylamino-benzoyl-dimethylamino-äthanol-hydrochlorid.

$$C_4H_9\cdot HN\langle\quad\rangle CO\cdot O\cdot CH_2\cdot CH_2\cdot \underset{HCl}{N(CH_3)_2}$$

Procain s. Novocain.

Psicain-Neu (E. Merck AG.). Psicain-Neu enthält an Stelle der Methylester-Gruppe des Psicain eine Propylestergruppe (nicht mehr im Handel).
Benzoyl-d-pseudotropin-carbonsäure-propylester-hydrochlorid.

$$NCH_3\cdot C_7H_{10}\begin{cases} OCO\cdot C_6H_5 \\ COO\cdot C_3\cdot H_7 \end{cases}\cdot HCl$$

Tutocain (IG-Farben, jetzt: Farbenfabriken Bayer AG., nicht mehr im Handel).
p-Amino-benzoyl-γ-dimethyl-amino-α,β-dimethyl-n-propanol-hydrochlorid.

$$NH_2C_6H_4\cdot CO\cdot OCH(CH_3)\cdot CH(CH_3)\cdot CH_2\cdot N(CH_3)_2\cdot HCl$$

5. Schätzen der Tension durch Palpieren

Die „digitale Tonometrie" ist sehr ungenau. MÜLLER (1930) fand bei 1000 Vergleichen zwischen palpatorisch geschätztem und mit dem Schiötz-Tonometer ermittelten Druck einen mittleren Fehler der palpatorischen Schätzung von ± 33%. Nur wenn die Empfindung „sehr weich" vorliegt, darf man einen nicht erhöhten i.o. Druck vermuten. Auch BAILLIART (1932), FOSTER (1952) und BUTLER (1943) lehnen das Palpieren als unzuverlässig ab. Man sollte nie palpieren, wenn man mit dem Tonometer messen kann. Wenn dies wegen Hornhauterkrankungen jedoch nicht möglich ist, kann ein palpatorischer Vergleich mit dem anderen, tonometrierten Auge des Patienten einen ungefähren Anhalt geben, ob der Druck etwa gleich, erheblich höher oder erheblich niedriger ist. Studenten und praktische Ärzte soll man darauf hinweisen, daß sie die Härte des Auges bei akutem Glaukomanfall auch ohne Übung palpatorisch feststellen können, zur Diagnose sonstiger Glaukomformen das Palpieren fast stets wertlos ist und die Empfindung „normaler Härte" nie erlaubt, Glaukom auszuschließen.

Schrifttum

ADAMANTIADES, B.: Bull. Soc. héllén. Ophtal. **23**, 130—135 (1955); ref. Ophthal. Lit. **9**, 4109 (1955).
ADLER, F, H., G. E. BERNER u. G. P. MEYER: Amer. J. Ophthal. **19**, 49—50 (1936).
— Amer. J. Ophthal. **34**, 899—911 (1951).
ALBRECHT, H.: Ber. dtsch. ophthal. Ges. Heidelberg 1956, **60**, 286—288 (1957).
—, u. G. BERNEAUD-KÖTZ: Klin. Mbl. Augenheilk. **127**, 515—528 (1955).
—, u. K. WEBER: Vortr. 92. Vers. Rhein.-Westf. Augenärzte 1955, Köln; zit. in: Albrecht v. Graefes Arch. Ophthal. **157**, 598—627 (1956).
—, G. BERNEAUD-KÖTZ u. K. WEBER: Albrecht v. Graefes Arch. Ophthal. **157**, 598—627 (1956).
AMMANN, E.: Klin. Mbl. Augenheilk. **89**, 807 (1932).
ANONYM: Sonderdruck aus Pharmaz. Z. Nr. 3, 1931 u. Berlin: Springer 1931, 4 S.; ref. Zbl. Ophthal. **25**, 67 (1931).
— Trans. Amer. Acad. Ophthal. **53**, 258—259 (1948).
— Herausgeberaufsatz: Trans. Amer. Acad. Ophthal. Otolaryng. 1949, 262—264.
— Bull. Kresge Eye Inst., Detroit **2**, 21 (1950); ref. Ophthal. Lit. **4**, 5517 (1950).
— Z. ärztl. Fortbildung **47**, 55—61 (1953).
— Ophthalmologica (Basel) **130**, 155—156 (1955).
— Brit. J. Ophthal. **39**, 56—57 (1955).
— Ber. dtsch. ophthal. Ges. Heidelberg 1956, **60**, 340 (1957).
APIN, K.: Klin. Mbl. Augenheilk. **77**, 137—155 (1926).
— Klin. Mbl. Augenheilk. **88**, 66—85 (1932).
— Amer. J. Ophthal. **33**, 398—404 (1950).
ARNOLD, G., u. C. KARPOW: Klin. Mbl. Augenheilk. **71**, 603—611 (1923).
ASKOVITZ, S. I.: A. M. A. Arch. Ophthal. **57**, 288—289 (1957).
— A. M. A. Arch. Ophthal. **57**, 7—10 (1957).
BAILLIART, P.: Ann. Oculist (Paris) **160**, 777—793 (1923).
— Bull. Soc. Ophtal. Fr. Nr. **4**, 279—281 (1931).
— Trans. Ophthal. Soc. U. K. **51**, 1931 ,412—425 (1932).
— Proc. 14. int. Cong. Ophthal. **3**, 58—60 (1934).
— Ann. Oculist. (Paris) **173**, 945—953 (1936).
—, W. COMBERG, B. CRIDLAND, H. GRADLE u. W. P. C. ZEEMAN: Poc. 14. int. Cong. Ophthal. **3**, 56—58 (1934).
BALCAREK, A.: Klin. Mbl. Augenheilk. **88**, 527—532 (1932).
BÁRÁNY, E. H.: Acta ophthal. (Kbh.) **24**, 337—387 (1946).
BERENS, C., u. C. P. TOLMAN: J. Amer. med. Ass. **142**, 1360 (1950).
— — Proc. XVI. int. Cong. Ophthal. London, 1950, **2**, 1499—1503 (1951).
— — J. Ophtal. soc. **11**, 36 (1950).
— — Trans. Amer. Acad. Ophthal. Otolaryng. **56**, 807—808 (1952).
BEUNINGEN, E. G. A. VAN: Ber. dtsch. ophthal. Ges. Heidelberg 1956, **60**, 67—74 (1957).
BITRÁN, D., u. J. SILVA: Arch. chil. Oftal. **11**, 28—34 (1954); ref. Ophthal. Lit. **8**, 1079 (1954).
BLAXTER, P. L.: Trans. Ophthal. Soc. U. K. **76**, 1956, 15—24 (1956).
BOOZAN, C. W., u. I. J. COHEN: Amer. J. Ophthal. **36**, 1619—1621 (1953).
BORDÁS, F.: Arch. Soc. oftal. hisp.-amer. **32**, 596—604 (1932).

BOURSOUK, G. G.: Vestn. Oftal. No. 5, 49—52 (1956); ref. Ophthal. Lit. **10**, 2069 (1956).
BREMER, H.: Klin. Mbl. Augenheilk. **123**, 225—228 (1953).
BUTLER, T. H.: Brit. J. Ophthal. **27**, 116—127 (1943).
CARRERAS-MATAS, M.: Arch. Soc. oftal. hisp.-amer. **10**, 157—165 (1950).
CHIEPPA, N.: Ann. Ottal. **61**, 787—790 (1933).
CHOLST, M. R., u. J. HOROVITZ: J. Amer. med. Ass. **160**, 661—662 (1956).
CLARK, J. H.: Amer. J. Physiol. **101**, 474 (1932).
COMBERG, W.: Ber. dtsch. ophthal. Ges. Heidelberg 1922, **43**, 303—304 (1922).
— Proc. XIII. int. Cong. Ophthal. Amsterdam-Den Haag, I, 360—361 (1929 (1930).
— Ber. dtsch. ophthal. Ges. München 1950, **56**, 327 (1951).
DAŠEVSKIJ, A.: Vestn. Oftal. **28**, 14—21 (1949); ref. Zbl. Ophthal. **52**, 220 (1950).
DAVSON, H., u. C. PURVIS: Brit. J. Ophthal. **34**, 351—354 (1950).
DESVIGNES, P., u. SEIGNEUR: Arch. Ophtal. (Paris) **17**, 473—475 (1957).
DILLON, E. E., u. C. GREER: A. M. A. Arch. Ophthal. **10**, 674—677 (1933).
DREISLER, K. K.: A. M. A. Arch. Ophthal. **53**, 860—864 (1955).
DUKE-ELDER, W. S., P. M. DUKE-ELDER u. J. C. COLLE: Brit. J. Ophthal. **15**, 575—579 (1931).
ELSCHNIG, A.: Klin. Mbl. Augenheilk. **89**, 289—291 (1932).
EMMERICH, R., G. Z. CARTER u. C. BERENS: Amer. J. Ophthal. **40**, 841—848 (1955).
ERNST, M.: Münch. med. Wschr. I, 9—11 (1931).
EVANS, J. N.: A. M. A. Arch. Ophthal. **31**, 334—335 (1944).
FEILCHENFELD, W.: Klin. Mbl. Augenheilk. **90**, 393 (1933).
FERREE, C. E., u. G. RAND: A. M. A. Arch. Ophthal. **6**, 689—697 (1931).
FICK, A.: Sitzungsber. physik.-med. Ges. Nr. 7, 109 (1888); zit. nach Langenhan, F., s. diesen.
FILATOV, W. P.: 1913, zit. nach Kal'fa, S., Arch. Augenheilk. **106**, 275 (1932).
FISCHER, F. P.: Arch. Augenheilk. **103**, 1—75 (1930).
— Klin. Mbl. Augenheilk. **88**, 688 (1932).
—, u. J. TEN DOESSCHATE: Ophthalmologica **115**, 358—379 (1948)
FLEISCHANDERL, A.: Klin. Mbl. Augenheilk. **115**, 401—402 (1949).
— Wien. klin. Wschr. **63**, 288 (1951).
FLEISCHER, B.: Klin. Mbl. Augenheilk. **86**, 629—631 (1931).
FOCOSI, M.: Boll. Oculist. **11**, 329—341 (1932).
FOSTER, J.: Trans. Ophthal. Soc. U. K. 1951, **71**, 499—561 (1952).
FRANÇOIS, J., R. MOENS u. R. MOENS: Brit. J. Ophthal. **36**, 694—697 (1952) und Ann. Oculist. (Paris) **185**, 772—777 (1952) und Bull. Soc. belge. Ophtal. **101**, 392—393 (1952).
FREIMAN, G.: A. M. A. Arch. Ophthal. **30**, 526—546 (1943).
FRIEDENBERG, H. L.: Optom. Wkly. **44**, 539—541 (1953); ref. Ophthal. Lit. **7**, 538 (1953).
FRIEDENWALD, J. S.: Amer. J. Ophthal. **20**, 985—1024 (1937).
— Amer. J. Ophthal. **22**, 375—383 (1939).
— Trans. Amer. Ophthal. Soc. **45**, 355—375 (1947).
— Sth. Med. J. **41**, 44—47 (1948); ref. Ophthal. Lit. **2**, 210 (1948).
— Trans. Amer. Acad. Ophthal. Otolaryng. **53**, 543—547 (1948).
— Amer. J. Ophthal. **31**, 935—944 (1948) u. Trans. Amer. Ophthal. Soc. **45**, 355—375 (1947).
— A. M. A. Arch. Ophthal. **41**, 520—521 (1949).
— Standardization of Tonometers, Decennial Report, Amer. Acad. Ophthal. Otolaryng. 1954, 177 S.
— Amer. J. Ophthal. **33**, 1523—1528 (1955).
— Trans. Amer. Acad. Ophthal. Otolaryng. **61**, 108—123 (1957).
—, u. R. MOSES, Docum. Ophthal. ('s-Grav.) **4**, 335—362 (1950).
—, D. O. HARRINGTON, P. C. KRONFELD u. A. POSNER: Standardization of Tonometers, Decennial Report, Amer. Acad. Ophthal. Otolaryng. 14—20 (1954).
FROMHERZ, K.: Naunyn-Schmiedebergs Arch. **158**, 368—380 (1930).
GAVERDOVSKIJ, N. N.: Vestn. Oftal. **28**, 21—23 (1949); ref. Zbl. Ophthal. **52**, 220 (1950).
GEBB, H.: Z. Augenheilk. **79**, 467—469 (1933).
GENNARO, L.: Arch. Ottal. **38**, 302—309 (1931).
GESSNER, O.: Naunyn-Schmiedebergs Arch. **168**, 569—579 (1932).
GLEES, M.: Klin. Mbl. Augenheilk. **87**, 755—760 (1931).
GLOSTER, J., E. S. PERKINS u. M. L. POMMIER: Brit. J. Ophthal. **41**, 103—110 (1957).
— — u. C. R. S. JACKSON: Proc. roy. Soc. Med. **50**, 667—676 (1957).
GOLDMANN, H.: Bull. Soc. franç. Ophtal. **67**, 474—478 (1954).
— Klin. Mbl. Augenheilk. **131**, 126—127 (1957).
— in: Glaucoma, herausgegeb. v. F. W. Newell, 2. Tag. 1956, N.Y. Macy-Foundation, 167—220 (1957).
—, u. T. SCHMIDT: Klin. Mbl. Augenheilk. **127**, 12—24 (1955).
— — Ophthalmologica **131**, 335—341 (1956).

Goldmann, H., u. T. Schmidt: Ophthalmologica **133**, 330—336 (1957).
— — Ophthalmologica **134**, 221—242 (1957).
Gradle, H. S.: Ophthal. Rec. **21**, 468 (1912).
Grant, W. M., u. R. Trotter: A. M. A. Arch. Ophthal. **53**, 191—200 (1955).
Grigoreva, N. I.: Vestn. Oftal. **18**, 64—70 (1941); ref. nach Barkan, Ophthalmology in the War Years, Meyer-Wiener Chicago, **1**, 1946.
Guerry III, Dupont: Trans. Amer. Ophthal. Soc. **49**, 1951, 525—555 (1952).
Hagedoorn, A.: Ned. T. Geneesk. 1944—1946 (1933); ref. Zbl. Ophthal. **29**, 638 (1933).
Hainebach, F. H.: Arch. Ohr.-Nas.- u. Kehlk. Heilk. **133**, 131—135 (1932).
Handl, O.: Wien. klin. Wschr. **65**, 998 (1953).
Harrington, D. O.: Trans. Pacif. cst. Oto-Ophthal. Soc. **27**, 145—149 (1942); zit. nach Barkan, Ophthalmology in the War Years, Meyer-Wiener Chicago **1**, 1946.
— Trans. Amer. Ophthal. Soc. **46**, 454—456 (1948).
— A. M. A. Arch. Ophthal. **43**, 958—959 (1950).
—, u. A. H. Parsons: A. M. A. Arch. Ophthal. **26**, 859—885 (1941) und Trans. Sect. Ophthal. Amer. med. Ass. 203 (1941).
Hartleib, R.: Dtsch. med. Wschr. II, 1413 (1931).
Heydacker, C., u. J. Nordmann: Bull. Soc. Ophtal. Fr. Nr. 5, 530—534 (1956).
Hirsch, C.: Dtsch. med. Wschr. I, 15 (1931).
Hirsch, M. J.: Amer. J. Optom. **32**, 391—403 (1955).
Hoffmann, W.: Z. Augenheilk. **78**, 20—27 (1932).
Honda, H.: Nagoya Med. J. **3**, 141—148 (1956); ref. Zbl. Ophthal. **72**, 89 (1957).
—, u. Y. Kojima: J. Clin. Ophthal. (Tokyo) **10**, 237—241 (1956); ref. Zbl. Ophthal. **70**, 148 (1957).
Imai, S.: Acta Soc. Ophthal. Jap. **57**, 1422—1425 (1953); ref. Ophthal. Lit. **7**, 3222 (1953).
Jackson, C. R. S.: Brit. J. Ophthal. **37**, 694—698 (1953).
— Brit. J. Ophthal. **39**, 368—373 (1955).
Jervey, J. W. jr.: Trans. Amer. Ophthal. Soc. 1955, **53**, 463—487 (1956).
Jess: Dtsch. med. Rundschau Nr. 3, 103 (1948).
Kageyama, M.: J. Clin. Ophthal. (Tokyo) **10**, 228—234 (1956); ref. Zbl. Ophthal. **70**, 33 (1957).
—, u. S. Komoto: Acta Soc. Ophthal. Jap. **60**, 402—407 (1956); ref. Zbl. Ophthal. **69**, 219 (1956/57) u. J. Clin. Ophthal. (Tokyo) **10**, 884—887 (1956).
— — Acta Soc. Ophthal. Jap. **60**, 1805—1808 (1956); ref. Ophthal. Lit. **10**, 2543 (1956).
Kal'fa, S. F.: Russ. Oftal. Ž. **6**, 1132 (1927); zit. n. Friedenwald u. Moses: Docum. ophthal. ('s-Grav.) **4**, 335—362 (1950).
— Russ. Oftal. Ž. **8**, 250 (1928); zit. n. Friedenwald u. Moses: Docum. ophthal. ('s-Grav.) **4**, 335 —362 (1950).
— Russ. Kong. Ophthal. 1928; ref. Zbl. Ophthal. **20**, 314 (1928).
— Russ. Oftal. Ž. **13**, 449 (1931); zit. n. Friedenwald u. Moses: Docum. ophthal. ('s-Grav.) **4**, 335—362 (1950).
— Arch. Augenheilk. **106**, 271—292 (1932).
— Diss. Odessa 1936; zit. n. Friedenwald u. Moses: Docum. ophthal. ('s-Grav.) **4**, 335—362 (1950).
— Med. Z. Akad. Nauk. URSR **9**, 1413—1434 (1940); ref. Zbl. Ophthal. **46**, 97 (1941).
— Vestn. Oftal. **26**, 17—20 (1947); zit. n. Friedenwald u. Moses: Docum. ophthal. ('s-Grav.) **4**, 335—362 (1950).
Kawaoka, H., u. H. Tahara: Acta Soc. Ophthal. Jap. **61**, 821—825 (1957); ref. Ophthal. Lit. **11**, 1575 (1957).
Keyes, E. L., u. A. M. McLellan: Amer. J. Surg. **9**, 1—8 (1930).
Kiritoshi, Y.: Acta Soc. Ophthal. Jap. **59**, 1719—1737 (1955); ref. Ophthal. Lit. **9**, 2339 (1955).
— Acta Soc. Ophthal. Jap. **60**, 983—998 (1956); ref. Ophthal. Lit. **10**, 2073 (1956).
— Acta Soc. Ophthal. Jap. **60**, 131—139 (1956); ref. Zbl. Ophthal. **69**, 31 (1956).
Kjerrumgaard, E.: Acta Ophthal. (Kbh.) **20**, 351—366 (1942).
Klauber, E.: Klin. Mbl. Augenheilk. **95**, 87 (1935).
Kleinert, H.: Klin. Mbl. Augenheilk. **122**, 51—63 (1953).
Koch, C., u. F. P. Fischer: Arch. Augenheilk. **107**, 444—452 (1933).
Koch, J.: Arch. Ohr-, Nas.- u. Kehlk.-Heilk. **128**, 272—277 (1931).
— Fortschr. Ther. **8**, 338—341 (1932).
Komoto, S., u. M. Kageyama: Acta Soc. Ophthal. Jap. **60**, 314—317; 402—407 (1956); ref. Ophthal. Lit. **10**, 865 (1956).
Koster, W.: Albrecht v. Graefes Arch. Ophthal. **41**, 113—158 (1895).
Kronfeld, P. C.: Trans. Amer. Acad. Ophthal. Otolaryng. **61**, 123—126 (1957).
Küchle, H. J.: Münch. med. Wschr. **96**, 689—692 (1954).
—, u. W. Rohrschneider: Ber. dtsch. ophthal. Ges. Heidelberg **58**, 1953, 74—76 (1953).
Langenhan, F.: Ophthalmotonometrie, Handbuch Graefe-Salmich, 3. Aufl. **3**, 271—346, Springer Verl. Berlin, 1925.
Lavergne, G., E. Prijot u. R. Weekers: Arch. Ophtal. (Paris) **17**, 256—270 (1957).

LAVERGNE, G., R. WEEKERS u. E. PRIJOT: Bull. Soc. belge Ophtal. Nr. **116**, 298—305 (1957).
LEYDHECKER, W.: Docum. Ophthal. ('s-Grav.) **10**, 174—219 (1956).
— Klin. Mbl. Augenheilk. **130**, 587—600 (1957).
—, u. G. LEYDHECKER: Klin. Mbl. Augenheilk. **129**, 61—67 (1956).
—, K. AKIYAMA, CH. MEINKE, H. G. NEUMANN u. G. SCHAFHAUSEN: Klin. Mbl. Augenheilk. **132**, 855—860 (1958).
LIFSCHITZ, S.: Vestn. Oftal. **21**, (1904); zit. nach Langenhan, F., s. diesen.
LIJÓ PAVÍA, J.: Arch. Oftal. B. Aires **26**, 269—272 (1951); ref. Ophthal. Lit. **5**, 3417 (1951).
LINN, J. G. jr., u. E. K. VEY: Amer. J. Ophthal. **40**, 697—704 (1955).
LIPSCHÜTZ, H.: Klin. Mbl. Augenheilk. **89**, 642 (1932).
LLOYD, R. I.: Amer. J. Ophthal. **13**, 396—406 u. 496—507 (1930).
LÖRTSCHER, M.: Klin. Mbl. Augenheilk. **86**, 753—769 (1931).
LUNDSGAARD, K. K. K.: Verh. Ophthal. Ges. 1931, 31—32, Hosp. tid. 1930 I; ref. Zbl. Ophthal. **24**, 326 (1931).
LUNTZ, G.: Münch. med. Wschr. I, 748 (1932).
MACDONALD, R. K.: Amer. J. Ophthal. **40**, 418—419 (1955)
MACRI, F. J., T. WANKO, P. A. GRIMES u. L. VON SALLMANN: A. M. A. Arch. Ophthal. **58**, 513 bis 519 (1957).
MAHNKE, A.: Acta Ophthal. (Kbh.) **34**, 266—272 (1956).
MAKLAKOFF, C.: Arch. Ophtal. (Paris) **5**, 159—165 (1885).
MAMELOCK, A. E., u. A. POSNER: Proc. XVII. int. Cong. Ophthal. Montreal-N.Y. 1954, I, 558—563 (1955).
— — Amer. J. Ophthal. **39**, 817—821 (1955).
MARLOW, S. B.: Trans. Amer. Ophthal. Soc. **47**, 1949, 349—364 (1950).
MAURICE, D. M.: Brit. J. Ophthal. **35**, 178—182 (1951).
— Brit. J. Ophthal. **42**, 321—335 (1958).
MCBAIN, E. H.: A. M. A. Arch. Ophthal. **57**, 520—531 (1957).
MCCULLOCH, CL., D'ARCY MACDONALD, R. K. MACDONALD, H. SNIDERMAN u. B. TEICHMANN: Trans. Canad. Ophthal. Soc. **7**, 171—185 (1956).
MCLEAN, W.: A. M. A. Arch. Ophthal. **48**, 23 (1912).
MIRATÝNSKA-RUSINOWA, E.: Klin. oczna **26**, 353—358 (1956); ref. Ophthal. Lit. **10**, 1642 (1956).
MLÍKOWSKÝ, J.: Čsl. Ofthal. **5**, 129—130 (1949); ref. Ophthal. Lit. **3**, 2430 (1949).
MOSES, R. A., u. HAHN, K. A.: A. M. A. Arch. Ophthal. **60**, 36—48 (1958).
MÜLLER, H. K.: Arch. Augenheilk. **102**, 668—687 (1930).
— Ber. dtsch. ophthal. Ges. Heidelberg **48**, 1930, 147—151 (1930).
— Arch. Augenheilk. **105**, 516—525 (1932).
— Klin. Mbl. Augenheilk. **90**, 513—516 (1933).
NAGY, F., S. BREINER u. I. CSAPODY jr.: Szemészet. **93**, 112—119 (1956); ref. Zbl. Ophthal. **70**, 169 (1957).
OBAL, A.: Ber. dtsch. ophthal. Ges. München 1950, **56**, 333—336 (1951).
OBBINK, J.: Ned. T. Geneesk. II, 4719—4720 (1930); ref. Zbl. Ophthal. **24**, 788 (1931).
— Acta physiol. pharmacol. neerl. **1**, 89—91 (1931); ref. Zbl. Ophthal. **26**, 160 (1932).
PENIDO BURNIER, jr.: Arch. Inst. P. Burnier (Campinas) **8**, 113—119 (1949); Ref. Ophthal. Lit. **3**, 2429 (1949).
PEREIRA, R. F.: Arch. Oftal. B. Aires **29**, 571—573 (1954); ref. Ophthal. Lit. **8**, 2987 (1954).
PERGOLA, A.: Rass. ital. Ottal. **1**, 545—554 (1932).
PERKINS, E. S.: Trans. Ophthal. Soc. U. K. **73**, 1953, 261—266 (1953).
—, u. J. GLOSTER: Brit. J. Ophthal. **41**, 93—102; 475—486 (1957).
PFLIMLIN, R.: Klin. Mbl. Augenheilk. **84**, 270—274 (1930).
PIETSCH, J.: Dtsch. Gesund.-Wes. **7**, 210—212 (1952).
POLLAK, L. W., L. E. WERNER u. MACDOUGALD: Trans. Ophthal. Soc. U. K. 1952, **72**, 241—252 (1952).
POSNER, A.: A. M. A. Arch. Ophthal. **14**, 453—457 (1935).
— A. M. A. Arch. Ophthal. **30**, 1—13 (1943).
— Eye, Ear, Nose, Thr. Monthly **29**, 321—322 (1950); ref. Ophthal. Lit. **4**, 1136 (1950).
— Amer. J. Ophthal. **34**, 865—870 (1951).
— Eye, Ear, Nose, Thr. Monthly **34**, 121—122; 675—676; 750—751 (1955).
— Eye, Ear, Nose, Thr. Monthly **36**, 236—238 (1957); ref. Ophthal. Lit. **11**, 904 (1957).
— Eye, Ear, Nose, Thr. Monthly **36**, 536—543; 612—614 (1957).
RAČEVSKIJ, F.: Russ. Oftal. Ž. **12**, 3—16 (1930); ref. Zbl. Ophthal. **24**, 376 (1931).
— Russ. Oftal. Ž. **14**, 11—17 u. 190—194 (1931); ref. Zbl. Ophthal. **27**, 257 (1932).
— Klin. Mbl. Augenheilk. **86**, 39—54 (1931).
RACHMANN, R.: Dtsch. med. Wschr. I, 338 (1932).
RADZICHOVSKIJ, B. L.: Vestn. Oftal. **17**, 765 (1940); zit. n. Barkan, Ophthalmology in the War Years, Meyer-Wiener, Chicago **1**, 1946.

RADZICHOVSKIJ, B. L.: Vestn. Oftal. **30**, 37—40 (1951); ref. Zbl. Ophthal. **57**, 187 (1952).
RALPH, F. T.: Amer. J. Ophthal. **42**, 637—639 (1956).
REESE, A. B.: Amer. J. Ophthal. **25**, 478—479 (1942).
REIBLE, R.: Dtsch. med. Wschr. I, 1327—1328 (1931).
RICHTER, H.: Dtsch. med. Wschr. I, 267—270 (1930).
RIDLEY, F.: Brit. J. exp. Path. **11**, 217 (1930).
RIZZOLI, E.: Rass. ital. Ottal. **22**, 583—586 (1953).
ROGERS, J. D.: J. Amer. Optom. Ass. **19**, 637—638 (1948).
ROHRSCHNEIDER, W., u. H. J. KÜCHLE: Ophthalmologica **128**, 369—379 (1954).
ROLLET, J.: Bull. Soc. Ophtal. Fr. Nr. 4, 377—379 (1933).
ROMAGNOLI, M., u. S. REPETTI: Atti Soc. ottal. Lombarda **9**, 99—100 (1954); ref. Zbl. Ophthal. **70**, 21 (1957).
ROSNER, R. S.: A. M. A. Ophthal. **53**, 889—890 (1955).
ROSOVSKAJA, S. B.: Vestn. Oftal. **13**, 749—765 (1938); ref. Zbl. Ophthal. **44**, 46 (1940).
— Vestn. Oftal. **14**, 9—18 (1939); ref. Zbl. Ophthal. **44**, 47 (1940).
RUNGE, H. G., u. H. SCHMIDT: Arch. Ohr.-Nas.- u. Kehlk.-Heilk. **128**, 232—243 (1931).

SACHS, E., u. F. L. MCCRAKEN: A. M. A. Arch. Ophthal. **29**, 782—792 (1943).
SAVIN, L. H., u. T. M. TYRRELL: Brit. J. Ophthal. **24**, 560—564 (1940).
SCHIÖTZ, H.: Arch. Augenheilk. **52**, 401—424 (1905).
— Arch. Augenheilk. **62**, 317—339 (1909).
— Arch. Augenheilk. **68**, 77—80 (1911).
— Norsk. Mag. Laegevidensk. **85**, 1001—1011 (1924); ref. Zbl. Ophthal. **15**, 125 (1926).
— Brit. J. Ophthal. **9**, 145—153 (1925).
— Norsk. Mag. Laegevidensk. **87**, 765—772 (1926); ref. Zbl. Ophthal. **17**, 721 (1927) und Acta Ophthal. (Kbh.) **4**, 1—11 (1927).
SCHIRMER, R.: Klin. Mbl. Augenheilk. **127**, 478 (1955).
—, u. A. KELLNER: Med. Klin. 1122—1223 (1953).
SCHLEGEL, H. E. jr., u. K. C. SWAN: A. M. A. Arch. Ophthal. **51**, 663—670 (1954).
SCHMELZER, H.: Z. Augenheilk. **83**, 331—338 (1934).
SCHMIDT: Klin. Mbl. Augenheilk. **87**, 821 (1931).
SCHMIDT, H.: Schmerz usw. **4**, 277—305 (1932); ref. Zbl. Ophthal. **27**, 57 (1932).
SCHMIDT, Th.: Klin. Mbl. Augenheilk. **129**, 196—202 (1956).
— Ophthalmologica **133**, 337—342 (1957).
— Klin. Mbl. Augenheilk. **131**, 195—202 (1957).
— Ophthalmologica **135**, 645—648 (1958).
SCHMÖGER, E.: Klin. Mbl. Augenheilk. **122**, 527—535 (1953).
SCHOENBERG, J. M., u. A. POSNER: Amer. J. Ophthal. **27**, 368—372 (1944).
SCHORNSTEIN, T.: Klin. Mbl. Augenheilk. **89**, 812—813 (1932).
— Z. Augenheilk. **80**, 234—243 (1933).
SCHULTÉ, N. M. W. v.: Albrecht v. Graefes Arch. Ophthal. **30**, 1—76 (1884).
SHIMKIN, N.: Folia Ophthal. orient. **1**, 192—204 (1933); ref. Zbl. Ophthal. **29**, 561 (1933).
SHOJI, Y., u. S. SUZUKI: Acta Soc. Ophthal. Jap. **35**, 371—385 (1931); ref. Zbl. Ophthal. **25**, 721 (1931).
SHOPE, P.: Amer. J. Ophthal. **15**, 739—743 (1932).
SILBERMAN, R. S.: Vestn. Oftal. **31**, No. 1, 43—44 (1952); ref. Ophthal. Lit. **6**, 372 (1952).
SIMKO, P.: Čsl. ofthal. **7**, 209—209 (1951); ref. Ophthal. Lit. **5**, 3416 (1951).
SINZ, D.: Klin. Mbl. Augenheilk. **123**, 596 (1953).
SOBAŃSKI, J.: Klin. Mbl. Augenheilk. **90**, 383—385 (1933).
SOUTER, W. N.: Ophthal. Rec. **25**, 80 (1916); ref. Klin. Mbl. Augenheilk. **57**, 221 (1916).
ŠTAJDUHAR, J.: Lijecn. Vjesn **54**, 525—526 (1932); ref. Zbl. Ophthal. **28**, 659 (1933).
STEPANIK, J.: Klin. Mbl. Augenheilk. **130**, 585—587 (1957).
STRAUB, W.: Ber. dtsch. ophthal. Ges. München **56**, 1950, 332—333 (1951).
SUDA, K., u. S. KANEDA: Acta Soc. Ophthal. Jap. **56**, 1269—1272 (1952); ref. Ophthal. Lit. **6**, 3068 (1952).
—, u. Y. KIRITOSHI: J. Clin. Ophthal. (Tokyo) **10**, 235—237 (1956); ref. Zbl. Ophthal. **69**, 219 (1956/57).
—, J. OKUDA, S. KANEDA u. Y. KIRITOSHI: Acta Soc. Ophthal. Jap. **59**, 1179—1182 (1955); ref. Ophthal. Lit. **9**, 1757 (1955).
SUGAR, H. S.: The Glaucomas, 2. Aufl. 1957 Hoeber, N.Y. 516. S.
SUZUKI, SH.: Acta Soc. Ophthal. Jap. **39**, 1277—1297 (1935); ref. Zbl. Ophthal. **35**, 439 (1936).
—, u. T. SHÔJI: Acta Soc. Ophthal. Jap. **41**, 1992—2004 (1937); ref. Zbl. Ophthal. **41**, 161—162 (1938).

TADA, T.: Acta Soc. Ophthal. Jap. **60**, 285—289; 1618—1622 (1956); ref. Zbl. Ophthal. **69**, 144 (1956).

TAKABATAKE, M., u. S. TOMOYASU: Acta Soc. Ophthal. Jap. **39**, 1268—1277 (1935); ref. Zbl. Ophthal. **35**, 439 (1936).
TEN DOESSCHATE, J., u. F. P. FISCHER: Docum. ophthal. ('s-Grav.) **2**, 193—267 (1948).
TERSON, A.: Ann. Oculist. (Paris) **169**, 375—378 (1932).
THER, L., u. F. MÜGGE: Albrecht v. Graefes Arch. Ophthal. **154**, 244—252 (1953).
THIEL, R.: Dtsch. med. Wschr. **76**, Nr. 9, 278 (1951).
THOMASSEN, T. L.: Acta Ophthal. (Kbh.) **26**, 305—311 (1948).
TITENKO, K. S.: Oftal. Ž. **12**, H. 4, 220—223 (1957); ref. Zbl. Ophthal. **73**, 26 (1958).
TJUMJANCEV, N.: Arch. Oftal. **8**, 61—71 (1931); ref. Zbl. Ophthal. **25**, 722 (1931).
TOWER, P.: A. M. A. Arch. Ophthal. **50**, 512—513 (1953).
UEMURA, M., K. KAWASHIMA u. Y. OGINO: Acta Soc. Ophthal. Jap. **56**, 168—170 (1952); ref. Ophthal. Lit. **6**, 2121 (1952).
— — J. Clin. Ophthal. (Tokyo) **11**, 1303—1306 (1957); ref. Zbl. Ophthal. **74**, 184 (1958).
UHLMANN, FR.: Narkose u. Anästh. **2**, 168—173 (1929); ref. Zbl. Ophthal. **23**, 594 (1930).
VELHAGEN, K. jr.: Arch. Augenheilk. **106**, 493—503 (1932).
VERHOEFF, F. H.: Amer. J. Ophthal. **20**, 720—723 (1937).
VISHNEVSKY, N. A.: Vestn. Oftal, **23**, 15 (1944); zit. nach Barkan,O.: Ophthalmology in the War Years, Meyer-Wiener, Chicago **2** (1948).
VOGELSANG, K.: Ber. dtsch. Ophthal. Ges. Heidelberg **46**, 61—64 (1927).
— Ber. dtsch. ophthal. Ges. Heidelberg **48**, 106—112 (1930).
— Klin. Mbl. Augenheilk. **84**, 715 (1930).
— Arch. Augenheilk. **103**, 357—423 (1930).
VOISIN, J., u. ZANINI: Bull. Soc. Ophtal. Fr. Nr. **3**, 192—198 (1957).
WEEKERS, R., u. G. LAVERGNE: Bull. Soc. belge Ophtal. **114**, 525—536 (1956).
— — Ophthalmologica **134**, 276—282 (1957).
—, M. WATILLON, M. DE RUDDER u. J. GUSTIN: Bull. Soc. belge Ophtal. **110**, 111—114 (1955).
WEISS, K. E.: Münch. med. Wschr. II, 2198 (1931).
—, W.: Subsidia Medica **7**, H. 4, 127 (S. 141) (1955).
WENDT: Klin. Mbl. Augenheilk. **74**, 228; 604 (1925).
WESSELY, K.: Ber. dtsch. ophthal. Ges. Heidelberg **38**, 116—122 (1912).
WEVE, H. J. M.: Ber. dtsch. ophthal. Ges. Leipzig **49**, 1932, 434—435 (1932).
— Arch. Augenheilk. **105**, 621—638 (1932).
WICK, R. E.: Optom. Weekly, **42**, 1720—1721 (1951); ref. Ophthal. Lit. **5**, 6225 (1951).
— J. Amer. Optom. Ass. **25**, 202—203 (1953); ref. Ophthal. Lit. **7**, 3220 (1953).
WIEGERSMA, G.: Klin. Mbl. Augenheilk. **104**, 688—697 (1940).
— Ned. T. Geneesk. **95**, 2694—2703 (1951); ref. Ophthal. Lit. **5**, 6227 (1951).
— Amer. J. Ophthal. **39**, 811—817 (1955).
WIESLI, P.: Z. Augenheilk. **76**, 157—160 (1932).
WILMER, W., u. R. T. PATON: Amer. J. Ophthal. **16**, 106—109 (1933).
WITMER, R.: Schweiz. med. Wschr. **83**, 6, 132 (1953).
— Schweiz. med. Wschr. **84**, 9, 275 (1954).
WOLFE, O. R.: Eye, Ear, Nose Thr. Monthly **27**, 516 u. 523 (1948); ref. Zbl. Ophthal. **51**, 199 (1949/50).
— J. Amer. Optom. Ass. **22**, 212—222 (1950); ref. Ophthal. Lit. **4**, 6138 (1950).
— Eye, Ear, Nose Thr. Monthly **29**, 429—431 (1950); ref. Ophthal. Lit. **4**, 1138 (1950).
—, u. H. WOLFE: J. Amer. Optom. Ass. **21**, 90—91 (1949); ref. Ophthal. Lit. **3**, 2428 (1949).
WOLFSPERGER, X.: Vortr. 38. Tagg. Württembg. Augenärzte-Vereinigung 1951; ref. Klin. Mbl. **120**, 196 (1952).

B. Belastungsproben

I. Allgemeiner Teil

1. Hinweis auf sonstige frühdiagnostische Zeichen und Maßnahmen, die nicht Belastungsproben sind und an anderer Stelle besprochen werden

a) *Beobachtungen an Wasservenen* nach Kompression des Auges (Kompensationsmaximum, „Pression d'arrêt") sind S. 136 besprochen, nach Miotica S. 137, 403.

b) *Experimentelle Gesichtsfeldveränderungen* zur Frühdiagnose sind S. 363–365 besprochen.

c) *Entlastungsproben* sind S. 365, 407 und S. 435 genannt.

d) Über *herabgesetzte Dunkeladaptation* als Frühzeichen des Glaukoms s. S. 369.

e) *Audiometrische Veränderungen* zugleich mit experimentellen Änderungen des Gesichtsfeldes sind S. 364 besprochen.

Über den Zusammenhang von i.o. Druck und Innenohr s. S. 377.

f) *Gonioskopische Beobachtungen* zur Frühdiagnose s. S. 348.

g) Der *Adrenalintest* der Pupille ist S. 382 erwähnt.

h) Zur *Fluoresceinpermeabilität* der Blut-Kammerwasser-Schranke s. S. 373.

j) Die *Tagesschwankungen* des i.o. Druckes bei Gesunden sind S. 7 bis S. 8 besprochen, bei Glaukomkranken S. 330 bis S. 336; vgl. S. 137, 312.

k) Zum *Druckunterschied zwischen beiden Augen* derselben Person s. S. 336.

l) *Phosphene* s. S. 378.

m) Zur *Reaktion des i.o. Druckes auf allgemeine Gefäßerweiterung* s. S. 465.

2. Definition

Belastungsproben sind Maßnahmen, die eine i.o. Drucksteigerung von begrenzter Dauer (höchstens einige Stunden) bewirken. Wenn die Drucksteigerung stärker als bei Gesunden ist, vermuten wir Glaukom. Andere frühdiagnostische Maßnahmen, die sich gleichfalls auf die Labilität des i.o. Druckes als Frühsymptom des Glaukoms beziehen, rechnen wir nicht zu den Belastungsproben im engeren Sinne, wenn als Kriterium der Probe nicht die Stärke des Druckanstieges benutzt wird. Proben, die in einer Kompression des Auges bestehen, gehören nicht im engeren Sinne zu den Belastungsproben, wenn die Stärke der Drucksenkung während und nach der Kompression bewertet wird, wie das z. B. besonders bei der Tonographie nach Grant und bei meinem Tonographie-Test geschieht. Berücksichtigt man dagegen die Stärke des reaktiven Druckanstieges nach der Kompression, so kann man diese Tests zu den Belastungsproben rechnen. Da von manchen Autoren beides bewertet wird, besprechen wir die Kompressionsproben zum Schluß (S. 298) als Überleitung zur Tonographie.

3. Referate. Übersichtsarbeiten. Vergleich mehrerer Proben durch den gleichen Autor

Referate der Literatur über Belastungsproben in unserer Berichtszeit stammen von Wegner (1930), Leydhecker et al. (1949), Rohrschneider (1952), Leydhecker (1952, 1954 a, 1955), Kronfeld (1955) und Sugar (1957).

Zusammenfassende Darstellungen eigener Ergebnisse sind neben den erwähnten Referaten meine beiden Arbeiten von 1954 (mit Niesel, und 1954 b), in denen auf Grund der statistischen Bearbeitung einer großen Zahl von Proben an Gesunden die physiologischen Grenzwerte der Druckanstiege berechnet und die Zuverlässigkeit der gleichen Proben bei Glaukom angegeben wurden (vgl. Teil II, S. 266).

Über *Vergleiche mehrerer Proben miteinander* berichteten außerdem Gradle (1931), Stein (1933), Thiel (1936), Ohm (1936), Gilde (1937), Majorova et al. (1939), Thomassen (1946), Bloomfield et al. (1947), Magitot (1948), di Luca (1949), Bloomfield (1949), Leydhecker (1950, 1952), Schmidt (1950), Duke-Elder (1952, 1956), Tichomirov (1955), Andreani (1954), Barrenechea (1956), Miller (1956).

Weitere Arbeiten zur Frühdiagnose, in denen auch Belastungsproben erwähnt werden, stammen von Colomba (1932), Moreu (1935, 1944), Attiah et al. (1937), Slootksen (1948), Bloomfield et al. (1949), Ipek (1953), Duke-Elder (1956), Tapia (1956), Roberts (1957).

Schrifttum

ANDREANI, D.: Ann. Ottal. **80**, 261—274 (1954).
ATTIAH, M. A. H., u. A. F. EL-TOBGY: Bull. ophthal. Soc. Egypt. **30**, 51—64 (1937); ref. Zbl. Ophthal. **40**, 506 (1938).
BARRENECHEA, S.: Ophthal. ib.-amer. **18**, 14 (1956); ref. Zbl. Ophthal. **70**, 37 (1957).
BLOOMFIELD, S.: N.Y. St. J. Med. **49**, 659—666 (1949).
—, u. L. KELLERMANN: Amer. J. Ophthal. **30**, 869—877 (1947).
—, u. H. S. SUGAR: Amer. J. Ophthal. **32**, 146—148 (1949).
COLOMBA, N.: Ann. Ottal. **60**, 218—226 (1932).
DUKE-ELDER, S.: 4. Cong. panamer. Oftal. **2**, 1009—1019 (1952); ref. Ophthal. Lit. **6**, 4419 (1952).
— Trans. Ophthal. Soc. U. K. **76**, 1956, 3—14 (1956).
GILDE, J.: Untersuchungen über die Wirkung des Pilokarpins, Homatropins u. Kaffees auf den i. o. Druck des normalen Auges als Grundlage für die Diagnostik des latenten Glaukoms. Diss. Univ.-Augenklinik Königsberg, 21 S., 1937; ref. Zbl. Ophthal. **43**, 41 (1939).
GRADLE, H. S.: Amer. J. Ophthal. **14**, 936—943 (1931).
IPEK, T.: Göz. Klin. Yill. (Istanbul) **5**,102—115 (1953); ref. Ophthal. Lit. **7**, 4326 (1953).
KRONFELD, P. C.: 4. Cong. panamer. Oftal. **1**, 325—329 (1952); ref. Ophthal. Lit. **6**, 4418 (1952).
— in: Glaucoma, A Symposium, Blackwell Oxford, 226—244 (1955).
LEYDHECKER, W.: Brit. J. Ophthal. **34**, 535—544 (1950).
— Zur Frühdiagnose des Glaukoms unter bes. Berücksichtigung moderner Untersuchungsmethoden. Habil.-Schrift Mainz 1952, 334 S.
— Klin. Mbl. Augenheilk. **121**, 174—184 (1952).
— Klin. Mbl. Augenheilk. **125**, 539—549 (1954).
— in: Zeitfragen der Augenheilkunde, Augenärztlicher Fortbildungskurs, Berlin, Thieme-Leipzig, 81—103 (1954a).
— Brit. J. Ophthal. **38**, 290—294 (1954b).
— in: Glaucoma, A Symposium, Blackwell, Oxford, 205—225 (1955).
—, u. S. J. H. MILLER: Ophthal. Lit. **3**, 79—90 (1949).
—, u. P. NIESEL: Klin. Mbl. Augenheilk. **125**, 458—467 (1954).
DI LUCA, G.: Boll. Oculist, **28**, 589—613 (1949).
MAGITOT, A.: Ann. Oculist. (Paris) **181**, 338—350 (1948).
MAJOROVA, O. A., u. E. S. GLIKINA: Vestn. Oftal. **15**, 120—129 (1939); ref. Zbl. Ophthal. **45**, 352 (1940).
MILLER, S. J. H.: Trans. Ophthal. Soc. U. K. **76**, 1956, 25—32 (1956).
MOREU, A.: Ophthalmologica (Valencia) **1**, 271—292 (1935).
— Arch. Soc. Oftal. hisp.-amer. **4**, 313—342 (1944); zit. nach Barkan, O.: Ophthalmology in the War Years, Meyer-Wiener, Chicago **2**, 1948.
OHM, G.: Albrecht v. Graefes Arch. Ophthal. **135**, 537—557 (1936).
ROBERTS, W.: Amer. J. Ophthal. **44**, 24—28 (1957).
ROHRSCHNEIDER, W.: Bücherei d. Augenarztes, H. **21**, 53—66 (1952); Enke-Verl. Stuttgart.
SCHMIDT, K.: Klin. Mbl. Augenheilk. **116**, 614—627 (1950).
SLOOTKSEN, L.: Vestn. Oftal. **27**, 12—15 (1948); ref. Ophthal. Lit. **2**, 307 (1948).
STEIN, R.: Med. Klin. **29**, 1235—1238 (1933).
SUGAR, H. S.: The Glaucomas, 2. Aufl. Hoeber, New York 1957, 516 S.
TAPIA, E. M.: Arch. Asoc. Evit. Ceg. Méx. **1**, 109—120 (1956); ref. Ophthal. Lit. **10**, 4593 (1956).
THIEL, R.: Klin. Mbl. Augenheilk. **96**, 145—167 (1936).
THOMASSEN, T. L.: Acta Ophthal. Suppl. **27** (1946).
TICHOMIROV, P. E.: Proc. XVII. int. Cong. Ophthal. Montreal-N.Y. 1954, 208—214 (1955).
WEGNER, W.: Zbl. Ophthal. **24**, 1—10 (1930).

4. Zweck und Wirkungsweise der Belastungsproben

Der wichtigste Zweck ist die *Frühdiagnose bei Glaukomverdacht.* Wenn bei der Tonometrie einmal verdächtige Druckwerte gefunden wurden, oder wenn Vorgeschichte, Gesichtsfeld oder Papille Hinweise auf Glaukom ergaben, die anderen Befunde aber normal sind, müßte man sehr zahlreiche Druckmessungen vornehmen, um den Verdacht endlich bestätigen oder fallen lassen zu können. Diese Beobachtungszeit, in der der Verdächtige oft die Geduld verliert und nicht wiederkommt, ehe der Arzt sich eine Meinung bilden konnte, wird durch Belastungsproben abgekürzt.

Der Wert der Proben für andere Zwecke ist zweifelhaft.

Sie wurden empfohlen, um die Sicherheit der medikamentösen oder operativen *Druckregulierung zu überprüfen* (s. S. 279) oder um die im Einzelfall vorliegende *Funktionsstörung zu analysieren.* Für diese Zwecke ist das Ergebnis der Proben bei wiederholter Anwendung am selben Auge zu wechselnd, wie meine Untersuchungen (1954, 1955) zeigten, und der unmittelbar zum Druckanstieg führende Teilvorgang zu schwer zu steuern. Bei dem Trinkversuch z. B. beruht die Wirkung auf dem Einströmen von Wasser in das Auge, was bei hohem Abflußwiderstand vorübergehend zum Druckanstieg führt. Reproduzieren und steuern läßt sich aber nur die Menge des Wassers, die in den Magen des Patienten gelangt; die ins Auge strömende Menge jedoch und somit der Druckanstieg werden von unberechenbaren Faktoren beeinflußt, die beim selben Menschen wechseln und von der zu prüfenden Funktion (Abflußwiderstand des Auges) unabhängig sein können, wie z. B. antidiuretisches Hormon, Wasserdepot des Körpers u.a.m. Eine funktionelle Analyse des Einzelfalles ist selbst mit der Grantschen Tonographie nicht genau möglich, weil sie keine absoluten Werte liefert (s. dort).

Die Wirkungsweise der meisten Belastungsproben ist mangelhaft geklärt und ihre Wirkungsstärke schwerer zu steuern und zu berechnen als die der Tonographie; deshalb erscheinen sie kaum geeignet, Funktionsstörungen bei Glaukom mit weitem Kammerwinkel zu analysieren.

Ich glaube, daß bei den weitaus meisten Glaukomen mit weitem Kammerwinkel die zugrundeliegende Funktionsstörung ein *erhöhter Abflußwiderstand* ist und *Belastungsproben diese Funktion prüfen*, indem sie das Volumen des Auges ändern (direkt bei Kompressionsproben; Einströmen von Wasser bei Trinkprobe; vermehrte Blutfülle, vielleicht Hypersekretion bei der Priscol- oder Vasculatprobe; vermehrte Blutfülle und Steigerung des episkleralen Venendruckes bei Halsvenenstauung oder Tieflagerung des Kopfes). Gesunde Augen mit geringem Abflußwiderstand gleichen solche Volumensänderungen sogleich durch vermehrten Abfluß von Kammerwasser aus, bei Augen mit erhöhtem Abflußwiderstand gelingt dies nur ungenügend und der i.o. Druck steigt dementsprechend stärker an. Wenn man also bei Glaukom mit offenem Kammerwinkel den Abflußwiderstand prüfen will, eignet sich hierzu am besten die Tonographie, weil sie unmittelbar am Auge angreift. Als besonders zuverlässig erwies sich mein Tonographie-Test. Es ist wahrscheinlich, daß das Ergebnis dieses Tests in erster Linie von dem Abflußwiderstand abhängt.

Die *„funktionelle Weite des Kammerwinkels“* (S. 271 u. S. 380) dagegen kann man mit der Tonographie nicht prüfen. Hierfür eignen sich *Mydriasisproben* (medikamentös oder Dunkelzimmer).

Die Vermutung von MAGITOT (1948), daß alle Belastungsproben „zentral-nervös“ wirken, ist Spekulation.

5. Was muß man bei Ausarbeitung und Bewertung der Proben berücksichtigen? Gründe für unterschiedliche Angaben über die Zuverlässigkeit der Proben

a) Druckphase

Bei Augen, die sich zur Zeit der Probe in einer steigenden oder fallenden Druckphase befinden, können spontane Druckänderungen die experimentellen (nur deren Stärke interessiert) additiv oder subtraktiv beeinflussen (s. S. 288). Man schützt sich vor solchen Irrtümern, indem man am Vortag die Tension stündlich mißt und dann die Probe in eine Tageszeit legt, in der sich der Druck am Vortage wenig änderte. Außerdem soll man 30 min vor der Probe und unmittelbar zuvor tonometrieren, um sicher zu sein, in einer ebenen Phase zu beginnen.

b) Dauer der Probe

Druckanstiege nach der Belastung sind zeitlich begrenzt. Ihre Dauer muß bekannt sein, damit man nicht später, unabhängig von der Probe eintretende Anstiege als deren Folge wertet und sie deshalb für zuverlässiger hält, als sie ist (LEYDHECKER, 1954 a).

c) Bewerten nur der Druckzunahme

Manche Autoren berücksichtigen den bei einer Probe erzielten Maximaldruck, was ich für unsicher halte (1954 c). Besser ist es, nur die Druckzunahme zu bewerten.

d) Vergleich zwischen Gesunden und Glaukomkranken mit annähernd gleichem i.o. Druck

Viele Autoren vergleichen die Reaktion gesunder Augen mit der von Glaukomaugen, die zur Zeit der Probe einen gesteigerten i.o. Druck hatten. Da die Wirkung einer gleichen Volumensänderung wesentlich vom Ausgangsdruck abhängt (WESSELY, 1908), erhält man so ein viel zu günstiges Bild von der Zuverlässigkeit der Probe (vgl. z. B. LEYDHECKER, 1954 b). Man muß also unbehandelte Glaukomaugen in einer Phase zufällig normalen i.o. Druckes zum Vergleich wählen. Auch dann können Differenzen zwischen den Befunden verschiedener Autoren noch entstehen, wenn der eine die gesunde Kontrollgruppe im unteren Grenzbereich der Norm, der andere im oberen Grenzbereich wählt (KRONFELD, 1955). Am korrektesten wäre die Bewertung, wenn Kontrollgruppe und Glaukome den gleichen Mitteldruck und die gleiche Streuung der Werte vor Beginn der Probe hätten. Man wird aber kaum eine große Zahl von Glaukomaugen finden, die diese Bedingung erfüllen. Praktisch muß man sich mit der Forderung begnügen, daß die Vergleichsgruppe etwa den Mitteldruck gesunder Augen hat, die Glaukomgruppe Ausgangswerte im statistischen Normbereich. Die Differenz zwischen physiologischer und pathologischer Reaktion beruht dann zwar teils auf dem höheren Ausgangsdruck (im statistischen Normbereich) der Glaukomgruppe, teils aber auch auf der unterschiedlichen Reaktion von gesunden und glaukomkranken Augen. Zur Trennung von Gesunden und Kranken genügt dies, für die Analyse der Wirkungsweise der Probe und der Funktionsstörung bei Glaukom jedoch nicht. Alle Proben werden um so zuverlässiger erscheinen, je größer die Differenz der Druckwerte von Vergleichsgruppe und Glaukomgruppe vor der Probe ist.

e) Standardisierte Tonometer

Eine einigermaßen befriedigende Standardisierung von Tonometern gibt es erst seit etwa 1954. Die Kontrolle der im Gebrauch befindlichen Instrumente zeigte, daß nur rund 10–15% annähernd den Vorschriften entsprachen. Mit überwiegender Wahrscheinlichkeit benutzten also frühere Untersucher Instrumente, die voneinander abweichende Ergebnisse liefern mußten und unbrauchbar waren. KRONFELD (1955) wies darauf hin, daß sogar erlaubte Abweichungen (Kantenkrümmung des Senkstiftes) innerhalb der Toleranzgrenze der Standardisierungsvorschrift zu erheblich verschiedenen Urteilen über die Zuverlässigkeit einer Probe führen können.

f) Statistische Grenzziehung

Die wichtigste Ursache für abweichende Meinungen über die Zuverlässigkeit der Proben ist die Willkür, mit der die Grenze zwischen der Reaktion Gesunder und Kranker gezogen wurde. Manche Autoren glaubten, der i.o. Druck gesunder Augen ändere sich überhaupt nicht unter Belastung; geringe Anstiege, die sie fanden, erklärten sie mit der Ungenauigkeit der Tonometrie. Andere nahmen als obere Grenze den stärksten Anstieg, den sie bei Gesunden fanden, oder sie addierten als Sicherheitsfaktor noch einige mm Hg hinzu. Solche Verfahren müssen zu einer zu günstigen Einschätzung der Proben führen. Befriedigen kann nur die statistische Auswertung einer großen Anzahl von Proben an Gesunden und die Berechnung von Mittelwert (M) und Streuung (σ). Als Grenze des Normalen benutzt man in der Biologie im allgemeinen die 2 σ-Grenze, innerhalb derer 95,45% aller Werte Gesunder liegen. Das Überschreiten dieser Grenze ist ein Hinweis auf Glaukom, mehr nicht. Solche Resultate habe ich „wahrscheinlich pathologisch" genannt (Leydhecker, 1954 c; Leydhecker und Niesel, 1954). Innerhalb der 3 σ-Grenze liegen die Werte von 99,73% aller Gesunden. Das Überschreiten dieser Werte kann man also als „sicher pathologisch" bezeichnen. Man muß eine solche statistische Auswertung für alle Test-Methoden fordern, die Gesunde von Kranken sondern sollen. Es ist erstaunlich, daß auch in neuen Arbeiten die Grenzen ohne Begründung oft völlig willkürlich gezogen werden. Wissenschaftlich wie klinisch sind willkürliche Beurteilungsmaßstäbe wertlos.

II. Übersicht

Eigene Ergebnisse bei gesunden Augen. Zuverlässigkeit, Auswahl und Technik der Proben

Grenzwerte. Die bei Gesunden von mir vorgenommenen Proben wurden zusammen mit Niesel (1954) statistisch ausgewertet. Tabelle 31 zeigt die hieraus ermittelten *Grenzwerte* der Druckanstiege, die als pathologisch anzusehen sind.

Zuverlässigkeit. Die Zuverlässigkeit der gleichen Proben wurde an Augen mit Glaukom ermittelt, die zu Beginn der Probe eine Tension von weniger als 5/7,5 g hatten (unter 30 mm Hg nach Tab. 1948, unter 26 mm Hg nach Tab. 1955) und nicht operiert oder medikamentös behandelt waren. Man kann die Zuverlässigkeit entweder danach beurteilen, wie oft man pathologische Reaktionen bei *einmaliger* Anwendung an jedem Auge erhält, oder danach, wieviele Augen mit sicherem Glaukom bei *wiederholter* Anwendung pathologisch reagieren. Bei dem zuletzt genannten Vorgehen findet man eine größere Zuverlässigkeit, weil dasselbe Glaukomauge einmal physiologische, ein anderes Mal pathologische Reaktionen zeigt. Der Vergleich von Zahl der Proben und Zahl der Augen bei der Wasserprobe einerseits, der Priscolprobe andererseits in der Tab. 32 zeigt besonders deutlich die Überlegenheit der Priscolprobe. In der Tab. sind der Übersichtlichkeit halber wahrscheinlich und sicher pathologische Reaktionen zusammengefaßt. Einzelheiten bei Leydhecker (1954 c, 1955; Leydhecker und Niesel, 1954).

Ich schildere hier diese Ergebnisse gesondert, weil es sich um das größte Material an Belastungsproben handelt, das bisher durch einen Untersucher gesammelt wurde, und andere Forscher die Ergebnisse bestätigten (Kronfeld, 1955).

Tabelle 31. *Tensionsänderungen gesunder Augen bei den untersuchten Proben mit statistischer Auswertung*

Art der Probe	Zahl der Proben	Mittelwert der Druckzunahme (M) mm Hg	Streuung (σ) mm Hg	Streuungswert für σ mm Hg	Fraglich path. Druckanstiege $=M+2\sigma+1$ mm Hg (abgerundet)	Sicher path. Druckanstiege $=M+3\sigma+1$ mm Hg (abgerundet)
Coffein	198	−0,4	± 2,7	± 0,87	6	9
Wasser	323	+1,2	± 2,7	± 0,74	8	10
Homatropin	120	−0,2	± 3,6	± 1,24	8	12
Halsvenenstauung	73	+2,2	± 1,8	± 0,67	7	9
Labilitäts-Test	79	+2,9	± 2,3	± 0,86	9	11
Vasculat	121	+3,3	± 3,5	± 1,21	11	15
Priscol	62	+4,9	± 2,7	± 1,07	11	14

Tabelle 32. *Zuverlässigkeit einiger Belastungsproben auf Grund eigener Befunde bei primärem Glaukom mit nicht-gesteigertem Ausgangsdruck. Wahrscheinlich und sicher pathologische Reaktionen zusammengefaßt*

Art der Probe	Zahl der Proben	Zahl der Augen	Prozentsatz der pathologischen Reaktionen Proben	Augen
Coffein	226	172	12,8	15,1
Wasser	340	222	24,4	32,9
Homatropin				
weiter Kammerwinkel	94	90	9,6	10,0
enger Kammerwinkel	87	57	37,9	45,6
Halsvenenstauung	229	130	14,4	17,7
Labilitätstest	126	86	12,7	13,9
Vasculat	112	85	65,0	69,4
Priscol	128	122	53,0	55,0

Auswahl. Bei der *Auswahl* der Proben wird man sich auf solche beschränken, deren Grenzwerte statistisch gesichert sind, und darunter zuverlässige vorziehen, die den Untersuchten möglichst wenig belästigen. Die Vasculatprobe ist so unangenehm, daß wir sie nicht mehr anwenden. Wir richten uns nach dem Kammerwinkelbefund. Bei engem Kammerwinkel wenden wir die Homatropinprobe an, nach Versagen die Trinkprobe, bei weitem Kammerwinkel zunächst die Trinkprobe, nach Versagen (bei Herz-, Nieren- oder Magenkranken primär) die Priscolprobe.

Kombinierte Proben (z. B. Trinkprobe und Labilitätstest zusammen nach SUGAR, 1948) sind bisher nicht statistisch bearbeitet, ihre Grenzwerte bei Gesunden sind nicht sicher definiert. Deshalb verzichten wir auf sie.

Die Maximalwerte des i.o. Druckes, die unter Belastung erreicht werden, sind kein zuverlässiger Bewertungsmaßstab (s. S. 265). In den hier mitgeteilten Tabellen (31 u. 32) ist deshalb *nur die Druckzunahme* bewertet.

Technik der Probe. Die eigene *Technik der Proben* wird im folgenden in Stichworten geschildert. Abweichende Verfahren anderer Autoren sind in Teil III angegeben.

Coffeinprobe: 0,4 g Coffein. pur. per os mit 150 cm^3 Wasser. Tonometrie alle 15 min bis zum Ablauf einer Stunde.

Wassertrinkprobe: 1000 cm³ Wasser in 5 min möglichst morgens nüchtern. Tonometrie alle 15 min ab Trinkbeginn, Versuchsdauer eine Stunde.

Homatropinprobe: Ein Tropfen Homatropin 1% in den Bindehautsack. Tonometrie alle 30 min, Versuchsdauer zwei Stunden. Sobald der i.o. Druck mehr als 10 mm Hg angestiegen ist, muß nach 10 min nochmals tonometriert werden. Ist er weiter (insgesamt um mehr als 12 mm Hg) gestiegen, wird der Versuch sofort durch Mintacol solub. 1% abgebrochen. Beobachtung des Untersuchten, bis die Pupille verengt und der i.o. Druck normalisiert ist.

Halsvenenstauung: Anlegen einer Blutdruckmanschette um den Hals, so daß beide Jugularvenen gleichmäßig bedeckt sind. Aufblasen auf 45 mm Hg Manschettendruck, Dauer 1 min, bei horizontaler Lagerung des Untersuchten mit Kopfpolster. Tonometrie nach 1 min bei aufgeblasener Manschette.

Labilitätstest: Wie Halsvenenstauung, dazu Eintauchen einer Hand in eisgekühltes Wasser (Temperatur 0 bis +4° C), 1 min lang.

Vasculatprobe: 0,3 cm³ Novocain 1% subconjunctival, 5 min später 1 Ampulle Vasculat (0,05 g des schwefelsauren Salzes von 1-4-(Oxyphenyl)-1-oxy-2-n-butylamino-aethan-sulfat in Aqu. dest. q. s. ad 1,0 cm³) subconjunctival. Tonometrie alle 30 min, Versuchsdauer 2 Std.

Priscolprobe: Nach örtlicher Betäubung durch Andrücken eines psicaingetränkten Tupfers subconjunctivale Injektion von 1 Ampulle Priscol (0,01 g 2-Benzyl-imidazolin. hydrochlor., Aqu. dest. q. s. ad 1,0 cm³). Tonometrie nach 15, 30 und weiter alle 30 min bis zum Ablauf von 2 Std nach der Injektion.

Schrifttum

KRONFELD, P. C.: in: Glaucoma, A Symposium, herausgegeb. v. St. Duke-Elder, 226—244 (1955), Blackwell, Oxford.

LEYDHECKER, W.: in: Zeitfragen der Augenheilkunde, herausgeg. v. W. Löhlein, Thieme, Leipzig 81—107 (1954a).

— Brit. J. Ophthal. **38**, 290—294 (1954b).

— Klin. Mbl. Augenheilk. **125**, 539—549 (1954c).

— in: Glaucoma, A Symposium, herausgegeb. v. St. Duke-Elder, 205—225, Blackwell, Oxford 1955.

—, u. P. NIESEL: Klin. Mbl. Augenheilk. **125**, 458—467 (1954d).

MAGITOT, A.: Ann. Oculist. (Paris) **181**, 338 (1948).

SUGAR, H. S.: Amer. J. Ophthal. **31**, 1193—1202 (1948).

WESSELY, K.: Arch. Augenheilk. **60**, 1—48 u. 97—160 (1908).

III. Spezieller Teil: Die Proben

1. Pupillenerweiterung mit Medikamenten

(Schrifttum S. 272)

Die *Literatur* ist in Tabelle 33 zusammengefaßt. Sie zeigt, daß die *Technik* der Probe verschieden angewandt wurde, da Medikamente mit und ohne gefäßverengernde Wirkung benutzt wurden. Statistisch untersucht ist nur die Wirkung von Homatropin (s. Teil II).

Wirkungsweise und Aussage der Probe

Fast alle Untersucher stimmen überein, daß die Probe nur oder doch in erster Linie für Augen mit engem Kammerwinkel geeignet ist, und sehr starke Druckanstiege durch eine Verlegung des Kammerwinkels entstehen. Diese weisen auf die Gefahr eines akuten Glaukomanfalles hin.

Tabelle 33. *Schrifttumsauszug: Pupillenerweiterung mit Medikamenten*

Verfasser	Methodik	Proben bei Gesunden Bewertung	Proben bei Glaukom
KÖLLNER 1921	Homatropin Scopolamin Atropin	—	12 Pat. mit Glaucoma simplex, nur bei einem Auge Anstieg um 10 mm Hg
GRADLE 1931	Nach Euphthalmin 1mal Druckanstieg um 9 mm Hg bei Glaucoma simplex mitgeteilt. Keine näheren Angaben.		
KAWABATA 1934	?	36 Gesunde, keine i.o. Druckänderung b. Mydriasis	—
GRADLE 1936	6mal Homatropin 1% oder 4mal Euphthalmin 2% getropft	500 „Gesunde", bei 2,8% Anstieg 5—17 mm Hg, bei 9 dieser Augen später Glaukom nachgewiesen. Anstieg um 7 mm Hg o.m. pathol.	—
GILDE 1937	2% Homatropin	32 Gesunde, max. Anstieg 6 mm Hg (in 7 Fällen)	—
SUGAR 1941	2% Euphthalmin, 1% Paredrin 2% Homatropin	—	20 Augen mit engem Kammerwinkel, bei 6 Augen Anstiege auf 40—60 mm Hg
EVANS 1942	Homatropin 2% oder Eucatropin 2%	Jeder Anstieg ist pathol. (Keine eigenen Versuche mitgeteilt.)	
KRONFELD et al. 1943	5% Homatropin, 2% Paredrin	—	15 Augen mit weitem Kammerwinkel, max. Anstieg 4 mm Hg
BLOOMFIELD et al. 1947	1% Paredrin 3mal alle 10 min	Als pathol. Anstiege um 7 mm Hg u.m. gewertet.	15 Augen Glaucoma simplex, kein Anstieg um 7 mm Hg o.m.
STINE 1948	2—5% Homatropin, 5% Euphthalmin, 4% Kokain + Euphthalmin	31 gesunde Augen, max. Anstieg 3 mm Hg. Als pathol. gewertet Anstieg um 7 mm Hg u.m.	33 Augen Glaucoma simplex, Anstieg um 6 mm Hg u.m. bei 4 Augen mit engem Kammerwinkel. 18 Augen Winkelblockglaukom, bei 9 Augen Anstieg um 7 bis 12 mm Hg, bei 9 Augen Anstieg 13 mm Hg u.m.
SUGAR 1948	4% Homatropin 10% Neosynephrin	—	51 Augen Glaucoma simplex, max. Anstieg 8 mm Hg. 8 Versuche bei 7 Augen mit engem Kammerwinkel, bei 4 Versuchen Anstieg 13 mm Hg u.m. Druckanstieg beginnt 30 min nach Verschluß des Kammerwinkels.
LEYDHECKER 1952	verschiedene Mydriatica	—	171 Tests an nichtoperierten Glaukom-Augen. 69 bei weitem Kammerwinkel, Anstieg um 7 mm Hg o.m.: 12%; 102 bei engem Kammerwinkel, Anstieg 7 mm Hg o.m. bei 58%.
LEYDHECKER 1954 a	Homatropin und andere Mydriatica	Anstieg um 13 mm Hg o.m. sicher pathol.	66 Proben bei weitem Kammerwinkel, 2 sicher pathol. 76 Proben bei engem Kammerwinkel, 16 sicher pathol.

Verfasser	Methodik	Proben bei Gesunden Bewertung	Proben bei Glaukom
LEYDHECKER 1954 b	Homatropin 1% 1mal	120 gesunde Augen; Anstiege um 8 mm Hg o.m. fraglich pathol., um 12 mm Hg o.m. sicher pathol.	138 nichtoperierte Glaukom-Augen, 83 weiter Kammerwinkel: 5 pathol. Anstieg, 55 enger Kammerwinkel: 35 pathol. Anstieg. Bei Plateau-Kurve stets Kammerwinkel offen in Mydriasis, bei kontinuierlichem Anstieg stets zu.
LEYDHECKER 1954 c		siehe Übersicht II	
LEYDHECKER et al. 1954		siehe Übersicht II	
SCHMIDT 1954	Homatropin 1% 2mal	Anstieg auf mehr als 5/7,5 g ist pathol.	57 Glaukom-Patienten, 39% pathol.
LEYDHECKER 1955	Homatropin 1%	wie 1954 b	90 Augen weiter Kammerwinkel, 10% wahrscheinlich oder sicher pathol. 57 Augen enger Kammerwinkel, 45,6% wahrscheinlich oder sicher pathol.

Sobald man über diese allgemeine Aussage hinausgeht und die Ergebnisse der Proben bei verschiedenen Glaukomformen näher betrachtet, zeigen sich einige Probleme. Im allgemeinen findet man zwar spontane akute Glaukomanfälle innerhalb von zwei Jahren, wenn bei Homatropin-Mydriasis der i.o. Druck um 13 mm Hg oder mehr steil angestiegen war (KRONFELD, 1955), doch sah der gleiche Autor Fälle mit pathologischem Mydriasistest ohne spätere Anfälle. Mehr als einen Hinweis stellt also das positive Ergebnis der Probe nicht dar. Andererseits sahen KRONFELD (1955) und SUGAR (1957) Augen mit negativem Test, bei denen kurz danach Anfälle auftraten. Ich beschrieb (1954) Augen, die in Mydriasis einen völlig verlegten Kammerwinkel hatten, ohne daß der i.o. Druck anstieg. Hier bleibt, wenn man die gonioskopische Untersuchung für korrekt hält, nur die Annahme übrig, daß zur Zeit der Untersuchung kein oder nur sehr wenig Kammerwasser gebildet wurde. Der negative Ausfall der Probe bedeutet also nicht, daß keine Gefahr eines akuten Glaukomanfalles besteht.

Aus der klinischen Form des Glaukoms, der Weite des Kammerwinkels oder der Tiefe der Vorderkammer vor der Probe und sogar aus dem Kammerwinkelbefund bei Mydriasis kann man nach meinen Untersuchungen nicht eindeutig das Ergebnis der Probe vorhersagen. Lediglich der *Verlauf der Druckkurve* steht in sicherer Korrelation zum gonioskopischen Befund bei erweiterter Pupille: Findet man ein stetiges Ansteigen des i.o. Druckes, so ist der Kammerwinkel durch die Iris verlegt; bildet die Kurve nach anfänglichem Steigen ein Plateau, so ist der Kammerwinkel in Mydriasis offen.

Die *Stärke des Druckanstieges* allein, beurteilt nach physiologischer oder pathologischer Reaktion sagt uns nicht, ob der Kammerwinkel offen oder verlegt ist. Positive Homatropinproben fand ich (1954) entgegen der Erwartung nicht selten auch bei Augen mit zuvor weitem Kammerwinkel (5 von 83), Glaucoma simplex (11 von 97), tiefer Vorderkammer (8 von 96) oder offenem Kammerwinkel in Mydriasis (15 von 27 Augen, bei denen der Kammerwinkel vor der Probe eng oder sehr eng war). Diese Anstiege lassen sich erklären, wenn man außer dem gonioskopischen Befund die Wirkung des Medikaments auf Ciliarmuskel, Trabekel und Schlemmschen

Kanal berücksichtigt. Nach FORTIN (1929, 1931, 1939) und HRUBY (1940, 1941) werden bei Erschlaffen des Ciliarmuskels die Maschen der Trabekel und des Schlemmschen Kanals enger, der Blutzufluß zum Ciliarkörper steigt, der Blutabfluß aus ihm ist schlechter als bei Akkommodation. Alle diese Einflüsse bewirken keine stetig bis zum Glaukomanfall steigende Druckänderung, können aber bei zuvor schon leicht erhöhtem Abflußwiderstand zur Drucksteigerung auf ein so hohes Niveau führen, daß die Probe als pathologisch bezeichnet werden muß (Anstieg um 12 mm Hg oder mehr). KRONFELD (1955) sah gleichfalls solche Druckanstiege an Augen mit weitem Kammerwinkel, jedoch seltener als ich. *Aus einem positiven Homatropintest können wir also auf Glaukom schließen, aber nur bei stetig zunehmendem Druckverlauf auf die Gefahr eines akuten Anfalles.* Einzelfälle von Glaukom mit weitem Kammerwinkel, bei denen Atropin den i.o. Druck nicht steigerte, beschrieben WERNER (1940) und KRONFELD et al. (1943).

Bei Mydriasisproben mit Medikamenten, die die Blutgefäße verengern, kommt diese Wirkung als ein weiterer Faktor hinzu, der das Ergebnis der Probe beeinflußt. Der i.o. Druck kann hierbei in der 1. Phase der Gefäßverengerung sogar sinken (verminderte Kammerwasserbildung, Erweiterung des Kammerwinkels durch Abschwellen von Iriswurzel und Ciliarkörper), in der 2. Phase der Gefäßerschlaffung trotz enger Pupille steigen.

Die für Mydriasisproben benutzten Medikamente ändern also die Kammerwinkelweite durch 1. Pupillenerweiterung, 2. Gefäßwirkung, 3. Wirkung auf Ciliarmuskeltonus. Die Druckänderung hängt darum ab von 4. der Weite und 5. der Form des Kammerwinkels. Ein sehr weiter Kammerwinkel bleibt auch bei Anwendung von nichtgefäßverengernden Mitteln offen, ein sehr enger wird stets blockiert, einerlei welches Medikament wir anwenden. Zwischen diesen Extremen liegen die häufig vorkommenden Kammerwinkelformen, die man als mittelweit bis eng klassifiziert und bei denen sich die Druckreaktion auf Mydriatica nicht voraussehen läßt. Hier können Gefäßwirkung des Mydriaticums und Pupillenerweiterung entgegengesetzt wirken:

Eserin erweitert den Kammerwinkel durch Pupillenverengerung und verengt ihn durch Gefäßerweiterung, Atropin verengt ihn durch Mydriasis und erweitert ihn durch Abschwellen von Iriswurzel und Ciliarkörper (SUGAR, 1947). Die Frage, ob Mydriatica den Kammerwinkel erweitern oder verengern (s. Kapitel „Gonioskopie", S. 341), läßt sich also wegen der verschiedenen Wirkungskomponenten des Medikaments nicht allgemein beantworten. Aber auch das gleiche Mittel kann je nach *Form* des Kammerwinkels verschieden wirken. Ich fand, daß Homatropin den Kammerwinkel meist einengt, selten ihn aber erweitert (1954). Die Form des Kammerwinkels spielt wegen des Ortes der Verlegung bei Mydriasis eine Rolle: Bei einem engen, aber flach auslaufenden, wenig gebogenen Kammerwinkel kann der Engpaß bei Mydriasis winkelwärts des Schlemmschen Kanals liegen, der Abfluß also offen bleiben; bei mittelweitem, aber stark schnabelförmig gebogenem Kammerwinkel kann am Eingang ein Engpaß hornhautwärts des Schlemmschen Kanals liegen, so daß der Abfluß bei Mydriasis verlegt wird, obgleich der tiefe Sinus des Winkels zunächst noch offen ist. Deshalb unterschied ich (1952) die nur bei Mydriasis beurteilbare *„funktionelle Weite"* des Kammerwinkels von der bei enger Pupille gonioskopisch festgestellten Weite und Form.

Gefahr der Homatropinprobe. Statistisch bearbeitet sind nur die Reaktionen gesunder Augen auf Homatropin (LEYDHECKER, 1954). Bei anderen Mydriatica ist also die Bewertung einer Probe unsicher. Ich habe nie Zwischenfälle bei Homatropinproben gesehen, hatte aber oft Mühe, die Pupille wieder zu verengern (was vor Entlassen des Patienten aus der Beobachtung stets nötig ist) und muß KRONFELD (1955) zustimmen, der die Probe für gefährlich hält. Wünschenswert wäre die statistische Bearbeitung der Druckreaktion Gesunder auf ein Mydriaticum von kurzer Wirkungsdauer, das nicht gefäßverengernd wirkt und das eine rasche Miosis schon mit verhältnismäßig schwach wirkenden Miotica (z. B. Pilocarpin 2%) erlaubt.

Glaukomanfälle nach Gabe von pupillenerweiternden Mitteln s. „Akutes Glaukom".

Schrifttum

Bloomfield, S., u. L. Kellermann: Amer. J. Ophthal. **30**, 869—877 (1947).
Busacca, A.: Eléments de gonioscopie. São Paulo, 194 S., 1945.
Evans, J. N.: A. M. A. Arch. Ophthal. **27**, 1177—1183 (1942).
Fortin, E. P.: Arch. Oftal. (B.Aires) **4**, 459—373 (1929); ref. Zbl. Ophthal. **22**, 368 (1930).
— Arch. Oftal. (B.Aires) **4**, 454—459 (1929) u. Rev. Soc. argent. Biol. **5**, 134—144 (1929); ref. Zbl. Ophthal. **22**, 419 (1930).
— Arch. Oftal. (B.Aires) **6**, 219—230 (1931); ref. Zbl. Ophthal. **25**, 841 (1931).
— Semana méd. I, 1128—1131 (1939); ref. Zbl. Ophthal. **44**, 250 (1939/40).
— Investigations sur le glaucome (Essais). Buenos Aires: El Ateneo, 51 S. 1939; ref. Zbl. Ophthal. **43**, 680—682 (1939).
Gilde, J.: Untersuchungen über die Wirkung des Pilokarpins, Homatropins und Kaffees auf den i. o. Druck des normalen Auges als Grundlage für die Diagnostik des latenten Glaukoms. Diss. Univ.-Augenklinik Königsberg, 21 S. 1937; ref. Zbl. Ophthal. **43**, 41 (1939).
Gradle, H. S.: Amer. J. Ophthal. **14**, 936 (1931).
— Amer. J. Ophthal. **19**, 37—39 (1936).
Hruby, K.: Albrecht v. Graefes Arch. Ophthal. **141**, 517—537 (1940).
— Albrecht v. Graefes Arch. Ophthal. **143**, 187—206 (1941).
Kawabata, H.: Chuo-Ganka-Iho **26**, 18—23 (1934); ref. Zbl. Ophthal. **33**, 330 (1935).
Köllner, H.: Arch. Augenheilk. **88**, 58—74 (1921).
Kronfeld, P. C., McGarry u. Smith: Amer. J. Ophthal. **26**, 245—252 (1943).
— in: Glaucoma, A Symposium, Blackwell Oxford, 226—244, 1955.
Leydhecker, W.: Ber. dtsch. ophthal. Ges. Heidelberg, 1951, **57**, 199—203 (1952).
— Zur Frühdiagnose des Glaukoms unter besonderer Berücksichtigung moderner Untersuchungsmethoden, Habil.-Schrift, Mainz, 1952, 334 S.
— Albrecht v. Graefes Arch. Ophthal. **155**, 386—396 (1954).
— in: Zeitfragen der Augenheilk. Augenärztlicher Fortbildungskurs Berlin, 81—107, Thieme, Leipzig (1954a).
— Brit. J. Ophthal. **38**, 290—294 (1954b).
— Klin. Mbl. Augenheilk. **125**, 539—549 (1954c).
— in: Glaucoma, A Symposium, Blackwell Oxford, 205—225, 1955.
—, u. P. Niesel: Klin. Mbl. Augenheilk. **125**, 458—467 (1954).
Schmidt, K.: in: Zeitfragen der Augenheilkunde, Augenärztlicher Fortbildungskurs Berlin, 76—81, Thieme Leipzig 1954.
Stine, G. T.: Amer. J. Ophthal. **31**, 1203—1210 (1948).
Sugar, H. S.: Amer. J. Ophthal. **24**, 851—873 (1941).
— Amer. J. Ophthal. **30**, 451 (1947).
— Amer. J. Ophthal. **31**, 1193—1202 (1948).
— The Glaucomas, 2. Auflage, 1957, Hoeber, New York, 516 S.
Werner, S.: Acta Ophthal. (Kbh.) **10**, 427—563 (1932).
— Acta ophthal. (Kbh.) **18**, 295—300 (1940).

2. Dunkelzimmerprobe

Technik: Tonometrie. 1 Std Dunkelaufenthalt. Erneute Tonometrie (bei normaler Beleuchtung). Bunin et al. (1956) empfahlen, die 2. Tonometrie im Halbdunkel (Rotlicht) vorzunehmen.

Bewertung: Foulds (1957) hat das Verdienst, als erster die Druckreaktion Gesunder mit weitem Kammerwinkel statistisch untersucht zu haben. Druckanstiege um 9 mm Hg oder mehr sind pathologisch ($M + 3\,\sigma$-Grenze überschritten).

Zuverlässigkeit: Bei Augen mit Winkelblock-Glaukom fand Foulds (1957) bei Ausgangstension unter 25 mm Hg nur bei 41,5% pathologische Anstiege (41 Augen). Bei erhöhter Ausgangstension (26 mm Hg oder mehr) sind positive Proben häufiger, aber natürlich für die Diagnose ohne Interesse, da sie sich schon aus der Tension ergibt (62–71% von 44 solcher Augen pathologisch).

Die *Literatur* ist in Tabelle 34 zusammengefaßt.

Tabelle 34. *Schrifttumsauszug: Dunkelzimmer-Probe*

Verfasser	Methodik	Proben bei Gesunden Bewertung	Proben bei Glaukom
GRÖNHOLM 1910	1 Std Dunkel	83 Gesunde, mittlerer Anstieg 2,7 mm Hg	9 Glaukom-Augen, mittlerer Anstieg 6,7 mm Hg
SEIDEL 1920, 1932	1 Std Dunkel	—	250 Proben an 13 Glaukom-Augen mit flacher Vorderkammer Anstiege auf 60 bis 80 mm Hg bei Überschreiten des „Schwellenwertes der Pupillenweite"
KÖLLNER 1921	1 Std Dunkel	—	4 Glaucoma simplex, keine Anstiege
SERR 1925, 1928	1 Std Dunkel	—	3 Glaukom-Augen, stets Anstieg bis 65 mm Hg bei Überschreiten des Schwellenwertes der Pupillenweite
FEIGENBAUM 1928, 1930	1 Std Dunkel	58 gesunde Augen, maximaler Anstieg 6 mm Hg, Anstieg 8 mm Hg o.m. ist pathologisch	97 Glaukom-Augen, Ergebnisse nur an Beispielen geschildert
SALLMANN et al. 1930	1 Std Dunkel	Maximaler Anstieg 8 mm Hg. Pathol.: Anstieg 12 mm Hg o.m.	184 Proben, 50 pathol., 18 davon bei normaler Vorderkammertiefe
GRADLE 1931	1 Std Dunkel	—	„Weniger als 50%" der Glaucoma simplex-Fälle Anstieg um 10 mm Hg o.m.
STEIN 1933	1 Std Dunkel	Maximaler Anstieg 5 mm Hg. Pathol.: Anstieg 8 mm Hg o.m.	Gesamtzahl der Glaukomaugen fehlt. Nur 5 Augen sicher pathol.
POOS 1934, 1935	Lidschluß 30—45 min	Gesunde: Anstieg im Bereich des Meßfehlers der Tonometrie, jedoch 1 Gesunder Anstieg 5 mm Hg, 1 um 10 mm Hg	33 Glaukom-Augen 70% Anstiege. Keine Versuche bei beginnendem Glaukom und normalem Ausgangsdruck
OHM 1936	1 Std Dunkel	—	18 Pat. mit primärem Glaukom. Anstiege ohne Beziehung zur Tiefe der Vorderkammer oder Pupillenweite (in Prozent des Ausgangsdruckes angegeben)
MAJOROVA et al. 1939	1 Std Dunkel	—	105 Proben, 93 Glaukom-Augen. Anstieg 6 mm Hg o.m. bei 36, 10 mm Hg o.m. bei 14 Proben, meist bei flacher Vorderkammer
BLOOMFIELD et al. 1947	1 Std Dunkel	Anstieg um 7 mm Hg o.m. pathol.	29 Augen Glaucoma simplex, 5 pathol.
ROSS 1953	75 min Dunkelzimmer	—	2 Pat. Anstieg auf 52 und 59 mm Hg, Kammerwinkel verlegt. Unter Pilocarpin kein Anstieg im Dunkeln
HIGGIT 1954	1 Std Dunkelzimmer	117 gesunde Augen, maximaler Anstieg 9 mm Hg. Pathol.: Anstieg 10 mm Hg o.m., oder über 32 mm Hg	86 Augen chron. kongest. Glaukom und Ausgangsdruck unter 32 mm Hg, 67 davon pathol.
LEYDHECKER 1955	1 Std Dunkel	Anstieg um 10 mm Hg pathol.	18 Glaukom-Augen weiter Kammerwinkel, keines pathol. 22 Glaukom-Augen enger Kammerwinkel, 4 pathol. Homatropinprobe an den gleichen Augen zuverlässiger

Verfasser	Methodik	Proben bei Gesunden Bewertung	Proben bei Glaukom
UNGER 1957	Nachts binocularer Verband	200 Gesunde, maximaler Anstieg 5 mm Hg. Anstieg um 7 mm Hg = pathol.	Prozent der pathol. Reaktion bei Glaukom nicht angegeben
FOULDS 1957	1 Std Dunkel	57 Gesunde, weiter Kammerwinkel, Anstieg 9 mm Hg o.m. pathol. (statistisch bearbeitet. M + 3 σ)	Winkelblock-Glaukom, 41 Augen mit Ausgangsdruck unter 25 mm Hg: 41,5% pathol. 44 Augen Ausgangsdruck 26 mm Hg o.m.: 62–71% pathol.

Wirkungsweise. GRÖNHOLM (1910), der die ersten Beobachtungen über Druckanstiege im Dunkeln veröffentlichte, fand bereits, daß diese in einem Auge mit flacher Vorderkammer besonders stark waren. SEIDEL (1920, 1932) und SERR (1925, 1928) fanden die Probe nur bei Augen mit flacher Vorderkammer positiv. Sie beschrieben einen individuell verschieden hohen „Schwellenwert der Pupillenweite", bei dessen Überschreiten die Tension infolge einer *mechanischen Verlegung des Kammerwinkels durch die Iris* steigt. Wurde die Pupille durch Belichten des anderen Auges durch Akkommodation oder Morphin verengt, so blieb der Druckanstieg an sonst stets pathologisch reagierenden Augen aus. Die Beobachtung von SEIDEL und SERR, daß nur bei flacher Vorderkammer starke Druckanstiege vorkommen, wurde bestätigt (GRADLE, 1931; WETZLICH, 1934; SUGAR, 1941, 1942, 1948, 1949; KRONFELD, 1949). Bei Glaukom mit weitem Kammerwinkel steigt der i.o. Druck im Dunkeln nicht oder nur wenig an (BLOOMFIELD et al., 1947; LEYDHECKER, 1955). ROSS (1953) und HIGGIT (1954) konnten bei Druckanstiegen im Dunkeln die Verlegung des Kammerwinkels sehen (wobei man Lichteinfall in die Pupille vermeiden muß) und so die Abflußverlegung als Ursache des Druckanstieges bestätigen.

Nicht erklärt sind so jedoch die Druckanstiege bei gesunden Augen mit weitem Kammerwinkel, die zwar gering, aber statistisch signifikant sind (Anstieg M + 0,97 mm Hg ± 2,54; 36% dieser Augen zeigten Druckanstieg, 9% Fall; FOULDS, 1957). FOULDS (1956) fand keine Änderung der Abflußleichtigkeit bei gesunden Augen im Dunkeln und vermutete deshalb (1957), daß das *Minutenvolumen des Kammerwassers oder der Blutgehalt der Aderhaut im Dunkeln zunehmen.* Auch bei Winkelblock-Glaukom könnten diese Faktoren zum Druckanstieg ein wenig beitragen. Hier sei auf die drucksenkende Wirkung der Akkommodation (s. voriger Abschnitt) verwiesen, die ja im Dunkeln wegfällt, bei Licht aber auch ohne ausgesprochene Naharbeit immer wieder angespannt wird. Dies könnte die Befunde von FOULDS erklären.

FEIGENBAUM (1928, 1930, 1931) fand im Dunkeln auch bei unbeweglicher Pupille (Pilocarpin, Homatropin) Druckanstiege, bei Belichtung Drucksenkung, ebenso bei Aniridie und sogar bei blinden Glaukomaugen. Er vermutete eine *unmittelbare Wirkung des Lichtes auf die Capillaren des Auges* und hielt die Weite des Kammerwinkels nicht für entscheidend. MAGITOT (1929) schloß sich dieser Auffassung an. HIGGIT (1954) fand bei 6 Augen mit Aniridie *keinen* Druckanstieg im Dunkeln. BRONSTEIN (1939) beschrieb beim Tier Druckanstieg bei Belichtung, der nach Durchschneiden des Sehnerven ausblieb. FEIGENBAUMS Vermutung über einen direkten Lichteinfluß auf die Gefäße ist somit nicht bestätigt.

Später (1948) nahm MAGITOT an, die Dunkelheit ändere den Erregungszustand des Zwischenhirns und wirke dadurch drucksteigernd. Über die unmittelbaren Ursachen des Druckanstieges sagen solche Spekulationen nichts. – Auch WEINSTEIN (1953) vermutet eine zentrale Wirkung. Örtliche Faktoren als Ursache der Druckanstiege lehnte UNGER (1957) ab, der annahm, daß der nächtliche Verband beider Augen infolge von „vegetativen Rhythmusstörungen" den Druck steigert.

Die Annahme, daß ein vegetativer Rhythmus gestört wird, ist nicht bewiesen. Sie erklärt auch nicht die Druckanstiege, da unklar bleibt, welche der für den i.o. Druck maßgebenden Größen geändert wird.

Folgende weitere Autoren, die in der Literaturliste nicht genannt sind, empfahlen die Dunkelprobe: DIAZ-DOMINGUEZ (Lidschlußprobe besser als Dunkelzimmerprobe, 1936), BUSSE (1941), KRONFELD (1949), KOZAKIEWICZ (1952), HAAS (1953), CHANDLER et al. (1955: Kinobesuch als Belastungsprobe, Tonometrie nach 15–20 min; oder Dunkelverband), MILLER (1956), BUNIN et al. (1956).

Gesichtsfeldveränderungen bei der Dunkelzimmerprobe sind in Abschnitt „Die Untersuchung des Gesichtsfeldes" besprochen.

Schrifttum

BLOOMFIELD, S., u. L. KELLERMANN: Amer. J. Ophthal. **30**, 869—877 (1947).
BRONSTEIN, A. I.: Vestn. Oftal. **15**, No. 3/4, 29—35 (1939); ref. Zbl. Ophthal. **45**, 350 (1940).
BUNIN, A. J., u. M. M. Romanovskij: Vestn. Oftal. **69**, 19—22 (1956); ref. Zbl. Ophthal. **70**, 289 (1957).
BUSSE, O.: Beitrag zur Diagnose des latenten Glaukoms. Diss. Univ.-Augenklinik Köln, 11 S. 1941; ref. Zbl. Ophthal. **48**, 619 (1943).
CHANDLER, P. A., u. R. R. TROTTER: Trans. Amer. Ophthal. Soc. 1954, **52**, 265—290 (1955) und A. M. A. Arch. Ophthal. **53**, 305—317 (1955).
DIAZ-DOMINGUEZ, D.: Arch. Soc. oftal. hisp.-amer. **36**, 281—309 (1936); ref. Zbl. Ophthal. **37**, 159 (1937).
FEIGENBAUM, A.: Klin. Mbl. Augenheilk. **80**, 577—595 (1928).
— Proc. XIII. int. Cong. Ophthal. Amsterdam 1929, II, 491—494 (1930).
— A. M. A. Arch. Ophthal. **5**, 261—268 (1931).
FOULDS, W. S.: Trans. Ophthal. Soc. U. K. 1956, **76**, 83—95 (1956).
— Brit. J. Ophthal. **41**, 200—207 (1957).
GRADLE, H. S.: Amer. J. Ophthal. **14**, 936—943 (1931).
GRÖNHOLM, V.: Arch. Augenheilk. **66**, 346—377 (1910) u. Arch. Augenheilk. **67**, 136—182 (1910).
HAAS, J. S.: Eye, Ear, Nose Thr. Monthly **32**, 255—261 (1953).
HIGGIT, A. C.: Brit. J. Ophthal. **38**, 242—247 (1954).
KÖLLNER, H.: Arch. Augenheilk. **88**, 58—74 (1921).
KOZAKIEWICZ, A.: Klin. Oczna, **22**, 103—118 (1952); ref. Ophthal. Lit. **6**, 2583 (1952).
KRONFELD, P. C.: Trans. Amer. Acad. Ophthal. Otolaryng. **53**, 175—185 (1949).
LEYDHECKER, W.: in: Glaucoma, A Symposium, Blackwell Oxford 205—225, 1955.
MAGITOT, A.: Ann. Oculist. (Paris) **166**, 356—376; 439—468; 565—580; 609—639 (1929).
— Ann. Oculist. (Paris) **181**, 338—350 (1948).
MAJOROVA, O. A., u. E. S. GLIKINA: Vestn. Oftal. **15**, 120—129 (1939); ref. Zbl. Ophthal. **45**, 352 (1940).
MILLER, S. J. H.: Trans. Ophthal. Soc. U. K. **76**, 1956, 25—32 (1956).
OHM, G.: Albrecht v. Graefes Arch. Ophthal. **135**, 537—557 (1936).
POOS, F.: Ber. dtsch. ophthal. Ges. Heidelberg 1934, **50**, 73—78 (1934).
— Klin. Mbl. Augenheilk. **94**, 163—170 (1935).
ROSS, M. G.: Amer. J. Ophthal. **36**, 640—643 (1953).
SALLMANN, L. VON, u. A. DEUTSCH: Albrecht v. Graefes Arch. Ophthal. **124**, 624—651 (1930).
SEIDEL, E.: Albrecht v. Graefes Arch. Ophthal. **102**, 415—420 (1920).
— Ber. dtsch. ophthal. Ges. Leipzig, 1932, **49**, 336—339 (1932).
SERR, H.: Ber. dtsch. ophthal. Ges. Heidelberg 1925, **45**, 22—35 (1925).
— Ber. dtsch. ophthal. Ges. Heidelberg 1928, **47**, 227—231 (1928).
STEIN, R.: Med. Klin. **29**, 1235—1238 (1933).
SUGAR, H. S.: Amer. J. Ophthal. **24**, 851—873 (1941).
— A. M. A. Arch. Ophthal. **25**, 674—717 (1941).
— Amer. J. Ophthal. **25**, 1341—1351 (1942).
— Amer. J. Ophthal. **31**, 1193—1202 (1948).
— Amer. J. Ophthal. **32**, 425—433 (1949).
UNGER, L.: Klin. Mbl. Augenheilk. **131**, 376—385 (1957).
WEINSTEIN, P.: Amer. J. Ophthal. **36**, 361—362 (1953).
WETZLICH: Klin. Mbl. Augenheilk. **92**, 403—404 (1934).
— Ber. dtsch. ophthal. Ges. Heidelberg 1934, **50**, 293—298 (1934).

3. Wassertrinkprobe

(Schrifttum S. 279)

Technik, Bewertung und *Zuverlässigkeit* nach eigenen Erfahrungen sind in Abschnitt II (S. 266) angegeben. Die *Literatur* wird in Tabelle 35 zusammengefaßt.

Tabelle 35. *Schrifttumsauszug: Trinkprobe*

Verfasser	Methodik	Proben bei Gesunden Bewertung	Proben bei Glaukomkranken
SCHMIDT 1928, 1929, 1931	20 cm^3 bis 1000 cm^3	keine	Proben bei 33 von 34 Glaukomkranken pathol., beurteilt nach Hämoglobinkurve und Diurese
DE DECKER 1929	1000 cm^3	15 Gesunde: kein Anstieg über Fehlergrenze der Tonometrie	keine
POOS 1930	1000 cm^3	„in vielen Fällen" Anstiege um 5 bis 8 mm Hg	keine
WEGNER 1930	1000 cm^3	Druckanstieg „um mehrere Millimeter"	36 Glaukomaugen, bei 23 Anstieg um 3 bis 20 mm Hg
GRADLE 1931	1000 cm^3	Hat selbst nie pathol. Trinkprobe erzielt. Als pathologisch gewertet: Anstiege um 8 mm Hg o.m.	
HEEGARD et al. 1931 LARSEN 1932	1000 cm^3	5 Gesunde, maximaler Anstieg 4 mm Hg	10 Augen Glaucoma simplex Anstieg von 10 mm Hg o.m. bei 5 Augen
SPADAVECCHIA 1933	1500 cm^3	Gesund: Kein Anstieg, Zahl der Augen fehlt	Anstieg 8—10 mm Hg in 1 bis 2 Std bei Glaukom, Zahl der Augen fehlt
SPADAVECCHIA 1936/37	1500 cm^3	Blutdruck steigt, i.o. Druck unverändert	Blutdruck und i.o. Druck steigen
OHM 1936	500 cm^3 bis 1000 cm^3	13 Gesunde, Spitze nie über 30 mm Hg, Druckzunahme in % der Ausgangstension angegeben	18 Pat., Anstiege in % der Ausgangstension angegeben. Abgebildet Kurven von 8 Augen, davon 4 Augen Anstieg 10 mm Hg u.m.
MAJOROVA et al. 1939	1000 cm^3	Pathol.: Anstieg 6 mm Hg	44 Proben bei 23 Pat., Anstieg um 6 mm Hg u.m. bei 22 Proben.
TICHOMIROV 1940	500 cm^3	—	Bei 90% aller Glaukom-Pat. Druckanstiege. Im Ref. keine Einzelheiten.
MEVES 1941	1000 cm^3	6 gesunde Augen, mit Hypophysin-Injektion max. Anstieg 8 mm Hg	12 Glaukomaugen, mit Hypophysin-Injektion bei 4 Augen Anstieg 10 mm Hg u.m.
TICHOMIROV 1941 TICHOMIROV et al. 1949, 1956	200 cm^3 bis 500 cm^3	—	Blinder Fleck bei Glaukom vergrößert infolge erhöhter Capillarpermeabilität.
EVANS 1942	1000 cm^3	Pathol. ist Anstieg um 8 mm Hg. Keine eigenen Versuche mitgeteilt.	
BLOOMFIELD et al. 1947	1000 cm^3	Als pathol. gewertet Anstiege um 7 mm Hg u.m.	22 Augen Glaucoma simplex, bei 18 Anstieg um 6 mm Hg u.m. Bei 12 Augen Anstieg um 10 mm Hg u.m.
SUGAR 1948	1000 cm^3	143 gesunde Augen, pathol. Anstieg mehr als 9 mm Hg, oder Spitze über 33 mm Hg.	112 Augen Glaucoma simplex, 44% pathol.
SCHMIDT 1950	500 cm^3	Wertung nicht eindeutig angegeben, anscheinend Spitze von 30 mm Hg als pathol. gewertet (über 5/7,5 g)	Von 250 Glaukomaugen 60,8% pathol. Reaktion. (Von den abgebildeten 33 Kurven mit Ausgangs-Tension unter 30 mm Hg bei 8 Augen Anstieg 10 mm Hg o.m. = 24%.)

Verfasser	Methodik	Proben bei Gesunden Bewertung	Proben bei Glaukomkranken
Leydhecker 1950	250 bis 1000 cm³	Keine; Anstieg um 9 mm Hg o.m. „stark pathol."	45 nicht-operierte Augen, 22 (50%) pathol. bei wiederholten Tests. Diurese ohne Einfluß auf Druckanstieg.
Honigmund 1951	1500 cm³ Pfefferminztee	50 Augen ohne Glaukom, endokrin Gestörte und Herzkranke, 15 Augen Anstieg 10 mm Hg u.m., maximal 20 mm Hg	
	1000 cm³	70 Augen, bei vegetat. Dystonie bei 4 Augen Anstieg 10 bis 12 mm Hg	
Leydhecker 1952	500 bis 1000 cm³	—	Pathol. Ergebnis zeigt erhöhten Abflußwiderstand an.
Kolb 1952	300 bis 1000 cm³	—	85 Glaukom-Pat., Ergebnisse nicht näher mitgeteilt. Druckanstieg hängt von Trinkmenge ab.
Rohrschneider 1952	1000 cm³	40 Gesunde, 3mal Anstieg 10 mm Hg, 1mal 12 mm Hg	—
Leydhecker 1953	—	—	Bei Netzhautablösung vergrößert sich Gesichtsfeldausfall bei Wassertrinken
Strazzi 1953	—	—	Trinktest bei Hydrophthalmie meist pathol.
Agarwal et al. 1953	600 bis 1000 cm³	50 Gesunde, pathol. Anstieg 7 mm Hg	33 Glaucoma simplex, „pathol." 91%. Akutes und chron. kongest. Glaukom 24 Augen, alle pathol.
Andreani 1954	1000 cm³	—	45 Glaucoma simplex, 64% pathol.
Leydhecker 1954 (a)	1000 cm³	229 Proben. Anstieg um 10 mm Hg o.m. ist pathol.	Vegetative Labilität oder Injektion von Hypophysen-Hinterlappen-Hormon ohne nachweisbaren Einfluß auf Druckanstieg bei Gesunden oder Glaukom.
Leydhecker 1954 (b)	1000 cm³	229 Proben. Anstieg um 10 mm Hg o. m. ist sicher pathol.	Ausgangsdruck niedriger als 5/7,5 g: 25% von 168 Augen pathol. — Ausgangsdruck höher als 5/7,5 g: 62% von 37 Augen pathol.
Leydhecker 1954 (c), 1955; Leydhecker et al. 1954	}	siehe Übersicht (II)	
Kronfeld 1955	1000 cm³	—	455 Augen Glaucoma simplex Ausgangsdruck normal (unter 5/7,5 g), Anstieg 8 mm Hg o.m. 45,5%, Anstieg 10 mm Hg o.m. 28,6%
Becker et al. 1956	1000 cm³	—	188 Augen Glaucoma simplex, 53 (28%) Anstieg 8 mm Hg o.m.
Swanljung et al. 1956	1000 cm³	pathol.: Anstieg 6 mm Hg o.m. 39 gesunde Augen, max. Anstieg 5 mm Hg	13 von 21 Augen Anstieg um 6 mm Hg o.m., nur 6 Augen Anstieg 10 mm Hg o.m.
Schmidt 1954	500 cm³	Anstieg auf mehr als 5/7,5 g ist pathol.	81% von 57 Glaukom-Pat. pathol.

Die Probe wurde von SCHMIDT (1928) in die Augenheilkunde eingeführt, der den Trinkversuch und dessen Deutung von MARX (1925–1928) übernahm.

Wirkungsweise. MARX hatte als Internist die Blutverdünnung (beurteilt nach der Abnahme des Hämoglobingehaltes) und Wasserausscheidung (Menge und spezifisches Gewicht des Urins) nach dem Trinken von Wasser gemessen. Abnorme Kurven fand er bei Herz-, Nieren- und Drüsenkrankheiten und deutete sie als *Störung des Capillarendothels.* Osmotische Einflüsse lehnten MARX und mit ihm SCHMIDT ab, weil die gleiche Hämoglobinkurve wie nach dem Trinken von 1000 cm³ auch nach dem Trinken von 50 cm³ Wasser, physiologischer Kochsalzlösung oder in Hypnose durch die bloße Vorstellung des Trinkens zu erzielen war. SCHMIDT (1931) gab an, nach 20 cm³ Wasser die gleichen i.o. Druckanstiege wie nach 1000 cm³ gefunden zu haben. Der Deutung, eine pathologische Reaktion entstehe infolge einer Capillarendothelstörung, schlossen sich DE DECKER (1929), SPADAVECCHIA (1933, 1936/37) und SANTONI (1951) an. TICHOMIROV (1941; TICHOMIROV et al., 1949, 1956) stimmte der Deutung bei, weil sich der blinde Fleck während des Trinkversuches bei Glaukom vergrößert. Dies kann jedoch auch durch den i.o. Druckanstieg erklärt werden.

Eine Steigerung der Permeabilität des Capillarendothels für Wasser ist eine unwahrscheinliche und unbewiesene Annahme.

Als Ausdruck einer *gesteigerten diencephalen Erregbarkeit* deutete MAGITOT (1948) das pathologische Resultat aller Belastungsproben, auch des Trinkversuches. Dies ist bloße Spekulation.

Die Ansicht, der Druckanstieg nach Wassertrinken sei *osmotisch bedingt,* wurde schon von SERR (1928) in der Diskussion zum Vortrag SCHMIDTS, später von LOBECK (1930), ausgesprochen. SERR wies auf die Versuche von HERTEL (1913–1915) hin, der nach i.v. Wasserinjektion bei Kaninchen i.o. Druckanstiege und Gefrierpunktserniedrigung des Blutes beschrieben hatte. Aus dem Glaukomauge könne das nach Wassertrinken einströmende Wasser schlechter entweichen als aus einem gesunden Auge, infolgedessen steige der i.o. Druck vorübergehend stärker an. LEYDHECKER (1950) zeigte, daß der elektrische Widerstand des Serums nach Wassertrinken zugleich mit dem i.o. Druck ansteigt, die Stärke des i.o. Druckanstieges von der Trinkmenge abhängt, das Trinken von großen Mengen physiologischer Kochsalzlösung den i.o. Druck nicht ändert und daß schließlich die Fluorescein-Durchlässigkeit der Blut-Kammerwasserschranke bei dem Trinkversuch unverändert bleibt. Eine Blutverdünnung zugleich mit dem i.o. Druckanstieg beschrieben schon vorher (Hämatokritmethode) HEEGAARD et al. (1931), später (Absinken des Na-Spiegels) CAMPBELL et al. (1955) und DRANCE (1958). Dieser Autor fand eine größere Zuverlässigkeit der Probe, wenn man nur solche Versuche wertete, bei denen eine erhebliche Blutverdünnung eintrat; für die Praxis ist dies zu kompliziert, für die Erklärung der Wirkungsweise jedoch sehr aufschlußreich. Trinken von 1000 cm³ Wasser kann beim Menschen eine Abnahme des osmotischen Druckes des Plasmas um etwa 4 mM (KINSEY, 1955) bewirken, was bei weitem ausreicht, um den Wasserzufluß aus dem Blut zum Kammerwasser erheblich zu steigern (BÁRÁNY, 1955). Auch tonographisch nimmt das Minutenvolumen bei unverändertem Widerstand zu (DE ROETTH, 1954; SUGAR et al., 1955; SCHEIE et al., 1955, 1956; SWANLJUNG et al., 1956; KAGEYAMA, 1957). Nur BALLINTINE (1954) und BECKER et al. (1956) fanden einen Anstieg des Widerstandes.

STEPANIK (1958) fand tonographisch, daß bei negativen Trinkproben nur der Abflußwiderstand anstieg, bei pathologisch reagierenden Augen dagegen Widerstand *und* Minutenvolumen des Kammerwassers zunahmen.

Ein weiteres Argument für die Wirkung der Trinkprobe durch eine Volumensvermehrung (Einströmen von Wasser ins Auge infolge einer osmotischen Druckänderung des Blutes) ist die Beobachtung, daß der Druckanstieg um so größer ist, je höher die Ausgangstension des Auges war (SUGAR, 1951; LEYDHECKER, 1954; KRONFELD, 1955). Schließlich sei auch noch meine Beobachtung (1953) erwähnt, daß der Gesichtsfeldausfall bei nicht-operierter Netzhautablösung durch Wassertrinken reversibel zunimmt, weil sich die subretinale Flüssigkeit vorübergehend vermehrt.

Somit ist eine Hydrämie die Voraussetzung für den i.o. Druckanstieg. Ihr Ausmaß steht aber nicht immer in einem festen Verhältnis zur Flüssigkeitsmenge, sondern wird durch andere, unberechenbare Faktoren mitbeeinflußt, wie die Größe der Wasserdepots im Körper und die hormonelle Regulation des Wasserhaushaltes. Ein negatives Ergebnis der Probe besagt also nichts. Versuche, das Ergebnis der Trinkprobe durch das Wasserhaushaltshormon der Hypophyse zu beeinflussen (Meves, 1941; Weinstein, 1950; Leydhecker, 1954 a), führten zu keinen übereinstimmenden Ergebnissen. Es ist ferner nicht geklärt, warum bei manchen Glaukomaugen der i.o. Druck nach der Probe länger erhöht bleibt als der Hydrämie entspricht (Leydhecker, 1950).

Anwendung der Trinkprobe außer zur Frühdiagnose des Glaukoms. Zur *Prüfung der* medikamentös oder operativ erzielten *Druckregulierung* wurde die Trinkprobe von Luque (1950), Schmidt (1950) und Leydhecker et al. (1956) benutzt. Wegen der eben genannten Unsicherheitsfaktoren kann man aber nach meinen Befunden nur einen pathologischen Ausfall bewerten, der auf eine Dekompensation in den nächsten 3 bis 6 Monaten hinweist, während ein physiologischer Ausfall des Tests nicht bedeutet, daß die Therapie genügt.

Die Trinkprobe führte auch nicht zum Aufdecken von allgemeinen *Störungen des Wasserhaushaltes* bei Glaukom. Die Diurese verläuft, entgegen den Angaben Schmidts (1928–1931), wie bei Gesunden (Leydhecker, 1950; Campbell et al., 1955). Auf andere Untersuchungen zu dieser Frage wird S. 82–87 hingewiesen.

Bei *Netzhautablösung* kann der Trinkversuch i.o. Drucksteigerung bewirken (de Decker, 1929; Santoni, 1951; Scorciarini-Coppola et al., 1956), doch ist diese nach meiner Erfahrung (1953) nicht stärker als bei Gesunden. Ob meine Methode der Perimetrie nach Wassertrinken zur *Differentialdiagnose zwischen Tumor und Ablatio* dienen kann, ist fraglich; wenn eine starke Gesichtsfeldschrumpfung 25–40 min nach dem Trinken eintritt, spricht dies für das Vorhandensein von subretinaler Flüssigkeit, doch kommt diese ja auch bei Tumoren vor.

Über den *Vergleich mit anderen Proben* s. S. 262, 267, über die *Kombination mit anderen Proben* s. S. 291, 322, 323.

Schrifttum

Andreani, D.: Ann. Ottal. **80**, 261—274 (1954).
Agarwal, L. P., u. C. K. Sharma: Brit. J. Ophthal. **37**, 330—335 (1953).
Ballintine, E. J.: Clinical tonography, Cleveland 1954, 44 S.
Bárány, E. H.: in: Glaucoma, A Symposium, Blackwell, Oxford, 91—102, 1955.
Becker, B., u. R. E. Christensen: A. M. A. Arch. Ophthal. **56**, 321—326 (1956).
Bloomfield, S., u. L. Kellermann: Amer. J. Ophthal. **30**, 869—877 (1947).
Campbell, D. A., J. Gloster u. E. L. Tonks: Brit. J. Ophthal. **39**, 193—203 (1955).
De Decker, J. F.: Arch. Augenheilk. **100/101**, 180—189 (1929).
Drance, S. M.: 1958, persönliche Mitteilung.
Evans, J. N.: A. M. A. Arch. Ophthal. **27**, 1177—1183 (1942).
Gradle, H. S.: Amer. J. Ophthal. **14**, 936—943 (1931).
Heegaard, S., u. V. Larsen: Acta Ophthal. (Kbh.) **9**, 302—309 (1931).
Hertel, E.: Klin. Mbl. Augenheilk. **51**/II, 351—354 (1913).
— Albrecht v. Graefes Arch. Ophthal. **88**, 197—229 (1914).
— Albrecht v. Graefes Arch. Ophthal. **90**, 309—321 (1915).
Honigmund, R.: Über die klinische Bedeutung des Trinkversuches nach Marx unter besonderer Berücksichtigung der Frühdiagnose des Grünen Stars. Diss. Münster, 1951.
Kageyama, M.: J. Clin. Ophthal. (Tokyo) **11**, 355—363 (1957); ref. Zbl. Ophthal. **72**, 89 (1957).
Kinsey, V. E.: in: Glaucoma, A Symposium, Blackwell, Oxford, S. 251, 1955.
Kolb, H.: Klin. Mbl. Augenheilk. **121**, 524—532 (1952).
Kronfeld, P. C.: in: Glaucoma, A Symposium, Blackwell Oxford, 226—244, 1955.
Larsen, V.: Nord. med. **1932**, 318—320; ref. Zbl. Ophthal. **28**, 69 (1933).
Leydhecker, W.: Brit. J. Ophthal. **34**, 456—479 (1950).
— Brit. J. Ophthal. **34**, 535—544 (1950).
— Klin. Mbl. Augenheilk. **121**, 174—184 (1952).
— Klin. Mbl. Augenheilk. **122**, 272—276 (1953).
— in: Zeitfragen der Augenheilkunde, herausgeg. v. W. Löhlein, Thieme, Leipzig (1954a) 81—107.
— Brit. J. Ophthal. **38**, 290—294 (1954b)
— Klin. Mbl. Augenheilk. **125**, 539—549 (1954c).
—, u. P. Niesel: Klin. Mbl. Augenheilk. **125**, 458—467 (1954).
—, u. I. Hussain: Klin. Mbl. Augenheilk. **128**, 479—483 (1956).
Lobeck, E.: Albrecht v. Graefes Arch. Ophthal. **123**, 728—750 (1930).
Luque, C. E.: Arch. Soc. Oftal. Litoral **3**, 196—200 (1950); ref. Ophthal. Lit. **4**, 5090 (1950).

MAGITOT, A.: Ann. Oculist. (Paris) **181**, 338—350 (1948).
MAJOROVA, O. A., u. E. S. GLIKINA: Vestn. Oftal. **15**, 120—129 (1939); ref. Zbl. Ophthal. **45**, 352 (1940).
MARX, H.: Klin. Wschr. **4**, 2339 (1925).
— Dtsch. Arch. Klin. Med. **152**, 354—370 (1926).
— Dtsch. Arch. Klin. Med. **153**, 358—379 (1926).
— Klin. Wschr. **5**, 92—94 (1926).
— Zbl. inn. Med. **47**, 970—972 (1926).
— Dtsch. Arch. Klin. Med. **158**, 149—171 (1928).
MEVES, H.: Albrecht v. Graefes Arch. Ophthal. **142**, 41—57 (1941).
OHM, G.: Albrecht v. Graefes Arch. Ophthal. **135**, 537—557 (1936).
Poos, F.: Klin. Mbl. Augenheilk. **84**, 340—359 (1930).
DE ROETTH, A.: A. M. A. Arch. Ophthal. **51**, 740—749 (1954).
ROHRSCHNEIDER, W.: Bücherei d. Augenarztes H. **21**, 53—66 (1952), Enke Stuttgart.
SANTONI, A.: Ann. Ottal. **77**, 323—340 (1951).
SCHEIE, H. G., W. C. FRAYER u. R. W. SPENCER: A. M. A. Arch. Ophthal. **53**, 839—846 (1955).
—, u. E. D. HELMICK: Trans. Amer. Ophthal. Soc. 1955, **53**, 265—299 (1956).
SCHMIDT, K.: Arch. Augenheilk. **98**, 569—581 (1928).
— Med. Klin. **24**, 859—860 (1928).
— Ber. dtsch. ophthal. Ges. Heidelberg, 1928, **47**, 213 (1929).
— Arch. Augenheilk. **100/101**, 190—222 (1929).
— Arch. Augenheilk. **104**, 102—109 (1931).
— Klin. Mbl. Augenheilk. **116**, 614—627 (1950).
— Zeitfragen d. Augenheilk. herausgegeb. v. W. Löhlein, Thieme, Leipzig 76—81 (1954).
SCORCIARINI-COPPOLA, A., u. G. CRISTINI: Atti Soc. ottal. ital. **15**, 425 (1956).
SERR: Ber. dtsch. ophthal. Ges. Heidelberg, 1928, **47**, 227—231 (1928).
SPADAVECCHIA, V.: Boll. Soc. ital. Biol. sper. **8**, 1517—1519 (1933); ref. Zbl. Ophthal. **31**, 241 (1934).
— Boll. Soc. ital. Biol. sper. **8**, 1520—1522 (1933); ref. Zbl. Ophthal. **31**, 242 (1934).
— Ann. Otal. **64**, 611—642; 696—716 (1936) u. Ann. Ottal. **65**, 194—229 (1937).
STEPANIK, J.: Ophthalmologica **136**, 385—390 (1958)
STRAZZI, A.: Atti Soc. ottal. ital. **13**, 57—60 (1953).
— Amer. J. Ophthal. **31**, 1193—1202 (1948).
SUGAR, H. S.: The Glaucomas, 1. Aufl. Mosby, St. Louis, S. 190, 1951.
—, u. S. FAINSTEIN: Amer. J. Ophthal. **40**, 693—697 (1955).
SWANLJUNG, H., F. C. BLODI: Amer. J. Ophthal. **41**, 187—197 (1956).
TICHOMIROV, P. E.: Vestn. Oftal. **16**, 127—131 (1940); zit. nach Barkan, O.: Ophthalmology in the War Years, Meyer-Wiener, Chicago **1**, 1946.
— Vestn. Oftal. **18**, 57—63 (1941); zit. nach Barkan, O.: Ophthalmology in the War Years, Meyer-Wiener, Chicago **1**, 1946.
—, u. E. B. SEDLOVSKAJA: Vestn. Oftal. **28**, 23—26 (1949); ref. Zbl. Ophthal. **52**, 241 (1950).
—, u. E. USTINOVA: Vestn. Oftal. Nr. **2**, 22—24 (1956); ref. Zbl. Ophthal. **68**, 224 (1956).
WEGNER, W.: Ber. dtsch. ophthal. Ges. Heidelberg, 1930, **48**, 127—133 (1930).
— Arch. Augenheilk. **103**, 511—540 (1930).

4. Priscolprobe

Technik, Bewertung und *Zuverlässigkeit* nach eigenen Erfahrungen sind in Abschnitt II und die *Literatur* in der Tabelle 36 angegeben. Wenn man nach der Probe gefäßverengende und entzündungshemmende Mittel (Privin oder Adrenalin-Tropfen, Cortison) gibt, klagen auch empfindliche Menschen über keine Beschwerden. Ohne diese Nachbehandlung pflegt lediglich ein leichtes Völlegefühl des Auges (wie nach Weinen oder bei Schnupfen) aufzutreten.

Die Probe wurde von mir 1954 eingeführt, da mir das Prinzip der Vasculatprobe, die subconjunctivale Injektion eines gefäßerweiternden Mittels, gut schien, Vasculat aber oft schmerzhaft ist.

Wirkungsweise. Die Druckanstiege sind nach KRONFELD (1955) und SWANLJUNG et al. (1956) auf eine Steigerung des Minutenvolumens bei unverändertem Abflußwiderstand zurückzuführen. Die wahrscheinliche Änderung des episkleralen Venendruckes wurde hierbei nicht berücksichtigt.

STEPANIK (1958) untersuchte diese Frage. Er fand mit einer luftgefüllten Gummipelotte bei Spaltlampenbeobachtung, daß der episklerale Venendruck nach subconjunctivaler Priscolinjektion um 8,4–11 mm Hg ansteigt. Tonographisch fand er bei Berücksichtigung dieses Venendruckanstieges, daß bei pathologischem Ausfall der Probe der Abflußwiderstand steigt, das Minutenvolumen des Kammerwassers jedoch abnahm. Er vermutet eine Quellung der kollagenen Elemente der Trabekel als Ursache der Widerstandszunahme.

Über sonstige Wirkungen von Priscol auf das Auge und seine Blutgefäße vgl. MEIER et al. (1939), GLEES (1939), ROSEN (1945), ZWAHLEN (1947), MILLER (1948), FANTA (1949).

Tabelle 36. *Schrifttumsauszug: Priscolprobe*

Verfasser	Methodik	Probe bei Gesunden Bewertung	Probe bei Glaukom
LEYDHECKER 1954, 1955	1 cm³ subconj.	62 gesunde Augen, Anstieg um 11 mm Hg wahrscheinlich pathol., 14 mm Hg o.m. sicher pathol.	122 Augen prim. Glaukom, normaler Ausgangsdruck, 55% pathol.
SUGAR et al. 1955	1 cm³	18 Gesunde, max. Anstieg 8 mm Hg. Pathol. ist Anstieg 9 mm Hg oder Spitze über 32 mm Hg	30 Glaucoma simplex, 14 pathol. (47%). Nur 8 Augen Anstieg 11 mm Hg o.m.
CRAMER et al. 1955			120 Glaukom-Pat.
SWANLJUNG et al. 1956	1 cm³	21 gesunde Augen	10 Glaukom-Augen, 6 pathol., stets Minutenvolumen gesteigert
KRONFELD 1955	1 cm³	Anstieg um 11 mm Hg pathol., nie bei 25 gesunden Augen beobachtet	50 Augen Glaucoma simplex mit normalem Ausgangsdruck, 27 pathol.

Schrifttum

CRAMER, F. K., R. IRIBARREN, R. SAMPAOLESI, N. LAMELA u. E. OBLATI: Arch. Oftal. (B.Aires) **30**, 347—349 (1955); ref. Ophthal. Lit. **9**, 4689 (1955).
FANTA, H.: Wien. klin. Wschr. 1949, 463 u. Albrecht v. Graefes Arch. Ophthal. **149**, 199—219 (1949).
GLEES, M.: Albrecht v. Graefes Arch. Ophthal. **140**, 497—501 (1939).
KRONFELD, P. C.: in: Glaucoma, A Symposium, Blackwell Oxford, 226—244 (1955).
LEYDHECKER, W.: Klin. Mbl. Augenheilk. **125**, 57—61 (1954).
— in: Glaucoma, A Symposium, Blackwell Oxford, 205—225, 1955.
MEIER, R., u. R. MÜLLER: Schweiz. Med. Wschr. Nr. 50, **69**, 1271—1275 (1939).
MILLER, B.: Ophthalmologica **115**, 11—21 (1948).
ROSEN, L.: Ophthalmologica **110**, 190—205 (1945).
STEPANIK, J.: Albrecht v. Graefes Arch. Ophthal. **160**, 414—417 (1958)
— Albrecht v. Graefes Arch. Ophthal. **160**, 411—413 (1958)
SUGAR, H. S., u. R. SANTOS: Amer. J. Ophthal. **40**, 510—514 (1955).
SWANLJUNG, H., u. F. C. BLODI: Amer. J. Ophthal. **41**, 187—197 (1956).
ZWAHLEN, P.: Ophthalmologica **114**, 241—245 (1947) u. Schweiz. med. Wschr. 1947, 858.

5. Vasculatprobe

Die *Vasculatprobe* wurde von mir (1953) angegeben. Ich führe sie wegen der langdauernden Chemosis, die bei manchen Menschen mehrere Tage Beschwerden macht, nicht mehr aus. Vasculat ist p-Oxyphenyl-äthanol-butylamin und wirkt stark gefäßerweiternd.

Schrifttum

LEYDHECKER, W.: Klin. Mbl. Augenheilk. **123**, 568—577 (1953) u. Ber. dtsch. ophthal. Ges. Heidelberg, 1953, **58**, 76—78 (1953).

6. Subconjunctivale Injektion anderer Mittel

Nach der subconjunctivalen Injektion des *Hyaluronidase*-Präparates Kinetin (Schering), die ich (1955) als Belastungsprobe vornahm, beobachtete ich in einigen Fällen sehr rasche starke Druckanstiege (in 5 min von 35 auf 65 mm Hg). Da diese schmerzhaft waren, unterließ ich weitere Versuche. Es ist nicht klar, ob die Druckanstiege durch Hyaluronidase oder vielleicht durch andere Bestandteile des benutzten Präparates entstanden.

Auch eine Reihe sonstiger Mittel wirkt bei subconjunctivaler Injektion drucksteigernd, doch wurden sie bisher nicht als Belastungsprobe benutzt. Tierversuche sind im Abschnitt „Experimentelles Glaukom" besprochen. Beim Menschen steigt der i.o. Druck nach Injektion von Dionin 10% (Krutova, 1933), 5% NaCl-Lösung mit Cocain (John, 1931) oder physiologischer NaCl-Lösung mit Novocain (Leydhecker, 1953) sowie nach retrobulbärer Injektion von Luft (Fronimopoulos et al., 1956). Wenn eine Glaskörperfistel vorhanden ist, wirkt die subconjunctivale Injektion von 10% NaCl-Lösung drucksenkend (Lindner, 1936). Weitere Literatur bei „Medikamentöse Therapie": Novocain.

Schrifttum

Fronimopoulos, J., u. T. Dimitriou: Arch. Ophtal. (Paris) **16**, 137—142 (1956).
John, I.: Albrecht v. Graefes Arch. Ophthal. **126**, 592—600 (1931).
Krutova, A.: Sovet. Vestn. Oftal. **3**, 331—335 (1933); ref. Zbl. Ophthal. **31**, 422 (1934).
Leydhecker, W.: Klin. Mbl. Augenheilk. **123**, 568—577 (1953).
— in: Glaucoma, A Symposium, Blackwell, Oxford, 205—225 (1955).
Lindner, K.: Z. Augenheilk. **88**, 344—346 (1936).

7. Leseprobe

Technik und *Bewertung* sind nicht an einer größeren Zahl von Kranken geprüft.

Grönholm (1910) fand bei jungen Gesunden geringe Druck*anstiege* durch Lesen, bei Presbyopen Drucksenkung. Bei nicht-behandeltem Glaukom, bei dem sich die Pupille durch die Akkommodation verengern konnte, senkte Lesen den i.o. Druck. Salvati (1922, 1924) und Démetriades (1931) beschrieben bei Gesunden eine geringe Druck*senkung* durch Lesen, bei Konvergenz und Akkommodation jedoch Druck*anstieg* (Salvati, 1926). Tessier (1929, 1930) sah bei Gesunden keine Druckänderung, bei 24 von 26 Glaukomaugen Anstiege um 1–6 mm Hg. Gradle (1931) ließ Feinstdruck 45 min möglichst nahe lesen und sah Druckanstiege um 10 bis 15 mm Hg als Zeichen für Glaukom an; sie kamen nur selten vor. Krassó (1930) beschrieb eine 24jährige Kranke, bei der Lesen regelmäßig zu Druckanstiegen auf 40–60 mm Hg führte. Best (1948) beobachtete, gleichfalls bei einem jungen Menschen von 33 Jahren, Druckanstiege durch Akkommodation. Auch die beiden Patienten von Adams (1931) waren jung (37 und 28 Jahre). Miller (1953) fand bei einzelnen Patienten mit engem Kammerwinkel und Glaukom Druckanstiege nach 2stündigem Lesen in halbverdunkeltem Zimmer. Higgitt et al. (1955) beobachteten dabei Verlegung des Kammerwinkels.

Wirkungsweise. Ich beschrieb (1954) einen Kranken mit Sekundärglaukom nach Iritis und Napfkucheniris, bei dem Miotica, Lesen oder Fixieren eines nahen Gegenstandes stets zu Druckanstiegen bis zum akuten Glaukomanfall führten. Diese Druckanstiege konnten durch eingehende Untersuchung (Lesen in verschiedenen Körperlagen, Gonioskopie) geklärt werden: sie entstanden durch die Verlegung des Kammerwinkels bei Wölbungszunahme der Linse. Die verschiedenen Faktoren: Kontraktion der äußeren Augenmuskeln, Augenbewegung, Miosis, Anspannung des Ciliarmuskels und Zunahme der Linsenwölbung, sind in dieser Arbeit diskutiert, die Literatur hierzu ist dort besprochen. Ich glaube hiernach, daß Lesen nur bei Augen mit sehr engem Kammerwinkel den i.o. Druck durch eine Verlegung des Kammerwinkels (infolge der Zunahme der Linsenwölbung bei *jungen* Menschen) *steigern* kann, in allen anderen Fällen keine wesentliche Druckänderung bewirkt. Wenn die Linse bei älteren Menschen sich bei Akkommodation nicht mehr wesentlich wölbt, vermag die Miosis bei engem Kammerwinkel *drucksenkend* zu wirken. So erklären sich die in meiner Arbeit

(1954) erwähnten Berichte, daß Lesen einen beginnenden Glaukomanfall kupieren kann.

Schrifttum

ADAMS, P. H.: Trans. Ophthal. Soc. U. K. **51**, 1931, 425—456 (1932).
BEST, W.: Ber. dtsch. ophthal. Ges. Heidelberg, **54**, 1948, 101—111 (1949).
DÉMETRIADES, J.: Riv. Oftal. Oriente, **1**, 71—76 (1931); ref. Zbl. Ophthal. **27**, 767 (1932), u. Bull. ophthal. Soc. Egypt **24**, 9—15 (1931); ref. Zbl. Ophthal. **27**, 457 (1932).
GRADLE, H. S.: Amer. J. Ophthal. **14**, 936—943 (1931).
GRÖNHOLM, V.: Arch. Augenheilk. **66**, 136—182 (1910).
— Arch. Augenheilk. **67**, 346—377 (1910).
HIGGITT, A. C., u. R. SMITH: Brit. J. Ophthal. **39**, 103—108 (1955).
KRASSÓ, I.: Z. Augenheilk. **70**, 355—384 (1930).
LEYDHECKER, W.: Albrecht v. Graefes Arch. Ophthal. **155**, 255—265 (1954).
MILLER, S. J. H.: Brit. J. Ophthal. **37**, 1—10 (1953).
SALVATI: Ann. Oculist. (Paris) **159**, 128—130 (1922).
— Ann. Oculist. (Paris) **161**, 698—699 (1924).
— Ann. Oculist. (Paris) **163**, 366—367 (1926).
TESSIER, G.: Ann. Ottal. **57**, 799 (1929).
— Lett. Ottal. **7**, 272—279 (1930); ref. Zbl. Ophthal. **24**, 82 (1931), und Lett. Ottal. **7**, 383—386 (1930); ref. Zbl. Ophthal. **24**, 659 (1931).

8. Coffeinprobe

Technik: 0,4 g Coffein pur. mit höchstens 150 cm^3 Wasser per os (andere Verfahren s. Literaturliste). *Bewertung* und *Zuverlässigkeit* sind in Abschnitt B angegeben, die *Literatur* ist in Tabelle 37 zusammengestellt.

Die Probe geht auf eine Beobachtung von LÖHLEIN (1912) zurück, daß nach Kaffeetrinken bei einseitigem Glaukom auf der kranken Seite stärkere Druckanstiege als am gesunden Auge vorkamen.

Tabelle 37. *Schrifttumsauszug: Coffeinprobe*

Verfasser	Methodik	Proben bei Gesunden Bewertung	Proben bei Glaukom
LÖHLEIN 1912	Keine näheren Angaben über Methodik, Zahl und Reaktion der Gesunden („in der Regel deutlich Steigerung")		Bei 3 Pat. mit einseitigem Glaukom stärkerer Druckanstieg als auf der kranken Seite
THIEL 1925	45 g Kaffee in 1 Tasse Wasser	6 gesunde Augen, Anstiege im Fehlerbereich der Tonometrie	11 Pat. mit Glaucoma simplex o. absolut.; abgebildete Anstiege 4—6 mm Hg
WEGNER 1925	„Coffein i.v."	Bei Gesunden „kaum merkliche" Anstiege	2 Glaukom-Pat., Anstiege „mehr als am normalen Auge"
SALLMANN et al. 1930	0,2 g Coffein natr.-benzoic. subcutan	Gesunde und Hypertoniker max. Anstieg 3 mm Hg, pathol.: 5 mm Hg. u.m.	65 Glaukom-Augen, bei 16 Anstieg 5 mm Hg u.m. 17 Augen mit Glaukomverdacht, bei 10 Anstieg 5 mm Hg u.m.
GRADLE 1931	1—2 Tassen Kaffee	Pathol.: Anstieg um 15 mm Hg u.m. Keine eigenen Versuche mitgeteilt.	
FEDERICI 1932	0,25 g Coffein natr.-benzoic. subcutan	—	68 Glaucoma simplex-Augen, bei 9 Anstieg um 5 mm Hg u.m.
STEIN 1933	0,2 g Coffein natr.-salic. i.v.	Bei Gesunden max. Anstieg 4 mm Hg. Pathol. 5 mm Hg u.m.	32 Glaukom-Augen, bei 23 Anstieg 5 mm Hg u.m.

Verfasser	Methodik	Proben bei Gesunden Bewertung	Proben bei Glaukom
OHM 1936	45 g Kaffee in 150 cm³ Wasser	13 Gesunde, kein Anstieg auf Werte über 30 mm Hg, der als pathol. angesehen wird	18 Pat. primäres Glaukom, Anstiege in % des Ausgangswertes angegeben. Mitgeteilt 4 Kurvenpaare, bei 4 von 8 Augen Anstieg 9 mm Hg u.m.
GILDE 1937	45 g Kaffee in 100 cm³ Wasser	32 Gesunde, max. Anstieg, 8 mm Hg, Spitze 34 mm Hg	—
CASINI 1939	„Coffein"	—	1 chron. Glaukom, Anstieg um 25 mm Hg
EVANS 1942	0,2 g Coffein natr.-salic. i.v. o. 2 Tassen Kaffee	Als pathologisch gewertet Anstiege 15 mm Hg o.m. Keine eigenen Versuche mitgeteilt	
SUGAR 1948	0,5 g Coffein natr.-benzoic. i.m.	—	32 Augen Glaucoma simplex, max. Anstieg 8 mm Hg
		Bewertung nicht angegeben, Anstiege bei Glaukom so gering, daß Versuche abgebrochen	
BRINKE 1950	0,2 g Coffein pur. peroral	105 augengesunde Personen (210 Augen) 5 Anstieg 9 mm Hg u.m., max. 18 mm Hg	—
SCHMIDT 1950	45 g Kaffee in 150 cm³ Wasser	Anstieg über 5/7,5 g ist pathol.	250 Glaukomfälle, 70 = 28% pathol. Mitgeteilt Proben bei 18 Augen, max. Anstieg 7 mm Hg
KOLB 1952	45 g Kaffee in 300 cm³ Wasser	Anstieg um 4 mm Hg = pathol. 31 Gesunde	73 Pat. mit prim. Glaukom, „in den meisten Fällen nur geringe Druckanstiege"
CASELLI 1955	Ergotamin-tartrat + Coffein	Drucksenkung bei 50% der Gesunden	Bei akutem Glaukom gegen Schmerzen empfohlen
LEYDHECKER 1955	0,4 g Coffein pur. + 150 cm³ Wasser oder: 0,5 g Coffein natr.-benzoic. i.v. oder: 45 g Kaffee in 150 cm³ Wasser	198 gesunde Augen, Anstieg um 6 mm Hg wahrscheinlich pathol., um 9 mm Hg sicher pathol.	226 Proben an 172 Augen prim. Glaukom, normaler Ausgangsdruck. 15% der Augen pathol. Anstieg (12,8% der Proben)

Wirkungsweise. Es ist nicht bekannt, durch welche Faktoren Coffein den i.o. Druck steigert. Wahrscheinlich geschieht dies bei offenem Kammerwinkel nicht durch eine vermehrte Blutfüllung des Auges, da sonst die Zuverlässigkeit der Probe stärker vom i.o. Ausgangsdruck abhängen müßte, als ich fand (1955). Nur bei extrem engem Kammerwinkel könnte vielleicht die Gefäßerweiterung durch Coffein zur Verlegung des Kammerwinkels führen. CASINI (1939) sah bei einem Auge mit „chronischem Glaukom" einen Druckanstieg um 25 mm Hg. Zwischen der Reaktion gesunder und vegetativ labiler Menschen besteht nach meinen Erfahrungen (1954) kein Unterschied.

Ist Kaffeetrinken bei Glaukom schädlich? Beim Kaffeetrinken nimmt man außer Coffein auch Wasser zu sich. Die Trinkprobe ist häufiger positiv als die Coffeinprobe. KOLB (1952) betonte, daß zwischen der Reaktion von Glaukomkranken auf coffeinhaltigen und coffeinfreien Kaffee kein sicherer Unterschied besteht, Wassertrinken dagegen oft den i.o. Druck steigert. Ich fand (1955) bei 164 Glaukomaugen, an denen ich Coffein- und Trinkprobe getrennt vornahm, nur 15, bei denen die Coffeinprobe positiv, die Trinkprobe negativ war, jedoch 38 Augen mit umgekehrtem Ergebnis. Bei diesen Versuchen war die Coffeinmenge (0,4 g wesentlich größer als der Coffeingehalt (0,1 g) in einer Tasse starken Kaffees. Glaukomkranke können also wohl ohne Gefahr eine Tasse starken Kaffee trinken. Größere Flüssigkeitsmengen, einerlei welcher Art, sollten sie dagegen nicht rasch nacheinander zu sich nehmen.

Die praktische Bedeutung auch dieser Folgerung aus den Belastungsproben ist gering, da die untersuchten Glaukomaugen ohne Therapie waren und große Flüssigkeitsmengen rasch getrunken wurden (1000 cm³ in 5 min). Bei medikamentös oder operativ reguliertem Druck dürfte langsames Trinken mäßiger Mengen (z. B. 500 cm³ in 1–2 Std) kaum schädlich sein. Exzesse sollte man freilich vermeiden.

Schrifttum

BRINKE, G.: Untersuchungen über die Verwertbarkeit der Coffeinbelastung als Frühdiagnose des Glaukoms. Diss. Münster/Westf. 1950, 48 S.
CASELLI, F.: Arch. Ottal. **59**, 393—400 (1955).
CASINI, F.: Arch. Ottal. **46**, 40—70 (1939).
EVANS, J. N.: A. M. A. Arch. Ophthal. **27**, 1177—1183 (1942).
FEDERICI, E.: Boll. Oculist. **11**, 752—766 (1932).
GRADLE, H. S.: Amer. J. Ophthal. **14**, 936—943 (1931).
GILDE, J.: Untersuchungen über die Wirkung des Pilokarpins, Homatropins u. Kaffees auf den i. o. Druck des normalen Auges als Grundlage für die Diagnostik des latenten Glaukoms. Diss. Univ.-Augenklinik Königsberg. 21 S., 1937; ref. Zbl. Ophthal. **43**, 41 (1939).
KOLB, H.: Klin. Mbl. Augenheilk. **121**, 524—532 (1952).
LEYDHECKER, W.: in: Zeitfragen der Augenheilkunde, Augenärztlicher Fortbildungskurs Berlin, Thieme Verlag Leipzig, 81—107 (1954).
— Amer. J. Ophthal. **39**, 700—705 (1955).
LÖHLEIN, W.: Ber. dtsch. ophthal. Ges. Heidelberg, 1912, **38**, 159 (1912).
OHM, G.: Albrecht v. Graefes Arch. Ophthal. **135**, 537—557 (1936).
SALLMANN, L. VON, u. A. DEUTSCH: Albrecht v. Graefes Arch. Ophthal. **124**, 624—651 (1930).
SCHMIDT, K.: Klin. Mbl. Augenheilk. **116**, 614—627 (1950).
STEIN, R.: Med. Klin. **29**, 1235—1238 (1933).
SUGAR, H. S.: Amer. J. Ophthal. **31**, 1193—1202 (1948).
THIEL, R.: Arch. Augenheilk. **96**, 331—354 (1925).
WEGNER, W.: Z. Augenheilk. **55**, 381—392 (1925).

9. Kälteprobe

Technik: Eintauchen der Hand in Eiswasser für 1 min. Tonometrie vorher und am Ende der Minute, während die Hand noch im Eiswasser ist.

Bewertung: Bei Gesunden fanden BLOOMFIELD et al. (1945) und LEYDHECKER (1950) Anstiege um höchstens 4 mm Hg. Stärkere Anstiege sahen sie als pathologisch an.

Die *Zuverlässigkeit* ist sehr gering, die Probe hat deshalb allein keine praktische Bedeutung für die Glaukomdiagnose. Sie wird meist zusammen mit einer Halsvenenstauung angewandt (s. Labilitäts-Probe). BLOOMFIELD et al. (1945) fanden bei zehn Glaucoma simplex-Augen die gleichen Druckänderungen wie bei Gesunden. LEYDHEKKER (1950) wandte bei 50 Glaukomaugen den Test 91mal an und fand nur 9mal Anstiege um 5 mm Hg oder mehr (rund 9% pathol. Proben).

Literatur. KAHLER et al. (1929) untersuchten zuerst den Einfluß von Blutdruckänderungen infolge warmer oder kalter Arm- und Fußbäder auf den i.o. Druck. Sie benutzten als Kältetest Wasser von 8–11° C, ebenso KOLÉNKO (1951). HINES et al. (1933) wandten als „cold pressure test“ in der inneren Medizin ein Handbad in eiskaltem Wasser an, ebenso SIPPL (1951). Die i.o. Druckänderungen beobachteten BLOOMFIELD et al. (1945), LEYDHECKER (1950; kein Einfluß spontaner Druckphasen auf das Ergebnis der Probe), BOUZAS (1952). WEIGELIN et al. (1952) untersuchten den Einfluß der Probe auf Blutdruck und Netzhaut-Arterien-Druck. NITTA (1954) fand bei Glaukomkranken die Nagelbett-Capillaren bei dem Test blutleer, während bei Gesunden nur eine mäßige Verengerung vorkam.

Wirkungsweise. Infolge des Kältereizes verengern sich die Arterien, der Blutdruck steigt. Da der i.o. Druck binnen 30–60 sec ansteigt, dürfte es sich um eine volumetrisch bedingte Druckänderung handeln, nicht um eine Zunahme der Kammerwasserbildung.

Schrifttum

BLOOMFIELD, S., u. R. K. LAMPERT: A. M. A. Arch. Ophthal. **34**, 83—96 (1945).
BOUZAS, A., u. B. GEORGARIOU: Bull. Soc. héllén. Ophtal. **19**, 33 (1952); ref. Zbl. Ophthal. **60**, 269 (1953).
HINES, E. A. jr., u. G. E. BROWN: Ann. Int. Med. **7**, 209 (1933).
— Amer. Heart J. **11**, 1 (1936).
KAHLER, H., u. H. SALLMANN: Albert v. Graefes Arch. Ophthal. **122**, 634—653 (1929).
KOLÉNKO, A. B.: Vestn. Oftal. **30**, 19—22 (1951); ref. Zbl. Ophthal. **56**, 251 (1951/52).
LEYDHECKER, W.: Brit. J. Ophthal. **34**, 535—544 (1950).
NITTA, M.: Acta Soc. Ophthal. Jap. **58**, 1225—1231 (1954); ref. Ophthal. Lit. **8**, 2461 (1954).
SIPPL, F.: Klin. Mbl. Augenheilk. **118**, 156—165 (1951).
WEIGELIN, E., u. H. ALTHAUS: Ophthalmologica **124**, 1—11 (1952).

10. Steigerung des Venendruckes

a) Durch Änderung der Körperlage

Einheitliche *Technik* und *Bewertung* der Ergebnisse fehlen.

Literatur: KÖLLNER (1916, 1921) und THIBERT (1922) beobachteten bei Glaukom nach Tieflagern des Kopfes i.o. Druckanstiege von 5–6 mm Hg, doch war dies eine Ausnahme; im allgemeinen änderte sich der i.o. Druck im Liegen nicht. WEGNER (1925) und THIEL (1925) beschrieben i.o. Druckanstiege bei *Neigung des ganzen Körpers um 30°* mit dem Kopf nach unten, die bei Glaukom stärker als bei Gesunden waren. Diese Form der Probe wurde auch von KOMOTO (1954) und EBISAWA (1956) benutzt, die aber den Körper nur um 12° neigten, was eher erträglich ist. Die Druckanstiege von Gesunden waren annähernd so stark wie bei Glaukomkranken, diese Probe ist nicht zuverlässig. CASELLI (1954) empfahl den Versuch zur Frühdiagnose. Den Einfluß von Medikamenten auf den i.o. Druck bei Kopftieflagerung untersuchte BRÜCKNER (1948).

Das *Vorwärtsbeugen* des Kopfes bewirkt nach TESSIER (1930) bei Glaukom stärkere Druckanstiege als bei Gesunden. Tonometrie im *Liegen* ergibt bei Gesunden bis um 5 mm Hg höhere Werte als im Sitzen oder Stehen (RADNÓT, 1943). SCHARF (1951) fand bei einem Glaukomkranken im Liegen einen Anstieg um 17 mm Hg, sah aber anscheinend bereits Unterschiede von 5 mm Hg zwischen Stehen und Liegen als pathologisch an. Ich erhielt mit dieser Probe bei Wiederholung am selben Kranken sehr wechselnde Ergebnisse (1955) und fand Unterschiede im Verhalten beider Augen trotz des gleichen klinischen Befundes. Deshalb scheint mir der Test ungeeignet zu sein.

Wirkungsweise. Im Liegen ohne Kopfpolster steigt der Netzhautarteriendruck bei Gesunden um 7,5 mm Hg (WEIGELIN et al., 1950) bis 13 mm Hg (KAMOGAVA, 1936). Der Capillardruck im Auge steigt (MAEDA, 1956, 1957; YAMADA, 1956), ebenso der episklerale Venendruck (LINNÉR et al., 1950). Nach dem Aufstehen aus horizontaler Lage sinkt deshalb oft der i.o. Druck um 4–6 mm Hg (LEYDHECKER et al., 1956), was aber wohl nicht für Glaukom kennzeichnend ist.

Schrifttum

BROLIN, S. E.: Acta Ophthal. (Kbh.) **27**, 393—402 (1949).
BRÜCKNER, R.: Ophthalmologica **116**, 201—203 (1948) u. Schweiz. med. Wschr. S. 646 (1948).
CASELLI, F.: Arch. Ottal. **58**, 67—74 (1954).
EBISAWA, K.: J. Clin. Ophthal. (Tokyo) **10**, 1031—1034 (1956); ref. Zbl. Ophthal. **70**, 36 (1957).
— J. Clin. Ophthal. (Tokyo) **10**, 221—228 (1956); ref. Zbl. Ophthal. **69**, 35 (1956).
— Acta Soc. Ophthal. Jap. **60**, 1033—1038 (1956); ref. Ophthal. Lit. **10**, 2064 (1956).
KAMOGAVA, A.: Klin. Mbl. Augenheilk. **97**, 611—626 (1936).
KÖLLNER, H.: Arch. Augenheilk. **81**, 120—142 (1916).
— Arch. Augenheilk. **86**, 114—127 (1920).
— Ber. dtsch. ophthal. Ges. Heidelberg, 1920, **42**, 302—303 (1921).

KOMOTO, S.: Proc. XVII. int. Cong. Ophthal. Montreal-N.Y. 1954, II, 959—964 (1955).
LEYDHECKER, W.: in: Glaucoma, A Symposium, Blackwell Oxford, 205—225 (1955).
—, u. A. MEINKE: Arch. Soc. oftal. hisp.-amer. **16**, 348—354 (1956).
LINNÉR, E., C. RICKENBACH u. H. WERNER: Acta Ophthal. (Kbh.) **28**, 469—478 (1950).
MAEDA, Y.: Acta Soc. Ophthal. Jap. **60**, 1552—1560 (1956); ref. Zbl. Ophthal. **71**, 136 (1957).
— J. Clin. Ophthal. (Tokyo) **11**, 140—144 (1957); ref. Ophthal. Lit. **11**, 35 (1957).
RADNÓT, M.: Klin. Mbl. Augenheilk. **109**, 161—169 (1943).
SCHARF, J.: Ber. dtsch. ophthal. Ges. Heidelberg, 1951, **57**, 212—216 (1952).
— Ber. dtsch. ophthal. Ges. München, 1950, **56**, 324—325 (1951).
TESSIER, G.: Lett. Oftal. **7**, 383—386 (1930); ref. Zbl. Ophthal. **24**, 659 (1931).
THIBERT: Bull. Soc. belge Ophtal. **45**, 35 (1922).
THIEL, R.: Arch. Augenheilk. **96**, 331—354 (1925).
WEGNER, W.: Z. Augenheilk. **55**, 381—382 (1925).
WEIGELIN, E., u. P. NIESEL: Albrecht v. Graefes Arch. Ophthal. **150**, 374—384 (1950).
YAMADA, H.: Acta Soc. Ophthal. Jap. **60**, 381—389 (1956); ref. Zbl. Ophthal. **69**, 218 (1956/57).

b) Durch Halsvenenstauung

Technik, Bewertung und *Zuverlässigkeit* sind in Abschnitt II angegeben, die *Literatur* in Tabelle 38.

Tabelle 38. *Schriftumsauszug: Halsvenenstauung (HVSt)*

Verfasser	Methodik	Proben bei Gesunden Bewertung	Proben bei Glaukom
THIEL 1925	Staubinde nach LEEGE 1 Std.	8 Gesunde, kein Anstieg, pathol. Anstiege 5—8 mm Hg	14 Pat. mit Glaucoma simplex, abgebildet 2 Anstiege 5 mm Hg u. 6 geringere
SCHOENBERG 1929	HVSt bis i.o. Druck um 1—2 Teilstriche d. Skala (7,5 g Gewicht) steigt	—	—
BLOOMFIELD et al. 1945	HVSt 40 bis 50 mm Hg	29 gesunde Augen, Anstieg max. 7 mm Hg. Pathol. Anstieg 8 mm Hg	18 Augen Glaucoma simplex Anstieg 2—18 mm Hg, bei einzelnen Augen weniger als bei Gesunden
LEYDHECKER 1950	HVSt 45 mm Hg	76 gesunde Augen, max. Anstieg 7 mm Hg	Bei Glaukom hängt das Ergebnis von der spontanen Druckphase ab
LEYDHECKER 1955	HVSt 45 mm Hg 1 min	73 Gesunde, Anstieg um 7 mm Hg wahrscheinlich pathol., um 9 mm Hg sicher pathol.	229 Proben an 130 Augen mit primärem Glaukom, 14,4% der Proben pathol.
KISHIMOTO 1953	HVSt bis zur Strömungsumkehr in Wasservenen	Bei Gesunden 30 bis 40 mm Hg nötig	Bei Glaukom höhere oder niedrigere Drucke nötig
AGARWAL et al. 1953	HVSt 40 bis 45 mm Hg 1 min	Anstieg um 7 mm Hg o. über 30 mm Hg pathol., keine eigenen Versuche	33 Augen Glaucoma simplex, 14 (42%) pathol. Ausgangsdruck nicht angegeben. „Proeglaukom", Simplex, 14 Augen, 3 pathol.
TANE 1956	HVSt 30 mm Hg 10 min	Gesunde Anstieg um 14% (2,6 mm Hg) im Mittel	—

Ältere Verfahren. Druckanstiege nach Anlegen einer Gummibinde um den Hals beschrieb zuerst WESSELY (1907, 1908) bei Kaninchen. Der i.o. Druck sank trotz fortwährender Stauung, die zu Exophthalmus und Chemosis führte, bald wieder ab. Weitere Tierversuche teilten SCHIRMER (1907) und SCHULZE (1907) mit, die im wesentlichen das gleiche Ergebnis wie WES-

SELY hatten. Als Belastungsprobe für Glaukom gab THIEL (1925) die Halsvenenstauung (HVSt) mittels einer verstellbaren Binde an, die 2 Pelotten auf die Jugularvenen drückte, den Kehlkopf frei ließ und 1–1½ Std liegen blieb. SCHOENBERG (1929) verwandte zuerst eine Blutdruckmanschette, deren Druck sich besser abstufen läßt.

BLOOMFIELD et al. (1945) benutzten als erste einen konstanten Manschettendruck und maßen die i.o. Druckänderungen nach 1 min Stauung (40–45 mm Hg). SHIMIZU (1956) bewertete auch den Anstieg des Druckes in den vorderen Ciliararterien und -venen neben der i.o. Druckänderung.

Wirkungsweise. Die Wirkung beruht hauptsächlich auf der vermehrten Blutfüllung der Aderhaut, da das Maximum des i.o. Druckanstieges schon in 30 sec erreicht ist. Die Behinderung des Kammerwasserabflusses durch den Anstieg des episkleralen Venendruckes dürfte nicht so rasch wirken. THOMASSEN et al. (1950) fanden keine Korrelation zwischen der Stärke des episkleralen Venendruckanstieges und dem i.o. Druckanstieg bei HV St oder Labilitätstest. Tensionsändernde Gefäßreflexe durch den Druck auf den Hals spielen keine Rolle, da man den HVSt-Test 5mal rasch nacheinander mit stets gleichem Ergebnis wiederholen kann (LEYDHECKER, 1950, 1952).

In spontan fallenden Druckphasen ist die Probe stets negativ, in spontan ansteigenden (Anstieg mindestens 8 mm Hg/Std) fast immer positiv (LEYDHECKER, 1950). So eignet sich die Probe, die den spontanen Verlauf der Druckphasen nicht ändert, um bei langfristigen Beobachtungen der Tension festzustellen, ob spontane Anstiegsphasen vorliegen. Für die Glaukomdiagnose ist ihr Wert gering.

Schrifttum

AGARWAL, L. P., u. C. K. SHARMA: Brit. J. Ophthal. **37**, 330—335 (1953).
BLOOMFIELD, S., u. R. K. Lambert: A. M. A. Arch. Ophthal. **34**, 83—96 (1945).
KISHIMOTO, M.: Acta Soc. ophthal. Jap. **57**, 204—208 (1953); ref. Ophthal. Lit. **7**, 885 (1953).
LEYDHECKER, W.: Brit. J. Ophthal. **34**, 535—544 (1950).
— Zur Frühdiagnose des Glaukoms unter besonderer Berücksichtigung moderner Untersuchungs methoden. Habil.-Schrift. Mainz, 1952, 334 S.
SCHIRMER, O.: Disk. zu Wessely, K.: Ber. dtsch. ophthal. Ges. Heidelberg, 1906, **33**, 147—148 (1907).
SCHOENBERG, M. J.: A. M. A. Arch. Ophthal. **1**, 681—691 (1929).
SCHULZE, E.: Z. Augenheilk. **17**, 222—233 (1907).
SHIMIZU, S.: J. Clin. Ophthal. (Tokyo) **10**, 989—995 (1956).
TANE, S.: Acta Soc. Ophthal. Jap. **60**, 1699—1708 (1956); ref. Zbl. Ophthal. **70**, 289 (1957).
THIEL, R.: Arch. Augenheilk. **96**, 331—354 (1925).
THOMASSEN, T. L., u. W. LEYDHECKER: Brit. J. Ophthal. **34**, 169—176 (1950).
WESSELY, K.: Ber. dtsch. ophthal. Ges. Heidelberg, 1906, **33**, 143—153 (1907).
— Arch. Augenheilk. **60**, 1—48; 97 (1908).

11. Kombinierte Proben

a) Labilitätsprobe (Halsvenenstauung mit Kälteprobe)

Technik, Bewertung und *Zuverlässigkeit* nach eigenen Erfahrungen sind im Abschnitt B angegeben, die *Literatur* in Tabelle 39.

Die *ursprüngliche Technik* von BLOOMFIELD et al. (1945), Halsvenenstauung mit einem Manschettendruck von 40–50 mm Hg und gleichzeitiges Eintauchen einer Hand in eiskaltes Wasser ist vorzuziehen, wenn man sich überhaupt zu einer solchen Probe entschließt, die durch den starken Blutandrang zum Kopf gefährlich ist. Ein Todesfall durch diese Probe bei einem Manschettendruck von 50—60 mm Hg wurde von POWELL (1950) berichtet.

Wirkungsweise. Die Wirkungsweise beider Komponenten der Probe ist in den vorstehenden Abschnitten besprochen worden. Wir gehen deshalb hier nicht nochmals darauf ein.

Tabelle 39. *Schrifttumsauszug: Labilitätstest*

Verfasser	Methodik	Proben bei Gesunden Bewertung	Proben bei Glaukom
Bloomfield et al. 1945	40—50 mm Hg 1 min	77 gesunde Augen, bei 73 max. Anstieg 9 mm Hg, aber bei 4 Augen 11 bis 17 mm Hg. Pathol. Spitze über 30 mm Hg o. Anstieg 10 mm Hg u.m.	19 Augen Glaucoma simplex, bei 17 Augen Anstieg 10 mm Hg u.m.
Bloomfield 1947	60 mm Hg 1 min	Die bei Staudruck 40 bis 50 mm Hg erhaltenen Werte (1945) werden übernommen	29 Augen Glaucoma simplex, bei 22 Anstieg 10 mm Hg u.m. Alle als pathol. gewertet, da bei den restlichen Spitze über 30 mm Hg
Bloomfield et al. 1947	60 mm Hg 1 min	—	34 Augen Glaucoma simplex, bei 26 Anstieg 10 mm Hg u.m.
Sugar 1948	60 mm Hg 1 min	192 gesunde Augen, Anstieg max. 9 mm Hg, Spitze 33 mm Hg. Pathol.: Anstieg 10 mm Hg u.m., Spitze 34 mm Hg u.m.	112 Augen Glaucoma simplex, 4 Augen Glaucoma congest. Bei der Hälfte der Augen Anstieg kleiner als 9 mm Hg
Stine 1948	60 mm Hg 1 min	35 gesunde Augen, Anstieg max. 5 mm Hg, bei 1 Auge aber 12 mm Hg. Pathol.: Anstieg 10 mm Hg o. Spitze 30 mm Hg. u.m.	35 Augen Glaukom mit weitem Kammerwinkel, alle pathol. 20 Augen Glaukom mit engem Kammerwinkel: kein pathol. Anstieg
Sykowski 1948	60 mm Hg 1 min	—	31 Patienten, Glaucoma simplex, bei allen pathol. Anstieg. Keine Einzelheiten
Bloomfield 1949	60 mm Hg 1 min	—	91% aller Glaukomaugen pathol. Anstieg
Esente 1949	60 mm Hg	20 Gesunde, Anstieg um 2—7 mm Hg	8 Glaukompatienten, Anstieg 10—12 mm Hg
Weinstein 1950	50—60 mm Hg	Bewertung nach Bloomfield	22 Glaukompatienten, 15 pathol.
Thomassen et al. 1950	45 mm Hg 1 min	79 gesunde Augen, Anstieg max. 8 mm Hg	—
Leydhecker 1950	45 mm Hg 1 min	—	HVSt, Eiswassertest u. Lab.-Test an gleichen Patienten nacheinander. Entscheidende Komponente ist HVSt
Imai et al. 1951	50—60 mm Hg	100 Gesunde, statistisch obere Grenze der physiologischen Anstiege 14 mm Hg. Trotzdem Bewertung von Bloomfield angenommen	—
Werner et al. 1952	50—60 mm Hg	Pathol. Anstieg auch ohne Glaukom bei peripheren Gefäßleiden (Raynaud) und Labyrinthitis	—
Ross 1952	50—60 mm Hg	Gesunde max. Anstieg 9—11 mm Hg. Bei 3 Gesunden 30 mm Hg-Grenze überschritten	—

Verfasser	Methodik	Proben bei Gesunden Bewertung	Proben bei Glaukom
ENIKEEVA 1953	50—60 mm Hg	—	87 Glaukomaugen unter Miotica, Probe bei allen pathol.; Test unzuverlässig, da Druckanstiege auch bei Gesunden. Im Referat keine Einzelheiten
ANDREANI 1954	40—50 mm Hg 1 min	—	30 Patienten Glaucoma simplex, 51% pathol. 30 Augen prodrom. Glaukom, 23% pathol.
KRONFELD 1955	50—60 mm Hg	100 gesunde Augen, 9 Anstieg um 10 mm Hg o.m.	106 Augen Glaucoma simplex, 53 Augen Anstieg 10 mm Hg o.m. Probe ungeeignet zur Trennung Gesunder und Glaukomkranker
KISHIMOTO et al. 1956	?	—	Bei 21 Glaukompatienten Abhängigkeit der Probe von Tagesschwankungen nicht bestätigt.

BLOOMFIELD et al. (1945) nahmen an, daß bei der Labilitätsprobe keine einfache Summierung beider Komponenten eintritt. Ich fand die Labilitätsprobe nicht zuverlässiger als die HVSt (1950, 1955). Ähnliche Vergleichsuntersuchungen nahmen WIJNGAARDE (1951) und ENIKEEVA (1953) vor. Nervöse Reflexe hielten ESENTE (1949) und ENIKEEVA (1953) für wesentlich.

Die *Zuverlässigkeit* wird sehr verschieden beurteilt. SYKOWSKI (1948) fand die Probe bei allen untersuchten Glaukomkranken positiv, WERNER et al. (1952) berichteten positive Proben auch bei Nicht-Glaukomkranken, SUGAR (1948), ENIKEEVA (1953) u. a. fanden sie unzuverlässig. KRONFELD (1955) stimmte THOMASSEN et al. (1950) bei, daß der Tonus und die Form der Halsmuskulatur, die allgemeine Gefäßreaktion, die psychische Reaktion und die Geschwindigkeit, mit der die Manschette aufgeblasen wird, Faktoren sind, die unterschiedliche Reaktionen erklären können. Er lehnt alle Proben ab, bei denen eine HVSt benutzt wird, weil diese den Unterschied zwischen gesunden und glaukomkranken Augen verwischt statt ihn hervorzuheben. Das geht auch aus einer näheren Betrachtung der Originalarbeiten (BLOOMFIELD et al., 1945; BLOOMFIELD, 1949) hervor: die als pathologisch angesehene Druckzunahme von mehr als 9 mm Hg kam 4mal bei 77 nicht glaukomkranken Augen vor (worauf BLOOMFIELD nicht näher eingeht), während bei 7 der 29 Glaukomaugen der Druckanstieg geringer als 9 mm Hg war und die 30 mm Hg-Grenze nur überschritten wurde, weil der Ausgangsdruck nahe daran lag.

Hier sei auf die Arbeit von KRASSÓ et al. (1932) hingewiesen, die bei *Carotisdruckversuchen* zu dem Schluß kamen, daß die augenblickliche Ansprechbarkeit der Vasomotoren für die Druckänderung am Auge entscheidender sei als die Frage, ob es gesund oder glaukomkrank war.

Schrifttum

ANDREANI, D.: Ann. Ottal. **80**, 261—274 (1954).
BLOOMFIELD, S.: A. M. A. Arch. Ophthal. **38**, 368—374 (1947).
— N. Y. St. J. Med. **49**, 659—666 (1949).
—, u. R. K. LAMBERT: A. M. A. Arch. Ophthal. **34**, 83—96 (1945).
—, u. L. KELLERMANN: Amer. J. Ophthal. **30**, 869—877 (1947).
ENIKEEVA, C. S.: Vestn. Oftal. **32**, 21—26 (1953); ref. Zbl. Ophthal. **62**, 36 (1954).
ESENTE, I.: Boll. Oculist. **28**, 77—90 (1949).
IMAI, S., u. E. SHIMIZU: Acta Soc. Ophthal. Jap. **55**, 160—163 (1951); ref. Ophthal. Lit. **5**, 3413 (1951).
KISHIMOTO, M., K. UENO u. S. OKA: Ganka-Rinsho-Iho, **50**, 1—5 (1956); ref. Ophthal. Lit. **10**, 1198 (1956).

KRASSÓ, I., u. R. STRISOWER: Z. Augenheilk. **79**, 172—180 (1932).
KRONFELD, P. C.: in: Glaucoma, A Symposium, Blackwell Oxford, 226—244 (1955).
LEYDHECKER, W.: Brit. J. Ophthal. **34**, 535—544 (1950).
— in: Glaucoma, A Symposium, Blackwell Oxford, 205—225 (1955).
POWELL, L. S.: Bull. Kresge Eye Inst. Detroit **2**, 19—20 (1950); ref. Ophthal. Lit. **4**, 6140 (1950).
ROSS, M. G.: Amer. J. Ophthal. **35**, 25—32 (1952).
STINE, G. T.: Amer. J. Ophthal. **31**, 1203—1210 (1948).
SUGAR, H. S.: Amer. J. Ophthal. **31**, 1193—1202 (1948).
SYKOWSKI, P.: Amer. J. Ophthal. **31**, 1305—1306 (1948).
THOMASSEN, T. L., u. W. LEYDHECKER: Brit. J. Ophthal. **34**, 169—176 (1950).
WEINSTEIN, P.: Amer. J. Ophthal. **33**, 1442—1444 (1950).
WERNER, L. E., u. T. J. MACDOUGALD: Trans. Ophthal. Soc. U. K. **71**, 1951, 439—458 (1952).
WIJNGAARDE, E. G.: Thesis. Univ. Leyden, Pp. 232 (1951); ref. Ophthal. Lit. **5**, 3938 (1951).

b) Trinkprobe mit Labilitätsprobe (nach SUGAR)

SUGAR (1948) empfahl die Kombination von Trinkprobe mit Labilitätsprobe, die 30 min nach dem Wassertrinken vorgenommen wird. Die Druckzunahme war größer als bei jeder Probe einzeln: bei 14 von 71 gesunden Augen stieg der i.o. Druck über 30 mm Hg bis zu 38 mm Hg (3 Fälle). Ein Anstieg von 11 mm Hg oder mehr oder auf 39 mm Hg oder mehr (Schiötz-Tabelle 1948) soll pathologisch sein. Dies wurde bei 37% von 92 nicht-operierten Glaukomaugen beobachtet. SUGAR berichtete jedoch 1957, daß die Probe bei Glaukom oft versagt, bei Gesunden nicht selten positiv ausfällt.

DI LUCA (1949) fand bei Glaukom die Probe häufiger positiv als ihre einzelnen Bestandteile. RINALDI (1953) wandte sie an, um nach Operationen deren Erfolg zu überprüfen. Die Zahlen beider Autoren sind zu klein, um Schlüsse zu erlauben.

Schrifttum

DI LUCA, G.: Boll. Oculist. **28**, 589—613 (1949).
RINALDI, G.: Boll. Oculist. **32**, 357—377 (1953).
SUGAR, H. S.: Amer. J. Ophthal. **31**, 1193—1202 (1948).
— The Glaucomas, 2. Aufl. 1957, Hoeber New York, 516 S.

c) Trinkprobe und Dunkelzimmerversuch

Diese Kombination empfahl NONNENMACHER (1953). Nach dem Trinken von 500—1000 cm³ Wasser erhält der Patient 1 Tropfen Cocain, dann bleibt er 45 min im Dunkelzimmer. Hierauf wird der Druck gemessen. Anstiege um 6 mm Hg oder mehr oder Überschreiten des Grenzwertes von 25 mm Hg, sah der Autor als pathologisch an. Nach dieser sicher zu engen Grenzziehung (keine Versuche an Gesunden) hatten 55 von 58 Glaukomaugen eine positive Probe.

Schrifttum

NONNENMACHER, H.: Klin. Mbl. Augenheilk. **123**, 739—743 (1953).

d) Trinkprobe und Kompressionsprobe

Die Kombination von Trinkprobe und dem Kompressionstest von BLAXTER (s. S. 295) schlug ANDREANI (1955) vor.

Schrifttum

ANDREANI, D.: Ann. Ottal. **81**, 359—365 (1955).

12. Sonstige Belastungsproben

Bei Behinderung der Nasenatmung durch einen Verband fand TRUTNEVA (1952) bei 29% der primären Glaukome Druckanstiege.

PAU (1954) steigerte durch i.v. Injektion von 0,06 g Phenyläthanolamin-Sulfat (1 cm^3 Nor-Ephedrin) den Blutdruck erheblich und fand, besonders bei chronisch-kongestivem Glaukom, aber auch bei vegetativ labilen Menschen starke i.o. Druckanstiege. Diese Probe ist gefährlich und unzuverlässig.

KUTSCHER (1953) glaubt durch Massage von überempfindlichen Hautsegmenten bei Glaukom Druckanstiege erzielt zu haben.

Nach dem Einatmen von Amylnitrit fanden BAILLIART et al. (1921) bei Gesunden wie bei Glaukom in 10 sec i.o. Druckanstiege von 10–12 mm Hg zugleich mit Absinken des Blutdruckes, nach 80 sec das umgekehrte Verhalten. CRISTINI (1947) dagegen fand bei Glaukom eine Absinken des i.o. Druckes in den ersten 70 sec zugleich mit Blutdrucksenkung, bei Gesunden einen i.o. Druckanstieg. Er empfahl die Methode als Belastungsprobe, hat sie aber bei Glaukomaugen mit normalem i.o. Druck nicht erprobt.

Schrifttum

BAILLIART, P., u. J. BOLLACK: Ann. Oculist. (Paris) **158**, 641—654 (1921).
CRISTINI, G.: Ann. Oculist. (Paris) **180**, 530—541 (1947).
KUTSCHER, E.: Albrecht v. Graefes Arch. Ophthal. **153**, 488—496 (1953).
PAU, H.: Klin. Mbl. Augenheilk. **125**, 45—56 (1954).
TRUTNEVA, K. V.: Vestn. Oftal. **31**, 11—17 (1952); ref. Zbl. Ophthal. **58**, 132 (1952/53).

13. Massage, Kompression, Saugglocke, Ablassen des Kammerwassers

(Schrifttum S. 296)

a) Druckverlauf, Wirkungsweise

Bei diesen Proben ist die Art der Druckreaktion ähnlich, weshalb wir sie hier zusammen besprechen. Man kann zwei Hauptphasen unterscheiden, Absinken des i.o. Druckes und Wiederanstieg. Hiernach folgen geringere Druckschwankungen.

Die *Drucksenkung* nach Massage oder Kompression ist bei glaukomkranken Augen geringer als bei gesunden Augen, weil infolge des höheren Abflußwiderstandes weniger Kammerwasser ausgepreßt wird. Diese Proben kann man deshalb als Vorläufer der Tonographie ansehen, bei der ja das gleiche Unterscheidungsmerkmal benutzt, aber besser analysiert wird.

Der *Wiederanstieg der Tension* verläuft nach diesen Proben sowie nach Vorderkammer-Punktion bei Glaukom rascher als bei Gesunden; der Ausgangswert kann bei Glaukom überschritten werden, bei Gesunden nicht. Geschwindigkeit und Ausmaß dieser 2. Phase hängen von verschiedenen Faktoren ab (Stärke der Drucksenkung in der 1. Phase; Abflußwiderstand; Zustand der Blutgefäße; Elastizität der Bulbushüllen; Eiweißreichtum des Kammerwassers nach Vorderkammer-Punktion). Sie sind nicht näher erforscht.

b) Arbeiten vor 1930

Die Arbeiten über die Wirkung von Kompression oder Massage auf den i.o. Druck sind bei THOMASSEN (1946) und LEYDHECKER et al. (1949) zusammengefaßt. Wir weisen hier nur kurz auf die wichtigsten Ergebnisse hin: PAGENSTECHER (1878) beschrieb als erster das Absinken des i.o. Druckes nach Massage des Auges. MAKLAKOFF (1893) wies auf die unterschiedliche Reaktion von gesunden und glaukomkranken Augen hin, die POLAK VAN GELDER (1911) genauer untersuchte. Sie fand nach 4–5maligem Aufsetzen des Tonometers bei Gesunden stets eine Drucksenkung, bei Glaukom nie, und empfahl diese Probe zur Frühdiagnose des Glaukoms. Massage mit den Fingern durch die geschlossenen Lider (200 „Pressionen" in 2 min) wandte KNAPP (1912) an, der danach bei Glaukom geringere Drucksenkung als bei Gesunden beobachtete. Bei Gesunden verstrichen 45 min nach der Massage, bis der Ausgangsdruck wieder erreicht war, bei Glaukom wurde er schon in 15 min erreicht und manchmal überschritten. WEGNER (1925) ließ das Schiötz-Tonometer 5–6 min auf der Hornhaut stehen und fand bei Gesunden eine Senkung um wenigstens 1/3 des Ausgangsdruckes; bei Glaukom mit erhöhter Tension war sie geringer und der Wiederanstieg rascher.

c) Massage

LÖHLEIN (1930) und THIEL (1936) besprachen Arbeiten über die Massagewirkung. WEGNER (1930) untersuchte den Einfluß der Massage auf die pulsatorischen Bulbusdruckschwankungen, hielt aber deren Registrierung für zu kompliziert, als daß sie allgemein angewandt werden könnte. WEGNER et al. (1931) wollten aus dem Bulbuspuls die Elastizität der Augenhüllen und Arteriosklerose erkennen. CROCI (1931) massierte das Auge mit dem Finger und fand bei Glaukom geringere Drucksenkung als bei Gesunden. BOCK (1950) fand bei einem Patienten mit Sturge-Weber-Syndrom nach Massage keine Drucksenkung, danach in weniger als einer halben Stunde einen Druckanstieg.

d) Gewichtsbelastung mit dem Tonometer

BÖCK et al. (1934) fanden nach Gewichtsbelastung des Auges durch das Tonometer mit Gewicht 15 g (Gesamtgewicht 25 g, Dauer 2 min) bei Glaukom mit normalem Ausgangsdruck die gleiche Drucksenkung wie bei Gesunden. Nur bei leicht gesteigertem Ausgangsdruck war der Druckabfall an Glaukomaugen geringer und der Test diagnostisch brauchbar. CLAVEL (1939) untersuchte die Drucksenkung bei Kaninchen bei Belastung mit 5 oder 10 g, 5 min lang. Die ausführlichste Studie über das Thema lieferte THOMASSEN (1946), der ein Schiötz-Tonometer im Gesamtgewicht von 25 g 2 min lang am oberen Limbus aufsetzte, während der Patient nach unten blickte, und dann den i.o. Druck nach 5, 15 und 35 min maß. In einer anderen Versuchsreihe wandte er einen Dynamometerdruck von 150 g/2–9 min an.

Er fand, daß bei Glaukom mit erhöhtem i.o. Druck die Drucksenkung nach der Kompression davon abhing, ob sich die Tension in einer ebenen, fallenden oder steigenden Phase befand. Während eines spontanen Anstieges der Tension blieb die Drucksenkung nach Kompression aus oder war gering, bei spontan fallenden Phasen war sie erheblich. Bei normalem Ausgangsdruck fiel der Druck bei Gesunden im Mittel stärker als bei Glaukomkranken, doch waren die Unterschiede nicht groß genug, um die Probe für die Frühdiagnose zu benutzen. Die zweite Phase dagegen, den Druckanstieg zum Ausgangswert oder über diesen hinaus, hielt THOMASSEN für diagnostisch brauchbar: Nach Kompression mit 150 g/2 min stieg der i.o. Druck bei Glaukom regelmäßig über den Ausgangswert an, das Fehlen der „relativen Hypertension" soll deshalb gegen Glaukom sprechen. Ihr Vorkommen dagegen besagt nichts für die Diagnose, da auch Gesunde nach Kompression mit 150 g/2 min einen überschießenden Wiederanstieg zeigen können; nach 25 g/2 min kommt dieser bei Gesunden nie und bei Glaukom nicht regelmäßig vor.

Ich untersuchte diese Probe (1955) und fand sie unzuverlässig für die Frühdiagnose. Sie gibt, entgegen THOMASSENS Meinung, auch keine Auskunft darüber, ob die Tension normal oder normativ ist (vgl. S. 5).

KRASNOV (1957) wandte eine Gewichtsbelastung mit 25 g 20 min lang an und zeichnete den Druckabfall graphisch auf. Es handelt sich somit um eine Tonographie (mit dem Maklakoff-Tonometer). Bei Glaukom sank die Tension weniger als bei Gesunden, was KRASNOV auf eine vermehrte Blutfüllung und Blutdrucksteigerung der Uveagefäße zurückführt.

e) Kompression mit dem Dynamometer

Das kennzeichnende Verhalten des i.o. Druckes bei Glaukom nach Kompression des Auges – geringere primäre Drucksenkung als bei Gesunden, rasches Wiederansteigen bis zum Ausgangswert, der oft überschritten wird –, bestätigen neuere Untersuchungen mit leicht verschiedener Technik. MAGITOT (1931) benutzte einen Dynamometerdruck von 200–250 g, 5–10 min. Er fand bei Glaukom mit normalem Ausgangsdruck die gleiche Reaktion wie bei Gesunden. DOMINGUEZ (1931, 1936) komprimierte das Auge 5 min lang, PÉREZ-LLORCA (1935) benutzte einen Druck von 150 g/5 min, BULSON (1938) 1 Unze (28,35 g) $^1/_2$–3 min oder 50 g $^1/_2$ min.

SOBAŃSKI et al. (1954, 1957) verwandten außer der seitlichen Kompression auch die Wirkung eines rings um den Limbus ausgeübten Druckes von 4 min Dauer, der die Wasservenen abklemmt. Der Druckanstieg während der Kompression war bei Glaukom geringer als bei Gesunden, was für eine herabgesetzte Kammerwasserbildung bei Glaukom sprechen soll. Bei Gesunden stieg der i.o. Druck um 15–50%. LYTTON (1956) klemmte gleichfalls die Wasservenen ab, indem er am Schiötz-Tonometer einen Metallconus von 13 mm Durchmesser befestigte, der die Hornhaut konzentrisch umgab (Gesamtgewicht 38,5 g, Kompressionsdauer 90 sec) oder einen ähnlichen Ring an der Fußplatte des Bailliart-Dynamometers anbrachte. Der i.o. Druck blieb trotz des Abklemmens der Wasservenen während der Kompression konstant, woraus LYTTON schloß, daß der bei Kompression gesteigerte i.o. Druck die Kammerwasserproduktion hemmt. Auch TAHARA (1957) fand bei Anpressen einer Glocke rings um die Hornhaut mit einem Druck von 60 g den i.o. Druck konstant und schloß hieraus, daß die Wasservenen die Hauptabflußwege des Kammerwassers sind. – Es ist nicht sicher, wie die Unterschiede der Ergebnisse zu erklären sind: SOBAŃSKI et al. sowie die mit einer Saugglocke arbeitenden Untersucher (s. folgenden Abschnitt f) fanden Druckanstiege, die LYTTON und TAHARA vermißten. Vermutlich ist die verschiedene Kompressionsdauer entscheidend: Bei kurzem Abklemmen der Abflüsse steigt der i.o. Druck nicht, weil zunächst die Kammerwasserproduktion gehemmt wird; bei längerem Abklemmen wird wieder Kammerwasser gebildet und der i.o. Druck steigt wieder. Wenn diese Vermutung zutrifft, wäre sie für die Tonographie von Bedeutung, insbesondere für Versuche mit kürzer als 4 min dauernden Methoden.

Nach FRITZ (1956) ist der Druckanstieg bei Dynamometerkompression am selben Auge bei wiederholten Versuchen verschieden, weil Gefäßtonus und Blutströmungsgeschwindigkeit wechseln. FRANTA (1935) versuchte, aus der Druckzunahme bei allmählich steigender Kompression auf die Durchlässigkeit der Aderhautgefäße zu schließen.

SUDA (1956) und SUDA et al. (1951, 1954) verglichen verschieden starke (30–110 g Dynamometer) Kompression für 2 min oder verschieden lange (2–10 min) Kompression mit 50 g und ermittelten als besten Test 50 g/10 min. Bei Gesunden war danach der i.o. Druck um 75% erniedrigt, bei Glaukom mit erhöhtem i.o. Druck um 30%, bei Behandlung mit Miotica um 50%, bei Glaukom ohne Hochdruck um 43%, nach erfolgreicher Glaukomoperation um etwa 70%. HIRAOKA (1954, 1956) analysierte die mit SUDAS Test erhaltene Kurve und glaubte daraus schließen zu können, ob der Abflußwiderstand erhöht ist (Glaucoma simplex) oder das Minutenvolumen des Kammerwassers gesteigert ist, was er bei kongestivem Glaukom annahm.

Als Maß für den Abflußdruck gab OHASHI (1956; s. auch HAMADA, 1957) die „anterior outflow ratio"

$$CV\% = \frac{\text{Druck der vorderen Ciliarvenen} - \text{i.o. Druck}}{\text{i.o. Druck}} \times 100$$

an. Der Unterschied von CV% vor und nach dem SUDAschen Kompressionstest soll die ausgepreßte Menge Kammerwasser anzeigen.

Weitere Arbeiten über diese Probe stammen von NAMBU (1956, Einfluß auf die i.o. Gefäße), SUDA et al. (1951, Einfluß von Atropin, Eserin oder Pilocarpin auf den Kompressionstest), FUNAMOTO (1956, Einfluß von Medikamenten, die auf das autonome Nervensystem wirken), IKEDA et al. (1957, diagnostischer Wert), TADA (1956, Drucksenkung durch Kompression ist nach Hyaluronidase-Anwendung geringer).

IKEBE (1955) beschrieb die hypertonische sekundäre Phase nach Kompression mit 130 g/2 min, die er auf Übersekretion von Kammerwasser zurückführt. Einen einfachen Kompressionstest beschrieb MIZUMO (1957). HOTTA (1957) kontrollierte die Druckänderungen nach Kompression mit dem Manometer und kam zu dem Ergebnis, daß der i.o. Druck nur scheinbar absinkt, in Wirklichkeit jedoch eine Rigiditätsänderung eintritt.

Ähnlich dem Sudaschen Test ist die Technik des Kompressionstests von BLAXTER (1953), der mit 50 g 4 min komprimiert und dabei das Schiötz-X-Tonometer, Gesamtgewicht 15 g, auf der Hornhaut stehen läßt.

Da die unmittelbar gemessene Tensionssenkung wesentlich von der Tension vor der Probe abhängt und für sich allein kein Maß für die ausgepreßte Menge Kammerwasser gibt, errechnete er den „Abflußbruch“ (outflow fraction) als Prozentsatz der Ausgangstension

$$\frac{100 \cdot (\text{Ausgangstension} - \text{Endtension})}{\text{Ausgangstension}},$$

wobei „Ausgangstension“ die unmittelbar *nach* Aufsetzen des Dynamometers gemessene Tension und „Endtension“ die nach 4 min bei noch bestehendem Dynamometerdruck gemessene Tension bedeuten. Bei 83 gesunden Augen war der Bruchwert im Mittel 34%, der geringste Wert 29%. Werte zwischen 28 und 25% machen eine Behinderung des Abflusses wahrscheinlich und Werte von 24% oder weniger sicher. Bei 199 Augen mit Glaucoma simplex hatten 80% wahrscheinlich und 73% sicher pathologische Werte. Alle 11 Augen mit absolutem Glaukom hatten pathologische Bruchwerte. Bei allen Augen mit Glaucoma simplex und erhöhter Tension waren die Bruchwerte pathologisch.

Weitere Arbeiten hierzu: DUKE-ELDER (1955), RICCI (1955), STRAZZI et al. (1957, bei Glaukom mit Naevus flammeus sank der Druck nicht), MENNA (1956).

ANDREANI, der diese Form der Kompressionsprobe zunächst (1954) als zusätzliches diagnostisches Hilfsmittel empfohlen hatte, fand sie später (1955) in Zweifelsfällen unzuverlässig. LLOYD (1956) erhielt auch bei Gesunden pathologische Werte. SUDA (1956) glaubte, daß das prozentuale Absinken der Tension Glaukomkranke und Gesunde sicherer unterscheiden läßt als der Abflußbruch nach BLAXTER. Durch die seitliche Kompression wird die Hornhaut deformiert. Ich glaube nicht, daß die Werte, die man an dem auf der Hornhaut stehenden Tonometer abliest, zuverlässige Druckmessungen darstellen. Sie werden durch die Kompression in nicht genau kontrollierbarer und reproduzierbarer Weise verändert.

PIETRUSCHKA (1956, 1957) wandte einen Dynamometerdruck in Höhe des systolischen Netzhautarteriendruckes an, erzielte damit aber keine sichere Trennung von Gesunden und Kranken (LEYDHECKER, 1957). CARRERAS-MATAS (1953) untersuchte die Wirkung der Kompression mit 40 g bei Seclusio pupillae. SÁNCHEZ-SALORIO (1956) gab eine kritische Besprechung der Kompressionsproben.

Die Beobachtungen über Blutfüllung des Schlemmschen Kanals nach Kompression sind S. 345 besprochen, die über Strömungsveränderungen in den episkleralen Gefäßen während der Kompression S. 136, die über Veränderungen des Gesichtsfeldes bei Kompression S. 364.

f) Saugglocke

KUKAN (1932, 1936, 1938) wandte eine Saugglocke auf zwei Arten an, auf der Sklera und rings um die Hornhaut. Er benutzte einen Unterdruck von 150 mm Hg/3 min. Das Saugen über der Sklera wirkt wie eine Kompression, da das Auge gegen die Glocke gepreßt wird: der i.o. Druck steigt während des Saugens und ist danach erniedrigt. FIALHO (1943), MALBRAN et al. (1947) und HERZAU (1956) fanden nach Ansetzen einer Saugglocke rings um die Cornea für 5 min bei Gesunden Drucksenkung um 50% des i.o. Druckes und Wiederanstieg zum Ausgangswert in etwa 15 min. Bei Glaukom war die Drucksenkung geringer und der Wiederanstieg rascher, in manchen Fällen wurde der ursprüngliche i.o. Druck überschritten. Die Reaktion auf das Saugen ist also die gleiche wie nach Kompression.

Ähnlich ist das Verfahren von LINDBERG (1936), der während des Saugens einen Druckanstieg fand. DUBOIS et al. (1941) bestätigten dies nicht und glaubten, daß der Druckanstieg durch Zunahme der Rigidität vorgetäuscht werde. Auch das Verfahren nach ROSENGREN (1934, 1956, 1957) ist sehr ähnlich. Er verwandte eine Glocke von 13 mm Durchmesser, die er in der Gegend des Ciliarkörpers rings um die Cornea ansetzte. Ein Unterdruck von 50 mm Hg/20 min bewirkte einen Druckanstieg von

15 mm Hg bei Gesunden, von 20 mm Hg bei Glaucoma simplex (Mittelwerte). Die Rückkehr zum Ausgangsdruck dauerte bei Glaukom länger (35–70 min) als bei Gesunden (15–30 min). Die gleichen Ergebnisse hatte ERICSON (1956). SYSI (1950) fand die KUKANsche Methode unbrauchbar zur Messung des Netzhautarteriendruckes, wozu sie KUKAN empfohlen hatte. Vgl. im vorigen Abschnitt (e) die Versuche mit Abklemmen der Wasservenen durch Kompression rings um den Limbus.

OURGAUD (1956) setzte eine Taucherbrille an der Orbita an und ließ einen Unterdruck auf das ganze Auge einwirken. Nach 5–10 min fand er bei Gesunden eine leichte, bei Glaukomkranken eine stärkere Druckzunahme. Diese Methode von WESSELY (1908) wird als „neue“ Belastungsprobe mitgeteilt.

g) Punktion der Vorderkammer

KRONFELD (1929, 1930, 1933, 1944, 1953) und KRONFELD et al. (1936) beobachteten nach Paracentese ein Absinken des i.o. Druckes auf nicht mehr meßbare Werte, wobei sich der Schlemmsche Kanal mit Blut füllte. Danach stieg der i.o. Druck wieder an und erreichte in 60 min den Ausgangswert, der nach weiteren 30 min um 6–8 mm Hg überschritten wurde. Bei primärem Glaukom wurde der Ausgangsdruck rascher erreicht und um mehr als 10 mm Hg überschritten. MAGITOT et al. (1931) bestätigten diese Angaben. ABRAHAM (1932) dagegen fand bei Gesunden ähnliche Reaktionen wie bei Glaukom, und VERREY (1949) nannte die Probe auf Grund seiner Erfahrung bei 2500 Vorderkammer-Punktionen unzuverlässig. KRONFELD empfahl sie später (1953) nur noch für Forschungszwecke. ZWIAUER et al. (1951) sahen bei Kaninchen, die mit Tromexan oder Heparin vorbehandelt waren, geringere Druckanstiege als bei nicht behandelten Tieren, deren i.o. Druck im Anschluß an eine Vorderkammer-Punktion auf 57 mm Hg stieg.

Weitere Arbeiten: SZÁSZ (1931), LINKSZ (1932), BARATTA (1936), AMSLER et al. (1948), ALAERTS (1948).

Schrifttum

ABRAHAM, S. V.: A. M. A. Arch. Ophthal. **7**, 888—900 (1932).
ALAERTS, L.: L'Humeur aqueuse. Elément de diagnostic. Bruxelles: Acta Medica Belgica 1948, 87 S.
AMSLER, M., F. Verrey u. A. Huber: Schweiz. med. Wschr. 1948, 188—199.
ANDREANI, D.: Ann. Ottal. **80**, 261—274 (1954).
— Ann. Ottal. **81**, 359—365 (1955).
BARATTA, O.: Arch. Ottal. **43**, 211—227 (1936).
BELMONTE, N.: Arch. Soc. oftal. hisp.-amer. **17**, 227—230 (1957).
BLAXTER, P. L.: Brit. J. Ophthal. **37**, 641—654 (1953) u. Trans. Ophthal. Soc. U. K. **73**, 1953, 41—47 (1953).
BOCK, R. H.: Amer. J. Ophthal. **33**, 1121—1127 (1950).
BÖCK, J., P. C. KRONFELD u. J. T. STOUGH: A. M. A. Arch. Ophthal. **11**, 797—806 (1934).
BULSON, E. L.: Amer. J. Ophthal. **21**, 34—39 (1938).
CARRERAS-MATAS, M.: Arch. Soc. oftal. hisp.-amer. **13**, 49—55 (1953); ref. Zbl. Ophthal. **61**, 165 (1954).
CLAVEL, A.: Ann. Oculist. (Paris) **176**, 657—671 (1939).
CROCI, L.: VII. Cong. Soc. ital. Ottal. Rom 1931; ref. Zbl. Ophthal. **28**, 633 (1933).
DOMINGUEZ, D. D.: Ann. Oculist. (Paris) **168**, 446—455 (1931).
— Arch. Soc. oftal. hisp.-amer. **36**, 281—309 (1936); ref. Zbl. Ophthal. **37**, 159 (1937).
DUBOIS, H. F. W., u. F. P. FISCHER: Ophthalmologica **102**, 164—176 (1941).
DUKE-ELDER, S.: in: Glaucoma, A Symposium, Blackwell, Oxford 1955, S. 245—254.
ERICSON, L. A.: Nord. Med. **56**, 1795 (1956); ref. Ophthal. Lit. **10**, 2985 (1956).
FIALHO: 1943, zit. nach Malbran, J. L. et al., Arch. Oftal. B.Aires **21**, 315—324 (1947).
FRANTA, J.: Čsl. Ofthal. **2**, 280—293 (1935); ref. Zbl. Ophthal. **36**, 552 (1936).
FRITZ, A.: Bull. Soc. belge Ophtal. **113**, 412—423 (1956).
FUNAMOTO, H.: Acta Soc. ophthal. Jap. **60**, 157—163 (1956); ref. Zbl. Ophthal. **69**, 32 (1956).
— Acta Soc. ophthal. Jap. **60**, 1662—1675 (1956); ref. Zbl. Ophthal. **71**, 141 (1957).
— J. Clin. Ophthal. (Tokyo) **10**, 1123—1131 (1956); ref. Zbl. Ophthal. **70**, 169 (1957).
HAMADA, K.: J. Clin. Ophthal. (Tokyo) **11**, 482—484 (1957); ref. Zbl. Ophthal. **72**, 212 (1957).
HERZAU, W.: Disk. zu Leydhecker, Docum. ophthal. **10**, 251 (1956).
HIRAOKA, T.: Rinsho Ganka **8**, 672—683 (1954); ref. Ophthal. Lit. **8**, 2490 (1954).
— Acta Soc. ophthal. Jap. **60**, 228—232 (1956); ref. Zbl. Ophthal. **69**, 223 (1957) u. Ophthal. Lit. **10**, 514 (1956).

Hotta, T.: Acta Soc. ophthal. Jap. **61**, 737—740 (1957); ref. Ophthal. Lit. **11**, 1576 (1957).
Ikebe, I.: J. Clin. Ophthal. (Tokyo) **9**, 445—447 (1955); ref. Zbl. Ophthal. **66**, 194 (1956).
Ikeda, I., u. Y. Sakamoto: J. Clin. Ophthal. (Tokyo) **11**, 285 (1957); ref. Zbl. Ophthal. **71**, 250 (1957).
Knapp, P.: Klin. Mbl. Augenheilk. **50**/I, 691—716 (1912).
Krasnov, M. M.: Vestn. Oftal. **70**, 40—47 (1957); ref. Zbl. Ophthal. **71**, 249 (1957).
Kronfeld, P. C.: A. M. A. Arch. Ophthal. **1**, 450—458 (1929).
— Z. Augenheilk. **71**, 48—71 (1930).
— A. M. A. Arch. Ophthal. **9**, 801—816 (1933).
— Chir. Med. J. **50**, 1323—1334 (1936).
— J. Indiana M. A. **37**, 113—116 (1944); ref. nach Barkan,O: .Ophthalmology in the War Years, **2** (1948), Meyer-Wiener, Chicago.
— Amer. J. Ophthal. **36**, 1271—1278 (1953).
—, u. Lin Ching-K'uei: Chin. Med. J. **50**, 1323—1334 (1936); ref. Zbl. Ophthal. **38**, 331 (1937).
Kukan, F.: Klin. Mbl. Augenheilk. **89**, 553 (1932)
— Z. Augenheilk. **90**, 166—191 (1936).
— Klin. Mbl. Augenheilk. **100**, 68—73 (1938).
Leydhecker, W.: in: Glaucoma, A Symposium, Blackwell Oxford, 205—225 (1955).
—: Disk. zu Pietruschka, Ber. dtsch. ophthal. Ges. Heidelberg **61**, 1957, 336 (1958).
—, u. S. J. H. Miller: Ophthal. Lit. **3**, 79—90 (1949).
Lindberg, J. G.: Acta ophthal. **14**, 311—319 (1936).
Linksz, A.: Orvoskepzes **22**, 360—365 (1932) (Ungar.); ref. Zbl. Ophthal. **28**, 69 (1933).
Lloyd, J. P.: in: General discussion, Trans. Ophthal. Soc. U. K. **76**, 1956, 38—50 (1956).
Löhlein, W.: Überblick über den heutigen Stand der Glaukomtherapie. Zbl. Ophthal. **22**, 1—96 (1930).
Lytton, H.: Brit. J. Ophthal. **40**, 104—107 (1956).
Magitot, A.: Ann. Oculist. (Paris) **168**, 785—807 (1931).
—, u. P. Halbron: Bull. Soc. Ophtal. Fr. Nr. 3, 146—154 (1931).
Maklakoff: Arch. Ophtal. (Paris) **13**, 530—540 (1893).
Malbrán, J., u. J. A. Caretti: Arch. Oftal. B.Aires **21**, 315—324 (1947); ref. Klin. Mbl. Augenheilk. **113**, 82 (1948).
Menna, F.: Arch. Ottal. **60**, 93—99 (1956).
Mizumo, K.: J. Clin. Ophthal. (Tokyo) **11**, 460—461 (1957); ref. Zbl. Ophthal. **72**, 90 (1957).
Nambu, M.: Acta Soc. ophthal. Jap. **60**, 163—173; 962—978 (1956); ref. Ophthal. Lit. **10**, 1482 (1956).
Ohashi, K.: J. Clin. Ophthal. (Tokyo) **10**, 1014—1015 (1956); ref. Zbl. Ophthal. **69**, 226 (1956/57).
Ourgaud, A. G.: Bull. Soc. Ophtal. Fr. 735 (1956).
Pagenstecher, H.: Zbl. prakt. Augenheilk. **2**, 281—284 (1878).
Pérez Llorca, J.: Ophthalmologica (Valencia) **1**, 99—111 (1935); ref. Zbl. Ophthal. **37**, 158 (1937).
Pietruschka, G.: Z. ärztl. Fortbildg. **50**, 965—971 (1956).
— Ber. dtsch. ophthal. Ges. Heidelberg **61**, 1957, 333—337 (1958).
Polak van Gelder, R. E. S.: Klin. Mbl. Augenheilk. **49**, 592—605 (1911).
Ricci, L.: Boll. Oculist. **34**, 225—231 (1955).
Rosengren, B.: Acta Ophthal. (Kbh.) **12**, 403—409 (1934).
— Trans. Ophthal. Soc. U. K. **76**, 1956, 65—71 (1956).
— Nord. Med. **56**, 1792 (1956); ref. Ophthal. Lit. **10**, 2365 (1956).
— Ber. dtsch. ophthal. Ges. Heidelberg **60**, 1956, 76—83 (1957).
Sánchez-Salorio, M.: Arch. Soc. oftal. hisp.-amer. **16**, 99—113 (1956); ref. Ophthal. Lit. **10**, 1193 (1956).
Sobański, J., I. Swietliczko u. M. Szozland: Ophthalmologica **133**, 81—102 (1957).
— — — u. L. Zeydler: XXIV. Cong. Oculist. Polski **1**, 63—70 (1954); ref. Ophthal. Lit. **8**, 4844 (1954).
Strazzi, A., u. A. Scorciarini-Coppola: G. Ital. Oftal. **10**, 186—193 (1957).
Suda, K.: Acta Soc. ophthal. Jap. **60**, 1456—1468 (1956); ref. Ophthal. Lit. **10**, 2062 (1956).
—, u. T. Kamao: Kunamoto Med. J. **4**, 15—18 (1951); ref. Zbl. Ophthal. **60**, 124 (1953) u. Ophthal. Lit. **5**, 3414 (1951).
— — Acta Soc. ophthal. Jap. **55**, 127—132 (1951); ref. Ophthal Lit. **5**, 2305 (1951).
—, u. S. Hinokuma: Kunamoto Med. J. **4**, 19—23 (1951); ref. Zbl. Ophthal. **60**, 266 (1953).
—, J. Inamochi u. M. Ikuta: Acta Soc. ophthal. Jap. **58**, 633—636 (1954); ref. Ophthal. Lit. **8**, 1382 (1954).
Sysi, R.: Acta ophthal. (Kbh.) **28**, 261—270 (1950).
Szász, A.: Arch. Augenheilk. **104**, 155—166 (1931); ref. Zbl. Ophthal. **25**, 843 (1931).
Tada, T.: Acta Soc. ophthal. Jap. **60**, 624—631 (1956); ref. Ophthal. Lit. **10**, 1481 (1956).
Tahara, H.: Acta Soc. ophthal. Jap. **61**, 1498—1505 (1957); ref. Ophthal. Lit. **11**, 2521 (1957).
Thiel, R.: Klin. Mbl. Augenheilk. **96**, 145—167 (1936).

Thomassen, T. L.: Experimental investigations into tne conditions of tension in normal eyes and in simple glaucoma, particularly performed by subjecting the eyes to weight compressions. Oslo 1946, 196 S.
Verrey, F.: Ophthalmologica **117**, 246—248 (1949).
Wegner, W.: Z. Augenheilk. **55**, 381—392 (1925).
— Arch. Augenheilk. 130, 303—308 (1930)
—, u. F. G. Lämmerhirt: Z. Augenheilk. **75**, 317—325 (1931).
Wessely, K.: Arch. Augenheilk. **60**, 97—160 (1908).
Zwiauer, A., H. Bornschein u. E. Deutsch: Amer. J. Ophthal. **34**, 1403—1406 (1951).

C. Tonographie-Test

1. Technik

Das Elektrotonometer wird mit dem Kurvenschreiber wie bei der Tonographie nach Grant verbunden, aber 7 (statt 4) min auf das Auge gesetzt. Man berechnet für die ersten 4 min aus der Kurve C_{0-4}, ebenso für das Kurvenstück vom Ende der 3. min bis Ende der 7. min C_{L3-7}. Hierzu werden die S. 309–311 mitgeteilten Tabellen von Moses et al. (1958) benutzt; die zugrundeliegende Formel für C unterscheidet sich, wie im Tonographie-Kapitel geschildert wird, von der Grantschen Formel durch Einsetzen des mittleren episkleralen Venendruckanstieges (1,25 mm Hg) und Verwendung der Tonometerkalibrierung 1955. Weiter ermittelt man aus der Kurve die Quotienten P_0/C_{0-4} und P_3/C_{L3-7} (den „Abflußwert"). P_3 wird ebenso wie P_0 aus der Kurve abgelesen. Schätzen der Rigidität durch Tonometrie mit 5,5- und 10 g-Gewicht am Anfang und Ende des Tests. Nur Ergebnisse von Augen, deren Rigidität normal und auch nach der Tonographie unverändert war, sind verwendbar.

Tabelle 40. *Grenzwerte der Tonographie*

Teil der Kurve (Minuten)	C		P : C	
	M−2 σ	M−3 σ	M+2 σ	M+3 σ
0.—4.	0,14	0,07	102	140
3.—7.	0,09	0,05	118	170

Tabelle 41. *Tonographie-Test bei 144 Augen mit beginnendem Glaucoma simplex (Gesichtsfeld und Papille normal)*

	C_{0-4}	C_{L3-7}	$P_0 : C_{0-4}$	$P_3 : C_{L3-7}$
wahrscheinlich pathologisch (M ± 2 σ)	36 (25%)	64 (44%)	41 (29%)	32 (22%)
sicher pathologisch (M ± 3 σ)	2 (1%)	14 (10%)	65 (45%)	101 (70%)

Tabelle 42. *Tonographie-Test bei 112 Augen mit Glaucoma simplex (Gesichtsfeld und Papille pathologisch)*

	C_{0-4}	C_{L3-7}	$P_0 : C_{0-4}$	$P_3 : C_{L3-7}$
wahrscheinlich pathologisch (M ± 2 σ)	26 (24%)	48 (43%)	39 (35%)	27 (24%)
sicher pathologisch (M ± 3 σ)	16 (14%)	29 (26%)	46 (41%)	73 (66%)

Tabelle 43. *Tonographie-Test bei 68 Augen mit Glaucoma simplex (Tension 7/5,5 g–4/5,5 g)*

	C_{0-4}	C_{L3-7}	$P_0 : C_{0-4}$	$P_3 : C_{L3-7}$
wahrscheinlich pathologisch (M ± 2 σ)	19 (28%)	32 (47%)	25 (37%)	29 (43%)
sicher pathologisch (M ± 3 σ)	2 (3%)	11 (16%)	17 (25%)	28 (41%)

2. Mittel- und Grenzwerte bei Gesunden

Bei 100 gesunden Augen waren die *Mittelwerte* für $C_{0-4} = 0{,}28$ mm³/min/mm Hg, $C_{L3-7} = 0{,}17$, $P_0 : C_{0-4} = 54$, $P_3 : C_{L3-7} = 56$.

Die *Grenzwerte*, die hieraus statistisch berechnet wurden, sind in Tabelle 40 angegeben.

3. Zuverlässigkeit

Die Zuverlässigkeit geht aus Tabelle 41 bis Tabelle 43 hervor. Man findet pathologische Werte bei 95% der Augen mit beginnendem Glaucoma simplex, obgleich diese noch normales Gesichtsfeld und normale Papillen hatten. (Die Zahl von 95% ist aus den Tabellen nicht unmittelbar ersichtlich. Sie ergibt sich, weil einige Augen mit normalem $P_3 : C_{L3-7}$ pathologische Werte von $P_0 : C_{0-4}$ haben.) Bei Augen, bei denen bereits funktionelle Schäden nachweisbar sind, ist die Zuverlässigkeit ebenso groß. Die Grantsche Tonographie ergab bei den gleichen Augen nur in 26–30% pathologische Werte. Besonders bemerkenswert ist die Zuverlässigkeit bei Glaukomaugen, bei denen die Anfangstension normal (unter 20,5 mm Hg, Schiötz-Tabelle 1955) war, zur Zeit der Untersuchung also mittels der Tonometrie kein Glaukom festzustellen gewesen wäre. Die Grantsche Tonographie ergab nur bei 31% pathologische Werte, mein Tonographie-Test dagegen ließ 90% dieser Augen als glaukomkrank erkennen (Tabelle 43: $P_3 : C_{L3-7}$ bei 84% pathologisch, $P_0 : C_{0-4}$ bei weiteren 6% pathologisch, bei denen $P_3 : C_{L3-7}$ normal war).

Der Test ist das einfachste und zuverlässigste Verfahren zur Frühdiagnose des chronischen Glaukoms. Akute Glaukome im Intervall lassen sich hiermit nicht diagnostizieren.

4. Stellung der Methode zwischen Tonographie und Belastungsproben

Das Verfahren ist seinem Wesen nach eine Belastungsprobe und durch das Gerät der Tonographie verwandt. Elektrotonometer und Kurvenschreiber werden benutzt; die Kurve in den ersten 4 min stellt eine Tonographie nach Grant dar. Die Kurve vom Ende der 3. bis Ende der 7. min jedoch wird mit der gleichen Formel berechnet, die nur für den Anfangsteil gilt. Während man als entscheidenden Fortschritt der Tonographie nach Grant den Versuch ansehen kann, ein Äquivalent des Abflußwiderstandes mittels einer Formel zu berechnen, wird bei meiner Methode bewußt auf eine Annäherung an absolut physiologische Werte verzichtet. Die für C_{L3-7} mittels der Grantschen Formel berechneten Werte sind mit dem C von Grant nicht vergleichbar. C_{0-4} wie auch C_{L3-7} sind Größen, die etwas mit dem Abflußwiderstand zu tun haben, und wahrscheinlich hängen sie im Durchschnitt sogar hauptsächlich vom Widerstand ab. In dem folgenden Abschnitt über Tonographie wird geschildert, warum jedoch das Grantsche C_{0-4} nicht genau der reziproke Wert des Widerstandes ist. Mein C_{L3-7} ist dies sicher noch weniger. Um es von dem Grantschen C zu unterscheiden, seine Verwandtschaft mit ihm (der Berechnungsweise nach) aber nicht zu verwischen, schlage ich vor, es C_{L3-7} zu nennen und keine Größenordnung (mm³/min/mm Hg) anzugeben.

Mit den Belastungsproben hat mein Verfahren gemeinsam, daß man einen zunächst nicht genau analysierten Test anwendet, der den Druck bei Gesunden anders beeinflußt als bei Glaukomkranken, durch die statistische Auswertung der Reaktion Gesunder die Bewertungsgrundlage ermittelt und so Gesunde von Kranken trennen kann. Es ist also ein klinisches Trennungsverfahren, eine diagnostische Methode (wie die Belastungsproben) und von der Tonographie, die zur Messung und Analyse der bei der Kompression eintretenden Veränderungen entwickelt wurde, verschieden. Hierauf wies mich GOLDMANN freundlicherweise hin. Zu den Belastungsproben gehört der Tonographie-Test nicht, weil das Kriterium der Probe nicht der Druckanstieg ist (s. Definition der Belastungsproben S. 262). Deshalb besprechen wir den Test gesondert.

5. Worauf beruht die bessere Trennung von Gesunden und Kranken?

a) Eine bessere Trennung von Gesunden und Glaukomkranken wird erreicht, weil durch den Quotienten $P : C$ zwei Frühsymptome (Steigerung von Widerstand und Druck) berücksichtigt werden statt nur einer Größe. Es ergibt sich (worauf GOLDMANN bei dem Glaukomsymposium in Lüttich, 1958, hinwies), daß gerade an der Grenze von normalem und pathologischem Bereich der Quotient besonders stark beeinflußt wird, wenn eine der beiden Größen von den Mittelwerten Gesunder abweicht.

b) Bei gleichem Ausgangsdruck P_0 liegt P_3 bei Gesunden niedriger als bei Glaukomkranken, so daß die ersten 3 min der Tonographie zur Vordifferenzierung benutzt werden und der unter a) genannte Einfluß noch stärker hervortritt. Der Quotient $P_3 : C_{L3-7}$ trennt deshalb Gesunde und Kranke noch besser, als $P_0 : C_{0-4}$.
Auf eine Vordifferenzierung von Gesunden und Kranken durch Belastungsproben wird im Tonographie-Kapitel hingewiesen.

c) Vermutlich werden im Beginn der Tonographie infolge des i.o. Druckanstieges von P_0 auf P_t die Durchblutung des Auges und das Minutenvolumen des Kammerwassers individuell verschieden vorübergehend geändert. Nach 3 min sind diese Schwankungen größtenteils ausgeglichen. Die Tonographie von der 3.–7. min findet unter stabileren Verhältnissen statt, als während der ersten 4 min.

d) Die Nachdehnung ist am Ende der 3. min bei 98% aller gesunden und glaukomkranken Augen praktisch beendet, wie ich aus dem dann linearen Verlauf der P_t-Kurve schloß; so wird ein Faktor ausgeschaltet, der im Anfangsteil der Kurve stört.

e) Nach 3 min ist der Zeigerausschlag bei beginnendem Glaukom auch bei erhöhtem Ausgangsdruck größer als 3. Die Vorwölbung der Hornhaut um den Stempel herum in das Fußplattenloch des Tonometers fälscht die Werte nicht mehr.

f) Scheinbare Hypersekretionsglaukome ergeben mit meinem Test pathologische Werte, während die Grantsche Tonographie hier versagt. Unter einem scheinbaren Hypersekretionsglaukom verstehen wir hier ein Auge mit pathologisch erhöhtem P_0, aber normalem C_{0-4}.

Schrifttum

LEYDHECKER, W.: Klin. Mbl. Augenheilk. **132**, 77—95 (1958).
— Ber. dtsch. ophthal. Ges. Heidelberg **61**, 1957, 327—331 (1958).

D. Tonographie

(Schrifttum S. 327)

I. Vorläufer

Als Vorläufer kann man alle bei den Kompressionsproben beschriebenen Methoden ansehen. Besonders eng verwandt mit der Tonographie sind die Versuche von WEGNER (1925), der ein Schiötz-Tonometer 5–6 min auf der Hornhaut stehen ließ und die Drucksenkung zum Ausgangsdruck in Beziehung setzte, sowie die Methode von DAŠEVSKIJ (1944), der sein Elasto-Tonometer 2 min auf dem Auge ruhen ließ und alle 10 sec den Druckabfall bestimmte.

II. Vor- und Nachteile des Elektrotonometers

Eine klinisch brauchbare Tonographie wurde erst entwickelt, als ein Elektro-Tonometer (FRIEDENWALD et al., 1950) zur Verfügung stand, das gegenüber den mechanischen Tonometern folgende Vorzüge aufweist: Der Zapfen bewegt sich nahezu reibungsfrei, seine Stellung wird elektrisch registriert; der Schwerpunkt des Tonometerkopfes liegt tiefer, dadurch bleibt das Tonometer leichter auf der Hornhaut stehen; die Skala ist vergrößert, so daß man $^1/_4$ Skalenteil genau ablesen kann; der i.o. Druck und sein Absinken läßt sich mittels eines Registriergerätes als Kurve aufzeichnen.

Den Vorzügen des Elektrotonometers stehen einige Nachteile gegenüber: Es bedarf längerer Übung, ehe man sich mit seinem Gebrauch und dem des Registriergerätes vertraut gemacht hat. Man muß es wenigstens 30 min vor der Benutzung einschalten, da bei ungenügendem Vorwärmen die Kalibrierung sich während der Tonographie ändert. Durch unsachgemäße Behandlung kann es noch leichter beschädigt werden als ein mechanisches Tonometer, insbesondere sind die feinen Verbindungsdrähte zwischen dem Zylinder, der auf dem Auge ruht, und dem Handgriff gegen Zerren und Biegen empfindlich. Stärkere Stromschwankungen des Netzes (Industrie, Aufzug im Hause) können die Werte ändern. Das Fußplattenloch ist zu groß, die Hornhaut stülpt sich um den Zapfen in das Loch und man erhält bei Skalenteil 3 oder weniger zu geringe Werte für den Abflußwiderstand (MOSES et al., 1958). Die Kantenkrümmung des Stempels bereitet auch den Herstellern von Elektrotonometern Schwierigkeiten, man muß sie vor dem Kauf nachprüfen. Der Preis beträgt etwa das 20fache eines mechanischen Tonometers.

Für fast alle im folgenden genannten Arbeiten wurde das Elektrotonometer von Mueller (Chicago) benutzt. Das seit 1957 erhältliche Elektrotonometer von Schwarzer (München) ist ihm ähnlich. Andere Elektrotonometer wurden S. 234 genannt.

III. Tonographie nach MOSES und BRUNO

Eine erste Tonographiemethode gaben MOSES et al. (1950) an, die das Tonometer 2 min lang aufsetzten und zum Aufzeichnen der Kurve ein ziemlich umständliches Verfahren anwandten. Zur Auswertung trugen sie den Kammerwasserabfluß während der 2 min (in mm³) gegen den mittleren i.o. Druck bei aufgesetztem Tonometer (P_t) in ein Koordinatennetz ein. Sie untersuchten den Abfluß bei Gesunden, die Wirkung von Neosynephrin, Homatropin, Pilocarpin und Eserin, sowie den Abfluß bei Glaukom vor und nach Einwirkung von Miotica oder nach Operationen.

IV. Tonographie nach GRANT

Das Verfahren von GRANT (1951–1956) wurde bisher allgemein als klinische Standardmethode benutzt.

1. Methode

GRANT (1950, 1951, 1955, 1956) setzte ein Elektro-Tonometer 4 min lang auf die Hornhaut und registrierte die in dieser Zeit eintretende Drucksenkung mit einem

Kurvenschreiber. Die Breite des Papierbandes war 5 cm, Geschwindigkeit des Ablaufes 30 mm/min (1950).

2. Berechnen der Abflußleichtigkeit

Durch das Aufsetzen des Tonometers wird das Auge komprimiert. Der i.o. Druck steigt infolgedessen von P_0 (vor Aufsetzen des Tonometers) auf P_t (Tonometer auf dem Auge). Durch diese anfängliche Drucksteigerung wird Kammerwasser ausgepreßt, worauf der i.o. Druck abzusinken beginnt. Der Beweis, daß die Drucksenkung im wesentlichen durch vermehrten Abfluß von Kammerwasser entsteht, beruht auf folgenden Beobachtungen: Die Viscosität der Flüssigkeit in der Vorderkammer beeinflußt den Druckabfall entscheidend; im enucleierten, blutleeren Auge ist der Abflußwiderstand etwa gleich dem im lebenden; das Tonometer wiegt nur 16,5 g und bewirkt also keine Blutleere.

Je mehr Kammerwasser abfließt, desto tiefer sinkt der Tonometerzapfen in die Hornhaut ein; je stärker die Zunahme des i.o. Druckes (von P_0 auf P_t) ist, desto mehr Kammerwasser fließt ab: $\Delta V/t = C \cdot \Delta P$, wobei ΔV die Volumensänderung durch Abfluß von Kammerwasser bedeutet, t = Zeit (in min), C = Koeffizient der Abflußleichtigkeit, ΔP = Drucksteigerung durch Aufsetzen des Tonometers, $P_t - P_0$. Die gesamte Kammerwassermenge, die bei der Tonographie aus dem Auge verdrängt wird, läßt sich aus zwei Vorgängen berechnen, 1. der Zunahme der Eindellung der Hornhaut durch das Tonometer ($V_{c2} - V_{c1}$, wobei V_{c2} das Volumen der Hornhauteindellung am Ende und V_{c1} das Volumen der Hornhauteindellung am Anfang der Tonographie bedeuten) und 2. der Abnahme des i.o. Volumens durch Zusammenziehen der Sklera, die durch das Aufsetzen des Tonometers (mit Drucksteigerung von P_0 auf P_t) gedehnt wurde und bei sinkendem i.o. Druck wieder ihren ursprünglichen Dehnungszustand anzunehmen sucht. Die Volumensänderung durch Zusammenziehen der Sklera ist $V_s = 1/K \log P_{t1}/P_{t2}$ (K = Koeffizient der Sklerarigidität, P_{t1} und P_{t2} = i.o. Druck mit aufgesetztem Tonometer am Anfang und am Ende der Tonographie).

Die gesamte Volumensänderung ist also $\Delta V = 1/K \log P_{t1}/P_{t2} + V_{c2} - V_{c1}$. Da nach GRANT (1950) der Mehrabfluß von Kammerwasser ΔV infolge einer bestimmten Drucksteigerung ($P_{t\,\text{Mittelwert}} - P_0$) zu dieser in linearem Verhältnis steht, kann man unter Einbeziehen der Zeiteinheit schreiben $C = \frac{\Delta V}{(P_{t\,\text{Mittelwert}} - P_0) \cdot t}$, wobei C der Koeffizient der Abflußleichtigkeit ist und angibt, wieviel mm^3 Kammerwasser pro Minute pro mm Hg Druckzunahme (von P_0 auf P_t) aus dem Auge gepreßt werden. Der reziproke Wert von C wäre der Widerstand ($R = 1/C$), wenn die Annahme GRANTs zuträfe, daß alle bei der Tonographie am Auge eintretenden Veränderungen in der Formel berücksichtigt wären, was indessen nicht der Fall ist, wie später erklärt wird. In den meisten Arbeiten wurde fälschlich $R = 1/C$ gesetzt. Ich folge diesem Sprachgebrauch, da er im Deutschen anschaulicher ist und eine Messung des tatsächlichen Abflußwiderstandes ohnehin noch nicht möglich ist.

GRANT berechnete den Mittelwert von P_t arithmetisch als $\frac{P_{t1} + P_{t2}}{2}$ aus der Differenz zwischen Anfangs- und Enddruck im Auge bei der Tonographie, was nur bei linearem Verlauf der P_t-Kurve berechtigt ist.

Bei der Berechnung der Volumensänderung wird der Rigiditätskoeffizient nach FRIEDENWALD als 0,0215 angenommen, so daß die GRANTsche Formel für C nur für Augen mit dieser mittleren Rigidität zutrifft. Die Rigidität wurde in Übereinstimmung mit FRIEDENWALDs Ansicht als druckunabhängiger Faktor betrachtet.

Grant (1950) und Ballintine (1954) berechneten Tafeln, aus denen die Gesamtvolumensänderung für jedes Tonometergewicht und jeden Zeigerausschlag aus der Differenz der Skalenteile am Ende und am Anfang der Tonographie durch einfache Subtraktion ($V_2 - V_1$) zu ermitteln ist.

Die Werte für P_0 wurden der Friedenwaldschen Kalibrierung 1954 entnommen, die Grant schon 1950 zur Verfügung stand. Sie sind nicht experimentell ermittelt, sondern aus den (experimentell bestimmten) P_t-Werten unter der Annahme einer durchschnittlichen Rigidität berechnet nach der Formel $\log P_0 = \log P_t - K \cdot V_c$. Auch in diesen P_0-Werten ist also der Friedenwaldsche Rigiditätskoeffizient K enthalten.

Die Ungenauigkeit der Bestimmung von V_s, des Kammerwasserabflusses infolge des Nachlassens der Dehnung der Sklera während der Tonographie, schätzte Friedenwald (1951) auf ± 25%. Hinzu kommt die Ungenauigkeit der Berechnung von P_0, d. h. der Kalibrierung des Schiötz-Tonometers.

Wir gehen am Schluß dieses Kapitels auf die Kritik der Tonographie ein. Hier sollte nur auf einige Voraussetzungen der Grantschen Formel für die Abflußleichtigkeit C hingewiesen werden.

Tabelle 44. *Intraoculare Druckwerte (P_O) und offene Manometerdruckwerte (P_t) in mm Hg für verschiedene Stempelgewichte, der jeweiligen Tonometerablesung (R) entsprechend* (nach Ballintine, 1954)

Stempelgewicht	5,5 g		7,5 g		10 g	
R	P_t	P_O	P_t	P_O	P_t	P_O
0,00	51,40	39,84	70,09	58,42	93,46	81,71
0,25	50,01	38,20	68,19	56,20	90,93	78,80
0,50	48,61	36,55	66,29	53,97	88,39	75,88
0,75	47,36	35,07	64,59	51,95	86,12	73,23
1,00	46,11	33,58	62,88	49,93	83,84	70,57
1,25	44,99	32,22	61,35	48,09	81,79	68,15
1,50	43,86	30,86	59,81	46,24	79,74	65,72
1,75	42,84	29,64	58,42	44,55	77,88	63,49
2,00	41,81	28,41	57,02	42,86	76,02	61,26
2,25	40,88	27,28	55,75	41,31	74,33	59,21
2,50	39,95	26,15	54,48	39,75	72,64	57,15
2,75	39,10	25,12	53,32	38,32	71,09	55,25
3,00	38,25	24,08	52,15	36,88	69,54	53,35
3,25	37,47	23,13	51,09	35,55	68,12	51,59
3,50	36,68	22,17	50,02	34,22	66,69	49,82
3,75	35,96	21,30	49,04	32,99	65,38	48,18
4,00	35,24	20,42	48,05	31,76	64,07	46,53
4,25	34,58	19,61	47,15	30,62	62,86	45,00
4,50	33,91	18,80	46,24	29,47	61,65	43,46
4,75	33,29	18,05	45,40	28,41	60,53	42,03
5,00	32,67	17,30	44,55	27,35	59,40	40,59
5,25	32,10	16,61	43,77	26,36	58,36	39,25
5,50	31,52	15,91	42,98	25,36	57,31	37,91
5,75	30,99	15,28	42,25	24,44	56,34	36,65
6,00	30,45	14,64	41,52	23,51	55,37	35,39
6,25	29,95	14,05	40,84	22,65	54,46	34,21
6,50	29,45	13,45	40,16	21,79	53,55	33,02
6,75	28,98	12,91	39,52	20,98	52,70	31,91

Stempelgewicht	5,5 g		7,5 g		10 g	
R	P_t	P_o	P_t	P_o	P_t	P_o
7,00	28,51	12,36	38,88	20,17	51,84	30,80
7,25	28,08	11,85	38,28	19,42	51,05	29,76
7,50	27,64	11,34	37,68	18,67	50,25	28,72
7,75	27,23	10,87	37,12	17,97	49,50	27,74
8,00	26,81	10,40	36,56	17,26	48,74	26,75
8,25	26,42	10,02	36,03	16,61	48,04	25,83
8,50	26,03	9,53	35,50	15,95	47,33	24,90
8,75	25,67	9,13	35,00	15,34	46,66	24,04
9,00	25,30	8,72	34,49	14,72	45,99	23,17
9,25	24,95	8,35	34,02	14,15	45,36	22,36
9,50	24,60	7,98	33,55	13,58	44,73	21,54
9,75	24,27	7,64	33,10	13,05	44,14	20,77
10,00	23,94	7,29	32,65	12,51	43,54	19,99
10,25	23,63	6,97	32,23	12,02	42,97	19,27
10,50	23,32	6,65	31,80	11,52	42,40	18,55
10,75	23,03	6,36	31,40	11,06	41,87	17,87
11,00	22,73	6,07	31,00	10,59	41,33	17,19
11,25	22,45	5,80	30,62	10,16	40,82	16,56
11,50	22,17	5,53	30,23	9,73	40,31	15,92
11,75	21,90	5,28	29,87	9,33	39,82	15,32
12,00	21,63	5,03	29,50	8,92	39,33	14,72
12,25	—	—	29,16	8,55	38,87	14,16
12,50	—	—	28,81	8,18	38,41	13,60
12,75	—	—	28,48	7,83	37,97	13,08
13,00	—	—	28,14	7,48	37,52	12,55
13,25	—	—	27,83	7,15	37,10	12,06
13,50	—	—	27,51	6,82	36,68	11,57
13,75	—	—	27,21	6,53	36,28	11,11
14,00	—	—	26,90	6,24	35,87	10,65
14,25	—	—	26,61	5,97	35,49	10,22
14,50	—	—	26,32	5,69	35,10	9,79
14,75	—	—	26,05	5,44	34,73	9,39
15,00	—	—	25,77	5,18	34,36	8,99
15,25	—	—	—	—	34,01	8,62
15,50	—	—	—	—	33,65	8,24
15,75	—	—	—	—	33,31	7,89
16,00	—	—	—	—	32,97	7,54
16,25	—	—	—	—	32,65	7,22
16,50	—	—	—	—	32,32	6,90
16,75	—	—	—	—	32,01	6,60
17,00	—	—	—	—	31,69	6,30
17,25	—	—	—	—	31,39	6,02
17,50	—	—	—	—	31,08	5,74
17,75	—	—	—	—	30,79	5,49
18,00	—	—	—	—	30,50	5,23

Tabelle 45. *Wechsel des i.o. Volumens (ΔV) in mm³ für verschiedene Stempelgewichte bei Abfall der Tonometerablesung von 0 auf R* (nach BALLINTINE, 1954)

$$\Delta V = \left(\frac{1}{K}\log\frac{Pt\,1}{Pt\,2}\right) + Vc_2 - Vc_1$$

R	5,5 g	7,5 g	10 g	R	5,5 g	7,5 g	10 g
0,00	0	0	0	8,00	27,13	24,63	22,56
0,25	0,87	0,81	0,75	8,25	28,01	25,43	23,27
0,50	1,74	1,61	1,50	8,50	28,89	26,22	23,98
0,75	2,60	2,39	2,23	8,75	29,78	27,03	24,72
1,00	3,45	3,17	2,96	9,00	30,67	27,84	25,46
1,25	4,30	3,95	3,69	9,25	31,57	28,66	26,21
1,50	5,14	4,72	4,41	9,50	32,47	29,47	26,95
1,75	5,99	5,49	5,12	9,75	33,39	30,30	27,70
2,00	6,83	6,26	5,82	10,00	34,30	31,13	28,44
2,25	7,67	7,02	6,52	10,25	35,23	31,97	29,20
2,50	8,50	7,78	7,22	10,50	36,16	32,80	29,96
2,75	9,34	8,45	7,92	10,75	37,09	33,65	30,73
3,00	10,17	9,29	8,61	11,00	38,01	34,49	31,49
3,25	11,01	10,05	9,31	11,25	38,96	35,36	32,27
3,50	11,84	10,81	10,00	11,50	39,90	36,22	33,04
3,75	12,67	11,56	10,69	11,75	40,85	37,09	33,83
4,00	13,49	12,31	11,38	12,00	41,80	37,96	34,62
4,25	14,33	13,07	12,07	12,25	42,78	38,84	35,42
4,50	15,16	13,82	12,76	12,50	43,75	39,72	36,22
4,75	16,00	14,58	13,45	12,75	44,72	40,62	37,04
5,00	16,84	15,33	14,14	13,00	45,69	41,51	37,85
5,25	17,69	16,10	14,83	13,25	46,68	42,42	38,67
5,50	18,54	16,86	15,52	13,50	47,67	43,33	39,49
5,75	19,38	17,63	16,22	13,75	48,68	44,26	40,33
6,00	20,22	18,39	16,91	14,00	49,68	45,18	41,17
6,25	21,07	19,16	17,61	14,25	50,70	46,11	42,02
6,50	21,92	19,92	18,30	14,50	51,72	47,04	42,86
6,75	22,79	20,70	19,01	14,75	52,73	47,99	43,73
7,00	23,65	21,47	19,72	15,00	53,73	48,94	44,59
7,25	24,51	22,26	20,42				
7,50	25,37	23,05	21,12				
7,75	26,25	23,84	21,84				

3. Änderung der Werte für C, wenn man die Kalibrierung 1955 benutzt

Wir wissen heute, daß die Kalibrierung von 1954 nicht korrekt war. Benutzt man die Kalibrierung 1955 und berücksichtigt man den mittleren Anstieg des episkleralen Venendruckes bei der Tonographie, so erhält man um etwa 30% größere Werte für *C* als GRANT.

4. Tabellen zum Berechnen oder sofortigen Ablesen von C

Wir geben die überholten, aber zum Verständnis früherer Arbeiten nötigen Tabellen der Kalibrierung 1954, sowie die jetzt benutzten, vermutlich gleichfalls nicht endgültigen Tabellen 1955 hier wieder (Tab. 44 bis Tab. 48). Ohne Rechnen kann man die Werte von C für Kalibrierung 1954 und 4 min dauernde Tonographie aus einer graphischen Darstellung entnehmen, die bei GRANT (1951) und BALLINTINE (1954) zu finden ist.

GRANT berücksichtigte die Zunahme des episkleralen Venendruckes um 1,25 mm Hg (im Mittel) nicht, die nach LINNÉR (1955) durch das Aufsetzen des Tonometers auf das Auge erfolgt. Setzt man diese in die Formel ein, so lautet sie

$$C = \frac{\Delta V}{\left(\frac{P_{t1}+P_{t2}}{2} - P_0 - 1{,}25\right)\cdot t}.$$

Aus den Tabellen nach MOSES et al. (1958), in die ich die Werte für 1/4 Teilstriche einfügte (Tab. 49 bis 51), kann man ohne Rechnen C ablesen, das mit dieser Formel und der Kalibrierung 1955 für eine Tonographiedauer von 4 min berechnet ist.

Tabelle 46

Skalenteile	P_0 (Kalibrierung 1955) 5,5 g	7,5 g	10 g	Skalenteile	P_0 (Kalibrierung 1955) 5,5 g	7,5 g	10 g
0,00	41,38	59,14	81,65	7,00	12,23	18,52	27,16
0,25	39,58	56,68	78,38	7,25	11,72	17,77	26,11
0,50	37,78	54,21	75,11	7,50	11,20	17,01	25,06
0,75	36,15	51,99	72,19	7,75	10,72	16,31	24,08
1,00	34,52	49,76	69,27	8,00	10,24	15,61	23,09
1,25	33,07	47,76	66,62	8,25	9,80	14,96	22,18
1,50	31,61	45,76	63,96	8,50	9,36	14,31	21,26
1,75	30,29	43,94	61,53	8,75	8,95	13,71	20,39
2,00	28,97	42,12	59,10	9,00	8,54	13,10	19,51
2,25	27,77	40,46	56,88	9,25	8,17	12,54	18,74
2,50	26,56	38,80	54,66	9,50	7,79	11,97	17,96
2,75	25,45	37,28	52,64	9,75	7,45	11,46	17,22
3,00	24,34	35,76	50,62	10,00	7,10	10,94	16,48
3,25	23,36	34,37	48,74	10,25	6,78	10,46	15,79
3,50	22,38	32,97	46,86	10,50	6,46	9,98	15,10
3,75	21,47	31,68	45,12	10,75	6,17	9,54	14,46
4,00	20,55	30,39	43,38	11,00	5,87	9,09	13,81
4,25	19,71	29,20	41,78	11,25	5,61	8,69	13,22
4,50	18,86	28,01	40,18	11,50	5,34	8,28	12,62
4,75	18,08	26,91	38,69	11,75	5,10	7,90	12,06
5,00	17,30	25,81	37,19	12,00	4,85	7,51	11,50
5,25	16,59	24,80	35,80	12,25	4,62	7,17	10,99
5,50	15,88	23,78	34,40	12,50	4,39	6,82	10,48
5,75	15,23	22,84	33,11	12,75	4,18	6,50	10,01
6,00	14,57	21,89	31,82	13,00	3,96	6,18	9,53
6,25	13,96	20,97	30,61				
6,50	13,35	20,05	29,40				
6,75	12,79	19,29	28,28				

Andere Tabellen sind von KÖNIG (1955) angegeben, in denen P_0 aus der Kalibrierung von 1924 und P_t aus der von 1954 entnommen ist. Die hieraus ermittelten Werte lassen sich deshalb mit denen anderer Autoren nicht vergleichen. Auch die Tabellen von MERTÉ (1957) scheinen mir gegenüber denen von MOSES et al. keinen entscheidenden Vorteil zu bieten. In ihnen ist der Mittelwert von P_t logarithmisch berechnet, was für den Durchschnitt zwar eher zutrifft, als die arithmetische Mittlung, im Einzelfall aber oft nicht mit dem Verlauf der Kurve übereinstimmt. Auch ROCHA (1957) gab Tonographie-Tabellen an.

5. Minutenvolumen

Bei der Berechnung des Minutenvolumens F des Kammerwassers war GRANTS Grundgedanke (1950), daß F bestimmt sein muß durch den i.o. Druck (P_0) und durch die Abflußleichtigkeit (C), also $F = C \cdot P_0$. Später (1951) verbesserte er die Formel auf $F = C\,(P_0 - 4)$, weil der i.o. Druck nach dem Tode, wenn die Kammerwasserbildung aufhört, nicht auf 0 sinkt, wie dies der 1. Formel entsprechen würde, sondern etwa noch 4 mm Hg beträgt. FRIEDENWALD (Diskussion zu GRANT, 1951) und PRIJOT et al. (1952) setzten statt 4 den episkleralen Venendruck P_v ein, unter den der i.o. Druck nicht absinken könne. Die für P_v gefundenen Werte sind S. 138–140 besprochen. GRANT verwandte 1955 die Formel $F = C\,(P_0 - 8)$.

Zur Kritik vgl. Abschn. IX („Kritik und Änderung der Methode").

Tabelle 47

Skalen-teile	P_t (Kalibrierung 1955) 5,5 g	7,5 g	10 g	Skalen-teile	P_t (Kalibrierung 1955) 5,5 g	7,5 g	10 g
0,00	51,40	70,09	93,46	7,00	27,01	36,84	49,12
0,25	49,85	67,97	90,63	7,25	26,57	36,24	48,32
0,50	48,29	65,85	87,80	7,50	26,13	35,63	47,51
0,75	46,91	63,97	85,29	7,75	25,72	35,07	46,76
1,00	45,53	62,09	82,78	8,00	25,30	34,50	46,00
1,25	44,30	60,41	80,55	8,25	24,91	33,97	45,29
1,50	43,07	58,73	78,31	8,50	24,52	33,44	44,58
1,75	41,97	57,23	76,30	8,75	24,16	32,94	43,92
2,00	40,86	55,72	74,29	9,00	23,79	32,44	43,25
2,25	39,87	54,36	72,48	9,25	23,45	31,97	42,63
2,50	38,87	53,00	70,67	9,50	23,10	31,50	42,00
2,75	37,97	51,77	69,03	9,75	22,78	31,06	41,41
3,00	37,06	50,54	67,39	10,00	22,45	30,61	40,82
3,25	36,24	49,42	65,89	10,25	22,14	30,19	40,26
3,50	35,42	48,29	64,39	10,50	21,83	29,77	39,70
3,75	34,67	47,27	63,02	10,75	21,54	29,38	39,17
4,00	33,91	46,24	61,65	11,00	21,25	28,98	38,64
4,25	33,22	45,30	60,40	11,25	20,98	28,61	38,14
4,50	32,53	44,35	59,14	11,50	20,70	28,23	37,64
4,75	31,89	43,48	57,98	11,75	20,44	27,87	37,16
5,00	31,25	42,61	56,82	12,00	20,18	27,51	36,68
5,25	30,66	41,81	55,75	12,25	19,93	27,17	36,23
5,50	30,07	41,01	54,67	12,50	19,68	26,83	35,78
5,75	29,53	40,27	53,68	12,75	19,44	26,51	35,35
6,00	28,98	39,52	52,69	13,00	19,20	26,19	34,92
6,25	28,47	38,83	51,77				
6,50	27,96	38,13	50,84				
6,75	27,49	37,49	49,98				

Tabelle 48

Skalenteile	ΔV (Kalibrierung 1955) 5,5 g	7,5 g	10 g	Skalenteile	ΔV (Kalibrierung 1955) 5,5 g	7,5 g	10 g
0,00	0,00	0,00	0,00	7,00	24,63	23,45	22,23
0,25	0,92	0,97	0,85	7,25	25,52	24,32	23,05
0,50	1,84	1,93	1,69	7,50	26,41	25,18	23,86
0,75	2,75	2,71	2,51	7,75	27,31	26,05	24,69
1,00	3,66	3,49	3,32	8,00	28,21	26,91	25,51
1,25	4,55	4,34	4,13	8,25	29,12	27,79	26,35
1,50	5,44	5,18	4,93	8,50	30,03	28,67	27,18
1,75	6,33	6,02	5,73	8,75	30,95	29,56	28,05
2,00	7,21	6,85	6,53	9,00	31,87	30,45	28,91
2,25	8,08	7,69	7,32	9,25	32,80	31,36	29,75
2,50	8,95	8,52	8,11	9,50	33,73	32,27	30,59
2,75	9,84	9,35	8,89	9,75	34,67	33,18	31,47
3,00	10,73	10,17	9,66	10,00	35,60	34,09	32,34
3,25	11,57	10,99	10,44	10,25	36,56	35,02	33,22
3,50	12,41	11,81	11,22	10,50	37,52	35,95	34,09
3,75	13,28	12,64	12,00	10,75	38,48	36,89	35,00
4,00	14,14	13,46	12,77	11,00	39,43	37,82	35,90
4,25	15,11	14,28	13,55	11,25	40,40	38,77	36,81
4,50	15,87	15,09	14,32	11,50	41,37	39,72	37,72
4,75	16,74	15,92	15,10	11,75	42,55	40,70	38,66
5,00	17,61	16,75	15,88	12,00	43,33	41,68	39,59
5,25	18,48	17,58	16,67	12,25	44,33	42,67	40,53
5,50	19,35	18,41	17,46	12,50	45,33	43,65	41,47
5,75	20,22	19,24	18,25	12,75	46,36	44,64	42,44
6,00	21,09	20,07	19,04	13,00	47,38	45,62	43,40
6,25	21,98	20,96	19,83				
6,50	22,86	21,85	20,63				
6,75	23,75	22,65	21,43				

V. Technische Hilfsmittel

Tower (1950) beschrieb ein Gerät zur Stabilisierung des Tonometers bei der Kalibrierung, Askovitz (1956) ein Gerät zur Prüfung und Stabilisierung der Netzspannung und in einer anderen Arbeit (1956) ein Gerät, das alle 15 sec einen Summton gibt und so an das Ablesen des Zeigerausschlages erinnert, wenn man ohne Kurvenschreiber arbeitet. Merté (1957) und Seifert (1957) gaben Haltegeräte an, die das Festhalten des Tonometers mit der Hand ersparen sollen. Sie sind nach meiner Ansicht unzweckmäßig, weil das Tonometer bei geringen Augenbewegungen des Patienten nicht mehr senkrecht und zentral auf der Hornhaut steht, fehlerhafte Druckwerte abgelesen werden und Erosionen der Hornhaut entstehen können. Hält man das Tonometer in der Hand, so kann man kleine Blickschwankungen ausgleichen und bemerkt sie auch eher, weil man sich auf das Auge des Untersuchten konzentrieren muß.

VI. Vereinfachte Verfahren

Bottino (1953) versuchte den Kammerwasserabfluß aus der Differenz zwischen Anfangs- und Enddruck im Auge nach Tonometerbelastung, dividiert durch die Zeit, zu berechnen. Posner (1955) benutzte einen Zylinder ohne Zapfen für eine Kompression von 4 min; der Zylinder hat das gleiche Gewicht wie das Tonometer. Merté (1956) benutzte ein mechanisches Schiötz-Tonometer, das er an einer Halteeinrichtung befestigte. Hodgson et al. (1957) glauben, durch abwechselndes Aufsetzen des Elektro-Tonometers auf Cornea oder Sklera Gesunde und Glaukomkranke besser trennen zu können.

Tabelle 49. *5,5 g-Gewicht* (nach MOSES et al., 1958)

Anfangswert Skalenteile	Änderung des i.o. Druckes während der Tonographie (4 min) in Skalenteilen																		
	0,50	0,75	1,00	1,25	1,50	1,75	2,00	2,25	2,50	2,75	3,00	3,25	3,50	3,75	4,00	4,25	4,50	4,75	5,00
0,50	,06	,10	,14	,19	,24	,32	,39	,50	,61	,78	,94								
0,75	,06	,09	,13	,17	,22	,29	,35	,44	,53	,66	,78								
1,00	,05	,08	,12	,16	,21	,26	,32	,40	,47	,57	,66	,80	,94						
1,25	,05	,08	,12	,15	,19	,24	,29	,36	,42	,51	,59	,70	,81						
1,50	,05	,08	,11	,14	,18	,23	,27	,32	,38	,46	,53	,62	,71	,83	,94				
1,75	,05	,08	,11	,14	,17	,21	,25	,30	,35	,42	,48	,56	,64	,74	,83				
2,00	,05	,07	,10	,13	,16	,20	,24	,29	,33	,38	,44	,51	,58	,66	,74	,84	,93		
2,25	,05	,07	,10	,13	,16	,19	,23	,27	,31	,36	,41	,47	,53	,61	,68	,76	,84		
2,50	,04	,06	,09	,12	,15	,18	,22	,26	,30	,34	,39	,44	,49	,56	,62	,69	,76	,84	,92
2,75	,04	,06	,09	,12	,15	,18	,21	,25	,28	,32	,37	,42	,46	,52	,58	,64	,70	,77	,84
3,00	,04	,06	,09	,11	,14	,17	,20	,23	,27	,31	,35	,40	,44	,49	,54	,60	,65	,72	,78
3,25	,04	,06	,09	,11	,14	,17	,20	,23	,26	,30	,33	,38	,42	,47	,51	,57	,62	,68	,74
3,50	,04	,06	,08	,11	,13	,16	,19	,22	,25	,29	,32	,36	,40	,44	,49	,54	,59	,65	,70
3,75	,04	,06	,08	,11	,13	,16	,19	,22	,25	,28	,31	,35	,38	,43	,47	,52	,56	,61	,66
4,00	,04	,06	,08	,11	,13	,15	,18	,21	,24	,27	,30	,34	,37	,41	,45	,50	,54	,59	,63
4,25	,04	,06	,08	,11	,13	,15	,18	,21	,24	,27	,30	,33	,36	,39	,43	,48	,52	,56	,60
4,50	,04	,06	,08	,10	,12	,15	,17	,20	,23	,26	,29	,32	,35	,38	,42	,46	,50	,54	,58
4,75	,04	,06	,08	,10	,12	,15	,17	,20	,23	,25	,28	,31	,34	,37	,41	,44	,48	,52	,56
5,00	,04	,06	,08	,10	,12	,15	,17	,19	,22	,24	,27	,30	,33	,37	,40	,43	,47	,51	,54
5,25	,04	,06	,08	,10	,12	,15	,17	,19	,22	,24	,27	,30	,33	,36	,39	,43	,46	,50	,53
5,50	,04	,06	,08	,10	,12	,14	,16	,18	,21	,23	,26	,29	,32	,35	,38	,42	,45	,49	,52
5,75	,04	,06	,08	,10	,12	,14	,16	,18	,21	,23	,26	,29	,32	,35	,38	,41	,44	,47	,50
6,00	,03	,05	,07	,09	,11	,13	,15	,18	,20	,22	,25	,28	,31	,34	,37	,40	,43	,46	,49
6,25	,03	,05	,07	,09	,11	,13	,15	,18	,20	,22	,25	,28	,31	,34	,37	,40	,43	,46	,49
6,50	,03	,05	,07	,09	,11	,13	,15	,18	,20	,22	,25	,27	,30	,33	,36	,39	,42	,45	,48
6,75	,03	,05	,07	,09	,11	,13	,15	,18	,20	,22	,24	,27	,30	,33	,36	,39	,41	,44	,47
7,00	,03	,05	,07	,09	,11	,13	,15	,18	,20	,22	,24	,26	,29	,32	,35	,38	,40	,43	,46
7,50	,03	,05	,07	,09	,11	,13	,15	,17	,19	,22	,24	,26	,29	,32	,34	,37	,39	,42	,45
8,00	,03	,05	,07	,09	,11	,13	,15	,17	,19	,22	,24	,26	,29	,31	,34	,37	,39	,42	,45
8,50	,03	,05	,07	,09	,11	,13	,15	,17	,19	,21	,23	,26	,28	,31	,33	,36	,39		
9,00	,03	,05	,07	,09	,11	,13	,15	,17	,19	,21	,23	,26	,28	,31	,33				
9,50	,03	,05	,07	,09	,11	,13	,15	,17	,19	,21	,23	,26	,28						
10,00	,03	,05	,07	,09	,11	,13	,15	,17	,19	,21	,23								
11,00	,03	,05	,07	,09	,11	,13	,15												

Tabelle 50. *7,5 g-Gewicht* (nach MOSES et al., 1958)

Anfangswert Skalenteile	Änderung des i.o. Druckes während der Tonographie (4 min) in Skalenteilen																		
	0,50	0,75	1,00	1,25	1,50	1,75	2,00	2,25	2,50	2,75	3,00	3,25	3,50	3,75	4,00	4,25	4,50	4,75	5,00
0,50	,05	,09	,12	,17	,23	,32	,41	,59	,76										
0,75	,05	,09	,12	,16	,21	,28	,36	,50	,63										
1,00	,04	,08	,11	,15	,19	,25	,32	,41	,50	,65	,79								
1,25	,04	,07	,10	,14	,17	,23	,29	,35	,44	,55	,65								
1,50	,04	,07	,09	,13	,16	,21	,26	,32	,38	,47	,55	,67	,79						
1,75	,04	,07	,09	,12	,15	,19	,24	,29	,34	,41	,48	,58	,67						
2,00	,04	,07	,09	,11	,14	,18	,22	,26	,31	,37	,43	,51	,58	,68	,78				
2,25	,04	,07	,09	,11	,14	,17	,20	,24	,29	,34	,39	,46	,52	,60	,68				
2,50	,04	,06	,08	,10	,13	,16	,19	,23	,27	,31	,36	,42	,47	,54	,60	,69	,77		
2,75	,04	,06	,08	,10	,13	,15	,18	,21	,25	,29	,33	,38	,43	,49	,54	,61	,68		
3,00	,03	,05	,07	,09	,12	,14	,17	,20	,23	,27	,31	,35	,40	,45	,50	,56	,62	,69	,76
3,25	,03	,05	,07	,09	,12	,14	,17	,19	,22	,26	,29	,33	,37	,42	,46	,52	,57	,63	,69
3,50	,03	,05	,07	,09	,11	,13	,16	,18	,21	,24	,28	,31	,35	,39	,43	,48	,53	,58	,63
3,75	,03	,05	,07	,09	,11	,13	,16	,18	,21	,24	,26	,29	,33	,37	,41	,45	,49	,54	,59
4,00	,03	,05	,06	,08	,10	,12	,15	,17	,20	,23	,25	,28	,32	,35	,39	,43	,46	,51	,55
4,25	,03	,05	,06	,08	,10	,12	,15	,17	,19	,22	,25	,27	,30	,33	,37	,41	,44	,48	,52
4,50	,03	,05	,06	,08	,10	,12	,14	,16	,18	,21	,24	,26	,29	,32	,35	,39	,42	,46	,50
4,75	,03	,05	,06	,08	,10	,12	,14	,16	,18	,20	,23	,25	,28	,31	,34	,37	,40	,44	,47
5,00	,03	,05	,06	,08	,10	,11	,13	,15	,17	,19	,22	,25	,27	,30	,33	,36	,39	,42	,45
5,25	,03	,05	,06	,08	,10	,11	,13	,15	.17	,19	,22	,25	,27	,29	,32	,35	,38	,41	,43
5,50	,03	,05	,06	,07	,09	,11	,13	,14	,16	,18	,21	,23	,26	,28	,31	,34	,37	,40	,42
5,75	,03	,05	,06	,07	,09	,11	,13	,14	,16	,18	,21	,23	,26	,28	,31	,34	,36	,39	,41
6,00	,03	,05	,06	,07	,09	,10	,12	,14	,16	,18	,20	,22	,25	,27	,30	,33	,35	,38	,40
6,25	,03	,05	,06	,07	,09	,10	,12	,14	,16	,18	,20	,22	,25	,27	,29	,32	,34	,37	,39
6,50	,03	,04	,05	,07	,09	,10	,12	,13	,15	,17	,19	,21	,24	,26	,28	,31	,33	,36	,38
6,75	,03	,04	,05	,07	,09	,10	,12	,13	,15	,17	,19	,21	,24	,26	,28	,31	,33	,36	,38
7,00	,03	,04	,05	,07	,08	,10	,12	,13	,15	,17	,19	,21	,23	,25	,27	,30	,32	,35	,37
7,50	,03	,04	,05	,07	,08	,10	,12	,13	,15	,17	,19	,21	,23	,25	,27	,29	,31	,34	,36
8,00	,03	,04	,05	,07	,08	,10	,11	,13	,15	,17	,18	,20	,22	,24	,26	,28	,30	,33	,35
8,50	,03	,04	,05	,07	,08	,10	,11	,13	,15	,17	,18	,20	,22	,24	,26	,28	,30		
9,00	,03	,04	,05	,07	,08	,10	,11	,13	,15	,17	,18	,20	,22	,23	,25				
9,50	,03	,04	,05	,07	,08	,10	,11	,13	,15	,17	,18	,20	,22						
10,00	,03	,04	,05	,07	,08	,10	,11	,13	,14	,16	,18								
11,00	,03	,04	,05	,07	,08	,10	,11	,13	,14										

Tabelle 51. *10 g-Gewicht* (nach Moses et al., 1958)

Anfangswert Skalenteile	Änderung des i.o. Druckes während der Tonographie (4 min) in Skalenteilen																		
	0,50	0,75	1,00	1,25	1,50	1,75	2,00	2,25	2,50	2,75	3,00	3,25	3,50	3,75	4,00	4,25	4,50	4,75	5,00
0,50	,05	,09	,12	,19	,26	,41	,56												
0,75	,05	,08	,11	,16	,22	,33	,44												
1,00	,04	,07	,10	,14	,19	,27	,35	,45	,64										
1,25	,04	,07	,10	,13	,17	,23	,30	,40	,50										
1,50	,04	,06	,09	,12	,15	,20	,26	,32	,41	,54	,66								
1,75	,04	,06	,09	,11	,14	,18	,23	,29	,35	,45	,54								
2,00	,03	,05	,08	,10	,13	,16	,20	,25	,31	,38	,45	,56	,66						
2,25	,03	,05	,08	,10	,12	,15	,18	,23	,28	,33	,39	,47	,55						
2,50	,03	,05	,07	,09	,11	,14	,17	,21	,25	,30	,35	,41	,47						
2,75	,03	,05	,07	,09	,11	,13	,16	,19	,23	,27	,32	,37	,42						
3,00	,03	,04	,06	,08	,10	,13	,15	,18	,21	,25	,29	,33	,38	,43	,49				
3,25	,03	,04	,06	,08	,10	,12	,14	,17	,20	,23	,27	,31	,35	,39	,44				
3,50	,03	,04	,06	,07	,09	,11	,13	,16	,19	,22	,25	,28	,32	,36	,40	,45	,50		
3,75	,03	,04	,06	,07	,09	,11	,13	,15	,18	,20	,23	,26	,30	,33	,37	,41	,46		
4,00	,02	,03	,05	,07	,08	,10	,12	,14	,17	,19	,22	,25	,28	,31	,35	,39	,43	,48	,52
4,25	,02	,03	,05	,07	,08	,10	,12	,14	,17	,19	,21	,24	,26	,29	,33	,36	,40	,44	,48
4,50	,02	,03	,05	,06	,07	,09	,11	,13	,16	,18	,20	,23	,25	,28	,31	,34	,38	,41	,44
4,75	,02	,03	,05	,06	,07	,09	,11	,13	,16	,18	,20	,22	,24	,27	,29	,32	,36	,39	,42
5,00	,02	,03	,05	,06	,07	,09	,10	,12	,15	,17	,19	,21	,23	,26	,28	,31	,34	,37	,40
5,25	,02	,03	,05	,06	,07	,09	,10	,12	,15	,17	,19	,21	,23	,25	,27	,29	,32	,35	,38
5,50	,02	,03	,05	,06	,07	,09	,10	,12	,14	,16	,18	,20	,22	,24	,26	,28	,31	,33	,36
5,75	,02	,03	,05	,06	,07	,09	,10	,12	,14	,16	,18	,20	,22	,23	,25	,27	,30	,32	,34
6,00	,02	,03	,04	,06	,07	,09	,10	,11	,13	,15	,17	,19	,21	,22	,24	,27	,29	,31	,33
6,25	,02	,03	,04	,06	,07	,09	,10	,11	,13	,15	,17	,19	,21	,22	,24	,26	,28	,30	,32
6,50	,02	,03	,04	,06	,07	,09	,10	,11	,13	,14	,16	,18	,20	,21	,23	,25	,27	,29	,31
6,75	,02	,03	,04	,06	,07	,09	,10	,11	,13	,14	,16	,18	,20	,21	,23	,25	,27	,29	,31
7,00	,02	,03	,04	,06	,07	,08	,09	,11	,12	,13	,15	,17	,19	,20	,22	,24	,26	,28	,30
7,25	,02	,03	,04	,06	,07	,08	,09	,11	,12	,13	,15	,17	,19	,20	,22	,24	,26	,28	,30
7,50	,02	,03	,04	,06	,07	,08	,09	,11	,12	,13	,15	,16	,18	,20	,21	,23	,25	,27	,29
7,75	,02	,03	,04	,06	,07	,08	,09	,11	,12	,13	,15	,16	,18	,20	,21	,23	,25	,27	,29
8,00	,02	,03	,04	,05	,06	,08	,09	,11	,12	,13	,14	,16	,18	,20	,21	,22	,24	,26	,28
8,50	,02	,03	,04	,05	,06	,08	,09	,10	,11	,13	,14	,16	,18	,19	,20	,21	,23	,25	,27
9,00	,02	,03	,04	,05	,06	,08	,09	,10	,11	,13	,14	,15	,17	,18	,20	,21	,23	,25	,26
9,50	,02	,03	,04	,05	,06	,08	,09	,10	,11	,13	,14	,15	,17	,18	,20	,21	,23	,25	,26
10,00	,02	,03	,04	,05	,06	,08	,09	,10	,11	,13	,14	,15	,17	,18	,19	,21	,22	,24	,26
11,00	,02	,03	,04	,05	,06	,08	,09	,10	,11	,13	,14	,15	,17	,18	,19	,21	,22	,24	,25

Ich halte vorläufig vereinfachte Verfahren nicht für zweckmäßig. Im Gegenteil wird man den zahlreichen ungelösten Problemen der Tonographie analytisch nachgehen müssen, um das Verfahren exakter zu gestalten. Zu grobe Methoden bedeuten einen Rückschritt zum einfachen Kompressionstest, der sich als unzuverlässig erwiesen hat. Das Schiötz-Tonometer ist für die Tonographie schlechter geeignet als das Elektrotonometer.

VII. Der Einfluß verschiedener Faktoren auf den tonographisch ermittelten Abflußwiderstand und das Minutenvolumen

1. Der episklerale Venendruck

LINNÉR (1955) maß den episkleralen Venendruck vor und nach Aufsetzen des Tonometers. Er fand einen mittleren Anstieg um 1,25 mm Hg. Zwischen gesunden und glaukomkranken Augen bestand kein nachweisbarer Unterschied, ebensowenig wie zwischen der Venendrucksteigerung bei Benutzen des 5,5- oder des 10 g-Gewichtes. Untersucht wurden 30 gesunde Augen und 20 Glaukom-Augen mit 5,5- und 10 g-Gewicht. Die Korrektur der GRANTschen Formel, die sich hieraus ergibt, wurde schon erwähnt. – Bei 12 hypotonen Augen fand STEPANIK (1956, 1957), daß der Venendruck höher als der i.o. Druck war. Er schließt, daß man in die Formel für F an Stelle des wahren Venendruckes (etwa 10 mm Hg) besser 4 mm Hg einsetzt: $F = C\,(P_0 - 4)$, wie ursprünglich von GRANT angegeben. Auch GOLDMANN (1957) beobachtete Augen, deren i.o. Druck niedriger als der episklerale Venendruck war.

Sonstige Arbeiten über den episkleralen Venendruck sind im Kapitel „Der Abfluß des Kammerwassers“ besprochen. Für die Tonographie ist vor allem der Befund GOLDMANNS (1957) von Bedeutung, daß der episklerale Venendruck proportional dem i.o. Druck ansteigt, weshalb im Einzelfall die Durchschnittswerte LINNÉRS Irrtümer verursachen können. Die Meßmethoden des episkleralen Venendruckes halte ich nicht für zuverlässig.

2. Spontane Druckschwankungen

Es liegt nahe, die Ursachen der Tagesschwankungen mittels der Tonographie zu klären, doch sind die Ergebnisse nicht einheitlich. DE ROETTH (1954) fand bei Glaucoma simplex Tagesschwankungen des Minutenvolumens bei unverändert erhöhtem Widerstand, bei kongestivem Glaukom dagegen Schwankungen des Widerstandes. Daraus schließt er auf eine organisch fixierte Widerstandssteigerung bei einfachem Glaukom. KAGEYAMA (1957) fand bei gesunden Augen wie solchen mit chronisch-kongestivem Glaukom bei spontanem Druckanstieg eine Steigerung des Abflußwiderstandes, bei Glaucoma simplex einen fixierten Widerstand. HORWICH et al. (1954) dagegen beschrieben Schwankungen des Abflußwiderstandes bei Glaucoma simplex in den meisten Augen, die die Tagesschwankungen erklären. STEPANIK (1954, 1955) fand bei gesunden Augen Tagesschwankungen des Minutenvolumens, die mit *entgegengesetzten* Widerstandsänderungen gekoppelt waren, so daß sich der i.o. Druck wenig oder gar nicht änderte. Bei Glaukom mit Aphakie fand er dagegen gleichgerichtete Schwankungen von Minutenvolumen und Widerstand, die sich addierten und zu starken Tensionsschwankungen führten. Bei Glaucoma simplex schwankte der Widerstand erheblich, das Minutenvolumen änderte sich weniger stark und war im allgemeinen bei hohem Druck und Widerstand gering, bei fallendem Druck größer.

Bei chronisch-kongestivem Glaukom waren, ähnlich wie bei Gesunden, die Änderungen von Widerstand und Minutenvolumen entgegengesetzt, worin STEPANIK einen Kompensationsvorgang (homöostatischen Reflex) erblickt.

BOLES-CARENINI (1955) berichtete über Tagesschwankungen des allgemeinen Venendruckes, denen der Abflußwiderstand parallel ging.

Weitere Arbeiten über die tonographische Analyse spontaner Druckschwankungen sind in den beiden folgenden Abschnitten 3 und 4 besprochen, der Einfluß von Medikamenten im Abschnitt VIII, 4.

3. Homöostatische Widerstandsänderung als Folge von Änderungen des Minutenvolumens

Wir nehmen an, daß die für den i.o. Druck maßgebenden Faktoren der Abflußwiderstand und das Minutenvolumen des Kammerwassers sind (vgl. das Ohmsche Gesetz aus der Elektrizitätslehre). Wenn diese Annahme stimmt, muß man aus einer Änderung des Widerstandes bei gleichbleibendem i.o. Druck auf eine entgegengesetzte Änderung des Minutenvolumens des Kammerwassers schließen.

Es war BÁRÁNY (1947) schon aufgefallen, daß nach Unterbinden einer A. carotis der i.o. Druck nach vorübergehendem Absinken wieder auf seine ursprüngliche Höhe steigt, obgleich der Blutdruck auf der unterbundenen Seite noch erniedrigt ist. Er hielt dies nicht für einen speziellen Gefäßreflex des Auges, sondern für eine allgemeine Anpassung der Blutzirkulation, da auch die Durchblutung des Kaninchenohres gleichzeitig wieder normal wurde. Bei Perfusion konnte er 1955 nachweisen, daß der Widerstand kompensatorisch ansteigt. Auch tonographisch fand man am gesunden Auge einen Anstieg des Widerstandes, wenn das Minutenvolumen des Kammerwassers vermindert wurde, so nach Acetazolamid (BECKER et al., 1955; FRIEDENWALD, 1955; PRIJOT et al., 1956; WEEKERS et al., 1957; LINNÉR, 1958), Para-amino-Hippursäure (LINNÉR et al., 1957), Injektion von hypertonen Lösungen (DE ROETTH, 1954), nach Unterbinden der A. carotis beim Kaninchen (KORNBLUETH et al., 1955), nach Vasopressin, Chlorpromazin oder Pentolamin beim Kaninchen (CONSTANT et al., 1956), und nach Gabe des Ganglienblockers Pentolinium (Pentapyrrolidinium) bei nichtglaukomkranken Menschen (ROSEN, 1957). Umgekehrt sank der Widerstand nach Steigerung des Venendruckes bei Kaninchen (BÁRÁNY, 1954). Klinisch fand BALLINTINE (1956) bei Tonographie gesunder Augen einen kompensatorisch hohen Abflußwiderstand, wenn der i.o. Druck infolge einer verminderten Kammerwasserbildung sank, und am selben Auge geringeren Widerstand bei normaler Kammerwasserbildung. Diesen Befund bestätigten ERICSON (1958) mittels des Saugglockenverfahrens von ROSENGREN (1957) und LINNÉR (1958) tonographisch; sie fanden bei Gesunden nachts ein Minutenvolumen des Kammerwassers, das nur $1/3$ des tagsüber gemessenen Wertes betrug, jedoch eine Senkung des i.o. Druckes um 20%, weil der Abflußwiderstand kompensatorisch anstieg (tags $C = 0{,}19$ mm^3/min/mm Hg, nachts $C = 0{,}15$ mm^3/min/mm Hg).

Bei *Glaukom* sind anscheinend homöostatische Änderungen des Widerstandes nicht mehr oder nur wenig möglich (vgl. Abschnitt VII, 2, „Spontane Druckschwankungen"), der homöostatische Reflex ist auf eine Verminderung des Minutenvolumens beschränkt. BECKER (1956) fand den Widerstand bei Glaukom fixiert. Senkt man das Minutenvolumen durch Pentolinium (ROSEN, 1957), Hexamethonium (25 mg i.m.; DE ROETTH et al., 1956), Hexamethylen-1,6-bis-trimethyl-ammoniumchlorid (Depressin, Ganglienblocker; BÖCK et al., 1957) oder Acetazolamid (KUPFER et al., 1955; GRANT et al., 1954; BECKER, 1955; SUGAR et al., 1955; WEEKERS et al., 1957; LINNÉR, 1958), so tritt keine kompensatorische Steigerung des Widerstandes auf. Bei hohem i.o. Druck fanden WEEKERS et al. (1957) sogar eine Senkung des Abflußwiderstandes nach Acetazolamid, die sie damit erklären, daß die Abflußwege des Kammerwassers durch die Drucksteigerung abgeklemmt waren und nach Senkung des Minutenvolumens und des i.o. Druckes wieder besser durchgängig werden. Andererseits kann anfangs die Steigerung des Widerstandes durch ein vermindertes Minutenvolumen des Kammerwassers ausgeglichen werden (vgl. meine Befunde S. 319). Der homöostatische Reflex bleibt bei Kaninchen aus, wenn man das obere sympathische Halsganglion entfernt (LAWRENCE et al., 1956) oder sie mit Cortison behandelt (BECKER et al., 1955).

Weitere Untersuchungen über nervöse Einflüsse auf die i.o. Druckregulation bei Kaninchen: SAIKO et al. (1957).

4. Konsensuelle Reflexe

Der i.o. Druck kann durch Druckänderungen des anderen Auges beeinflußt werden, doch geschieht dies nicht regelmäßig (S. 9 und 143). Die Tonographie zeigte, daß die konsensuelle Drucksenkung am 2. Auge bei Tonographie oder sonstiger Kompression des 1. Auges auf einer Verminderung der Kammerwasserbildung beruht, während der Abflußwiderstand gleich bleibt (DE ROETTH, 1954; BALLINTINE, 1954; KORNBLUETH et al., 1955; PRIJOT et al., 1956; STOCKER, 1956, 1957). BÁRÁNY et al. (1954) hatten bei Perfusion von Kaninchenaugen bereits gefunden, daß bei manchen Tieren die Kammerwasserbildung nach Vorderkammer-Punktion des anderen Auges aufhörte. Diese Tiere standen jedoch unter dem Einfluß von p-amino-Hippursäure, die die Kammerwasserbildung einschränkt. Unter der Einwirkung von parenteral gegebenem Atropin bleibt die konsensuelle Reaktion aus (PRIJOT et al., 1956), die, wie gesagt, nicht regelmäßig vorkommt; sogar Druckanstiege des 2. Auges bei Tonographie des 1. Auges wurden beobachtet (STOCKER, 1957). Der Ganglienblocker Pentolinium (Pentapyrrolidinium) verhindert neben dem homöostatischen Reflex auch die konsensuelle Drucksenkung (ROSEN, 1957). Im Tierversuch hatte BÁRÁNY (1956) gefunden, daß nach Hyaluronidase-Injektion an einem Auge der Hyaluronidase-unempfindliche Anteil des Widerstandes auch am anderen Auge konsensuell ansteigt, daß aber diese Reaktion fehlt, wenn zuvor Cortison oder Ganglienblocker (Hexamethonium, Ansolysen) gegeben wurden (s. S. 143 und 451).

5. Abnorme Rigidität

Bei gesteigerter Rigidität der Augenhüllen (definiert nach FRIEDENWALD als Widerstand gegen Dehnung, s. S. 246) ist der Wert für C, den man aus den für normale Augen berechneten Tabellen findet, zu groß. Man schließt in solchen Fällen fälschlich auf ein Hypersekretionsglaukom, weil der i.o. Druck bei scheinbar normalem Widerstand gesteigert ist. Korrekturtabellen für abnorme Rigidität teilte BALLINTINE (1954) mit. Sie beruhen auf der überholten Kalibrierung von 1954. Seinen Schlußfolgerungen über die normale Rigidität kann man nicht beistimmen (LEYDHECKER et al., 1956). Eine der Kalibrierung von 1955 entsprechende Methode zur Korrektur der scheinbaren Abflußleichtigkeit bei abnormer Rigidität gaben MOSES et al. (1958) an. WIRTH (1956) fand den Einfluß der Rigidität bei Tonographie mit 5,5- oder 7,5 g-Gewicht stärker als bei Benutzung des 10 g-Gewichtes.

Rigiditätsänderungen während der Tonographie könnten das Ergebnis verfälschen, weshalb man vor und nach jeder Tonographie die Rigidität messen soll. STEPANIK (1957) fand keine Rigiditätsänderungen während der Tonographie.

6. Elastische und viscöse Dehnung der Augenhüllen

Während der Tonographie tritt außer der Formänderung der Hornhaut, die GOLDMANN et al. (1957) als „Fließen“ bezeichnen, eine langsam ablaufende viscöse Nachdehnung der Augenhüllen (englisch „creep“) ein. Auf die Nachdehnung als Störungsfaktor bei der Tonographie wies GOLDMANN (1955) hin. Die von ihm abgebildete Kurve ähnelt sehr der experimentell gefundenen Dehnungskurve von Sklera-Cornea-Streifen (GLOSTER et al., 1957). Durch diese Dehnung wird der Rauminhalt des Auges vergrößert, der i.o. Druck sinkt schon allein hierdurch ab. Der Verlauf der Tonographiekurve ist somit mindestens aus zwei Komponenten zusammengesetzt, 1. dem Störungsfaktor der Nachdehnung und 2. dem Absinken infolge des Auspressens von Kammerwasser, das wir messen wollen (LEYDHECKER, 1956). Aus der Kombination beider Faktoren resultiert eine Kurve, die nicht linear absinkt, wie GRANT annahm, sondern einer *e*-Funktion ähnelt. Dabei ist die Nachdehnung kleiner, als wenn P_t konstant bliebe.

Mit dem Problem, die Nachdehnung auszuschalten, beschäftigen sich mehrere Arbeiten, auf die wir in dem Abschnitt „Kritik und Änderung der Methode“ eingehen.

7. Vergleich der Tonographie mit der Perfusion lebender oder toter Augen

Bei der Perfusion enucleierter Augen spielt die verschiedene Kalibrierung (1954, 1955) keine Rolle, da man die Abflußleichtigkeit C nach der Formel $C = I/P$ berechnet (I = Minutenvolumen der Infusion, P = i.o. Druck = Druck der Infusionslösung = Abflußdruck). Man müßte also erwarten, daß verschiedene Beobachter zu annähernd gleichen Mittelwerten gelangen. Das ist indessen nicht der Fall.

GRANT et al. (1955) und GRANT (1955) fanden C = 0,27 (0,10–0,45) mm³/min/mm Hg (31 menschliche Augen), BECKER et al. (1956) 0,37 (0,20–0,57) mm³/min/mm Hg bei 28 Kaninchenaugen, bei 4 menschlichen Augen, die wegen i.o. Tumoren entfernt wurden, C = 0,23–0,29 mm³/min/mm Hg; FRANÇOIS et al. (1956) C = 0,39 (0,089–1,03) mm³/min/mm Hg (110 normale menschliche Augen).

Diese Messungen an enucleierten Augen sind auf Körpertemperatur korrigiert.

Während die bei Perfusion gefundenen Werte stark untereinander abweichen, stimmen sie mit dem tonographisch gemessenen Mittelwert des Widerstandes, den die verschiedenen Autoren fanden, stets bis auf eine Differenz von 10–15% überein. GRANT et al. (1955) fanden tonographisch bei 171 Gesunden einen Mittelwert von C = 0,233 (Kalibrierung 1954), ihr Mittelwert bei Perfusion enucleierter Augen (0,27) liegt nur wenig höher. BECKER et al. (1956) fanden bei Kaninchen tonographisch einen Mittelwert von 0,33 mm³/min/mm Hg (Kalibrierung 1955), bei Perfusion in vivo 0,34, bei Perfusion nach Enucleation 0,37. In dieser Übereinstimmung sehen GRANT et al. und BECKER et al. jeweils eine Bestätigung für die Genauigkeit der Absolutwerte, die man tonographisch zu finden glaubt. Man sollte aber gerade umgekehrt erwarten, daß die bei Perfusion gefundenen Werte untereinander übereinstimmen und nicht zu den tonographisch gefundenen Werten passen, wenn die unkorrekte Kalibrierung von 1954 benutzt wird.

FRANÇOIS et al. (1955, 1956) fanden, wie wir eben erwähnten, einen wesentlich geringeren Abflußwiderstand beim enucleierten Menschenauge (C = 0,39 mm³/min/mm Hg) als GRANT et al. (C = 0,27 mm³/min/mm Hg) und BECKER et al. (C = 0,23 bis 0,29 mm³/min/mm Hg). Sie erklären diesen Unterschied nicht. Dagegen versuchen sie, die Differenz des am enucleierten Auge von ihnen gefundenen kleinen Abflußwiderstandes und des tonographisch von anderen ermittelten größeren Widerstandes damit verständlich zu machen, daß in vivo der Abflußdruck $(P_0 - P_v)$ kleiner sei, als am enucleierten Auge.

Da jedoch die Dimension von C mm³/min/mm Hg ist, d. h. C auf einen Abflußdruck von 1 mm Hg bereits reduziert ist, müßte man, entgegen FRANÇOIS et al., gleiche Werte für Tonographie und Perfusion des enucleierten Auges erwarten, vorausgesetzt, daß die Tonographie Absolutwerte liefert, und das POISEUILLEsche Gesetz anwendbar ist.

8. Die Höhe des i.o. Druckes und die Tiefe der Vorderkammer

Eine der Voraussetzungen der Tonographie ist die fragliche Anwendbarkeit des Poiseuilleschen Gesetzes $\frac{Q}{t} = \frac{\pi P R^4}{8 \cdot L \eta}$, das für den Abfluß in runden Röhren gilt (Q = Abflußmenge, t = Zeit, P = Druck, R = Durchmesser, L = Länge, η = Viscosität der Flüssigkeit).

Für die Tonographie angewandt bedeutet dieses Gesetz, daß der Abflußwiderstand unabhängig vom i.o. Druck ist und die Abflußmenge Q/t linear vom i.o. Druck P abhängt. Nur wenn dies zutrifft, dürfen wir aus der Messung des Widerstandes im erhöhten Druckbereich $(P_{t\,\text{Mittelwert}} - P_0)$ auf den Widerstand im unberührten Auge bei dem niedrigeren Druck P_0 schließen. Bei Perfusion enucleierter Augen fanden in der Tat GRANT (1950) für Druckwerte von 20–60 mm Hg und BECKER et al. (1956) für Druckwerte von 20–50 mm Hg das geforderte lineare Verhältnis zwischen Abflußmenge und i.o. Druck, ebenso BÁRÁNY (1955). Dagegen berichten WATILLON et al. (1954) und WEEKERS et al. (1957) über eine leichte Vermehrung des Widerstandes mit steigendem (20–80 mm Hg) Perfusionsdruck. FRANÇOIS et al. (1955, 1956) untersuchten 38 gesunde enucleierte menschliche Augen und fanden bei 79% ein lineares Verhältnis zwischen Druck und Abflußmenge. Bei einigen der übrigen Augen stieg jedoch der Widerstand mit höherem Druck an, was als Folge des mechanischen Verschlusses des Kammerwinkels durch die Iris gedeutet wird, der in einem histologisch untersuchten Fall vorhanden war. Bei anderen Augen sank der Widerstand mit höherem Perfusionsdruck. Dies erklären FRANÇOIS et al. als eine Folge der Vertiefung der Vorderkammer durch die Infusion. Hielten sie die Vorderkammer-Tiefe konstant, so bewirkte eine Steigerung des Druckes stets eine Steigerung des Widerstandes. Sie sehen eine Bestätigung dieser Ansicht in den Befunden von BECKER et al. (1956), wonach das Minutenvolumen zum Volumen der Vorderkammer bei verschiedenen Tiergattungen in einem festen Verhältnis steht (1,3–1,6), was sich auch am selben Auge durch Lageveränderungen von Linse und Iris nachweisen ließ.

Diese Befunde bedürfen noch weiterer Klärung. Wenn sie sich bestätigen, müßte man 1. bei der Tonographie die Vorderkammer-Tiefe berücksichtigen und dürfte 2. den bei künstlich gesteigertem i.o. Druck $(P_{t\,\text{Mittelwert}})$ gefundenen Widerstand nicht auf das unberührte Auge übertragen, wie wir dies bei der klinischen Tonographie ja tun. Der tonographisch (bei höherem Druck) ermittelte Widerstand müßte bei gleicher Vorderkammer-Tiefe hiernach größer sein als der bei Perfusion (bei physiologischem Druck) gefundene, wie dies FRANÇOIS et al. tatsächlich fanden (wenn sie auch die Differenz anders erklären, s. vorstehenden Abschnitt).

9. Rasse, Alter, rechts/links

ASCHER et al. (1955) fanden keinen Unterschied der Abflußleichtigkeit von gesunden Augen zwischen Negern und Weißen. Bei gesunden Japanern fand IKUTA (1956) C = 0,377 mm³/min/mm Hg.

Das Alter hat nach SPENCER et al. (1955) und BOLES-CARENINI et al. (1957) keinen Einfluß auf den Abflußwiderstand, während MAGDALENA-CASTINEIRA (1955), DIAZ-DOMINGUEZ et al. (1955), WEEKERS et al. (1956) und RUIZ-BARRANCO (1957) im Alter einen etwas höheren Widerstand fanden.

BOLES-CARENINI et al. (1955) glauben, daß bei Männern der Abflußwiderstand des linken Auges etwas größer ist als am rechten. Bei Frauen bestand kein sicherer Seitenunterschied.

10. Sonstige Einflüsse auf den Abflußwiderstand

Die Abflußwege des Kammerwassers und die dabei vorliegenden Druckverhältnisse sind im Kapitel „Der Abfluß des Kammerwassers" besprochen, ebenso auch der Einfluß von *Hyaluronidase. Cortison* ändert bei örtlicher Anwendung den Abflußwiderstand gesunder Augen bei Menschen (BECKER, 1956) und Kaninchen (BÁRÁNY, 1956) im allgemeinen nicht. Drucksteigerung nach Cortison ist im Kapitel „Sekundäre Glaukomformen" besprochen. Vgl. auch dieses Kapitel, VIII, 4. Der Einfluß von Cortison auf konsensuelle Druckschwankungen ist auf S. 9 und 314 besprochen. Auch andere Hormone können den Widerstand beeinflussen. BECKER et al. (1953) berichten über Widerstandsänderungen bei *Menstruation und Schwangerschaft. Akkommodation* während der Tonographie soll den Widerstand senken (IKUTA, 1957). *Durchtrennen des Halssympathicus* änderte bei Kaninchen das Ergebnis der Tonographie nicht (LINNÉR et al., 1957). *Schwankungen des pH* der Durchströmungsflüssigkeit in physiologischem Ausmaß ändern den Widerstand nicht, nur bei unphysiologisch starker Säuerung steigt der Widerstand (BÁRÁNY, 1954, 1956; FRANÇOIS et al., 1956, 1958). Bei älteren Versuchen fand jedoch KAGATA (1939) bei Kaninchen eine Steigerung des Abflusses bereits bei pH-Verschiebung auf 6,6 oder 7,8.

Die *Temperatur der Durchströmungsflüssigkeit* ist insofern wichtig, als sich deren Viscosität bei steigender Temperatur vermindert. Man muß deshalb bei Vergleichen zwischen Perfusion und Tonographie auf die physiologische Temperatur des Kammerwassers korrigieren, was bei den S. 315 referierten Arbeiten geschehen ist. Hierbei nehmen FRANÇOIS et al. (1956) 33° als normal an, GRANT et al. (1955) 37°.

In *Narkose* sinkt nach STONE et al. (1955) der Abflußwiderstand bei Kaninchen.

Zum Einfluß von Ganglienblockern auf die konsensuelle Reaktion s. S. 451.

VIII. Klinische Ergebnisse der Tonographie nach GRANT

1. Übersichtsarbeiten

Eine gute Einführung in die Grantsche Methode ist die kleine Monographie von BALLINTINE (1954), die 1957 ins Deutsche übersetzt wurde. Eine kritische Übersicht über den klinischen Wert des Verfahrens geben SCHEIE et al. (1955, 1956), die das zu optimistische Bild Ballintines korrigieren. GRANT selbst (1956, ebenso GRANT et al., 1956) beurteilt den praktischen Wert der Tonographie sehr zurückhaltend und empfiehlt die Methode für die Forschung, aber nicht für die Praxis. Die Abflußbehinderung allein gebe kein Maß für die Prognose, klinisch seien Tonometrie und Perimetrie im Einzelfall wichtiger. Auf Verbesserungsvorschläge des Grantschen Verfahrens und neue Tonographiemethoden gehen wir später ein.

2. Die Abflußleichtigkeit bei Gesunden

Die von Grant gefundenen *Mittelwerte* wurden von späteren Untersuchern mit nur geringen Abweichungen bestätigt (Tab. 52). Sie liegen bei $C = 0{,}22$–$0{,}24$ mm³/min/mm Hg.

Bei *wiederholter Tonographie* des selben Auges zu verschiedenen Tageszeiten fanden MOSES et al. (1950) Schwankungen um ± 30%, KRONFELD (1952) um ± 25%,

SPENCER et al. (1955) um ± 19% = ± 0,045 mm³/min/mm Hg im Mittel (± 8% bis ± 30%). An verschiedenen Tagen schwankt C um ± 0,053 mm³/min/mm Hg, bei Berücksichtigung der gleichen Tageszeit um ± 0,036 mm³/min/mm Hg (SPENCER et al., 1955). Als durchschnittlichen methodischen Fehler der Messung der Abflußleichtigkeit kann man hiernach ± 0,04 mm³/min/mm Hg ansehen.

Ich untersuchte die *Schwankungen von C am selben Auge bei genau gleichem Ausgangsdruck* (1956) und fand bei 8 Augen mit Glaucoma simplex und 2 gesunden Augen eine mittlere Differenz von ± 0,042 mm³/min/mm Hg. Bei Berechnung von C vom Ende der 1. Minute bis Ende der 5. Minute (Weglassen der 1. Minute) betrug die mittlere Differenz nur ± 0,029, doch ist der Unterschied nicht signifikant.

Grenzwerte. Nur eine *statistische Berechnung* der Grenzwerte kann über die Wahrscheinlichkeit, mit der ein bestimmter Wert normal oder nicht mehr normal ist, etwas aussagen. Für die Originalmethode von GRANT fehlt eine solche Berechnung. Ich habe sie (1957, 1958) mit der Kalibrierung von 1955 und unter Berücksichtigung des Anstieges des episkleralen Venendruckes vorgenommen, wobei der Mittelwert von C bei 100 gesunden Augen 0,28 mm³/min/mm Hg beträgt, σ ± 0,071. Hiernach wäre ein Wert von $C = 0{,}14$ mm³/min/mm Hg ($M - 2\,\sigma$) oder kleiner wahrscheinlich pathologisch, $C = 0{,}07$ mm³/min/mm Hg ($M - 3\,\sigma$) oder kleiner sicher pathologisch. Mit den Werten, die man mit der Kalibrierung vor 1954 erzielte, lassen sich diese Zahlen nicht unmittelbar vergleichen, weil die Mittelwerte dann niedriger sind.

Man *schätzte* die untere Grenze von C bei Gesunden auf 0,1 mm³/min/mm Hg (Kalibrierung 1954). SPENCER et al. (1955) fanden bei 94% der Gesunden $C > 0{,}16$ mm³/min/mm Hg und hielten niedrigere Werte für verdächtig. DE ROETTH et al. (1952) und STEPANIK (1954) fanden auch bei Gesunden gelegentlich $C = 0{,}1$ mm³/min/mm Hg. Somit wird man bei Benutzung der Tabellen von 1954 nur *kleinere* C-Werte als 0,1 mm³/min/mm Hg bei der Tonographie nach Grant als Zeichen von Glaukom ansehen dürfen.

Bei *Aphakie* fand GRANT (1951) einen etwas besseren Abfluß ($C = 0{,}19$ mm³/min/mm Hg) als bei Gesunden.

Tabelle 52. *Abflußleichtigkeit C und Minutenvolumen des Kammerwassers F bei Gesunden*

Autor	Jahr	C Mittelwert	C Minimum	C Maximum	F Mittelwert	F Minimum	F Maximum
GRANT	1950	0,24	0,15	0,34	3,66	2,3	5,4
GRANT	1951	0,22	0,11	0,44	2,4	1,1	5,3
PRIJOT et al.	1952	0,22	0,14	0,34	1,63	—	—
DE ROETTH et al.	1952	0,24	0,10	0,52	4,0	1,0	9,3
KRONFELD	1952	0,24	0,14	0,44	—	—	—
MANSHEIM	1953	0,23	0,15	0,32	3,6	1,1	4,8
STEPANIK et al.	1954	0,22	0,10	0,36	2,9	1,4	4,2
GRANT et al.	1955	0,23	—	—	1,29	—	—
SPENCER et al.	1955	0,22	0,11	0,42	1,45	0,17	4,9
*) WEEKERS et al.	1956	0,25	0,14	0,48	—	—	—
**) BECKER et al.	1956	0,33	0,2	0,6	2,3	—	—
***) LEYDHECKER	1957	0,28	$\sigma = \pm$ 0,071		1,28	0,06	3,9

*) Bis WEEKERS et al., 1956: Kalibrierung 1954, Berechnung nach GRANT. (Anstieg des episkleralen Venendruckes nicht berücksichtigt)

**) Kalibrierung 1955. Als Anstieg des episkleralen Venendruckes 1,25 mm Hg angenommen. $F = (P_0 - 10) \cdot C$. Minimal- und Maximalwerte von F nicht angegeben, $F > 4{,}0$ wird als Hypersekretion gedeutet, $F_M = 2{,}3$ bei Gesunden *und* bei Glaukom (BECKER, KESKEY u. CHRISTENSEN, A. M.A. Arch. Ophthal. 56, 180, 1956).

***) Kalibrierung 1955. Als Anstieg des episkleralen Venendruckes 1,25 mm Hg angenommen. Statistische Berechnung der Grenzwerte s. Text. $F = (P_0 - 10) \cdot C$. Hier sind nur die in den ersten 4 min gefundenen Werte berücksichtigt.

Die Mittelwerte des *Minutenvolumens* des Kammerwassers liegen zwischen 1,63 bis 4,0 (Tab. 52), und wenn man die Verschiedenheit der Formeln ausgleicht, bei 2,4 bis 4,0 mm^3/min. BECKER et al. (1956) nahmen bei ihrer Berechnungsart von C (s. Tab. 52) und $P_v = 10$ mm Hg Hypersekretion bei einem Minutenvolumen von mehr als 4,0 mm^3/min an.

3. Die Abflußleichtigkeit bei Glaukom

Die Tonographie bestätigte die klinische Trennung verschiedener Glaukomformen. *Glaucoma simplex* zeichnet sich tonographisch durch einen unabhängig von Tagesschwankungen erhöhten Abflußwiderstand aus (GRANT, 1951). GRANT (1951), PRIJOT et al. (1951) und WEEKERS et al. (1952, 1956) fanden ihn im allgemeinen um so größer, je höher der i.o. Druck war, KRONFELD (1955) dagegen konnte klinisch keine sichere Korrelation zwischen der Höhe des i.o. Druckes und dem Widerstand finden. SANTOS (1956) glaubt, daß der Abflußwiderstand um so größer ist, je mehr das Sehvermögen gelitten hat.

Die Tonographie ergibt nach meiner Erfahrung im allgemeinen um so kleinere Werte für C, je höher der i.o. Druck oder je fortgeschrittener die Krankheit ist.

Ich beschrieb (1956, 1957) ein klinisch symptomloses *Frühstadium des Glaukoms*, das man nur mit Hilfe der Tonographie erkennen kann. Es handelt sich um klinisch gesunde Augen mit normalem Gesichtsfeld und (statistisch) normaler Tension, bei denen der Abflußwiderstand pathologisch gesteigert ist. Infolge des kleinen Minutenvolumens liegt die Tension im statistisch normalen Bereich. Vermutlich war sie vor Beginn der Erkrankung niedriger. Ein Druckanstieg von einem individuell normalen Wert von z. B. 11 mm Hg auf einen statistisch noch normalen Wert von 18 mm Hg läßt sich mit dem Tonometer nicht nachweisen, wenn die früheren Druckwerte (11 mm Hg) nicht bekannt sind.

Diese „Krankheits“gruppe unterscheidet sich von Glaukom ohne Hochdruck durch das Fehlen von Exkavation oder Gesichtsfeldausfällen, und von Glaucoma simplex in einer Phase normaler Tension durch die gleichen Merkmale und die stets (statistisch) normale Tension.

Nahezu alle diese Patienten hatten eine Anlage zu Glaukom (manifeste Erkrankung des 2. Auges, Zentralvenenthrombose am 2. Auge). Ein Kranker bekam innerhalb eines Jahres Drucksteigerung und Gesichtsfeldausfälle. Bei einem anderen war der Vater an Glaukom erblindet, er selbst hatte normale Gesichtsfelder und Papillen, Tension 18 mm Hg, $C = 0{,}08$ mm^3/min/mm Hg.

Aus diesen Beobachtungen schloß ich (1956), daß die ersten Stadien des Glaucoma simplex in einem Anstieg des Abflußwiderstandes bestehen, wobei zunächst durch einen homöostatischen Reflex das Minutenvolumen des Kammerwassers sinkt und so die Tension nicht oder nur wenig (innerhalb der statistischen Normgrenzen) ansteigt. Dieses Stadium des Glaucoma simplex wird erst dann mit dem Tonometer erkennbar, wenn die statistische obere Normgrenze des i.o. Druckes überschritten wird. Das ist früh der Fall, wenn die individuell normale Tension nahe dieser oberen Grenze (4/5,5 g) lag. Bei individuell niedriger Normaltension (z. B. 7,5/5,5 g) bleibt die Krankheit ohne Tonographie lange unerkannt.

Bei *Glaukom ohne Hochdruck* (*mit* Exkavation und Gesichtsfeldausfall, vgl. S. 154) zeigte die Tonographie, daß ein Teil dieser Fälle in die Gruppe des Glaucoma simplex gehört, weil der Abflußwiderstand gesteigert ist und die Drucksteigerung nur infolge einer verminderten Kammerwasserbildung fehlt (GRANT, 1951; BECKER et al., 1953; MAGDALENA-CASTINEIRA, 1956; NORDMANN et al., 1957).

Auch bei dem sogenannten *Kapselhäutchen-Glaukom* ist der Abflußwiderstand gesteigert (GRANT, 1951). Die bisher besprochenen Glaukomformen zeichnen sich gemeinsam durch einen *dauernd erhöhten Abflußwiderstand* aus.

Anders verhalten sich die *akuten Glaukome*. Bei ihnen sinkt während des Kammerwinkelverschlusses durch die Iris der Abfluß von Kammerwasser fast auf Null, während der Abflußwiderstand nach Freilegung des Kammerwinkels normal ist (Grant, 1951; de Roetth et al., 1952; Scheie et al., 1955, 1956; Leydhecker, 1957). Dies war auch nach den bisherigen Kenntnissen über die Entstehungsweise dieser Glaukomform zu erwarten. Weekers et al. (1952) glauben, daß der Winkelverschluß nicht die Ursache des Druckanstieges sei, weil sie manchmal einen verlegten Kammerwinkel bei normalem i.o. Druck und normalem Widerstand fanden. Ich habe 1954 ähnliche Fälle nach Homatropin beschrieben und möchte sie damit erklären, daß entweder die Gonioskopie eine schlitzförmige Öffnung des Kammerwinkels, die für den Abfluß genügte, nicht erkennen ließ oder vorübergehend die Kammerwasserbildung aussetzte.

Die *chronisch-kongestiven Glaukome* (chronische Formen des Engwinkelglaukoms) stehen tonographisch wie klinisch zwischen den akuten Formen und der Simplex-Gruppe. Bei mechanischer Verlegung des Kammerwinkels fließt kein Kammerwasser ab, im Intervall zwischen den Druckspitzen sinkt der i.o. Druck jedoch nicht, wie bei akutem Glaukom, auf normale Werte ab, sondern bleibt erhöht, der Abflußwiderstand ebenso (Grant, 1951).

Auch bei verschiedenen Formen des *Sekundärglaukoms* ist der Abflußwiderstand gesteigert: Bei Iridocyclitis (Grant, 1951; Weekers, 1955; Scheie et al., 1955, 1956); bei glaucomato-cyclitischen Krisen (Grant, 1951); bei Naevus flammeus (Rizzo, 1955); bei Synechien im Kammerwinkel nach Entzündung oder nach postoperativ lange aufgehobener Vorderkammer (Grant, 1951; Kronfeld, 1955; Scheie et al., 1955, 1956; Lee et al., 1957), wobei im allgemeinen, aber nicht in jedem Einzelfall das Ausmaß der Synechien der Widerstandssteigerung parallel geht. *Hypotonie bei Cyclitis* entsteht nach Grant (1951) trotz hohen Abflußwiderstandes durch abnorm niedriges Minutenvolumen des Kammerwassers.

Die Ergebnisse der Tonographie ließen so zunächst das Glaukomproblem vereinfacht als eine Frage des Abflußwiderstandes erscheinen. Grant (1951) und Weekers et al. (1952) fanden keine *„Hypersekretionsglaukome“* (Widerstand normal, i.o. Druck gesteigert infolge erhöhter Kammerwasserproduktion), sondern nur, wie erwähnt, „Hyposekretionsglaukom“ (Widerstand erhöht, i.o. Druck normal infolge herabgesetzter Kammerwasserproduktion). Mansheim (1953) fand jedoch bei zwei Fällen von Glaukom bei Naevus flammeus und bei Sekundärglaukom nach Uveitis erhöhtes Minutenvolumen. Magdalena-Castineira (1955) fand bei Menièreschem Syndrom Hypersekretionsglaukom (1 Fall).

Diaz-Dominguez et al. (1955) glaubten, daß die „kongestiven“ Glaukomformen mit einer Steigerung des Minutenvolumens beginnen, später erst der Widerstand ansteigt und schließlich infolge einer Atrophie des Ciliarkörpers das Minutenvolumen reduziert wird, während bei Glaucoma simplex der Widerstand primär ansteige. Diese Anschauung ist nicht ganz überzeugend begründet, Becker et al. (1956) beschrieben Fälle von Hypersekretionsglaukom (nach Ausschluß der Augen mit erhöhter Rigidität). Es kommt bei weniger als 2% aller Glaukomkranken vor, besonders bei emotionell labilen Menschen. Das mittlere Minutenvolumen war bei ihnen 5,7 mm^3/min, bei der Vergleichsgruppe der Gesunden 2,3 mm^3/min. Ein Minutenvolumen von mehr als 4,0 cm^3/min sahen Becker et al. als pathologisch gesteigert an, die Grenzwerte bei Gesunden sind jedoch geschätzt und nicht statistisch berechnet.

Man kann irrtümlich Hypersekretionsglaukom annehmen, wenn die Rigidität erhöht ist oder wenn man mit Zeigerausschlag unter drei Skalenteilen tonographiert (s. S. 253) und das Loch der Fußplatte des Tonometers groß ist.

Die Befunde bei spontanen *Druckschwankungen* sind S. 312 besprochen.

4. Wirkung von Medikamenten

Senkung des Abflußwiderstandes. Miotica wirken meist durch Senkung des Abflußwiderstandes (Grant, 1951; Prijot et al., 1952; Weekers, 1952, 1955; Bottino,

1953; WEEKERS et al., 1953, 1955; KRONFELD, 1955; LINNÉR, 1956; KITAJIMA, 1956; SCHEIE et al., 1956; LEYDHECKER, 1957; FLOCKS et al., 1957; KAGEYAMA, 1957). Auch am enucleierten Auge sinkt der Abflußwiderstand bei Kontraktion des Ciliarmuskels (PURNELL et al., 1956; WEEKERS et al., 1956). Auch mit anderen Untersuchungsverfahren hatte sich gezeigt, daß Pilocarpin den Abfluß des Kammerwassers in den ersten 15 Minuten beschleunigt (KAGATA, 1939). Danach ist das Minutenvolumen des Kammerwassers vermehrt (FORGÁCS, 1953).

Bei Uveitis senken Atropin und Cortison, gemeinsam gegeben, den Widerstand (WEEKERS et al., 1953; WEEKERS, 1955). Auch Priscoltropfen sollen durch Erweitern der Gefäße den Abfluß erleichtern (BOTTINO, 1953). Narkose mit Natriumthiopental senkt nach DE ROETTH et al. (1956) den Widerstand, ebenso Narkose mit Urethan (BÁRÁNY, 1955), Pentobarbital oder Paraldehyd (STONE et al., 1955).

Steigerung des Widerstandes sahen KITAJIMA (1956) 15 min nach subconjunctivaler Injektion von Atropin bei Kaninchen, BOTTINO (1953) nach gefäßverengernden Medikamenten (Privin, Adrenalin).

Senkung des Minutenvolumens tritt, wie schon vor der tonographischen Ära bekannt war, nach Adrenalin ein (GOLDMANN, 1951; WEEKERS, 1955), außerdem nach dem Carboanhydrasehemmer Diamox (BECKER, 1954, 1955; WEEKERS, 1955, 1957; u. a.; vgl. S. 436), nach dem Sympathicolyticum Dibenamin (DE LONG et al., 1953), nach dem Ganglienblocker Hexamethonium (DE ROETTH et al., 1956) und manchmal auch nach Miotica (GRANT, 1951; BECKER et al., 1953, 1955, 1956; LEYDHECKER, 1957). Ich fand nach Meprobamat (Miltaun), einem Beruhigungsmittel ohne vegetative Nebenwirkungen, bei emotionell labilen, aufgeregten Patienten mit Glaukom eine erhebliche Senkung des Minutenvolumens und des i.o. Druckes, die bei seelisch ausgeglichenen Glaukomkranken nicht beobachtet wurde.

Manche der angeführten Arbeiten widersprechen einander. Das ist nicht erstaunlich, da die Tonographie nach GRANT keine Absolutwerte liefert und deshalb ein Vergleich verschiedener Augen untereinander und des gleichen Auges bei verschiedener Ausgangstension zu Fehlurteilen führen kann.

5. Wirkung von Operationen

Die Tonographie bestätigte die bekannte Erfahrung, daß *Fisteloperationen* den i.o. Druck durch Senkung des Abflußwiderstandes regulieren (GRANT, 1951, u. a.). WEEKERS et al. (1952) fanden den Widerstand nach *Iridenkleisis* herabgesetzt, unabhängig von der Größe oder dem Aussehen des Sickerkissens oder der Größe des eingeklemmten Irisstückchens und nahmen deshalb an, daß diese Operation den Abfluß durch die physiologischen Kanäle wiederherstellt (s. auch WEEKERS et al., 1954; WEEKERS, 1955). Eine *Iridektomie* senkt bei Verschluß des Kammerwinkels den Abflußwiderstand, bewirkt jedoch auch für etwa zwei Monate eine etwas verminderte Produktion von Kammerwasser (DELMARCELLE et al., 1953, 1954; WEEKERS, 1955). Ihre Wirkung hängt von der Durchlässigkeit des freigelegten Trabekelabschnittes ab. Die *Cyclodialyse* senkt das Minutenvolumen für längere Zeit und zugleich den Abflußwiderstand solange der Spalt offen bleibt (GRANT, 1951; WEEKERS, 1955). Die *Cyclodiathermie*-Operation wirkt allein durch Drosseln der Kammerwasserproduktion bei unverändertem Widerstand (WEEKERS et al., 1951, 1952; SCHEIE et al., 1955).

Aufhören oder Verminderung der Kammerwassersekretion nach Operationen sowie die Senkung des Abflußwiderstandes mit Sekretionsstop nach Iridektomie wies zuerst GOLDMANN (1951) mit der Fluoresceinmethode nach.

6. Anzeige und Auswahl der Operation auf Grund der Tonographie

Wahl des Operationstermins. Eine zunehmende Verschlechterung des Abflusses unter medikamentöser Behandlung mahnt nach BECKER (1955) und KRONFELD (1955) zur Operation. SCHEIE et al. (1955, 1956) halten jedoch die Perimetrie und Tonometrie für wichtiger, da der Abflußwiderstand allein kein Urteil darüber erlaubt, ob und wann der Sehnerv Schaden erleiden wird. Ich glaube gleichfalls, daß man den Wert der Tonographie nicht überschätzen soll und sie uns besonders für die Entscheidung, ob weiter medikamentös behandelt oder operiert werden muß, wenig sagt. Dagegen kann sie bei der

Wahl der Operationsart wichtig sein. Wenn ein akuter Glaukomanfall medikamentös beseitigt werden konnte, halte ich eine Iridektomie nur dann für angezeigt, wenn der Abflußwiderstand normal ist. Bleibt er im Intervall erhöht und ist der niedrige i.o. Druck im wesentlichen durch eine Verminderung der Kammerwasserbildung bedingt, so wird eine Iridektomie keinen Dauererfolg bringen, eine Iridenkleisis ist vorzuziehen. Das Versagen der Iridektomie im Intervall zwischen akuten Anfällen, das klinisch beobachtet wurde, dürfte oft durch die falsche Indikation erklärbar sein. Man erzielt auch dann anfangs durch das vorübergehende Nachlassen der Kammerwasserproduktion eine Drucksenkung, die aber nicht von Dauer sein kann, wenn das freigelegte Stück der Trabekel für den Abfluß nicht genügt. Bei erhöhtem Widerstand auch im freigelegten Teil des Kammerwinkels „entsteht“ dann nicht, wie manchmal berichtet wird, in dem iridektomierten Glaukomauge ein chronisches Glaukom, sondern es bestand bereits ein chronisch-kongestives Glaukom, das ja bekanntlich durch eine Iridektomie nicht geheilt wird.

Die Iridektomie versagt auch bei Glaucoma simplex, da durch diese Operation der Abflußwiderstand nicht geändert wird. Akutes Glaukom entsteht durch Verlegung des Kammerwinkels, eine Diathermieoperation, die das Minutenvolumen drosselt, ist hier also nicht angezeigt.

So kann die Tonographie die Wahl einer falschen Operationsart verhindern (WEEKERS et al., 1953). Diese Erkenntnisse sind jedoch älter als die Tonographie. SOURDILLE et al. (1956) raten bei Versagen einer Fisteloperation zur Wiederholung, wenn der Abflußwiderstand noch hoch ist, dagegen zur Cyclodiathermie-Operation, wenn der Widerstand normalisiert ist. Auch die *Entfernung der Linse* senkt vorübergehend (bis zu drei Monaten) das Minutenvolumen und wirkt in dieser Zeit als antiglaukomatöse Operation (WEEKERS, 1955).

7. Tonographie zur Frühdiagnose des chronischen Glaukoms und Vergleich mit Belastungsproben

Für die Frühdiagnose des *akuten* Glaukoms im Intervall eignet sich die Tonographie nicht, weil der Abflußwiderstand bei offenem Kammerwinkel normal ist. Die Steigerung des Abflußwiderstandes ist dagegen ein Kennzeichen der meisten *chronischen* (primären und sekundären) Glaukomformen. Wir haben S. 319 gezeigt, daß vor der Steigerung des i.o. Druckes über die statistische obere Normgrenze der Abflußwiderstand ansteigt. Man könnte also annehmen, daß die Tonographie sich zur Frühdiagnose eignet. Dies ist jedoch bei der Grantschen Methode nicht der Fall. Sie ergibt bei fortgeschrittenen Fällen von Glaukom mit erhöhtem i.o. Druck zwar sehr häufig einen pathologischen Abflußwiderstand, versagt jedoch bei Verdachtsfällen mit nicht eindeutig pathologischem i.o. Druck, weil die bei Gesunden und Glaukomkranken gefundenen Werte zu stark streuen und sich hier überschneiden (SCHEIE et al., 1955, 1956), auch wenn man *C* nach der Kalibrierung 1955 berechnet (BECKER et al., 1956).

SCHEIE et al. (1955, 1956) fanden bei klinisch verdächtigen Augen nie eindeutig pathologische Werte von C. Sie halten deshalb die Wassertrinkprobe für zuverlässiger. Auch BENDOR-SAMUEL et al. (1957) sind dieser Meinung, doch kann ich ihrer Bewertung der Trinkprobe und der Tonographie nicht beistimmen, da sie ihre Grenzen willkürlich festsetzen. Ich fand (1956) jedoch tonographische Methoden verläßlicher als den Trinkversuch oder die Priscolprobe, bewertete aber nicht allein die Abflußleichtigkeit, sondern ihr Verhältnis zum i.o. Druck (*P*/*C*; s. Abschn. „Tonographie-Test").

8. Tonographie und Wirkungsweise der Belastungsproben. Kombination mit Belastungsproben

Andere Untersuchungen galten der *Wirkungsweise* des Trinkversuches. Die meisten Untersucher (DE ROETTH, 1954; SUGAR et al., 1955; SCHEIE et al., 1955, 1956; SWANLJUNG et al., 1956; KAGEYAMA, 1957) fanden eine Zunahme des Minutenvolumens bei unverändertem Widerstand, was meiner Erklärung der Wirkungsweise des Trinkversuches entspricht (1950, 1954, 1955). BALLINTINE (1954) und BECKER et al. (1953, 1956) fanden dagegen einen Anstieg des Widerstandes nach Wassertrinken. Auch bei der Priscolprobe fanden SWANLJUNG et al. (1956) einen Anstieg des Minutenvolumens.

Die *Kombination von Belastungsproben mit der Tonographie* kann zu einer besseren Trennung der Gesunden von den Glaukomkranken führen (BECKER et al., 1956: Wassertrinkprobe; FOULDS, 1956: Dunkelzimmertest).

9. Tonographie und Gonioskopie

ADAMS et al. (1954) ziehen zur Einteilung des Glaukoms neben der Tonographie auch die Gonioskopie heran. Sie fanden im allgemeinen eine gute Übereinstimmung zwischen der gonioskopisch sichtbaren Verlegung des Kammerwinkels und der Steigerung des Abflußwiderstandes. Bei Augen mit sehr engem Kammerwinkel kann man jedoch nicht bis in die Tiefe des Winkels sehen, und hier erlaubt die Tonographie ein Urteil darüber, ob der Abfluß verlegt oder offen ist. VAN BEUNINGEN (1955) unterscheidet „Wandsperre" (Widerstandssteigerung in den Trabekeln), „Winkelsperre" (Verlegung des Kammerwinkels durch die Iris) und die Kombination beider Glaukomformen durch Gonioskopie mit Messen der Transparenz der Trabekel und durch Tonographie; entsprechend diesen Befunden wählt er die medikamentöse und chirurgische Therapie. Es ist mir nicht gelungen, die Transparenz der Trabekel genau zu messen.

10. Sonstige Befunde und weitere klinische Arbeiten

Bei einem Patienten mit arteriovenösem Aneurysma der Carotis und um 8 mm Hg gesteigertem episkleralem Venendruck fanden WEEKERS et al. (1952) eine Steigerung des i.o. Druckes um den gleichen Betrag, der Abflußwiderstand war normal. ESPILDORA-COUSA (1957) maß bei einem Knaben mit Subluxation beider Linsen (Marfansches Syndrom), am einen Auge normalen Abflußwiderstand, am anderen gesteigerten Widerstand mit herabgesetztem Minutenvolumen und normalem i.o. Druck.

KORNBLUETH et al. (1955) fanden beim Kaninchen nach einseitigem Unterbinden der A. carotis communis das Minutenvolumen des Kammerwassers um 30–56% vermindert. Die i.o. Drucksenkung war geringer, weil der Abflußwiderstand kompensatorisch anstieg (s. oben unter VII, 3: Homöostatische Widerstandsänderung).

Weitere Arbeiten zur Tonographie stammen von SALCEDO, 1949; VIDAL et al., 1949; KRONFELD, 1952; POSNER, 1952, 1954, 1955; POIRIER, 1954; BOLES-CARENINI, 1955; GAMBLE, 1955; LACERDA, 1955; OSHIMA et al., 1955; SANTOS, 1955; URRETS-ZAVALÍA et al., 1955; BALLINTINE, 1956; BECKER, 1956; JUNCEDA AVELLÓ, 1956; MCGRATH, 1956, DE DEUS ARAUJO, 1957; KOPŠA et al., 1957; FREZZOTTI et al., 1957; DIAZ-DOMINGUEZ et al., 1957.

IX. Kritik und Änderung der Methode

1. Kritik der Tonographie nach Grant

Einige Einwände gegen die Methode haben wir schon genannt: Die Grenzen der bei Gesunden vorkommenden Werte für die Abflußleichtigkeit C waren statistisch nicht gesichert, sondern nach allgemeiner Erfahrung geschätzt. Die Tonographie erwies sich als unzuverlässig für die Frühdiagnose. Die von Grant und anderen ermittelten Werte für C beruhten auf der überholten Kalibrierung von 1954, der Anstieg des episkleralen Venendruckes blieb unberücksichtigt. In den ersten 4 min der Tonographiekurve spielt die Nachdehnung der Augenhüllen eine beträchtliche Rolle, der i.o. Druck (P_t) fällt deshalb im Durchschnitt nicht linear, wie Grant annahm, sondern logarithmisch (e-Funktion). In den ersten 3 min der Tonographie weichen die Werte oft vom Durchschnitt ab.

Weiter haben wir (S. 303) auf die Ungenauigkeit der Berechnung von V_s (der Volumensänderung infolge des Nachlassens der Dehnung der Sklera) hingewiesen, sowie auf die Unsicherheit der Bestimmung von P_0. In beiden Werten ist der Rigiditätskoeffizient K enthalten, der als druckunabhängig vorausgesetzt wird. Neuere Untersuchungen zeigten jedoch (S. 249), daß sich K mit dem i.o. Druck ändert. Somit ergibt die Widerstandsmessung bei künstlich (durch das Aufsetzen des Tonometers) gesteigertem Druck andere Werte als am ungestörten Auge.

Ein weiterer Grund, warum man den tonographisch (bei gesteigertem Druck) gefundenen Widerstand nicht auf den des ungestörten Auges übertragen kann, ergibt sich aus den Arbeiten von Watillon et al. (1954), François et al. (1956) und Weekers (1957), wonach der Abflußwiderstand druckabhängig ist.

Ferner ist zu bedenken, daß die Grantsche Formel ein unverändertes Minutenvolumen des Kammerwassers sowie einen unveränderten Blutgehalt der Aderhaut voraussetzt. Wahrscheinlich wird aber das Minutenvolumen des unberührten Auges durch die Tonographie in einem noch nicht genau geklärten Ausmaß geändert. Die Werte, die man so für C erhält, sind unphysiologisch.

Die Berechnung des Minutenvolumens des Kammerwassers aus der Tonographie stößt auf noch größere Schwierigkeiten. Wir haben oben geschildert, daß Grant anfangs den episkleralen Venendruck nicht beachtete und $F = C \cdot P_0$ setzte, später $F = C \cdot (P_0 - 4)$ schrieb, wobei der Wert 4 mm Hg als Druck des enucleierten Auges willkürlich angenommen wurde, und schließlich den episkleralen Venendruck P_v nach Friedenwalds (1951) Hinweis einsetzte: $F = C \cdot (P_0 - P_v)$, wobei er als episkleralen Venendruck 8 mm Hg annahm, während der wahre Wert bei 8–11 mm Hg liegen kann. Stepanik (1957) und Goldmann (1957) fanden jedoch Augen, deren i.o. Druck niedriger als der episklerale Venendruck war, so daß dessen Bedeutung für den Abflußwiderstand zweifelhaft erscheint und Stepanik vorschlug, doch wieder $P_v = 4$ mm Hg anzunehmen. Ich fand bei 100 gesunden Augen ein Auge mit einem (rechnerisch) negativen Minutenvolumen, wenn man $P_v = 9$ einsetzte, ein Auge mit negativem Minutenvolumen, wenn man $P_v = 10$ rechnete und sechs Augen, wenn man $P_v = 11$ mm Hg annahm (Tonographie nach Grant, C_{0-4}). Das Einsetzen des durchschnittlichen episkleralen Venendruckes führt also in manchen Fällen zu offenbar unsinnigen Ergebnissen.

Goldmann wies 1957 darauf hin, daß der Kammerwasser-Venendruck mit dem i.o. Druck (der bei Aufsetzen des Tonometers von P_0 auf P_t erhöht wird) individuell verschieden stark ansteigt. Man müßte also den episkleralen Venendruck (bei aufgesetztem Tonometer) während der Tonographie laufend messen. Der mittlere Venendruckanstieg nach Linnér (1955) ist für die individuelle Berechnung von C oder F nicht brauchbar.

Betrachtet man die intraskleralen Anastomosen zwischen den Abflußwegen des Schlemmschen Kanals und des Plexus ciliaris, so kann man nach DUKE-ELDER (1955) annehmen, daß hier bei i.o. Druckanstiegen (P_0 auf P_t) der Abflußwiderstand steigt. Wir können aber die Druckänderungen im intraskleralen Venenplexus nicht direkt messen. Ich halte es nicht für sicher, daß die Messungen einer Wasservene an ihrer Austrittsstelle aus der Sklera die intrasklerale Zunahme des Abflußwiderstandes genau erkennen lassen.

Auch die Durchblutung des Auges dürfte sich infolge der Tonographie ändern (BEKKER et al., 1953; SÁNCHEZ-SALORIO, 1956; MACDONALD, 1956). Weiter müßte man auch das Volumen der Vorderkammer berücksichtigen (FRANÇOIS et al., 1956).

Eine technische Eigentümlichkeit des Elektrotonometers, das große Loch der Fußplatte, kann zu falschen Ergebnissen (zu große Werte für C, deshalb fälschlich „Hypersekretionsglaukom“ angenommen) führen, wenn der Zeigerausschlag weniger als drei Skalenteile beträgt, weil die Hornhaut sich um den Zapfen herum in das Fußplattenloch vorstülpt. Bei größeren Zeigerausschlägen als drei entsteht hierdurch kein erheblicher Fehler (MOSES et al., 1958).

2. Änderungsvorschläge

MAGDALENA-CASTINEIRA (1955) schlug vor, das *Minutenvolumen* aus der Zeit zu berechnen, die nach der Tonographie zum Wiederanstieg auf den Ausgangswert benötigt wird.

Die *Nachdehnung* müßte nach GOLDMANN (1955) rascher ablaufen, wenn man die Tonographie mit schwereren Gewichten (15 g) ausführt. Mit dieser Methode fand GOLDMANN (1955) eine geringere Streuung der C-Werte. Ich verglich (1956) das Ergebnis der Tonographie mit 5,5, 7,5 und 10 g-Gewicht an den gleichen Augen und nannte dies Verfahren „Differentialtonographie“. Dabei fand ich mit dem 10 g-Gewicht häufiger pathologische Werte bei Glaukom, als mit dem 5,5 g-Gewicht, doch kann man hieraus keine Folgerungen ziehen, weil die Kalibrierung 1954 benutzt wurde, die für das 10 g-Gewicht nicht korrekt ist.

Gleichfalls als „Differentialtonographie“ bezeichneten VAN BEUNINGEN et al. (1956) ein anderes Verfahren, bei dem sie während der Tonographie das auf dem Auge ruhende Tonometer abwechselnd mit dem 5,5 und 10 g-Gewicht belasteten, um Rigiditätsänderungen während der Messung zu erkennen. Damit wollten sie eine Phase mit konstantem Wert für Rigidität und Abflußwiderstand finden, um daraus C zu berechnen. 1957 schlugen sie vor, eine Tangente an die P_t-Kurve anzulegen, die nach links (zur Ordinate, P_t) zu verlängern und die Berechnung von C auf dieser „nachdehnungsfreien“ Tangente zu basieren. Ich wandte dagegen ein, daß diese Tangente ja nicht tatsächlich gemessen sei und schlug vor (1956, 1957), besser den Anfangsteil der Kurve fortzulassen, der die Nachdehnung enthält, und den Rest der Kurve auszuwerten. (Näheres im Abschnitt „Tonographie-Test“.) – Die Nachdehnung fiel auch KITAJIMA (1956) auf, der gleichfalls eine Verlängerung der Tonographiedauer erwog.

MERTÉ (1957) berechnete den Mittelwert von P_t wegen des nicht-linearen Kurvenverlaufes logarithmisch. Dies ist für die durchschnittliche P_t-Kurve berechtigt, stimmt aber in vielen Einzelfällen nicht, bei denen die Kurve schon nach der 1. oder 2. Minute praktisch linear verläuft.

Quotient $P_0 : C$. Ein anderer Verbesserungsversuch geht auf ein von GRANT et al. (1955) abgebildetes Schema zurück (s. auch LEYDHECKER, 1956), in dem der i.o. Druck P_0 auf der Ordinate, die Abflußleichtigkeit C auf der Abscisse aufgetragen sind. Die Befunde bei Glaukom und Gesunden (als Punktwolke eingetragen) fallen hierbei besser auseinander, als wenn nur die Abflußleichtigkeit berücksichtigt würde, und die Brauchbarkeit des Schemas konnte ich (1956) klinisch bestätigen. Beide Gruppen überschneiden einander jedoch, die Grenzen der normalen Werte sind in der Zeichnung Grants nicht definiert; in Zweifelsfällen half auch dieses Schema oft nicht weiter. Deshalb schlug ich (1956, Vortrag 1955) vor, das Verhältnis $P_0 : C$ als Bruch auszurechnen und Mittelwert und Streuung bei Gesunden zu bestimmen. Ich nannte diesen Quotienten *„Abflußwert“*. Unabhängig von mir kam BECKER (1956) auf den gleichen Gedanken, hörte von meinem Vorschlag und änderte, um Verwirrung in der

Literatur zu vermeiden, den von ihm zunächst als $C : P_0$ geplanten Quotienten in $P_0 : C$. Er schätzte die obere Grenze dieses Wertes bei Gesunden auf 100.

Der Quotient $P_0 : C$ wurde dann auch von anderen Autoren zur Bewertung benutzt (BENDOR-SAMUEL et al., 1956; WEEKERS, 1957; HILDRETH et al., 1957). Weiteres hierzu s. unter Tonographie-Test.

Ausschalten des Einflusses der Rigidität. MOSES (1957) versuchte den i.o. Druck (P_t) während der Tonographie konstant zu halten, indem er die Belastung des Zapfens als Ausgleich für das verdrängte Kammerwasservolumen möglichst kontinuierlich steigerte. Ähnlich ist das Verfahren VAN BEUNINGENS (1958), das er Isotonographie nannte. Die zur Berechnung der abfließenden Kammerwassermenge benutzte Formel hat der Kritik jedoch nicht standgehalten, und das Ziel beider Methoden, die absolute Menge des verdrängten Kammerwassers zu finden, ist vorläufig nicht erreicht.

PRIJOT (1958) wählte einen anderen Weg, um die Rigidität (K) auszuschalten. Er tonographierte 4 min nach dem Grantschen Verfahren und setzte dann alle 3 sec ein Gewicht von 250 mg auf den Zapfen zu, bis der i.o. Druck P_{t2} wieder auf die Höhe zu Beginn der Tonographie P_{t1} gelangt war. P_0 wurde mit dem Applanationstonometer von Goldmann gemessen.

Auch dieses Verfahren liefert keine Absolutwerte, weil Änderungen des Minutenvolumens von Kammerwasser und Blut nicht erfaßt werden können. Es erscheint zweifelhaft, ob die Rigidität bei P_{t2} wie bei P_{t1} ist, weil es sich dann um ein vorgedehntes Auge handelt.

3. Schlußbetrachtung zu Tonographie und Abflußwiderstand

Die *künftige Entwicklung der Tonographie* ist noch nicht abzusehen. Vielleicht wird man später die Methode nach der Fragestellung auswählen und einfache Verfahren für die Frühdiagnose, komplizierte für physiologische Probleme benutzen, vielleicht gelingt es auch, eine technisch genügend einfache, klinisch zuverlässige und physiologisch fehlerarme Methode zu entwickeln. Noch nicht gelöst scheinen mir u. a. die Probleme zu sein, ob das Poiseuillesche Gesetz gilt, also der Widerstand vom i.o. Druck unabhängig ist und man somit den bei der Tonographie ermittelten Widerstand ohne weiteres auf das unberührte Auge übertragen darf, und wie man die Fehler ausschaltet, die sich durch eine Änderung des Blutvolumens und der Kammerwasserbildung während und infolge der Tonographie ergeben.

Der *Sitz des Abflußwiderstandes* ist umstritten, wie wir oben sahen (S. 142 bis S. 146). Der Gesamtwiderstand setzt sich aus *verschiedenen und veränderlichen Faktoren* zusammen; ein Teil ist durch Hyaluronidase beeinflußbar, ein anderer Teil nicht. Bei sehr starker i.o. Drucksteigerung (oder Kompression) treten Faktoren hinzu, die sonst keine Rolle spielen, da die Gefäße, die das Kammerwasser aus dem Schlemmschen Kanal ableiten, abgeklemmt werden. Spontane Schwankungen des Abflußwiderstandes wurden bei Gesunden und in verstärktem Maß bei Glaukom beobachtet. Sie können nervös und medikamentös beeinflußt werden. Widerstand und Minutenvolumen des Kammerwassers können sich gegenseitig beeinflussen (s. oben unter Homöostatische Widerstandsänderung). Es ist daher erstaunlich, daß der Widerstand dennoch nach dem Tode annähernd konstant bleiben soll, und es ist verwunderlich, daß man mit Hilfe der Tonographie, gegen deren Grundlagen manche Bedenken zu äußern sind, zu klinisch so wertvollen Ergebnissen gelangt.

Zur Trennung von Gesunden und Glaukomkranken scheint z. Z. mein Tonographie-Test am geeignetsten zu sein, doch haben die für den 2. Teil der Kurve ermittelten Werte nichts mit physiologischen Absolutwerten zu tun. Die Grantsche Methode ergibt gleichfalls keine Absolutwerte, erlaubt aber im Durchschnitt eine bessere Annäherung an diese.

Sie eignet sich dazu, am selben Auge bei annähernd gleichem i.o. Druck Schlüsse auf experimentelle oder spontane Änderungen von Widerstand oder Minutenvolumen zu ziehen. Zur genauen Analyse der Funktionsstörungen im Einzelfall müßte eine Methode entwickelt werden, die eine genaue Messung der verschiedenen oben genannten Faktoren erlaubt. Selbst wenn die theoretischen Voraussetzungen hierfür erarbeitet sind, bleibt abzuwarten, ob die Einzelfaktoren (Rigidität, Venendruck, Änderung des Minutenvolumens usw.) genügend genau gemessen werden können, um die gesamte Fehlerbreite einer solchen künftigen Tonographie klein zu halten.

Schrifttum

Adams, S. T., u. R. A. Bourne: Trans. Canad. Ophthal. Soc. **6**, 17—30 (1954); ref. Zbl. Ophthal. **66**, 197 (1955/56).

Ascher, K. W., B. Boles-Carenini, R. E. Buten u. W. M. Spurgeon: Science **122**, 923—924 (1955); ref. Ophthal. Lit. **9**, 2338 (1955).

Askovitz, S. I.: Amer. J. Ophthal. **42**, 777—779 (1956).

— Amer. J. Ophthal. **42**, 919—920 (1956).

Ballintine, E. J.: Clinical tonography. Cleveland 1954, 44 S., übersetzt v. G. Merté, J. F. Lehmann Verl. München 1957, 34 S.

— Proc. XVII. int. Cong. Ophthal. Montreal-N.Y. 1954, III, 1516—1531 (1955).

— in: Glaucoma, herausgegeb. v. F. W. Newell, 1. Tagung 1955, Macy-Foundation, N.Y. (1956) S. 186.

— Ophthal. ib.-amer. **18**, 13—14 (1956).

Bárány, E. H.: Acta Ophthal. (Kbh.) **25**, 81—94 (1947).

— Acta soc. med. upsalien **59**, 260—276 (1954); ref. Ophthal. Lit. **8**, 2878 (1954).

— in: Glaucoma, A Symposium, Blackwell Oxford 1955, 91—104.

— in: Glaucoma, herausgegeb. v. F. W. Newell, 1. Tagung 1955, 123—221, Macy-Foundation New York 1956.

—, u. A. Wirth: Acta Ophthal. (Kbh.) **32**, 113—121 (1954).

Becker, B.: Amer. J. Ophthal. **37**, 13—15 (1954).

— Proc. XVII. int. Cong. Ophthal. Montreal-New York, 1954, II, 1109—1116 (1955).

— Amer. J. Ophthal. **39**, 177—182 (1955).

— Proc. XVII. int. Cong. Ophthal. Montreal N.Y. 1954, III, 1557—1566 (1955).

— in: Glaucoma, herausgegeb. v. F. W. Newell, 1. Tagung 1955, Macy-Foundation, New York, (1956) S. 186.

— Eye, Ear, Nose Thr. Monthly **35**, 249—251 (1956).

— Persönliche Mitteilung, 1956.

—, u. R. E. Christensen: A. M. A. Arch. Ophthal. **56**, 321—326 (1956).

—, u. M. A. Constant: A. M. A. Arch. Ophthal. **54**, 321—329 (1955).

— — Amer. J. Ophthal. **42**, 189—194; 406—408 (1956).

— — A. M. A. Arch. Ophthal. **55**, 305—312 (1956).

—, u. J. S. Friedenwald: A. M. A. Arch. Ophthal. **50**, 557—571 (1953).

—, G. R. Keskey u. R. E. Christensen: A. M. A. Arch. Ophthal. **56**, 180—187 (1956).

Bendor-Samuel, J. E. L., u. H. Reed: Winnipeg. Quart. **9**, 144 (1956); zit. nach Becker, B.: A. M. A. Arch. Ophthal. **58**, 862—922 (1957).

— — Trans. Canad. Ophthal. Soc. **9**, 31—37 (1957).

Beuningen, E. G. A. van: Ber. dtsch. ophthal. Ges. Heidelberg **59**, 1955 145—152, (1956).

— Ber. dtsch. ophthal. Ges. Heidelberg **60**, 1956, 67—74 (1957).

— Persönliche Mitteilung 1958.

—, u. F. W. Fischer: Klin. Mbl. Augenheilk. **129**, 202—210 (1956).

— — Albrecht v. Graefes Arch. Ophthal. **158**, 297—302 (1957).

Böck, J., u. J. Stepanik: in: Moderne Probleme der Ophthalmologie. E. B. Streiff u. J. Babel, S. Karger Basel 1957, Bibl. ophthal. Fasc. 47, 115—120.

Boles-Carenini, B.: Boll. Oculist. **34**, 403—432 (1955).

— Amer. J. Ophthal. **39**, 793—808 (1955).

— Atti Soc. ottal. ital. **15**, 96—98 (1955).

—, W. M. Spurgeon, R. E. Buten u. K. W. Ascher: Amer. J. Ophthal. **40**, 877—882 (1955).

—, u. A. Cambiaggi: Amer. J. Ophthal. **44**, 395—400 (1957).

Bottino, C.: Ann. Ottal. **79**, 33—40 (1953) u. Atti Soc. ottal. ital. **13**, 98—100 (1953).

Chandler, P. A.: in: Glaucoma, herausgegeb. v. F. W. Newell, 1. Tagung 1955, Macy-Foundation New York, (1956) S. 193.

Constant, M. A., u. B. Becker: A. M. A. Arch. Ophthal. **56**, 19—25 (1956).

Daševskij, A.: Vestn. Oftal. **23**, 21 (1944); ref. nach Barkan, O.: Ophthalmology in the War Years, Meyer-Wiener, Chicago **2** (1948).

Delmarcelle, Y., E. Prijot u. R. Weekers: Bull. Soc. belge Ophtal. Nr. 105, 421—441 (1953).
— — — Acta Ophthal. (Kbh.) **32**, 331—349 (1954).
Deus Araujo, F. de: Rev. bras. Oftal. **16**, 107—126 (1957); ref. Zbl. Ophthal. **72**, 260 (1957).
Diaz-Dominguez, J., u. F. Ruiz-Barranco: Arch. Soc. oftal. hisp.-amer. **15**, 483—487 (1955); ref. Ophthal. Lit. **9**, 2102 (1955).
— — Arch. Soc. oftal hisp.-amer. **17**, 589—601 (1957).
Duke-Elder, S.: in: Glaucoma, A Symposium, Blackwell Oxford 1955, 1—9.
Ericson, L. A.: Acta Ophthal. (Kbh.) **36**, 381—385 (1958).
— Acta Ophthal. (Kbh.) Suppl. **50**, 95 S. (1958).
Espildora-Cousa, J.: Arch. Chil. Oftal. **14**, 118—120 (1957); ref. Ophthal. Lit. **11**, 3596 (1957).
Flocks, M., u. H. C. Zweng: Amer. J. Ophthal **44**, 380—387 (1957).
Forgács, J.: Szemészet **90**, 159—163 (1953); ref. Ophthal. Lit. **7**, 3056 (1953).
Foulds, W. S.: Trans. Ophthal. Soc. U. K. **76**, 1956, 83—95 (1956).
François, J.: Ann. Oculist. (Paris) **187**, 805—816 (1954).
—, u. M. Rabaey: Trans. Ophthal. Soc. Aust. **16**, 51—63 (1956).
— — u. A. Neetens: Bull. Soc. belge Ophtal. No. **111**, 420—443 (1955).
— — A. M. A. Arch. Ophthal. **55**, 193—204 (1956).
— — A. M. A. Arch. Ophthal. **55**, 488—502 (1956).
— — u. L. Evens: in: Augenheilkunde in Klinik und Praxis, herausgeg. v. W. Rohrschneider, Enke, Stuttgart 1958, 221—236.
Frezzotti, R., u. L. Cappelli: Boll. Oculist. **36**, 448—459 (1957).
Friedenwald, J. S., u. R. Moses: Docum. ophthal. ('s-Grav.) **4**, 335—362 (1950).
— A. M. A. Arch. Ophthal. **46**, 124—128 (1951), Disk. zu Grant.
— Standardization of tonometers. Decennial Report. Amer. Acad. Ophthal. Otolaryng. 1954, 177 S.
— Amer. J. Ophthal. **40**, No. 5, 139 (1955).
Gamble, L. S.: Mississippi Dr. **33**, 74—77 (1955); ref. Ophthal. Lit. **9**, 4697 (1955).
Gloster, J., E. S. Perkins u. M. L. Pommier: Brit. J. Ophthal. **41**, 103 (1957).
Goldmann, H.: Docum. Ophthal. (s'-Grav.) **5/6**, 278—356 (1951).
— Ophthalmologica **121**, 94—100 (1951).
— Proc. XVII. int. Cong. Ophthal. Montreal- N.Y. 1954, III, 1573—1577 (1955).
— in: Glaucoma, A Symposium, Blackwell, Oxford, 1955, 105—125.
— in: Moderne Probleme der Ophthalmologie. E. B. Streiff u. J. Babel, S. Karger, Basel 1957, Bibl. Ophthalmologica Fasc. 47, 99—115.
— Persönliche Mitteilung 1957.
—, u. Th. Schmidt: Ophthalmologica **134**, 221—242 (1957).
Grant, W. M.: A. M. A. Arch. Ophthal. **44**, 204—214 (1950).
— A. M. A. Arch. Ophthal. **46**, 113—131 (1951).
— Amer. J. Ophthal. **34**, 1603—1605 (1951).
— Trans. Amer. Acad. Ophthal. Otolaryng. **56**, 774—781 (1951).
— A. M. A. Arch. Ophthal. **54**, 245—248 (1955).
— N.Y. St. J. Med. **56**, 193—195 (1956).
—, u. R. Trotter: A. M. A. Arch. Ophthal. **51**, 735—739 (1954).
— — Proc. XVII. int. Cong. Ophthal. Montreal-N.Y. 1954, III, 1536—1545 (1955).
— — A. M. A. Arch. Ophthal. **53**, 191—200 (1955).
— — in: Glaucoma, A Symposium, Blackwell, Oxford 1955, 126—146.
— — Trans. Penn. Acad. Ophthal. 9, 79—86 (1956); ref. Ophthal. Lit. **10**, 2982 (1956).
Hildreth, H. R., u. B. Becker: Amer. J. Ophthal. **43**, 21—23 (1957).
Hodgson, T. H., u. R. K. MacDonald: Brit. J. Ophthal. **41**, 301—308 (1957).
Horwich, H., u. G. M. Breinin: A. M. A. Arch. Ophthal. **51**, 687—694 (1954).
Ikuta, K.: Acta Soc. ophthal. Jap. **60**, 1818—1821 (1956); ref. Ophthal. Lit. **10**, 2376 (1956).
— Acta Soc. ophthal. Jap. **61**, 1506—1508; 2175—2178; 2406—2409 (1957); ref. Ophthal. Lit. **11**, 2522 (1957).
Junceda Avelló, J.: Med. esp. **35**, 347—354 (1956); ref. Zbl. Ophthal. **69**, 218 (1956/57).
Kagata, C.: Acta Soc. ophthal. Jap. **43**, 279—292 (1939); ref. Zbl. Ophthal. **43**, 475 (1939).
— Acta Soc. ophthal. Jap. **43**, 2157—2171 (1939); ref. Zbl. Ophthal. **47**, 398 (1941).
Kageyama, M.: J. Clin. Ophthal. (Tokyo) **11**, 355—363 (1957); ref. Zbl. Ophthal. **72**, 89 (1957).
— J. Clin. Ophthal. (Tokyo) **11**, 1095—1101 (1957); ref. Zbl. Ophthal. **74**, 184 (1958).
— J. Clin. Ophthal. (Tokyo) **11**, 1179—1187; 1259—1270 (1957); ref. Zbl. Ophthal. **75**, 47 (1958).
Kitajima, T.: Acta Soc. ophthal. Jap. **60**, 221—228; 482—490; 1003—1012 (1956); ref. Ophthal. Lit. **10**, 1462 (1956).
König, H.: Klin. Mbl. Augenheilk. **126**, 401—409 (1955).
Kopša, M., u. K. Marušić: Vojnosanit. Pregl. **14**, 28—37 (1957); ref. Zbl. Ophthal. **72**, 27 (1957).
Kornblueth, W., u. E. Linnér: A. M. A. Arch. Ophthal. **54**, 717—724 (1955).
Kronfeld, P. C.: A. M. A. Arch. Ophthal. **48**, 393—404 (1952).
— Proc. XVII. int. Cong. Ophthal. Montreal-N.Y. 1954, III, 1553—1556 (1955).

Kronfeld, P. C.: Amer. J. Ophthal. **39**, 147—152 (1955).
Kupfer, C., C. Lawrence u. E. Linnér: Amer. J. Ophthal. **40**, 673—680 (1955).
Lacerda, F.: Bol. Liga port. Prof. Ceg. **11**, 133—140 (1955) u. J. Soc. cienc. méd. Lisboa **119**, 443—450 (1955); ref. Ophthal. Lit. **9**, 4698 (1955).
Laval, J., u. R. Collier jr.: Amer. J. Ophthal. **39**, 175—182 (1955).
Lawrence, C., u. W. A. Lieb: 1956, zit. nach Becker, B., A. M. A. Arch. Ophthal. **56**, 898—956 (1956).
Lee, P.-F., u. R. R. Trotter: A. M. A. Arch. Ophthal. **58**, 407—416 (1957).
Leydhecker, W.: Brit. J. Ophthal. **34**, 457—479 (1950).
— Albrecht v. Graefes Arch. Ophthal. **155**, 386—396 (1954).
— Brit. J. Ophthal. **38**, 290—294 (1954).
— Vortrag bei Eröffnung der Univ.-Augenklinik Bonn, 1955.
— in: Glaucoma, A Symposium, Blackwell, Oxford 1955, 205—225.
— Docum. ophthal. ('s-Grav.) **10**, 174—243 (1956).
— Disk. zu van Beuningen, Ber. dtsch. ophthal. Ges. Heidelberg, 1956, **60**, 80—81 (1957).
— Klin. Mbl. Augenheilk. **130**, 587—600 (1957).
— Ber. dtsch. ophthal. Ges. Heidelberg, 1957, **61**, 327—332 (1958).
— Klin. Mbl. Augenheilk. **132**, 77—95 (1958).
—, u. G. Leydhecker: Klin. Mbl. Augenheilk **129**, 61—67 (1956).
Linnér, E.: Proc. XVII. int. Cong. Ophthal. Montreal-N.Y. 1954, III, 1532—1535 (1955).
— Amer. J. Ophthal. **41**, 646—651 (1956).
— Brit. J. Ophthal. **42**, 38—53 (1958).
— Disk. zu Ericson, L. A.: Acta ophthal. (Kbh.) **36**, 381—385 (1958).
—, u. E. Prijot: A. M. A. Arch. Ophthal. **58**, 77—78 (1957).
Long, S. L. de, u. H. G. Scheie: A. M. A. Arch. Ophthal. **50**, 289—298 (1953).
MacDonald, R. K.: Trans. Canad. Ophthal. Soc. **7**, 178 (1956).
Magdalena-Castineira, J.: Arch. Soc. oftal. hisp.-amer. **15**, 599—612 (1955).
— An. Fac. Med. Santiago Compostela **1**, 67—114 (1956); ref. Zbl. Ophthal. **71**, 246 (1957).
Mansheim, B. J.: A. M. A. Arch. Ophthal. **50**, 580—587 (1953).
McGrath, H.: Trans. Ophthal. Soc. U. K. **76**, 1956, 751—760 (1956).
Merté, H.-J.: Klin. Mbl. Augenheilk. **129**, 471—475 (1956).
— Ophthalmologica **133**, 134—139 (1957).
— Ber. dtsch. ophthal. Ges. Heidelberg, 1957, **61**, 381—383 (1958).
Merté, G.: 1957, in: Klinische Tonographie von E. J. Ballintine, übersetzt v. G. Merté, J. F. Lehmann München, 1957, 34 S.
Moses, R. A.: Amer. J. Ophthal. **43**, 783—784 (1957).
—, u. B. Becker: Amer. J. Ophthal. **45**, 196—208 (1958).
—, u. M. Bruno: Amer. J. Ophthal. **33**, 389—397 (1950).
—, u. K. Hahn: A. M. A. Arch. Ophthal. **60**, 36 (1958).
Nordmann, J., u. J. P. Gerhard: Bull. Soc. Ophtal. Fr. 443—444 (1957).
Oshima, Y., K. Kawashima u. Y. Waki: Acta Soc. ophthal. Jap. **59**, 1182—1188 (1955); ref. Ophthal. Lit. **9**, 2105 (1955).
Poirier, J. R.: Un. méd. Can. **83**, 994—996 (1954); ref. Ophthal. Lit. **8**, 2488 (1954).
Posner, A.: Eye, Ear, Nose Thr. Monthly **31**, 260—261 u. 321—322 (1952).
— Eye, Ear, Nose Thr. Monthly **33**, 609—610 (1954).
— Eye, Ear, Nose Thr. Monthly **34**, 326—327; 331 (1955).
— Trans. Amer. Acad. Ophthal. Otolaryng. **59**, 544—545 (1955).
Prijot, E.: Persönliche Mitteilung 1958.
—, u. G. Lavergne: Bull. Soc. belge Ophtal. **111**, 1955, 346—352 (1956).
—, u. H. H. Stone: Amer. J. Ophthal. **42**, 50—58 (1956).
—, R. Weekers: Bull. Soc. belge Ophtal. **98**, 353—365 (1951).
— — Ophthalmologica **123**, 1—15 (1952).
— — Ophthalmologica **124**, 12—16 (1952).
Purnell, E. W., C. E. Melton u. E. R. Adams: Amer. J. Ophthal. **42**, 182—188 (1956).
Rizzo, P.: Ann. Ottal. **81**, 607—620 (1955).
Rocha, H.: Rev. bras. Oftal. **16**, 235—241 (1957); ref. Ophthal. Lit. **11**, 1738 (1957).
— Arch. chil. Oftal. **14**, 5—21 (1957); ref. Ophthal. Lit. **11**, 2216 (1957).
Roetth, A. de: A. M. A. Arch. Ophthal. **51**, 740—749 (1954).
— A. M. A. Arch. Ophthal. **52**, 571—582 (1954).
—, u. W. S. Knighton: A. M. A. Arch. Ophthal. **48**, 148—153 (1952).
—, u. H. Schwartz: A. M. A. Arch. Ophthal. **55**, 755—764 (1956).
Rosen, D. A.: A. M. A. Arch. Ophthal. **57**, 361—365 (1957).
— Amer. J. Ophthal. **44**, 370—374 (1957).
Rosengren, B.: Ber. dtsch. ophthal. Ges. Heidelberg, 1956, **60**, 76—79 (1957).
Ruiz-Barranco, F.: Arch. Soc. oftal. hisp.-amer. **17**, 602—617 (1957).
Saiko, N. N., u. S. M. Minz: Z. ges. inn. Med. **12**, 515—519 (1957).

SALCEDO, M.: 1st Mexican Cong. Ophthal. 1949; ref. Ophthal. Lit. **3**, 2431 (1949).
SÁNCHEZ-SALORIO, M.: Arch. Soc. Oftal. hisp.-amer. **16**, 99 (1956).
SANTOS, R.: Kresge Eye Inst. Bull. **7**, 36—39 (1955); ref. Ophthal. Lit. **9**, 4696 (1955).
— An. Soc. mex. Oftal. **29**, 22—26 (1956); ref. Zbl. Ophthal. **70**, 40 (1957).
SCHEIE, H. G., W. C. FRAYER u. R. W. SPENCER: A. M. A. Arch. Ophthal. **53**, 839—846 (1955).
—, R. W. SPENCER u. E. D. HELMICK: Trans. amer. Ophthal. Soc. **53**, 265—299, 1955 (1956).
— — — A. M. A. Arch. Ophthal. **56**, 797—818 (1956).
SEIFERT, E.: Klin. Mbl. Augenheilk. **131**, 405—406 (1957).
SOURDILLE, G. P., u. H. CHEVANNES: Bull. Soc. Ophtal. Fr. Nr. 1, 173—177 (1956).
SPENCER, R. W., E. D. HELMICK u. H. G. SCHEIE: A. M. A. Arch. Ophthal. **54**, 515—527 (1955).
STEPANIK, J.: Amer. J. Ophthal. **38**, 629—645 (1954).
— Amer. J. Ophthal. **37**, 918—922 (1954).
— Klin. Mbl. Augenheilk. **127**, 40—50 (1955).
— Wien. klin. Wschr. **68**, 490 (1956).
— Klin. Mbl. Augenheilk. **130**, 585—587 (1957).
— Ophthalmologica **133**, 397—405 (1957).
—, u. R. A. KEMPER: A. M. A. Arch. Ophthal. **51**, 671—680 (1954).
STOCKER, F. W.: Trans. Amer. Ophthal. Soc. 1956, **54**, 63—71 (1957).
SUGAR, H. S., u. S. FAINSTEIN: Amer. J. Ophthal. **40**, 693—697 (1955).
SWANLJUNG, H., u. F. C. BLODI: Amer. J. Ophthal. **41**, 187—197 (1956).
TOWER, P.: Amer. J. Ophthal. **33**, 292—293 (1950).
URRETS-ZAVALÍA, A., u. C. REMONDA: Arch. Oftal. B. Aires **30**, 89—90 (1955); ref. Ophthal. Lit. **9**, 2103 (1955).
VIDAL, F., u. W. N. DOMINGUEZ: Arch. Oftal. B. Aires **24**, 367—370 (1949); ref. Ophthal. Lit. **3**, 4425 (1949).
WATILLON, M., E. PRIJOT u. R. WEEKERS: Bull. Soc. belge Ophtal. **107**, 374—382 (1954).
WEEKERS, R.: Bull. Soc. franç, Ophtal. **65**, 183—192 (1952).
— Proc. XVII. int. Cong. Ophthal. Montreal-N.Y. 1954, III, 1547—1552 (1955).
— in: Glaucoma, A Symposium, Blackwell, Oxford 1955, 257—272.
— Persönliche Mitteilung 1957.
—, u. Y. DELMARCELLE: A. M. A. Arch. Ophthal. **48**, 338—343 (1952).
— — Ophthalmologica **127**, 373—385 (1954).
— — u. E. PRIJOT: Bull. Soc. belge Ophtal. **104**, 235—245 (1953).
— — — u. G. LAVERGNE: Amer. J. Ophthal. **43**, 899—907 (1957).
—, u. E. PRIJOT: Bull. Soc. belge Ophtal. **99**, 424—433 (1951).
— — Ophthalmologica **123**, 114—122 (1952).
— — Ophthalmologica **123**, 365—373 (1952).
— — Ophthalmologica **124**, 166—172 (1952).
— — Brit. J. Ophthal. **36**, 511—517 (1952).
— — Ann. Oculist. (Paris) **186**, 596—601 (1953).
— — L'Année thérepeutique en Ophtalmologie, Tome IV, 545—558 (1953).
— — u. Y. DELMARCELLE: Docum. ophthal. ('s-Grav.) **9**, 314—337 (1955).
—, M. WATILLON u. M. DE RUDDER: Brit. J. Ophthal. **40**, 225—233 (1956).
WEGNER, W.: Z. Augenheilk. **55**, 381—392 (1925).
WIRTH, A.: Boll. Oculist. **35**, 872—888 (1956).

E. Spontane Druckschwankungen

(Schrifttum S. 335)

I. Ältere Arbeiten

Bei Gesunden betragen die Druckschwankungen im Laufe von 24 Std nicht mehr als 10 mm Hg, wie S. 7 geschildert wurde. MASLENIKOW (1904) wies als erster darauf hin, daß sie bei Glaukom größer sein können. Die Literatur über die vermeintlichen Ursachen der verstärkten Schwankungen und ihre Form ist besprochen von THOMASSEN (1946), LEYDHECKER et al. (1949), LANGLEY et al. (1951) und HAGER (1958). Als typische Form der Tagesschwankung bei Glaukom galt seit der Arbeit von THIEL (1924) ein Druckmaximum zwischen 3–7 Uhr morgens und allmähliches Absinken bis zum Abend. Anders verlaufende Druckkurven wurden invers oder atypisch genannt. Das Absinken des Druckes im Laufe des Tages soll nach dieser älteren Literatur beruhen 1. auf einer Änderung der Blutverteilung infolge der tags aufrechten, nachts liegenden Körperhaltung oder infolge der Mahlzeiten, 2. auf den

Augenbewegungen, wobei die Massage durch die äußeren Augenmuskeln den i.o. Druck senkt, 3. auf einer Pupillenerweiterung beim Erwachen in der Morgendämmerung, die zum Druckanstieg morgens führt, während tags die Pupille enger ist und der Druck sinkt, 4. auf einer direkten Lichteinwirkung auf die Capillaren des Auges. Wir gehen auf diese älteren Ansichten nicht näher ein, da sie bereits vor unserer Berichtszeit widerlegt wurden: Die Tagesschwankungen blieben in Form und Stärke unverändert, wenn der Kranke sich dauernd im Licht oder dauernd im Dunkeln aufhielt, wenn er tags statt nachts im Bett war, wenn er tags im Dunkeln, nachts im Hellen war, wenn die Essenszeiten verschoben wurden oder wenn die Pupillenweite unverändert gehalten wurde (Medikamente, Aniridie). Diese Befunde sind auch in den oben genannten neueren Arbeiten angeführt.

II. Die Form der Tagesdruckkurve

Die Form der Tagesdruckkurve ist bei Glaukom nicht einheitlich. In der Literatur werden außerdem meist verschiedene Formen der Krankheit unter der Sammelbezeichnung Glaukom diskutiert, obgleich die bei offenem Kammerwinkel ablaufenden Druckschwankungen andere Ursachen und Gesetze haben als solche, bei denen der Kammerwinkel zeitweilig verlegt ist. Auch die Häufigkeit der Messungen war unterschiedlich. Widersprechende Ansichten über das Vorherrschen bestimmter Kurvenformen werden so verständlich.

Weiss (1931) beschrieb bei 60–80% der Glaukomaugen einen Abendgipfel der Kurve. Thomassen (1946) beschrieb bei Messung alle 1–2 Std 3 Kurventypen: Maximum früh morgens, dann Absinken bis zum Abend; ebener Verlauf bis 10–12 Uhr, dann Absinken; Maximum gegen 10–11 Uhr. Langley et al. (1951) unterschieden bei Glaucoma simplex 4 Kurventypen. Am häufigsten war eine zweigipflige Kurve (Gipfel gegen 9 Uhr und 16–18 Uhr, 56%), dann folgte ein „steigender Typ" mit Gipfel um 16–18 Uhr (23,5%), ein „fallender Typ" mit Gipfel um 6–8 Uhr (17,6%) und ein „flacher Typ" ohne ausgeprägte Schwankungen (2,9%). Kaneda et al. (1953) fanden etwa die gleiche Reihenfolge der Häufigkeit bei Japanern (2 Gipfel bei 17 Augen, steigend bei 12, fallend bei 10, flach bei 10). Huerkamp et al. (1954) tonometrierten nur 3mal in 24 Std. Sie fanden bei 3/4 ihrer Glaukomkranken nachts einen niedrigeren Druck als um 8 und 17 Uhr, das Maximum meist gegen 7 Uhr. Huerkamp (1956) schrieb später, daß bei stärkeren Druckamplituden oder im Spätstadium von Glaucoma simplex die Abendgipfel häufiger werden; Frühzeichen des Glaukoms sei eine zweigipflige Kurve, die er bei 72% der primären und 85% der sekundären Glaukome fand. Bei flacher Vorderkammer unterschied MacDonald (1956) 5 Typen der Kurve. Am häufigsten war ein Maximum tags vorhanden, dann folgten unregelmäßige Kurven, solche mit einem Gipfel tags und einem nachts, Kurven mit nur gelegentlichen Anstiegen und schließlich Kurven mit der Spitze nachts. Hager (1958) teilte die bei Glaukom gefundenen Kurven gleichfalls in 5 Arten ein (wobei die Glaukomaugen nicht nach Vorderkammertiefe, Kammerwinkelweite oder primär-sekundär unterteilt werden). Bei regelmäßigem Rhythmus unterschied er Kurven mit der Spitze tags (49,3%) oder nachts (9,7%), bei unregelmäßigen Schwankungen einen „Flachtyp" (18,3%) ohne ausgeprägte Schwankungen, „variierenden Typ" (19,3%) mit ausgeprägten unregelmäßigen Schwankungen, und einen „Spitzentyp" (3,4%) mit normalem oder nur wenig erhöhtem Niveau, aber sehr starken, raschen Druckanstiegen. Tonometrie erfolgte über 3 Tage und 3 Nächte, tags alle 3 Std, nachts um 24 und 4 Uhr. Außerdem teilte Hager (1958) die Druckkurven ein in niedere (nur gelegentlich Anstieg über 5/7,5 g), mittlere (regelmäßige Drucksenkung unter 5/7,5 g) und hohe Drucklage (nie Drucksenkung unter 5/7,5 g).

Nach meinen Befunden kann der Druck morgens vor dem Aufstehen des Kranken um 6 mm Hg höher sein als 5–16 Minuten nach dem Aufstehen (Leydhecker et al., 1956). Nachts lag er bei Augen, die während des Tages medikamentös druckreguliert waren, nur selten über dem Tagesmaximum (22 von 314 Augen). Nur bei 4 Augen war der Druck nachts um 12 oder 4 Uhr mehr als 6 mm Hg höher als tags, was uns zur Änderung der Therapie veranlaßte. Bei 213 von 314 Augen war der Druck nachts niedriger als tags (Leydhecker, 1956).

III. Neuere Vermutungen über die Ursachen der verstärkten Druckschwankungen

Auf die überholte Meinung von Grönholm (1910), der Druckanstieg morgens entstehe durch Öffnen der Augen im Dunkeln, kam Galton (1949) zurück. Auch die Meinung von

SALLMANN et al. (1930), die Massage durch die äußeren Augenmuskeln senke tagsüber den i.o. Druck, ist nicht richtig, wie wir in Abschnitt I ausführten. Der i.o. Druck sinkt keineswegs bei allen oder den meisten Augen mit Glaukom tagsüber ab. SHIMIZU (1952) fand eine Änderung des Blutdruckes, die dem i.o. Druck entgegengesetzt verlief. Seine Vermutung, die Hormone des Hypophysenhinterlappens würden im Schlaf vermehrt abgesondert, wodurch die Capillarpermeabilität und damit der i.o. Druck nachts steige, ist Spekulation und allein schon deshalb unrichtig, weil der i.o. Druck bei Glaukom nachts meistens niedriger als tags ist. Auch die Ansicht von NAZARENKO (1955), die Druckschwankungen seien ein bedingter Reflex, ist bloße Vermutung. Der Hypothalamus soll nach STEPANIK (1954) und RADNÓT et al. (1957) die Druckschwankungen regeln, wie sie aus den Änderungen der Eosinophilenzahl im Blut schlossen. Der Beweis hierfür scheint mir nicht erbracht. STEPANIK (1954) fand bei „60%" (von nur 8 Patienten) einen Anstieg des Abflußwiderstandes zugleich mit Verminderung der Eosinophilen, dagegen bei „23%" das entgegengesetzte Verhalten. RADNÓT et al. (1957) fanden im Gegensatz hierzu gleichgerichtete Schwankungen von Eosinophilen und i.o. Druck, wobei die Kurve des i.o. Druckes etwa 3 Std später der Eosinophilen-Kurve folgte. War die Macula funktionsuntüchtig, so blieb das Absinken der Eosinophilen nach dem Aufstehen aus. Hieraus wird gefolgert, daß die Reize für Änderungen von Druck und Eosinophilenzahl durch den energetischen Teil der Sehbahn von der Macula zum Hypothalamus geleitet und vom Hypothalamus gesteuert werden. Eine weitere spekulative These stammt von MAIONE (1950), der bei Kaninchen im Dunkeln mehr Serum-Cholinesterase als im Hellen fand und damit beim menschlichen Glaukom nächtliche Druckanstiege erklären will (die ja nicht Regel, sondern Ausnahme sind). AKAGI et al. (1955) beschrieben bei Hypophysentumor oder Arachnoiditis unregelmäßige und verstärkte Tagesschwankungen.

Das *Verhältnis des allgemeinen Venendruckes zum i.o. Druck* wurde von mehreren Forschern untersucht. TISCORNIA et al. (1934) fanden gesteigerten allgemeinen Venendruck bei Glaukom, aber auch bei Glaskörpertrübung, Ablatio und Keratitis. WEINSTEIN et al. (1953) fanden bei niedrigem Druck in der Cubitalvene klare Wasservenen am Auge, bei hohem Cubitalvenendruck Blutfüllung. CIOTOLA (1936), BENŠTEJN (1950) und BOLES-CARENINI (1956) fanden bei Glaukom den allgemeinen Venendruck, manometrisch in der Cubitalvene gemessen, meist gesteigert und parallel mit dem i.o. Druck schwankend. AGARWAL et al. (1956, gleiche Methode) fanden Tagesschwankungen des Venendruckes, wobei die Werte morgens bei 10 Gesunden am niedrigsten, bei 35 Glaukomkranken am höchsten waren, nach erfolgreicher Operation jedoch maßen sie bei Glaukom morgens die niedrigsten Werte. Es wäre recht sonderbar, wenn sich der Rhythmus des allgemeinen Venendruckes so vom Auge her beeinflussen ließe. Die Zahlen sind aber zu klein, die Streuung wurde nicht berücksichtigt. Ein Zusammenhang des i.o. Druckes mit dem allgemeinen Venendruck scheint mir deshalb nicht bewiesen zu sein.

Wahrscheinlicher als die bisher genannten Vermutungen sind solche, die die Druckschwankungen als Folge von *Änderungen der Blutgefäße am Auge* ansehen; allerdings kann es noch nicht als gesichert gelten, ob die an den Gefäßen bei i.o. Druckanstiegen beobachteten Veränderungen eine Steigerung des Abflußwiderstandes oder der Kammerwasserbildung oder von beiden verursachen.

THOMASSEN (1946) hielt die Tagesschwankungen des i.o. Druckes für die Folge von Änderungen der Kammerwasserbildung, die wiederum durch Schwankungen des Capillardruckes im Auge entstehen. Der Capillardruck wird nach seiner Ansicht durch nervöse Impulse vom Zentralnervensystem gesteuert, die bei Glaukom stärker sind und infolge örtlicher Gefäßveränderungen schlechter kompensiert werden als bei Gesunden. Wenngleich an dieser Hypothese nur ein Glied (die Druckschwankungen des Auges) auf Messung, die übrigen auf Gedanken beruhen, so unterscheidet sie sich doch von den früher besprochenen vorteilhaft, indem sie die Kette von Gehirn bis zum i.o. Druck lückenlos knüpft. Später teilte THOMASSEN (1949) mit, daß er mit einer Pelotte Anstiege des episkleralen Venendruckes gemessen habe, die den i.o. Druckänderungen zeitlich vorausgingen; der Druck der vorderen Ciliararterien änderte sich dabei nicht. Ähnlich waren die Ergebnisse von BAIN (1954), der jedoch mit einer anderen Pelotte niedrigere Werte maß. KLEINERT (1954) beschrieb im Gegensatz hierzu Verengerung der Ciliararterien bei i.o. Druckanstieg, Erweiterung vor Druckabfall und führte die Anstiege auf ein perilimbales Ödem der Sklera infolge einer ungenügenden Durchblutung zurück. DOBREE (1953) beschrieb stärkste Blutfüllung der episkleralen und conjunctivalen Capillaren zwischen 24–3 Uhr zugleich mit den tiefsten i.o. Druckwerten, unabhängig von Schlaf oder Wachen des Untersuchten, und geringste Blutfüllung der Capillaren zugleich mit dem höchsten i.o. Druck gegen 9 Uhr. Auch an operierten, druckregulierten Glaukomaugen wurden diese rhythmischen Gefäßveränderungen gesehen. Bei chronisch-kongestivem Glaukom mit hohem i.o. Druck waren sie unregelmäßig. DUKE-ELDER (1955) basierte seine Ansicht über die Ursache der spontanen Druckschwankungen auf den hier genannten Beobachtungen an episkleralen Gefäßen, auf den S. 137 geschilderten Beobachtungen an Wasservenen und den Fluoresceinversuchen von LANGLEY et al. (1952). Diese seien deshalb hier kurz angeführt:

Wenn man Fluorescein in den Bindehautsack eintropft, entsteht in der Hornhaut ein Depot des Farbstoffes, aus dem er in das Kammerwasser diffundiert. Die Kammerwasserkonzentration nimmt bei konstantem i.o. Druck ziemlich gleichmäßig ab, wenn das Maximum erreicht ist. Bei spontanen Druckanstiegen bleibt die Fluoresceinkonzentration im Kammerwasser konstant oder sie steigt, bei Absinken des i.o. Druckes (spontan oder nach Miotica) sinkt sie schnell.

Aus diesen Befunden schloß DUKE-ELDER (1955), daß das Absinken des i.o. Druckes bei Glaucoma simplex auf Erleichterung des Abflusses durch Gefäßerweiterung, Ansteigen auf Behinderung des Abflusses durch Gefäßkonstriktion der Venen und Capillaren beruht. Diese Schwankungen können durch Ausschalten des Sympathicus am Ganglion ciliare oder Ganglion stellatum (CRISTINI et al., 1953) aufgehoben werden. Die gefäßbedingten Druckschwankungen spielen sich bei Glaucoma simplex an Augen ab, bei denen außerdem der Mindestdruck durch eine organische Abflußbehinderung gesteigert ist. Bei Winkelblock-Glaukom sind die rhythmischen Gefäßveränderungen die gleichen wie bei Glaucoma simplex. Außerdem können unregelmäßige Anstiege durch Verlegung des Kammerwinkels entstehen.

Während hiernach also gefäßbedingte Steigerung oder Abnahme des Abflußwiderstandes die Tagesschwankungen hervorbringen, sprechen die Ergebnisse von ERICSON (1958) bei Gesunden (vgl. Abschnitt Homöostatische Widerstandsänderung usw. in Kap. „Tonographie", VII, 3) dafür, daß das Minutenvolumen des Kammerwassers rhythmisch stark schwankt. Bei gesunden Augen wird die Zunahme des Minutenvolumens während des Tages durch eine Abnahme des Widerstandes kompensiert (STEPANIK, 1954, 1955; LINNÉR, 1958). Bei Glaucoma simplex ist der Widerstand fixiert (DE ROETTH, 1954), die Minutenvolumensschwankungen führen deshalb zu stärkeren Druckänderungen als bei Gesunden.

Die tonographischen Ergebnisse sind jedoch nicht einheitlich. Andere Autoren (HORWICH et al., 1954; STEPANIK, 1954, 1955; BOLES-CARENINI, 1955) beschrieben bei Glaucoma simplex Tagesschwankungen des Widerstandes. STEPANIK (1954, 1955) fand (wie bei Gesunden) entgegengesetzte Änderungen von Widerstand und Minutenvolumen nur bei chronisch-kongestivem Glaukom.

Die Ursachen und die Entstehung der Tagesschwankungen sind also noch nicht sicher erklärt. Als wahrscheinlich kann gelten, daß es gefäßbedingte Druckänderungen sind, wobei unsicher ist, ob Änderungen der Kammerwasserbildung oder des Abflußwiderstandes das primäre Phänomen sind, ob beide primär durch die gleichen Gefäßschwankungen geändert werden, oder ob eine der beiden Größen sich als Reflex oder Kompensationsvorgang auf Schwankungen der anderen ändert. Weiter ist es wahrscheinlich, daß derartige rhythmische Gefäßveränderungen durch das Zentralnervensystem gesteuert werden. Solche Rhythmen sind u. a. von der Temperatur, Leberfunktion, Diurese (REMLER, 1948), Pupillenweite (DÖRING et al., 1949/1950) bekannt. Für zentrale Einflüsse spricht vor allem, daß die Druckkurven beider Augen meist parallel laufen. HUERKAMP (1956) fand dies bei 58% der primären und 37% der sekundären Glaukome. Daß die Parallelität nicht häufig ist, zeigt andererseits die Wichtigkeit örtlicher, vom Zentralnervensystem unabhängiger Faktoren.

Über Beobachtungen an Wasservenen s. „Der Abfluß des Kammerwassers".

Über die Ursachen der bei Glaukom verstärkten Tagesschwankungen s. auch GOLDMANN (1948) und GRANT (1955).

IV. Wert der Tageskurve

1. Wert für die Frühdiagnose

Die *Stärke* der Tagesschwankungen gibt seltener Hinweise für die Frühdiagnose, als man nach der Literatur meinen könnte. Es wird oft der gleiche Denkfehler wie bei den Belastungsproben gemacht, bei denen ihre Zuverlässigkeit bei Glaukom mit erhöhtem i.o. Druck als Maß ihrer Zuverlässigkeit bei beginnendem Glaukom mit statistisch noch normalem i.o. Druck genommen wurde.

Auch die Tagesschwankungen sind viel stärker, wenn der i.o. Druck erhöht ist, als wenn er noch normal ist (Weiss, 1931; Langley et al., 1951; Weekers et al., 1953; O'Day, 1955; Huerkamp, 1956). Unter den von Langley et al. (1951) abgebildeten Augen hatten 15 von 16 mit Basisdruck über 30 mm Hg pathologische Druckamplituden von 10 mm Hg oder mehr. Von den 21 Augen mit Glaucoma simplex dagegen, deren Druckspitze bis höchstens 30 mm Hg ging, hatten nur 6 (28,6%) eine pathologische Druckamplitude. Ähnliche Zahlen über den diagnostischen Wert der Amplitude fand Bloomfield (1949), der nur bei 30% der Patienten mit Glaukom eine pathologisch gesteigerte Amplitude fand. Titenko (1957) untersuchte die scheinbar gesunden 2. Augen von Kranken mit einseitigem Glaukom und konnte nur bei 4 von 42 Patienten mittels der Tageskurve (Amplitude von 6–7 mm Hg als pathologisch gewertet) Glaukom nachweisen, jedoch bei 30 mit Belastungsproben und Elastometer-Kurve. Die Zahlen von Matteucci (1956, 4 Kranke) sind für Schlußfolgerungen zu klein. Suda et al. (1955) fanden bei chronisch-kongestivem Glaukom etwas geringere Druckschwankungen als bei Glaucoma simplex. Arentsen et al. (1957) hielten die Tagesdruckkurve für diagnostisch wertvoller als Belastungsproben.

Größer scheint mir der diagnostische Wert einer Tageskurve zu sein, wenn man nicht nur ihre Amplitude, sondern das *Druckmaximum* beachtet. Anstiege auf eindeutig pathologische Werte (2,5/5,5 g oder mehr) kommen bei *einmal* gemessenen verdächtigen Werten (3,5–3,0/5,5 g) häufiger vor als eindeutig pathologische Druckamplituden.

Unregelmäßige Druckanstiege hielt Moreu (1950) für kennzeichnender bei Glaukom als dauernde Druckerhöhung, doch gilt das wohl nur für beginnende kongestive Glaukomformen mit zeitweiligem Verschluß des Kammerwinkels durch die Iris (Duke-Elder, 1950).

2. Wert für experimentelle Druckänderungen

Bei Belastungsproben können spontane Druckschwankungen das Ergebnis stark beeinflussen (Thomassen, 1946; Thomassen et al., 1950). Man soll Proben deshalb in einer ebenen Druckphase ausführen (vgl. „Belastungsproben").

Das gleiche gilt für drucksenkende Maßnahmen. Auf die Berücksichtigung der spontanen Druckänderungen bei dem kurzfristigen Erproben von Miotica hat Hager (1958) besonders hingewiesen.

3. Wert für die zeitliche Verteilung der Miotica

Manche Autoren richten sich mit der zeitlichen Verteilung der Miotica nach dem spontanen Druckverlauf (Chandler, 1940; Nazarenko, 1955; Morrison, 1957; Hager, 1957, 1958), was voraussetzt, daß die spontanen, in der Klinik gefundenen Druckschwankungen im Berufsleben trotz aller druckändernden Einflüsse unverändert in Stärke und Rhythmus bleiben. Das ist aber nach Hagers (1958) Befunden nicht immer der Fall: Bei 15% der Kranken wurden die Druckschwankungen bei Kliniksaufnahme in wenigen Tagen viel geringer, was er „stationäre Beruhigung" nannte. Weekers et al. (1953) hielten deshalb eine ambulant gewonnene Druckkurve für wichtiger als die bei Krankenhausaufnahme. 37,6% der Glaukomkranken Hagers zeigten außerdem keine starken, regelmäßigen Schwankungen. Deshalb hat die zeitliche Abstimmung der Therapie auf spontane Druckänderungen nur dann Sinn, wenn diese sicher konstant und stark sind (vgl. „Medikamentöse Therapie"). Stärkere Schwankungen des Druckes erfordern häufige Gabe von Miotica (Teichmann, 1956).

4. Wert für die Prognose

Die in der Klinik erreichte Drucknormalisierung hält um so kürzer vor, je stärker unter der Therapie die Druckschwankungen waren (Gasteiger, 1952). Nach Hager (1958) verspricht eine medikamentöse Druckregulierung keinen Erfolg, wenn der i.o. Druck ohne Therapie nie (auch nachts nicht) unter 5/7,5 g absinkt.

Ich nehme bei stationären Kranken am 1. Tag ohne Therapie stündlich eine Tonometrie vor, nachts um 24 und 4 Uhr. Später wird nur 3mal täglich gemessen. Ist der Kranke unter einem Mioticum druckreguliert, so messe ich den i.o. Druck außer zu den gewohnten Zeiten (8, 12 und 17 Uhr) auch zu der Stunde, die ohne Therapie anfangs die höchste Tension gezeigt hatte und nun vor der Entlassung normalen i.o. Druck ergeben muß.

Schrifttum

Agarwal, L. P., u. R. P. Saxena: Ophthalmologica **132**, 258—263 (1956).

Akagi, G., u. T. Hirokawa: Folia ophthal. jap. **6**, 366—370 (1955); ref. Ophthal. Lit. **9**, 2249 (1955).

Arentsen, J., D. Bitrán u. E. Barrientos: Arch. chil. Oftal. **14**, 135—144 (1957); ref. Ophthal. Lit. **11**, 3777 (1957).

Bain, W. E. S.: Brit. J. Ophthal. **38**, 129—135 (1954).

Benštejn, N. J.: Vestn. Oftal. **29**, 21—25 (1950); ref. Zbl. Ophthal. **55**, 338 (1951).

Bloomfield, S.: N.Y. St. J. Med. **49**, 659—666 (1949); ref. Ophthal. Lit. **3**, 736 (1949).

Boles-Carenini, B.: Amer. J. Ophthal. **39**, 793—808 (1955).

— Atti 41. Cong. Soc. ottal. ital. **15**, 96—98 (1956).

Chandler, P. A.: A. M. A. Arch. Ophthal. **24**, 62—77 (1940).

Ciotola, G.: Rass. ital. Ottal. **5**, 82—95 (1936).

Cristini, G., u. A. Strazzi: Arch. Oftal. B. Aires **28**, 413—417 (1953); ref. Ophthal. Lit. **7**, 4344 (1953).

Dobree, J. H.: Brit. J. Ophthal. **37**, 293—300 (1953).

Döring, G. K., u. E. Schaefers: Pflügers Arch. Physiol. **252**, 537—541 (1949/50).

Duke-Elder, S.: Amer. J. Ophthal. **33**, 11—18 (1950).

— in: Glaucoma, A Symposium, Blackwell, Oxford, 147—159 (1955).

Ericson, L. A.: Acta Ophthal. (Kbh.) **36**, 381—385 (1958).

Galton, E. M. G.: Brit. J. Ophthal. **33**, 511—512 (1949).

Gasteiger, H.: Ber. dtsch. ophthal. Ges. Heidelberg 1951, **57**, 196—199 (1952).

Goldmann, H.: Lehrbuch der Augenheilkunde, herausgegeb. v. M. Amsler, A. Brückner, A. Franceschetti, H. Goldmann, E. B. Streiff, S. 39, S. Karger, Basel (1948).

Grant, W. M.: in: Glaucoma, A Symposium, herausgegeb. v. St. Duke-Elder, Blackwell, Oxford, 126—146 (1955).

Grönholm, V.: Arch. Augenheilk. **66**, 346—377 (1910).

— Arch. Augenheilk. **67**, 136—182 (1910).

Hager, H.: Ber. dtsch. Ophthal. Ges. Heidelberg 1956, **60**, 318 (1957).

— in: Bücherei d. Augenarztes, herausgegeb. von R. Thiel, H. **29**, 123 S., 1958, Enke Stuttgart.

Horwich, H., u. G. M. Breinin: A. M. A. Arch. Ophthal. **51**, 687—694 (1954).

Huerkamp, B.: Klin. Mbl. Augenheilk. **128**, 394—400 (1956).

—, u. H. Pohle: Klin. Mbl. Augenheilk. **124**, 296—304 (1954).

Kaneda, S., u. Y. Kiritoshi: Acta Soc. Ophthal. Jap. **57**, 236—239 (1953); ref. Ophthal. Lit. **7**, 890 (1953).

Kleinert, H.: Albrecht v. Graefes Arch. Ophthal. **156**, 68—78 (1954).

Langley, D., u. H. Swanljung: Brit. J. Ophthal. **35**, 445—458 (1951).

—, u. R. K. MacDonald: Brit. J. Ophthal. **36**, 499—505 (1952).

— — Brit. J. Ophthal. **36**, 432—437 (1952).

Leydhecker, W.: Docum. ophthal. ('s-Grav.) **10**, 174—263 (1956).

—, u. A. Meinke: Arch. Soc. oftal. hisp.-amer. **16**, 348—354 (1956).

—, u. S. J. H. Miller: Ophthal. Lit. **3**, 79—90 (1949).

Linnér, E.: 1958, Disk. zu Ericson, L. A.: Acta Ophthal. (Kbh.) **36**, 381—385 (1958).

MacDonald, D. A.: in: Symposium, Trans. Canad. Ophthal. Soc. **7**, 171—185 (1956).

Maione, M.: Ann. Ottal. **76**, 347—358 (1950).
Maslenikow, A.: Z. Augenheilk. **11**, 564 (1904).
Matteucci, P.: Rass. ital. Ottal. **25**, 161—172 (1956).
Miller, S. J.H.: Brit. J. Ophthal. **37**, 70—76 (1953).
Moreu, A.: Arch. Soc. oftal. hisp.-amer. **10**, 592—599 (1950).
Morrison, W. H.: A. M. A. Arch. Ophthal. **58**, 225—234 (1957).
Nazarenko, T. N.: Vestn. Oftal. **34**, 8—13 (1955); ref. Ophthal. Lit. **9**, 2113 (1955).
O'Day, K.: Trans. Ophthal. Soc. Aust. **15**, 61—63 (1955); ref. Ophthal. Lit. **9**, 4694 (1955).
Radnót, M., u. E. Török: Klin. Mbl. Augenheilk. **130**, 763—769 (1957).
Reese, A. B.: Amer. J. Ophthal. **31**, 25—27 (1948).
Remler, O.: Klin. Mbl. Augenheilk. **113**, 116—137 (1948).
Roetth, A. de, jr.: A. M. A. Arch. Ophthal. **52**, 571—582 (1954).
— A. M. A. Arch. Ophthal. **51**, 740—749 (1954).
Sallmann, L. v., u. A. Deutsch: Albrecht v. Graefes Arch. Ophthal. **124**, 624—651 (1930).
Shimizu, H.: Acta Soc. ophthal. Jap. **56**, 861—865 (1952); ref. Ophthal. Lit. **6**, 3946 (1952).
Stepanik, J.: Klin. Mbl. Augenheilk. **125**, 737—743 (1954).
— Klin. Mbl. Augenheilk. **127**, 40—50 (1955).
Suda, K., S. Ogata u. I. Ikebe: J. Clin. Ophthal. (Tokyo) **9**, 829—835 (1955); ref. Zbl. Ophthal. **66**, 300 (1955/56).
Teichmann, B.: Trans. Canad. Ophthal. Soc. **7**, 191—200 (1956).
Thiel, R.: Albrecht v. Graefes Arch. Ophthal. **113**, 329—346 (1924).
Thomassen, T. L.: Experimental Investigations into the Conditions of Tension in Normal Eyes and in Simple Glaucoma, particularly performed by Subjecting the Eyes to Weight Compressions. Oslo, 1946, 196 S.
— Trans. Ophthal. Soc. U. K. 1948, **68**, 75—87 (1949).
— Brit. J. Ophthal. **33**, 773—778 (1949).
—, u. W. Leydhecker: Brit. J. Ophthal. **34**, 169—175 (1950).
Tiscornia, A., u. L. Bernardo: Sem. méd. 1934/II, 1442—1445; ref. Zbl. Ophthal. **33**, 250 (1935).
Titenko, K. S.: Oftal. Ž. **12**, 220—223 (1957); ref. Zbl. Ophthal. **73**, 26 (1958).
Weekers, R., u. E. Prijot: Ann. Oculist. (Paris) **186**, 596—601 (1953).
Weinstein, P., u. J. Forgács: Brit. J. Ophthal. **37**, 444—446 (1953).
Weiss, A.: Vestn. Oftal. **14**, 93—95 (1931); ref. Zbl. Ophthal. **27**, 21 (1932).

F. Druckunterschiede zwischen rechtem und linkem Auge

Zu den Symptomen, die den Arzt bei statistisch noch normalem i.o. Druck an Glaukom denken lassen, gehören erhebliche Druckunterschiede zwischen rechtem und linkem Auge. Die spärliche Literatur zu der Frage, welche Unterschiede noch normal sein können, ist S. 1–2 besprochen. Statistisch besteht keine Druckdifferenz, wie meine Untersuchung von rund 20 000 Augen ergab (1958), individuell kann sie nach der Literatur (s. „Der i.o. Druck bei Gesunden") bis 4 mm Hg betragen. Die Streuung der Einzelmessung mit dem Tonometer beträgt 0,5–1 Skalenteil Ablesefehler ($M \pm 2\,\sigma$ bis $M \pm 3\,\sigma$; Rohrschneider et al., 1954; Leydhecker et al., 1958). Bei zwei Messungen muß man also mit einem Ablesefehler von 1–2 Skalenteilen rechnen, was bei Verwendung des 5,5 g-Gewichtes im Bereich physiologischer Druckwerte 3–7 mm Hg Differenz zwischen beiden Augen vortäuschen kann: Beträgt der wahre i.o. Druck beider Augen 4/5,5 g und liest man fälschlich am einen 3/5,5 g, am anderen 5/5,5 g ab, so ist die Differenz 7 mm Hg; bei einem mittleren i.o. Druck von 5,5/5,5 g kann die Differenz 6 mm Hg betragen; bei niedrigem i.o. Druck von 9/5,5 g kann sie 3 mm Hg betragen.

Auf Grund einer einmaligen Messung dürfte man also sogar bei Unterschieden von 11 mm Hg (biologische Variation 4 mm Hg, Fehlerstreuung 7 mm Hg) noch nicht annehmen, daß eine pathologische Hypo- oder Hypertonie einer Seite besteht. Nur wiederholte Messungen sind verwertbar. Ergeben sie stets eine einseitige Hypertonie von 5 mm Hg oder mehr, so spricht dies für Glaukom und weitere Untersuchungen sind dann nötig.

Schrifttum

LEYDHECKER, W., K. AKIYAMA, CH. MEINKE, H. G. NEUMANN u. G. SCHAFHAUSEN: Klin. Mbl. Augenheilk. **132**, 855—860 (1958).
ROHRSCHNEIDER, W., u. H. J. KÜCHLE: Ophthalmologica **128**, 369—379 (1954).

G. Gonioskopie

I. Geschichte. Hinweise auf Arbeiten vor 1930 und auf gonioskopische Befunde, die in anderen Kapiteln besprochen sind

Die erste Untersuchung des Kammerwinkels und der Netzhautperipherie durch TRANTAS (1898, Veröffentlichung: 1907) erfolgte mit dem Augenspiegel bei Eindellen der Sklera mit dem Finger. Die Beschreibung der Befunde ist unzulänglich. SALZMANN (1914) benutzte die Ficksche Haftschale für Keratokonus und den Augenspiegel. Er lieferte die ersten brauchbaren Beschreibungen des Kammerwinkels und stellte die Beziehung zwischen gonioskopischem Bild und dem anatomischen Befund her. KOEPPE (1920) verwandte ein heute noch benutztes Kontaktglas und beobachtete am Hornhaut-Mikroskop. Spätere Fortschritte in der Untersuchungstechnik, über die wir unten berichten, sind demgegenüber von geringer Bedeutung. Obgleich nun eine gute Untersuchungsmethode und eine klare Beschreibung der Befunde vorhanden waren, wurde die Gonioskopie in Europa wenig benutzt. Erst durch die Arbeiten von TRONCOSO (1925, 1947) über Untersuchungstechnik und Anatomie des Kammerwinkels, von BARKAN über die Einteilung des Glaukoms nach der Kammerwinkelweite und die Goniotomie und von GOLDMANN (1938), der ein Kontaktglas angab, das sich besonders gut an der Spaltlampe verwenden läßt, fand die Gonioskopie weite Verbreitung.

Gonioskopische Befunde bei Glaukom des Kindes und die Entwicklung des Kammerwinkels sind im Kapitel *„Hydrophthalmie"* besprochen. *Postoperative gonioskopische Befunde* sind bei den einzelnen *Operationsmethoden* unter „Wirkungsweise" mitgeteilt. Vgl. auch „Der Abfluß des Kammerwassers".

II. Monographien, Literatur-Referate

Monographien erschienen von MOREU (1943), BUSACCA (1945), TRONCOSO (1947), FRANÇOIS (1948), VAN BEUNINGEN (1955), GORIN et al. (1957); *Referate* über die Literatur von BARKAN (1946), HOBBS (1950) und FRANÇOIS (1955).

An *zusammenfassenden Arbeiten* sei auf die Diskussion von GOLDSMITH et al. (1950), und die Beiträge von TRONCOSO (1933), SUGAR (1941), VAN BEUNINGEN (1952, 1954), FRANÇOIS (1955) und SHAFFER et al. (1957) hingewiesen.

Allgemeine Arbeiten zur Gonioskopie bei Glaukom stammen von KURZ (1937), MOREU (1948), VON FIEANDT (1949), LÖHLEIN (1949), POLJAK et al. (1950), WEINSTEIN et al. (1951), OGINO (1951), ANONYM (1952), WERNER (1954), JOHNSON (1955), ROMANOVSKIJ (1956), FERGUSON (1956), AKSOY (1956), POSNER (1956) und PROVOTOROVA (1956).

Auf weitere Arbeiten allgemeinen Inhaltes gehen wir im folgenden ein.

Schrifttum

AKSOY, A.: Göz. Klin. Yill. **9**, 76—92 (1956); ref. Ophthal. Lit. **10**, 4598 (1956).
ANONYM: What's New. No. 164, 11—16 (1952); ref. Ophthal. Lit. **6**, 2125 (1952).
BARKAN, O.: Glaucoma. In: Ophthalmology in the War Years, Meyer-Wiener, Chicago 1946, **1**, 355—399.
BEUNINGEN, E. G. A. VAN: in: Glaukom, Bücherei des Augenarztes, H. 21, 101—114, Enke, Stuttgart 1952.
— in: Zeitfragen der Augenheilkunde, herausgeg. v. W. Löhlein, Thieme, Leipzig 1954, 107—113.
— Atlas der Spaltlampengonioskopie. Thieme, Leipzig 1955, 124 S.
BUSACCA, A.: Éléments de gonioscopie normale, pathologique et expérimentale. Rossolillo São Paulo 1945, 194 S.
FERGUSON, W. J. W.: Trans. Ophthal. Soc. U. K. **76**, 1956, 659—570 (1956).
FIEANDT, O. v.: Acta Ophthal. (Kbh.) Suppl. Bd. **34**, 132 S. 1949.

François, J.: La gonioscopie. R. Fonteyn, Louvain 1948, 233 S.
— in: Progr. Ophtal. **4**, 19—129, S. Karger, Basel/New York 1955.
— in: Glaucoma, A Symposium, Blackwell, Oxford 1955, 169—201.
Goldmann, H.: Ophthalmologica **96**, 90—97 (1938).
Goldsmith, A. J. B., H. E. Hobbs, A. Lister u. M. Klein: Proc. Roy. Soc. Med. **43**, 1013—1025 (1950); ref. Zbl. Ophthal. **57**, 100 (1952).
Gorin, G., u. A. Posner: Slit Lamp Gonioscopy. Baillière, Tindall and Cox, London 1957, 176 S.
Hobbs, H. E.: Ophthal. Lit. **4**, 469—478 (1950).
Johnson, S. B.: Mississippi Dr. **32**, 250—253 (1955); ref. Ophthal. Lit. **9**, 4701 (1955).
Koeppe, L.: Albrecht v. Graefes Arch. Ophthal. **101**, 48—66; 238—256 (1920).
Kurz, O.: Klin. Mbl. Augenheilk. **98**, 392 (1937).
Löhlein, H.: Wien. klin. Wschr. 1949, 698—702.
Moreu, A.: Manual de gonioscopia. Ed. Morata, Madrid, 127 S., 1943.
— Arch. Soc. Oftal. hisp.-amer. **8**, 80—89 (1948).
Ogino, N.: Acta Soc. Ophthal. Jap. **55**, 147—159 (1951); ref. Ophthal. Lit. **5**, 3403 (1951).
Poljak, B. L., u. M. B. Čuško: Vestn. Oftal. **29**, 26—31 (1950); ref. Zbl. Ophthal. **56**, 13 (1951/52).
Posner, A.: Eye, Ear, Nose, Thr. Monthly **35**, 515—516 (1956).
Provotorova, L. I.: Vestn. Oftal. **69**, 3—7 (1956); ref. Zbl. Ophthal. **68**, 352 (1956).
Romanovskij, M. M.: Oftal. Ž. **11**, 172—174 (1956); ref. Zbl. Ophthal. **69**, 307 (1956/57).
Salzmann, M.: Z. Augenheilk. **31**, 1—19 u. 34 (1914).
Shaffer, R. N., u. A. Schwartz: Survey Ophthal. **2**, 389—409 (1957); ref. Ophthal. Lit. **11**, 2709 (1957).
Sugar, H. S.: A. M. A. Arch. Ophthal. **25**, 674—717 (1941).
Trantas, A.: Arch. Ophtal. (Paris) **27**, 581—606 (1907).
Troncoso, M. U.: Amer. J. Ophthal. **8**, 433—449 (1925).
— Trans. Ophthal. Soc. U. K. **53**, 1933, 361—366 (1933).
— A Treatise on Gonioscopy. F. A. Davis Comp. Philadelphia 1947, 306 S.
Weinstein, P., u. J. Forgács: Orv. Hetil 1951, 539—540; ref. Zbl. Ophthal. **57**, 187 (1952).
Werner, S.: Nord. Med. **51**, 768—770 (1954); ref. Ophthal. Lit. **8**, 1949 (1954).

III. Kontaktgläser und Gonioskope

Eine große Zahl verschiedener Kontaktgläser wurde beschrieben. Die Arbeiten sind im folgenden Verzeichnis angegeben, wir gehen hier nicht auf Einzelheiten ein. Man findet in manchen Veröffentlichungen die Kontaktgläser fälschlich als „Gonioskop“ bezeichnet. Diesen Namen benutzte Troncoso jedoch für die von ihm geschaffene Beobachtungs- und Beleuchtungseinrichtung, ebenso McDonald (1952) für sein Instrument. Beobachtet man an der Spaltlampe, so ist diese das Gonioskop. Das Glas sollte man Haftglas, Haftschale oder Kontaktglas nennen. Ich selbst benutze das Kontaktglas von Goldmann (ohne Skleralteil).

Schrifttum

Allen, L.: Science **99**, 186 (1944); ref. nach Barkan, O.: Ophthalmology in the War Years, Meery-Wiener Chicago, **2**, 1948.
—, A. E. Braley u. H. E. Thorpe: A. M. A. Arch. Ophthal. **51**, 451—455 (1954).
Barkan, O.: A. M. A. Arch. Ophthal. **24**, 798 (1940).
— Amer. J. Ophthal. **24**, 439 (1941).
— Amer. J. Ophthal. **35**, 1821 (1952).
Beuningen, E. G. A. van: Klin. Mbl. Augenheilk. **122**, 172—178 (1953).
Bogart, D. W.: A. M. A. Arch. Ophthal. **25**, 669—671 (1941).
Colenbrander, M. C.: Ann. Oculist. (Paris) **186**, 452—456 (1953).
— Amer. J. Ophthal. **37**, 115—117 (1954).
Fertsch, F.: Mschr. Feinmech. u. Optik **69**, 165—166 (1952).
Fischer, F. P.: Ophthalmologica **120**, 240—241 (1950).
Friedmann, B.: A. M. A. Arch. Ophthal. **25**, 510 (1941).
Hartshorne, I.: Amer. J. Ophthal. **21**, 544—546 (1938).
Heinzmann, H.: Ber. dtsch. ophthal. Ges. München **56**, 1950, 128—131 (1951).
Krasnov, M. M.: Vestn. Oftal. Nr. 2, 24—28 (1956); ref. Zbl. Ophthal. **68**, 206 (1956).
— Vestn. Oftal. **69**, 35—36 (1956); ref. Zbl. Ophthal. **71**, 14 (1957).
Maione, M.: Ann. Ottal. **76**, 185—188 (1950).
— Atti Soc. ottal. ital. **12**, 240—241 (1951).
McDonald, P. R.: Amer. J. Ophthal. **35**, 1499 (1952).
McLean, J. M., u. A. Goebel: A. M. A. Arch. Ophthal. **19**, 983—985 (1938).

Morón-Salas, J.: Arch. Soc. oftal. hisp.-amer. **8**, 1108—1113 (1948); ref. Ophthal. Lit. **2**, 1667 (1948).
— Arch. Soc. oftal. hisp.-amer. **8**, 149—159 (1948); ref. Ophthal. Lit. **2**, 704 (1948).
Radzichovskij, B. L.: Oftal. Ž. **12**, 76—78 (1957); ref. Zbl. Ophthal. **72**, 73 (1957).
Schmidt, T.: Klin. Mbl. Augenheilk. **125**, 604—607 (1954).
Thorpe, H. E.: Trans. Amer. Acad. Ophthal. Otolaryng. **56**, 97—99 (1952); ref. Zbl. Ophthal. **60**, 238 (1953).
— Amer. J. Ophthal. **40**, 11—17 (1955).
Troncoso, M. U.: Proc. XIV. int. Cong. Ophthal. 1934, **1**, 25—57 (1934).
— Proc. XIV. int. Cong. Ophthal. 1934, **3**, 18—19 (1934).
— Amer. J. Ophthal. **28**, 1360—1361 (1945).
— Amer. J. Ophthal. **34**, 282—284 (1951).
Vannini, A.: Rass. ital. Ottal. **21**, 65—95 (1952).

IV. Sonstige Arbeiten zur Untersuchungstechnik

Trantas lehnte Kontaktgläser ab. Er benutzte später (1928, 1930, 1934, 1949) statt der Finger eine *Skleradurchleuchtungslampe* zum Eindellen des Bulbus. Damit untersuchte er auch die Netzhautperipherie. Dobree et al. (1954) kamen auf dieses Prinzip zurück. Ich kann darin keine Vorteile sehen. – Auch Mendoza (1932) beschrieb eine (technisch unvollkommene) Methode, den Kammerwinkel ohne Kontaktglas mit Augenspiegel und Lupe von —20,0 dptr zu untersuchen. Besser gelingt dies, wenn man bei liegenden Patienten den Bindehautsack mit Kochsalzlösung füllt (Cowen, 1957).

Ohne Spaltlampe suchten Sheppard et al. (1947) auszukommen. Alvaro et al. (1942) montierten die Spaltlampe beweglich (Kugelgelenk, Tisch mit Rädern) für die Untersuchung des liegenden Patienten. Shaffer et al. (1956) verglichen verschiedene Untersuchungstechniken miteinander und fanden die mit Koeppe-Kontaktglas, Handlampe und in der Hand gehaltenem Haag-Streit-Mikroskop am leichtesten für Anfänger. Ich habe beim Unterricht in der Gonioskopie stets den Kranken mit Goldmann-Kontaktglas an die Spaltlampe gesetzt und nie Schwierigkeiten gefunden, den oberen und unteren Kammerwinkelbereich zu demonstrieren. Für die seitlichen Teile gaben Funder et al. (1951) eine Vorrichtung an, mit der man den Leuchtspalt horizontal drehen kann. Die neue Haag-Streit-Spaltlampe 900 ist hierfür eingerichtet.

Die Weite des Kammerwinkels kann man mit einem Meßokular (Gradle et al., 1940) schätzen.

Wertvoll ist der Hinweis von Smith (1954), daß bei engem Kammerwinkel das Kontaktglas bei Dämmerlicht aufgesetzt und dann das Spaltlampenlicht plötzlich eingeschaltet werden muß, um zu erkennen, ob die Iris den Winkel verlegt. Hierfür ist auch die Beobachtung im schmalen, sehr schräg einfallenden Lichtbüschel (Busacca, 1945; Leydhecker, 1952) zweckmäßig.

Für Übungszwecke gab Moses (1957) die Einbettung eines vorderen Augenabschnittes in Celloidin in einem Glasgefäß an, das an der Spaltlampe montiert wird. Auch stereoskopische Photographien des Kammerwinkels erleichtern den Unterricht (s. nächsten Abschnitt).

Schrifttum

Alvaro, M. E., u. M. A. da Silva: Amer. J. Ophthal. **25**, 406—408 (1942).
Busacca, A.: Éléments de Gonioscopie normale, pathologique et expérimentale, Ed. Rossolillo, São Paũlo, 194 S., 1945.
Cowen, J. P.: Amer. J. Ophthal. **43**, 619 (1957).
Dobree, J. H., u. E. F. Fincham: Brit. J. Ophthal. **38**, 49—51 (1954)
Funder, W., u. H. Rotter: Albrecht v. Graefes Arch. Ophthal. **151**, 765—771 (1951).
Gradle, H. S., u. H. S. Sugar: Amer. J. Ophthal. **23**, 1135—1139 (1940).
Leydhecker, W.: Klin. Mbl. Augenheilk. **121**, 174—184 (1952).
Mendoza, R.: Arch. Soc. oftal. hisp.-amer. **32**, 333—336 (1932).
Moses, R. A.: Amer. J. Ophthal. **44**, 407—408 (1957).
Shaffer, R. N., u. R. L. Tour: Trans. Amer. Ophthal. Soc. **53**, 1955, 189—208 (1956) u. Amer. J. Ophthal. **41**, 256—265 (1956).
Sheppard, E. A. W., u. W. J. Romejko: Amer. J. Ophthal. **30**, 159—164 (1947).
Smith, R.: Trans. Ophthal. Soc. U. K. 1954, **74**, 171—185 (1954).

TRANTAS, A.: Arch. Ophtal. (Paris) **45**, 617—635 (1928).
— Bull. Soc. Ophtal. Fr. H. 6, 345—354 (1930).
— Proc. XIV. int. Cong. Ophthal. 1934, **3**, 20 (1934) u. Arch. Ottal. **41**, 39—56 (1934).
— Proc. XIV. int. Cong. Ophthal. 1934, **1**, 57—62 (1934).
— Bull. Soc. héllén. Ophtal. **17**, 29—39 (1949); ref. Zbl. Ophthal. **56**, 388 (1951/52).

V. Photographie des Kammerwinkels

Arbeiten über die Photographie des Kammerwinkels sind im Literaturverzeichnis angeführt. Besonders instruktiv für den Unterricht und zweckmäßig als Befundbeleg sind stereoskopische Aufnahmen in Farben, die heute technisch ausgezeichnet gelingen.

Schrifttum

BARRIOS, R. R., u. R. V. BARRIERE: Amer. J. Ophthal. **30**, 49—51 (1947).
BEUNINGEN, E. G. A. VAN, u. F. W. FISCHER: Klin. Mbl. Augenheilk. **129**, 202—210 (1956).
— Ber. dtsch. ophthal. Ges. Heidelberg **60**, 1956, 291—296 (1957).
CASTROVIEJO, R.: Amer. J. Ophthal. **18**, 524—527 (1935).
DONALDSON, D. D.: A. M. A. Arch. Ophthal. **52**, 564—570 (1954).
GOODSTEIN, S., A. A. CINOTTI, M. CHOLST u. J. P. GOELLER: A. M. A. Arch. Ophthal. **53**, 649 bis 650 (1955).
NAKAYAMA, M.: J. Clin. Ophthal. (Tokyo) **10**, 1251—1253 (1956); ref. Zbl. Ophthal. **70**, 139 (1957).
RIZZOLI, E.: Rass. ital. Ottal. **20**, 328—329 (1951).

VI. Der Kammerwinkel bei Gesunden. Altersveränderungen

Der normale Kammerwinkel ist in den eingangs genannten Monographien und Übersichtsarbeiten geschildert (auf die Darstellungen bei BANGERTER et al., 1941; VAN BEUNINGEN, 1952, 1954; FRANÇOIS, 1955; HIROKAWA, 1956, sei besonders hingewiesen).

Zum Verständnis des gonioskopischen Aussehens und der Anatomie haben die Arbeiten von TRONCOSO et al. (1936; TRONCOSO, 1938, 1942, 1947, 1949) über die vergleichende Anatomie bei Tier und Mensch besonders beigetragen.

Der Morphologie des Kammerwinkels im Alter ist deshalb besondere Aufmerksamkeit zu schenken, weil physiologische Altersveränderungen oft mit glaukombedingten Erscheinungsformen verwechselt werden. Wir folgen hier den Angaben von FRANÇOIS (1955): Der Kammerwinkel wird im Alter durch Zunahme des Linsenvolumens enger. Weite Kammerwinkel kamen bei 38% der Gesunden unter 30 Jahren vor, bei 16% der über 50jährigen; enge Kammerwinkel bei 4% der unter 30jährigen und 31% der über 50jährigen. Das Ciliarkörperband verliert seinen Glanz und bekommt oft ein „schmutziges“ Aussehen. Die Pigmentierung nimmt zu: FRANÇOIS fand die Trabekel stark pigmentiert bei 18% der unter 50jährigen und 45% der über 50jährigen Gesunden, Pigmentablagerung auf dem Schwalbeschen Ring bei 66% der Fälle unter 30 Jahren, 82% zwischen 30–50 Jahren und 90% über 50 Jahren, Pigmentierung des Schlemmschen Kanals bei 28% der Gesunden unter 30 Jahren, 52% bei 30–50jährigen und 64% der über 50jährigen, oberflächliche Pigmentierung der Trabekel in der Gegend des Schlemmschen Kanals nur ausnahmsweise vor dem 50. Lebensjahr, danach bei 19% der Untersuchten. Die Blutfüllung des Schlemmschen Kanals ist vor dem 50. Lebensjahr häufiger (88%) als danach (38%).

BRALEY et al. (1955) empfahlen, immer wieder auch Gesunde zu gonioskopieren, um pathologische Abweichungen besser zu erkennen; sie beschrieben die Befunde bei den Augen junger Menschen, bei denen sie keine Pigmentablagerung auf den Trabekeln fanden. Auf die Variationen des Kammerwinkels bei Gesunden machte VANNINI (1957) aufmerksam.

Die Schwalbesche Linie scheint bei Gonioskopie oft prominent zu sein, was von manchen Autoren als optische Täuschung angesehen wurde. MUROMOTO (1935) und LOEWENSTEIN (1950, 1951) fanden jedoch bei insgesamt 7 Augen auch histologisch hier eine Verdickung, so daß man dann von einem Ring sprechen kann. Das von AXENFELD (1921) beschriebene Embryontoxon corneae post. wurde von BUSACCA et al. (1948) und ALLEN et al. (1955) als prominenter Schwalbescher Grenzring erkannt, der Zeichen einer überschüssigen foetalen Bildung von mesodermalem Gewebe ist und ungewöhnlich weit hornhautwärts liegt. Es kann familiär vorkommen (BURIAN et al., 1957).

ASCHER (1941) beschrieb einen Fall, bei dem die klare Hornhaut sich weiter als normal rückwärts ausdehnte und hier ein dunkles Ringgefäß, vermutlich der Schlemmsche Kanal, von außen sichtbar war. BURIAN et al. (1955) konnten fast stets die Trabekelgegend an der Spaltlampe ohne Gonioskopie durchschimmern sehen. Die Kammerwinkelveränderungen bei Akkommodation gesunder Augen beobachteten BURIAN et al. (1955). Die Wirkung von Lesen auf den i.o. Druck wurde bei Besprechung der Leseprobe diskutiert.

Schrifttum

ALLEN, L., H. M. BURIAN u. A. E. BRALEY: A. M. A. Arch. Ophthal. **53**, 783—798; 799—806 (1955).
ASCHER, K. W.: Amer. J. Ophthal. **24**, 615—619 (1941).
AXENFELD, Th.: Ber. dtsch. ophthal. Ges. Heidelberg, 1920, **42**, 301—302 (1921).
BANGERTER, A., u. H. GOLDMANN: Ophthalmologica **102**, 321—350 (1941).
BEUNINGEN, E. G. A. VAN: in: Glaukom, Bücherei d. Augenarztes, H. 21, 101—114, Enke, Stuttgart, 1952.
— Ber. dtsch. ophthal. Ges. Heidelberg, 1951, **57**, 283—284 (1952).
— Albrecht v. Graefes Arch. Ophthal. **156**, 35—67 (1954).
BRALEY, A. E., u. L. ALLEN: Proc. XVII int. Cong. Ophthal. Montreal-N.Y. 1954 **1**, 48—59 (1955).
BURIAN, H. M., u. L. ALLEN: A. M. A. Arch. Ophthal. **54**, 66—72 (1955).
—, A. E. BRALEY, u. L. ALLEN: A. M. A. Arch. Ophthal. **53**, 767—782 (1955).
—, M. H. RICE, u. L. ALLEN: A. M. A. Arch. Ophthal. **57**, 651—658 (1957).
BUSACCA, A., u. W. E. DE PINTICART: Ophthalmologica **115**, 283—290 (1948).
FRANÇOIS, J.: in: Glaucoma, A Symposium, Blackwell, Oxford, 169—196 (1955).
— Bull. Soc. Ophtal. Fr. **1955**, 629—649.
HIROKAWA, T.: Acta Soc. ophthal. Jap. **60**, 207—211; 1024—1033 (1956); ref. Ophthal. Lit. **10**, 1434 (1956).
— Acta Soc. ophthal. Jap. **60**, 1718—1722; 1821—1825 (1956); ref. Ophthal. Lit. **10**, 2979 (1956).
LOEWENSTEIN, A.: Brit. J. Ophthal. **34**, 246—250 (1950).
— Ophthalmologica **122**, 257—282 (1951).
MUROMOTO, K.: Acta Soc. ophthal. Jap. **39**, Beiheft, 404—409 (1935); ref. Zbl. Ophthal. **36**, 405 (1936).
TRONCOSO, M. U.: Proc. XV. int. Cong. Ophthal. **4**, 98—119 (1938).
— Amer. J. Ophthal. **25**, 1153—1162 (1942).
— A Treatise on Gonioscopy. F. A. Davis Comp., Philadelphia, 306 S., 1947.
—, u. R. CASTROVIEJO: Amer. J. Ophthal. **19**, 481—492 (1936).
— Amer. J. Ophthal. **19**, 583—592 (1936).
VANNINI, A.: Rass. ital. Ottal. **26**, 161—165 (1957).
— Ann. Soc. mex. Oftal. **23**, 63—79 (1949); ref. Zbl. Ophthal. **54**, 142 (1951) u. 1st Mexic. Cong. Ophthal. 1949; ref. Ophthal. Lit. **3**, 2222 (1949).

VII. Der Einfluß von pupillenerweiternden oder -verengernden Mitteln auf die Weite des Kammerwinkels

Die Berichte über den Einfluß von Medikamenten auf die Kammerwinkelweite widersprechen sich. Das ist verständlich, weil (a) in manchen Arbeiten von „gesunden Augen" die Rede ist, es hier aber auf die Gesundheit des Auges nicht ankommt, sondern auf die Kammerwinkelweite. Diese kann bei gesunden Augen ganz verschieden sein. Ist der Kammerwinkel weit, so tritt durch Mydriatica keine wesentliche Änderung der Kammerwinkelweite oder des i.o. Druckes ein; ist er eng, so können selbst kurzwirkende Mydriatica einen Glaukomanfall auslösen. Weitere Gründe für Widersprüche sind (b) die unterschiedliche Gefäßwirkung von Mydriatica (Adrenalin-Atropin) und (c) die Unterschiede in der Form des Kammerwinkels (Engpaß hornhautwärts oder winkelwärts des Schlemmschen Kanals) auf die wir bei Besprechung der Mydriasisbelastungsproben hinwiesen, sowie (d) das Lebensalter des Untersuchten, das für den Akkommodationserfolg (Wölbungszunahme der Linse bei Miotica) entscheidend ist.

Nach meinen gonioskopischen Erfahrungen kann ein *weiter Kammerwinkel* (einerlei ob bei Gesunden oder bei Glaukom) je nach den oben genannten Umständen durch Mydriatica sowie durch Miotica etwas enger oder etwas weiter werden. Klinisch entscheidend ist, daß er stets offen bleibt, weshalb man in solchen Fällen trotz Glaucoma simplex Atropin geben kann, ohne daß der i.o. Druck ansteigt (LEYDHECKER, 1952), während bei sehr engem Kammerwinkel jedes Mydriaticum einen Glaukomanfall auslösen kann. Das gleiche kann durch starke Miotica geschehen, die eine Wölbungszunahme der Linse zugleich mit Gefäßerweiterung bewirken (DFP, Tosmilen; s. Abschnitt „Medikamentöse Therapie").

Bei *Gesunden* sollen Miotica den Kammerwinkel erweitern (DUKE-ELDER et al., 1951) oder verengern (BUSACCA, 1955; FRANÇOIS, 1955), Mydriatica sollen ihn durch Retraktion der Ciliarfortsätze und Abflachung der Linse erweitern (BANGERTER et al., 1941; BUSACCA, 1945; FRANÇOIS, 1948).

Bei *Glaukom mit weitem Kammerwinkel* fanden die zuletzt genannten Autoren wie bei Gesunden Erweiterung des Kammerwinkels durch Mydriatica, ebenso WEEKERS et al. (1953), die nach Pilocarpin keine deutliche Änderung der Kammerwinkelweite sahen. WERNER (1932) fand den Kammerwinkel nach Pilocarpin weiter.

Bei *Glaukom mit engem Kammerwinkel* fanden alle Autoren bei Mydriasis Verlegung des Kammerwinkels (BARKAN et al., 1936; BANGERTER et al., 1941; TRONCOSO, 1947; SUGAR, 1951; LEYDHECKER, 1952, 1954; WEEKERS et al., 1953), was die älteren Beobachtungen SEIDELS bestätigt (s. „Dunkelzimmerprobe"). Miotica wirken dann drucksenkend, wenn sie die Iriswurzel von der gegenüberliegenden Wand des Kammerwinkels abziehen, jedoch drucksteigernd, wenn sie trotz der Miosis eine so starke Gefäßerweiterung und Linsenwölbungszunahme verursachen, daß der Kammerwinkel verlegt wird (s. S. 209, 401).

Schrifttum

BANGERTER, A., u. H. GOLDMANN: Ophthalmologica **102**, 321—350 (1941).

BARKAN, O., S. F. BOYLE u. S. MAISLER: Amer. J. Ophthal. **19**, 209—215 (1936).

BUSACCA, A.: Éléments de gonioscopie normale, pathologique et expérimentale, Rossolillo, São Paũlo, 194 S., 1945.

— Ann. Oculist. (Paris) **188**, 1—21 (1955).

DUKE-ELDER, S., u. A. J. B. GOLDSMITH: Recent Advances in Ophthalmology. J. u. A. Churchill, London 1951, 372 S.

FRANÇOIS, J.: Ann. Oculist. (Paris) **181**, 399—409 (1948).

— La Gonioscopie. R. Fonteyn, Louvain 233 S., 1948.

— in: Glaucoma, A Symposium, 169—196, Blackwell, Oxford. 1955

LEYDHECKER, W.: Ber. dtsch. ophthal. Ges. Heidelberg 1951, **57**, 199—203 (1952).

— Albrecht v. Graefes Arch. Ophthal. **155**, 255—265 (1954).

— Albrecht v. Graefes Arch. Ophthal. **155**, 386—396 (1954).

SUGAR, H. S.: The Glaucomas, Mosby Comp., St. Louis, 469 S., 1951.

TRONCOSO, M. U.: A Treatise on Gonioscopy, F. A. Davis Comp., Philadelphia, 306 S., 1947.

WEEKERS, R., u. E. PRIJOT: Ann. Oculist (Paris) **186**, 596—601 (1953).

WERNER, S.: Acta Ophthal. (Kbh.) **10**, 426—563 (1932).

VIII. Bedeutung der Gonioskopie für die Einteilung des Glaukoms

BARKAN (1936, 1938, 1954; BARKAN et al., 1936) unterschieden auf Grund der gonioskopischen Untersuchung zwei klinisch, ätiologisch und prognostisch verschiedene

Hauptformen des primären Glaukoms, Weitwinkel- und Engwinkel-Glaukom. Diese Einteilung wurde von den meisten amerikanischen Autoren angenommen (z. B. Gradle et al., 1940; McLean, 1941; Kronfeld et al., 1941, 1944). Der klinischen Verlaufsform nach entspricht das Glaucoma simplex dem Weitwinkel-Glaukom, das „kongestive" Glaukom dem Engwinkel-Glaukom. Bei der ersten Form sitzt das Abflußhindernis in den Trabekeln, bei der zweiten Form blockiert die Iris zeitweilig (akutes Glaukom) oder durch Synechien dauernd (chronisch-kongestives Glaukom) den Kammerwinkel. Es zeigte sich aber bald, daß eine so strikte Trennung der Glaukomformen nicht möglich ist. Bei Glaukom mit offenem Kammerwinkel (Glaucoma simplex) kann der Kammerwinkel weit oder auch eng sein, der Name „Weitwinkel-Glaukom" ist also irreführend. Auch bei ursprünglich weitem Kammerwinkel kann es im Spätstadium zu einem chronisch-kongestiven Glaukom kommen (Barkan, 1941; Kronfeld, 1944; François, 1955). Umgekehrt kann das klinische Bild des akuten Glaukoms ausnahmsweise bei weit offenem Kammerwinkel vorkommen (Weekers et al., 1953; Leydhecker, 1955; Blaxter, 1955). Haas (1955) sprach von „kombiniertem Glaukom", wenn bei spontanem Druckanstieg der Kammerwinkel offen war, die Dunkelprobe aber zum Druckanstieg führte.

Bangerter et al. (1941), Kronfeld (1944) und François (1955, 1956) zeigten, daß nicht die Kammerwinkelweite allein, sondern der Befund während des Druckmaximums entscheidend ist: bleibt der Kammerwinkel dabei offen, so handelt es sich trotz engen Kammerwinkels um Glaucoma simplex, ist er verlegt, so liegt Winkelblock-Glaukom vor, selbst wenn er im Intervall zwischen den Druckanstiegen mittelweit ist. Die Aufteilung des „juvenilen" Glaukoms (s. S. 168) in früh beginnendes Glaukom Erwachsener und spät manifest werdendes Glaukom infolge von Entwicklungsstörungen gelang François (1955) mittels der Gonioskopie.

Die Glaukom-Einteilung besprechen wir an anderer Stelle. Hier sollte nur allgemein auf die gonioskopische Unterscheidung von zwei Hauptformen des primären Glaukoms hingewiesen werden, die unser Verständnis der Pathogenese wesentlich gefördert hat. Wir besprechen deshalb auch die Befunde bei engem und weitem Kammerwinkel getrennt.

Schrifttum

Bangerter, A., u. H. Goldmann: Ophthalmologica **102**, 321—350 (1941).
Barkan, O.: A. M. A. Arch. Ophthal. **15**, 101—110 (1936).
— Amer. J. Ophthal. **21**, 1099—1114 (1938).
— Amer. J. Ophthal. **24**, 768—778 (1941).
— Amer. J. Ophthal. **37**, 724—744 (1954).
—, S. F. Boyle u. S. Maisler: Amer. J. Ophthal. **19**, 209—215 (1936).
Blaxter, P. L.: Brit. J. Ophthal. **39**, 673—680 (1955).
François, J.: Proc. XVII. int. Cong. Ophthal. Montreal-N.Y. 1954, II, 1145—1152 (1955).
— in: Glaucoma, A Symposium, Blackwell, Oxford, 169—196 (1955).
— Trans. Ophthal. Soc. Aust. **16**, 13—29 (1956); ref. Zbl. Ophthal. **72**, 91 (1957).
Gradle, H. S., u. H. S. Sugar: Amer. J. Ophthal. **23**, 1135—1139 (1940).
Haas, J. S.: Trans. Indiana Acad. Ophthal. **38**, 60—63 (1955); ref. Ophthal. Lit. **9**, 3001 (1955).
Kronfeld, P. C.: A. M. A. Arch. Ophthal. **32**, 447—455 (1944).
—, u. E. E. Grossmann: Trans. N. Y. Acad. Med. **45**, 184—196 (1941).
—, u. McGarry, H. I.: Amer. J. Ophthal. **27**, 147 (1944).
Leydhecker, W.: in: Glaucoma, A Symposium, Blackwell, Oxford, 205—225 (1955).
McLean, J. M.: Trans. N. Y. Acad. Med. **45**, 176—183 (1941).
Weekers, R., u. E. Prijot: Ann. Oculist (Paris) **186**, 596—601 (1953).

IX. Glaukom mit offenem Kammerwinkel (Weitwinkel-Glaukom)

Weite des Kammerwinkels. Der Name Weitwinkel-Glaukom ist irreführend, wie oben ausgeführt wurde, weil der Kammerwinkel bei dieser Glaukomform auch eng sein kann. Entscheidend für die Zuordnung ist, daß der Winkel während des Druckmaximums nicht verlegt wird. Weit bis mittelweit ist der Kammerwinkel nur bei etwa 50–70% der Augen, die zu dieser Gruppe gehören (TRANTAS, 1934; BARKAN, 1938; GRADLE et al., 1940; BANGERTER et al., 1941; TRONCOSO, 1947; VON FIEANDT, 1949; SUGAR, 1951; MILLER, 1952; FRANÇOIS, 1955).

Synechien kommen auch bei Glaukom mit „offenem" Kammerwinkel vor (THORBURN, 1927; WERNER, 1932; TRONCOSO, 1935; BARKAN, 1936, 1938; MCLEAN, 1941; BANGERTER et al., 1941; RIBEIRO DA ROCHA, 1942; VON FIEANDT, 1949), aber erst im Spätstadium (SUGAR, 1941; LÖHLEIN, 1949), während sie im Frühstadium fehlen.

Pigmentablagerung auf den Trabekeln oder in der Tiefe am Schlemmschen Kanal wurde bei Glaukom mit offenem Kammerwinkel beschrieben und als Hindernis für den Kammerwasserabfluß angesehen (KOEPPE, 1916, 1918; BARKAN et al., 1936; BANGERTER et al., 1941; FORTIN, 1942; BUSACCA, 1945; TRONCOSO, 1947). VAN BEUNINGEN maß die Pigmentdichte mit Hilfe eines Spektralchromophthalmoskops und gab an, bei Glaukom eine Beziehung zur Tension gefunden zu haben (1954). Die Pigmentierung fehlt jedoch bei ungefähr der Hälfte der Fälle mit Glaukom (SUGAR, 1941; BANGERTER et al., 1941; HOBBS, 1950) und wird von manchen Autoren (VON FIEANDT, 1949; OGINO, 1951; VANNINI, 1952) als ausgesprochene Seltenheit angesehen. Sie ist nicht häufiger oder stärker als bei Gesunden der gleichen Altersgruppe: nach FRANÇOIS (1955) ist der Schlemmsche Kanal bei Glaukom mit offenem Kammerwinkel bei 71% der Augen tief und bei 44% oberflächlich pigmentiert, bei gesunden Augen in 64% tief und 19% oberflächlich pigmentiert. Den unteren Umfang des Schwalbeschen Ringes und der Trabekel fand er bei Gesunden sogar häufiger pigmentiert als bei Glaukom mit weitem Kammerwinkel. Die Pigmentierung des Kammerwinkels beginnt bei Japanern früher (im 10. Lebensjahr) als bei Europäern und nimmt auch bei ihnen im Alter zu, aber Glaukom ist in Japan nicht häufiger als in Europa (YOSHIDA, 1927). Bei Negern ist der Kammerwinkel sehr stark pigmentiert. Glaukom verläuft bei ihnen schwerer als bei Weißen, doch hat hiermit die Pigmentierung wahrscheinlich nichts zu tun, da man sie ebenso wie bei Glaukom auch in gesunden Augen der Neger findet (PFINGST, 1952).

Eine Einteilung in Stärkegrade der Pigmentierung schlug SCHEIE (1957) vor.

Das Pigmentglaukom ist jedoch wahrscheinlich eine Krankheit eigener Art. Hierüber s. S. 206, 352.

Sklerose der Trabekel soll nach Ansicht einiger Autoren gonioskopisch sichtbar und Zeichen von Glaukom sein (BARKAN, 1938; TRONCOSO, 1947). Man sieht eine weißgraue Entfärbung, die Transparenz ist vermindert. VAN BEUNINGEN benutzte ein Kolloidometer, um die Lichtdurchlässigkeit der Trabekel zu messen, deren Abnahme er als Maß der Sklerose ansah. Bei Gesunden fand er eine Zunahme der Sklerose mit dem Lebensalter, bei Glaukom war sie im allgemeinen stärker als bei Gesunden und nahm mit dem Alter nicht zu (1951, 1952, 1954). Er gibt jedoch an (1951), daß es gesunde Augen mit optisch verdichteten Trabekeln und Glaukomaugen mit normal lichtdurchlässigen Trabekeln gibt, so daß der Befund im Einzelfall unzuverlässig ist. Andere Autoren glaubten nicht, daß man gonioskopisch die Sklerose der Trabekel erkennen könne (SUGAR, 1940, 1951; BUSACCA, 1945; KRONFELD et al., 1948; FRANÇOIS, 1948; VON FIEANDT, 1949; HOBBS, 1950). Wenn wirklich eine Sklerose besteht, erscheint es recht fraglich, ob man sie durch Beobachtung des optischen Schnittes an der Spaltlampe feststellen und messen kann; mir sind sichere Messungen nicht gelungen.

Am *Ciliarkörper* beschrieben BANGERTER et al. (1941) eine löschpapierartige, matte weißgraue Entfärbung, die sie treffend „Verfilzung" nannten. Sie soll Zeichen von Sklerose der zarten Gewebsschicht sein, die die Vorderfläche des Ciliarkörpers bedeckt, und wird als Glaukomsymptom angesehen. Ähnliche Befunde teilten TRONCOSO

(1947), VANNINI (1952) und FRANÇOIS (1955) mit, doch sah FRANÇOIS die gleiche Veränderung nicht selten bei Gesunden (4%) und bei Glaukom nicht regelmäßig (in 11%). MOREU (1942) sah bei Drucksteigerung feine Flecken in Ciliarkörper und Iriswurzel, die er als Ödem deutete; sie verschwanden bei Drucksenkung.

Blutfüllung des Schlemmschen Kanals wird bei Glaukom mit offenem Kammerwinkel seltener als bei Gesunden beobachtet. FRANÇOIS (1955) sah bei 38% der Gesunden über 50 Jahren Blut im Schlemmschen Kanal und hielt dessen Fehlen für das einzige sichere gonioskopische Zeichen von Glaukom mit offenem Kammerwinkel, schränkte aber den diagnostischen Wert hiervon sogleich wieder ein, da Blut auch bei Gesunden fehlen und bei Glaukom vorhanden sein kann (in 3%). TRANTAS hielt früher (1934, 1948, 1950) den roten Streifen in der Trabekelgegend für gestaute Capillaren, später (1957) für Blutfüllung des Schlemmschen Kanals, und glaubte (1957), daß man mittels dieses Zeichens beurteilen könne, ob Miotica oder Operationen den i.o. Druck ausreichend senkten. Das ist nach meiner Ansicht nicht richtig. Übereinstimmung besteht jedoch darüber, daß Blut den Schlemmschen Kanal von glaukomkranken Augen seltener als bei Gesunden füllt (BANGERTER et al., 1941; KRONFELD, 1947; BOTTONI, 1949; HOBBS, 1950; WEINSTEIN et al., 1951). Über die Blutfüllung des Schlemmschen Kanals nach Kompression gesunder Augen berichteten auch IKEBE (1955) und NAKAYAMA (1955).

Erniedrigt man den i.o. Druck oder steigert man den episkleralen Venendruck, so füllt sich auch bei Glaukom der Schlemmsche Kanal mit Blut (KRONFELD et al., 1942; KRONFELD, 1948, 1949, nach Parazentese, bei Drucksteigerung nach Kompression mit dem Dynamometer oder nach Halsvenenstauung; BANGERTER et al., 1941, nach Halsvenenstauung; WILLENZ et al., 1957, nach Kompression mit dem Dynamometer). Wenn man mit einem Ring um die Hornhaut herum auf die Sklera drückt, und den Abfluß so ganz unterbindet, füllt sich der Schlemmsche Kanal bei Glaukom stets ganz mit Blut, das sogar durch die Trabekel in die Vorderkammer treten kann (HOBBS, 1950; VANNINI, 1952). VAN BEUNINGEN (1949, 1950) entwickelte eine „Goniodynamometrie" genannte „Funktionsprobe" des Schlemmschen Kanals, indem er das Auge 4 min lang mit einem Dynamometer komprimierte, Druckstärke etwas unterhalb des A. ophthalmica-Druckes. Nach Absetzen des Dynamometers sinkt der i.o. Druck, der Schlemmsche Kanal füllt sich mit Blut. Ein beschleunigter Abfluß soll für Glaukom sprechen.

ONO (1952) sah bei 81 gesunden Augen nach einer Kompression mit 150 g/10 min stets Blut im Schlemmschen Kanal, bei 6 Glaukomaugen nie. IKEBE (1954) fand bei 74% der gesunden Augen nach Kompression mit 50 g/10 min Blut im Schlemmschen Kanal.

Schrifttum

BANGERTER, A., u. H. GOLDMANN: Ophthalmologica **102**, 321—350 (1941).
BARKAN, O.: A. M. A. Arch. Ophthal. **15**, 101—110 (1936).
— Amer. J. Ophthal. **21**, 1099—1114 (1938).
—, S. F. BOYLE u. S. MAISLER: Amer. J. Ophthal. **19**, 209—215 (1936).
BEUNINGEN, E. G. A. VAN: Albrecht v. Graefes Arch. Ophthal. **149**, 637—655 (1949).
— Ber. dtsch. ophthal. Ges. Heidelberg, 1949, **55**, 164—167 (1950).
— Ber. dtsch. ophthal. Ges. Heidelberg, 1949, **55**, 401—402 (1950).
— Ber. dtsch. ophthal. Ges. München, 1950, **56**, 132 (1951).
— Albrecht v. Graefes Arch. Ophthal. **151**, 532—540 (1951).
— Ber. dtsch. ophthal. Ges. Heidelberg, 1951, **57**, 283—284 (1952).
— in: Glaukom, Bücherei d. Augenarztes, H. 21, 101—114 (1952), Enke, Stuttgart.
— Albrecht v. Graefes Arch. Ophthal. **156**, 35—67 (1954).
BOTTONI, A.: Ann. Ottal. **75**, 279—286 (1949).
BUSACCA, A.: Éléments de gonioscopie normale, pathologique et expérimentale. Rossolillo, São Paulo, 194 S., 1945.
VON FIEANDT, O.: Acta Ophthal. (Kbh.) Suppl. Bd. **34**, 132 S., 1949.
FORTIN, E.: Ophthal. ib.-amer. **4**, 251—255 (1942).
FRANÇOIS, J.: La Gonioscopie, R. Fonteyn, Louvain, 233 S., 1948.
— Ann. Oculist (Paris) **181**, 399—409 (1948).
— in: Glaucoma, A Symposium, Blackwell, Oxford, 169—196, 1955.
— Bull. Soc. Ophtal. Fr. 629—649 (1955).
GRADLE, H. S., u. H. S. SUGAR: Amer. J. Ophthal. **23**, 1135—1139 (1940).
HOBBS, H. E.: Brit. J. Ophthal. **34**, 484—494 (1950).

Hobbs, H. E.: Ophthal. Lit. **4**, 469—478 (1950).
Ikebe, I.: Acta Soc. Ophthal. Jap., **58**, 1607—1615; 1693—1697 (1954); ref. Ophthal. Lit. **8**, 2874 (1954).
— Acta Soc. Ophthal. Jap. **59**, 59—64 (1955); ref. Ophthal. Lit. **9**, 2333 (1955).
Koeppe, L.: Ber. dtsch. ophthal. Ges. Heidelberg, 1916, **40**, 478—487 (1916).
— Albrecht v. Graefes Arch. Ophthal. **92**, 341—417 (1916).
— Z. Augenheilk. **40**, 138—150 (1918).
Kronfeld, P. C.: A. M. A. Arch. Ophthal. **38**, 400—401 (1947).
— Amer. J. Ophthal. **31**, 1507 (1948).
— Trans. Amer. Acad. Ophthal. Otolaryng. **53**, 175—185 (1949).
— A. M. A. Arch. Ophthal. **41**, 393—405 (1949).
—, u. H. I. McGarry: J. Amer. Med. Ass. **136**, 957—965 (1948).
— — u. H. E. Smith: Amer. J. Ophthal. **25**, 1163—1173 (1942).
Löhlein, H.: Wien. klin. Wschr. **61**, 698—702 (1949).
McLean, J. M.: Trans. Amer. Acad. Ophthal. Otolaryng. **45**, 176—193 (1941).
Miller, S. J. H.: Brit. Med. J. **1**, 456—461 (1952).
Moreu, A.: Arch. Soc. oftal. hisp.-amer. **1**, 272—281 (1942).
Nakayama, M.: Acta Soc. Ophthal. Jap. **59**, 1814—1817 (1955); ref. Ophthal. Lit. **9**, 2334 (1955).
Ogino, N.: Acta Soc. Ophthal. Jap. **55**, 147—159 (1951); ref. Ophthal. Lit. **5**, 3403 (1951).
Ono, Y.: Acta Soc. Ophthal. Jap. **56**, 905—922 (1952); ref. Ophthal. Lit. **6**, 2569 (1952).
Pfingst, H. A.: 4. Cong. panam. Oftal. **2**, 841—854 (1952); ref. Zbl. Ophthal. **63**, 51 (1954/55).
Ribeiro da Rocha: Thèse Belle Horizonte, Brésil. 1942.
Scheie, H. G.: A. M. A. Arch. Ophthal. **58**, 510—512 (1957).
Sugar, H. S.: Amer. J. Ophthal. **23**, 853—866 (1940).
— A. M. A. Arch. Ophthal. **25**, 674—717 (1941).
— The Glaucomas, Mosby Comp. St. Louis, 469 S., 1951.
Thorburn, T.: Svenska Läk.-Sällsk. Handl. **53**, 252—291 (1927); ref. Zbl. Ophthal. **19**, 838 (1928).
Trantas, A.: A. M. A. Arch. Ophthal. **41**, 39 (1934).
— Ann. Oculist. (Paris) **181**, 385—398 (1948).
— Oto-Nöro-Oftal. **5**, 141—148 (1950); ref. Ophthal. Lit. **4**, 5084 (1950).
— Bull. Soc. franç. Ophtal. **70**, 484—509 (1957).
Troncoso, M. U.: A Treatise on Gonioscopy, F. A. Davis Comp., Philadelphia, 306 S., 1947.
Vannini, A.: Rass. ital. Ottal. **21**, 65—95 (1952).
Weinstein, P., u. J. Forgács: Ophthalmologica **122**, 357—361 (1951).
Willenz, A., u. I. Brucăr: Oftalmologia (Bucuresti) **2**, 302—310 (1957).
Yoshida, Y.: Albrecht v. Graefes Arch. Ophthal. **118**, 796—807 (1927).

X. Winkelblock-Glaukom

Der Befund eines engen Kammerwinkels ist nur ein Hinweis auf die Möglichkeit eines Winkelblocks. Auch bei Glaucoma simplex ist ein enger Kammerwinkel keine Ausnahme. Entscheidend für die Diagnose des Winkelblock-Glaukoms ist, wie wir oben ausführten, die Untersuchung während des Druckanstieges: Ist dann der Kammerwinkel durch die Iris verlegt, so handelt es sich um ein Winkelblock-Glaukom.

Dies wurde beobachtet von Sugar (1941), Bangerter et al. (1941), François (1948), Bottoni (1949), von Fieandt (1949), Weinstein et al. (1951), Ogino (1951), Vannini (1952), Chandler (1952), Weekers et al. (1953) u.a. Methoden zur Beseitigung des Hornhautödems sind angegeben bei „Untersuchung von Kammerwinkel oder Augenhintergrund bei Hornhautödem".

Die Berührung von Iris und Schwalbescher Linie läßt sich bei Beobachtung mit schmalem, schräg einfallendem Lichtbüschel feststellen: Wenn die beiden Schenkel des Lichtspaltes, nämlich der auf der Iris und der auf der Hornhautrückfläche, an einem Punkt zusammentreffen, liegt hier die Iris der Hornhaut an; besteht dagegen eine schmale, bei breitem Lichtbüschel nicht erkennbare Lücke zwischen Iris und Hornhaut, so treffen sich die Spaltschenkel nicht, sie erscheinen seitlich gegeneinander verschoben (Busacca, 1945; Leydhecker, 1952; Gorin, 1957).

Nicht immer ist bei Winkelblock der Kammerwinkel völlig verlegt; wenn 70–90° offen sind, genügt dies für den Abfluß (Kronfeld, 1944). Die Verlegung kann übersehen werden, wenn sich die Iris infolge des Lichteinfalles kontrahiert; man soll also zunächst das Licht ausschalten und dann bei plötzlichem Einschalten beobachten (SMITH, 1954). ROSS (1953) beobachtete die Verlegung des Kammerwinkels während eines Druckanstieges bei dem Dunkelzimmertest. Nur sehr selten findet man akutes Glaukom bei offenem Kammerwinkel (BANGERTER et al., 1941; LEYDHECKER, 1955; SKRIPKA, 1956). Subakute Druckanstiege bei offenem Kammerwinkel berichteten WEEKERS et al. (1953). Bei verlegtem Kammerwinkel hört der Abfluß des Kammerwassers auf, wie OGINO (1957) an Wasservenen beobachtete. Tonographische Befunde sind im Kapitel „Tonographie" besprochen.

In der Regel ist ein enger Kammerwinkel also die Voraussetzung für akute Glaukomanfälle. Wenngleich man ihn im Anfall fast stets verlegt findet und dies den hohen i.o. Druck dann erklärt, so ist damit doch nicht gesagt, ob die Verlegung die erste und einzige Ursache des Druckanstieges war und wodurch sie entstand. Es gibt zweifellos Fälle, bei denen infolge einer Pupillenerweiterung zuerst der Kammerwinkel verlegt wurde, dann der i.o. Druck ohne Zeichen einer Kongestion anstieg und erst nach einiger Zeit ein typischer Anfall entstand (BANGERTER et al., 1941; FRANÇOIS, 1948; VANNINI, 1952). Nach anderen Autoren entsteht der Winkelverschluß erst infolge einer Gefäßerweiterung und eines Ödems der Iriswurzel und des Ciliarkörpers (TRONCOSO, 1947; WEINSTEIN et al., 1951; DUKE-ELDER, 1952; FRANÇOIS, 1955). Auf die Pathogenese des akuten Glaukoms gehen wir S. 73 ein.

Nach dem Anfall kann der Kammerwinkel wieder normal aussehen, wenn der i.o. Druck nicht zu lange erhöht blieb. Die Berichte von MCLEAN (1941) und SUGAR (1951) machen wahrscheinlich, daß die Grenze bei etwa 24 Stunden liegt. Dauerte der Anfall länger, so bleiben Synechien zurück, die im allgemeinen um so ausgedehnter sind (und Miotica deshalb um so unwirksamer machen), je länger der Anfall dauerte. Sie sind also zunächst Folge, nicht Ursache, der Drucksteigerung (THORBURN, 1927; TRONCOSO, 1934, 1935; KRONFELD, 1944; BOTTONI, 1950; HOBBS, 1950; GORIN, 1957). Zuerst entstehen sie oben oder temporal-oben (PHILLIPS, 1956), wo der Kammerwinkel meist am engsten ist.

Die Entstehung der Synechien bei experimentellem Glaukom bei Tieren untersuchte TRONCOSO (1944). KRONFELD (1944) unterschied nach Breite und Ansatz am Kammerwinkel drei Hauptformen der Synechien und fand, daß die breit in gerader Linie an dem Schwalbeschen Ring ansetzenden Verwachsungen besonders schwer zu beeinflussende Drucksteigerungen ergaben. Außer bei Glaukom kommen Synechien auch bei Entzündungen, Verletzungen und Degenerationen (Lochbildung der Iris) vor, worauf unten eingegangen wird. Sie entstehen auch bei ursprünglich weitem Kammerwinkel im Verlauf des Glaukoms (TRONCOSO, 1935).

Tagesschwankungen der Kammerwinkelweite beschrieb SKRIPKA (1956).

Schrifttum

BANGERTER, A., u. H. GOLDMANN: Ophthalmologica **102**, 321—350 (1941).
BOTTONI, A.: Ann. Ottal. **75**, 279—286 (1949).
— Ann. Ottal. **76**, 38—42 (1950).
BUSACCA, A.: Éléments de gonioscopie normale, pathologique et expérimentale. Rossolillo, São Paulo 1945, 194 S.
CHANDLER, P. A.: A. M. A. Arch. Ophthal. **47**, 695—716 (1952).
DUKE-ELDER, S.: Amer. J. Ophthal. **35**, 1—21 (1952).
FIEANDT, O. VON: Acta ophthal. (Kbh.) Suppl. Bd. **34**, 1949, 132 S.
FRANÇOIS, J.: La gonioscopie. R. Fonteyn Louvain 1948, 233 S.
— Ann. Oculist. (Paris) **181**, 399—409 (1948).
— Proc. Ophtal. **4**, 19—129, S. Karger Basel/New York 1955.
GORIN, G.: In: Moderne Probleme der Ophthalmologie. E. B. Streiff u. J. Babel, S. Karger, Basel 1957, Bibl. Ophthal. Fasc. 47, 125—131.
HOBBS, H. E.: Proc. Roy. Soc. Med. **43**, 1017—1024 (1950).
KRONFELD, P. C.: A. M. A. Arch. Ophthal. **32**, 447—455 (1944).
LEYDHECKER, W.: Klin. Mbl. Augenheilk. **121**, 174—184 (1952).
— in: Glaucoma, A Symposium, Blackwell, Oxford, 205—225 (1955).
MCLEAN, J. M.: Trans. N. Y. Acad. Med. **45**, 176—183 (1941).

Ogino, N.: Acta Soc. Ophthal. Jap. **55**, 147—159 (1951).
— Jap. J. Ophthal. **1**, 171—178 (1957); ref. Zbl. Ophthal. **74**, 29 (1958).
Phillips, C. I.: Brit. J. Ophthal. **40**, 129—135 (1956).
Ross, M G.: Amer. J. Ophthal. **36**, 488—492 (1953).
Skripka, V. K.: Oftal. Ž. **11**, 167—172 (1956); ref. Zbl. Ophthal. **69**, 306 (1956/57).
Smith, R.: Brit. J. Ophthal. **38**, 136—143 (1954).
Sugar, H. S.: A. M. A. Arch. Ophthal. **25**, 674—717 (1941).
— The Glaucomas. Mosby Comp., St. Louis 1951, 469 S.
Thorburn, T.: Svenska Läk.-Sällsk. Handl. **53**, 252—291 (1927); ref. Zbl. Ophthal. **19**, 838 (1928).
Troncoso, M. U.: Verh. 14. int. Kong. Ophthal. Madrid **1**, 25—57 (1934).
— A. M. A. Arch. Ophthal. **14**, 557—586 (1935).
— A. M. A. Arch. Ophthal. **31**, 481—502 (1944).
— A Treatise on Gonioscopy. F. A. Davis Comp. Philadelphia 1947, 306 S.
Vannini, A.: Rass. ital. Ottal. **21**, 65—95 (1952).
Weekers, R., u. E. Prijot: Ann. Oculist. (Paris) **186**, 596—601 (1953).
Weinstein, P., u. J. Forgács: Ophthalmologica **122**, 357—361 (1951).

XI. Gonioskopie bei Glaucoma capsulare

Nach der Literatur (vgl. S. 163 bis S. 168) halte ich es für wahrscheinlich, daß das Kapselhäutchenglaukom ein Glaucoma simplex ist, bei dem eine kausal unabhängige zweite Krankheit besteht, die die Ablagerungen verursacht. Ablagerung der typischen weißen Flocken im Kammerwinkel wurde von Barkan (1936), Gradle et al. (1940, 1947), Bangerter et al. (1941), Busacca (1945), Troncoso (1947), Trantas (zit. nach François, 1948) und Weekers et al. (1950, 1951) beobachtet. Es ist fraglich, ob diese den Abfluß verlegen, wie die meisten Autoren meinten, oder ob viel kleinere Flöckchen als die im Kammerwinkel sichtbaren die Zwischenräume zwischen den Trabekeln verlegen (Goldmann, zit. nach François, 1948). Ich sah Fälle von sogenannter Kapselabschilferung mit Glaukom, bei denen nur 2–4 einzelne Flöckchen auf den Trabekeln lagen, der Kammerwinkel sonst völlig normal aussah und die „Abschilferung" die Drucksteigerung nicht erklären konnte.

Schrifttum

Bangerter, A., u. H. Goldmann: Ophthalmologica **102**, 321—350 (1941).
Barkan, O.: Amer. J. Ophthal. **19**, 951—965 (1936).
Busacca, A.: Eléments de gonioscopie normale, pathologique et expérimentale, Rossolillo, São Paulo, 194 S. (1945).
Goldmann, H.: zit. nach François, J.: La Gonioscopie, R. Fonteyn, Louvain 1948, 233 S.
Gradle, H. S., u. H. S. Sugar: Amer. J. Ophthal. **23**, 982—997 (1940).
—— Amer. J. Ophthal. **30**, 12—19 (1947).
Trantas, A.: zit. nach François, J.: La Gonioscopie, R. Fonteyn, Louvain 1948, 233 S.
Troncoso, M. U.: A Treatise on Gonioscopy. F. A. Davis Comp., Philadelphia, 306 S. (1947).
Weekers, L., R. Weekers u. J. Dedoyard: Bull. Soc. belge Ophtal. **95**, 383—392 (1950).
— Docum. Ophthal. ('s-Grav.) V/VI, 555—569 (1951).

XII. Klinischer Wert der Gonioskopie bei primärem Glaukom

Für die *Diagnose des Glaucoma simplex* (Glaukom mit offenem Kammerwinkel) hat die Gonioskopie keinen anerkannten Wert. Veränderungen, die als Zeichen von Glaukom angesehen wurden (Pigmentierung, verminderte Lichtdurchlässigkeit der Trabekel, Entfärbung und Mattwerden des Ciliarkörperbandes, Fehlen von Blut im Schlemmschen Kanal) kommen im Alter zunehmend auch bei gesunden Augen vor und können andererseits bei Glaukom fehlen.

Für die Frage, ob akute Druckanstiege möglich sind *(Winkelblock-Glaukom)*, ist die Gonioskopie äußerst wertvoll, wenn auch im Einzelfall nicht sicher entscheidend; es gibt Augen mit engem Kammerwinkel, bei denen kein Glaukom entsteht, und akute Anfälle kommen auch bei Augen vor, bei denen der Kammerwinkel im Intervall mittelweit ist, ausnahmsweise sogar bei Augen, deren Kammerwinkel selbst im Anfall offen bleibt. Im allgemeinen ist aber ein enger Kammerwinkel die wichtigste Voraussetzung für das Entstehen des akuten Glaukoms. Nicht eindeutig geklärt ist es jedoch, was die bei akutem Glaukom fast stets beobachtete Verlegung des Kammerwinkels auslöst. Diese Frage wird bei der Pathogenese des Glaukoms besprochen.

Bei der *Auswahl von Belastungsproben und Operationen* ist der gonioskopische Befund von größtem Wert; hierauf wird bei deren Besprechung eingegangen, ebenso auf den Wert der *postoperativen Gonioskopie.*

Auf den Wert der Gonioskopie für eine (im Einzelfall oft nicht befriedigende) *Trennung von zwei Hauptformen des primären Glaukoms* wurde oben bereits hingewiesen.

Ein eigenes Untersuchungsschema, in dem die zu beachtenden Punkte angegeben sind, teile ich im folgenden mit. Es erhebt keinen Anspruch auf Vollständigkeit oder Originalität, ist aber als Leitfaden für weniger Geübte brauchbar, damit innerhalb einer großen Klinik die Befunde einheitlich erhoben werden.

Die Gonioskopie bei Sekundärglaukom und anderen Leiden als Glaukom wird in den beiden folgenden Abschnitten beschrieben.

Gonioskopie bei Glaukom

1. Durchmesser der Pupille und Tension unmittelbar vor Gonioskopie angeben.
2. Weite des Winkels
   a) *Offener Eingang.*
      Weit: Ciliarkörperband in wenigstens der Hälfte des Winkelumfanges sichtbar.
      Eng: Ciliarkörper nicht sichtbar. Trabekel in wenigstens der Hälfte des Winkelumfanges ganz oder zur Hälfte seiner Breite sichtbar.
      Sehr eng: Trabekel gar nicht sichtbar, oder nur Trabekelspitze zu sehen.
   b) *Eingang geschlossen.*
      Schmales Lichtbüschel nicht seitlich verschoben.
      In welchem Teil des Umfanges des Kammerwinkels?
3. Synechien:
   Bei wieviel Uhr?
   Zwischen welchen Gebilden?
   Iris-Trabekelmitte?
   Iris-Trabekelspitze oder Schwalbesche Linie?
   Zipfelig oder breitbasig?
4. Große Irisgefäße – bei wieviel Uhr? Blutgefäße im Kammerwinkel?
5. Verfilzung: Trabekel oder Ciliarkörper? (Weiß-graue matte Löschpapier-ähnliche Oberfläche).
6. Stärke der Pigmentierung, wo gelegen?
7. „Kapselabschilferung"?
8. Blutfüllung des Schlemmschen Kanals?
9. Nach Operationen:
   a) *Elliot:* Loch offen oder verlegt?
      Wodurch verlegt?
      Wo sitzt das Loch (Ciliarkörper – Trabekel usw.)?
   b) *Iridenkleisis:* Beide Schenkel eingeklemmt?
      Abstand voneinander?
      Ist Spalt oder Stufe sichtbar (schmales Lichtbüschel)? Wo?

c) *Cyclodialyse:* Spalt wie lang?
Wo offen bis in die Tiefe bei Kippen der Kontaktlinse?
Wo ist er teilweise zugewachsen?

10. Bei Kindern und Jugendlichen: Ist embryonales Gewebe sichtbar?

Schrifttum

BEUNINGEN, E. G. A. VAN: Ber. dtsch. ophthal. Ges. Heidelberg, **55**, 1949, 401—402 (1950).
— Ber. dtsch. Ophthal. Ges. München, 1950, **56**, 132 (1951).
— in: Zeitfragen der Augenheilk. herausgegeb. von W. Löhlein, Thieme, Leipzig, 1954, 107—113.
BOTTONI, A.: Ann. Ottal. **75**, 279—286 (1949).
FRANÇOIS, J.: Ann. Oculist. (Paris) **181**, 399—409 (1948).
KRONFELD, P. C., H. I. MCGARRY: Amer. J. Ophthal. **27**, 147—153 (1944).
LEYDHECKER, W.: Klin. Mbl. Augenheilk. **130**, 587—600 (1957).
POSNER, A.: Eye, Ear, Nose Thr. Monthly, **31**, 210; 219 (1952).
PROVOTOROVA, L. I.: Vestn. Oftal. No. 3, 3—7 (1956); ref. Ophthal. Lit. **10**, 499 (1956).
SHAFFER, R. N., u. A. SCHWARTZ: Survey Ophthal. **2**, 389—409 (1957).
SUGAR, H. S.: Amer. J. Ophthal. **25**, 663—671 (1942).
— Ophthal. ib.-amer. **18**, 12—13 (1956).
— Ophthal. ib.-amer. **19**, 340—343 (1957).
VANNINI, A.: Rass. ital. Ottal. **20**, 317 (1951).
WEINSTEIN, P., u. J. FORGÁCS: Szemészet. **88**, 204—207 (1951); ref. Ophthal. Lit. **5**, 3402 (1951).

XIII. Gonioskopie bei sekundären Glaukomen

Während die Gonioskopie zur Klärung der Pathogenese des Glaucoma simplex nichts Sicheres beigetragen hat und aus der Pathogenese des Winkelblockglaukoms nur einen der Faktoren klärte, konnte sie bei den *Sekundärglaukomen* wichtige Informationen geben. Auch hier bleibt aber oft ungeklärt, ob die Kammerwinkelveränderungen Ursache, Folge oder Begleiterscheinung der Drucksteigerung sind. Das Ausmaß der sichtbaren Kammerwinkelveränderungen erlaubt in den meisten Fällen keinen eindeutigen Schluß auf den Grad der Drucksteigerung.

1. Glaukom nach Staroperation

Bei *Glaukom nach Staroperation* mit lange aufgehobener Vorderkammer sieht man oft ausgedehnte Synechien des Kammerwinkels (SUGAR, 1941; KRONFELD et al., 1941, 1945; TRONCOSO, 1947; FRANÇOIS, 1948, 1955; MEYER et al., 1950; WEINSTEIN et al., 1951; OGINO, 1951; WEEKERS et al., 1952, 1953). Eine Einteilung der Synechien nach Ausdehnung und Form schlugen WEEKERS et al. (1952, 1953) vor. Mit Sicherheit läßt sich aus dem gonioskopischen Bild die Höhe und Therapieresistenz der Drucksteigerung nicht erkennen.

Über Gonioskopie nach 318 Staroperationen vgl. THORPE (1957).

2. Glaukom bei und nach Iridocyclitis

Durch das entzündliche Ödem von Iris und Ciliarkörper können bei Iridocyclitis Synechien des Kammerwinkels entstehen, die den Abfluß auch nach Abklingen der Entzündung verlegen und Drucksteigerung verursachen (MOREU, 1943; BUSACCA, 1945; TRONCOSO, 1947; FRANÇOIS, 1948; OGINO, 1951; WEINSTEIN et al., 1951; BOTTONI, 1950, 1951). KALT (1949) sah jedoch während der Entzündung den Kammerwinkel nur bei 2 von 15 Fällen mit Drucksteigerung völlig geschlossen, und andererseits berichtete FRANÇOIS (1955), daß nicht selten völlige Verlegung des Kammerwinkels bei normalem i.o. Druck vorkommt. Der gonioskopische Befund allein gibt also oft keine Aufklärung über die Drucksteigerung. Diese entsteht dann bei Iritis wahrscheinlich teils durch Hypersekretion, teils durch den Eiweißreichtum des Kammerwassers.

Über gonioskopische Befunde bei einem Fall von Behçet-Syndrom berichtete TRANTAS (1957).

3. Glaukom bei degenerativen Iriserkrankungen

Bei essentieller Irisatrophie findet man Synechien des mesodermalen Blattes der Iris mit dem Kammerwinkel (McKEOWN, 1937; FINE et al., 1937; CSILLAG, 1938, 1939; POST, 1939; SCHARF, 1940, 1941; SUGAR, 1945; ZANEN, 1949; CHANG et al., 1949; McCULLOCH, 1950; LARMANDE, 1953; SIVASUBRAMANIAM et al., 1955; BÉGUÉ et al., 1955), die ihn jedoch nur selten völlig verlegen (POST, 1939; VAN BEUNINGEN, 1951). In einem von LÖHLEIN (1951) mitgeteilten Fall war der Kammerwinkeleingang frei, aber nur die Trabekelspitze war sichtbar, so daß vielleicht doch in der Tiefe Verwachsungen bestanden haben.

Bei Iridoschisis kann der Kammerwinkel pigmentiert (LOEWENSTEIN et al., 1948) oder normal (McCULLOCH, 1950) sein.

Bei beiden Krankheiten gibt also die Gonioskopie keine in allen Fällen ausreichende Erklärung für das Glaukom.

4. Hämorrhagisches Glaukom

Das Endstadium des hämorrhagischen Glaukoms zeichnet sich durch neugebildete Gefäße auf der Iris und im Kammerwinkel sowie durch einen völlig verlegten Kammerwinkel aus (SUGAR, 1957; u. a.). Dieser Zustand kommt bei Diabetes sowie nach Zentralvenenthrombose vor, und einige Autoren ordnen deshalb diese beiden ätiologisch verschiedenen klinisch ähnlichen Krankheitsbilder in eine Gruppe ein (KURZ, 1937; SUGAR, 1941, 1942, 1957; FRALICK, 1945; MEYER et al., 1950).

FRANÇOIS (1955) dagegen unterscheidet sie: das hämorrhagische Glaukom nach Zentralvenenthrombose ist einseitig; die Irisgefäße entstehen später als die Drucksteigerung; es handelt sich um eine Kongestion von vorher bestehenden Gefäßen, die anfangs nur sektorenförmig ausgebildet ist; der Kammerwinkel bleibt bis zum Druckanstieg offen und schließt sich erst infolge der Drucksteigerung zirkulär. Das Glaukom bei diabetischer Rubeosis ist dagegen beidseitig; die Irisgefäße entwickeln sich vor Beginn der Drucksteigerung, wobei es sich um neugebildete, miteinander anastomosierende Gefäße vorwiegend in Pupillennähe, in der Irisperipherie und auf den Trabekeln handelt; die Kammerwinkel-Gefäße entstehen vor der Drucksteigerung, ebenso oft Synechien. Die gonioskopischen Veränderungen bei Rubeosis iridis diabetica teilt FRANÇOIS in drei Stadien ein: 1. offener Kammerwinkel mit Neubildung von Gefäßen, die mit dem blutgefüllten Schlemmschen Kanal anastomosieren, 2. Bildung einzelner Synechien an stark vascularisierten Stellen der Iris, 3. totaler Verschluß des Kammerwinkels. Diese Stadien findet man auch bei GOLDMANN (1938, 1949), FRALICK (1945), McGARRY (1946), DE ROETTH (1946), SUGAR (1949) beschrieben. Zum Glaukom bei Zentralvenenthrombose: BRAENDSTRUP (1950) und S. 197.

5. Glaukom bei Linsenluxation

Bei Linsenluxation in die Vorderkammer verlegt die Linse unmittelbar den Abfluß. Ist sie hinter der Iris nach vorn luxiert, so kann sie die Iris gegen die Trabekel pressen und dadurch den Abfluß verlegen (SUGAR, 1957). Meist jedoch wird der Kammerwinkel bei hinterer Luxation der Linse nicht verlegt (SUGAR, 1941; VON FIEANDT, 1949), die Ursache der Drucksteigerung ist dann wahrscheinlich Hypersekretion infolge der Reizung des Ciliarkörpers.

6. Glaukom bei Linsenschwellung

Akutes Glaukom bei Cataracta intumescens ist keine Seltenheit. Der Kammerwinkel wird durch die Linsenschwellung verlegt (SUGAR, 1941). Natürlich kann Cataracta intumescens auch bei Augen mit primärem Glaukom vorkommen und der Kammerwinkel dann normal aussehen (BUSACCA, 1945).

7. Glaukom nach Verletzung

Synechien des Kammerwinkels werden von SUGAR (1941) und BUSACCA (1945) beschrieben, traumatische Iridodialyse u. a. von KANEDA et al. (1955) und WEN-SHAN (1957). Nicht immer findet man aber nach eigener Erfahrung bei Glaukom nach Prellungen oder perforierender Verletzung sichtbare Kammerwinkelveränderungen, obgleich die Einseitigkeit des Glaukoms und das Auftreten kurz nach dem Unfall einen ursächlichen Zusammenhang wahrscheinlich machen.

8. Pigmentglaukom

Starke Pigmentaussaat als Ursache des Glaukoms wurde zuerst von KOEPPE (1916) beschrieben, weitere typische Fälle u. a. von JESS (1923) und RUSSO (1935). Gonioskopisch untersucht waren diese Augen nicht. Erst SUGAR (1940, 1951, 1957; SUGAR et al., 1949) teilte typische gonioskopische Befunde mit. Man findet im Kammerwinkel eine massive Pigmentaussaat, die die Trabekel sehr dicht, fast homogen, bedeckt und das Ausmaß der Alterspigmentierung weit überschreitet. Auf der Hornhautrückfläche sieht man eine Kruckenbergsche Pigmentspindel, auf der Iris liegt das Pigment wie Pfeffer verstreut in den Furchen konzentrisch angeordnet. Die gleichen Befunde wurden von KROUWELS (1951), CALHOUN (1953), RIFFENBURGH (1953), BICK (1957) und ÉTIENNE et al. (1957) mitgeteilt. Ich sah mehrere solcher Fälle. Der gonioskopische Befund macht eine Verlegung des Abflusses durch das Pigment wahrscheinlich, aber man kann allein aus der Gonioskopie keine sicheren Schlüsse auf den i.o. Druck ziehen. Klinisch verläuft Pigmentglaukom wie Glaukom mit weitem Kammerwinkel. MALBRÁN (1957) hielt Pigmentglaukom für eine kongenitale Veränderung, weil er dabei mesodermale Gewebsreste im Kammerwinkel fand. Die gleiche Meinung vertraten ÉTIENNE et al. (1957). Bei meinen Kranken war kein embryonales Gewebe zu sehen.

Schrifttum

BEUNINGEN, E. G. A. VAN: Klin. Mbl. Augenheilk. **119**, 279—286 (1951).
BICK, M. W.: A. M. A. Arch. Ophthal. **58**, 483—494 (1957).
BOTTONI, A.: Ann. Ottal. **76**, 38—42 (1950).
— Ann. Ottal. **76**, 157—160 (1950).
— Ann. Ottal. **77**, 84—89 (1951).
BRAENDSTRUP, P.: Acta Ophthal. (Kbh.) Suppl. Bd. **35**, 162 S. (1950).
BUSACCA, A.: Eléments de gonioscopie normale, pathologique et expérimentale. Rossolillo, São Paulo, 194 S., 1945.
CALHOUN, F. P. jr.: Trans. Amer. Ophthal. Soc. 1952, **50**, 103—133 (1953).
— Amer. J. Ophthal. **36**, 1398—1415 (1953).
CHANG, L. W., u. G. W. OJERS: Amer. J. Ophthal. **32**, 369—373 (1949).
CSILLAG, F.: Klin. Mbl. Augenheilk. **101**, 874—883 (1938).
— Orv. Hetil. **1939**, 85—88; ref. Zbl. Ophthal. **43**, 304 (1939).
ÉTIENNE, R., u. M. L. POMMIER: Ann. Oculist. (Paris) **190**, 491—499 (1957).
FIEANDT, O. VON: Acta Ophthal. (Kbh.) Suppl. Bd. **34**, 132 S. (1949).
FINE, M., u. H. BARKAN: Amer. J. Ophthal. **20**, 277—280 (1937).
FRALICK, F. B.: Amer. J. Ophthal. **28**, 123—139 (1945).
FRANÇOIS, J.: Bull. Soc. belge Ophtal. **88**, 2—228 (1948).
— La Gonioscopie, R. Fonteyn, Louvain 1948, 233 S.
— La Gonioscopie. In: Progr. Ophtal. **4**, 19—129, S. Karger, Basel/New York, 1955.

GOLDMANN, H.: Ophthalmologica **96**, 90—97 (1938).
— Ophthalmologica **117**, 253—258 (1949).
JESS, A.: Klin. Mbl. Augenheilk. **71**, 175—180 (1923).
KALT, M.: Les uvéites hypertensives, Masson Paris, 406 S. (1949).
KANEDA, S., u. T. KUSUMOTO: Kumamoto Med. J. **8**, 1—5 (1955); ref. Zbl. Ophthal. **69**, 9 (1956).
KOEPPE, L.: Ber. dtsch. ophthal. Ges. Heidelberg 1916, **40**, 478—487 (1916).
— Albrecht v. Graefes Arch. Ophthal. **92**, 341—417 (1916).
KRONFELD, P. C., u. E. E. GROSSMANN: Trans. Amer. Acad. Ophthal. Otolaryng. **45**, 184—196 (1941).
—, u. J. HAAS: A. M. A. Arch. Ophthal. **33**, 199—202 (1945).
KROUWELS, A. G.: Ned. T. Geneesk. **95**, 1745—1751 (1951).
KURZ, O.: Arch. Augenheilk. **110**, 284—302 (1937).
LARMANDE, A. M.: Arch. Ophtal. (Paris) **13**, 586—603 (1953).
LÖHLEIN, H.: Klin. Mbl. Augenheilk. **118**, 379—388 (1951).
LOEWENSTEIN, A., J. FOSTER u. S. K. SLEDGE: Brit. J. Ophthal. **32**, 129—134 (1948).
MALBRÁN, J.: in: Moderne Probleme der Ophthalmologie. E. B. Streiff u. J. Babel, S. Karger, Basel, 132—146 (1957), Bibl. Ophthal. Fasc. 47.
MCCULLOCH, C.: Amer. J. Ophthal. **33**, 1398—1400 (1950).
MCGARRY, H. I.: Amer. J. Ophthal. **29**, 1590 (1946).
MCKEOWN, H. S.: A. M. A. Arch. Ophthal. **18**, 347—351 (1937).
MEYER, S. J., u. P. STERNBERG: Trans. Amer. Acad. Ophthal. Otolaryng. **54**, 326 (1950).
MOREU, A.: Manual de Gonioscopia, Ed. Morata, Madrid 1943, 127 S.
OGINO, N.: Acta Soc. ophthal. Jap. **55**, 147—159 (1951); ref. Ophthal. Lit. **5**, 3403 (1951).
OJERS, G. W., u. L. W. CHANG: Amer. J. Ophthal. **32**, 369 (1949).
POST, M. H.: Amer. J. Ophthal. **22**, 755—759 (1939).
RIFFENBURGH, R. S.: A. M. A. Arch. Ophthal. **49**, 341 (1953).
ROETTH, A. DE: A. M. A. Arch. Ophthal. **55**, 20—22 (1946).
RUSSO, A.: Ann. Ottal. **63**, 305—318 (1935).
SCHARF, J.: Klin. Mbl. Augenheilk. **106**, 411—422 (1941).
SIVASUBRAMANIAM, P., u. T. HOOLE: Brit. J. Ophthal. **39**, 119—121 (1955).
SUGAR, H. S.: Amer. J. Ophthal. **23**, 853—866 (1940).
— A. M. A. Arch. Ophthal. **25**, 674—717 (1941).
— A. M. A. Arch. Ophthal. **28**, 587—598 (1942).
— Amer. J. Ophthal. **28**, 744 (1945).
— Amer. J. Ophthal. **32**, 425—432 (1949).
— The Glaucomas, 1. Aufl. Mosby Comp., St. Louis, 469 S. (1951).
— The Glaucomas, 2. Aufl. Hoeber, N. Y. 1957, 516 S.
—, u. F. A. BARBOUR: Amer. J. Ophthal. **32**, 90—92 (1949).
THORPE, H. E.: Trans. Amer. Ophthal. Soc. **55**, 773—779 (1957).
TRANTAS, N.: Bull. Soc. héllén. Ophthal. **25**, 189 (1957); ref. Ophthal. Lit. **11**, 4513 (1957).
TRONCOSO, M. U.: A Treatise on Gonioscopy. F. A. Davis Comp., Philadelphia, 1947, 306 S.
WEEKERS, R., u. Y. DELMARCELLE: Bull. Soc. belge Ophtal. **102**, 668—692 (1952).
— — Ann. Oculist (Paris) **186**, 415—443 (1953).
WEN-SHAN, C.: Chin. med. J. **75**, 626—630 (1957); ref. Ophthal. Lit. **11**, 2826 (1957).
WEINSTEIN, P., u. J. FORGÁCS: Szemészet **88**, 204—207 (1951).
ZANEN, J.: Bull. Soc. belge Ophtal. **93**, 420—434 (1949).

XIV. Hinweise auf den Wert der Gonioskopie bei anderen Leiden als Glaukom

In den eingangs genannten Lehrbüchern und zusammenfassenden Arbeiten wird auf den Wert der Gonioskopie bei anderen Leiden als Glaukom eingegangen (vgl. auch TRONCOSO, 1933; GOLDMANN, 1949; MATHIEU, 1954). *Fremdkörper* im Kammerwinkel, die röntgenologisch nicht darstellbar sind, kann man manchmal mittels der Gonioskopie erkennen (BRUCE, 1933; MCALESTER, 1938; SCHARF, 1941; REEH, 1948; PIROT, 1952; TRANTAS, 1952; MOSKOWITZ, 1953; SCHÖNEWALD, 1955; MARUŠIĆ (1956).

Die Ausdehnung von *Tumoren* der Iris ist so beurteilbar, und man kann entscheiden, ob eine Iridektomie ausreicht (Literatur bei FRANÇOIS, 1948, 1955; dazu über Cysten des Ciliarkörpers SCHEIE, 1954). Über gonioskopische Befunde bei *Trachom* berichteten LARMANDE et al. (1955), bei *Heterochromie* VANNINI (1954). Gonioskopische Beobachtungen bei *angeborenen Veränderungen* und *Mißbildungen* referierten FRANÇOIS (1955) und KANEDA et al. (1955).

BROCKHURST et al. (1956) wiesen darauf hin, daß Synechien und Ablagerungen im Kammerwinkel manchmal die einzigen Zeichen einer abgelaufenen Iritis sein können. *Verletzungsfolgen* beschreiben TRANTAS (1952) und PAGANI (1956).

Schrifttum

BROCKHURST, R. J., C. L. SCHEPENS u. J. D. OKAMURA: Amer. J. Ophthal. **42**, 545—554 (1956).
BRUCE, G. M.: A. M. A. Arch. Ophthal. **10**, 615—620 (1933).
FRANÇOIS, J.: La Gonioscopie, R. Fonteyn, Louvain, 233 S., 1948.
— La Gonioscopie, in: Progr. Ophtal. **4**, 19—129, S. Karger Basel/New York, 1955.
GOLDMANN, H.: Ophthalmologica **117**, 253—258 (1949).
KANEDA, S., u. T. KUSUMOTO: Kumamoto Med. J. **8**, 1—5 (1955); ref. Zbl. Ophthal. **69**, 9 (1956).
LARMANDE, A., u. COULLIAUD-MAISONNEUVE: Rev. int. Trachom. N. S. **32**, 444—447 (1955); ref. Zbl. Ophthal. **68**, 179 (1956).
MARUŠIĆ, K.: Vojnosanit. Pregl. **13**, 18—21 (1956); ref. Zbl. Ophthal. **69**, 319 (1957).
MATHIEU, M.: Un. méd. Can. **83**, 996—998 (1954); ref. Ophthal. Lit. **8**, 1948 (1954).
MCALESTER, A. W.: Amer. J. Ophthal. **21**, 1380 (1938).
MOSKOWITZ, H. L.: A. M. A. Arch. Ophthal. **50**, 319—322 (1953).
PAGANI, L.: Rass. ital. Ottal. **25**, 368—373 (1956).
PIROT, G.: Bull. Soc. belge Ophtal. **102**, 700—703 (1952).
REEH, M. J.: Amer. J. Ophthal. **31**, 336—337 (1948).
SCHARF, J.: Klin. Mbl. Augenheilk. **107**, 193—196 (1941).
SCHEIE, H. G.: Trans. Amer. Ophthal. Soc. **51**, 313—331 (1954).
SCHÖNEWALD, H. K.: Klin. Mbl. Augenheilk. **127**, 596—600 (1955).
TRANTAS, N. G.: Bull. Soc. héllén. Ophtal. **19**, 10 (1952); ref. Zbl. Ophthal. **60**, 297 (1953).
— Bull. Soc. Ophtal. Fr. 1952, 641—645.
TRONCOSO, M. U.: Trans. Ophtal. Soc. U. K. **53**, 361—366 (1933).
VANNINI, A.: Rass. ital. Ottal. **23**, 3—23 (1954).

H. Die Tiefe der Vorderkammer

I. Hinweis auf ältere Literatur. Zusammenfassende Arbeiten

Die Bedeutung der Vorderkammertiefe für die Verlaufsform des Glaukoms hat zuerst SEIDEL (1920) erkannt, der die Dunkelzimmerprobe nur bei Augen mit flacher Vorderkammer positiv fand und den Druckanstieg richtig als Folge der mechanischen Verlegung des Kammerwinkels durch die Iris deutete. RAEDER (1923) schlug eine Einteilung des Glaukoms nach der Tiefe der Vorderkammer vor und war so ein Vorläufer der späteren Einteilung durch BARKAN (1936).

Auf die Bedeutung der Vorderkammer-Tiefe wiesen in unserer Berichtszeit ROSENGREN und TÖRNQUIST in mehreren, unten angeführten Arbeiten hin. Das Schrifttum ist in der Monographie von TÖRNQUIST (1953) besprochen. Das Verhältnis des Linsenvolumens zur Tiefe der Vorderkammer untersuchte SNYDACKER (1956).

II. Messen der Vorderkammer-Tiefe

Methoden zum Messen der Vorderkammer-Tiefe sind beschrieben von ROSENGREN (1930), SUGAR (1942), JAEGER (1952), SCHNEIDER (1951), KRANNIG (1957). Aus einer Photographie kann man mittels eines Integrationsverfahrens nach GOLDMANN (1941) außer der Tiefe auch das Volumen der Vorderkammer berechnen. Hierzu vgl. HEIM (1941).

III. Tiefe der Vorderkammer bei Gesunden. Einfluß des Alters

Nach SHINDO (1932) beträgt die axiale Tiefe der Vorderkammer Gesunder 3,3 mm (2,4–4,2 mm), nach ROSENGREN (1950, 1956) 3,15 mm. Sie nimmt im Alter infolge der Volumensvermehrung der Linse ab (SHINDO, 1932; SALA, 1933). TÖRNQUIST (1953) fand bei 20jährigen im Mittel 3,19 mm, bei 65jährigen 2,68 mm. Je stärker die Hypermetropie, desto flacher ist die Vorderkammer (SALA, 1933).

IV. Tiefe der Vorderkammer bei Glaukom

SHINDO (1933) fand bei Glaucoma simplex normale Tiefe der Vorderkammer, bei chronisch-kongestivem Glaukom leichte Abflachung, bei akutem Glaukom starke Abflachung. Spätere Untersuchungen bestätigten Differenzen zwischen den primär-chronischen Glaukomformen nicht, zeigten aber, daß sich die akuten Glaukome eindeutig von gesunden Augen und von Augen mit anderen Glaukomformen durch die flache Vorderkammer unterscheiden. ROSENGREN (1953, 1956) fand bei Glaucoma simplex eine Vorderkammer-Tiefe von 3,04 mm, bei chronisch-kongestivem Glaukom 3,11 mm (beide Werte sind nicht signifikant verschieden von denen gesunder Augen), bei akutem Glaukom jedoch den signifikant niedrigen Wert von 2,38 mm. TÖRNQUIST (1953, 1956) maß bei akutem Glaukom bei Männern 1,7 mm, bei Frauen 1,63 mm, was rund $^2/_3$ der von ihm bei Gesunden gefundenen Werte ist. Bei einseitigem akutem Glaukom war die Vorderkammer auch am 2. Auge signifikant flacher als bei Gesunden oder bei primär-chronischem Glaukom, jedoch nicht so stark abgeflacht wie am erkrankten Auge.

Die Vorderkammer-Tiefe nimmt während des Glaukomanfalles nicht ab (ROSENGREN, 1931, 1956). Die Abflachung der Vorderkammer ist somit nicht Folge der Drucksteigerung, sondern vielmehr der zum Glaukomanfall disponierende Faktor (ROSENGREN, 1950). Zu der gleichen Ansicht kam TÖRNQUIST (1952, 1953, 1956). Er fand bei Verwandten von Kranken mit akutem Glaukom eine flache Vorderkammer und hielt diese für genetisch bestimmt. Er vermutete einen dominanten Erbgang.

Eine Beziehung zwischen der Vorderkammer-Tiefe und der Höhe der Tension besteht nach DYMŠIC (1933) nicht, während BONAVOLONTÀ (1949) sie zu finden glaubte. DYMŠIC (1933) beobachtete sogar akutes Glaukom bei tiefer Vorderkammer.

Die Gonioskopie zeigte, daß nicht die Vorderkammer-Tiefe, sondern die Weite des Kammerwinkels für die Verlaufsform des Glaukoms entscheidend ist, da ein enger Kammerwinkel auch bei tiefer Vorderkammer vorkommen kann und umgekehrt (GRADLE et al., 1940; HOBBS, 1950). Aber auch der gonioskopische Befund kann täuschen, da bei sehr engem Kammerwinkel manchmal jahrelang kein Glaukom vorkommt und andererseits ausnahmsweise auch bei weitem, offenem Kammerwinkel akute Glaukomanfälle beobachtet wurden (s. Abschnitt „Gonioskopie"). Diese Ausnahmen schränken den Wert der Gonioskopie und der Beobachtung der Vorderkammer-Tiefe nicht ein. Eine stark abgeflachte Vorderkammer wird im allgemeinen die Aufmerksamkeit des Arztes zuerst auf das akute Glaukom lenken, und ihn zur Gonioskopie veranlassen. Deshalb haben die hier genannten Untersuchungen eine große praktische Bedeutung für die Frühdiagnose.

Nach Iridektomie beobachtete PHILLIPS (1956) eine Vertiefung der Peripherie der Vorderkammer. Der Winkelverschluß beginnt bei flacher Vorderkammer nach seinen Befunden meist oben, wo sich auch zuerst Synechien bilden. Als Ursache der ungleichmäßigen Abflachung der Vorderkammer sah er die im senkrechten Meridian meist stärkere Krümmung der Hornhaut an.

Die Bedeutung der Vorderkammer-Tiefe für die Tonographie ist dort besprochen.

Schrifttum

BARKAN, O.: A. M. A. Arch. Ophthal. **15**, 101—110 (1936).
BONAVOLONTÀ, G.: Ann. Ottal. **75**, 345—371 (1949).
DYMŠIC, L.: Vestn. Oftal. **2**, 346—372 (1933); ref. Zbl. Ophthal. **30**, 278 (1934).

GOLDMANN, H.: Ophthalmologica **102**, 7—12 (1941).
GRADLE, H. S., u. H. S. SUGAR: Amer. J. Ophthal. **23**, 1135—1139 (1940).
HEIM, M.: Ophthalmologica **102**, 193—220 (1941).
HOBBS, H. E.: Proc. Roy. Soc. Med. **43**, 1017—1024 (1950).
JAEGER, W.: Ber. dtsch. ophthal. Ges. Heidelberg 1951, **57**, 324—326 (1952).
KRANNIG, H.-D.: Ber. dtsch. ophthal. Ges. Heidelberg, 1956, **60**, 296—297 (1957).
PHILLIPS, C. I.: Brit. J. Ophthal. **40**, 136—143 (1956).
RAEDER, J. G.: Albrecht v. Graefes Arch. Ophthal. **112**, 29—63 (1923).
ROSENGREN, B.: Acta Ophthal. (Kbh.) **8**, 99—136 (1930).
— Acta Ophthal. (Kbh.) **9**, 103—179 (1931).
— A. M. A. Arch. Ophthal. **44**, 523—538 (1950).
— Amer. J. Ophthal. **36**, 488—492 (1953).
— Ber. dtsch. ophthal. Ges. Heidelberg, 1955, **59**, 128—132 (1956).
SALA, G.: Boll. Oculist. **12**, 1317—1327 (1933).
SCHNEIDER, H. L.: Klin. Mbl. Augenheilk. **119**, 192—193 (1951).
SEIDEL, E.: Albrecht v. Graefes Arch. Ophthal. **102**, 415—420 (1920).
SHINDO, S.: Acta Soc. ophthal. Jap. **36**, 1754—1766 (1932); ref. Zbl. Ophthal. **29**, 111 (1933).
— Acta Soc. ophthal. Jap. **37**, 164—180 (1933); ref. Zbl. Ophthal. **29**, 385 (1933).
SNYDACKER, D.: Trans. Amer. Ophthal. Soc. **54**, 1956, 675—708 (1957).
SUGAR, H. S.: Amer. J. Ophthal. **25**, 1230—1233 (1942).
— Amer. J. Ophthal. **25**, 1341—1351 (1942).
TÖRNQUIST, R.: Nord. Med. **48**, 1273—1274 (1952); ref. Ophthal. Lit. **6**, 2558 (1952).
— Acta Ophthal. (Kbh.) Suppl. Bd. **39**, 74 S., 1953.
— Brit. J. Ophthal. **40**, 421—429 (1956).
— Nord. Med. **55**, 427—430 (1956); ref. Ophthal. Lit. **10**, 503 (1956).

J. Die Untersuchung des Gesichtsfeldes

I. Monographien und grundlegende Arbeiten

An Monographien über die Gesichtsfeldprüfung erschienen in unserer Berichtszeit folgende Werke: EVANS (1938), LAUBER (1944), DUBOIS-POULSEN (1952), HUGHES (1954), HARRINGTON (1956), und die Neubearbeitung des TRAQUAIRschen Buches von SCOTT (1957).

Grundlegende Einzelarbeiten stammen von HARMS (1952–1957) über seine Methode der statischen quantitativen Perimetrie, von GOLDMANN (1956) über die Physiologie des Gesichtsfeldes und von GAFNER und GOLDMANN (1955) über die Zusammenhänge zwischen i.o. Druck und Gesichtsfeldverfall.

II. Geräte

Die Arbeiten über neue oder Verbesserung bekannter Geräte können hier nicht vollzählig genannt werden. Man findet sie in den Monographien zusammen mit der Beschreibung der Instrumente.

Von den mir bekannten *Perimetern* ist das nach GOLDMANN (1945, 1946, 1947, 1952, 1954) der Firma Haag-Streit, Bern, am geeignetsten. Gut sind auch die von MAGGIORE (HARTINGER, 1936; SERR, 1936, 1937) und ÉTIENNE (1954). Das perifoveale Gesichtsfeld kann man am Goldmann-Perimeter mit der sogenannten Zentralskotomeinrichtung nach GOLDMANN (vgl. auch MISAR, 1957) untersuchen, wobei das nichtuntersuchte Auge die Fixation übernimmt. Weitere Arbeiten über Perimeter und Zusatzgeräte stammen u. a. von PASCAL (1931), JENSEN (1951), ROSSETTI et al. (1953), PRIESTLEY et al. (1954), DISLER (1954), RAIFORD (1954), CHAMLIN (1954), HYLKEMA (1957).

Die Untersuchung am *Bjerrumschen* Schirm wurde in vieler Hinsicht modifiziert. Die Projektion von Lichtmarken wurde zuerst von BEST (1930) vorgeschlagen (s. a. PAVIA, 1932; LAUBER, 1933), das Führen der Testobjekte mittels eines Magneten u. a. von CONOVER et al. (1954, 1955), SPENCE (1956) und GUNKEL (1956).

Für die rasche Orientierung, ob Gesichtsfeldausfälle bestehen (*Übersichtsperimetrie*), gaben Harrington und Flocks (1954, 1955) Kartons an, von denen jeder einen oder einige wenige Punkte in Leuchtfarbe tragen, die bei UV-Licht aufleuchten, und an Stellen angebracht sind, wo typische Gesichtsfelddefekte vorkommen. Es handelt sich dabei um ein grobes Verfahren, das bei Reihenuntersuchungen von ungeschultem Hilfspersonal angewandt werden kann und dann bei unsicheren Befunden zur genauen Perimetrie veranlaßt. Ich erwähne es hier, weil ein so einfaches Verfahren bei richtiger Benutzung durch die Sprechstundenhilfe, die jeden Patienten damit prüft, zum Entdecken mancher sonst übersehener Glaukomkranker führen könnte. Natürlich besagt ein negativer Befund hiermit nicht, daß das Gesichtsfeld normal ist, und ein positiver Befund kann die Perimetrie nicht ersetzen. Literatur hierüber: Sloan (1956), Kuhn (1957), Roberts (1957), Zugsmith (1957).

Einfache, für den Augenarzt unzureichende Geräte wurden von Forknall (1932) und Mills (1954) angegeben.

Weitere Arbeiten gelten den Fixierhilfen (Dimmick, 1933), Aufzeichnungshilfen (Hagedoorn et al., 1955), der Projektion einer Gradeinteilung auf den Bjerrum-Schirm (Thomas, 1933), der Verwendung von polarisiertem Licht (Meyer-Schwickerath et al., 1957) und dem Ausleuchten der Kampimeterfläche (Schlegel, 1953; Déo Ridruejo, 1956).

Wir benutzen in Bonn als Bjerrum-Schirm eine mittelgraue, stoffbespannte Fläche von 2×2 m, auf der die Gradeinteilung durch feinste Fäden von gleichem Farbton in 8 Meridianen markiert ist. Sie wird durch drei Leuchtröhren gleichmäßig ausgeleuchtet, so daß die Untersuchung stets bei gleicher Helligkeit erfolgt. Die Marken werden mit dem Projektor nach Schober projiziert. Als Perimeter benutzten wir das nach Goldmann, zur statischen (quantitativen) Perimetrie das seinerzeit von Harms in unserer Klinik gebaute Gerät.

Schrifttum

Best, F.: Ber. dtsch. ophthal. Ges. Heidelberg **48**, 1930, 333—334 (1930).

Chamlin, M.: Trans. Amer. Acad. Ophthal. Otolaryng. **58**, 751—752 (1954); ref. Zbl. Ophthal. **64**, 296 (1955).

Conover, W. G., u. E. B. Spaeth: A. M. A. Arch. Ophthal. **52**, 125—126 (1954).

— — Trans. Amer. Acad. Ophthal. Otolaryng. **59**, 542—543 (1955).

Déo Ridruejo, J. M.: An. Med. (Barcelona) **42**, 20—25 (1956); ref. Zbl. Ophthal. **69**, 223 (1956/57).

Dimmick, F. L.: Amer. J. Psychiol. **45**, 148 (1933); ref. Zbl. Ophthal. **29**, 284 (1933).

Disler, N. N.: Vestn. Oftal. **33**, 33—34 (1954); ref. Ophthal. Lit. **8**, 270 (1954).

Dubois-Poulsen, A.: Le champs visuel-topographie, normale et pathologique, de ses sensibilités. Pp. 1175, Paris, Masson & Cie. 1952.

Étienne, R.: Ann. Oculist. (Paris) **187**, 461—466 (1954).

Evans, J. N.: An introduction to clinical scotometry. New Haven: Yale Univ. Press. u. London: Humphrey Milford 1938 XIII, 266 S.

Forknall, A. J.: Brit. J. physiol. Opt. **6**, 29—32 (1932).

Gafner, F., u. H. Goldmann: Ophthalmologica (Basel) **130**, 357—377 (1955).

Goldmann, H.: Ophthalmologica **109**, 57—70 (1945).

— Ophthalmologica **109**, 71—79 (1945).

— Ophthalmologica **111**, 187—192 (1946).

— Ophthalmologica **114**, 147—158 (1947).

— Bull. Soc. franç. Ophtal. **65**, 38 (1952).

— Confinia Neurologica **14** Nr. 2/3, 102 (1954).

— Rev. brasil. Oftal. **15**, 29—52 (1956); ref. Zbl. Ophthal. **69**, 10 (1956).

Gunkel, R. D.: Trans. Amer. Acad. Ophthal. Otolaryng. **60**, 488—489 (1956); ref. Zbl. Ophthal. **70**, 13 (1957).

Hagedoorn, A., u. Ch. van den Bosch: Amer. J. Ophthal. **40**, 891—893 (1955).

Harms, H.: in: Glaukom, Bücherei d. Augenarztes, Heft 21, 67—80 (1952).

— Klin. Mbl. Augenheilk. **121**, 683—692 (1952).

— in: Zeitfragen d. Augenheilkunde. Thieme, Leipzig 1954, 369—388.

— Ophthalmologica **127**, 255—261 (1954).

— Ber. dtsch. ophthal. Ges. Heidelberg **59**, 1955, 308—317 (1956).

— Ber. dtsch. ophthal. Ges. Heidelberg **60**, 1956, 319 (1957).

— Studium gen. (Heidelberg) **10**, 347—354 (1957); ref. Zbl. Ophthal. **73**, 11 (1958).

Harrington, D. O.: The Visual Fields, A Textbook and Atlas of Clinical Perimetry. Pp. 327, Bibliography, London, Kimpton (1956).

—, u. M. Flocks: Trans. Amer. Ophthal. **51**, 413—422 (1954).

— — J. Amer. med. Ass. **157**, 645—651 (1955); ref. Zbl. Ophthal. **65**, 149 (1955).

Hartinger, H.: Ber. dtsch. ophthal. Ges. Heidelberg **51**, 1936, 421—426 (1936).

Hughes, B.: The Visual Fields. Pp. 174, 158 figs. Oxford, Blackwell 1954.

Hylkema, B. S.: Ophthalmologica **132**, 201—202 (1956).

JENSEN, H.: Ber. dtsch. ophthal. Ges. Heidelberg, 1951, **57**, 323—324 (1952).
KUHN, H. S.: Industr. med. Surg. **26**, 327—330 (1957); ref. Ophthal. Lit. **11**, 2210 (1957).
LAUBER, H.: Z. Augenheilk. **81**, 299—307 (1933).
— Das Gesichtsfeld, J. F. Bergmann, Springer-Verlag, München, Berlin u. Wien 1944, 483 S.
MEYER-SCHWICKERATH, G., u. K. BOHNEN: Klin. Mbl. Augenheilk. **131**, 363—367 (1957).
MILLS, G.: Optician **127**, 214 (1954).
MISAR, R.: Klin. Mbl. Augenheilk. **131**, 367—375 (1957).
PASCAL, J. I.: New England, J. Med. **205**, 1189—1190 (1931); ref. Zbl. Ophthal. **26**, 784 (1932).
PAVIA, J. L.: Rev. Asoc. méd. argent. **46**, 1888—1891 (1932); ref. Zbl. Ophthal. **30**, 199 (1934).
PRIESTLEY, B. A., u. M. M. MEDINE: Amer. J. Ophthal. **37**, 261—262 (1954).
RAIFORD, M. E.: A. M. A. Arch. Ophthal. **52**, 550—556 (1954).
ROBERTS, W.: A. M. A. Arch. Ophthal. **58**, 244—245 (1957).
ROSSETTI, D., u. F. SANTELLI: Ann. Ottal. **79**, 3—10 (1953).
SCHLEGEL, H. J.: Ber. dtsch. ophthal. Ges. Heidelberg, 1952, **58**, 312—314 (1953).
SCOTT, G. I.: Traquair's Clinical Perimetry, London, Kimpton 1957, 333 S.
SERR, H.: Ber. dtsch. ophthal. Ges. Heidelberg 1936, **51**, 203—208 (1936).
— Albrecht v. Graefes Arch. Ophthal. **136**, 477—492 (1937).
SLOAN, L. L.: Amer. J. Ophthal. **41**, 987—989 (1956).
SPENCE, G. D.: Trans. Amer. Acad. Ophthal Otolaryng. **60**, 605 (1956); ref. Zbl. Ophthal. **70**, 13 (1957).
THOMAS, J. W. T.: Proc. roy. Soc. Med. **26**, 1040—1041 (1933); ref. Zbl. Ophthal. **30**, 55 (1934).
ZUGSMITH, G. S.: A. M. A. Arch. Ophthal. **58**, 256 (1957).

III. Typische Gesichtsfeldausfälle und übliche Untersuchungstechnik (kinetische Perimetrie)

Die Gesichtsfelduntersuchung wurde von v. GRAEFE mittels eines Kampimeters ausgeführt (1856, 1869). Er sowie LANDESBERG (1869), PFLÜGER (1885) u. a. beschrieben vor BJERRUM bereits parazentrale Skotome. Diese wurden nach Einführung des Perimeters weniger beachtet, weil man mit 10 mm großen Marken untersuchte, und damit nur gröbste Defekte fand. Erst BJERRUM (1889, 1890) entdeckte die ursprüngliche kampimetrische Methode neu, die in Deutschland durch die Arbeiten von RÖNNE (1909, 1913, 1915), SATTLER (1912), FLEISCHER (1912) und SEIDEL (1914) wieder eingeführt wurde und die Diagnose der frühen Gesichtsfeldveränderungen erlaubte.

Die Schädigung des Gesichtsfeldes entwickelt sich bei primärem Glaukom meist in einer bestimmten Ordnung (HUMBLET et al., 1948). Als früheste Symptome beschreiben GRANT (1947), WEEKERS et al. (1948), BLAXTER (1950), DUKE-ELDER (1952) und BECKETT (1955) Vergrößerung oder Durchbruch des blinden Flecks nach temporal, so daß z. B. ein Objekt, das noch eben temporal-unterhalb des blinden Flecks wahrgenommen wird, temporal-oben von ihm unsichtbar ist, oder es entstehen bogenförmige Ausfälle temporal-oberhalb oder -unterhalb des blinden Flecks. Diese sollen nach VAN DER HOEVE (1915, 1922), SLOAN (1931), TRAQUAIR (1935) und BLAXTER (1950) anfangs nicht mit dem blinden Fleck zusammenhängen, während LAUBER (1944), DUBOIS-POULSEN et al. (1955) und ich die Bogenskotome fast stets als Ausläufer des blinden Flecks fanden. Diese Frühschäden können mit dem i.o. Druck schwanken und bei normalem Druck verschwinden (SLOAN, 1931; EVANS, 1935; GRANT, 1947; DUKE-ELDER, 1952). Tagesschwankungen des Gesichtsfeldes bei Gesunden beschrieb ČETVERIKOVA (1954). Über experimentelle Schwankungen der Bogenskotome s. S. 363.

Später sind die bogenförmigen Ausfälle dauernd vorhanden. Sie wachsen, bis sie nasal die Horizontale erreichen, und brechen durch, indem sie sich mit einer Einengung des peripheren Gesichtsfeldes (für kleine Marken) vereinigen. Der zentrale Gesichtsfeldrest wird dadurch von peripheren Inseln abgetrennt.

Die ersten Schäden kann man nur mit genügend kleinen Reizmarken finden. Weiße, 1 mm große Objekte im Abstand von 2 m am Bjerrumschen Schirm (1/2000 weiß) werden empfohlen von TRAQUAIR (1939), CHAMLIN (1949) und DUKE-ELDER (1952),

2/2000 weiß von MALBRÁN (1930), BLAXTER (1950), BECKETT (1954), HODGSON (1955) und CARRERAS (1957). Der letztgenannte Autor insbesondere betont, daß die Angaben des Untersuchten bei kleinsten Marken (1/2000) zu unsicher sind und man früheste Ausfälle praktisch stets auch mit 2/2000 nachweisen könne, wobei die Angaben viel konstanter sind. Eine mit 2/2000 gefundene konzentrische Einengung hält er nicht für ein Glaukomzeichen. Dies entspricht auch meiner Erfahrung. Ich wähle die Größe des Objektes am Bjerrumschirm so, daß es bei etwa 20–25° temporal wahrgenommen wird, und prüfe, ob dies temporal-oben, temporal-unten und in der bogenförmigen Verlängerung des blinden Flecks der Fall ist. Pupillenweite, Dichte etwaiger Linsentrübungen, Refraktion, Lebensalter und die Beleuchtung bestimmen die Objektgröße.

Auch am Perimeter muß man die Marken so wählen, daß man nicht nur die Außengrenzen, sondern konzentrische Isopteren prüft. Am Maggiore-Perimeter benutze ich bei normaler Sehschärfe wenigstens die beiden Marken 3/333 und 1/333 Weiß, am Goldmann-Perimeter die Marken I/4, I/2 und I/1 Weiß. Für die Suche nach einem Durchbruch des blinden Flecks oder nach Bogenskotomen eignet sich bei vollem Sehvermögen und mittelweiter Pupille die Marke I/1, bei durch Miotica verengter Pupille I/2, da I/1 dann oft erst bei 10–12° erkannt wird.

Wenn man am Goldmann-Perimeter sichere Angaben erhält und die Untersuchungstechnik beherrscht, liefert die Untersuchung am Bjerrum-Schirm oft keine zusätzlichen Informationen. Zweifelhafte Befunde dagegen soll man stets am Bjerrum-Schirm überprüfen. Unentbehrlich ist er zum genauen Ausmessen der Größe des blinden Flecks oder des genauen Abstandes von nahe an den Fixierpunkt reichenden Ausfällen bei fortgeschrittenem Glaukom.

Es ist wichtig, die Beleuchtung konstant zu halten, die Refraktion für den Untersuchungsabstand optimal zu korrigieren (SCHULTE, 1951) und die Pupillenweite zu notieren (HARMS, 1957). Ein Vergleich mit späteren Befunden ist sonst nicht möglich. Die Fassung des Glases kann ein Ringskotom vortäuschen (COMBERG, 1941). Es soll möglichst nahe am Auge sein. Die Außengrenzen für größere Marken untersucht man am besten ohne Glas. Bei verengter Pupille ist das Gesichtsfeld kleiner (ENGEL, 1942; THIERRY, 1954).

Es kommt darauf an, das Vorhandensein oder Fehlen typischer Ausfälle möglichst rasch festzustellen, ehe der Untersuchte ermüdet. Vor dem Nachlassen der Aufmerksamkeit tritt eine retinale Ermüdung ein. Die Angaben werden widersprechend. Jeder Augenarzt sollte sein eigenes Gesichtsfeld prüfen lassen, um eine Vorstellung davon zu gewinnen, daß nur eine rasche und zielgerichtete Perimetrie (oder Kampimetrie) brauchbare Ergebnisse liefern kann. Länger als 10 min sollte die Gesichtsfeldprüfung eines Auges nicht dauern.

Der häufigste Fehler neben einer zu langen Untersuchungsdauer ist schlechtes Fixieren des Kranken. Der Arzt muß die Augenstellung dauernd kontrollieren. Ich ziehe am Kampimeter aus diesem Grunde die Untersuchung mit festen Objekten, bei der man neben dem Schirm steht und den Patienten dauernd beobachtet, der Projektion von Lichtpunkten vor, bei der die Augenstellung des Kranken schwierig zu kontrollieren ist, weil man neben oder hinter ihm steht. Kranke, die durch Hand und Stab des Arztes abgelenkt werden, verfügen ohnehin meist nicht über die Konzentrationsfähigkeit und Intelligenz, die für brauchbare Ergebnisse erforderlich sind.

In dem folgenden Literaturverzeichnis sind auch einige Arbeiten genannt, auf die im Text nicht eigens eingegangen wurde. Im übrigen wird auf die unter I genannten Übersichtsarbeiten und Monographien verwiesen.

Schrifttum

BECKETT, H. C.: Trans. Ophthal. Soc. Aust. **13**, 110—127 (1954); ref. Zbl. Ophthal. **66**, 301 (1955/56).
— Trans. Ophthal. Soc. Aust. **15**, 39—43 (1955); ref. Ophthal. Lit. **9**, 4688 (1955).
BJERRUM, J.: Nord. Ophthal. Tskr. **2**, 136 (1889).

Blaxter, P. L.: Brit. J. Ophthal. **34**, 442—444 (1950).
— Brit. J. Ophthal. **34**, 404—406 (1950).
— 10. int. med. Kong. Berlin, IV 2, 66 (1890); ref. Jahresber. Ophthal. **23**, 163 (1894).
Carreras, M.: Arch. Soc. oftal. hisp.-amer. **17**, 55—71 (1957); ref. Zbl. Ophthal. **73**, 314 (1958).
Četverikova, V. E.: Vestn. Oftal. **33**, 14—17 (1954); ref. Ophthal. Lit. **8**, 616 (1954).
Chamlin, M.: A. M. A. Arch. Ophthal. **42**, 126—139 (1949).
Comberg, W.: Klin. Mbl. Augenheilk. **107**, 585—588 (1941).
Day, R., McClelland u. H. G. Scheie: A. M. A. Arch. Ophthal. **50**, 418—433 (1953).
Di Luca, G.: Boll. Oculist. **28**, 589—613 (1949).
Dubois-Poulsen, A., u. C. Magis: Proc. XVII. int. Cong. Ophthal. Montreal-N. Y. 1954, II, 1136 bis 1144 (1955).
Duke-Elder, S.: 4. Cong. panamer. Ophthal. **2**, 1009—1019 (1952); ref. Ophthal. Lit. **6**, 4416 (1952).
Engel, S.: A. M. A. Arch. Ophthal. **27**, 1184—1187 (1942).
Evans, J. N.: Amer. J. Ophthal. **18**, 333—347 (1935).
Fleischer, B.: Klin. Mbl. Augenheilk. **50**, II, 62—66 (1912).
Ford, R.: Trans. Ophthal. Soc. U. K. **50**, 330—337 (1930).
François, J., u. G. Verriest: Ann. Oculist. (Paris) **187**, 985—1043 (1954).
Graefe, A. von: Albrecht v. Graefes Arch. Ophthal. **2**, 258—298 (1856).
— Albrecht v. Graefes Arch. Ophthal. **15**, III, 108—252 (1869).
Grant, H. W.: Amer. J. Ophthal. **30**, 1276—1285 (1947).
Gunkel, R. D., u. R. W. Ryan: Amer. J. Ophthal. **40**, 897—899 (1955).
Harms, H.: Ber. dtsch. ophthal. Ges. Heidelberg, 1956, **60**, 319 (1957).
Hodgson, T. H.: in: Glaucoma, A Symposium, Blackwell, Oxford 1955, S. 273.
Hoeve, J. van der: Z. Augenheilk. **34**, 277—289 (1915).
— Klin. Mbl. Augenheilk. **68**, 691—710 (1922).
Humblet, M., u. R. Weekers: Bull. Soc. belge Ophtal. **88**, 305—316 (1948).
Landesberg: Albrecht v. Graefes Arch. Ophthal. **15**, I, 204—210 (1869).
Lauber, H.: Das Gesichtsfeld, Untersuchungsgrundlagen, Physiologie u. Pathologie. München, Berlin und Wien (1944).
Lloyd, J. P. F.: Trans. Ophthal. Soc. U. K. **67**, 1947, 409—422 (1948).
Malbrán, J.: Rev. Espec. med. **5**, 1598—1609 (1930); ref. Zbl. Ophthal. **25**, 519 (1931).
Marty, F.: Ophthamologica (Basel) **131**, 348—355 (1956).
Pflüger: Ber. dtsch. ophthal. Ges. Heidelberg, 1885, **17**, 91—101 (1885).
Rönne, H.: Albrecht v. Graefes Arch. Ophthal. **71**, 52—62 (1909).
— Klin. Mbl. Augenheilk. **47**, I, 12—33 (1909).
— Arch. Augenheilk. **74**, 180—207 (1913).
— Arch. Augenheilk. **78**, 284—301 (1915).
Sattler, C.: Z. Augenheilk. **27**, 33—49 (1912).
Schulte, D.: Ber. dtsch. ophthal. Ges. München, 1950, **56**, 43—46 (1951).
Seidel, E.: Albrecht v. Graefes Arch. Ophthal. **88**, I, 102—157 (1914).
Sloan, L. L.: A. M. A. Arch. Ophthal. **5**, 601—622 (1931).
Thierry, I.: Arch. chil. Oftal. **11**, 168—171 (1954); ref. Ophthal. Lit. **8**, 3934 (1954).
Traquair, H. M.: Trans. Ophthal. Soc. U. K. **51**, 585—599 (1931).
— Brit. med. J. Nr. **3906**, 933—938 (1935).
— A. M. A. Arch. Ophthal. **22**, 947 (1939).
Weekers, R., u. M. Humblet: Acta Ophthal. (Kbh.) **26**, 455—467 (1948).

IV. Besondere Verfahren der Perimetrie

Als verbreitetstes Verfahren wurde im vorigen Abschnitt die Prüfung mittels einer bewegten Lichtmarke erwähnt *(kinetische Perimetrie)*.

Wählt man hierbei die Bewegungsgeschwindigkeit groß, oder ist der Gesichtsfeldausfall klein, so bemerkt ein ungeübter Kranker das kurzfristige Verschwinden der Lichtmarke nicht. Man kann am Goldmannschen Perimeter solche Ausfälle (z. B. Angioskotome bei Gesunden) perimetrieren, indem man eine kleine Lichtmarke (I/1) nicht gleichmäßig führt, sondern in dem verdächtigen Bereich ruckartig nur jeweils um einen kleinen Betrag bewegt und dann innehält, oder indem man sie mittels des Ausschalteknopfes unsichtbar macht und nun kurzfristig im verdächtigen Bereich erscheinen läßt, ohne sie zu bewegen. Mit kleinen, lichtschwachen Marken findet man so sehr schnell auch schmale Skotome und kann sich dann die weitere Prüfung am Bjerrumschirm oft ersparen.

Statische Perimetrie. Damit nähert man sich bereits einem Verfahren, das Sloan (1939) beschrieb, Harms (1950–1957) zu einer klinisch brauchbaren Methode entwickelte und zunächst als quantitative, später als *statische Perimetrie* bezeichnete. Hierbei wird eine Lichtmarke von zehn Winkelminuten Größe ohne Bewegung an dem zu untersuchenden Ort des Gesichtsfeldes 1 sec dargeboten. Sie wird stufenweise in ihrer Leuchtdiche gesteigert, bis der Untersuchte sie wahrnimmt. Geprüft wird also die Lichtunterschiedsempfindlichkeit jeweils eines bestimmten Netzhautortes unter Ausschaltung des Zeitfaktors. Die Streuung in den Angaben desselben Individuums ist bei dieser Methode sehr gering. Man untersucht im allgemeinen einen Meridian des Gesichtsfeldes. Wenn man es sich als Berg denkt, bei dem der Punkt der höchsten Empfindlichkeit, das Zentrum, die Spitze bildet, so legt man mit der statischen Perimetrie einen Profilschnitt durch den Berg, mit der kinetischen bestimmt man die ungefähr konzentrischen Höhenlinien. Eine eingehende Perimetrie mit diesem Verfahren erfordert mehr Zeit als die übliche kinetische Methode am Goldmann-Perimeter.

Angioskotometrie. Bei der Angioskotometrie prüft man mit bewegten, kleinen (1/1000–3/1000) Lichtmarken am Bjerrumschirm die Breite der Gefäßschatten. Die Methode wurde besonders von Evans (1930, 1939) empfohlen. Daševskij (1938) benutzte 3/1000 Weiß und Grau. Aus dem Verhältnis der mit beiden Marken gefundenen Gefäßbreite berechnete er den „angioskotometrischen Index". Bei Gesunden fand er etwa gleiche Gefäßbreite mit beiden Marken, bei beginnendem Glaukom breitere Skotome mit grauen Marken. Weekers et al. (1948) geben als normale Gefäßschattenbreite für Marke 1/1000 Weiß bei etwa 40 Lux im Mittel 1° an und fanden sie bei Glaukom auf 3–5° verbreitert (Geschwindigkeit der Marke 1–2°/sec). Sie hielten für die ersten perimetrischen Veränderungen bei Glaukom Verbreiterung, dann Verschmelzen der Angioskotome, sodann eine vermehrte Dichte (Nachweisbarkeit auch mit größeren Marken, 3–5/1000 Weiß). Erst später entstehen Neuroskotome, die den Fixierpunkt enger (konzentrisch) umgeben als die in der nasalen Gesichtsfeldhälfte sich vom Fixierpunkt entfernenden Angioskotome. In einer früheren Arbeit gaben Weekers et al. (1945) als physiologische Angioskotombreite 1–1,5° für 3/1000 Weiß bei 5 Lux oder 1/1000 Weiß bei 80 Lux an, was in 1 m Entfernung etwa 2,5 cm entspricht. Pathologische Neuroskotome liegen vor, wenn die Gefäßschattenbreite 2–3° beträgt oder sich ein Ausfall bei 80 Lux mit 3/1000 Weiß oder bei 3–5 Lux mit 15/1000 Weiß nachweisen läßt.

Skiaskotometrie. Bei der Skiaskotometrie nach Goldmann (1948) und Gafner (1954, 1956, 1957) (s. S. 367) wird anstatt des Gefäßschattens der Schatten eines Stabes an eine beliebige Stelle des Gesichtsfeldes projeziert. Die Lichtmarke bewegt sich aus dem Schattengebiet, in dem sie unsichtbar ist, in den angrenzenden Teil des Gesichtsfeldes und wird bei gleichbleibender Geschwindigkeit (meist 1°/5 sec) um so später wahrgenommen, je geringer die Empfindlichkeit der Netzhautgegend ist. Die Zeit bis zur Wahrnehmung ist die „Skiaskotomzeit" und gibt ein Maß für die Netzhautempfindlichkeit. Verzögerte Wahrnehmung konnte Gafner (1954, 1956, 1957) bei Glaukom sowie bei künstlicher Drucksteigerung auch an gesunden Augen nachweisen, ohne daß am Goldmann-Perimeter Veränderungen zu erkennen waren. Für die Frühdiagnose von Gesichtsfeldstörungen bei Glaukom soll die Methode deshalb besonders geeignet sein. Wie S. 367 geschildert wird, hängt die Wahrnehmungszeit nach Goldmann (1948) von der Summationsfähigkeit ab. Genaue Resultate erhält man nur bis zu 30–40° vom Fixierpunkt.

Flimmerperimetrie. Während die bisher geschilderten Methoden konstante Lichtreize benutzen, bei denen der Untersuchte den Moment der Wahrnehmung oder des Verschwindens angeben soll, arbeitet die Flimmerperimetrie mit intermittierenden

Lichtreizen. Man prüft an jeweils einem bestimmten Reizort (statische Perimetrie) bei unveränderter Markengröße, bei welcher Flimmerfrequenz der Lichtreiz als nichtflimmernd wahrgenommen wird. Somit untersucht man mit stets überschwelligen Lichtreizen eine Zeitfunktion. Hierbei halten manche Autoren die Dauer von Licht- und Dunkelperioden gleich, während MILES et al. (1955) fanden, daß die Angaben individuell weniger streuen, wenn kürzere Lichtreize mit längeren Dunkelperioden wechseln und die Lichtintensität groß ist. WEEKERS et al. (1948) modifizierten die Flimmerperimetrie, indem sie je nach dem Reizort die Größe der Marke so abstuften, daß im ganzen untersuchten Bereich bis 30° vom Fixierpunkt bei Gesunden gleiche Verschmelzungsfrequenz bestand. Hierfür sind peripher und in der Gegend der Gefäßstämme nahe dem blinden Fleck größere Marken (5–7°) erforderlich als parazentral (3–4°). Die Untersuchung erfolgt bei Dunkeladaptation in 1 m Abstand von dem ähnlich wie ein Bjerrumschirm aussehenden Flimmerperimeter in acht Meridianen bei 7,5, 15 und 22,5°, 55 Lux in der Hellphase. Die kritische Flimmerfrequenz, bei der Verschmelzung der sukzessiven Reize eintritt, hängt u. a. vom Lebensalter (20 bis 30 Jahre: 40,2; 60–70 Jahre: 31,6 bei Gesunden), Trübung der brechenden Medien (Absinken der Verschmelzungsfrequenz) und von der Pupillenweite (Mydriasis: Anstieg der kritischen Frequenz; Miosis: Senkung) ab (WEEKERS et al., 1948, 1949). Bei Glaucoma simplex fanden diese Verf. eine herabgesetzte Frequenz, noch ehe am Bjerrumschirm Ausfälle nachzuweisen waren (1948, 1949). Wie bereits erwähnt, kann man mit dem Verfahren nur das Gesichtsfeld bis zu 30° untersuchen.

Außer den genannten Autoren halten auch NIEDERHOFF et al. (1941), MILES (1950), HAYCOCK (1954), KLEBERGER (1955) und HYLKEMA (1956) die Flimmerperimetrie bei Glaukom für eine empfindlichere Methode als Perimetrie mit konstantem Licht.

Untersuchung des Gesichtsfeldes bei herabgesetzter Beleuchtung. Die Untersuchung des Gesichtsfeldes bei herabgesetzer Beleuchtung wurde von MARLOW (1932, 1947, 1957) empfohlen, der 1,5–1,0/1000 Weiß bei 0,2 Lux benutzte und damit bei beginnendem Glaukom Skotome fand, die im Hellen nicht nachzuweisen waren. DUKE-ELDER (1956) empfahl zur Frühdiagnose 2/2000 Weiß bei herabgesetzter Beleuchtung. SANNA (1957) fand am Goldmann-Perimeter bei herabgesetzter Beleuchtung Skotome, die im Hellen nicht nachweisbar waren. Im *Dunkeln* perimetrierten HORVÁTH et al. (1938) mit Leuchtzeichen. ČETVERIKOVA (1954) beobachtete Tagesschwankungen des Gesichtsfeldes bei Gesunden und bei Glaukom nach 5 min Dunkelanpassung und anschließender Perimetrie im Dunkeln. Nach längerem Dunkelaufenthalt beschrieben DAŠEVSKIJ (1940, 1941, 1949), DYMŠIC (1950) u. a. (vgl. S. 363 bis S. 365) als Frühsymptom eine Vergrößerung des blinden Flecks. VAN WIEN (1952) fand die Dämmerungs- oder Dunkelperimetrie der Perimetrie mit kleinen oder lichtschwachen Marken nicht überlegen.

Bei diesen Methoden werden mehrere, schwer analysierbare Faktoren gemischt. Zu Beginn der Untersuchung ohne vollständige Adaptation schreitet diese während der Perimetrie fort. Der Adaptationszustand soll aber während der gesamten Untersuchungszeit konstant gehalten werden. Änderung der Pupillenweite und der Refraktion in der Dämmerung sowie Druckanstiege bei engem Kammerwinkel sind weitere, sich individuell verschieden auswirkende Faktoren. Im ganz verdunkelten Raum fixiert der Kranke ungenügend, auch wenn man ein rotes Lämpchen hierfür anbringt, und die Augenstellung läßt sich nicht beobachten. Nach eigenen Versuchen mit Dunkelperimetrie und Leuchtmarken (1949, nicht veröffentlicht) halte ich die Methode für unzweckmäßig, weil die Angaben des Untersuchten stark schwanken (auch nach völliger Adaptation von 60 min) und man die gleichen Ausfälle sicherer im Hellen findet. (Über den Lichtsinn bei Glaukom S. 369 bis S. 370.)

Prüfung der Netzhaut-Aderfigur. Bei Trübung der brechenden Medien, insbesondere bei grauem Star, ist es mit dem Perimeter oft nicht möglich, das Gesichtsfeld zu prüfen. Klinisch möchte man vor der Staroperation eines Glaukomkranken wissen, ob durch Staroperation eine wesentliche Besserung erzielt werden kann und ein brauchbares Gesichtsfeld vorhanden ist. Die Prüfung der Lichtprojektion zeigt dies nicht sicher. HUMPHREY et al. (1957) erzeugten mit elektrischem Strom (bitemporal angelegte Elektroden) Phosphene, die bei Sehnervenatrophie dunkle Zonen aufwiesen. Bei Schädigung des Sinnesepithels kann das Verfahren jedoch keine Gesichtsfelddefekte aufdecken. Bewegt man aber eine punktförmige Lichtquelle auf den Lidern oder auf der Sklera, so werden die Netzhautgefäße in dem funktionsfähigen Bereich der Retina dem Patienten sichtbar (Purkinjesche Aderfigur). So kann man einen ungefähren Anhalt über die Ausdehnung des Gesichtsfeldes bei Glaukom gewinnen, wenn genauere Methoden versagen.

Schrifttum

ČETVERIKOVA, V. I.: Vestn. Oftal. **33**, 14—17 (1954); ref. Zbl. Ophthal. **62**, 347 (1954).
DAŠEVSKIJ, A.: A. M. A. Arch. Ophthal. **19**, 334—353 (1938).
— Vestn. Oftal. **16**, 351—355 (1940); ref. Zbl. Ophthal. **46**, 560 (1941).
— Vestn. Oftal. **18**, 368—372 (1941); ref. n. Barkan, O.: Ophthalmology in the War Years, Meyer-Wiener, Chicago **1** (1946).
— Vestn. Oftal. **28**, 10—14 (1949); ref. Zbl. Ophthal. **52**, 51 (1950).
DUKE-ELDER, S.: Trans. Ophthal. Soc. U. K. 1956, **76**, 3—14 (1956).
DYMŠIC, L. A.: Vestn. Oftal. **29**, 22—25 (1950); ref. Zbl. Ophthal. **55**, 37 (1951).
EVANS, J. N.: A. M. A. Arch. Ophthal. **3**, 153—175 (1930).
— A. M. A. Arch. Ophthal. **22**, 410—431 (1939).
GAFNER, F.: Ophthalmologica **127**, 293—297 (1954).
— Ophthalmologica **131**, 304—310 (1956).
— Docum. ophthal. ('s-Grav.) **11**, 1—40 (1957).
GOLDMANN, H.: Ophthalmologica **114**, 147—158 (1948).
HARMS, H.: Albrecht v. Graefes Arch. Ophthal. **150**, 28—57 (1950).
— Klin. Mbl. Augenheilk. **121**, 683—692 (1952).
— in: Glaukom, Bücherei des Augenarztes H. 21, 67—80 (1952).
— in: Zeitfragen d. Augenheilkunde, Thieme, Leipzig 1954, 369—388.
— Ophthalmologica, **127**, 255—261 (1954).
— Ber. dtsch. ophthal. Ges. Heidelberg **59**, 1955, 308—317 (1956)
— Ber. dtsch. ophthal. Ges. Heidelberg 1956, **60**, 319 (1957).
HAYCOCK, J. B.: Brit. J. Physiol. Opt., **11**, 94—106 (1954); ref. Ophthal. Lit. **8**, 268 (1954).
HORVÁTH, B. VON, u. L. NÉMETH: Klin. Mbl. Augenheilk. **100**, 909—915 (1938).
HUMPHREY, C. E., u. V. J. MURGOLO: Eye, Ear, Nose Thr. Monthly **36**, 170 (1957); ref. Zbl. Ophthal. **72**, 28 (1957).
HYLKEMA, B. S.: Ophthalmologica **132**, 202—203 (1956).
KLEBERGER, E.: Albrecht v. Graefes Arch. Ophthal. **157**, 167—182 (1955).
MARLOW, S. B.: A. M. A. Arch. Ophthal. **7**, 211—223 (1932).
— A. M. A. Arch. Ophthal. **38**, 43—56 (1947).
— Trans. Amer. Ophthal. Soc. 1956, **54**, 183—192 (1957).
— Amer. J. Ophthal. **43**, 403—407 (1957).
MILES, P. W.: A. M. A. Arch. Ophthal. **43**, 661—677 (1950).
—, u. C. W. TRAPP: Amer. J. Ophthal. **39**, 171—175 (1955).
NIEDERHOFF, P., u. R. KEMP: Klin. Mbl. Augenheilk. **107**, 257—265 (1941).
SANNA, M.: Rass. ital. Ottal. **26**, 101—110 (1957).
SLOAN, L.: A. M. A. Arch. Ophthal. **22**, 233—251 (1939).
WEEKERS, R., u. M. HUMBLET: Ophthalmologica **109/110**, 43—59 (1945).
— — Acta Ophthal. (Kbh.) **26**, 455—467 (1968).
—, u. F. ROUSSEL: Docum. Ophthal. ('s-Grav.) II, 130—192 (1948).
— — u. A. HEINTZ: Ophthalmologica, **118**, 555—563 (1949).
WIEN, S. VAN: Amer. J. Ophthal. **35**, 951—958 (1952).

V. Experimentelle Schwankungen von Gesichtsfeldausfällen

Drosselung der Sauerstoffversorgung von Netzhaut und Sehnervenkopf. *Auftreten neuer oder Vergrößerung vorhandener Gesichtsfelddefekte* wurde durch Drosselung der Sauerstoffversorgung von Netzhaut und Sehnervenkopf beobachtet; diese entsteht infolge experimenteller Steigerung des i.o. Druckes oder unmittelbar durch O_2-Mangel der Atemluft. Die Wirkungsweise der im folgenden geschilderten Versuche wurde jedoch von manchen Autoren anders gedeutet.

Wassertrinken. So beschrieb TICHOMIROV (1940, 1941, 1954, 1955; TICHOMIROV et al., 1949, 1956; USTINOVA, 1957) als frühdiagnostisches Glaukomzeichen eine Vergrößerung des blinden Flecks in der Vertikalen um 4–12° nach Wassertrinken (mindestens 200 cm^3, sicherer 500 cm^3; 1956) und nahm als Ursache ein peripapillares Ödem infolge gesteigerter Gefäßdurchlässigkeit an.

Dunkelaufenthalt. Nach 45 Minuten Dunkelaufenthalt fand DAŠEVSKIJ (1940, 1941, 1949) bei Glaukom Vergrößerung des blinden Flecks und Verbreiterung der Angioskotome, was er durch Pilocarpin verhindern konnte.

Valsalva'scher Versuch. Auch durch den Valsalva-Versuch vergrößert sich bei Glaukom der blinde Fleck und wird nach Eintropfen von Pilocarpin wieder wie zuvor (DOBROMYSLOW, 1951); hierbei sei darauf hingewiesen, daß bei diesem Versuch erhebliche i.o. Druckanstiege auftreten, die sogar bei Gesunden bis zu 50 mm Hg betragen können (KRONFELD, 1956).

Kompression des Auges mit dem Dynamometer (10 min Dauer, Steigerung des i.o. Druckes auf Werte zwischen dem diastolischen und systolischen Netzhautarteriendruck) vergrößert bei Gesunden nach BIETTI (1951, 1952, 1953) und DOBROMYSLOW (1951) den blinden Fleck nur wenig, während bei beginnendem Glaukom die typischen Gesichtsfeldausfälle in Bogenform auftreten, die auch bei anderen Belastungsproben *(im Dunkeln, durch Eintauchen einer Hand in eiskaltes Wasser, Halsvenenstauung, Kaffeetrinken, Wassertrinken)* beobachtet wurden. Nach Aufhören der Kompression bilden sich die so erzeugten Ausfälle wieder zurück. Nur bei Glaukom treten sie nach 10–15 min zugleich mit einem zweiten Druckanstieg nochmals auf. Dabei fand BIETTI (1952) auch Veränderungen im Audiogramm. Das Gesichtsfeld wurde am Bjerrumschirm mit 3/2000–5/2000 Weiß untersucht. Einen ähnlichen Test empfahl SUDA (1952) zur Frühdiagnose; er fand nach Kompression mit 50 g, 10 min, bei Gesunden nur geringe Vergrößerung des blinden Flecks, bei Glaukom wurde er fast doppelt so groß. Stärkere Kompression bewirkt eine konzentrische Einengung des Gesichtsfeldes bis zur vorübergehenden Erblindung (CIBIS et al., 1948; ORLOWSKI, 1955). Auch bei Gesunden setzt Kompression des Auges die Lichtempfindung herab, jedoch nicht, wenn die Untersuchten gleichzeitig Sauerstoff einatmen (BEST et al., 1950). GOLDMANN (1957) erzeugte bei Gesunden durch Kompression reversible Bogenskotome und fand, daß die erforderliche Drucksteigerung in Relation zum mittleren A.-ophthalmica-Druck steht. Mit der Warburg-Methode konnte CRECCHIO (1939) bei Kaninchen erst nach Kompression von 100 g/3 Std eine verminderte Atmung der Retina nachweisen, doch dürften sich hiermit die klinisch bei geringer Kompression beobachteten, rasch reversiblen Veränderungen nicht genau erfassen lassen. Das Fortbestehen des Skiaskotoms 10–15 min nach der Kompression hielt BIETTI (1954) typisch für beginnendes Glaukom. KOLMAKOVA (1956) untersuchte die Schwankungsbreite des blinden Flecks bei Glaukom am Bjerrum-Schirm bei Dynamometerdruck sowie nach *Kaffee, Brom, Novocain* und *seelischer Erregung.*

Die subconjunctivale Injektion von physiologischer NaCl-Lösung bewirkt nach RADZICHOVSKIJ (1952) eine Vergrößerung des blinden Flecks bei Glaukom. Ich fand hiernach Druckanstiege von 0–10 mm Hg (1953).

Auch **Dionin** kann die Angioskotome verbreitern (ROKITSKAYA 1951).

Bei ängstlich-erregter Erwartung fand CHOLST (1948) verbreiterte Angioskotome. Dieser seelische Zustand eignet sich jedoch schlecht, um bei so diffizilen Untersuchungen genaue Angaben zu machen. Auch spontan nehmen beginnende Skotome oft zugleich mit i.o. Druckanstiegen zu (EVANS, 1935).

Die bisher geschilderten Maßnahmen ändern wahrscheinlich das Gesichtsfeld infolge von i.o. Druckanstiegen. Diese Wirkung kann auch eintreten, wenn die Anstiege gering sind, wie FERRARIS DE GASPARE (1951: Angioskotome, blinder Fleck; 1953: Skiaskotome) mit *verschiedenen Belastungsproben* fand. Nicht geklärt erscheint mir, wodurch *Vestibularisreizung* bei Gesunden Angioskotome und Skiaskotome verbreitern soll (GUZZINATI, 1954), *Meprobamat* das Gesichtsfeld bei Gesunden einengen soll (GIUFFRÈ, 1957; 800 mg) und *Schwefelbäder* Angioskotome vergrößern (DAŠEVSKIJ, 1938; Ermüdung? Senkung des Blutdrucks?).

Infolge der **Gefäßverengerung durch Nicotin** werden die Sauerstoffversorgung eingeschränkt und Angioskotome bei Glaukomkranken (CASTAGNO, 1950) verbreitert, wobei zusätzlich auch Druckanstiege (um 2–12 mm Hg bei Glaukom, SANNA, 1954) mitwirken können.

Bei Sauerstoffmangel der Atemluft verengt sich das Gesichtsfeld ab 5000 m Höhe bei Sympathikotonikern mehr als bei Vagotonikern (FURUYA, 1937), wobei es wesentlich ist, ob die Aufmerksamkeit angeregt wird oder nicht: KYRIELEIS et al. (1935) fanden dann keine Einengung des Gesichtsfeldes. Die Angioskotome und Skiaskotome ändern sich bis zu 8000 m Höhe unregelmäßig und sind bei noch stärkerem Sauerstoffmangel stets verbreitert (BIETTI et al., 1953).

Kleinerwerden oder Verschwinden von Bogenskotomen bei Senkung des i.o. Druckes wurde schon von PFLÜGER (1885) und SEIDEL (1914), später von EVANS (1935), BIETTI et al. (1950), MATHUR et al. (1957) u.a. beobachtet und von SAMOJLOFF (1922, 1923, 1924, 1926; SAMOJLOFF et al., 1948) als *„Entlastungsprobe"* (Pilocarpinprobe) bei Glaukom angegeben: Verkleinern sich die Skotome nach Pilocarpin, so spricht dies dafür, daß sie durch Glaukom bedingt waren, während Bogenskotome anderer Genese sich nach Pilocarpin nicht ändern. Eserin soll ähnlich, aber weniger stark wirken (RATINOWA et al., 1938). Diese Pilocarpinprobe wird auch von SLOAN (1931), DAŠEVSKIJ (1937, 1938, 1940, 1949) und SANNA (1950) empfohlen. Sie soll auch ohne Senkung des i.o. Druckes deutlich sein. THIERRY (1954) berichtet umgekehrtes Verhalten (Abnahme von Gesichtsfeld und Sehschärfe nach Drucksenkung durch Pilocarpin) in einem Fall; hier könnte der verminderte Lichteinfall bei fortgeschrittenem Gesichtsfeldschaden nicht mehr ausgereicht haben.

Nach BRYANTSEVA (1947) verschwinden Bogenskotome, die durch Nebenhöhlenaffektionen entstanden sind, nach Cocain-Adrenalin-Tamponade der Nase, glaukombedingte Bogenskotome aber nicht. Pilocarpin dagegen verkleinert beide Arten der Skotome.

Adrenalin kann gleichfalls die Angioskotome verkleinern (ROKITSKAYA, 1951), ebenso *Sauerstoffatmung* (ROSENTHAL, 1939), i.v. *Injektion von hypertonischen Lösungen* (PALAMARCUK, 1956), *Weckamine* (LÉVY et al., 1955; Maxiton = 1-Phenyl-2-aminopropan), *Coffein* oder *gefäßerweiternde Medikamente,* ohne daß i.o. Druckänderungen eintreten (LEYDHECKER, 1952).

Viele der hier besprochenen experimentellen Schwankungen des Gesichtsfeldes wurden an Angioskotomen beobachtet. Deren Breite hängt neben der Erregungsempfindlichkeit der Netzhaut (Summation) auch von der Gefäßbreite ab. Die Netzhautfunktion läßt sich genauer mit dem künstlichen Skiaskotom nach GOLDMANN (1948) prüfen, dessen Prinzip dem Bunsenschen Fettfleckphotometer entspricht (FERRARIS DE GASPARE, 1952; BIETTI et al., 1953; GAFNER, 1957). Hierüber s. S. 361.

Aus der kurzfristigen Reaktion der Gesichtsfeldausfälle auf Medikamente kann man wahrscheinlich nicht auf den Erfolg oder Mißerfolg einer langfristigen Therapie des Gesichtsfeldverfalles mit gefäßerweiternden Mitteln (vgl. S. 466) schließen (LEYDHECKER, 1952).

Schrifttum

Best, W., u. I. von Glasenapp: Ber. dtsch. Ophthal. Ges. Heidelberg **55**, 1949, 232—236 (1950).
Bietti, G. B.: Proc. XVI. int. Cong. Ophthal. London, **2**, 1950, 895—907 (1951).
— Trans. Ophthal. Soc. U. K. 1950, **70**, 29—30 (1951).
— Trans. Ophthal. Soc. U. K. 1952, **72**, 343—355 (1952).
— A. M. A. Arch. Ophthal. **49**, 491—513 (1953).
— Irish J. med. Sci. **6**, 237—249 (1954); ref. Ophthal. Lit. **8**, 1389 (1954).
—, u. P. F. Ferraris de Gaspare: Boll. Oculist. **29**, 29—52 (1950).
— — Riv. Med. aeronaut. **16**, 482—501 (1953); ref. Zbl. Ophthal. **63**, 37 (1954/55).
Bryantseva, M. K.: Vestn. Oftal. **26**, No. 3, 25—30 (1947); ref. Ophthal. Lit. **1**, 2181 (1947).
Castagno, M.: Amer. J. Ophthal. **33**, 1431—1433 (1950).
Cholst, M. R.: Amer. J. Ophthal. **31**, 821—825 (1948).
Cibis, P., u. G. Hochgeschurz: Albrecht v. Graefes Arch. Ophthal. **148**, 752—760 (1948).
Crecchio, A. de: Ann. Ottal. **67**, 739—756 (1939).
Daševskij, A.: Vestn. Oftal. **11**, 523—532 (1937); ref. Zbl. Ophthal. **41**, 161 (1938).
— A. M. A. Arch. Ophthal. **19**, 334—353 (1938).
— Vestn. Oftal. **16**, 351—355 (1940); ref. Zbl. Ophthal. **46**, 560 (1941).
— Vestn. Oftal. **18**, 368—372 (1941); ref. n. Barkan, O.: Ophthalmology in the War Years, Meyer-Wiener, Chicago **1** (1946).
— Vestn. Oftal. **28**, 10—14 (1949); ref. Zbl. Ophthal. **52**, 51 (1950).
Dobromyslov, A. N.: Vestn. Oftal. **30**, 27—34 (1951); ref. Ophthal. Lit. **5**, 1835 (1951).
Dubois-Poulsen, A.: Ann. Oculist. (Paris) **189**, 37—52 (1956).
Evans, J. N.: Amer. J. Ophthal. **18**, 333—347 (1935).
Ferraris de Gaspare, P. F.: Boll. Oculist. **30**, 677—702 (1951).
— Boll. Oculist. **31**, 157—174 (1952).
— Boll. Oculist. **32**, 43—57 (1953).
Furuya, G.: Acta soc. Ophthal. Jap. **41**, 415—433 (1937); ref. Zbl. Ophthal. **39**, 516 (1937).
Gafner, F.: Docum. Ophthal. ('s-Grav.) **11**, 1—40 (1957).
Giuffrè, V.: G. ital. Oftal. **10**, 324—332 (1957).
Goldmann, H.: Ophthalmologica, **114**, 147—158 (1948).
— Probleme der heutigen Glaukomforschung, in: Moderne Probleme der Ophthalmologie, E. B. Streiff u. J. Babel, S. Karger, Basel 1957, Bibliotheca Ophthalmologica Fasc. 47, 99—115.
Guzzinati, G. C.: Ann. Ottal. **80**, 357—363 (1954).
Kolmakova, A. E.: Vestn. Oftal. No. 6, 20—26 (1956); ref. Ophthal. Lit. **10**, 2977 (1956).
Kronfeld, P.: in: Glaucoma, herausgegeb. v. F. W. Newell, 1. Tagung 1955, S. 33, Macy Foundation, New York 1956.
Kyrieleis, W., A. Kyrieleis u. P. Siegert: Arch. Augenheilk. **109**, 178—189 (1935).
Lévy, J. P., u. A. Burger: Bull. Soc. Ophtal. Fr. 650—660 (1955).
Leydhecker, W.: Klin. Mbl. Augenheilk. **121**, 513—524 (1952).
— Zur Frühdiagnose des Glaukoms, unter bes. Berücksichtigung moderner Untersuchungsmethoden. Habil.-Schrift, Mainz 1952.
— Klin. Mbl. Augenheilk. **123**, 568—577 (1953).
Mathur, S. P., u. K. N. Mathur: Amer. J. Ophthal. **43**, 704—710 (1957).
Orlowski, W. J.: Klin. oczna. **25**, 97—102 (1955); ref. Ophthal. Lit. **9**, 637 (1955).
Palamarcuk, G. S.: Vestn. Oftal. **69**, Nr. 1, 38—42 (1956); ref. Zbl. Ophthal. **68**, 138 (1956).
Pflüger: Ber. dtsch. ophthal. Ges. Heidelberg, **17**, 1885, 91—101 (1885).
Radzichovskij, B. L.: Vestn. Oftal. **31**, 17—20 (1952); ref. Zbl. Ophthal. **60**, 267 (1953).
Ratinowa, K. A., Černyśewa u. Poschidajewa: Vestn. Oftal. **13**, 237—243 (1938); ref. Zbl. Ophthal. **43**, 574—575 (1939).
Rokitskaya, L. K.: Vestn. Oftal. **30**, 22—27 (1951); ref. Ophthal. Lit. **5**, 1836 (1951).
Rosenthal, C. M.: A. M. A. Arch. Ophthal. **22**, 385—392 (1939).
Samojloff, A.: Klin. Mbl. Augenheilk. **69**, 59—68 (1922).
— Klin. Mbl. Augenheilk. **70**, 655—659 (1923).
— Ann. Oculist. (Paris) **161**, 523—536 (1924).
— Z. Augenheilk. **58**, 282—287 (1926).
— Z. Augenheilk. **57**, 214—215 (1926).
—, u. M. K. Bryantseva: Vestn. Oftal. **27**, No. 3, 3—6 (1948); ref. Ophthal. Lit. **2**, 308 (1948).
Sanna, M.: Boll. Oculist. **29**, 111—122 (1950).
— Boll. Oculist. **33**, 31—39 (1954).
Seidel, E.: Albrecht v. Graefes Arch. Ophthal. **88**, 102—157 (1914).
Sloan, L. L.: A. M. A. Arch. Ophthal. **5**, 601—622 (1931).
Suda, K.: Acta Soc. Ophthal. Jap. **56**, 933—958 (1952); ref. Ophthal. Lit. **6**, 2568 (1952).
Thierry, I.: Arch. chil. Oftal. **11**, 168—171 (1954); ref. Ophthal. Lit. **8**, 3934 (1954).

TICHOMIROV, P. E.: Vestn. Oftal. **16**, 127—131 (1940); zit. nach Barkan, O., Ophthalmology in the War Years, Meyer-Wiener, Chicago **1** (1946).
— Vestn. Oftal. **18**, 57—63 (1941); ref. Amer. J. Ophthal. **24**, 1466 (1941).
— Vestn. Oftal. **33**, 20—27 (1954); ref. Zbl. Ophthal. **62**, 346 (1954).
— Proc. XVII. int. Cong. Ophthal. Montreal-N. Y. 1954, **1**, 208—214 (1955).
—, u. E. USTINOVA: Vestn. Oftal. Nr. 2, 22—24 (1956); ref. Zbl. Ophthal. **68**, 224 (1956).
—, u. E. B. SEDLOVSKAJA: Vestn. Oftal. **28**, 23—26 (1949); ref. Zbl. Ophthal. **52**, 241 (1950).
USTINOVA, E.: Vestn. Oftal. **70**, Nr. 4, 41—45 (1957); ref. Zbl. Ophthal. **73**, 94 (1958).
WENTWORTH, H. A.: Amer. J. Ophthal. **14**, 889—904 (1931).

VI. Die Ursachen der bogenförmigen Gesichtsfelddefekte

EVANS (1930, 1939) hielt die bogenförmigen Gesichtsfeldausfälle für *pathologisch verbreiterte Angioskotome* infolge einer vermehrten Füllung der perivasculären Lymphscheiden. Hierfür spricht nach seiner Ansicht das Schwanken der Skotombreite bei Halsvenenstauung, Atemanhalten oder Druck auf das andere Auge (vgl. S. 364). Er glaubte, daß Neuroskotome ihre Spitze zum Fixierpunkt, nicht zum blinden Fleck, gerichtet haben. Seiner Meinung schloß sich MEYER-STEINEG (1931) an. Hiergegen wandte GOLDMANN (1948) ein, daß die spontane und experimentelle Verbreiterung der Gefäßschatten asymmetrisch in der Bewegungsrichtung der Prüfmarke erfolgte und sich die gleichen Phänomene mittels des Skiaskotoms unabhängig vom Gefäßverlauf beobachten lassen. Es handelt sich nach GOLDMANN um eine *Störung der Summation.* Schwellennahe Objekte werden erst gesehen, wenn sich sukzessive unterschwellige Reize benachbarter Photoreceptoren summieren, dadurch in den höheren Neuronen die Erregung überschwellig wird und eine Entladung erfolgt. Nach GAFNER (1957) ist unter sonst gleichen Bedingungen die Bewegungsgeschwindigkeit des Objektes für die Skotombreite maßgebend. Die Verbreiterung des Skiaskotoms bei Druck auf das andere Auge erklärt GOLDMANN (1948) mit den die Wahrnehmung störenden Lichtwolken, die bei Druck entstehen. Der bogenförmige Verlauf entspricht *Faserbündeldefekten,* es handelt sich also um *Neuroskotome.* Hierfür spricht nach KADLECOVÁ (1951), daß man bei Verschluß von Ästen der Netzhautarterien nicht Bogenskotome, sondern fächerförmige Ausfälle findet, während Entzündungen in Papillennähe oder Verletzungen des Sehnervenkopfes Bogenskotome erzeugen (vgl. S. 365, 370).

Diese Faserbündeldefekte entstehen durch *ungenügende Blutversorgung.* Manche Autoren halten die i.o. Drucksteigerung hierbei für nebensächlich. So glauben ESPÍLDORA-LUQUE et al. (1954), daß Drucksteigerung nur eine konzentrische Einengung des Gesichtsfeldes bewirke, Bogenskotome dagegen in erster Linie durch Arteriosklerose der Retinagefäße entstehen würden, die die Verff. entsprechend dem Ort des Gesichtsfeldverfalles fanden. CRISTINI (1951) konnte histologisch bei Glaukom einen Schwund des Capillarbettes der Lamina und des retrolaminären Sehnerven feststellen.

Dagegen weisen die Befunde GOLDMANNS (1957) auf die Wichtigkeit der *i.o. Drucksteigerung* hin. Er konnte auch bei Gesunden durch Kompression des Auges eine Empfindlichkeitsabnahme in dem Gebiet nachweisen, in dem bei Glaukom Bogenskotome aufzutreten pflegen. Die klinische Beobachtung, daß die gleiche mäßige i.o. Drucksteigerung individuell sehr verschieden gut vertragen wird, läßt sich durch die neueren Untersuchungen der Gefäßverbindungen in der Gegend der Papille verstehen (FRANÇOIS et al., 1954; BRIHAYE-VAN GEERTRUYDEN et al., 1956): Je dichter die Verbindungen zwischen der Zentralarterie des Sehnerven und den hinteren Ciliararterien sind, desto eher wird bei i.o. Drucksteigerung die Durchblutung des Sehnervenkopfes gedrosselt (GAFNER et al., 1955). Auch besteht eine Korrelation zwischen der Mindesthöhe des i.o. Druckes, die zur Erzeugung von Bogenskotomen bei Gesunden ausreicht, und dem Druck der A. ophthalmica (GOLDMANN, 1957).

Bei der Erörterung der Frage, ob die i.o. Drucksteigerung die Hauptursache der Mangeldurchblutung darstellt und nur ein zusätzlich schädigendes Moment ist, müßte man nach meiner Ansicht Lebensalter, klinische Form und Stadium des Glaukoms mehr berücksichtigen als dies vielfach geschieht. Klinisch finden wir bei jüngeren Menschen mit nur geringfügigen Gesichtsfeldausfällen im Anfang ihrer Erkrankung, besonders bei Winkelblock-Glaukom, oft einen Stillstand des Gesichtsfeldverfalles oder sogar eine Rückbildung von Bogenskotomen, wenn der i.o. Druck reguliert wird. Bei ihnen dürfte also wohl die i.o. Drucksteigerung das hauptsächlich schädigende Moment sein. Bei älteren Menschen und bei Glaucoma simplex mit stark eingeengtem Gesichtsfeld dagegen finden wir auch nach operativer Normalisierung des Druckes oft ein Fortschreiten des Gesichtsfeldverfalles.

Noch ungenügend geklärt ist die Frage, warum im allgemeinen gerade die Faserbündel zuerst geschädigt werden, die die Macula im Abstand von etwa 12–25° umkreisen. Die größere Länge der temporalen Retina-Arterien kann nach Arkin (1949) diesen Befund nicht erklären, weil man bei deren Sklerose keinen entsprechenden Gesichtsfeldverfall findet. Die temporalen Fasern liegen auf der Papille dichter und sollen deshalb bei Druck gegen den Papillenrand und Ernährungsstörung besonders verletzlich sein (Lloyd, 1934; Posner et al., 1948; Arkin, 1949; Kadlecová, 1951).

Funder (1953) glaubt, aus der Lage der partiellen Exkavation auf den Ort des Gesichtsfeldausfalles schließen zu können. – Im übrigen vgl. Abschnitt „Die Exkavation", S. 151 bis S. 158 und im 1. Teil des Buches Kapitel I: „Über die Tensionstoleranz und Prognose".

Schrifttum

Arkin, W.: Amer. J. Ophthal. **32**, 407—410 (1949).
Brihaye-van Geertruyden, M., u. J. Brihaye: Arch. biol. (Liège) **67**, 569—581 (1956); ref. Ophthal. Lit. **10**, 3751 (1956).
Castagno, M.: Amer. J. Ophthal. **33**, 1431—1433 (1950).
Cristini, G.: Brit. J. Ophthal. **35**, 11—20 (1951).
Espíldora-Luque, C., u. C. Eggers: Arch. chil. Oftal. **11**, 117—123 (1954); ref. Ophthal. Lit. **8**, 3928 (1954).
Evans, J. N.: A. M. A. Arch. Ophthal. **3**, 153—175 (1930).
— A. M. A. Arch. Ophthal. **22**, 410—431 (1939).
François, J., u. G. Verriest: Ann. Oculist. (Paris) **187**, 985—1043 (1954).
Funder, W.: Klin. Mbl. Augenheilk. **123**, 16—19 (1953).
Gafner, F.: Docum. Ophthal. ('s-Grav.) **11**, 1—40 (1957).
—, u. H. Goldmann: Ophthalmologica, **130**, 357—377 (1955).
Goldmann, H.: Ophthalmologica, **114**, 147—158 (1948).
— Probleme der heutigen Glaukomforschung, in: Moderne Probleme der Ophthalmologie. E. B. Streiff u. J. Babel, S. Karger, Basel 1957, Bibliotheca Ophthalmologica Fasc. 47, 99—115.
Kadlecová, V.: Čsl. Ofthal. **7**, 8—21 (1951); ref. Ophthal. Lit. **5**, 1837 (1951).
Lloyd, R. I.: Amer. J. Ophthal. **17**, 579—590 (1934).
Meyer-Steineg: Klin. Mbl. Augenheilk. **86**, 529 (1931).
Posner, A., u. A. Schlossman: Arch. Ophthal. **39**, 623—639 (1948).

VII. Farbensinn bei Glaukom und Perimetrie mit Farbmarken

Bei fortgeschrittenem Glaukom findet man Störungen des Farbensinnes als Folge des Sehnervenschwundes. Diese sind nicht kennzeichnend für Glaukom, sondern kommen auch bei Opticusatrophie anderer Genese vor (Szmyt, 1951; Barbel, 1939). In diesem Stadium kann man Gesichtsfelddefekte leichter mit farblosen Marken nachweisen.

Bei beginnendem Glaukom empfahlen Ferree et al. (1930) kleine farblose Objekte mit schwachem Kontrast gegen den Hintergrund oder (1931) Farbmarken auf grauem Grund. Lichtschwache Farbmarken benutzte Roll (1937). Wenn man farblose Objekte genügend klein und lichtschwach zur Verfügung hat, wie z. B. am Goldmannschen Perimeter, halte ich eine Perimetrie mit farbigen Objekten bei Glaukom für überflüssig. Sie stellt oft an den Untersuchten zu hohe Anforderungen, da er die Farbmarke bei zentripetaler Bewegung zunächst farblos wahrnimmt und erst den Augenblick der Farbempfindung angeben soll.

Kranke mit angeborenen Farbensinnstörungen machen bei Perimetrie mit Farbmarken oft unbrauchbare Angaben, was den Wert der Farbenperimetrie für die Glaukomdiagnose weiter einschränkt. SUDA et al. (1954) gaben an, daß das Gesichtsfeld für Rot bei Glaukom zuerst schrumpft. SÉDAN et al. (1950) fanden nach besserer Durchblutung durch Körperübungen eine Erweiterung des Gesichtsfeldes für Rot. Vermutlich könnte man diese Ergebnisse auch für schwache farblose Reize erhalten.

Als „photochromatisches Intervall" bezeichnete PICKARD (1930, 1938) die periphere Gesichtsfeldregion, in der Farbmarken (10/1000) zunächst als farblos gesehen werden. Bei „echtem" Glaukom fand er diese Region weniger breit als 5°, bei kavernöser Opticusatrophie breiter, und empfiehlt diese Prüfung zur Differentialdiagnose. Mir ist der Sinn einer solchen Differentialdiagnose nicht klar, da das glaukomatöse Sehnervenleiden eben diese kavernöse Opticusatrophie ist, und zum Erkennen eines Glaukoms mit Hochdruck die Druckmessung das geeignete Mittel darstellt.

Schrifttum

BARBEL, I. E.: Vestn. Oftal. **15**, 10—22 (1939); ref. Zbl. Ophthal. **45**, 345 (1940).
FERREE, C. E., u. G. RAND: Amer. J. Ophthal. **13**, 118—120 (1930).
—, u. L. L. SLOAN: A. M. A. Arch. Ophthal. **5**, 224—260 (1931).
PICKARD, R.: Proc. roy. Soc. Med. **23**, 845—854 (1930); ref. Zbl. Ophthal. **23**, 612 (1930).
— Brit. J. Ophthal. **22**, 391—400 (1938).
ROLL, J.: Über quantitative Perimetrie bei Glaukom. Untersuchung mit in ihrer Helligkeit abstufbaren Objekten im verdunkelten Raum. Diss. Freiburg i. Br. 1937, 46 S.; ref. Zbl. Ophthal. **44**, 250 (1940).
SÉDAN, J., u. S. SÉDAN-BAUBY: Atti Soc. ottal. ital. **11**, 341—347 (1950).
SUDA, K., T. OYAMA u. N. MIYATA: Acta Soc. ophthal. Jap. **58**, 642—647 (1954); ref. Ophthal. Lit. **8**, 1378 (1954).
SZMYT, H.: Przegl. Lék. **9**, 338—348 (1951); ref. Ophthal. Lit. **5**, 6711 (1951).

VIII. Die Dunkeladaptation bei Glaukom

Die Untersuchungen über die Dunkeladaptation bei Glaukomkranken widersprechen sich. Manche Autoren beschrieben einen Zusammenhang zwischen schlechter Dunkelanpassung und anderen Glaukomsymptomen: ROKICKAJA (1940) fand eine Besserung der Adaptation nach operativer Drucksenkung auch am 2., nichtoperierten Auge; DAŠEVSKIJ (1941) fand die Adaptation druckabhängig, sie besserte sich nach Pilocarpin, SPAETH (1934) wollte einen Zusammenhang mit dem Sehvermögen nachweisen und PRSCHIBYLSKAJA (1939) die Tagesschwankungen der Adaptation sogar benutzen, um daraus auf Druckschwankungen zu schließen; ZANETTI (1931) fand die Dunkelanpassung um so schlechter, je enger das Gesichtsfeld war; MIRON et al. (1957) hielten eine Adaptationsstörung für ein Frühsymptom des Glaukoms, die mit der Höhe des i.o. Druckes wechselt. Andere Autoren fanden keine Parallele zwischen Adaptationsstörung, die sie bei Glaukom fanden, und Sehvermögen, Gesichtsfeld oder i.o. Druck (JAYLE et al., 1949). Sie schlossen hieraus etwas kühn, daß Glaukom eine diencephal-hypothalamische Störung sei (KAPUSCINSKI, 1948; RUBINO et al., 1948; FABIAN, 1950). Bei Glaukom ist nach JAYLE et al. (1948) und LAW (1956) der Adaptationsbeginn verzögert, der Knick in der Kurve verschwindet. Bei Sekundärglaukom sollen andere Adaptationsstörungen als bei primärem Glaukom vorliegen, und die Untersuchung soll zur Prognose des Gesichtsfeldschadens benutzbar sein (JAYLE et al., 1949), doch gründet sich diese Meinung nur auf Ergebnisse von 7 Fällen.

Nach CASTEN et al. (1933) können Störungen der Dunkelanpassung als Frühsymptom vorkommen, doch ist dies nicht die Regel. MONJÉ (1952) fand bei normalem Gesichtsfeld und nicht verengter Pupille bei Glaukom normale Adaptation und hält die Prüfung deshalb für ungeeignet zur Frühdiagnose.

Die Widersprüche in den genannten Arbeiten sind verständlich, da verschiedene Untersuchungsverfahren angewandt wurden, Pupillenweite, Voradaptation, Stromschwankungen, der wichtige Übungsfaktor und die Streuung in den Angaben verschiedener Gesunder sowie des selben Individuums zu verschiedenen Zeiten ungenügend berücksichtigt wurden.

Das Erkennen von Punkten mit verschiedenem Kontrast zum Hintergrund verwendete THAL (1953) zur Adaptationsprüfung und fand bei Glaukom früh ein Ansteigen der Reizschwelle. ANDREANI et al. (1956) fanden die Sehschärfe bei herabgesetzter Beleuchtung bei Glaukom früh vermindert. Acetazolamid änderte die Adaptation bei Glaukom nicht (MILLER, 1956).

Bei Gesunden beobachteten BEST et al. (1950) bei Kompression des Auges mit einem Dynamometer herabgesetzte Dunkelanpassung, die bei Sauerstoffatmung besser war. Hiernach kann man vermuten, daß die Adaptation auch bei Glaukom von der Höhe des i.o. Druckes und der Sauerstoffversorgung der Retina abhängt.

Über den Lichtsinn bei Glaukom s. ferner: ROMAGNOLI (1957).

Schrifttum

ANDREANI, D., u. U. VOLPI: Ann. Ottal. **82**, 449—456 (1956).

BEST, W., u. I. v. GLASENAPP: Ber. dtsch. ophthal. Ges. Heidelberg 1949, **55**, 232—236 (1950).

CASTEN, V., u. D. J. SHAAD: A. M. A. Arch. Ophthal. **9**, 52—55 (1933).

DAŠEVSKIJ, A.: Vestn. Oftal. **18**, 241—249 (1941); ref. nach Barkan, O.: Ophthalmology in the War Years, Meyer-Wiener, Chicago **1** (1946).

FABIAN, A.: Klin. Oczna, **20**, 56—69 (1950); ref. Ophthal. Lit. **4**, 6154 (1950).

JAYLE, G. E., u. A. G. OURGAUD: Bull. Soc. Ophtal. Fr. **1**, 288—297 (1949).

— —, u. P. V. BÉRARD: Bull. Soc. franç. Ophtal. **61**, 466—471 (1948).

— — Bull. Soc. Ophtal. Fr. **1**, 153—158 (1949).

KAPUSCINSKI, W. J.: Ann. Oculist. (Paris) **181**, 542—555 (1948).

LAW, F.: zit. nach Lloyd, J. P.: Trans. Ophthal. Soc. U. K. 1956, **76**, 38—50 (1956).

MILLER, E. M.: A. M. A. Arch. Ophthal. **56**, 869—877 (1956).

MIRON, M. S., A. HERBSTEIN u. H. RICONTE: Oftalmologia (Bucuresti) **2**, 319—328 (1957); ref. Ophthal. Lit. **11**, 3782 (1957).

MONJÉ, M.: Klin. Mbl. Augenheilk. **121**, 199—204 (1952).

PRSCHIBYLSKAJA, I. I.: Vestn. Oftal. **14**, 37—41 (1939); ref. Zbl. Ophthal. **44**, 46 (1940).

ROKICKAJA, L. V.: Vestn. Oftal. **17**, 363—370 (1940); ref. Zbl. Ophthal. **47**, 267 (1942).

ROMAGNOLI, M. A.: Atti Soc. ottal. Lombarda, **12**, 151—154 (1957).

RUBINO, A., u. L. PEREYRA: Riv. Oto-Neuro-Oftal. **23**, 227—236 (1948); ref. Ophthal. Lit. **2**, 657 (1948).

SPAETH, E. B.: A. M. A. Arch. Ophthal. **11**, 462—485 (1934).

THAL, B. N.: Optom. Wkly. **44**, 1210—1211 (1953); ref. Ophthal. Lit. **7**, 1699 (1953).

ZANETTI, G.: Ann. Ottal. **59**, 847—882 (1931).

IX. „Glaukomgesichtsfeld" ohne Glaukom. Atypische Gesichtsfeldausfälle bei Glaukom

Atypische Gesichtsfeldausfälle bei Glaukom. Bogenskotome sind nicht pathognomonisch für Glaukom. DUBOIS-POULSEN (1952, 1956; DUBOIS-POULSEN et al., 1953, 1955, 1956) wies wiederholt darauf hin, daß sie auch bei Aderhauterkrankung, Neuritis n. opt., Gefäßleiden, Myopie, Arachnoiditis, Durchblutungsstörungen im Hallerschen Gefäßkranz und nach Formolinjektion in den Sehnerven (wegen einer Parasitencyste; 1956) vorkommen. Frühere Autoren hatten sie beschrieben bei Stauungspapille (v. SZILY, 1913; RÖNNE, 1913, LÖHLEIN, 1914), Neuritis (RÖNNE, 1909) und Nebenhöhlenaffektionen (v. D. HOEVE, 1909; GJESSING, 1911; v. HIPPEL, 1929), Chorioiditis (GALLUS, 1902; RÖNNE, 1909; GROES-PETERSEN, 1912; v. D. HOEVE, 1915), Astembolie (RÖNNE, 1909), Opticusatrophie (RÖNNE, 1910, 1913) und Arteriosklerose (SALZER, 1924). Einen Durchbruch des blinden Flecks fand CARRERAS (1957) ausnahmsweise auch bei Nicht-Glaukomkranken.

Bei Glaukom kommen andererseits nicht nur die oben beschriebenen, typischen Ausfälle vor. Man findet nicht selten uncharakteristische Ausfälle, die nur manchmal durch zusätzliche andere Krankheiten erklärt werden (SANNA, 1957). Zentralskotom und konzentrische Einengung beschrieb KAYSER (1938), der die Diagnose Glaukom deshalb anzweifelte; Zentralskotom fand MCAREVEY (1948) in einem Fall; keilförmige, von der Konkavseite des Bogenskotoms zum Fixierpunkt ziehende Ausfälle beschrieben EVANS (1944) und KEERL (1957), unregelmäßige Zacken des blinden Flecks TOVBIN (1948), Ausfälle temporal des blinden Flecks KURZ (1957); bitemporale Hemianopsie, die sich nach Cyclodialyse besserte, CONTARDO (1947). OTTO (1956) fand unter 1835 Fällen von primärem Glaukom in 5% atypische Gesichtsfeldausfälle (fächerförmig vom blinden Fleck ausgehende Defekte, Zentralskotom, u. a.), für die sich durch Untersuchung mit dem Augenspiegel bei erweiterter Pupille eine andere Ursache als Glaukom erkennen ließ (Gefäßverschluß, Maculadegeneration, Ablatio, Chorioiditis, Blutung). Bei Hemianopsie war neben dem Glaukom eine Schädigung der Sehstrahlung vorhanden. Bei den atypischen Gesichtsfeldausfällen handelte es sich also um die Kombination von Glaukom mit anderen Krankheiten. Der Augenhintergrund sollte stets bei erweiterter Pupille untersucht werden.

Bei kongenitalem Glaukom fanden FRANÇOIS et al. (1957) Zentralskotom mit Farbensinnstörungen (Tritanopie), unregelmäßige periphere Ausfälle und subnormales ERG. Sie schließen hieraus auf retinale Schäden, während die Gesichtsfeldausfälle bei Glaucoma simplex nach ihrer Auffassung durch retrobulbäre Schäden bedingt sind.

Schrifttum

CARRERAS, M.: Arch. Soc. oftal. hisp.-amer. **17**, 55—71 (1957); ref. Ophthal. Lit. **11**, 1298 (1957).
CONTARDO, R.: Arch. chil. Oftal. **4**, 384—387 (1947); ref. Ophthal. Lit. **1**, 2827 (1947).
DUBOIS-POULSEN, A.: Ann. Oculist. (Paris) **185**, 673—700 (1952).
— Ann. Oculist. (Paris) **189**, 37—52 (1956).
—, u. CL. MAGIS: Bull. Soc. franç. Ophtal. **66**, 115—125 (1953).
— — Proc. XVII. int. Cong. Ophthal. Montreal-N. Y. 1954, II, 1136—1144 (1955).
— — Ann. Oculist. (Paris) **189**, 174—185 (1956).
EVANS, J. N.: Amer. J. Ophthal. **27**, 1090—1093 (1944).
FRANÇOIS, J., G. VERRIEST u. A. DE ROUCK: Ann. Oculist. (Paris) **190**, 81—107 (1957) u. Bull. Soc. belge Ophtal. Nr. **114**, 536—565 (1957).
GALLUS: Z. Augenheilk. **7**, 361—382 (1902).
GJESSING, H. G. A.: Albrecht v. Graefes Arch. Ophthal. **80**, 153—163 (1911).
GROES-PETERSEN: Klin. Mbl. Augenheilk. 50/II, 159—186 (1912).
HIPPEL, E. v.: Ber. dtsch. ophthal. Ges. Heidelberg **47**, 1928, 98—107 (1929).
HOEVE, J. v. D.: Arch. Augenheilk. **64**, 18—27 (1909).
— Z. Augenheilk. **34**, 277—289 (1915).
KAYSER, B.: Klin. Mbl. Augenheilk. **101**, 883—886 (1938).
KEERL, G.: Klin. Mbl. Augenheilk. **131**, 505—512 (1957).
KURZ, O.: Acta med. orient. **16**, 139 (1957); ref. Ophthal. Lit. **11**, 2212 (1957).
LÖHLEIN, W.: Arch. Augenheilk. **76**, 165—176 (1914).
MCAREVEY, J. B.: Trans. ophthal. Soc. U. K. 1947, **67**, 517 (1948).
OTTO, J.: Klin. Mbl. Augenheilk. **129**, 450—463 (1956).
RÖNNE, H.: Albrecht v. Graefes Arch. Ophthal. **71**, 52—62 (1909).
— Klin. Mbl. Augenheilk. **47**/I, 12—33 (1909).
— Klin. Mbl. Augenheilk. **48**/I, 331—333 (1910).
— Arch. Augenheilk. **74**, 180—207 (1913).
SALZER, F.: Ber. dtsch. ophthal. Ges. Heidelberg **44**, 1924, 47—50 (1924).
SANNA, M.: Boll. Oculist. **36**, 777—788 (1957).
SZILY, A. v.: Klin. Mbl. Augenheilk. **51**/I, 196—205 (1913).
TOVBIN, B. G.: Klin. Med. Mosk. **26**, No. 9, 39—43 (1948); ref. Ophthal. Lit. **2**, 656 (1948).

X. Prognose und Therapie des Gesichtsfeldverfalles

Die Prognose des Gesichtsfeldverfalles *nach drucksenkenden Operationen* und die Frage, ob man trotz engen Gesichtsfeldes operieren darf, sind S. 586 besprochen.

Über die Prognose bei *medikamentöser Behandlung* des Glaukoms s. S. 52–56 und 593.

Für die *Therapie des Gesichtsfeldverfalles* ist die Normalisierung des i.o. Druckes die wichtigste Voraussetzung. Ein beginnender Verfall kann dann zum Stillstand kommen, ein fortgeschrittener jedoch nimmt oft weiter zu, wahrscheinlich aber langsamer als bei erhöhtem i.o. Druck (s. S. 466). Eine wesentliche Erweiterung des Gesichtsfeldes durch Senkung des i.o. Druckes dürfte nur bei kongestiven Glaukomformen mit vor der Operation verhältnismäßig kurz bestehender, starker Drucksteigerung zu erwarten sein.

Die Therapie mit gefäßerweiternden Mitteln ist S. 465 besprochen.

POSNER et al. (1950) weisen darauf hin, daß die Form der Gesichtsfeldausfälle oft auf beiden Augen eines Patienten ähnlich ist. Für die Gesamtprognose ist ein Bogenskotom wichtiger als ein leicht gesteigerter i.o. Druck. Die Sehschärfe steht nach SANO et al. (1954) in Beziehung zum Gesichtsfeldausfall. Nach meiner Erfahrung trifft das keineswegs immer zu. Es gibt Kranke mit voller zentraler Sehschärfe, aber stark eingeengtem Gesichtsfeld. Hoher allgemeiner Blutdruck läßt nach REESE et al. (1942) einen langsameren Verfall des Gesichtsfeldes erwarten als niedriger Blutdruck.

Schrifttum

POSNER, A., u. A. SCHLOSSMAN: Amer. J. Ophthal. **33**, 1391—1397 (1950).
REESE, A. B., u. J. S. MCGAVIC: A. M. A. Arch. Ophthal. **27**, 845—850 (1942).
SANO, T., u. M. IIDA: Acta Soc. ophthal. Jap. **58**, 1672—1675 (1954); ref. Ophthal. Lit. **8**, 3375 (1954).

XI. Weitere klinische Arbeiten zur Perimetrie bei Glaukom

In dem folgenden Literaturverzeichnis sind weitere klinische Erfahrungsberichte über Perimetrie genannt. Besonders sei auf die kurze und vortreffliche Arbeit von DARLEY (1950) über die praktische Ausführung der kinetischen Perimetrie hingewiesen, die meiner eigenen Erfahrung völlig entspricht.

Schrifttum

ADROGUÉ, E., M. A. DIEZ u. M. F. ORIBE: Ophthal. ib.-amer. **18**, 50—51 (1956); ref. Zbl. Ophthal. **70**, 13 (1957).
ALAJMO, B., u. M. SIMONELLI: G. ital. oftal. **7**, 281—288 (1954).
BARCELATA, F.: Bol. Hosp. oftal. N. S. (Mex.) **6**, 79—86 (1953); ref. Ophthal. Lit. **7**, 5075 (1953).
BUTLER, D.: Brit. J. physiol. Opt. **12**, 232—246 (1955); ref. Ophthal. Lit. **9**, 3765 (1955).
COURTIS, B., u. R. BELTRÁN NUÑEZ: Proc. XVII. int. Cong. Ophthal. Montreal-N. Y. 1954, II, 1118—1128 (1955).
DARLEY, L. H.: Amer. J. Ophthal. **33**, 1428—1431 (1950).
FERRARIS DE GASPARE, P. F.: Atti Soc. ottal. ital. **12**, 92—95 (1951).
GALLOIS, J.: Bull. Soc. franç. Ophtal. **61**, 445—451 (1948).
GLEES, M.: Fortschr. Neurol. **23**, 289—298 (1955); ref. Zbl. Ophthal. **66**, 177 (1955/56).
GOLDENBURG, M.: Amer. J. Ophthal. **14**, 944—952 (1931).
HALBRON, P.: Ann. Oculist. (Paris) **170**, 817—846 (1933).
JAYLE, G. E., u. A. CROISY: Bull. Soc. Ophtal. Fr. **1953**, 104—107.
MALBRÁN, J.: Arch. Oftal. (B.Aires) **6**, 363—372 (1931); ref. Zbl. Ophthal. **26**, 216 (1932).
MATTOS, R. B., u. R. DE TOLEDO: Ophthal. ib.-amer. **18**, 15 (1956); ref. Zbl. Ophthal. **70**, 36 (1957).
NEWELL, F. W., u. S. ZINN: Postgrad. Med. **17**, 81—84 (1955); ref. Ophthal. Lit. **9**, 631 (1955).
ORLOWSKI, W. J.: XXIV. Cong. Oculist. Polski, **1**, 71—73 (1954); ref. Ophthal. Lit. **8**, 4843 (1954).
PAGER, R.: Un. méd. Can. **83**, 998—1000 (1954); ref. Ophthal. Lit. **8**, 2455 (1954).

POSNER, A.: Eye, Ear, Nose Thr. Monthly **34**, 828; 830 (1955); ref. Ophthal. Lit. **9**, 2979 (1955).
QUAGLIO, C.: Ann. Ottal. **60**, 301—326 (1932).
SANNA, M.: Atti Soc. ottal. ital. **12**, 244 (1951).
SCOTT, G. I.: Göz. Klin. **10**, 36—40 (1952); ref. Ophthal. Lit. **6**, 1571 (1952).
SHIMIZU, H.: Acta Soc. ophthal. Jap. **41**, 1337—1355 (1937); ref. Zbl. Ophthal. **40**, 439 (1938).
SMELOVSKEY, A. S.: Vestn. Oftal. No. 5, 37—38 (1956); ref. Ophthal. Lit. **10**, 2068 (1956).
WILSON, R. P.: New Zealand Med. J., Suppl.-Bd. 39—52 (1949); ref. Zbl. Ophthal. **54**, 29 (1950/51)
— Trans. Ophthal. Soc. U. K. 1956, **76**, 675—685 (1956).
ZUGSMITH, G. S.: Eye, Ear, Nose Thr. Monthly **36**, 457—462 (1957).

K. Permeabilitätssteigerung der Blut-Kammerwasser-Schranke für Fluorescein

I. Methode. Instrumente. Zusammenfassende Arbeiten

Nach peroraler oder intravenöser Gabe von Fluorescein tritt der Farbstoff aus dem Blut in das Kammerwasser über. Die verbreitetste Methode, um die Konzentrationszunahme im Kammerwasser zu messen, ist die von AMSLER und HUBER (1946). Über die Ergebnisse berichteten diese Autoren in mehreren zusammenfassenden Arbeiten (AMSLER et al., 1947, 1949, 1955; AMSLER, 1946, 1947, 1949; HUBER, 1947, 1954). Andere Methoden zur genaueren Fluoresceinmessung im Kammerwasser wurden ausgearbeitet (HAGER, 1951; GOLDMANN, 1952; LANGHAM et al., 1953, 1954; OKUDA et al., 1955; LUGOSSY et al., 1955; POLJAK et al., 1955).

II. Befunde bei Glaukom

Ältere Untersuchungen hatten den Gedanken aufkommen lassen, daß bei Glaukom die Permeabilität der Blut-Kammerwasser-Schranke gesteigert sei (THIEL, 1924; FRANTA, 1933) oder Hypersekretions-Glaukom von Glaukom durch Abflußbehinderung mittels der Methode getrennt werden könne (GIFFORD, 1940). Mit der AMSLER-HUBERschen Methodik zeigte es sich, daß bei Glaucoma simplex die Permeabilität nur wenig gesteigert ist und an der oberen Grenze der Norm liegt (AMSLER et al., 1946; ROSSETTI et al., 1953; MANOLESCU et al., 1956) oder normal ist (MILLER et al., 1951; WEINSTEIN et al., 1954; USTINOVA, 1957).

Bei akutem Glaukom ist die Fluorescein-Permeabilität während des Druckanstieges normal, beim Druckabfall erhöht (WEINSTEIN et al., 1954). Bei chronisch-kongestivem Glaukom ist die Permeabilität gesteigert (NAGDASEVA, 1956), ebenso bei Hydrophthalmie (ROSSETTI et al., 1953). Zwischen den klinischen Verlaufsformen des primären Glaukoms (simplex oder chronisch-kongestiv) bestehen jedoch keine sicheren Unterschiede (LEYDHECKER, 1950). MILLER et al. (1951) fanden bei beiden normale Kurven.

Lediglich zur Trennung des Glaucoma simplex vom entzündlichen Sekundärglaukom eignet sich die Methode (AMSLER et al., 1946, 1951, 1955; MANOLESCU et al., 1956) doch dürfte diese Differentialdiagnose auch mit einfachen Mitteln kaum Schwierigkeiten bieten. Zum Grad der Dekompensation bestehen keine Beziehungen (USTINOVA, 1957). Spontane Druckschwankungen (MILLER et al., 1951) oder erhebliche Anstiege durch Wassertrinken (LEYDHECKER, 1950) ändern die Fluorescein-Permeabilität nicht.

Eine erhöhte Permeabilität der Blut-Kammerwasser-Schranke wurde von RUBINO (1938) bei Glaukom vermutet, weil er glaubte, eine Permeabilitäts-Steigerung der Blut-Liquor-Schranke gefunden zu haben.

III. Unspezifität der Probe

Die im vorigen Abschnitt besprochenen Arbeiten zeigen bereits, daß der Wert der Probe für die Glaukomdiagnose sehr gering ist. Dies wird vollends klar, wenn man bedenkt, daß die Permeabilität bei manchen Allgemeinleiden, vielen Augenleiden und durch Einwirken verschiedener Pharmaka oder physikalischer Maßnahmen steigt. Solche Einflüsse sind in Tab. 53 genannt; Tab. 54 dagegen zählt Einflüsse auf, die die pathologisch gesteigerte Permeabilität herabsetzen, und Tab. 55 Einflüsse, die die Permeabilität nicht ändern.

Therapeutisch sind diese Erkenntnisse wichtig: Wenn wir Medikamente im Kammerwasser anreichern wollen, die im gesunden Auge schwer durch die Blut-Kammerwasser-Schranke treten, oder den Stoffwechsel zur Resorption von Blutungen anregen wollen, müssen wir die permeabilitätssteigernden Maßnahmen kennen; wenn wir Entzündungen unterdrücken wollen, die permeabilitätshemmenden.

Tabelle 53. *Steigerung der Durchlässigkeit für Fluorescein*

durch/bei	Autor
Ablatio, Entzündung	Franta, 1933
Ablatio, Retinalvenenthrombose, i.o. Entzündungen, Prellung, Hepatitis	Amsler et al., 1946, 1949, 1951
Endogenes Ekzem, Erythrodermie	Huber et al., 1949
Diabetes, maligne Hypertonie	Calmettes et al., 1952, 1954
Prellung	Amsler et al., 1949, 1955; Rossetti et al. 1953
Ablatio	Simonelli, 1948
Iriskolobom, Linsenluxation, Uveitis	Rossetti et al., 1953
Retinopath. hypertonica, Diabetes, Heterochromie, Myxödem, Perniciosa, i.o. Entzündung, Prellung, Disseminierte Sklerose	Weinstein et al., 1953, 1954
Allergische Erkrankungen	Huber, 1953; D'Ermo, 1955
Skorbut	Morone et al., 1949
Kurzwellen, örtliche Wärme, Menstruation	Staiger, 1952
Ultraschall	Nakanishi, 1953; Cascio, 1954
Röntgenbestrahlung	Gorban, 1955
O_2-Mangel	Giardini et al., 1951; Giardini, 1952; Swanljung et al., 1953
Glaukomoperationen (für einige Monate)	Caselli, 1954; Sbordone, 1954; Stagni, 1955
Miotica	Imachi, 1932; Huber, 1947, 1954; Miller et al., 1951; Amsler et al., 1951
Atropin, Pilocarpin i.v., (Kaninchen)	Yanagida, 1956
Hyperton. NaCl subconj.	Bernet, 1950
Hyperton. NaCl subconj. erst ab 2,5%	Amsler, et al., 1951; Huber, 1954
Dicumarol (verhindert durch Rutinion)	Matis et al., 1951
Dicumarol, Tromexan, Hydergin, hohe Penicillindosen, Hyaluronidase	Hager, 1952
Heparin, Quecksilberdiuretica	Damiani, 1956
Ascorbinsäure i.v.	Simonelli, 1948
Pentobarbital, Nicotinsäure retrobulbär	Giardini et al., 1954; Stagni, 1956
Nicotinsäure i.v.	Simonelli, 1948; Sapuppo, 1953
33% Alkohol 20 cm^3 intraperitoneal (Kaninchen)	Galansino, 1940
Jod-natrium-Vergiftung (Kaninchen)	Cascio et al., 1952
Histamin (i.m., lokal; Kaninchen)	Cucco, 1951; Rossetti et al., 1953
Durchtrennen des Halssympathicus (Kaninchen)	Kikai, 1931, 1935; Linksz, 1931
Entfernen des Ggl. cervicale craniale (Kaninchen)	Kübler et al. (1956)

Tabelle 54. *Verminderung der Durchlässigkeit für Fluorescein*

bei zuvor pathologisch gesteigerter Permeabilität durch:	Autor
Calcium, Antihistaminica	HUBER, 1947, 1948, 1953; HOFSTETTER, 1948
Adrenalin, Calcium	KIKAI, 1931; HUBER, 1947; AMSLER et al., 1951
Adrenochromason	NOMURA, 1956
Cortison	COOK et al., 1951; HUBER et al., 1952; HUBER, 1954
bei normaler Permeabilität durch:	**Autor**
Dihydroergotamin i.v. (Kaninchen)	CASELLI, 1954
Adrenalin i.v. (Kaninchen)	YANAGIDA, 1956
Reizen des Halssympathicus (Kaninchen)	LINKSZ, 1931

Tabelle 55. *Keinen Einfluß auf Fluorescein-Permeabilität haben*

	Autor
Physiol. NaCl subconj.	ZAVELL, 1937
Hyperton. NaCl subconj. bis 2%	AMSLER et al., 1951; HUBER, 1954
Vitamin B_1, B_2, B_6 (verhindern aber Permeabilitätsanstieg durch Histamin)	SIMONELLI, 1948
Wassertrinkprobe	LEYDHECKER, 1950
Spontane Druckphasen, primäres Glaukom	MILLER et al., 1951
Streptomycin	REDI et al., 1952

In den Tabellen 53 bis 55 ist das Schrifttum nicht vollständig aufgeführt. Hierzu sei auf die Monographie von AMSLER et al. (1955) verwiesen. Es sollte hier nur ein Begriff von der Vielfalt der Umstände gegeben werden, von denen die Permeabilität abhängt. Weitere Arbeiten: HAEFELI (1946), AMSLER (1947), SIMONELLI (1949), GÜNTHER (1951), CUCCO (1955), YANAGIDA (1956), BERGGREN (1956), GITTLER et al. (1957).

Eine genaue Bestimmung der Permeabilität ist nur möglich, wenn man gleichzeitig die Konzentration von freiem, nicht an Eiweiß gebundenem Fluorescein im Blut, das Minutenvolumen des Kammerwassers und das Volumen der Vorderkammer bestimmt. Auf diese Methode GOLDMANNs sowie auf andere Messungen des Minutenvolumens gehen wir bei dessen Besprechung ein. Täuschungen können z. B. entstehen, wenn die Kammerwasserbildung stark herabgesetzt ist (GOLDMANN, in Diskussion zu GÜNTHER, 1951), ferner, wenn die Fluorescenz durch gewisse Medikamente (Pyrazolon-Derivate) herabgesetzt wird (BÖCK et al., zit. von GOLDMANN in Diskussion zu AMSLER et al., 1955).

Auch das Alter kann den Fluoresceinübertritt in die Vorderkammer beeinflussen (MAIONE, 1957).

Schrifttum

AMSLER, M.: Bull. Soc. franç. Ophtal. **59**, 304—313 (1946).
— Ann. Oculist. (Paris) **180**, 419—429 (1947).
— Arch. Ophtal. (Paris) **7**, 418 (1947).
— Trans. Ophthal. Soc. U. K. 1948, **68**, 45—74 (1949).
—, u. A. HUBER: Ophthalmologica **111**, 155—176 (1946).
— — Ann. Oculist. (Paris) **180**, 115 (1947).
— — Albrecht v. Graefes Arch. Ophthal. **149**, 578—585 (1949).
— — Ophthalmologica **121**, 130—137 (1951).
— — Ophthalmologica **129**, 271—275 (1955).
— F. VERREY u. A. HUBER: Schweiz. med. Wschr. **1947**, 1321—1327.
— — — L'humeur aqueuse et ses fonctions. Masson et Cie. Paris, 397 S., 1955.

Berggren, L.: Amer. J. Ophthal. **42**, 595—602 (1956).
Bernet, M.: Die Wirkung von subconjunctivalen hypertonischen Kochsalzlösungen auf die Fluorescein-Permeabilität der Blut-Kammerwasserschranke. Diss. Zürich 20 S., 1950; ref. Zbl. Ophthal. **55**, 34 (1951).
Calmettes, L., F. Déodati u. P. Amalric: Bull. Soc. Ophtal. Fr. **1952**, 510—517.
— — — Bull. Soc. Ophtal. Fr. **1954**, 597—601.
Cascio, G.: Boll. Oculist. **33**, 689—693 (1954).
—, u. F. Caselli: Boll. Oculist. **31**, 577—585 (1952).
Caselli, F.: Boll. Oculist. **33**, 745—753 (1954).
— Arch. Ottal. **58**, 279—291 (1954).
Cook, C., u. R. K. MacDonald: Brit. J. Ophthal. **35**, 730—740 (1951).
Cucco, G.: Ann. Ottal. **77**, 118—126 (1951).
— Ann. Ottal. **81**, 63—78 (1955).
Damiani, A.: Rass. ital. Ottal. **25**, 186—192 (1956).
D'Ermo, F.: Boll. Oculist. **34**, 138—142 (1955).
Franta, J.: Čsl. Ofthal. **1**, 76—87 (1933); ref. Zbl. Ophthal. 421, **31**, (1934).
Galansino, G.: Med. sper. Arch. ital. **7**, 321—330 (1940); ref. Zbl. Ophthal. **47**, 265 (1942).
Giardini, A.: Riv. med. aeronaut. **15**, 49—60 (1952); ref. Zbl. Ophthal. **59**, 368 (1953).
—, u. B. Bagolini: Ann. Ottal. **80**, 25—30 (1954).
—, u. Swanljung, H.: Brit. J. Ophthal. **35**, 114—118 (1951).
Gifford, H.: A. M. A. Arch. Ophthal. **24**, 122—131 (1940).
Gittler, R., B. Pillat, H. Pommer u. Ch. Stumpf: Albrecht v. Graefes Arch. Ophthal. **159**, 359 bis 368 (1957).
Goldmann, H.: Ophthalmologica **123**, 277—280 (1952).
Gorban, A. I.: Vestn. Oftal. **34**, 23—25 (1955); ref. Zbl. Ophthal. **66**, 296 (1955/56).
Günther, G.: Ber. dtsch. ophthal. Ges. München, 1950, **56**, 121—127 (1951).
Haefeli, W.: Ophthalmologica **112**, 226—254 (1946).
Hager, H.: Klin. Mbl. Augenheilk. **119**, 81—83 (1951).
— Klin. Mbl. Augenheilk. **120**, 510—523 (1952).
Hofstetter, M.: Schweiz. med. Wschr. **1948**, 462—476.
Huber, A.: Schweiz. med. Wschr. **1947**, 857.
— Ophthalmologica **114**, 217—227 (1947).
— Schweiz. med. Wschr. **1948**, 671.
— Int. Arch. Allergy **4**, 200—210 (1953); ref. Zbl. Ophthal. **61**, 164 (1954).
— in: Zeitfragen der Augenheilkunde, herausgegeb. von W. Löhlein, Thieme, Leipzig, 122—130, 1954.
—, u. J. Walch: Dermatologica, **99**, 242—254 (1949).
—, u. H. Böhringer: Bull. Schweiz. Akad. med. Wiss. **8**, 83—91 (1952); ref. Zbl. Ophthal. **57**, 278 (1952).
Imachi, K.: Acta Soc. ophthal. Jap. **36**, 625—638 (1932); ref. Zbl. Ophthal. **28**, 474 (1933).
Kikai, K.: Arch. Augenheilk. **104**, 134—154 (1931).
— Jap. J. Med. Sci. Trans. IV. Pharmacol. **8**, 140—146 (1935), ref. Zbl. Ophthal. **36**, 87 (1936).
Kübler, E., u. J. C. Rüegg: Klin. Mbl. Augenheilk. **128**, 410—413 (1956).
Langham, M. E., u. K. C. Wybar: J. Physiol. **120**, 5—6 (1953); ref. Ophthal. Lit. **7**, 350 (1953).
— — Brit. J. Ophthal. **38**, 52—57 (1954).
Leydhecker, W.: Brit. J. Ophthal. **34**, 480—483 (1950).
Linksz, A.: Arch. Augenheilk. **104**, 264—323 (1931).
Lugossy, G., u. J. Szilárd: Orv. Hetil. **1955**, 1075—1076; ref. Zbl. Ophthal. **67**, 126 (1956).
Maione, G.: G. Geront. **5**, 992—995 (1957); ref. Ophthal. Lit. **11**, 4015 (1957)
Manolescu, D., I. Esanu u. M. Benia: Oftalmologia (Bucureşti) **1**, 14—18 (1956); ref. Ophthal. Lit. **10**, 2057 (1956).
Matis, P., u. H. Hager: Z. exper. Med. **118**, 131—135 (1951).
Miller, S. J. H., u. H. Swanljung: Brit. J. Ophthal. **35**, 356—365 (1951).
Morone, G., u. B. Z. Nižetić: Boll. Oculist. **28**, 403—409 (1949).
Nagdaseva, A. I.: Vestn. Oftal. **2**, 33—36 (1956); ref. Zbl. Ophthal. **68**, 224 (1956).
Nakanishi, K.: Acta Soc. Ophthal. Jap. **57**, 138—142 (1953); ref. Ophthal. Lit. **7**, 353 (1953).
Nomura, N.: J. Clin. Ophthal. (Tokyo) **10**, 177—181 (1956); ref. Zbl. Ophthal. **70**, 32 (1957).
Okuda, K., u. S. Tsuji: Folia Ophthal. Jap. **6**, 345—348 (1955); ref. Ophthal. Lit. **9**, 1633 (1955).
Poljak, B. L., u. A. I. Gorban: Vestn. Oftal. **34**, 21—22 (1955); ref. Zbl. Ophthal. **66**,296 (1955/56).
Redi, F., u. M. Miglior: Boll. Oculist. **31**, 727—734 (1952).
Rossetti, D., u. G. Borio: Arch. Ottal. **57**, 337—346; 347—353; 355—362 (1953).
Rubino, A.: Rass. ital. Ottal. **7**, 721—737 (1938).
Sapuppo, C.: G. ital. Oftal. **6**, 503—508 (1953).
Sbordone, G.: Rass. ital. Ottal. **23**, 451—456 (1954).
Simonelli, M.: G. ital. Oftal. **1**, 326—330 (1948).

SIMONELLI, M.: G. ital. Oftal. **1**, 432—443 (1948).
— G. ital. Oftal. **1**, 444—449 (1948).
— G. ital. Oftal. **1**, 317—325 (1948).
— G. ital. Oftal. **2**, 329—334 (1949).
STAGNI, S.: Boll. Oculist. **34**, 307—314 (1955).
— Boll. Oculist. **35**, 330—336 (1956).
STAIGER, G.: Klin. Mbl. Augenheilk. **121**, 184—199 (1952).
SWANLJUNG, H., u. A. GIARDINI: Acta Ophthal. (Kbh.) **31**, 191 (1953).
THIEL, R.: Albrecht v. Graefes Arch. Ophthal. **113**, 347—358 (1924).
USTINOVA, E.: Oftal. Ž. **1**, 31—34 (1957); ref. Ophthal. Lit. **11**, 1289 (1957).
WEINSTEIN, P., u. J. FORGÁCS: Magy. Bel. Arch. **6**, 42—45 (1953); ref. Ophthal. Lit. **7**, 17 (1953).
— Amer. J. Ophthal. **38**, 377—382 (1954).
YANAGIDA, H.: Acta Soc. ophthal. Jap. **60**, 1571—1574 (1956); ref. Zbl. Ophthal. **71**, 30 (1957).
— — Acta Soc. ophthal. Jap. **60**, 1608—1612 (1956); ref. Zbl. Ophthal. **71**, 30 (1957).
ZAVELL, S. M.: L'influence du sympathique sur la barrière hémato-oculaire. Diss. Genf, 24 S., 1937; ref. Zbl. Ophthal. **40**, 504 (1938).

L. Glaukom und Schwerhörigkeit

Auf Beziehungen zwischen Auge und Hörschwelle weist die Hypakusie bei Keratitis parenchymatosa luica und bei dem Vogt-Koyanagischen Syndrom hin.

Ein gleichzeitiges Vorkommen von Menièreschem Syndrom und Glaukom wurde von BOTTINO (1951: 1 Fall), GODTFREDSEN (1949, 1950: 3 Fälle), FONTANA et al. (1950: 5 Fälle), McGRATH (1952: 1 Fall von akutem Glaukom und Menière nach Prellung des Auges) und MAGDALENA-CASTINEIRA (1955, „Hypersekretions-Glaukom"; s. „Tonographie") beschrieben. Aber auch bei „Glaukom ohne Hochdruck" kann das Menièresche Syndrom vorkommen (KURZ, 1935). Bei chronischen Glaukomformen kommt Innenohrschwerhörigkeit vor (TILLÉ, 1937; CIURLO, 1937; CRISTINI et al., 1950; BIETTI et al., 1952; TEN DOESSCHATE et al., 1954, 1955). PORTA (1952) beschrieb eine Erhöhung der Hörschwelle, wenn zuvor mit stark überschwelliger Intensität gereizt wurde. Bei Belastungsproben fanden FERRARIS DE GASPARE et al. (1951) und BIETTI (1952) zugleich mit dem i.o. Druckanstieg eine Zunahme der Hypakusie, wobei vor allem die Frequenzen von 4000–10 000 betroffen wurden. Umgekehrt beschrieben CORDERO et al. (1934) bei akutem Glaukom Besserung des Hörens nach i.o. Drucksenkung durch Iridektomie.

BARTALENA et al. (1957) konnten keinen Einfluß von akustischen Reizen auf den i.o. Druck Gesunder feststellen.

Über eine Beeinflussung des i.o. Druckes oder Gesichtsfeldes durch Vestibularisreizung sind mir nur zwei Arbeiten bekannt. GUZZINATI (1954) fand bei 12 Gesunden danach Verbreiterung der Angioskotome und Skiaskotome. TANAKA (1957) beobachtete bei Kaninchen nach elektrischer Vestibularisreizung ein Absinken des i.o. Druckes, sodann ein Ansteigen. Wurden die Reize täglich wiederholt, so dauerte die primäre Drucksenkung länger (bis zu zwei Stunden).

Die Beurteilung der Arbeiten über ein Zusammentreffen von Glaukom und Hypakusie ist dadurch erschwert, daß die klinischen Formen beider Symptome oft ungenügend gekennzeichnet sind.

TILLÉ (1937) hielt drei gemeinsame Ursachen für möglich: senile, arteriosklerotische Veränderungen bei Glaucoma simplex, Lues bei dem Glaukom junger Menschen, vielleicht auch eine gemeinsame Capillarerkrankung von Auge und Ohr. Keiner der drei Faktoren ist jedoch als Ursache des primären Glaukoms nachgewiesen. CIURLO (1937) dachte an eine Sympathicusstörung als gemeinsame Ursache von Glaukom und Hypakusie. McGRATH (1952) vermutete eine „Angioneurose" als gemeinsame Ursache des von ihm beobachteten Glaukom- und Menière-Anfalles nach Prellung des Auges. CRISTINI et al. (1950) hielten eine ungenügende Durchblutung des neuroepithelialen Gewebes für die gemeinsame Ursache der Opticusatrophie bei Glaukom und der Hypakusie, die geradezu als „extraoculares Glaukomsymptom" bezeichnet wird.

Ein regelmäßiges Zusammentreffen von Glaukom mit Hypakusie oder eine Beeinflussung der Hörschwelle durch das Auge halte ich vorläufig nicht für gesichert. Es fehlen kritische Untersuchungen an einer größeren Zahl von augengesunden Personen in der Altersgruppe der Glaukomkranken, an denen die Häufigkeit und Art von Hörstörungen festzustellen und der Übungsfaktor zu ermitteln wäre. Es wäre weiter zu prüfen, ob Glaukom bei Kranken mit Hypakusie signifikant häufiger ist als in der gleichen Altersgruppe ohne Hörstörung, und ob Hypakusie bei Glaukom wirklich häufiger gefunden wird als bei gleichaltrigen glaukomfreien Menschen. Auch die gegenseitige Beeinflussung von Hörschwelle und i.o. Druckänderungen bedarf der Prüfung an einer größeren Zahl von Personen.

Schrifttum

BARTALENA, G., u. S. CAPALBI: Boll. Mal. Orecch. **75**, 30—43 (1957); ref. Zbl. Ophthal. **74**, 103 (1958).
BIETTI, G. B.: Trans. Ophthal. Soc. U. K. 1952, **72**, 343—355 (1952).
—, u. C. F. PORTA: Oto-rino-larin. Ital. **20**, 352—365 (1952); ref. Ophthal. Lit. **6**, 4069 (1952).
BOTTINO, C.: Ann. Ottal. **77**, 132—136 (1951).
CIURLO, L.: Arch. Ital. Otol. **49**, 497—518 (1937); ref. Zbl. Ophthal. **40**, 307 (1938).
CORDERO, C., u. C. F. PORTA: Arch. Ottal. **41**, 159—194 (1934).
CRISTINI, G., u. W. CRISTINI: Riv. oto-neuro.-oftal. **25**, 421—436 (1950).
DOESSCHATE, J. TEN, u. M. P. LANSBERG: Bull. Soc. belge Ophtal. **107**, 205—207 (1954).
— — Ophthalmologica **130**, 66—67 (1955).
FERRARIS DE GASPARE, P., u. G. MAFFEI: Riv. oto-neuro-oftal. **26**, 294—326 (1951).
FONTANA, G., u. M. CRISTIANI: Riv. oto-neuro-oftal. **25**, 341—350 (1950).
GODTFREDSEN, E.: Acta oto-laryng. (Stockh.) **37**, 533—538 (1949); ref. Zbl. Ophthal. **54**, 337 (1950/51).
— Bull. Soc. franç. Ophtal. **63**, 295—299 (1950).
GUZZINATI, G. C.: Ann. Ottal. **80**, 357—363 (1954).
KURZ, O.: Arch. Augenheilk. **109**, 108—123 (1935).
MAGDALENA-CASTINEIRA, J.: Arch. Soc. oftal. hisp.-amer. **15**, 599—612 (1955).
MCGRATH, H.: Amer. J. Ophthal. **35**, 241—245 (1952).
PORTA, C. F.: Otol. ecc. ital. **21**, 101—109 (1952); ref. Zbl. Ophthal. **61**, 165 (1954).
TANAKA, K.: Acta Soc. Ophthal. Jap. **61**, 249—253 (1957); ref. Ophthal. Lit. **11**, 764 (1957).
TILLÉ, H.: Rev. Oto-neuro-oftal. **15**, 577—583 (1937); ref. Zbl. Ophthal. **40**, 506 (1938).

M. Entoptische Phänomene

Phosphene entstehen durch Anlegen von Schwachstromelektroden mit 20 Hertz an die Schläfen. Sie haben bei Gesunden eine blau-weiße Farbe, bei Glaukomkranken sind sie gelb-rot, auch wenn der i.o. Druck normal war (HUMPHREY et al., 1957). Die Methode wird deshalb zur Frühdiagnose empfohlen. Der Maxwellsche Fleck wird auch von Glaukomkranken normal wahrgenommen und eignet sich also nicht zur Frühdiagnose (SCHMIDT, 1954).

N. Herabgesetzte Hornhautsensibilität

Bei Glaukom mit mäßiger Drucksteigerung soll die Sensibilität der Hornhaut bei der Hälfte der Kranken herabgesetzt sein (KAL'FA et al., 1955), weshalb diese Prüfung zur Frühdiagnose empfohlen wird. Ob die Sensibilität bei Glaukom mit noch normalem i.o. Druck verändert war, ist im Referat der Arbeit nicht angegeben.

Schrifttum

HUMPHREY, C. E., V. J. MURGOLO: Eye, Ear, Nose Thr. Monthly **36**, 106—107 (1957).
KAL'FA, S. F., u. A. F. PARAMONOV: Vestn. Oftal. **34**, 33—37 (1955); ref. Zbl. Ophthal. **66**, 199 (1955/56).
SCHMIDT, I.: A. M. A. Arch. Ophthal. **52**, 583—597 (1954).

O. Untersuchung von Kammerwinkel oder Augenhintergrund bei Hornhautödem

LARSSON (1939) empfahl, die Hornhaut mit einem Glasstab 30–60 sec lang leicht einzudellen, wonach die Hornhautmitte 10–20 min lang klar bleibt. Nach Eintropfen von Glycerin hellt sich die Hornhaut auf (COGAN, 1943; GRANCINI, 1946). SWAN (1953) benutzte zur Beseitigung des Ödems ein Glycerin-Gelee mit 2% Carboxy-Methylcellulose, das die Hornhaut in 2–3 min aufhellt, und besser als Glycerin allein wirkt. Auch die von LÖHLEIN (1953) zur Drucksenkung angegebenen Bäder mit 50% Traubenzucker entquellen die Hornhaut. PROCKSCH (1932) setzte Haftschalen ein, um bei Hornhautödem das Sehvermögen zu prüfen.

Schrifttum

COGAN, D. G.: Amer. J. Ophthal. **26**, 551 (1943).
GRANCINI, E.: Ann. Ottal. **72**, 440 (1946).
LARSSON, S.: Acta Ophthal. (Kbh.) **17**, 297—300 (1939).
LÖHLEIN, H.: Klin. Mbl. Augenheilk. **122**, 599—605 (1953).
PROCKSCH, M.: Z. Augenheilk. **78**, 135—137 (1932).
SWAN, K. C.: A. M. A. Arch. Ophthal. **50**, 75—77 (1953).

P. Erweiterung der Pupille bei Glaukom mit engem Kammerwinkel zur Fundusuntersuchung

Jeder Glaukomkranke sollte wenigstens bei stationärer Aufnahme und vor Operation bei erweiterter Pupille untersucht werden, damit Gefäßveränderungen, Maculadegenerationen, Blutungen oder Tumoren der Retina nicht übersehen werden. Bei weitem Kammerwinkel kann der i.o. Druck ansteigen, aber ein Glaukomanfall entsteht nicht. Bei engem Kammerwinkel dagegen scheut man sich mit Recht vor Mydriatica.

Ich fand folgendes Verfahren bei engem Kammerwinkel ungefährlich: Miotica wenigstens 3–4 Std vor der geplanten Untersuchung weglassen. 2 Std vor Untersuchung 500 mg Acetazolamid (Diamox) peroral. Eintropfen eines kurzwirkenden, nicht gefäßerweiternden Mydriaticums, wozu ich Mydriaticum Roche (0,5% wäßrige Lösung von Tropasäure-N-äthyl-(γ-picolyl)-amid mit antiseptischem Zusatz) verwende. Wenn zweimaliges Eintropfen keine genügende Mydriasis bewirkt, gebe ich 2,5% Neosynephrin, notfalls 10%, einmal. Es ist wichtig, nun die Pupille alle 5 min zu betrachten: Die Mydriasis braucht nicht maximal zu sein und soll nur so kurz dauern, wie zur Fundusuntersuchung eben nötig ist. Sobald die Pupillenweite ausreicht, gebe ich Pilocarpin 2% und beginne *dann* die Untersuchung, damit das Mioticum schon während dieser Zeit einwirken kann. Oft beginnt die Pupille sich schon am Ende der Fundusuntersuchung wieder zu verengern. Weiteres Tropfen von Pilocarpin 2%, notfalls Mintacol solub. 1%, bis die Pupille eng ist. Tonometrie bei enger Pupille, Entlassen des Patienten aus der Beobachtung erst wenn die Pupille eng und der i.o. Druck normalisiert ist.

Q. Entwicklung kurzwirkender Mydriatica

Die früher allein üblichen Mydriatica Atropin, Scopolamin und Homatropin wirken tagelang. Es gelingt mit Pilocarpin nicht, im Falle eines Druckanstieges die Pupille zu verengern (über das Durchbrechen der Atropin-Mydriasis mit anderen Miotica vgl. „Medikamentöse Therapie“: „Miotica“; Glaukomanfälle nach Pupillenerweiterung s. „Akutes Glaukom“ sowie „Sympathicomimetica“; Atropin zur Glaukombehandlung s. „Medikamentöse Therapie der Hydrophthalmie“; Wirkung auf den Kammerwinkel s. „Gonioskopie“). Man suchte deshalb nach pupillenerweiternden

Medikamenten, die kurzfristig und schwach wirken, so daß im Falle eines Druckanstieges die Pupille durch Pilocarpin rasch wieder verengt werden kann. Ein weiterer Grund war, daß man die Belästigung durch die Akkommodationslähmung möglichst kurzdauernd wünschte.

Arbeiten über neue Mydriatica sind in dem folgenden Literaturverzeichnis angegeben. Es würde zu weit führen, auf die Mittel einzugehen.

In vielen dieser Arbeiten findet man angegeben, ein neues Mittel sei unschädlich und harmlos, weil der Untersucher bei einer gewissen Zahl von Gesunden oder Glaukomkranken keine Druckanstiege beobachtete. Andere Mittel (meist Adrenalinverwandte; vgl. „Medikamentöse Therapie") sollen bei Glaukom drucksenkend wirken. Bei solchen Angaben wird der Glaukombegriff zu allgemein gebraucht. Entscheidend ist die „funktionelle Weite" des Kammerwinkels (s. S. 271, 430). Bei sehr *engem* Eingang zum *Kammerwinkel* kann jedes pupillenerweiternde Mittel einen *kontinuierlichen Druckanstieg* bis zum Glaukomanfall bewirken, auch wenn das Auge bisher gesund war. Bei sehr *weitem Kammerwinkel* steigt der i.o. Druck auch bei Glaukom gar nicht oder nur wenig an; der Druckanstieg hört nach etwa 30 min auf, die Druckkurve bildet ein *Plateau.* Auch dies kann bei jeder Art von Mydriatica eintreten.

Der kontinuierliche Anstieg beruht auf einer mechanischen Verlegung des Kammerwinkels durch die Iris. Bei dem geringen Anstieg mit Plateaubildung ist der Kammerwinkel frei, er entsteht wahrscheinlich infolge der Erschlaffung des Ciliarmuskels, wodurch die Maschen der Trabekel und der Schlemmsche Kanal enger werden. Drucksenkung durch Mydriatica kann man beobachten, wenn sie gefäßverengernd wirken und der Kammerwinkel nicht verlegt wird, bei hämorrhagischem Glaukom, bei Pupillarblock (in die Pupille eingeklemmte Linse oder Glaskörper, relativer Pupillarblock bei stark gewölbter Linse oder Cat. intumescens) und nach paradoxen Druckanstiegen durch Miotica (s. Sekundärglaukom durch Linsenveränderungen). *Ein allgemein ungefährliches Mydriaticum gibt es nicht* und kann es nicht geben, wenn die Mydriasis länger als etwa 15 min dauert (Leydhecker, 1952).

Zum *biologischen Nachweis kleinster Mengen* von Mydriatica eignet sich das Auge der weißen Maus oder Injektion in die Vorderkammer von Katzen (Koppanyi et al., 1930).

Die *Wirkungsstärke* hängt nach Gebauer (1939) u. a. auch vom Klima ab.

Schrifttum

Abraham, S. V.: Amer. J. Ophthal. **36**, 69—74 (1953).
Abrahamson, I. A. jr., u. P. Hurwitz: A. M. A. Arch. Ophthal. **52**, 519—523 (1954).
Araki, T.: Acta Soc. ophthal. Jap. **55**, 993—999 (1951); ref. Ophthal. Lit. **5**, 5914 (1951).
Bab, W.: Klin. Mbl. Augenheilk. **98**, 83 (1937).
Baratta, O.: Boll. Oculist. **17**, 401—413 (1938).
Barbee, R. F., u. W. O. Smith jr.: Amer. J. Ophthal. **44**, 617—622 (1957).
Beach, S. J., u. W. R. McAdams: Amer. J. Ophthal. **21**, 121—124 (1938).
Böhringer, H. R.: Praxis, (Bern) **37**, 585 (1948); ref. Zbl. Ophthal. **51**, 17 (1949/50).
Brand, I.: Klin. Mbl. Augenheilk. **120**, 596—605 (1952).
—, u. I. Takáts: Klin. Mbl. Augenheilk. **122**, 576—584 (1953).
Chluser, G. R.: Vestn. Oftal. **17**, 57—64 (1940); ref. Zbl. Ophthal. **46**, 507 (1941).
Drucker, A. P., u. R. J. Cazort: Amer. J. Ophthal. **34**, 847—850 (1951).
Ehrlich, L. H.: N. Y. St. J. Med. **53**, 3015—3017 (1953); ref. Ophthal. Lit. **7**, 3871 (1953).
D'Ermo, F.: Boll. Oculist. **32**, 341—348 (1953).
Feldmann, J. B.: A. M. A. Arch. Ophthal. **41**, 42—59 (1949).
— Amer. J. Ophthal. **34**, 442—443 (1951).
Fernandez-Solsona, F.: Arch. Soc. oftal. hisp.-amer. **13**, 1493—1496 (1953).
Fernando, F. N.: Philipp. J. Ophthal. Otolaryng. **6**, 1—2 (1954); ref. Ophthal. Lit. **8**, 995 (1954).
La Floresta, A.: Boll. Soc. ital. Biol. sper. **15**, 720—721 (1940); ref. Zbl. Ophthal. **46**, 387 (1941).
— Arch. farmacol. sper. **70**, 134—147 (1940); ref. Zbl. Ophthal. **46**, 623 (1941).
Flynn, F.: Brit. J. Ophthal. **17**, 298—301 (1933).
Fraser, H.: Brit. J. Ophthal. **40**, 751—753 (1956).
Friemann, W.: Klin. Mbl. Augenheilk. **101**, 563—565 (1938).

Gebauer, H.: Pupillenveränderungen auf die gleiche Menge Homatropin bei einem Klimawechsel. Diss. Hamburg, 1939, 8 S.; ref. Zbl. Ophthal. **46**, 319 (1941).
Gettes, B. C., u. I. H. Leopold: A. M. A. Arch. Ophthal. **49**, 24—27 (1953).
— A. M. A. Arch. Ophthal. **51**, 467—472 (1954).
Glees, M.: Klin. Mbl. Augenheilk. **92**, 801—803 (1934).
Hartgraves, H., u. P. C. Kronfeld: A. M. A. Arch. Ophthal. **5**, 212—218 (1931).
Hartleib, R.: Dtsch. med. Wschr. **1**, 735—736 (1932).
Havener, W. H., u. H. F. Falls: A. M. A. Arch. Ophthal. **52**, 515—518 (1954).
Heath, P.: Amer. J. Ophthal. **32**, 582—583 (1949).
—, u. C. W. Geiter: A. M. A. Arch. Ophthal. **41**, 172—177 (1949).
Hollwich, F., u. E. Ulmer: Klin. Mbl. Augenheilk. **129**, 685—687 (1956).
Joseph, R., u. A. Sorsby: Lancet, **1**, 601—603 (1957); ref. Ophthal. Lit. **11**, 3297 (1957).
Kahnemann, F.: Ann. Ottal. **83**, 612—614 (1957).
—, u. S. Bisio: Ann. Ottal. **83**, 452—456 (1957).
Kiess, R. D., u. F. B. Fralick: Amer. J. Ophthal. **34**, 1593—1595 (1951).
Koch, F. L. P., L. H. Darley u. P. Levatin: Trans. Amer. Ophthal. Soc. 1955, **53**, 255—264 (1956).
Koppanyi, T., u. A. Lieberson: J. Pharm. **39**, 187—199 (1930); ref. Zbl. Ophthal. **24**, 516 (1931).
Leydhecker, W.: Ber. dtsch. ophthal. Ges. Heidelberg, 1951, **57**, 199—203 (1952).
Lijó Pavía, J.: Arch. Oftal. B. Aires **32**, 313—315 (1957); ref. Ophthal. Lit. **11**, 4941 (1957).
Mann, I.: Brit. J. Ophthal. **30**, 8—11 (1946).
Marron, J.: A. M. A. Arch. Ophthal. **23**, 340—350 (1940).
Mayer, L. L.: J. amer. med. Ass. **113**, 38—39 (1939); ref. Zbl. Ophthal. **44**, 168 (1940).
Milder, B., u. R. S. Riffenburgh: Amer. J. Ophthal. **36**, 1724—1726 (1953).
Miyazaki, S.: J. Clin. Ophthal. (Tokyo) **9**, 802—803 (1955); ref. Zbl. Ophthal. **67**, 64 (1956).
Mody, M. V., u. A. H. Keeney: J. Amer. med. Ass. **159**, 1113—1114 (1955); ref. Zbl. Ophthal. **67**, 311 (1956).
Moncreiff, W. F., u. K. J. Scheribel: Amer. J. Ophthal. **24**, 282—287 (1941).
Nash, C. B., u. R. A. Woodbury: Amer. J. Physiol. **176**, 65—67 (1954); ref. Ophthal. Lit. **8**, 49 (1954).
Pak, C., u. T. K. Tang: Proc. Soc. exp. Biol. (N. Y.) **27**, 887—889 (1930); ref. Zbl. Ophthal. **24**, 266 (1931).
Pivont, A., u. L. Gougnard: Bull. Soc. belge Ophtal. **117**, 506—510 (1957).
Preobraženskij, P. V.: Vestn. Oftal. **17**, 65—67 (1940); ref. Zbl. Ophthal. **46**, 506 (1941).
Pulewka, P.: Naunyn-Schmiedeberg's Arch. exp. Path. Pharmak. **168**, 307—318 (1932); ref. Zbl. Ophthal. **29**, 25 (1933).
Quirin, A.: Z. Augenheilk. **84**, 304—306 (1934).
Rehm, F.: Klin. Mbl. Augenheilk. **107**, 197—199 (1941).
Reiter, C.: Amer. J. Ophthal. **35**, 412—413 (1952).
Repetti, S., u. A. Gennaro: Atti Soc. ottal. Lombarda, **11**, 24—27 (1956); ref. Ophthal. Lit. **10**, 3925 (1956).
Riechert, T.: Dtsch. med. Wschr. **32**, 1278—1279 (1935).
Roper-Hall, M. J.: Brit. J. Ophthal. **41**, 238—242 (1957).
Russo, A.: Rass. ital. Ottal. **7**, 328—337 (1938).
Savinich, G. S.: Vestn. Oftal. **30**, No. 4, 35—37 (1951); ref. Ophthal. Lit. **5**, 3639 (1951).
— Vestn. Oftal. **32**, 6—7 (1953); ref. Zbl. Ophthal. **62**, 37 (1954).
Schlossman, A.: Eye, Ear, Nose Thr. Monthly, **35**, 126—127 (1956).
Schmidt, R.: Klin. Mbl. Augenheilk. **106**, 429—442 (1941).
Shibata, T.: Acta Soc. ophthal. Jap. **60**, 310—314 (1956); ref. Zbl. Ophthal. **70**, 31 (1957).
Staenglen, K.: Dtsch. med. Wschr. **82**, 481—484 (1957).
Stolzar, I. H.: Amer. J. Ophthal. **36**, 110—112 (1953).
Streiff, E. B.: Klin. Mbl. Augenheilk. **98**, 504—510 (1937).
Swan, K. C., u. N. G. White: Amer. J. Ophthal. **27**, 933—940 (1944).
Tassmann, I. S.: Amer. J. Ophthal. **21**, 1019—1024 (1938).
Teräskeli, H.: Nord. Med. 3697—3704 (1939); ref. Zbl. Ophthal. **45**, 152—153 (1940).
Testa, U.: Rass. ital. Ottal. **5**, 680—705 (1936).
Thiel, R.: Klin. Mbl. Augenheilk. **108**, 10—39 (1942).
Tristaino, L.: Boll. Oculist. **13**, 229—260 (1934).
Voisin, J., Auvert u. J. F. Foncin: Bull. Soc. Ophtal. Fr. No. 6, 477—480 (1950).
Weinman, E. B., u. F. B. Fralick: Amer. J. Ophthal. **23**, 172—178 (1940).
Wenaas, E. J., W. H. Evans u. R. E. Odom: Amer. J. Ophthal. **23**, 1123—1135 (1940).

R. Adrenalinreaktion der Pupille

Der Adrenalintest nach KNAPP (1921) besteht in 5maligem Eintropfen von Adrenalinlösung 1 : 1000, pro Minute ein Tropfen. Erweitert sich die Pupille, so soll das für Glaukom sprechen. In unserer Berichtszeit wurde der Test von SIVAROVA (1940) bei 64% der Kinder von Gesunden, 86% der Kinder von Glaukompatienten und 97% der Glaukomkranken positiv gefunden. Er ist also diagnostisch unbrauchbar. GURVIČ (1947) empfiehlt ihn.

Schrifttum

GURVIČ, B. A.: Vestn. Oftal. **26**, 31—34 (1947); ref. Ophthal. Lit. **1**, 2179 (1947).
KNAPP, A.: A. M. A. Arch. Ophthal. **50**, 556—559 (1921).
SIVAROVA, E. D.: Vestn. Oftal. **16**, 228—233 (1940); ref. Zbl. Ophthal. **46**, 441 (1941).

S. Pupillographie

LOWENSTEIN und seine Mitarbeiter (1940–1955) entwickelten eine Methode der Pupillographie mit standardisierten Reizen, auf die hier nicht näher eingegangen werden soll. Bei beginnendem Glaucoma simplex fand LOWENSTEIN eine typische Pupillenstörung: 1. die Pupille ist im Dunkeln etwas enger als bei Gesunden, 2. sie reagiert tonohaptisch (d. h., die Latenzzeit der Kontraktion bei Lichtreiz ist verkürzt, die Kontraktionsgeschwindigkeit ist gesteigert, die Kontraktion überdauert den Lichtreiz länger als bei Gesunden), 3. im Hellen bleibt die Pupille nach vorübergehender Verdunklung kleiner als vor dem Dunkelreiz, und 4. es tritt eine vorzeitige Ermüdung des Pupillenreflexes auf Licht ein („fehlende psycho-sensorielle Re-integration", verlängerte Latenzzeit und herabgesetzte Wiedererweiterung). Das glaukomatöse Pupillensyndrom war stets auch am 2., klinisch sonst gesunden Auge, nachweisbar. Es ließ sich bei Affen durch Läsionen frontal des Kernes des III. Hirnnerven erzeugen.

LOWENSTEIN schloß aus seinen Versuchen, daß bei Glaukom eine zentrale Sympathicusstörung vorliegt, die er im dorsalen Zwischenhirn lokalisierte. CITRONI (1955) zog die gleichen Schlüsse. NATALE (1947) nahm an, die Ermüdung des Pupillenreflexes sei eine Folge der Drucksteigerung. CÜPPERS (1953) kritisierte die Untersuchungsmethode von LOWENSTEIN, bei der der Lichteinfall in das Auge bei weiter Pupille größer als bei enger sei, und benutzte selbst ein sehr schmales Lichtbüschel, das einen konstanten Lichteinfall trotz Pupillenkontraktion ermöglicht.

Die Angaben LOWENSTEINS erlauben keine Schlüsse auf eine zentrale Sympathicusstörung bei Glaucoma simplex, da 4 der 6 Kranken (LOWENSTEIN et al., 1944) in der Vorgeschichte kongestive Symptome aufwiesen und die 2 anderen neurologisch nicht gesund waren. WEEKERS et al. (1959) fanden im Gegensatz zu LOWENSTEIN, daß sich die Pupille bei unbehandeltem beginnendem Glaukom ebenso wie bei Gesunden im Dunkeln erweitert. Nur bei Vorbehandlung mit Miotica war die Erweiterung geringer.

DYMŠIC (1957) wies auf die bekannte Tatsache hin, daß zwischen Pupillenweite und Höhe des i.o. Druckes kein eindeutiges Verhältnis besteht.

Die Arbeit von BRAZEAU (1933) über Pupillenreaktionen bei einem Glaukompatienten ist wenig aufschlußreich, weil früher eine Iridektomie vorgenommen worden war, der Kranke Morphinist war und an Lues litt. MATTEUCCI (1956) fand bei vier Patienten mit einseitigem Glaucoma simplex am zweiten Auge neben verstärkten Tagesschwankungen des i.o. Druckes auch pathologische Veränderungen des Pupillogramms.

Schrifttum

BRAZEAU, G. N.: A. M. A. Arch. Ophthal. **9**, 452 (1933).
CITRONI, M.: Atti Soc. ottal. Lombarda **10**, 223—236 (1955); ref. Ophthal. Lit. **9**, 4693 (1955).
CÜPPERS, C.: Ber. dtsch. ophthal. Ges. Heidelberg, **58**, 1953, 50—51 (1953).
DYMŠIC, L. A.: Oftal. Ž. **12**, H. 1, 21—24 (1957); ref. Zbl. Ophthal. **72**, 90 (1957).
LOWENSTEIN, O.: Arch. Neurol. Psychiat. (Chicago) **44**, 227 (1940).
— A. M. A. Arch. Ophthal. **31**, 384—391 (1944).

Lowenstein, O.: Mschr. Psychiat. **117**, 294—306 (1949); ref. Zbl. Ophthal. **52**, 239 (1950).
— Ann. Oculist. (Paris) **188**, 981—1024 (1955).
—, u. E. D. Friedmann: A. M. A. Arch. Ophthal. **27**, 969—993 (1942).
—, u. M. J. Schoenberg: A. M. A. Arch. Ophthal. **28**, 1119 (1942).
— — A. M. A. Arch. Ophthal. **31**, 392—398 (1944).
— — A. M. A. Arch. Ophthal. **31**, 384—391 (1944).
Matteucci, P.: Rass. ital. Ottal. **25**, 161—172 (1956).
Natale, A.: Arch. Ophtal. (Paris) **7**, 129—147 (1947).
Weekers, R., E. Prijot, Y. Delmarcelle, G. Lavergne, M. Watillon, L. Gougnard, C. Gougnard-Rion u. J. Gustin: Bull. Soc. belge Ophtal. **121**, 7—206 (1959).

T. Das Elektro-Retinogramm bei Glaukom

Das Elektro-Retinogramm (ERG) hat bei Glaukom keinen diagnostischen Wert, da man selbst bei absolutem Glaukom eine normale b-Welle finden kann (Leydhecker, 1950; Rosenberg, 1951; François, 1952) und ihre Höhe keinen Schluß auf Sehvermögen oder Gesichtsfeld erlaubt (Henkes, 1951; Dollfuss et al., 1952; Vanýsek, 1955). Nur wenn der i.o. Druck so hoch ansteigt, daß eine Ischämie der Retina eintritt, verschwindet das ERG (Salgado Gómez, 1957; Kohata et al., 1957).

Auch Tierversuche zeigten, daß die Höhe der b-Welle von dem i.o. Druck abhängt: Bornschein et al. (1952) fanden bei einem i.o. Druck von 95 mm Hg in 3 min ein Verschwinden der b-Welle, Popp (1953, 1955) bei 80 mm Hg vorübergehendes Verschwinden des ERG, nach 90 min Blutleere keine völlige Erholung der Retina und nach 105 min Blutleere dauerndes Verschwinden des ERG. Horsten et al. (1957) zeigten, wie i.o. Druck und allgemeiner Blutdruck zusammen für die Funktion der Netzhaut entscheidend sind, da bei Blutdrucksenkung schon ein geringerer i.o. Druckanstieg das ERG auslöschte als bei hohem Blutdruck. Henkes (1951) gab an, daß sich bei Verschluß eines Arterienastes die Erfolge einer Therapie mit gefäßerweiternden Mitteln in einer Zunahme des ERG zeigen. Weitere Arbeiten: Dymschitz et al. (1952).

Schrifttum

Bornschein, H., u. A. Zwiauer: Albrecht v. Graefes Arch. Ophthal. **152**, 527—531 (1952).
Dollfuss, M. A., u. A. Chalvignic: Sem. Hôp. Paris 1325—1333 (1952).
Dymschitz, L. A., A. V. Lebedinskii, I. A. Peimer, u. V. A. Shults: Vopr. klin. eksper. oftal. Moskva, No. **1**, 30—41 (1952); ref. Ophthal. Lit. **6**, 5292 (1952).
François, J.: Bull. Soc. franç. Ophtal. **65**, 209—219 (1952).
Henkes, H. E.: Angiology **2**, 125—131 (1951); ref. Zbl. Ophthal. **56**, 403 (1951/52).
— Ophthalmologica **121**, 44—63 (1951).
Horsten, G. P. M., u. J. E. Winkelman: Acta physiol. pharmacol. neerl. **6**, 586—596 (1957); ref. Zbl. Ophthal. **74**, 99 (1958).
Kohata, T., M. Wake u. H. Hamada: Tôhoku J. exp. Med. **66**, 215—224 (1957); ref. Ophthal. Lit. **11**, 3479 (1957).
Leydhecker, G.: Brit. J. Ophthal. **34**, 550—554 (1950).
Popp, C.: Ber. dtsch. ophthal. Ges. Heidelberg **58**, 1953, 160—163 (1953).
— Albrecht v. Graefes Arch. Ophthal. **156**, 395—403 (1955.
Rosenberg, A. E.: Vestn. Oftal. **30**, No. 5, 12—15 (1951); ref. Ophthal. Lit. **5**, 4781 (1951).
Salgado Gómez, E.: Rev. esp. Oto-neuro-oftal. **16**, 245—250 (1957); ref. Ophthal. Lit. **11**, 2712 (1957).
Vanýsek, J.: Proc. milit. Hlth. Acad. **7**, 87—98 (1955); ref. Ophthal. Lit. **9**, 3704 (1955).
— Klin. oczna **25**, 235—247 (1955); ref. Zbl. Ophthal. **67**, 33 (1956).

Vierter Teil:

Medikamentöse und physikalische Therapie

A. Übersichtsarbeiten, Referate, zusammenfassende Darstellungen

Klinische Gesichtspunkte werden zusammenfassend dargestellt in den Arbeiten von SWAN (1942, 1949, 1953), SCHEIE (1949), FILATOV et al. (1950), HARMS (1952), MÜLLER et al. (1952), THIEL (1954, 1955), ANDERSON (1955), WEEKERS (1955), SÉDAN et al. (1957), LEYDHECKER (1958) und HAGER (1958). Allgemeine Arbeiten und Übersichten stammen ferner von LÖHLEIN (1930), FISCHER (1931), SALUS (1931), BÖCK (1935), CARRERAS (1944), AGUNDIS (1947), VANÝSEK (1947), VAIL (1949), WEISS (1950), FILATOV et al. (1950), USHER (1951), DIENSTBIER (1951), MAGITOT (1951), POSNER (1952), SÁNCHEZ BULNES (1953), TORRES ESTRADA (1953), COUSINEAU (1954), KOVZEVA (1954), KENNEDY (1956), BOADO (1956), ARUUDA NOVAES (1956), YEROSHEVSKY (1957).

Die *Pharmakologie* und Wirkungsweise der Medikamente ist in den zusammenfassenden Arbeiten von SCHOENBERG (1938), DUNPHY (1949), VAIL (1949), GUYTON (1940), MINSKY (1946), GRANT (1950, 1955, 1956, 1957), LIEB et al. (1956) und BÜCHI (1958, Sympathicolytica), außerdem in den eingangs genannten Übersichten (besonders von SWAN und THIEL) besprochen. Ferner seien hier die Arbeiten von VAN DYKE (1947), ESENTE (1948), AMARAL-FILHO (1950), MAGITOT (1951), BARON (1953), LEOPOLD (1956) und WILLENZ et al. (1957) erwähnt.

Auf die hier genannten Zusammenfassungen wird im Text nicht jedesmal erneut verwiesen. Sie sind hier nur aufgezählt und sollten im Original gelesen werden.

Schrifttum

AGUNDIS, T.: Rev. méd. (Puebla) **20**, 32—40 (1947); ref. Ophthal. Lit. **1**, 2853 (1947).
AMARAL-FILHO, A.: Arch. bras. Oftal. **13**, 153—178 (1950); ref. Zbl. Ophthal. **56**, 177 (1951/52).
ANDERSON, J. R.: Trans. Ophthal. Soc. Aust. **15**, 44—58 (1955); ref. Ophthal. Lit. **9**, 4712 (1955).
ARUUDA NOVAES, A.: Arch. bras. Oftal. **19**, 159—164 (1956); ref. Zbl. Ophthal. **70**, 175 (1957).
BARON, J.: Sem. Hôp. Paris **29**, 2962—2963 (1953); ref. Ophthal. Lit. **7**, 2190 (1953).
BOADO, A.: Ophthal. ib.-amer. **18**, 15—17 (1956); ref. Zbl. Ophthal. **70**, 41 (1957).
BÖCK, J.: Wien. med. Wschr. 1935/II, 964—966.
BÜCHI, J.: Schweiz. Apoth.-Ztg. **96**, 49—61 (1958).
CARRERAS, B.: Arch. Soc. oftal. hisp.-amer. **4**, 631 (1944); ref. nach Barkan, O.: Ophthalmology in the War Years, Meyer-Wiener, Chicago, **2** (1948).
COUSINEAU, G.: Un. méd. Can. **83**, 1000—1002 (1954); ref. Ophthal. Lit. **8**, 2507 (1954).
DIENSTBIER, E.: Sborn. lék. **53**, 239—283 (1951); ref. Ophthal. Lit. **5**, 6714 (1951).
DUNPHY, E. B.: Amer. J. Ophthal. **32**, 399—407 (1949).
DYKE, H. B. VAN: A. M. A. Arch. Ophthal. **38**, 145—153 (1947).
ESENTE, I.: G. ital. Oftal. **1**, 147—153 (1948).
FILATOV, V. P., u. S. F. KAL'FA: Vestn. Oftal. **29**, 8—14 (1950); ref. Zbl. Ophthal. **55**, 338 (1951).
FISCHER, F. P.: Zbl. Ophthal. **25**, 1—20 (1931).
GRANT, W. M.: Amer. J. Ophthal. **33**, 124—125 (1950).
— Pharmacol. Rev. **7**, 143—182 (1955); zit. in A. M. A. Arch. Ophthal. **56**, 313 (1956).
— A. M. A. Arch. Ophthal. **56**, 299—316 (1956).
— A. M. A. Arch. Ophthal. **58**, 265—285 (1957).

GUYTON, J. S.: A. M. A. Arch. Ophthal. **24**, 555—580 (1940).
HAGER, H.: Die Behandlung des Glaukoms mit Miotika. Habilitationsschrift Tübingen 1955 u. Bücherei des Augenarztes H. 29, Enke-Verl., Stuttgart 1958, 123 S.
HARMS, H.: in: Glaukom. Bücherei des Augenarztes H. 21, 67—80, Enke-Verl., Stuttgart 1952.
KENNEDY, R. E.: N. Y. St. J. Med. **56**, 201—205 (1956); ref. Zbl. Ophthal. **70**, 175 (1957).
KOVZEVA, V. E.: Vestn. Oftal. **33**, 18—22 (1954); ref. Ophthal. Lit. **8**, 2516 (1954).
LEOPOLD, I. H.: Survey Ophthal. **1**, 2—34 (1956); zit. in A. M. A. Arch. Ophthal. **56**, 314 (1956).
LEYDHECKER, W.: in: Augenheilkunde in Klinik u. Praxis, 272—287, Enke-Verl. Stuttgart 1958, herausgeg. v. W. Rohrschneider.
LIEB, W., u. H. PIRCH: Klin. Mbl. Augenheilk. **128**, 593—604 (1956).
LÖHLEIN, W.: Zbl. Ophthal. **22**, 1—96 (1930).
MAGITOT, A.: Ann. Oculist. (Paris) **184**, 1106—1117 (1951).
MINSKY, H.: in: Ophthalmology in the War Years, Meyer-Wiener, Chicago, **1**, 741—749 (1946).
MÜLLER, H. K., u. I. VON GLASENAPP: Glaukom, Bücherei des Augenarztes H. 21, 81—100, Enke-Verl., Stuttgart 1952.
POSNER, A.: Eye, Ear, Nose Thr. Monthly **31**, 426—431 u. 442 (1952).
SALUS, R.: Med. Klin. 1931/II, 1777—1780.
SÁNCHEZ BULNES, L.: Gac. méd. Méx. **83**, 315—327 (1953); ref. Ophthal. Lit. **8**, 5089 (1953).
SCHEIE, H. G.: Trans. Amer. Acad. Ophthal. Otolaryng. **53**, 186—212 (1949).
SCHOENBERG, M. J.: Brit. J. Ophthal. **22**, 417—425 (1938).
SÉDAN, J., J. MALBRÁN, G. E. JAYLE, J. FRANÇOIS u. G. CALAMANDREI: Thérapeutique médicale oculaire. Masson, Paris 1957.
SWAN, K. C.: J.-Lancet **62**, 79—82 (1942); ref. nach Barkan, O.: Ophthalmology in the War Years, Meyer-Wiener, Chicago, **1** (1946).
— A. M. A. Arch. Ophthal. **42**, 709—725 (1949).
— Trans. Canad. ophthal. Soc. **5**, 34—50 (1953); ref. Zbl. Ophthal. **65**, 244 (1955).
THIEL, R.: Klin. Mbl. Augenheilk. **125**, 513—530 (1954).
— Proc. XVII. int. Cong. Ophthal. Montreal - N. Y. 1954, II, 722—792 (1955).
TORRES ESTRADA, A.: Gac. méd. Méx. **83**, 329—337 (1953); ref. Ophthal. Lit. **7**, 5090 (1953).
USHER, F. M. C.: Milit. Surg. **109**, 114—115 (1951); ref. Ophthal. Lit. **5**, 4806 (1951).
VAIL, D.: Amer. J. Ophthal. **32**, 585—586 (1949).
— Amer. J. Ophthal. **32**, 578—591 (1949).
VANÝSEK, J.: Čas. Lék. čes. **86**, 323—327 (1947); ref. Ophthal. Lit. **1**, 2165 (1947).
WEEKERS, R.: Glaucoma, A Symposium, Blackwell, Oxford 1955, 257—272.
WEISS, L.: Eye, Ear, Nose Thr. Monthly **28**, 225—226 u. 239 (1950).
WILLENZ, A., G. DAN, H. RICONTE u. A. HERBSTEIN: Oftalmologia (Bucuresti) **2**, 21—29 (1957); ref. Zbl. Ophthal. **72**, 30 (1957).
YEROSHEVSKY, T. E.: Vestn. Oftal. No. 4, 7—23 (1957); ref. Ophthal. Lit. **11**, 2239 (1957).

B. Klinische Gesichtspunkte zur medikamentösen Behandlung des Glaukoms

I. Primäres chronisches Glaukom

(Schrifttum S. 392)

1. Wann soll die Behandlung bei beginnendem Glaucoma simplex einsetzen?

Diese Frage stellte früher kein Problem dar und wurde in unserer Berichtszeit kaum diskutiert. Die Behandlung begann, sobald die Diagnose gestellt war. Heute jedoch kann man die Diagnose oft schon im Frühstadium stellen. Je mehr Ärzte dazu übergehen, alle Kranken zu tonometrieren, auch wenn zunächst kein Glaukomverdacht besteht, und je häufiger Reihenuntersuchungen der subjektiv gesunden Bevölkerung ausgeführt werden, desto mehr Frühformen des Glaucoma simplex werden entdeckt.

Man sprach früher von „Präglaukom", weil man den Glaukombegriff an typische (randständige) Exkavation und Gesichtsfeldausfälle band. Diese sind aber Zeichen für eine schon jahrelang bestehende Drucksteigerung und somit Spätsymptome. Fand man nur Hypertension, so nannte man das „Hochdruck ohne Glaukom". Nach meiner Ansicht ist aber auch dieses Frühstadium, die dauernde leichte Druckerhöhung, nicht das erste Glaukomzeichen. Die Krankheit beginnt vielmehr mit einer Zunahme des Abflußwiderstandes, wobei oft das Minutenvolumen kompensatorisch gedrosselt wird und der i.o. Druck deshalb nicht ansteigt. Später reicht dieser Kompensationsvorgang nicht mehr aus und der i.o. Druck steigt, oft zunächst auf normativ erhöhte, statistisch aber noch normale Werte. Diese beiden Anfangsstadien kann man nur tonographisch diagnostizieren.

Das nächste Stadium ist durch Druckwerte von 3,5/5,5 g bis 3/5,5 g gekennzeichnet, die nach unseren auf S. 2–4 mitgeteilten Befunden in den weitaus meisten Fällen nicht mehr normal sind. Das Für und Wider der medikamentösen Behandlung in diesem Stadium ist in meiner Arbeit (1958) diskutiert.

Gegen die Behandlung dieser leichten Drucksteigerung spricht, daß solche Menschen oft noch unter 40 Jahre alt sind und durch Miotica manchmal erheblich gestört werden. Bei dem einen ist es der Schmerz durch Ciliarspasmen, bei dem anderen das schlechte Sehen in der Dämmerung durch die Pupillenverengerung, bei den meisten hindert die Anspannung der Akkommodation. Man kann sich auch überlegen, ob das vielleicht labile hormonelle und hydrodynamische Gleichgewicht des Auges durch die Therapie nicht erst recht gestört wird. Und weiter: ob bei einer frühzeitigen Behandlung sich junge Menschen nicht bald an das Medikament gewöhnen, so daß wir vielleicht früher zur Operation gezwungen werden, als wenn wir den Beginn der Therapie hinauszögerten. Diese Vermutungen sind allerdings bisher nicht bewiesen.

Für die Behandlung spricht die Annahme, daß auch ein leicht gesteigerter Druck mit der Zeit zu Schäden führt, im weiteren Krankheitsverlauf eher mit höheren als mit niedrigeren Druckwerten gerechnet werden muß und auch in dem jetzigen Stadium durch Belastungen des täglichen Lebens vielleicht stärkere Druckanstiege auftreten, als wir im Krankenhaus finden.

Auch der *psychologische Aspekt* hat seine zwei Seiten. Einerseits belasten wir einen relativ jungen Menschen seelisch mit der Behandlung und dem Gefühl, krank zu sein und immer wieder zu Kontrollen zum Augenarzt gehen zu müssen. Andererseits aber wird ein Untersuchter, dem wir keine Behandlung verschreiben, sehr oft nicht wieder zur Kontrolle kommen, weil er sich ja gesund fühlt, und wir riskieren, daß er in 10 Jahren mit irreparablen Schäden erst wieder einen Augenarzt aufsucht, während wir ihn noch im Frühstadium hätten behandeln und vor Schaden bewahren können. Wir müssen ihm also unseren Verdacht auf alle Fälle mitteilen und ihn zu wiederholten Kontrollen bestellen. Dieses Gefühl, unter Verdacht zu stehen, aber nicht behandelt zu werden, kann seelisch eine noch größere Belastung sein als das Gefühl der Sicherung durch die Behandlung. Daraus ergibt sich, daß solche Fälle nicht allgemein gültig entschieden werden können.

Ich selbst neige dazu, bei einer Tension von Teilstrich 3/5,5 g Miotica zu verschreiben, wenn sie den Druck senken, weil ich hoffe, durch Senkung des leicht erhöhten Druckes Schäden verhüten zu können und den Kranken unter Kontrolle zu behalten. Nur wenn Miotica schlecht vertragen und vom Kranken abgelehnt werden, lasse ich Patienten, die wiederholt eine Tension von Teilstrich 3 hatten, ohne Behandlung.

2. Sicherheitsmaßnahmen bei Unbehandelten

Wenn man trotz dringenden Glaukomverdachtes die Behandlung noch nicht beginnt, sind folgende Sicherheitsmaßnahmen zu empfehlen, um den Zeitpunkt für die später unbedingt nötige Therapie nicht zu versäumen: Kontrolle von Gesichtsfeld (Bjerrum 2/2000), Tension und Tonographie alle drei Monate, eventuell Photographie der Papillen, quantitative Perimetrie. Das Einhalten dieser Kontrollen muß durch Eintragen des nächsten Termins in einen Kalender kontrolliert werden. Erscheint der Kranke nicht, ist er schriftlich oder telephonisch zu benachrichtigen.

3. Beratung bei Beginn der medikamentösen Therapie

Wenn man die Diagnose nun für gesichert hält und sich zur Behandlung entschlossen hat, ist es wichtig, das Vertrauen des Kranken und seine weitere Mitarbeit zu sichern. Bei der Untersuchung hat man schon ein Bild von seiner seelischen Eigenart gewonnen. Nur bei außergewöhnlich überängstlichen Menschen vermeiden wir bei der nun folgenden Unterredung das Wort „Glaukom" und sprechen lieber von „leicht ge-

UNIVERSITÄTS-AUGENKLINIK
Bonn-Venusberg

Ratschläge für Kranke mit Augendrucksteigerung.

1. Wir haben bei Ihnen eine Augenkrankheit gefunden, die Glaukom (grüner Star) heißt. Bei dieser Krankheit kann man im allgemeinen einen weiteren Schaden verhindern, aber nicht die Krankheit selbst beseitigen. Der Zweck der Behandlung ist nicht, das Sehvermögen zu bessern, sondern einen weiteren Schaden zu verhüten. Deshalb müssen Sie genau den Ratschlägen Ihres Arztes folgen und die verordneten Augentropfen regelmäßig nehmen und mit sich führen. Wenn das Auge rot wird, wenn Sie Schmerzen haben oder das Sehen sich verschlechtert, gehen Sie sofort zu Ihrem Augenarzt. Andernfalls kommen Sie alle 4 bis 6 Wochen zu ihm.

2. Bei Glaukom ist der Druck im Auge erhöht, weil zu viel Flüssigkeit darin ist. Durch diese Druckerhöhung leidet der Sehnerv, das Sehen wird verschlechtert. Der Augenarzt kann den Druck mit einem feinen Instrument genau messen. Mit dem Finger kann man nicht fühlen, ob der Druck zu hoch ist. Der Druck schwankt im Laufe des Tages und muß deshalb häufig gemessen werden. Er sollte möglichst nicht höher als 25 mmHg sein.

3. Wir benutzen Tropfen und Salbe, um den Druck normal zu halten. Welche Tropfen Sie nehmen müssen, und wie oft, kann man nur durch häufige Druckmessungen entscheiden. Falls Medikamente nicht ausreichen, kann man mit einer Operation einen neuen Abfluß für die Flüssigkeit herstellen. Da das Auge ein lebendiges Gewebe ist, kann sich manchmal der Abflußkanal wieder schließen, und man muß eine neue Operation vornehmen. Manchmal gewöhnt sich auch das Auge an die Tropfen, so daß sie unwirksam werden. Deshalb sollten Sie regelmäßig zum Augenarzt kommen.

4. Durch die Tropfen werden die Pupillen kleiner, wodurch manche Menschen einen ziehenden Schmerz und Abnahme des Sehvermögens nach dem Eintropfen empfinden. Das geschieht besonders dann, wenn man zum erstenmal Tropfen benutzt. Fast immer gewöhnt man sich bald daran, es treten dann keine Schmerzen mehr auf.

5. Wenn Sie einen anderen Augenarzt aufsuchen wollen, bitten Sie den bisher behandelnden Arzt, einen Bericht über den Verlauf an den neuen Arzt zu senden.

6. Vermeiden Sie möglichst übermäßige Arbeit und seelische Aufregungen. Tragen Sie keine engen Kragen. Trinken Sie nie größere Flüssigkeitsmengen auf einmal (Wasser, Suppe, Alkohol oder Kaffee). Eine einzelne Tasse Kaffee ist erlaubt. Mehr als 5 Zigaretten täglich sollten Sie nicht rauchen. Sorgen Sie für regelmäßigen Stuhlgang. Verschaffen Sie sich 8 Stunden Nachtruhe und 1/2 Stunde Mittagsruhe.

Abb. 11.

steigertem Augeninnendruck". Bei allen anderen Patienten halten wir es für besser, sie aufzuklären, ohne sie zu ängstigen. Wir sagen ihnen, daß sie Glaukom haben, daß diese Krankheit bei regelmäßiger Behandlung aber nicht zur Erblindung führt und man an Sehvermögen bewahren kann, was jetzt vorhanden ist. Das Eintropfen zeigen wir dem Kranken und lassen es uns von ihm vormachen, um sicher zu sein, daß das Medikament richtig angewandt wird. Die subjektiven Beschwerden der Behandlung schildern wir eingehend (Nachtblindheit, anfangs vielleicht Stirn- oder Augenschmerzen durch Ciliarspasmen, Sehverschlechterung in der Ferne). Auch den Namen des Mioticums soll der Kranke kennen. Außerdem geben wir ein Merkblatt mit (s. Abb. 11), in dem die meisten dieser Punkte zu Hause nochmals nachgelesen werden können.

In diesem Merkblatt findet man einiges, was von der üblichen Art abweicht oder dem man nicht ohne weiteres zustimmen möchte. Als obere Grenze des normalen Augendruckes ist 25 mm Hg angegeben, obgleich sie bei etwa 22 mm Hg liegt. Dies geschah, weil viele Kranke nach dieser Zahl fragen, und wir sie doch nicht beunruhigen sollen, wenn eine völlige Normalisierung der Tension nicht möglich ist. Ob wirklich eine allgemeine Flüssigkeitsbeschränkung wichtig ist, halte ich nicht für erwiesen. Wahrscheinlich sind nur plötzliche Flüssigkeitsaufnahmen von mehr als 0,5 l schädlich. Es ist weiterhin nicht bewiesen, ob wirklich das Gesichtsfeld rascher verfällt, wenn man täglich 5–10 Zigaretten raucht, als wenn man nicht raucht, aber da Nicotin zweifelsohne ein Gefäßgift ist, raten wir zur Beschränkung. Kaffee fanden wir bei eingehender experimenteller Prüfung viel weniger schädlich, als bisher angenommen wurde. Durch *eine* Tasse, die 0,1 g Coffein pur. enthält, dürften wohl nie Schäden entstehen. Wesentlich größere Coffeinmengen können allerdings den Druckanstieg, der durch die gleichzeitige Flüssigkeitszufuhr entsteht, noch vergrößern.

Dieses Merkblatt empfehlen LEYDHECKER (1956) und SUGAR (1957). In ihm sind Änderungsvorschläge zahlreicher amerikanischer und europäischer Kollegen, für die ich herzlich danke, mit berücksichtigt.

Andere Merkblätter wurden veröffentlicht von MÜLLER et al. (1952), ANONYM (1952), THIEL (1954, 1955), SCHIRMER (1955), ANDERSON (1955) und HAMMER (1956).

4. Wahl des Medikamentes

Allgemein wird man das schwächste zur Druckregulierung ausreichende Medikament suchen (SCHEIE, 1949; THIEL, 1955), weil damit die subjektiven Störungen am geringsten zu sein pflegen und man stärkere Medikamente als Reserve behält. Die Wirkungsstärke verschiedener Miotica wurde verglichen u. a. von NYQUIST (1935), KNÜPFFER (1952), MÜLLER et al. (1952), SWAN (1953), ADROGUÉ et al. (1953), THIEL (1954) und LIEB et al. (1956) (vgl. bei den einzelnen Medikamenten im speziellen Teil). Hiernach kann man im allgemeinen erwarten, daß Carbaminoylcholin schwach wirkt, Pilocarpin stärker, Mintacol, Eserin und Prostigmin noch kräftiger, DFP und Tosmilen am stärksten.

Wir beginnen die Therapie im allgemeinen mit 1% Boropilocarpin (das meist besser vertragen wird als 1% Pilocarp. hydrochlor.) dreimal täglich, abends Pilocarpol 2%. Sind die subjektiven Beschwerden auch nach etwa fünf Tagen noch erheblich und erlaubt die Tension eine Verminderung der Konzentration, so gehen wir tagsüber auf ½% Pilocarpin über. Genügt 1% Boropilocarpin nicht, so verordnen wir 2% Boropilocarpin. Reicht dies nicht aus, Prostigmin (Neostigmin) als 1%-Lösung. Genügt auch das nicht, folgt Mintacol solubile 1% (Diäthyl-phosphorsäure-p-nitrophenolester), hiernach folgt die Mischung von 3% Pilocarpin + 1% Prostigmin und falls nötig fügen wir dieser Mischung noch 1% Mintacol. solub. hinzu. Eserin benutzen wir nur ausnahmsweise und vorübergehend, weil es bei Dauergebrauch oft zu Follikularkatarrh führt. DFP geben wir nur, wenn andere Miotica versagen, der Kammerwinkel weit ist und eine Operation nicht ausgeführt werden kann: es wirkt meist nicht stärker drucksenkend als „Mischtropfen", doch ist der Ciliarspasmus meist unangenehmer, und bei engem Kammerwinkel kann infolge der starken Gefäßerweiterung ein akuter Glaukomanfall entstehen. Dies gilt auch für Tosmilen.

Die Reihenfolge der Medikamente nach ihrer *Wirkungsstärke*, wie wir sie hier angegeben haben, ist nur ein sehr allgemeiner Anhalt. Beim einzelnen Kranken kann ein sonst „schwächeres" Medikament besser wirken als ein „stärkeres". Es empfiehlt sich deshalb, die Wirkungsstärke verschiedener Medikamente individuell zu vergleichen. Hierbei kann man das Verfahren abkürzen, da man nach NYQUIST (1935), HARMS (1952), VINCEREVIČ (1953) und HAGER (1958) aus der Stärke der Drucksenkung in den ersten 1–2 Std nach dem Eintropfen auf die Dauerwirkung schließen darf. Die bei viertelstündlicher Tonometrie so ermittelte Kurve nannte HARMS (1952) „Eintropfenkurve". Die Technik der „Eintropfenkurven", die Schwierigkeiten ihrer Deutung und die Zuverlässigkeit der Schlußfolgerungen sind bei HAGER (1958) ausführlich besprochen. HAGER wählt das am stärksten wirksame Medikament in der schwächsten noch genügenden Konzentration.

LÖHLEIN (1954) versuchte, aus der Senkung des Abflußdruckes einen Anhalt für die Dauerwirkung der Medikamente zu gewinnen.

Die *Stärke der Drucksenkung* ist jedoch *nicht der einzige Gesichtspunkt*, nach dem wir uns klinisch richten. Die *Weite des Kammerwinkels* ist zu berücksichtigen, da bei engem Kammerwinkel Miotica mit stark gefäßerweiternder Wirkung zu paradoxen Druckanstiegen führen können. Diese Gefahr besteht ferner bei sehr großer Linse und bei jungen Menschen, deren Linse sich durch Kontraktion des Ciliarmuskels stärker wölbt, als bei alten. In diesen Fällen dürfte die häufigere Gabe eines schwächer wirkenden Mittels (Pilocarpin) besser sein als die seltene Gabe eines stark wirkenden Medikamentes (DFP, Tosmilen). Vgl. hierzu im Kapitel „Sekundäre Glaukomformen" den Abschnitt: Paradoxe Druckanstiege.

Ferner ist der *Zustand der Netzhaut* zu berücksichtigen. Bei Myopie mit peripheren Degenerationen, besonders bei Ablatio am anderen Auge, halte ich stark wirkende Miotica für kontraindiziert.

Auch die *Höhe des i.o. Druckes* und die *Vorgeschichte* bei Beginn der Behandlung ist wichtig. Bei stark gesteigerter Tension wird man keine Zeit mit schwach wirkenden Mitteln versäumen, sondern zunächst einmal den Druck durch stärker wirkende Medikamente senken (KRAVITZ, 1950) und dann versuchen, ob nun schwächere Mittel ausreichen. Wenn wir aus der Vorgeschichte wissen, daß Pilocarpin ambulant versagte, beginnen wir die klinische Behandlung mit stärkeren Mitteln (Prostigmin, Mintacol). Ein Kranker, der einen akuten Glaukomanfall hatte, muß auch nach medikamentöser Drucksenkung unbedingt regelmäßig Pilocarpin tropfen, wenn er nicht operiert wird, da sonst neue Anfälle zu befürchten sind.

Schließlich ist die *subjektive Verträglichkeit* wichtig. Bei Linsentrübungen, Ciliarspasmen oder erheblicher akkommodativer Myopie kann der Kranke durch stark wirkende Medikamente arbeitsunfähig werden, während die Behinderung durch schwächer wirkende, aber häufiger angewandte Mittel erträglich bleiben kann.

Allergie gegen Medikamente oder ungenügendes Sehen in der Dämmerung bei sehr enger Pupille können manche Mittel unerträglich machen und zum Wechsel des Medikamentes oder zur Operation zwingen.

5. Technik der klinischen Einstellung und zeitliche Verteilung der Miotica

Wenn der i.o. Druck ohne Medikamente nicht über etwa 50 mm Hg (TICHOMIROV, 1955: nicht über 35 mm Hg) beträgt, ist es zweckmäßig, das spontane Verhalten der Tension zunächst 1–3 Tage lang ohne Therapie in der Klinik zu beobachten. HAGER (1957) hält hierbei besonders die Nachtmessung für wichtig: Sinkt der Druck spontan auch nachts nie unter 5/7,5 g, so ist eine Druckregulierung mit Miotica meist nicht möglich. Wir messen am 1. Tag in der Klinik den Druck stündlich, außerdem in der folgenden Nacht um 24 und um 4 Uhr, um durch eine solche „Tageskurve“ die Zeit der Druckspitzen zu erkennen, die bei der folgenden Therapie besondere Aufmerksamkeit erfordert. Später messen wir dreimal täglich (8, 12, 17 Uhr). Wenn dabei mit einem Medikament eine Druckeinstellung erreicht zu sein scheint, messen wir zur Zeit des (spontanen) Druckmaximums und wieder nachts (24 und 4 Uhr) zur Kontrolle. PLOMAN (1933) läßt den Druck täglich sechsmal von einer Schwester messen. HAGER (1958) mißt stets den Druck tags alle 3 Std, außerdem jede Nacht um 24 und 4 Uhr. In den therapiefreien Tagen nimmt HAGER (1958) Belastungsproben vor, mit denen später die Therapie überprüft werden kann, sowie die schon erwähnten „Eintropfenkurven“, mit denen das wirksamste Medikament ermittelt werden soll.

Die Miotica gibt er (wie CHANDLER, 1940; NASARENKO, 1955; MORRISON, 1957) zeitlich entsprechend den spontanen Druckanstiegen, weil er fand, daß die Tagesschwankungen individuell konstant bleiben. Auch SCHOENBERG (1943) lehnte das schematische Tropfen (3mal täglich) ab und suchte durch immer längere Abstände des Eintropfens das noch eben ausreichende Minimum an Therapie zu ermitteln. Wenn man äußere Einflüsse auf den i.o. Druck für unwesentlich und die spontanen Tagesschwankungen für konstant hält, kann man diesen Vorschlägen zustimmen. Ich glaube dagegen, daß Wetter, Unregelmäßigkeiten der Lebensweise (Verschiebungen von Schlaf, Essenszeiten, Flüssigkeitsaufnahme, Alkohol, Sport, Kino, Fernsehen etc.) und unvorhergesehene Aufregungen den in der Klinik (bei ruhiger Lebensführung) festgestellten Tagesrhythmus ändern können und eine derartige „minimale“ Therapie nicht genügend Sicherheit bietet. Auch fand ich bei vielen Kranken mit Glaucoma simplex keine starken, regelmäßigen Tagesschwankungen. Deshalb ziehe ich im allgemeinen vor, das Mioticum 3mal täglich (8, 12, 17 Uhr) als Tropfen und für die Nacht als Salbe zu verordnen. HAGER (1958) fand bei 37,6% seiner Glaukomkranken flache oder unregelmäßig schwankende Kurven, bei 15% erheblich verringerte Schwankungen bei Kliniksaufnahme. Dies schränkt den Wert seiner Mahnung, Miotica nicht „schematisch“ zu verordnen, stark ein.

Wenn starke und regelmäßige Tagesschwankungen bestehen, kann es zweckmäßig sein, das Mioticum vor dem erwarteten Anstieg zu geben, doch lasse ich die Zwischenzeit nicht völlig ohne Therapieschutz. Nur bei beginnendem Glaukom begnüge ich mich mit Pilocarpin einmal täglich, wenn lediglich zu einer bestimmten Stunde (meist morgens) der Druck erhöht ist. Für die Nacht genügt in solchen Fällen oft Pilocarpol.

Bei Glaukom mit engem Kammerwinkel wird man Druckanstiegen im Dunkeln (Kino, Fernsehen) durch einen Extra-Tropfen bei solchen Gelegenheiten vorbeugen.

Die Häufigkeit des Tropfens hängt auch von der Wirkungsdauer des Medikaments ab. Es hat keinen Zweck, DFP, Tosmilen oder Links-Glaukosan (bei Sekundärglaukom) mehr als 2mal täglich zu geben. Oft muß man die zeitliche Verteilung der Medikamente nach den Lebensgewohnheiten richten. Wer am Schreibtisch arbeitet, wird z. B. die Tropfen in der dienstfreien Zeit nehmen müssen, in der sie ihn nicht am Lesen hindern.

Die Applikationsform der Medikamente dürfte tagsüber fast stets die wäßrige Lösung sein, da ölige Lösungen oder Salbe das Sehen behindern. Für die Nacht empfiehlt es sich, wegen der längeren Verweildauer im Bindehautsack in milden Fällen ölige Lösung (Pilocarpol), im allgemeinen aber Salbe zu geben.

Stets müssen wir uns überzeugen, ob das verordnete Medikament individuell ausreicht. Die Kontrollmessung soll erfolgen unmittelbar ehe das Medikament wieder fällig wäre, also „an den Nahtstellen der Therapie“ (HARMS, 1952). Im Anschluß an die Druckmessung gibt der Arzt das Medikament. Bei Einstellung in der Klinik nutzt man natürlich die Zeit möglichst aus und mißt an jeder „Nahtstelle“. Um sicher zu sein, daß ein Medikament ausreicht, muß man wenigstens 7 Tage lang 3mal täglich messen (LEYDHECKER, 1955), außerdem wenigstens 1mal zur Zeit des spontanen Druckmaximums und nachts. Nur wenn alle Werte normal sind (höchstens 20,5 mm Hg, Schiötz-Tab. 1955) kann der Kranke entlassen werden.

Die Einstellung in der Klinik hat den Nachteil, daß dem Kranken die unregelmäßigen Belastungen seines täglichen Lebens ferngehalten werden, die wir oben erwähnten. Ein weiterer Nachteil ist das Eintropfen des Medikamentes sogleich nach der Tonometrie, weil es dann die Hornhaut leichter durchdringt (Auflockern des Epithels durch Anaesthetica und mechanische Epithelschädigung durch Tonometrie) und stärker wirkt. So kann man in der Klinik niedrigere Druckwerte finden als kurz nach der Entlassung.

Die ambulante Einstellung, während der Kranke sein gewohntes Leben weiterführt, hat diese Nachteile nicht. Bei nur *wenig gesteigertem i.o. Druck* ziehe ich sie deshalb vor. Sie ist natürlich nur möglich, wenn der Kranke in der gleichen Stadt wie der Arzt wohnt. Ich begnüge mich dann im allgemeinen mit je vier Messungen um 8, 12 und 17 Uhr und schließe einen Tag mit stündlicher Tonometrie unter dem Medikament an.

6. Überwachung

Wenn der i.o. Druck mit einem Medikament reguliert erscheint, bestellen wir den Kranken zur Tonometrie alle vier Wochen, häufiger zur Zeit seiner Höchstwerte als zu anderen Stunden. Man kann nicht sicher sein, ob der einmal (in der Klinik) festgestellte Tagesrhythmus stets gleich bleibt. Wenn die Druckwerte stets bei etwa 15 mm Hg liegen, kann man den Abstand auf zwei Monate verlängern. Liegen sie bei 20 mm Hg, wird man eventuell öfter messen. Die Prüfung von Gesichtsfeld und Visus erfolgt alle drei Monate.

Zu jedem Termin soll man feste Verabredungen treffen und diese in einem Terminkalender eintragen. Erscheint der Kranke nicht, so sollte man ihn mahnen. Wenn es sich um Privatpatienten handelt, ist das ein schwieriges Problem, weil sie der Mahnung eigennützige Motive des Arztes unterstellen. Ich kläre selbstzahlende Patienten über die Notwendigkeit einer regelmäßigen Überwachung auf. Sind sie hierzu nicht bereit, so empfehle ich ihnen, sich anderswo behandeln zu lassen. Zu große Nachgiebigkeit schadet dem Kranken und belastet das Gewissen des Arztes. Der Terminkalender erlaubt auch dem vielbeschäftigten Arzt, sich zu der verabredeten Zeit frei zu halten und dem Kranken das Warten zu ersparen.

Man notiert bei der Tonometrie Zeigerausschlag und Gewicht, Art der Therapie, Zeit der Tonometrie nach der letzten Mioticumgabe und Tageszeit mit Datum. Ein zweckmäßiges Formular hierfür zeigt die Abb. 3.

In größeren Kliniken ist eine besondere Kartei der Glaukomkranken zweckmäßig. Ambulanzkarten und Krankenblätter kann man sich durch eine besondere Farbe kenntlich machen, um sie leichter zu finden.

HARMS (1952) weist in seiner vorzüglichen Arbeit, der unsere Darstellung vielfach folgt, noch besonders auf die Notwendigkeit hin, die Untersuchungsbedingungen konstant zu halten, da man nur dann Verschlechterungen feststellen kann (Beleuchtung des Raumes, Größe und Lichtstärke der Perimetermarken, Pupillendurchmesser, Korrektur der Ametropie). Auch bei der Prüfung der Sehschärfe soll man die Pupillenweite notieren!

7. Prognose der Einstellung

Das Versagen der Therapie führt Swan (1953) auf zwei Hauptgründe zurück: 1. Ungenügende Belehrung des Kranken darüber, wie oft er tropfen muß (nicht nur bei Beschwerden, z. B.), 2. ungenügende Belehrung darüber, daß die Tropfen das Sehvermögen nicht bessern, oft sogar verschlechtern und leichte Schmerzen (Ciliarspasmen) bereiten können. Bei richtiger Aufklärung des Kranken kann man diese „Versager" vermeiden. Müller et al. (1952) fanden nur 8,4% der Patienten, die die Therapie nicht nach Vorschrift ausführten. 16% der Patienten erschienen nicht zu Kontrolluntersuchungen. Rund 27% aller klinisch regulierten Augen zeigten schon innerhalb von drei Monaten nach der Entlassung wieder erhöhte Tension, und bei 7% der (anscheinend oder nur scheinbar?) druckregulierten Augen verfiel das Gesichtsfeld trotzdem. Ich kam (1955) zu ähnlichen Ergebnissen. Sie zeigen, wie notwendig eine genaue Überwachung des Kranken in verhältnismäßig kurzen Zeitabständen ist. Beginnende Glaukome lassen sich über Jahre mit Miotica normalisieren, fortgeschrittene Fälle nur selten.

Zur Prognose der medikamentösen Behandlung des akuten Glaukoms im Intervall s. S. 54, 394, 591, zur Prognose der primären Glaukome allgemein S. 52—56.

8. Grenzen der medikamentösen Therapie

Diese sind S. 591 bis S. 594 besprochen. Auch über die Prognose findet man dort weitere Arbeiten genannt.

Im allgemeinen wird man sich erst dann zur Operation entschließen, wenn alle medikamentösen Maßnahmen erprobt sind, der i.o. Druck trotzdem erhöht bleibt und das Gesichtsfeld verfällt.

9. Allgemeinbehandlung

Die Allgemeinbehandlung ist bei den einzelnen Medikamenten und in Abschnitt II besprochen, die mit gefäßerweiternden Mitteln zur Verhütung des Gesichtsfeldverfalles in Abschnitt E.

In folgenden Arbeiten wird über Allgemeinbehandlung mit mehreren Medikamenten berichtet: Lacat (1931), Böck (1934), Sallmann (1934), Bidault (1937), Diaz-Dominguez (1944), Stocker (1949), besonders Erfahrungen mit Rutin), Thiel (1952, 1954). Die subcutane Injektion von Adrenalin wurde von Abadie (1927) angegeben, in unserer Berichtszeit erneut von Hardesty (1934) empfohlen, ist aber nicht mehr üblich.

Die Allgemeinbehandlung (außer mit Carboanhydrasehemmern und vielleicht Meprobamat) hat bei chronischem Glaukom keine große Bedeutung. Bei akutem Glaukom können zentral oder osmotisch wirkende Medikamente (s. S. 393) die örtliche Therapie wirksam unterstützen.

Schrifttum

Abadie, C.: Bull. Soc. franç. Ophtal. **40**, 362—367 (1927).
Adrogué, E., u. M. A. Diez: Arch. Oftal. B.Aires **28**, 37—38 (1953); ref. Ophthal. Lit. **7**, 2887 (1953).
Anderson, J. R.: Trans. ophthal. Soc. Aust. **15**, 44—58 (1955); ref. Ophthal. Lit. **9**, 4712 (1955).
Anonym: R. N. **16**, 63 (1952); ref. Ophthal. Lit. **6**, 3600 (1952).
Bidault, R.: Bull. Soc. Ophtal. Fr. Nr. 6, 446—507 (1937).
Böck, J.: Wien. klin. Wschr. 1934 II, 1591—1592.
Chandler, P. A.: A. M. A. Arch. Ophthal. **24**, 62—77 (1940).
Diaz-Dominguez, D.: Arch. Soc. oftal. hisp.-amer. **4**, 771—787 (1944), zit. nach Barkan, O.: Ophthalmology in the War Years, Meyer-Wiener, **2**, Chicago (1948).

Hager, H.: Ber. dtsch. ophthal. Ges. Heidelberg, 1956, **60**, 84—89 (1957).
— Ber. dtsch. ophthal. Ges. Heidelberg, 1956, **60**, 318 (1957).
— Die Behandlung des Glaukoms mit Miotika. Habil.schrift Tübingen 1955 u. Bücherei des Augenarztes H. 29, Enke-Verl., Stuttgart 1958, 123 S.
Hammer, J.: Klin. Mbl. Augenheilk. **129**, 375—378 (1956).
Hardesty, J. F.: Trans. amer. ophthal. Soc. **32**, 497—521 (1934).
Harms, H.: in: Glaukom, Bücherei des Augenarztes H. 21, Enke-Verl., Stuttgart 1952, 67—80.
Knüpffer, N.: Klin. Mbl. Augenheilk. **121**, 348—352 (1952).
Kravitz, D.: Amer. J. Ophthal. **33**, 1381—1387 (1950).
Lacat, C.: 44. Cong. Soc. franç. Ophtal. Paris 1931; ref. Zbl. Ophthal. **27**, 392 (1932).
Leydhecker, W.: Vortr. Eröffnung Augenklinik Bonn, September 1955. Docum. ophthal. ('s-Grav.) **10**, 174—219 (1956).
— in: Augenheilkunde in Klinik u. Praxis, herausgeg. v. W. Rohrschneider, Enke-Verl., Stuttgart 1958, 272—287.
Lieb, W., u. H. Pirch: Klin. Mbl. Augenheilk. **128**, 593—604 (1956).
Löhlein, H. jr.: Forschung u. Praxis **2**, 108—112 (1954); ref. Zbl. Ophthal. **66**, 297 (1955/56).
Morrison, W. H.: A. M. A. Arch. Ophthal. **58**, 225—234 (1957).
Müller, H. K., u. I. von Glasenapp: in: Glaukom, Bücherei d. Augenarztes, H. 21, 81—100, Enke-Verl., Stuttgart 1952.
Nasarenko, T. N.: Vestn. Oftal. **34**, 8—13 (1955); ref. Zbl. Ophthal. **67**, 227 (1956).
Nyquist, B.: Acta ophthal. (Kbh.) **13**, 256—259 (1935).
Ploman, K. G.: Nord. med. T., 549—556 (1933); ref. Zbl. Ophthal. **30**, 425 (1934).
Sallmann, L. von: Wien. klin. Wschr. 1934/II, 885—888.
Scheie, H. G.: Trans. Amer. Acad. Ophthal. Otolaryng. **53**, 186—212 (1949).
Schirmer, R.: Klin. Mbl. Augenheilk. **127**, 99 (1955).
Schoenberg, M. J.: Amer. J. Ophthal. **26**, 1282—1288 (1943).
Stocker, F. W.: N. Y. St. J. Med. **49**, 58—63 (1949); ref. Ophthal. Lit. **3**, 15 (1949).
Sugar, H. S.: The Glaucomas, 2. Aufl. Hoeber, N. Y. 1957, 516 S.
Swan, K. C.: Trans. Canad. Ophthal. Soc. **5**, 34—50 (1953); ref. Zbl. Ophthal. **65**, 244 (1955).
Thiel, R.: in: Glaukom, Bücherei d. Augenarztes, Heft 21, 9—52, 1952, Enke-Verlag, Stuttgart.
— Klin. Mbl. Augenheilk. **125**, 513—530 (1954).
— Proc. XVII. int. Cong. Ophthal. Montreal-N. Y. 1954, II, 722—792 (1955).
Tichomirov, P. E.: Proc. XVII. int. Cong. Ophthal. 1954, Montreal-N. Y. I, 208—214 (1955).
Vincerevič, M. A.: Vestn. Oftal. **32**, 16—21 (1953); ref. Zbl. Ophthal. **62**, 40 (1954).

II. Medikamentöse Therapie des akuten Glaukoms

Bei akutem Glaukomanfall erfordert die Höhe des i.o. Druckes eine energische Therapie, damit schwere Schäden am Sehnerven und Verwachsungen des Kammerwinkels vermieden werden. Zentrale Faktoren sind wahrscheinlich neben den örtlichen (enger Kammerwinkel) oft Teilursache des Anfalls. Die Allgemeinbehandlung ist deshalb neben der örtlichen nicht nur symptomatisch, sondern vielleicht auch kausal.

Die örtliche Behandlung besteht in möglichst kräftiger Pupillenverengerung. Hierfür wurde empfohlen: Acetylcholin subconjunctival oder als Tropfen (Evans et al., 1934; Thomas et al., 1952), Mecholyl 20% zu gleichen Teilen mit 5% Prostigmin alle 10 min, insgesamt 7mal (Clarke, 1939; Dunphy, 1949) falls in 1½ Std die Pupille nicht eng ist, 0,025 g Mecholyl in 1 cm^3 2% Novocain retrobulbär, dann weiter 5mal tropfen wie oben (Clarke, 1939).

Eserin oder Pilocarpin stündlich, nachts 2% Pilocarpinsalbe (Tichomirov, 1955). Mischung von Eserin und Prostigmin, oder Pilocarpin, Prostigmin und Mecholyl, oder Eserin und Furmethid (Scheie, 1949). Mischtropfen aus 3% Pilocarpin, 1% Mintacol solub. und 1% Prostigmin alle 10–15 min 2 Std lang (Leydhecker, 1958). DFP ist wegen seiner gefäßerweiternden Wirkung kontraindiziert (Scheie, 1949; Leydhecker, 1958).

Zur örtlichen Therapie kann man noch retrobulbäre Injektionen von Novocain mit Adrenalin rechnen, die von mehreren Autoren (z. B. Fantus, 1934; Gifford, 1934; weitere Literatur s. S. 447) empfohlen werden, aber die Nachteile haben, daß sie die Pupille erweitern und daß Cholinesterase-Hemmer unwirksam werden (Scheie,

1949). Die retrobulbäre Injektion von Ganglienblockern (THIEL, 1952) wirkt vielleicht nicht örtlich, sondern durch Resorption des Mittels in die Blutbahn.

Zu den älteren Mitteln der Allgemeinbehandlung, die z. T. schon seit v. Graefes Zeiten (ehe Miotica bekannt waren) in Gebrauch sind, gehören Aderlaß, heißes Fußbad und Abführen. Sie werden in unserer Berichtszeit empfohlen u. a. von FANTUS (1934), OHM (1936), TICHOMIROV (1955). Die i.v. Injektion von Atophanyl, Cylotropin und Natrium salicylicum 10% wird von MAJOROS (1934) und OHM (1936) empfohlen. EVANS et al. (1934) gibt Calcium i.v. zur Gefäßabdichtung. Häufiger werden hypertonische Lösungen von Glucose oder NaCl i.v. gegeben (FANTUS, 1934; SIMIDU, 1951, empfiehlt Injektion in die A. carotis; TICHOMIROV, 1955). SCHEIE (1949) injiziert Sorbitol, LEYDHECKER (1958) Periston-N 100 cm^3. Die hypertonischen Lösungen sollen ein osmotisches Druckgefälle vom Auge zum Blut herstellen und so den i.o. Druck senken. Sie wirken deshalb nur vorübergehend (DE ROETTH, 1954: maximale Drucksenkung in 30 min, Ausgangsdruck in 1–2 Std). THIEL (1954, 1955) dagegen nimmt eine zentrale Wirkung an (vgl. S. 442).

Acetazolamid (500 mg) wird zur Drosselung der Kammerwasserbildung gegeben (Literatur s. S. 433), bei Erbrechen i.v.

An zentral wirkenden Mitteln (Beruhigung, Schmerzbetäubung, vielleicht Angriffspunkt an einem druckregulierenden Zentrum) gab man früher meist Morphin (z. B. CLARKE, 1939) oder Luminal unter Zusatz von Papaverin (TICHOMIROV, 1955). THIEL (1952, 1954, 1955), THIEL et al. (1955) und HOLLWICH (1957) empfahlen das Rauwolfia-Alkaloid Reserpin, Dolantin (s. S. 453) und Megaphen. Wenn der Kranke nicht erbricht, kann man ihm einen „Cocktail" zur Drucksenkung in Fruchtsaft geben, dessen Zusammensetzung S. 455 beschrieben ist. Über Ganglienblocker (Pendiomid) s. S. 450–452.

Ich fand folgende Therapie gut: Mischtropfen (s. oben) alle 10 min 2 Std lang, Periston-N 100 cm^3 i.v., Atosil (N-(2-Dimethylamino-propyl)-phenothiazin. hydrochlor.) 1 cm^3 langsam i.v., bei starken Schmerzen Dolantin 2 cm^3 i.m. (Hydrochlorid des 1-Methyl-4-phenylpiperidin-4-carbonsäure-äthylesters), Acetazolamid 500 mg per os, bei Erbrechen 250–500 mg i.v.

Wenn der i.o. Druck in 6 bis höchstens 12 Std nicht gesunken ist, soll man operieren. Eine medikamentöse Therapie von Kranken, die einmal einen akuten Anfall hatten, der medikamentös beseitigt werden konnte, halte ich nur bei sehr gewissenhaft tropfenden Menschen, die in der Nähe einer Klinik wohnen, für erlaubt. Jedes Vergessen des Tropfens, Aufregung, Kinobesuch oder Fernsehen kann einen neuen Anfall auslösen, der vielleicht nicht mehr medikamentös zu beherrschen ist und uns bei hohem Druck zur Operation zwingt. WINTER (1955) fand bei 8 von 20 Personen trotz regelmäßigen Tropfens einen Glaukomanfall am 2. Auge.

Schrifttum

CLARKE, S. T.: Amer. J. Ophthal. **22**, 249—257 (1939).
DUNPHY, E. B.: Amer. J. Ophthal. **32**, 399—407 (1949).
EVANS, J. J., u. P. J. EVANS: Trans. Ophthal. Soc. U. K. 1934, **54**, 527—540 (1934).
FANTUS, B.: J. amer. med. Ass. **103**, 1537—1539 (1934).
GIFFORD, J.: J. amer. med. Ass. **103**, 1537 (1934).
HOLLWICH, F.: Ber. dtsch. ophthal. Ges. Heidelberg 1956, **60**, 91—93 (1957).
LEYDHECKER, W.: in: Augenheilk. in Klinik u. Praxis, herausgeg. v. W. Rohrschneider, Enke-Verl., Stuttgart 1958, 273—287.
MAJOROS, J.: Z. Augenheilk. **83**, 16—26 (1934).
OHM, J.: Klin. Mbl. Augenheilk. **96**, 260 (1936).
ROETTH, A. DE JR.: A. M. A. Arch. Ophthal. **52**, 571—582 (1954).
SCHEIE, H. G.: Trans. Amer. Acad. Ophthal. Otolaryng. **53**, 186—212 (1949).
SIMIDU, S.: Acta Soc. Ophthal. Jap. **55**, 1278—1283 (1951); ref. Ophthal. Lit. **5**, 5783 (1951).
THIEL, R.: in: Glaukom, Bücherei d. Augenarztes, Heft 21, Enke, Stuttgart 1952, 9—52; Klin. Mbl. Augenheilk. **125**, 513—530 (1954).

THIEL, R.: Proc. XVII. int. Cong. Ophthal. Montreal-N. Y. 1954, II, 722—792 (1955).
—, u. F. HOLLWICH: Auge u. Zwischenhirn, Bücherei d. Augenarztes, Nr. 23, Enke, Stuttgart 1955, 166—209.
THOMAS, C., J. CORDIER, B. ALGAN u. G. VITTE: Bull. Soc. Ophtal. Fr. 1952, 286—288.
TICHOMIROV, P. E.: Proc. XVII. int. Cong. Ophthal. Montreal-N. Y. 1954, **1**, 208—214 (1955).
WINTER, F. C.: Amer. J. Ophthal. **40**, 557—558 (1955).

III. Medikamentöse Therapie des absoluten Glaukoms

Bei absolutem Glaukom ist das Ziel der Therapie, Schmerzen zu beseitigen. Die Gefahr aller Maßnahmen außer der Enucleation liegt darin, daß ein Melanosarkom Ursache des absoluten Glaukoms sein kann oder sich in blinden Glaukomaugen später entwickelt und erst bemerkt wird, wenn es schon metastasiert ist. Wenn man sich überzeugt hat, daß kein Tumor vorhanden ist, und der Kranke die Enucleation verweigert, kann man medikamentös versuchen, die Schmerzen zu lindern.

Schmerzen und Lichtscheu können in blinden Augen durch die konsensuelle Pupillenreaktion entstehen, auch wenn der Sphincter atrophisch ist und man keine Irisbewegungen wahrnimmt. COMBERG (1934, 1935, 1947) empfahl hierbei Atropin oder Scopolamin, wonach die Schmerzen nachließen. Mit dieser Behandlung machten auch SÉDAN et al. (1952) und HEYDENREICH (1952) gute Erfahrungen.

Eine Säureschrumpfung des Glaskörpers durch Einspritzen von Phosphorsäure 1 : 250 schlug ROLIM (1942) vor, doch führte dies nicht immer zu einer dauernden Drucksenkung.

Am häufigsten wendet man die retrobulbäre Injektion von Alkohol an, die von GRÜTER (1918) empfohlen wurde. Wir spritzen konvergierend zur Orbitaspitze durch drei Nadeln von 3,5 cm Länge, die nach der Injektion liegen bleiben und von temporal-unten, temporal-oben und nasal-unten eingestochen werden, je etwa 0,8 cm^3 Novocain 2%. Wenn man beim Vorschieben der Nadeln dauernd etwas Novocain vorspritzt, läßt sich dies fast schmerzfrei ausführen. Nach etwa 3 min spritzt man durch jede der Nadeln etwa 0,5–0,8 cm^3 80% sterilen Alkohol, insgesamt etwa 2 cm^3, und entfernt die Nadeln. Es entsteht eine sehr starke Chemosis, meist eine partielle Oculomotoriuslähmung mit Herabhängen des Oberlides. Die Chemosis bildet sich in einer Woche, die Oculomotoriuslähmung meist in zwei Wochen zurück. Schmerzfreiheit erreicht man in etwa 2/3 der Fälle. Die Injektion kann später wiederholt werden, wenn sie nicht ausreichte. Der i.o. Druck blieb bei meinen Patienten erhöht.

Literatur hierzu: SABA (1930), FEJÉR (1932), MALKIN (1934), VRÁNOVÁ-PROVAZNÍKOVÁ (1937), TUPINAMBÁ (1939), MAUMENEE (1949; histologisch keine Schädigung des Sehnerven durch den Alkohol bei 15 untersuchten Augen), BELLAVIA et al. (1953; Literaturübersicht).

FEJÉR (1931) fand in einem wegen ungenügender Alkoholwirkung später doch enucleierten Auge einen malignen Tumor!

ALEXANDER (1930) empfiehlt Alkoholinjektion in das Ggl. Gasseri. KORNBLUETH (1949) berichtet über histologische Veränderungen der Orbita und chemische Befunde des Kammerwassers bei Kaninchen nach retrobulbärer Alkoholinjektion.

Über Alkoholinjektion bei sehenden Augen s. S. 457. Über Röntgenbestrahlung s. Abschnitt D.

Schrifttum

ALEXANDER, W.: Klin. Mbl. Augenheilk. **84**, 65—68 (1930).
BELLAVIA, M., u. F. PELLEGRINO: G. ital. Oftal. **6**, 292—306 (1953).
COMBERG, W.: Z. Augenheilk. **84**, 113—119 (1934).
— Verh. ophthal. Ges. 1934/35, 1, Hosp. tid. 1935; ref. Zbl. Ophthal. **35**, 658 (1936).
— Klin. Mbl. Augenheilk. **112**, 134—135 (1947).
FEJÉR, G.: Orv. Hetil 1931/I, 63—65 (Ungarisch); ref. Zbl. Ophthal. **25**, 606 (1931).
— Amer. J. Ophthal. **15**, 135—136 (1932).
GRÜTER, W.: Ber. dtsch. ophthal. Ges. Heidelberg **41**, 1918, 85—89 (1918).

HEYDENREICH, A.: Klin. Mbl. Augenheilk. **121**, 168—174 (1952).
KORNBLUETH, W.: Amer. J. Ophthal. **32**, 781—792 (1949).
MALKIN, B.: Vestn. Oftal. **4**, 262—270 (1934); ref. Zbl. Ophthal. **32**, 58 (1935).
— Z. Augenheilk. **82**, 286—298 (1934).
MAUMENEE, A. E.: Amer. J. Ophthal. **32**, 1502—1508 (1949).
ROLIM, R.: Bras. med. **56**, 332—333 (1942); ref. nach Barkan, O.: Ophthalmology in the War Years, Meyer-Wiener, Chicago, **1** (1946).
SABA, V.: 6. Cong. Soc. ital. Oftal. Rom 1930; ref. Zbl. Ophthal. **26**, 639 (1932).
SÉDAN, J., u. S. SÉDAN-BAUBY: Ann. Oculist. (Paris) **185**, 734—737 (1952).
TUPINAMBÁ, J.: Rev. Oftal. São Paũlo **7**, 163—170 (1939); ref. Zbl. Ophthal. **46**, 436 (1941).
VRÁNOVÁ-PROVAZŃIKOVÁ: Čsl. Ofthal. **3**, 16—20 (1937); ref. Zbl. Ophthal. **39**, 507 (1937).

IV. Medikamentöse Therapie des Glaukoms bei Kindern (Hydrophthalmie)

Bei Kindern mit Hydrophthalmie ist die Wirkung der Medikamente besonders schwer zu beurteilen. PAU (1951) fand bei 10 Kindern erhebliche Tagesschwankungen (bei 4 Augen bis 9 mm Hg, bei 6 Augen 11–24 mm Hg) mit Höchstwerten gegen 11 Uhr und niedrigsten Werten zwischen 23–6 Uhr, die er als Wechsel von Sympathicotonie und Vagotonie erklärte, DIENER (1952) fand von einem Tag zum nächsten um die gleiche Tageszeit Druckdifferenzen von 30 mm Hg. Wenn die Narkose nicht tief ist, kann Schreien des Kindes den i.o. Druck um 20–30 mm Hg steigern (SLAVÍK, 1930). Die Zahl der Druckmessungen ist beschränkt, da man die Narkose nicht beliebig oft wiederholen kann. Aus allen diesen Gründen ist es schwerer als bei Erwachsenen, ein sicheres Urteil über den Erfolg der medikamentösen Behandlung zu gewinnen. Ich halte sie nur als Ergänzung nach nicht völlig ausreichenden Operationen, oder bei Augen, denen man weitere Operationen nicht zumuten kann, oder zwischen zwei Eingriffen für angezeigt. Bei Kleinkindern dürfte es recht zweifelhaft sein, welche Mengen des Medikamentes die Mutter beim Eintropfen wirklich in den Bindehautsack bringt, oder ob das meiste auf Lider und Wange gelangt. Verschreiben der Medikamente in Salbenform ist deshalb bei Säuglingen vorzuziehen.

ELLIS (1948) glaubt, daß Prostigmin besser wirkt als Pilocarpin oder Eserin. Pilocarpin war bei den Patienten von DIENER (1952) nur wirksam, wenn der Druck wenig gesteigert war. Atropin wurde zur Drucksenkung bei tiefer Vorderkammer von KAPUSCINSKI (1938) empfohlen, doch sind seine Befunde nicht sehr überzeugend: bei 3 von 5 Augen mit Hydrophthalmie, die erst einige Tage nach Behandlungsbeginn wieder gemessen wurden, war die Tension gesenkt, bei 2 anderen wechselnd und nicht sicher beeinflußt. Bei einem anderen Kind mit Hydrophthalmie und Naevus flammeus fiel nach Atropin die Tension von 40 auf 12 mm Hg, stieg dann aber wieder, und nun war Atropin ebenso wirkungslos wie Pilocarpin; sogar Druckanstiege um 12 mm Hg kamen nach Atropin vor. Auch REMKY (1949) und NONNENMACHER (1952) gaben an, mit Atropin 0,1–0,25% bei einigen Fällen Drucksenkung erzielt zu haben, DIENER (1952) sah davon keine dauernde Wirkung und manchmal sogar Drucksteigerung.

Schrifttum

DIENER, F.: Ber. dtsch. ophthal. Ges. Heidelberg **57**, 1951, 208—212 (1952).
ELLIS, O. H.: Amer. J. Ophthal. **31**, 1589—1596 (1948).
KAPUSCINSKI, W. J.: Albrecht v. Graefes Arch. Ophthal. **138**, 673—685 (1938) u. Verh. 15. int. Cong. Ophthal. **4**, comm. libres 306—320 (1938).
NONNENMACHER, H.: Klin. Mbl. Augenheilk. **121**, 533—539 (1952).
PAU, H.: Klin. Mbl. Augenheilk. **118**, 468—471 (1951).
REMKY, H.: Klin. Mbl. Augenheilk. **115**, 539—543 (1949).
— Klin. Mbl. Augenheilk. **114**, 568—569 (1949).
SLAVÍK, B.: Ofthal. Sborn. **5**, 62—70 (1930); ref. Zbl. Ophthal. **24**, 325 (1931) u. Bratisl. lék. Listy **10**, 470—478 (1930).

V. Medikamentöse Therapie sekundärer Glaukome

1. Glaukom bei Iridocyclitis

Zur kausalen Therapie durch Entzündungshemmung hat sich Cortison (und seine Derivate) ausgezeichnet bewährt. Bei primärem Glaukom ändert Cortison den i.o. Druck nicht (BLAKE et al., 1950; DUKE-ELDER, 1951; TILLETT, 1952; COLOMBI, 1954). Bei Sekundärglaukom durch Entzündung wirkt es drucksenkend (BLAKE et al., 1950; DUBOIS-POULSEN, 1950; DUKE-ELDER, 1951; CRAWFORD, 1951; ROUHER, 1951; WILSON et al., 1951; u. a.). Hydrocortison wirkt manchmal noch besser (LAVAL, 1953). Chronische Entzündungen, bei denen ein organisches Abflußhindernis durch Synechien entstanden ist, sprechen schlechter als akute an (WOODS, 1952).

Auf die sonstige sehr umfangreiche Literatur über Cortison und seine Wirkungsweise bei Entzündungen kann hier nicht eingegangen werden. Die Drucksenkung bei Sekundärglaukom beruht auf dem Abdichten der Blut-Kammerwasser-Schranke (PENTINI, 1951) und der Senkung des erhöhten Abflußwiderstandes (WEEKERS et al., 1953, 1956).

Druckanstiege, die auf Cortison zurückgeführt wurden, sind in dem Abschnitt „Glaukom durch Cortison-Therapie" besprochen.

Ruhigstellung der entzündeten Iris hemmt gleichfalls die Entzündung. Hierzu eignen sich in erster Linie Mydriatica, die auch die Gefäße verengern: *Adrenalin* und verwandte Mittel (COPPEZ, 1932; FASSELOVÁ, 1932; LÁSZLÓ, 1934, 1935; NECTOUX, 1949; weitere Literatur s. bei „Sympathicomimetica"), deren Wirksamkeit man durch Iontophorese steigern kann (VAN HEUVEN, 1932: Glaukosan-Iontophorese). Durch Injektion in die Vorderkammer kann man Synechien sprengen (VERREY, 1949). *Privin* (Nitrat des 2-(α-Naphthyl-methyl)-imidazolin) wurde von HUGGERT (1950) und v. NORDHEIM (1955, mit Atropin) empfohlen. *Atropin* oder *Scopolamin* empfahlen PACALIN (1934) und MACINDOE (1948) mit Paracentese, JANUSZEWSKI et al. (1932) und MELANOWSKI (1949) mit Ansetzen von Blutegeln am äußeren Lidwinkel, CLARK (1950), PURIK (1955), WEEKERS (1935, 1936, neben Adrenalin, und notfalls Alkohol retrobulbär).

Alle diese pupillenerweiternden Mittel sind bei engem Kammerwinkel gefährlich. Auch bei mittelweitem Kammerwinkel können sie die Ausbildung von Synechien begünstigen. Man muß also prüfen, wie der i.o. Druck auf die Therapie reagiert. WOSTRÝ (1930) gab bei hohem i.o. Druck mit geringer Entzündung Adrenalin mit Miotica, bei niedrigerem Druck und starker Entzündung Adrenalin mit Atropin; CATTANEO (1936) gab Miotica, wenn Glaukom vor der Iritis auftrat, aber Mydriatica, wenn Glaukom und Iritis gleichzeitig vorkamen; war die Cyclitis vor dem Glaukom aufgetreten, empfahl er Operation. FASSELOVÁ (1933) begann die Behandlung mit Scopolamin und Adrenalin und gab bei anhaltender Drucksteigerung Pilocarpin mit Adrenalin. POSNER (1950) wechselte zwischen Pilocarpin und Neosynephrin ab. GIFFORD (1940) gab Atropin nur bei niedrigem i.o. Druck, Miotica bei hohem. Die von HAMBRESIN (1949) empfohlene sehr intensive Behandlung mit Pilocarpin ist wegen der Gefahr hinterer Synechien nicht zweckmäßig.

Besondere Verhältnisse liegen bei Seclusio pupillae mit Napfkucheniris vor. Hier können Miotica den i.o. Druck bis zum Glaukomanfall steigern, Mydriatica den Druck senken (MEYER, 1940; PENN, 1948; LEYDHECKER, 1954; über paradoxe Druckanstiege s. S. 209).

Ich untersuche den Kammerwinkel vor Anwendung pupillenerweiternder Medikamente bei Sekundärglaukom. Bei weitem Kammerwinkel bestehen keine Bedenken. Bei engem Kammerwinkel sollte man erst ein kurzfristig wirkendes Mittel geben, das im Falle eines Druckanstieges eine rasche Verengerung der Pupille erlaubt, und den i.o. Druck 1 und 2 Std danach messen. Steigt er infolge der Verlegung des Kammerwinkels an, so muß man die Drucksteigerung trotz der Iritis mit Miotica (Pilocarpin; keine Cholinesterase-Hemmer, da diese die Gefäße besonders stark erweitern) behandeln (CLARK, 1950). Zur Vermeidung von hinteren Synechien erweitert man die Pupille täglich einmal mit starken Adrenalinlösungen, nachdem man zuvor Acetazolamid gegeben hat. Druckkontrolle nach jeder Gabe von Mitteln, die die Pupillenweite ändern, empfahl MEYER (1940). In den meisten Fällen sind Atropin oder Adrenalinpräparate angezeigt, eine allgemein gültige Regel kann es aber nicht geben, da Iritis natürlich auch bei Augen mit engem Kammerwinkel vorkommt.

Die retrobulbäre Injektion von 1 cm³ 20–40%ig. Alkohol wurde von WEEKERS (1930, 1935) und KALT (1949) empfohlen. Eine drucksenkende Wirkung von Anticoagulantien (ZWIAUER, 1951; VANNAS, 1952) erscheint mir fraglich.

Auch in der Ära der Cortison-Präparate ist es oft nötig, sich der sonstigen entzündungshemmenden Therapie zu erinnern, besonders bei chronischen Entzündungen. FRALICK et al. (1942) konnten mit Miotica, Mydriatica, Wärme, Salicylaten und parenteraler Eiweißtherapie bei 30% der Sekundärglaukome durch Uveitis den Druck normalisieren. Ich verwende z. B. Irgapyrin (Butazolidin = 3,5-Dioxo-1,2-diphenyl-4-n-butylpyrazolidin-Na und Dimethylaminophenyldimethyl-pyrazolon zu gleichen Teilen) oder Atophanyl (phenylchinolincarbonsaures Natrium und salicylsaures Natrium zu gleichen Teilen). GROSS (1957) empfahl Ircodenyl (enthält außer Irgapyrin – s. oben – noch Codein und ein Barbiturat).

Zur Drucksenkung sind Carboanhydrasehemmer hier überaus wertvoll (s. dort). Dibenamin wurde bei engem Kammerwinkel von MULLEN et al. (1951) empfohlen, damit Mydriatica ohne Gefahr des Druckanstieges angewandt werden können. Wegen seiner Nebenwirkungen und der kurzen Wirkungsdauer wenden wir es nicht an (vgl. „Sympathicolytica").

Die i.m. Injektion von Milch wirkt vielleicht als Reiz auf die Nebennierenrinde. Sie kann besonders bei akuter Iritis mit starker Exsudation bei jungen Menschen verblüffende Erfolge haben. Nach ÖSTERLIND (1948) wirkt sie auch bei primärem Glaukom drucksenkend. Bei Kaninchen verhinderte die Injektion von Blut anderer Tiere, die mit Milch i.m. behandelt worden waren, den sonst stets beobachteten Druckanstieg nach Prellung des Auges.

Schrifttum

BLAKE, E. M., u A. S. WONG: Amer. J. Ophthal. **33**, 1231—1235 (1950).
CATTANEO, D.: Boll. Oculist. **15**, 1115—1141 (1936).
CLARK, W. B.: Amer. J. Ophthal. **33**, 1669—1673 (1950).
COLOMBI, C.: Rass. ital. Ottal. **23**, 63—67 (1954).
COPPEZ, J. H.: Bull. Soc. belge Ophtal. Nr. 64, 44—46 (1932).
CRAWFORD, H. E.: Amer. J. Ophthal. **34**, 1320—1321 (1951).
DUBOIS-POULSEN, A.: Bull. Soc. Ophtal. Fr. 785—786 (1950).
DUKE-ELDER, S.: Brit. J. Ophthal. **35**, 637—671 (1951).
FASSELOVÁ, M.: Ofthal. Sborn. **7**, 196—204 (1932); ref. Zbl. Ophthal. **28**, 565 (1933).
— Čas. Lék. čes. 981—984 (1933); ref. Zbl. Ophthal. **30**, 385 (1934).
FRALICK, F. B., J. H. COOPER u. R. C. ARMSTRONG: Trans. Amer. Acad. Ophthal. **47**, 92—99 (1942).
GIFFORD, S. R.: A. M. A. Arch. Ophthal. **23**, 301—315 (1940).
GROSS, F.: Medizinische Nr. 44, 1627—1628 (1957).
HAMBRESIN, L.: Bull. Soc. franç. Ophtal. **62**, 24—28 (1949).
HEUVEN, J. A. VAN: Arch. Augenheilk. **106**, 625—632 (1932).
HUGGERT, A.: Acta ophthal. (Kbh.) **28**, 393—407 (1950).
JANUSZEWSKI, Z., u. J. SOBAŃSKI: Klin. oczna **10**, 45—54 (1932); ref. Zbl. Ophthal. **27**, 637 (1932).
KALT, M.: Bull. Soc. franç. Ophtal. **62**, 48—83 (1949).
— Les uvéites hypertensives. Bibl. Masson, Paris 1949.
LÁSZLÓ, G.: Klin. Mbl. Augenheilk. **93**, 398 (1934).
— Szémeszet **70**, 215—218 (1935); ref. Zbl. Ophthal. **35**, 181 (1936).
LAVAL, J.: A. M. A. Arch. Ophthal. **50**, 299—302 (1953).

LEYDHECKER, W.: Albrecht v. Graefes Arch. Ophthal. **155**, 255—265 (1954).
MACINDOE, N. M.: Trans. Ophthal. Soc. Aust. **8**, 138 (1948); ref. Ophthal. Lit. **2**, 907 (1948).
MELANOWSKI, W. H.: Trans. ophthal. Soc. U. K. **68**, 1948, 99—104 (1949).
MEYER, F. W.: Klin. Mbl. Augenheilk. **104**, 702—722 (1940).
MULLEN, C. R., u. I. H. LEOPOLD: A. M. A. Arch. Ophthal. **46**, 549—552 (1951).
NECTOUX, R.: Bull. Soc. franç. Ophtal. **62**, 39—47 (1949).
NORDHEIM, R. W. VON: Ophthalmologica **130**, 85—93 (1955).
ÖSTERLIND, G.: Year Book Univ. Lund **44**, Nr. 8 u. 12, pp. 46 u. 43 (1948); ref. Ophthal. Lit. **2**, 312 (1948).
PACALIN, G.: Ann. Oculist. (Paris) **171**, 237—244 (1934).
PENN, S. W.: Amer. J. Ophthal. **31**, 228—229 (1948).
PENTINI, G.: Ann. Ottal. **77**, 287—290 (1951).
POSNER, A.: Eye, Ear, Nose Thr. Monthly **29**, 95—96 (1950).
PURIK, P. V.: Vestn. Oftal. **34**, 13—17 (1955); ref. Zbl. Ophthal. **65**, 200 (1955).
ROUHER, F.: Bull. Soc. Ophtal. Fr. 138—153 (1951).
TILLETT, C. W.: Amer. J. Ophthal. **35**, 659—662 (1952).
VANNAS, S.: Acta ophthal. (Kbh.) Suppl. **40**, (1952).
VERREY, F.: Bull. Soc. franç. Ophtal. **62**, 29—38 (1949).
WEEKERS, L.: Arch. Ophtal. (Paris) **47**, 299—303 (1930).
— Bull. Soc. belge Ophtal. Nr. 71, 96—127 (1935).
— Arch. Ophtal. (Paris) **53**, 166—196 (1936).
WEEKERS, R., Y. DELMARCELLE u. E. PRIJOT: Ann. Oculist. (Paris) **186**, 876—887 (1953).
— Bull. Soc. Ophtal. Fr. 208—215 (1956).
WILSON, E., u. S. H. SWIFT: Med. J. Aust. **2**, 598—599 (1951); ref. Ophthal. Lit. **5**, 4807 (1951).
WOODS, A. C.: Trans. Ophthal. Soc. U. K. **72**, 1952, 171—229 (1952).
WOSTRÝ, M.: Ofthal. Sborn. **5**, 141—146 (1930); ref. Zbl. Ophthal. **24**, 327 (1931).
ZWIAUER, A.: Wien. klin. Wschr. **63**, 697—698 (1951).

2. Traumatisches Glaukom

Bei Prellungsglaukom empfahl KAL'FA (1944) Novocain retrobulbär, BLANC (1939) Injektion in das Ggl. stellatum. Bei zwei Kranken, bei denen Pilocarpin allein den Druck nicht senkte, half die Zugabe von Hyaluronidase (DEBROUSSE, 1953). Radiumbestrahlung senkte den i.o. Druck bei vier Augen mit Glaukom durch i.o. Blutung (VEIRS, 1952). Im übrigen gelten die gleichen Behandlungsprinzipien wie bei primärem Glaukom.

Schrifttum

BLANC, E.: Bull. Soc. Ophtal. Fr. No. 1, 66—70 (1939).
DEBROUSSE: Bull. Soc. Ophtal. Fr. 44—45 (1953).
KAL'FA, S. F.: Vestn. Oftal. **23**, 25 (1944); ref. n. Barkan, O.: Ophthalmology in the War Years, Meyer-Wiener, Chicago, **2** (1948).
VEIRS, E. R.: Eye, Ear, Nose Thr. Monthly **31**, 254—255 (1952).

C. Medikamente

I. Miotica

(Schrifttum S. 417)

Allgemeiner Teil

1. Angriffsort

Acetylcholin ist die physiologisch miotisch wirkende Substanz, die Erregungen des parasympathischen Nervensystems auf Blutgefäße des Auges, Ciliarmuskel und Sphincter pupillae überträgt. Sie wird sogleich wieder von dem Ferment Cholinesterase zerstört.

Die in der Glaukombehandlung wichtigsten Medikamente sind Miotica. Wir beschränken uns hier auf die Mittel, über die in unserer Berichtszeit 1930–1957 Arbeiten veröffentlicht wurden. In den zusammenfassenden Darstellungen des Themas (S. 384) findet man zahlreiche weitere Miotica genannt, die klinisch noch nicht oder wenig erprobt sind. Es würde zu weit führen, hier auf das gesamte Wissen über dieses Gebiet einzugehen, das in diesen Übersichtsarbeiten zusammengefaßt ist.

Pharmaka können auf folgende Weise miotisch wirken:

1. Reizen der Muskelzellen (z. B. Pilocarpin, Histamin, Arecolin).
2. Direkte Steigerung der Acetylcholin-Konzentration oder Anwendung von Acetylcholin-ähnlich wirkenden Mitteln (Mecholyl, Furmethid und seine Abkömmlinge).
3. Wirkung wie bei 2. beschrieben zusammen mit Hemmung der Cholinesterase (z. B. Carbaminoylcholin und Verwandte).
4. Mittelbare Anreicherung von Acetylcholin durch reversible Hemmung der Cholinesterase (z. B. Physostigmin = Eserin; Prostigmin).
5. Mittelbare Anreicherung von Acetylcholin durch irreversible Zerstörung der Cholinesterase (z. B. Diäthylphosphorsäure-p-nitrophenolester [Mintacol], Diisopropylfluorophosphat [DFP], Dekamethylen-bis-(N-methyl-carbaminsäure-m-dimethylaminophenylester-brommethylat) [Tosmilen]).

Einzelheiten über diese Medikamente werden weiter unten in dem speziellen Teil besprochen. Hier nennen wir zunächst Arbeiten, die sich mit dem *Vorkommen von Acetylcholin und Cholinesterase im Auge* befassen.

Eine parasympathicomimetische Substanz, vermutlich Acetylcholin, fand BLOOMFIELD (1947) im Kammerwasser von Gesunden (7 Augen), bei Glaukom fehlte sie oder war nur in geringer Konzentration nachweisbar. Bei Kaninchen konnten MAZZELLA et al. (1951) nach örtlicher Eseringabe Acetylcholin im Kammerwasser nachweisen, das aus dem Blut diffundiert war. HARUTA et al. (1952) glauben, daß es normalerweise kein freies Acetylcholin im Auge geben könne, da der Cholinesterase-Gehalt der Iris sehr groß ist. Auch bei Lichtabschluß wird Acetylcholin gebildet (DUNPHY, 1949).

Cholinesterase ist im normalen *Kammerwasser* nur in Spuren vorhanden, im 2. Kammerwasser dagegen durch Übertritt aus dem Blut reichlich (JAFFÉ, 1948; TODA, 1952; SUGARAWA, 1953). Vergleichende Untersuchungen über den Cholinesterasegehalt im Blut und Kammerwasser bei Katarakt (14 Patienten) und Glaukom (12 Patienten) stellte MATTEUCCI (1947) an, Blutuntersuchungen auf Acetylcholin und Cholinesterase führten bei Glaukomkranken VASEELYEWSKY et al. (1948) aus. DE GRÓSZ et al. (1948) und DE GRÓSZ (1950) beschrieben bei Glaukom einen erhöhten Cholinesterase-Spiegel im Kammerwasser bei normalem Serumspiegel. Nach VIIKARI (1955) senken Eserin oder Prostigmin bei Kaninchen den Cholinesterase-Spiegel des Kammerwassers nicht, Phosphorsäure-Abkömmlinge wie Mintacol oder DFP steigerten ihn sogar als Folge der Gefäßerweiterung. Für die Drucksenkung und Pupillenverengerung scheint die Beeinflussung der Cholinesterase im Kammerwasser weniger wichtig als die im Gewebe zu sein, da SUGAWARA (1953) eine Verringerung der Cholinesterase des Kammerwassers auch durch gefäß- und pupillenerweiternde Mittel (Benzylimidazolin, Tetraäthylammoniumbromid) beschrieb und KRWAWICZ et al. (1954) keine drucksenkende Wirkung von Medikamenten fanden, die die Cholinesterase-Aktivität des Kammerwassers verminderten (Digitalis in vitro und in vivo; Vitamin B_1, Thiamin, nur in vitro).

In Iris und Ciliarkörper konnte Cholinesterase histochemisch (KOELLE et al., 1950, 1952) und colorimetrisch (DE ROETTH, 1950) nachgewiesen werden. Bei absolutem Glaukom ist der Cholinesterasegehalt der Iris und des Ciliarkörpers vermindert (DE ROETTH, 1950). Nach Entfernen des Ganglion ciliare oder retrobulbärer Alkoholinjektion degenerieren die parasympathischen Fasern und der Cholinesterasegehalt des Ciliarkörpers sinkt auf 40% (DE ROETTH, 1951, Kaninchenversuche; SCHOFIELD, 1952, Katzenversuche).

Für die Glaukombehandlung wie für pharmakologische Versuche ist die Frage wichtig, welche *Art der Cholinesterase* in der Iris vorkommt, da der Einfluß von Hemmstoffen bei verschiedenen Cholinesterasen unterschiedlich ist (AMMON et al., 1948; HOFFMANN-OSTENHOF, 1954). Wir unterscheiden die Acetylcholin-Esterase (spezifische Cholin-Esterase), die unspezifische Pseudo-Cholinesterase und Aliesterasen. In der Katzeniris fanden KOELLE et al. (1952) nur Acetylcholinesterase, ebenso DE ROETTH

(1950) in der Rinderiris und HARUTA et al. (1953) in der Iris von Rind und Kaninchen.

DARDENNE et al. (1957) konnten mit der manometrischen Methode nach AMMON nachweisen, daß in der Iris von Rind und Mensch nur spezifische Cholinesterase vorkommt und Pseudo-Cholinesterase fehlt.

Der oben kurz geschilderte Angriffsort der Miotica macht verständlich, daß Hemmer der Cholinesterase nur wirken können, wenn Acetylcholin gebildet wird, wenn also parasympathische Nervenimpulse das Auge erreichen. Sie fallen nach Ausschalten des Ganglion ciliare (operativ im Tierversuch, retrobulbäre Injektion von Novocain oder Alkohol beim Menschen) fort. Es entsteht Mydriasis, die sich durch Hemmer der Cholinesterase nicht beseitigen läßt, außer wenn man gleichzeitig Acetylcholin zuführt. Pilocarpin dagegen bleibt wirksam, sogar in Konzentrationen, die am normalen Auge keine Miosis verursachen (NEIDLE, 1948, 1950; SCHEIE et al., 1948, 1949; PERSICHETTI, 1949; WEEKERS, 1952).

Das gleiche beschrieb WEINSTEIN (1955) nach retrobulbärer Injektion von Ganglienblockern und WEEKERS (1952) nach subconjunctivaler Injektion von Novocain. VOSS (1951) glaubte, daß Mintacol auch nach retrobulbärer Injektion von Novocain wirkt. Da Pilocarpin die durch Atropin erweiterte Pupille nicht verengt, soll man vor der Staroperation ein anderes, schwächer und kürzer wirkendes Mydriaticum benutzen (SCHEIE et al., 1949). Injektion von Novocain in die Vorderkammer lähmt die Muskelfasern, alle Miotica sind dann unwirksam (SCHEIE, 1949).

Die durch Entfernen des Ganglion ciliare oder des N. oculomotorius ausgeschalteten parasympathischen Fasern scheinen nach 30–60 Tagen zu regenerieren, da dann Eserin wieder miotisch wirkt (NEIDLE, 1950; Katze).

DFP wirkt trotz Entfernens des Ganglion ciliare, wenn außerdem der N. sympathicus ausgeschaltet ist (HOORENS et al., 1951) ebenso Eserin (WEINSTEIN, 1955). Die Erklärungsversuche hierfür haben mich nicht überzeugt.

2. Wirkungsweise

a) Kammerwinkel, Pupille

Bei Winkelblockglaukom wird durch die Kontraktion des M. sphincter pupillae der Kammerwinkel freigelegt und der Abfluß des Kammerwassers wieder möglich. Nach den gonioskopischen Befunden KRONFELDS (1944) müssen wenigstens 70–90° des Kammerwinkels hierbei frei werden, wenn der i.o. Druck sinken soll.

Bei Glaukom mit weitem Kammerwinkel verursachen Miotica keine gonioskopisch sichtbaren Veränderungen (KRONFELD, 1944), die die Drucksenkung erklären könnten.

Über die Frage, ob Miotica den Kammerwinkel verengern oder erweitern, bestehen Meinungsverschiedenheiten, die wir in den Abschnitten „Gonioskopie“ und „Belastungsproben“ („Pupillenerweiterung mit Medikamenten“) besprechen. Nach meinen Beobachtungen kann beides eintreten. Es kommt hierbei auf verschiedene Faktoren an, vor allem auf die ursprüngliche Weite des Kammerwinkels und auf die altersabhängige Zunahme der Linsenwölbung: Eine Erweiterung des Kammerwinkels tritt bei Augen mit engem Kammerwinkel ein, bei denen die Kontraktion des Sphincter die Pupille verengt und die Iris entfaltet, so daß ihre peripheren Wulste geringer werden und einen größeren Abstand von der gegenüberliegenden Wand des Kammerwinkels bekommen. Andererseits wird der Raum des Kammerwinkels enger, weil der Ciliarkörper sich kontrahiert und in Richtung zur Linsenachse rückt (LEYDHECKER, 1954). Die von BUSACCA (1945) und OBAL (1952) beschriebene Kippbewegung des Ciliarkörpers konnte ich nicht sehen, in sagittaler Richtung (zum Kammerwinkel hin) sah ich nur eine kaum wahrnehmbare Bewegung des Ciliarkörpers. Durch die Zunahme der Linsenwölbung kann die Iris trotz ihrer Entfaltung passiv der gegenüberliegenden Kammerwinkelseite angenähert werden und so den Kammerwinkel einengen. Die Gesamtwirkung auf die Weite des Kammerwinkels hängt also von seiner Form und ursprünglichen Weite, der Größe der Linse und dem Lebensalter ab. In ungünstigen Fällen kann es sogar zu einer Verlegung des Kammerwinkels mit paradoxem Druckanstieg durch Akkommodation oder Miotica kommen, besonders wenn noch eine starke Gefäßerweiterung durch das Mioticum erfolgt. Die verschiedenen Faktoren sind in meiner Arbeit (1954) analysiert, die Literatur ist S. 209, 415, 417 besprochen. Hieraus folgt auch, daß die *Vorderkammer* durch Miotica flacher und durch Atropin tiefer werden kann (Kaninchen; SHINDO, 1933).

Klinisch sieht man zwar oft, daß die drucksenkende Wirkung der Miotica um so größer ist, je stärker sie die Pupille verengern, doch bestehen *keine festen Beziehungen zwischen Pupillenweite und Tension.* Die gleichzeitige Anwendung schwach wirkender Mydriatica (Tropasäure-Ester) kann die durch Pilocarpin oder Eserin erzeugte Miosis abschwächen, ohne deren drucksenkende Wirkung zu vermindern (TERÄSKELI, 1939). Die gleichzeitige Gabe von Pilocarpin und Atropin jedoch bewirkt nur anfangs Miosis, dann Mydriasis (ATZORI, 1939). Am atropinisierten Kaninchenauge wirkt Pilocarpin drucksenkend, obgleich sich die Pupillenweite nicht ändert (SAKO, 1955).

Auch bei experimenteller Aniridie des Kaninchens (VANNAS, 1932) und bei Aniridie oder Seclusio pupillae des Menschen (CLARKE, 1939) können die hier besprochenen Medikamente den i.o. Druck senken, ihre Wirkung ist also nicht an Änderungen der Pupillenweite gebunden.

b) Wirkung der Kontraktion des Ciliarmuskels auf Trabekel, Schlemmschen Kanal und Blutgefäße

Der Ciliarmuskel besteht aus verschiedenen Faserzügen, die aber eine funktionelle Einheit bilden. Seine Doppelinnervation konnte funktionell (MEESMANN, 1952, 1953) und histologisch (WOLTER, 1953) nachgewiesen werden. Die langen hinteren sowie die vorderen kurzen Ciliararterien verlaufen durch den Muskel, die Venen dagegen seitlich von ihm, so daß seine Kontraktion den Blutzufluß und damit wahrscheinlich auch die Kammerwasserbildung vermindert, den Abfluß des Blutes bessert. Zugleich zieht er auch die Aderhaut ein wenig zum Ciliarkörper hin (wie NIEDERMEIER, 1953, bei Wiederholung von Versuchen aus dem vorigen Jahrhundert erneut bestätigte) und vermindert deren Blutgehalt (AKAGI, 1957). Durch seinen Ansatz einerseits am Irido-Cornealsporn und an der Sklera, andererseits an den Trabekeln, spreizt der Ciliarmuskel bei seiner Kontraktion die Maschen der Trabekel und vergrößert das Lumen des Schlemmschen Kanals. So werden die Abflußwege des Kammerwassers geöffnet (FORTIN, 1929, 1939; DUKE-ELDER et al., 1932; HRUBY, 1940). Diese Wirkungsweise der Miotica erscheint auch auf Grund anatomischer Befunde (z. B. ROHEN, 1956) möglich und wurde an dem Beispiel eines Hingerichteten, der an einem Auge Atropin, am anderen Pilocarpin erhalten hatte, von TEULIÈRES et al. (1934, 1935) gezeigt.

c) Direkte Wirkung der Pharmaka auf die Gefäße

Während die im vorstehenden Absatz geschilderte Wirkungsweise der Miotica zwar nicht völlig geklärt und bewiesen ist, aber doch als wahrscheinlich angesehen werden kann, ist die direkte Gefäßwirkung umstritten. Wäre es richtig (wie im vorigen Absatz ausgeführt), daß die Kontraktion des Ciliarmuskels die Aderhaut anspannt, so müßte dies den Blutgehalt des Auges vermindern, während er im Gegenteil nach MEESMANN (1951) durch Pilocarpin oder Eserin gesteigert wird. Dies kann man mit der *Gefäßerweiterung* erklären: Nach CRISTINI (1949) erweitern Pilocarpin und Eserin die Capillaren, nicht die Arteriolen, so daß der Blutdruck sinkt (Albinokaninchen), nach LIEB (1954) erfolgt nach Pilocarpin, Acetylcholin, Eserin, DFP oder Mestinon primär eine kurze Verengerung, dann eine anhaltende Erweiterung von Capillaren, Venolen und Arteriolen (Flughaut der Fledermaus). Auch die episkleralen Gefäße des Kaninchens erweitern sich nach diesen Mitteln (LIEB, 1955). Auf die Gefäßerweiterung und Permeabilitätssteigerung führen auch KIKAI (1931), LINKSZ (1932), FISCHER (1932), EVANS et al. (1934), BEDROSSIAN (1952) u. a. die drucksenkende Wirkung der Miotica zurück. (Hierzu s. „Physikalische Therapie", Abschnitt D.) Bei Glaukom infolge gesteigerten Venendruckes fand klinisch BEDROSSIAN (1952) Miotica wirksam, ÉTIENNE (1957) sah nur eine sehr geringe Wirkung von Pilocarpin (und Diamox). BRÜCKNER et al. (1949) fanden bei Druckanstieg durch Kopftieflagerung Prostigmin und Eserin unwirksam. Den Mangel an genauen Kenntnissen umgeht man meist mit der etwas vagen Vorstellung, daß die Gefäßerweiterung einen beschleunigten Blutumlauf und besseren Blutabfluß aus dem Auge bewirke. Wenn es aber stimmt, daß die Arteriolen erweitert werden, müßte der Capillardruck und damit der i.o. Druck *steigen*. Hierzu würde der Bericht von LARSSON (1932) passen, wonach Eserin bei Albinokaninchen nur 15–30 min lang die Gefäße erweitert (was der Phase der primären Drucksteigerung nach Miotica bei Gesunden und beim Tier entspricht), dann aber eine *anhaltende Verengerung der Gefäße* bewirkt (Drucksenkungsphase). Bei wiederholter Eserinbehandlung sah LARSSON (1932) sofort enge Gefäße ohne vorherige Erweiterung. GOLOWIN (1930) beschrieb eine Verengerung der Gefäße bei Durchspülen von Pferde- und Rinderaugen mit Pilocarpin, Eserin, Histamin und Adrenalin.

Am Kaninchenauge wird nach dem Eintropfen von Miotica ebenso wie nach unspezifischen Reizen (Silbernitrat, subconjunctivale Injektion von NaCl, Erwärmen, Ultraviolettbestrahlung) die Gefäßdurchlässigkeit zunächst gesteigert, doch gewöhnt sich das Auge bald an die Reize und die Gefäßerweiterung bleibt aus (FEDERICI, 1933; SWAN et al., 1940; BAYÓ et al., 1950; WESSELY, 1950, 1953; VOSS, 1951; CASELLI, 1953). Die unterschiedliche Permeabilitätssteigerung für Eiweiß oder Phosphor untersuchten MÜLLER et al. (1951). Nach Entfernen des Halssympathicus, Unterbinden der A. carotis oder Morphininjektion ist die Zunahme der Permeabilität geringer (WESSELY, 1953). Die Permeabilität der Blut-Kammerwasser-Schranke für Inulin und Fluorescein steigt bei Kaninchen nach Mecholyl, Eserin, Adrenalin (in der 2. Phase, 1 Std nach Anwendung) und Carbaminoylcholin (SWAN et al., 1940). Der primäre Druckanstieg nach Paracentese wird durch cholinergische Mittel oder Cholinesterase-Hemmer verstärkt (LEOPOLD et al., 1950).

Über die Beeinflussung des Minutenvolumens des Kammerwassers und Abflußwiderstandes durch Miotica s. S. 320.

d) Vermutungen über zentrale Wirkung örtlich gegebener Miotica

Die unterschiedliche Wirkung von Pilocarpin, Adrenalin und Ergotamin auf Pupillenweite und Tension fassen ŽIVKOV et al. (1955) als zentral-nervös bedingt auf. LIEB et al. (1956) fanden bei verschiedenen Papaveracea-Alkaloiden, daß ihre Wirkung auf den i.o. Druck nicht von der Pupillenweite abhängt, und nehmen deshalb zentral-nervöse Einflüsse an. WEINSTEIN (1954) beobachtete bei 1 Patienten mit paradoxen Druckanstiegen nach Mintacol auch dann Druckanstiege, wenn er nur Wassertropfen erhielt. Ein anderer Kranker zeigte nach Eserin, das sonst keine Druckanstiege bewirkte, erhöhten i.o. Druck, weil er glaubte, Pilocarpin erhalten zu haben, auf das er früher zwar keine Druckanstiege, aber auch keine Drucksenkung gezeigt hatte. Diese Begründung erscheint sehr fragwürdig.

Ich glaube, daß man aus diesem Fall keine weitreichenden Schlüsse ziehen kann. Einzigartig ist die Methode von ARCHANGELSKIJ (1947), den i.o. Druck bei Glaukom zu senken. Er koppelte die Gabe des Mioticums mit dem Ticken eines Metronoms, erzeugte so einen bedingten Reflex zwischen Geräusch und Drucksenkung und konnte dann allein durch Metronomticken den Druck senken. Hieraus schließt er, daß das Glaukom auf einer Disharmonie zwischen dem Zentralnervensystem und dem Gefäßsystem beruht.

e) Verweildauer im Kammerwasser. Sonstige Arbeiten

SANO (1932) fand eine Abnahme des p_H im Kammerwasser nach Pilocarpin oder Eserin, keine Änderung nach Atropin. Der osmotische Druck des Kammerwassers nimmt nach Eserin und nach Atropin bei Kaninchen infolge der Gefäßerweiterung ab; die Elektrolyte, die zum Teil durch Sekretion in das Kammerwasser gelangen, können bei erweiterten Gefäßen in das Blut zurückdiffundieren (BÁRÁNY, 1947). Eine wesentliche capillartoxische Wirkung konnte SCHMELZER (1936) nach subconjunctivaler Injektion von Miotica nicht nachweisen.

Miotica durchdringen sehr rasch die Hornhaut. Eserin ist schon 2 min nach dem Eintropfen im Kammerwasser nachweisbar (GIANNANTONI, 1938). Nach THIEL (1954, 1955) ist die maximale Konzentration von Pilocarpin im Kammerwasser schon nach 1,5–3 min erreicht. SCHUMACHER (1956) konnte Eserin nur 10–15 min nach dem Eintropfen im Kammerwasser nachweisen, in der Cornea bis zu 4 Std, in Iris und Ciliarkörper bis zu 8 Std. Die Konzentration im Kammerwasser ist nach THIEL (1955) abhängig von der im Bindehautsack, jedoch stets geringer. Auch nach Gabe von 7% Pilocarpinlösung konnte er nach 4–6 min kein Pilocarpin im Kammerwasser mehr nachweisen. Die lang anhaltende Wirkung muß also auf Haften der Medikamente am Gewebe beruhen. HOORENS et al. (1950) fanden ein Fortdauern der Wirkung auch nach Ablassen der Kammerwassers. Im Modellversuch prüften die Haftfestigkeit verschiedener Miotica JAEGER et al. (1955). Die tonographische Analyse der Wirkungsweise der Miotica auf Abflußwiderstand und Minutenvolumen ist auf S. 320 besprochen.

3. Kombination von Miotica

In der Literatur findet man widersprechende Antworten auf die Frage, ob bei der Glaukombehandlung durch Kombination verschiedener Miotica der i.o. Druck stärker gesenkt wird, als durch jedes einzelne Mittel. Die Gründe für diese Widersprüche sind:

1. Manche Autoren schlossen von fermentchemischen Versuchen in vitro auf die Glaukomtherapie. Das ist aber nur mit vielen Einschränkungen möglich, weil sich die Fermentverhältnisse des Glaukomauges in vitro nicht exakt nachahmen lassen.

2. Das Versuchsergebnis hängt von den benutzten Konzentrationen ab. In vitro und in vivo unterstützen sich verschiedene Miotica, wenn die Konzentration jedes Mittels submaximal wirksam ist, während sie sich in vitro hemmen und in vivo höchstwahrscheinlich nicht verstärken, wenn jedes Mittel in maximal wirksamer Konzentration angewandt wird.

3. Klinische Vergleiche sind durch spontane Änderungen des i.o. Druckes in der Beobachtungszeit sehr erschwert und lassen sich nicht beliebig lang ausdehnen (Zeitaufwand für den Kranken, Kosten, Bettenmangel). Individuelle Faktoren scheinen eine Rolle zu spielen, so daß klinisch eine allgemein gültige Antwort nicht möglich ist. Ich habe Kranke gesehen, deren i.o. Druck unter „Mischtropfen“ (s. unten) erheblich niedriger lag als bei Therapie mit deren einzelnen Komponenten, und andere, bei denen z. B. Mintacol (in gleicher Konzentration wie in „Mischtropfen“) ebensogut wie

die Kombination wirkte. Eine eindeutig schlechtere Wirkung der „Mischtropfen" im Vergleich mit ihren einzelnen Bestandteilen sah ich nie.

Gegen eine Kombination verschiedener Miotica scheinen *in-vitro-Experimente und Beobachten der Pupillenweite im Tierversuch* zu sprechen, die ergaben, daß bei maximal wirksamen Konzentrationen Cholinesterase-Hemmer schwächer wirken, wenn sie mit Mitteln zusammen gegeben werden, die direkt an der Muskelzelle angreifen, wie Pilocarpin, Acetylcholin oder Carbaminoylcholin (SWAN et al., 1951; AUGUSTINSSON, 1953; SWAN, 1953). Die durch DFP oder Physostigmin bei Kaninchen erzeugte Miosis ist geringer, wenn sie zuvor Pilocarpin erhielten, und die durch DFP verengte Pupille erweitert sich sogar vorübergehend bei späterer Pilocarpingabe (SWAN et al., 1951). Auch reversible Hemmer der Cholinesterase schützen das Ferment vor der Zerstörung durch irreversibel wirkende Hemmer. WIRTH (1949), DUBOIS (1949), HECHT et al. (1950) und AUGUSTINSSON (1953) beobachteten an der Katzenpupille und mit der manometrischen Methode von AMMON (1933) eine Abschwächung der Mintacolwirkung durch Physostigmin. Prostigmin (KOSTER et al., 1946; AUGUSTINSSON et al., 1949) und Eserin (LEOPOLD et al., 1948; LEOPOLD, 1949, 1952; SWAN et al., 1951; SWAN, 1953; WIRTH, 1951) schützen die Cholinesterase vor der Zerstörung durch DFP. Deshalb empfehlen SWAN et al. (1951), zur Milderung der Ciliarspasmen Pilocarpin vor DFP zu geben, bei der Behandlung des akuten Glaukoms sich jedoch auf *ein* Medikament zu beschränken.

Klinisch wurde die kombinierte Anwendung von Metacholin (Mecholyl) und Prostigmin von CLARKE (1939) und SWAN (1942) empfohlen, wobei Prostigmin (oder Eserin) die Zerstörung von Metacholin verlangsamen sollen. SWAN (1949) fand aber die Iontophorese von Metacholin ebenso wirksam wie die Kombination und glaubte (1953), daß ein Synergismus nur bei submaximalen Konzentrationen zu erwarten ist. Bei akutem Glaukom war die Kombination von Pilocarpin mit Eserin weniger wirksam als die jedes einzelnen Mittels (SWAN et al., 1951). Die Kombination von Pilocarpin mit Mintacol empfahlen KAHÁN et al. (1954) und CHLUSER (1955).

Bei pupillographischer Untersuchung fanden LOWENSTEIN et al. (1953) bei gesunden Menschen eine stärkere Wirkung von Pilocarpin mit Eserin als bei Gabe jedes Mittels einzeln. Die *miotische Wirkung*, nach der vielfach geurteilt wird, *gibt aber kein Maß für die Wirkung auf den i.o. Druck*, wie wir oben sahen (TERÄSKELI, 1939; SAKO, 1955). Deshalb sind die Untersuchungen von MÜLLER et al. (1952) aufschlußreicher, die mit der Kombination von Pilocarpin, Carbaminoylcholin, Mintacol, Prostigmin und Suprarenin oft den Druck von Glaukomaugen normalisieren konnten, wenn diese Medikamente einzeln versagt hatten. Ich habe später Suprarenin und Carbaminoylcholin aus dieser Mischung fortgelassen und konnte mit den so zusammengestellten „Mischtropfen"* manchmal eine stärkere Drucksenkung als mit den einzelnen Bestandteilen erzielen. In vitro fand ich (1957) mit der manometrischen Methode nach AMMON (1933), daß die Kombination von Prostigmin und Mintacol schwächer als die jedes einzelnen Mittels wirkte, wenn maximal wirksame Konzentrationen benutzt wurden und die Hemmer zunächst ohne Acetylcholin zur Irisaufschwemmung gegeben wurden. Dagegen erwies sich die Kombination als stärker, wenn die Mintacolkonzentration wesentlich geringer als die von Prostigmin war und beide Mittel zugleich mit Acetylcholin der Irisaufschwemmung zugesetzt wurden.

Man muß, wie auch sonst bei der medikamentösen Behandlung des Glaukoms, das geeignetste Mittel individuell bestimmen und bei Versagen der einzelnen Mittel prüfen, ob man mit Mischtropfen mehr erreicht, ehe man sie verordnet. Ihre Verträglichkeit ist fast stets besser als die von DFP.

4. Darreichungsform der Miotica: Vehikel, Salbe, zusätzliche Medikamente

Nach THIEL (1955) erreicht man eine schnell einsetzende Wirkung durch Benutzen einer gepufferten, wäßrigen Lösung mit geringer Oberflächenspannung. Die Lösung

*) Rp. Pilocarpin. hydrochlor. 0,2–0,3, Prostigmin solut. 3% 3,0, Mintacol solubile 0,1, Aqua dest. ad 10,0.

soll isotonisch und isohydrisch oder gepuffert sein (GOLDMANN, 1954; GROTEFENDT, 1955). Der Zusatz von Netzmitteln (BOYD, 1943; REISER, 1952 – für Sulfonamide untersucht) oder Kaliumsulfat (KRYLOW, 1936) erleichtert auch das Durchdringen der Hornhaut. Alkalische Lösungen sind nach MACHT (1931) besser verträglich und wirken nach DE CORI et al. (1938) stärker. Bei hohem p_H bilden sich unwirksame Pilocarpinsalze (DE GRÓSZ et al., 1951). Die Kammerwasserkonzentration wird bei Anwendung der wäßrigen Lösung als Augenbad größer (THIEL, 1955). Die Wirkungsdauer ist bei Suspension in Öl oder Salbe am längsten, auch das Durchdringen der Hornhaut ist so erleichtert (BOYD, 1943; SWAN, 1943; ABERG, 1947).

KLEIN (1933) empfahl die Verordnung von Medikamenten als Öl-Wasser-Emulsion, aus der sie leichter resorbiert werden als aus Wasser-Öl-Emulsionen, BEREZINSKAJA et al. (1950) fanden Pilocarpin in 20% Glucoselösung wirksamer als in wäßriger Lösung. Die verschiedenen Faktoren, von denen der Durchtritt des Medikamentes durch die Hornhaut abhängt, besprach MORRISON (1954, Teil 2) zusammenfassend: Phasenlöslichkeit, Elektrolytgehalt, Polarität, Vehikel, Puffer, Netzkraft, osmotischer Druck, Stabilität, relative Affinität zum Vehikel oder zur Hornhaut. Auch das Hornhautepithel ist praktisch wichtig, da nach Abrasio alle Medikamente wesentlich rascher durchdringen. Dies kann einer der Gründe sein, warum bei stationärer Einstellung mit Miotica diese oft besser wirken als bei ambulanter Behandlung, da man sie in der Klinik meist im Anschluß an die Tonometrie gibt. Das Anaestheticum sowie die mechanisch geringe Schädigung des Epithels durch das Tonometer begünstigen das Durchdringen des Medikamentes durch die Hornhaut (LEYDHECKER, 1955).

Die Wirksamkeit der Miotica kann durch *Iontophorese* gesteigert werden (BARÓ, 1930; ITOH, 1933). Diese wirkt allein als physikalische Maßnahme drucksenkend; THAU et al. (1940) fanden nach Iontophorese mit physiologischer NaCl-Lösung Miosis und Drucksenkung um 4–10 mm Hg für 5–9 Tage beim Kaninchen. Außerdem steigert sie aber die Kammerwasserkonzentration von Miotica. BOYD (1943) fand nach Iontophorese der 0,1% Pilocarpinlösung eine $3^1/_2$mal größere Kammerwasserkonzentration als nach Eintropfen der 0,5% Lösung mit Netzmittel.

Die *örtliche Zugabe von anderen Medikamenten* soll die Mioticawirkung (auf oft ungeklärte Weise) steigern können, so die örtliche Anwendung von Ergotamin (ŽIVKOV et al., 1956), Effortil (KLEINERT, 1956) oder Aneurin (Vitamin B_1 ; NIEDERMEIER, 1951). Die Wirkung von Vitamin B_1 ist im übrigen umstritten. Es hemmt die Cholinesterase (FERRANTE et al., 1949, 1951; KRWAWICZ et al., 1954). FERRANTE et al. gaben eine drucksenkende Wirkung an, KRWAWICZ et al. fanden diese nicht. Nach ERSPAMER (1940) beeinträchtigt es die Wirkung von Acetylcholin, Pilocarpin und Eserin. Für diese Widersprüche gilt wahrscheinlich, was wir im vorigen Abschnitt über die Kombination von Miotica erörtert haben.

5. Haltbarkeit und Sterilität der Lösungen

Die Haltbarkeit von wäßrigen Lösungen der Miotica wurde von MORRISON (1953, 1954) untersucht. Sie bleiben etwa 6–12 Monate voll wirksam.

Bakteriostatische Zusätze können auch angebrochene Packungen lange steril halten. RIEGELMAN et al. (1955) empfehlen Benzalkoniumchlorid 1 : 10 000 mit 1000 E/cm^3 Polymyxin B, GOETTSCH (1956) Phenylmerkurinitrat 1 : 25 000 und Zephirol. In der Fabrik hergestellte Lösungen enthalten meist bakteriostatische Zusätze und bleiben auch im Anbruch lange steril. LAWRENCE (1955) zieht steril zubereitete Lösungen ohne Zusätze vor, die in so kleinen Mengen abgefüllt sind, daß sie jeweils nur für eine Anwendung ausreichen. GOLDMANN (1954) empfahl, auf der Packung anzugeben, wie lange das Medikament verwendet werden darf.

Eine vollständige Literaturwiedergabe über diese Fragen würde zu weit führen.

6. Wirkung auf den i.o. Druck gesunder Augen. Miotica zur Glaukomdiagnose: „Entlastungsprobe"

Die meisten Miotica steigern nach dem Eintropfen zunächst den i.o. Druck gesunder Augen bei Tier und Mensch um 2–6 mm Hg, was schon PFLÜGER (1882) auf die Gefäßerweiterung zurückführte. Die Literatur hierzu vor 1930 ist in meiner Arbeit (1954) genannt. In unserer Berichtszeit findet man folgende Angaben: Die i.m. Injektion von 0,01 g Pilocarpin steigert den i.o. Druck bei Gesunden bis um 10 mm Hg, dann sinkt er unter den Ausgangswert (DUBAR et al., 1930). Nach Eintropfen von $^1/_2$% Eserin steigt der i.o. Druck bei gesunden Kindern bis um 8 mm Hg (FRANKOWSKA, 1925), nach Pilocarpin steigt der i.o. Druck maximal um 4 mm Hg (FANTA, 1948, 1949). Auch SCHEIE (1949) erwähnte die primäre Drucksteigerung nach Eserin. Das Fehlen eines primären Druckanstieges nach dem Eintropfen von Prostigmin hielten VIDAL et al. (1947) für ein Zeichen von Glaukom.

Hiernach folgt eine Senkung unter den Ausgangsdruck. GIRGIS (1938) fand bei Gesunden eine maximale Senkung um 5 mm Hg und glaubte deshalb, daß stärkeres Absinken der Tension ein Zeichen von Glaukom sei. Ähnlich äußerte sich DIAZ-DOMINGUEZ (1944), der Hypotension nach Pilocarpin für ein Glaukomzeichen hielt. Diese Ansicht erscheint indessen falsch. FANTA (1948, 1949) hingegen fand schon bei Gesunden nach Pilocarpin Druckerniedrigung um maximal 6 mm Hg (wobei die Miosis die Drucksenkung überdauerte), GILDE (1937) nach 2% Pilocarpin bei 5 von 32 Gesunden ein Absinken des Druckes um 8–11 mm Hg, FRANKOWSKA (1925) Abfall um 8 mm Hg. GOODWIN (1951) beobachtete bei Glaukom mit normalem Ausgangsdruck keine stärkere Drucksenkung durch Furmethid als bei Gesunden. Die diagnostische Anwendung von Miotica als „Entlastungsprobe" ist also nicht möglich.

TESSIER (1930) fand bei Kaninchen, die von der 1. Lebenswoche ab täglich 1 Jahr lang Pilocarpin oder Eserin getropft bekamen, keine anatomischen Veränderungen und keine Änderung der Refraktion oder Tension.

Eine andere Verwendungsart von Pilocarpin zur Frühdiagnose gab TOSUNOĞLU (1956) an Nach dem Eintropfen von Pilocarpin 2% beobachtete er an den Wasservenen zunächst eine Strömungsverlangsamung, dann verstärkte Blutfüllung und schließlich wieder Abfluß von Kammerwasser. Die zweite Phase soll bei Glaukom länger dauern, die dritte später auftreten als bei Gesunden. Der Test scheint mir, wie alle quantitativen Rückschlüsse von dem Wasserveneninhalt auf den Abfluß des Kammerwassers und die Tension, von geringem Wert zu sein.

Erweiterung des glaukomgeschädigten Gesichtsfeldes nach Pilocarpin als Entlastungsprobe wird im Abschnitt „Die Untersuchung des Gesichtsfeldes" besprochen.

7. Anwendungszwecke von Miotica außer zur Glaukombehandlung

Die geringe Drucksenkung durch Miotica bei nicht gesteigertem i.o. Druck soll bei Opticusatrophie, entzündlichen und degenerativen Krankheiten von Uvea und Cornea, bei Myopie und Pigmentdegeneration der Netzhaut nutzen (BRECHER, 1937). Bei Hornhautgeschwüren kann Pilocarpin nach OGATA (1930) günstig wirken, wenn die Tension erhöht ist. Die Entlastungstherapie bei Sehnervenschwund ist S. 157 besprochen.

Bei akkommodativem Einwärtsschielen bei Hypermetropie können Miotica die Konvergenz verringern, da sie den Akkommodationsimpuls überflüssig machen (HUBER, 1954; AGUNDIS, 1954; KOSKINEN, 1957). Pilocarpin steigerte bei 80% der Untersuchten die Divergenz, Atropin bei 59% die Konvergenz (BARANOWSKA, 1954). Die Literatur über diese Indikation der Miotica ist hier nicht vollständig wiedergegeben.

8. Gefahren der Behandlung mit Miotica

Auf die üblichen *unangenehmen Begleiterscheinungen* der Behandlung mit Miotica, wie Ciliarspasmen, akkommodative Myopie, schlechtes Sehen in der Dämmerung, gehen wir bei der Besprechung der klinischen Schwierigkeiten der Behandlung ein. Sehstörungen durch Capillarverengerung in der Fovea centralis nach Pilocarpin oder Eserin beschrieb VAN HEUVEN (1934).

Örtliche Allergie können alle Medikamente hervorrufen. Hierüber berichten ALDEN et al. (1938) und THEODORE (1953). Die Überempfindlichkeit läßt sich nicht immer durch Hauttests an anderen Stellen des Körpers nachweisen, da sie auf die Lider beschränkt bleiben kann (HOLMBERG, 1955).

Adam-Stokes-Anfälle und Bewußtlosigkeit, die nach Absetzen von Pilocarpin verschwanden, beobachteten TOMEK (1952) und CERANKE et al. (1953).

Auf die bei *Eserin*behandlung häufige Bindehaut-Entzündung wird S. 412 eingegangen.

Die *drucksteigernde Wirkung* von Miotica bei Gesunden ist im Absatz 6, S. 407, besprochen, das Vorkommen von starken *paradoxen Druckanstiegen bei Glaukom* und deren Ursachen S. 209, 415, 417.

Pupillarsaumcysten nach längerer Behandlung mit Miotica wurden zuerst von VOGT (1921) beschrieben, der sie nach Pilocarpin oder Eserin beobachtete. Sie können sich binnen weniger Wochen entwickeln (ABRAHAM, 1954; STRAUB et al., 1955) und das Sehen bei enger Pupille erheblich beeinträchtigen (HALLERMANN, 1954). Sie kommen nach jedem Mioticum vor, sind aber wohl nach stark wirkenden Hemmern von Cholinesterase (DFP, Mintacol, Prostigmin) besonders häufig (SWAN, 1954). Manchmal fallen sie spontan ab (SWAN, 1954; STRAUB et al., 1955). Bei Aphakie wurden sie nicht beobachtet (SWAN, 1954). Bei Kaninchen lassen sie sich nicht experimentell erzeugen (STAERKLE, 1941; STRAUB et al., 1955). Sehr selten kommen sie auch bei gesunden, nicht mit Miotica behandelten Augen vor (GEREWITZ, 1956). Weitere Arbeiten: ABRAHAM (1953), GEREWITZ (1954), FUNDER (1955). Histologische Befunde: STRAUB et al. (1955), CHRISTENSEN et al. (1956).

Die Gefahr der *Netzhautablösung* wird um so größer, je stärker der Ciliarspasmus ist. Deshalb wurde sie am häufigsten nach DFP beobachtet (s. S. 416). In diesen Fällen wird die Pupille besonders eng, es ist deshalb schwer, die Ablatio zu sehen. Die Sehbeschwerden des Kranken werden meist atypisch als „Verdunklung" geschildert und scheinen durch die enge Pupille erklärt zu sein, der Gesichtsfeldausfall kann mit einem glaukombedingten Ausfall verwechselt werden. Deshalb diagnostiziert man Ablatio bei Behandlung mit Miotica oft erst spät, wenn man nicht stets an diese Möglichkeit denkt. Ich habe Ablatio auch nach Anwendung von Mintacol und von Prostigmin gesehen.

Wenn eine *Aussaat von Irispigment* während (nicht bei Beginn) der Behandlung mit Miotica eintritt, ist schwer zu entscheiden, ob sie durch die Miotica verursacht war. Ich beobachtete sie bei Mintacol und Pilocarpin. Bei dem mit Mintacol behandelten Patienten bestand schon vorher ein Pigmentglaukom (kein Diabetes). Die neue Aussaat von Pigment unter der Therapie war sehr stark und schon makroskopisch erkennbar. Das Pigment lag wie Pfeffer in den Kontraktionsfurchen der Iris konzentrisch angeordnet, außerdem auf der Hornhautrückfläche und im Kammerwinkel.

Die *Desakkommodationszeit* von Nah auf Fern wird durch Pilocarpin und Eserin verlängert (KIRCHHOF, 1940). Der *Linsenstoffwechsel* wird durch geringe Konzentrationen von Pilocarpin (10^{-3} molar) bereits völlig unterdrückt (MÜLLER et al., 1957). Dies könnte für die Starbildung bei langdauernder medikamentöser Therapie von Bedeutung sein (vgl. DFP, Abschnitt C 13).

Besonderer Teil
(Übersicht S. 400)

9. An der Muskelzelle angreifende Mittel

Pilocarpin

```
           H      H      H              CH3
           |      |      |             /
C2H5 ——— C ——— C ——— C ——— C ——— N
           |      |      |      ||      |   ·HNO3
        O=C     CH2    H  H——— C      CH
            \   /                \   //
              O                    N
```

Pilocarpin ist das Alkaloid von Pilocarpus jaborandi und microphyllus. Die pharmakologische Hauptwirkung ist die Erregung der Schweiß-, Speichel- und Bronchialdrüsen. Seine Anwendung bei Glaukom beruht auf seiner muskulotropen Wirkung. Für diese Indikation wurde es von Weber (1877) zuerst empfohlen. Es blieb bis heute das wichtigste und am meisten benutzte Mioticum. Meist verordnet man es als 1–2%ig. Lösung. Die 6%ig. Lösung soll manchmal stärker wirken (Cavaniglia, 1935; Rossel, 1939). Schmidt (1933) gab sogar 8%ig. Lösung 3mal täglich ohne Nebenerscheinungen, Rothert (1936) nach diagnostischer Pupillenerweiterung Pilocarpin 5–10%, bei akutem Glaukom Pilocarpin in Substanz. Sugar (1957) hält höherprozentige Lösungen als 2% nicht für stärker wirkend. Es greift unmittelbar an der Muskelzelle an, wirkt aber nach Ambache (1949) auch auf Ganglienzellen. Die alkalische Lösung ist schlechter haltbar als die Lösung in Borsäure (Blok, 1944). Subjektiv wird Boropilocarpin (Firma Winzer) oft besser vertragen und ist wirksamer als die Lösung von Pilocarpin. hydrochlor. in Wasser (Thiel, 1936).

Die am gesunden Tierauge mit Pilocarpin erhobenen Befunde sind für die Wirkung des Mittels bei Glaukom nicht aufschlußreich und widersprechen oft der klinischen Erfahrung.

Barnard et al. (1932) beschrieben bei örtlicher Anwendung Mydriasis bei Ratten. Das Durchspülen des überlebenden Pferde- oder Rinderauges mit Pilocarpin oder Eserin verengt die Gefäße und soll dadurch drucksenkend wirken (Golowin, 1930). Die i.v. Injektion bewirkt bei Kaninchen eine Senkung von Blutdruck und i.o. Druck (Imachi, 1932), wobei der i.o. Druck erniedrigt bleibt, wenn der Blutdruck wieder seine Ausgangshöhe erreicht hat; bei konstant gehaltenem Blutdruck steigt der i.o. Druck anfangs um etwa 5 mm Hg und sinkt dann im Mittel 4,2 mm Hg unter die Ausgangshöhe ab (Tamura, 1933). Sako (1955) dagegen beschreibt nur in den ersten 15 sec nach Eintropfen von 5% Pilocarpin einen rascheren Abfluß der Durchströmungsflüssigkeit aus dem Kaninchenauge (Vorderkammerkanüle, Manometerdruck 10 mm Hg über dem i.o. Druck), danach einen verlangsamten Abfluß. Diese am Tier erhobenen Befunde gelten nicht für den Menschen, bei dem Pilocarpin den Abfluß aus dem Auge erleichtert, wie tonographische Befunde (s. S. 320) übereinstimmend ergaben. Nach Eintropfen subconjunctivaler Injektion oder Einspritzen in den Glaskörper fand Suzuki (1936) bei Kaninchen und Katzen primär Druckanstieg, dann Drucksenkung.

Kagata (1939) fand bei Kaninchen durch Pilocarpin eine Besserung des Abflusses aus der Vorderkammer (Kanüle, Durchströmen mit Ringerlösung), doch war die Wirkung um so geringer, je höher der Perfusionsdruck war.

Samojloff et al. (1929) fanden nach örtlicher Gabe von Pilocarpin eine Steigerung des Druckes in den vorderen Ciliarvenen, die bei Glaukom etwas größer als bei Gesunden war. Aus der Zunahme der pulsatorischen Schwankungen des Kaninchenauges nach Pilocarpin schloß Samojloff (1929) auf ein Absinken des i.o. Arteriendruckes. Eine Besserung der Lichtempfindlichkeit nach Pilocarpin beschrieb Kalkutina (1941). Die durch Atropin erweiterte Pupille wird durch 2–6% Pilocarpin nicht verengt (Testa, 1936). Forgács (1953) nahm an, Pilocarpin öffne in der ersten Phase seiner

Wirkung die Abflußkanäle und steigere dann in der zweiten Phase die Kammerwasserbildung.

Die retrobulbäre Injektion von Pilocarpin (0,3 cm^3 1% Lösung) steigert den i.o. Druck bei Glaukom stärker (um 5,4 mm Hg) als bei Gesunden (2,2 mm Hg). Bei Kaninchen war die Reaktion wie bei Gesunden. Nach Entfernen des Ggl. ciliare traten keine Druckanstiege mehr auf (KANEDA, 1952). Nach retrobulbärer Injektion von Pilocarpin und Adrenalin sinkt der i.o. Druck bei Kaninchen erheblich (SUZUKI, 1936). SAKO (1952) nahm an, daß Pilocarpin durch Senkung des Blutdruckes in den i.o. Gefäßen wirkt.

Histamin (Aminglaukosan)

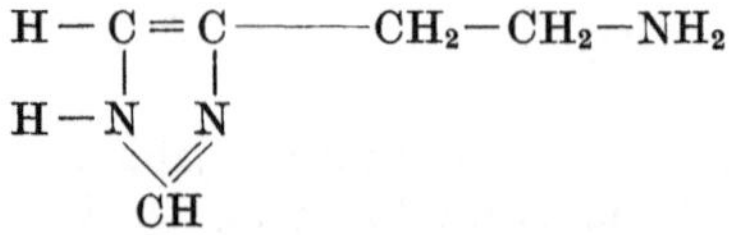

```
H — C = C ——— CH₂—CH₂—NH₂
    |   |
H — N   N
     \ //
      CH
```

Histamin ist eine Imidazolverbindung (β-Imidazolyl-äthylamin). Es wirkt wie Pilocarpin direkt auf die Muskelzelle des Sphincter (YATA, 1930). Es verursacht wegen seiner gefäßerweiternden und -durchlässigkeitssteigernden Wirkung außer der Miosis eine starke Schwellung der Bindehaut und Lider, Hitzegefühl und Schwindel im Kopf. Wegen dieser Nebenerscheinungen wird Histamin heute kaum noch zur Glaukombehandlung benutzt, soweit man aus der Literatur schließen kann. HAMBURGER (1931) empfahl Iontophorese, womit Histamin sich ohne derartige Beschwerden anwenden lasse.

ALAJMO (1933) fand nach dem Eintropfen von 3% Histaminlösung bei Glaukom fast immer Druckanstiege um 10–20 mm Hg, ARCHANGELSKIJ (1929) fand die Wirkung unsicher und sah bei 3 von 10 Fällen Druckanstiege.

FRIEDENWALD et al. (1930) erzeugten durch Injektion von Histamin in das Auge von Hunden erhebliche Druckanstiege.

Arecolin

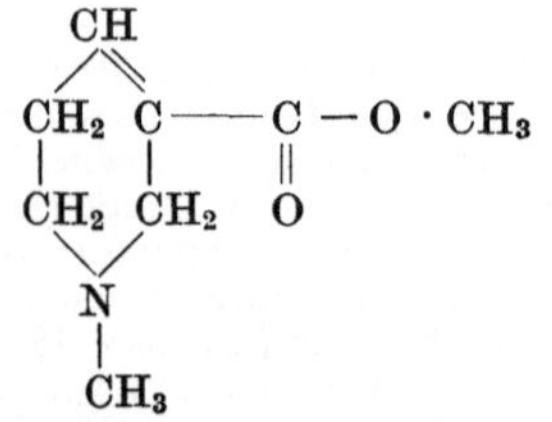

```
      CH
     / \\
  CH₂   C ——— C — O · CH₃
   |    |     ||
  CH₂   CH₂   O
     \ /
      N
      |
      CH₃
```

Arecolin ist Methyl-1,2,5,6-tetrahydro-1-methylnicotinat und kommt als Alkaloid der Betelnuß vor. Seine pupillenverengernde Wirkung ist schon nach 1½–2 Std wieder abgeklungen. Die Wirkung auf die Akkommodation ist stärker, aber kürzer als die von Pilocarpin oder Eserin. KRYLOW (1935) empfahl es als Ersatz für andere Miotica. Nach THIEL (1955) reizt es die Bindehaut stark und eignet sich deshalb nicht zur Glaukomtherapie. Es wird wohl kaum mehr verwendet.

10. Durch unmittelbare Erhöhung der Cholin- oder Acetylcholinkonzentration wirkende Mittel

Acetylcholin

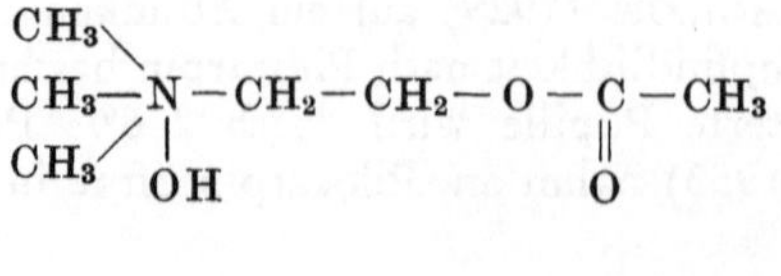

```
CH₃\
CH₃—N — CH₂ — CH₂ — O — C — CH₃
CH₃/ |                  ||
     OH                 O
```

Acetylcholin wird von Cholinesterase rasch gespalten und hat bei Eintropfen in den Bindehautsack keine meßbare miotische Wirkung (Rossi, 1931; Thiel, 1955). Wenn es direkt in die Vorderkammer eingebracht wird, verursacht es eine sofortige Miosis, doch hat diese Anwendungsart nur nach Staroperationen praktische Bedeutung (Pentini, 1951; Thiel, 1955). Ein stabilisiertes Acetylcholinpräparat gab Hallermann (1952) an. Über die Gefäßwirkung berichten Villaret et al. (1932). Sie glauben (1930) bei einem Patienten die Pilocarpinwirkung durch i.m. Injektion von Acetylcholin unterstützt zu haben, was recht unwahrscheinlich ist.

Eine andere quaternäre Ammoniumverbindung, *2-methyl-1,3-dioxolan-4-ylmethylammoniumiodid (Präparat 2268 F)* wurde von Grant (1956) erprobt und für die Glaukombehandlung wegen der Nebenwirkungen als ungeeignet abgelehnt. In dieser Arbeit sind eine große Zahl weiterer Verbindungen und ihre Wirkung am Auge genannt.

Acetyl-β-methylcholin [Metacholin (Mecholyl)]

$$(CH_3)_3N(OH)-CH_2-CH(CH_3)-O-C(=O)-CH_3$$

Mecholyl 10% wurde von Clarke (1939) zusammen mit Prostigmin, von Swan (1942) zusammen mit Prostigmin oder Eserin zur Behandlung des akuten Glaukoms empfohlen, bei chronischem Glaukom als 3% Lösung (Clarke, 1939). Nach Swan (1949) kann man mit Iontophorese von Mecholyl ebenso starke Drucksenkung wie mit der gleichzeitigen Gabe von Prostigmin erzielen. Schwere Allgemeinsymptome nach retrobulbärer Injektion berichtet Dunphy (1949). Metacholin erweitert die Blutgefäße, steigert die Permeabilität der Blut-Kammerwasser-Schranke und ruft bei subcutaner Injektion Rötung des Gesichtes, Speichelfluß, Sinken des Blutdruckes und vertiefte Atmung hervor (Starr et al., 1933; Swan et al., 1940).

Furfuryl-trimethyl-ammonium-iodid (Furtrethonium, Furmethid, Furamon). Die drucksenkende Wirkung wurde von Myerson et al. (1940) bei Kaninchen und gesunden Versuchspersonen erprobt. Uhler (1943) fand die 10% Lösung bei chronischem Glaukom wirksamer als die von 2% Pilocarpin, ebensogut wie Mecholyl-Prostigmin bei akutem Glaukom und wirksamer bei verschlepptem akutem Glaukom als Mecholyl-Prostigmin. Owens et al. (1946, 1947) halten das Mittel in 10% öliger Lösung bei schwer beeinflußbaren Spätfällen von primärem Glaukom für besser als 20% Mecholyl + 5% Prostigmin, 2% Pilocarpin oder Physostigmin, ebenso Leopold (1949). Weniger günstig waren die klinischen Erfahrungen russischer Autoren: Furamon normalisierte nur bei 36 von 108 Glaukompatienten den Druck, bei den übrigen versagte es oder wirkte nur vorübergehend (Poljak et al., 1949). Die 10% Lösung kann Übelkeit und Schmerzen verursachen, deshalb empfehlen Poljak et al. (1949) 3% Lösung täglich 6mal, Rokickaja (1949) 1–6% Lösung. Vincerevič (1949) gab 4–7mal täglich 10% Lösung und erzielte nur bei 11 von 44 Augen normale Tension. In den ersten 2 Std nach dem Eintropfen fand er Furamon ebensogut wie Pilocarpin oder Eserin (1953). Weitere klinische Arbeiten: Esente (1948), Bahn (1949).

Da Furmethid bei Dauergebrauch Dacryostenose verursachen kann (Shaffer et al., 1951), wurde es aus dem Handel gezogen.

Das Benzolsulfat des Trimethyl-furfuryl-ammoniums (Bensamon) ist eine verwandte Verbindung, die 1952 von Poljak et al. als 3% Lösung zum Ersatz von Pilocarpin empfohlen wurde.

Sehr ähnlich ist das *Toluolsulfat des Trimethyl-furfuryl-ammoniums (Physostin).* Über die klinische Anwendung dieses Furanderivates liegen nur die Arbeit von Rizzo (1953) und Cascio (1953) vor, die das Mittel in 10% Lösung bei Versagen anderer Medikamente empfahlen.

11. Mittel, die wie Acetylcholin wirken und außerdem Cholinesterase hemmen

Die beiden Cholinderivate, die im folgenden besprochen werden, hemmen neben ihrer direkten Wirkung auf die Muskelzellen auch Cholinesterase (van Dyke, 1947; Lullies, 1948; Leydhecker et al., 1957).

Carbaminoylcholin (Doryl, Carbachol, Carcholin)

```
           H
           |
       H - C - O - CO - NH2
           |
           CH2
   CH3\    |
       >N - CH3
   CH3/    |
           OH
```

Das Mittel wurde 1933 von VELHAGEN jr. in die Glaukombehandlung eingeführt (weitere Mitteilungen 1934, 1943). Er fand die $^3/_4$% Lösung stärker wirksam als 2% Pilocarpin, schwächer als $^1/_2$% Physostigmin (ebenso FONTANA, 1935; CLARKE, 1942; SWAN, 1943, in Vaseline; KRASILSHCHIKOVA, 1944; VAN BEUNINGEN, 1952, Doryl-Z). MILORO (1935), HYNIE (1935) und WILENKIN (1936) fanden Doryl ebensogut wie 2% Pilocarpin. EJDEL'MAN (1951) verglich ein russisches Carbaminoylcholin, Carbocholin, sowie Proeserin (verwandt dem Prostigmin) mit Pilocarpin und fand sie etwa gleichwertig.

Bei hämorrhagischem Glaukom, akutem oder chronisch-kongestivem Glaukom, versagte Doryl nach DE SANCTIS (1937), auch bei anderen Fällen kann die Wirkung ausbleiben (CLARKE, 1942; HARDESTY, 1944). Ich habe nie Druckregulierung durch Doryl 1% gesehen, wenn Pilocarpin 2% versagte.

Das Mittel wird in wäßriger Lösung schlecht resorbiert (O'BRIEN et al., 1942), man soll deshalb ein Netzmittel zugeben (KRAVITZ, 1944) oder es in Vaseline lösen (SWAN, 1943).

Weitere klinische Arbeiten: GALEAZZI (1934). Tierversuche: VIDAL et al. (1949). *Carbaminoyl-β-methylcholin* (Urecholin, Betanechol). Als 1% Lösung wurde es von FRISCH et al. (1953) bei Glaukom benutzt und wirkte etwa gleich gut wie Pilocarpin oder Carbaminoylcholin (Doryl). Doryl-Z-Augentropfen und -Augensalbe und Doryl-Augentropfen sind im Handel als Fertigpräparate nicht mehr erhältlich, die Substanz wird noch hergestellt.

12. Mittel, die Cholinesterase reversibel hemmen

Physostigmin (Eserin)

```
        H   O                 CH3
        |   ||                |
 CH3 -  N - C - O -[Benzol]---C-------CH2           /OH
                              |        |   · C6H4<
                              C        CH2          \COOH
                    \N/  |  \N/
                     |   H   |
                    CH3     CH3
```

Das in der Calabarbohne vorkommende Alkaloid wurde 1863 von FRASER beschrieben und 1876 von LAQUEUR zur Glaukombehandlung empfohlen. Auf diese historischen Daten weisen in unserer Berichtszeit REDSLOB (1938) und RODIN (1947) hin.

Von JULIAN et al. (1935) wurde es synthetisch dargestellt.

Die Lösung zersetzt sich bei Licht, wobei sie sich rot färbt durch Bildung von Rubresin. Nach DE GRÓSZ (1940) soll dies die Wirksamkeit nicht vermindern. SUGAR (1957) wies jedoch darauf hin, daß Rubresin viel schwächer als Eserin wirkt und die schlecht löslichen Rubresin-Kristalle die Bindehaut mechanisch reizen können; das gleichzeitig gebildete Methylamin kann gleichfalls zu Entzündungen führen. Zum Stabilisieren der Lösung soll man sie vor Licht und Alkali schützen. HIND et al. (1947) empfahlen die Lösung in Alkalibisulfit, FEINSTEIN (zit. nach SUGAR, 1957) in Natriumbisulfit 0,3%.

Bei Kaninchen bewirkte die i.v. Injektion Änderungen des i.o. Druckes, die den Blutdruckschwankungen parallel gehen (IMACHI, 1932; Versuche auch mit Zugabe von Pituitrin und Adrenalin). Wird der Blutdruck konstant gehalten, so sinkt bei i.v. Injektion von Physostigmin der i.o. Druck, steigt dann und fällt wieder (Tamura et al., 1933). Das Eintropfen von 1‰ Eserin am einen Auge erweitert die Pupille des 2. Auges (Boriani, 1940). Die Capillarpermeabilität wird durch Eserin gesteigert (Swan et al., 1940).

Bei gesunden Kindern fand Frankowska (1925) nach einmaligem Tropfen von ½% Eserin einen i.o. Druckanstieg um 2–8 mm Hg mit Maximum nach etwa 30 min, sodann ein Absinken des i.o. Druckes bis um 8 mm Hg 60 min nach dem Eintropfen. Girgis (1938) beobachtete nach 6maligem Eintropfen der ½% Lösung im Abstand von 10 min bei Gesunden eine maximale Drucksenkung von 5 mm Hg und hielt einen stärkeren Druckabfall für ein Glaukomzeichen (s. unter „Allgemeiner Teil").

Auch die mit Atropin erweiterte Pupille läßt sich durch wiederholtes Tropfen von Eserin verengern (Jackson, 1950).

Über die Applikationsform s. „Allgemeiner Teil", Boyd (1943). Bei Dauergebrauch entsteht oft Follikularkatarrh der Bindehaut, zum Teil sicher infolge der Zersetzung des Mittels. Deshalb ist eine langdauernde Behandlung mit Eserin bei vielen Patienten nicht möglich.

Prostigmin (Neostigmin, Eustigmin, Neo-Eserin)

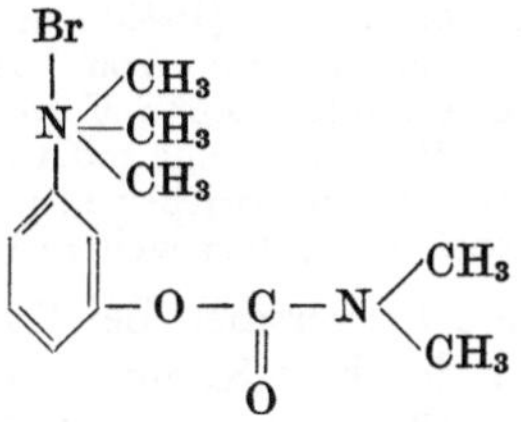

Br
$N(CH_3)_3$
$-O-C(=O)-N(CH_3)_2$

(Dimethylcarbaminsäureester des m-Oxyphenyltrimethylammonium-bromids)

Prostigmin hemmt Cholinesterase reversibel. Bei Frosch, Kaninchen und Mensch ist die miotische Wirkung stärker als die von Pilocarpin oder Physostigmin (Rossi, 1935). Bei Kaninchen bewirkt es, wie Physostigmin, primär einen Druckanstieg, dann Drucksenkung (Kull, 1942). Klinisch kann es den Druck normalisieren, wo Pilocarpin versagte (Kull, 1942; Simonelli, 1947). Oft kommen Glaukomkranke nach einer Behandlung mit höherer Konzentration (5%), später mit geringeren Konzentrationen (2½%) aus (Montalvan, 1943). Die subconjunctivale Injektion empfahl Mikaeljan (1952). Diese Anwendungsform eignet sich für die Dauer nicht.

Ich habe wiederholt akute Prostigminvergiftungen bei Glaukomkranken gesehen, denen man die 1% Lösung wegen Allergieverdachtes als intracutane Quaddel gespritzt hatte. Es ist hierbei zu beachten, daß die zur Injektion hergestellten Ampullen in 1 cm^3 0,5 mg Methylsulfat der Base enthalten, die 1% augenärztlich verwandte Lösung jedoch in 1 cm^3 10 mg Bromid der Base. Man darf die Tropflösung nicht zur Injektion verwenden.

Das Vergiftungsbild ist gekennzeichnet durch Schwitzen, Speichelfluß, Darmspasmen (mit unfreiwilligem Kotabgang), Erbrechen, rotes Gesicht, vertiefte Atmung, Angst, u. U. Schwindel und Bewußtseinstrübung. Die Behandlung besteht in Atropin parenteral und Kreislaufunterstützung.

Clarke (1939) kombinierte Prostigmin mit Mecholyl zur Behandlung des akuten Glaukoms (s. bei Mecholyl).

In der DDR ist Prostigmin unter der Bezeichnung Eustigmin oder Neo-Eserin in Gebrauch (Junghannss, 1954; Weber, 1955). Weitere klinische Arbeiten: de la Fuente, 1948.

Ich verordne Prostigmin als 1% Lösung, im allgemeinen 3mal täglich, abends als Salbe. Es wirkt oft stärker drucksenkend als Pilocarpin 2%, doch ist dies, sowie die Verträglichkeit individuell stark verschieden.

Pyridostigmin (Mestinon), ein Dimethylcarbaminsäureester des 1-Methyl-3-hydroxypyridiniumbromid, ist ein Abkömmling des Prostigmins, wirkt in 6% Lösung ebensogut wie 3% Prostigminlösung (Niedermeier, 1952; Heckenhahn, 1955) und ist dabei weniger toxisch.

13. Mittel, die Cholinesterase irreversibel zerstören

Diäthylphosphorsäure-p-nitrophenolester (Mintacol; E 600; Ortho; Phosphakol; Miotisal; Ts 219).

$$(C_2H_5O)(C_2H_4O)P(=O)-O-C_6H_4-NO_2$$

Mintacol ist ein synthetischer organischer Phosphorsäure-Ester, der von den Farbenfabriken Bayer als Insecticid entwickelt und von Wirth (1949) zur Glaukombehandlung empfohlen wurde. Die von ihm vorgeschlagene Konzentration von 1 : 6000 hat sich klinisch besonders bewährt. Das Mittel ist als Mintacol solubile (1,66% Verreibung in NaCl) im Handel. Die Verdünnung des Mintacol solubile 1 : 100 ergibt eine molare Endlösung 1 : 6000. Die chemischen und pharmakologischen Eigenschaften beschrieben u. a. Wirth (1949), Fagerlind et al. (1952), Šarapov (1952), Augustinsson (1953; dort weitere Literaturangaben).

Mintacol zerstört Cholinesterase irreversibel. Bei Kaninchen wird nach der ersten Mintacolgabe die Durchlässigkeit der Blut-Kammerwasser-Schranke für Fluorescein und Eiweiß erheblich gesteigert (Wessely, 1950, 1953; Bayó et al., 1950; Voss, 1951; Müller et al., 1951; Caselli, 1953), doch tritt bei wiederholter Gabe eine Gewöhnung der Blutgefäße an diesen Reiz ein, die Blut-Kammerwasser-Schranke bleibt unverändert, während die miotische Wirkung erhalten bleibt. Wegen des raschen Abklingens der Gefäßreaktion ist es nicht richtig, die drucksenkende Wirkung als Folge der Permeabilitätssteigerung aufzufassen, wie dies Caselli (1953) will.

Bei Gesunden sinkt die Tension um 3 mm Hg (Büning, 1949; Quintieri, 1951) bis 5 mm Hg (Huerkamp et al., 1950). Selbst Verdünnungen von 1 : 150 000 können noch die Pupille verengern (Šarapov, 1952), bei Glaukom ist jedoch die Lösung 1 : 10 000 oft ungenügend (H. L. Thiel, 1949), während Mintacol 1 : 5000 wegen der Ciliarspasmen meist nicht vertragen wird (Büning, 1949; H.-L. Thiel, 1949; Chluser, 1955).

Die übliche Lösung 1 : 6000 ist in vielen Fällen 2% Pilocarpin oder Physostigmin 1/4% überlegen, in anderen gleichwertig (Büning, 1949; Glees et al., 1949; Huerkamp et al., 1950; Neuenschwander, 1950; Iserle et al., 1951; Quintieri, 1951; Hoorens et al., 1952; Šarapov, 1952; Lehringer, 1952; Polychronakos et al., 1953; Morax et al., 1953; Bayó et al., 1954).

Zur Beseitigung einer Atropin- oder Homatropin-Mydriasis ist Mintacol besser geeignet als Pilocarpin oder Eserin (Wirth, 1949; Gittler, 1950; Hoorens et al., 1952; Kahán et al., 1954), doch verengt es die mit 1% Atropin erweiterte Pupille bei einmaliger Gabe nur vorübergehend (Iserle et al., 1951; Rizzini, 1954), zweimaliges Eintropfen ließ die Pupillenweite nur um 1 mm abnehmen, und um eine mittelweite oder noch engere Pupille (nach Atropingabe) zu erreichen, muß man Mintacol durchschnittlich 5mal im Abstand von 30 min eintropfen (Palich-Szántó, 1957).

Mintacol wurde zur Verengerung der Pupille nach Staroperation empfohlen (Voss, 1951; Rotter, 1951; Quintieri, 1955).

Mylius (1957) warnte jedoch vor Anwendung im Operationssaal, weil Mintacol nicht sterilisiert werden kann. Deshalb wird bei Anwendung nach Operationen Ersatz des Aq. dest. steril durch eine Lösung aus

Hydrarg. oxycyanat.	0,002
Aq. dest. steril	10,0

empfohlen (Bayer Ärzte-Jahrbuch 1958). Wir wiesen oben auf S. 401 darauf hin, daß nach Ausschalten des Ggl. ciliare durch retrobulbäre Novocain-Injektion Cholinesterase-Hemmer unwirksam sind. Pilocarpin wäre hiernach vorzuziehen.

Di-isopropyl-fluorophosphat (DFP, Isofluorphate; Floropryl).

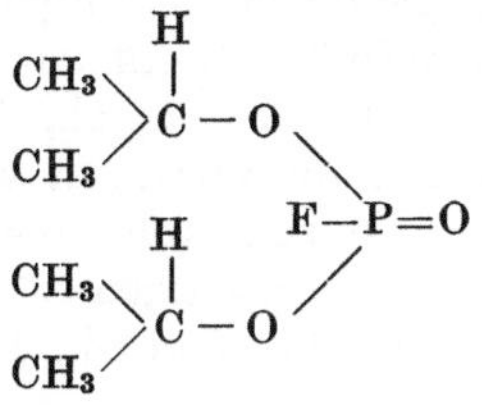

```
         H
CH3\     |
    >C — O
CH3/       \
         H   F—P=O
CH3\     |   /
    >C — O
CH3/
```

DFP zerstört die Cholinesterase irreversibel. Zur Glaukombehandlung wurde es von Leopold et al. (1946) angegeben. Klinisch benutzt man meist 0,01–0,1% Lösung im Abstand von Tagen bis zu 1mal täglich. Durch Wasser wird DFP rasch gespalten, deshalb benutzt man die ölige Lösung. Der Kranke darf mit der Pipette Lider und Bindehaut nicht berühren, da er sonst Tränen in die Tropfflasche einbringen kann, die das Medikament zersetzen.

Die 0,2% Lösung bewirkt bei Kaninchen einen Druckanstieg infolge der starken Gefäßerweiterung und der vermehrten Capillardurchlässigkeit des Ciliarkörpers (Scholz, 1946; Leopold et al., 1946; von Sallmann et al., 1947). Adrenalinverwandte und Pituitrin hemmen den Druckanstieg und die Capillarerweiterung bei Kaninchen (von Sallmann et al. 1947), bei iridektomierten Tieren ist er geringer (Wudka et al., 1955), Calcium und Nebennierenrinden-Extrakt dämpften die Gefäßdurchlässigkeit nicht (von Sallmann et al., 1947). Beim Menschen empfahl Sugar (1947) die gleichzeitige Gabe von Neosynephrin 1/4%, um bei engem Kammerwinkel Druckanstiege durch Gefäßerweiterung zu verhüten.

Bei engem Kammerwinkel kann DFP durch die Gefäßerweiterung und Volumenszunahme des Ciliarkörpers, vielleicht auch durch die starke Wölbungszunahme der Linse, zu *Druckanstiegen* führen (Leopold, 1949; Vanýsek, 1949; Tassmann, 1949; Stone, 1950; Tichomirov et al., 1952). Sogar *Glaukomanfälle* durch DFP wurden beobachtet (Dunphy, 1949; Butler, 1952; Lister, 1952; Zekman et al., 1953; Adreani, 1954; Centanni, 1956; eigene Beobachtungen, nicht veröffentlicht).

Iritis durch DFP-Dampf sahen Aldrige et al. (1947), ein Iritis-Rezidiv Dunphy (1949) und nach Behandlung eines akuten Glaukomanfalles mit Pilocarpin, Eserin und DFP, Zicha (1953).

Ciliarspasmen mit Kopfschmerzen und akkommodativer Myopie kommen nach eigener Erfahrung bei nahezu allen Patienten vor und sind einer der Gründe, warum ich DFP nur sehr selten verordne. Auch Goedbloed (1949) bevorzugt deshalb für die Dauerbehandlung Pilocarpin oder Eserin. Ciliarspasmen werden beschrieben von Marr (1947), Leopold et al. (1948), Leopold (1949), Stone (1950; 40% aller Patienten) u. a. Bei Gesunden dauern die Ciliarspasmen 3–7 Tage (Quilliam, 1947), bis 10 Tage (Böck et al., 1950), die Miosis ist 1 Woche lang extrem (Böck et al., 1950; Stone, 1950) und nach 3 Wochen (Quilliam, 1947) bis 5 Wochen (Böck et al., 1950) noch nachweisbar, obgleich die zuletzt genannten Autoren nur 0,01% Lösung verwandten.

Durch die starke Anspannung des Ciliarmuskels kann, besonders bei Myopie, eine *Netzhautablösung* entstehen (MARR, 1947; LEOPOLD et al., 1948; LEOPOLD, 1949; WESTSMITH et al., 1954; WEEKERS et al., 1955; ABBOUD, 1955; JAYLE et al., 1956). Besonders tragisch ist der von OURGAUD et al. (1955) beschriebene Fall: Beiderseits akutes Glaukom bei Aphakie, Pilocarpin versagte, nach DFP beidseitige Ablatio retinae mit praktischer Erblindung.

Hintere *Linsentrübung* nach mehrwöchiger Behandlung wurde in 1 Fall von KREIBIG (1954) beobachtet; sie verschwand nach Absetzen des Mittels. Bei Meerschweinchen konnte DIAMANT (1954) mit DFP, Mintacol und TEPP (s. nächster Abschnitt) reversible Linsentrübungen erzeugen.

Allgemeinvergiftung ist bei Kindern (ABRAHAM, 1953) und im Laboratorium (SÉDAN, 1952; MOORE, 1956) beschrieben.

Bei *Aphakie* entsteht keine Myopie durch die Anspannung des Ciliarmuskels. Deshalb wird gerade hierbei DFP empfohlen (LEOPOLD et al., 1948; LEOPOLD, 1949; BOND, 1949; THOMAS et al., 1951; WEEKERS et al., 1952). CALLAHAN (1957) fand jedoch, daß die 0,1% Lösung meist nicht vertragen wird, und konnte mit 0,01 bis 0,025% DFP nur die Hälfte der Aphakieglaukome regulieren.

Atropinmydriasis läßt sich durch DFP beseitigen (QUILLIAM, 1947; VANÝSEK, 1949; LEOPOLD, 1949; GALLINO et al., 1949; BÖCK et al., 1950; DE OCAMPO, 1952; CENTANNI, 1956).

Bei *Vergleich mit anderen Miotica* zeigte sich, daß die 0,1% Lösung so stark wie 1% Physostigmin wirkt (QUILLIAM, 1947), die 0,05% Lösung besser als 2% Pilocarpin oder ¼% Physostigmin (HAAS, 1948; WEINSTEIN, 1949) und besser als 1% Pilocarpin, 10% Furamon oder 1% Carbachol den Druck senkt (CHLUSER, 1949). Die Hoffnung, daß in geeigneten Fällen nur alle 8–10 Tage (WEEKERS, 1947) oder nur 1–2mal wöchentlich (CHLUSER, 1949; VANÝSEK, 1949) ein Tropfen nötig sein werde, erfüllte sich aber nur selten, da die Wirksamkeit des Mittels bei längerer Anwendung nachläßt (MARR, 1947: nur 5 von 32 Augen, die mit Pilocarpin nicht reguliert waren, konnten mit 0,05–0,1% DFP 4 Monate lang normalisiert werden; MERCIER, 1949: Wirksamkeit läßt bald nach, so daß die Operationsindikation durch DFP nicht eingeschränkt wird; die gleiche Erfahrung machten CHLUSER, 1949; TICHOMIROV et al., 1952, und LEOPOLD et al., 1953). Es genügt jedoch, im Gegensatz zu den meisten anderen Miotica, täglich einmal zu tropfen (RAIFORD, 1949; FERRER, 1950; u. a.).

Als *Anzeige* sehen die meisten Autoren das Versagen anderer Miotica an, wobei DFP nur bei einem Teil dieser Augen den Druck reguliert. Bei manchen dieser Augen genügt nach vorübergehender Behandlung mit DFP wieder Pilocarpin, das zuvor nicht ausreichend war (HAUCK et al., 1949). Glaukom bei Aphakie oder bei weitem Kammerwinkel (Glaucoma simplex) sind die für DFP geeigneten Glaukomformen, bei akutem Glaukom ist die Wirkung unzuverlässig, bei Glaukom durcn Zentralvenenthrombose wirkt DFP nicht, bei Uveitis mit Hochdruck ist es kontraindiziert (WHEELER, 1950; OURGAUD, 1951; CENTANNI, 1956). Bei absolutem Glaukom steigt die Tension trotz Miosis oft wieder an (BÖCK et al., 1950).

Bei engem Kammerwinkel oder chronisch-kongestivem Glaukom darf man DFP wegen der Gefahr von Druckanstiegen nicht geben (s. oben).

Die klinisch benutzte *Konzentration* ist meist 0,01–0,1% (LEOPOLD et al., 1948). LEOPOLD et al. (1953) sowie WEEKERS et al. (1955) empfahlen die 0,01% Lösung, RAIFORD (1949) gab 0,005%, STONE (1950) 0,2%. Stärkere Lösungen als 0,05% fand LEBENSOHN (1946) nicht wirksamer; sie wurden nicht vertragen. Die schwächeren Konzentrationen werden meist besser vertragen, sind aber weniger wirksam als die stärkeren.

So fand MOREU-GONZALEZ-POLA (1951) bei Glaucoma simplex DFP nicht wirksamer als Pilocarpin, LEOPOLD et al. (1953) konnten mit 0,01% DFP nur bei solchen

Augen den Druck normalisieren, die auch mit 0,5–4% Pilocarpin (3–5mal täglich) normalisiert waren. Mit der 0,2% Lösung dagegen erzielte STONE (1950) bei 90 von 150 Augen, die mit anderen Miotica erhöhten Druck hatten, normale Tension.

Weitere Berichte über DFP: ANONYM (1947), DOLLFUSS (1948), ŠTAJDUHAR (1950), ANTONIBON (1950), EHLERS (1950), NAESS (1956), CENTANNI (1956).

Tetraaethylpyrophosphat (TEPP)

$$(C_2H_5O)_2P(=O)-O-P(=O)(OC_2H_5)_2$$

ist dem DFP verwandt und wirkt gleichartig, aber stärker. GRANT (1948, 1950) gab es als 0,05–0,1% ölige Lösung 2mal täglich und fand es manchmal besser wirksam als Pilocarpin oder Eserin, aber nicht stärker als DFP. Es zersetzt sich leicht durch Wasser und verursacht oft Allergie (MARR et al., 1950).

Verwandt ist das russische Präparat *A_2(Tetraaethylmonothio-pyrophosphat)*, über das USTIMENKO (1956) berichtet.

Andere Phosphorsäureester mit miotischer Wirkung wurden von PERKOW et al. (1952) und LEOPOLD et al. (1957; Präparat 217 Mi, 2-Diäthyl-oxyphosphinyl-thioäthyl-trimethyl-ammonium-iodid) beschrieben.

Decamethylen-bis-(N-methylcarbaminsäure-m-dimethylaminophenylester-brommethylat) (Tosmilen, BC 48).

Zur Glaukombehandlung wurde das Mittel von GITTLER et al. (1956) eingeführt. Es zerstört die Cholinesterase irreversibel wie DFP. Auch die Stärke der Miosis und des Ciliarspasmus sowie die Gefahr der Netzhautablösung und der Drucksteigerung (ich habe akute Glaukomanfälle nach Tosmilengabe bei Augen mit engem Kammerwinkel gesehen) entsprechen der DFP-Wirkung. Bei manchen Patienten wird nach eigener Erfahrung die 0,1–0,25% Lösung gut vertragen und wirkt besser als Pilocarpin. Die 1% Lösung wende ich wegen der starken Ciliarspasmen nicht an.

Weitere Angaben über das Mittel bei STUMPF (1954), KRAUPP et al. (1955), PILLAT et al. (1956), MILLER et al. (1957) und GOUGNARD (1957).

14. Sonstige Miotica mit noch nicht genau bekannter Wirkung

MIRATÝNSKA-ERNESTOWA (1948) beschrieb ein aus Lycopodium selago gewonnenes Mittel, Selagin, das als 1% Lösung miotisch und drucksenkend wirkt. AMBACHE (1956, 1957) konnte aus der Kanincheniris eine Substanz extrahieren, die er Irin nannte und die miotisch wirkt.

Schrifttum

ABBOUD, I.: Bull. ophthal. Soc. Egypt **48**, 167—168 (1955); ref. Ophthal. Lit. **9**, 2897 (1955).
ABERG, B.: Nord. Med. **33**, 576 (1947); ref. Zbl. Ophthal. **51**, 307 (1949/50).
ABRAHAM, S. V.: Amer. J. Ophthal. **36**, 1122—1123 (1953).
— Amer. J. Ophthal. **37**, 327—331 (1954).
ADREANI, D.: Ann. Ottal. **80**, 341—348 (1954).
AGUNDIS, T. M.: An. Soc. mex. Oftal. **27**, 71—86 (1954); ref. Ophthal. Lit. **8**, 5056 (1954).
AKAGI, G.: Acta med. Okayama **11**, 74—80 (1957); ref. Zbl. Ophthal. **73**, 93 (1958).
ALAJMO, B.: Atti Soc. ottal. ital. 1932, 189—202 (1933).
— Rass. ital. Ottal. **2**, 3—31 (1933).
ALDEN, H. S., u. J. W. JONES: Arch. Dermat. **37**, 82 (1938); ref. Zbl. Ophthal. **41**, 88 (1938).
ALDRIGE, W. H., H. DAVSON, E. B. DUNPHY u. G. J. UHDE: Amer. J. Ophthal. **30**, 1405—1412 (1947).
AMBACHE, N.: J. Physiol. **110**, 164—172 (1949).
— J. Physiol. **132**, 49—50 (1956).
— J. Physiol. **135**, 114 (1957).

Ammon, R.: Pflügers Arch. **233**, 486 (1933).
—, u. W. Dirscherl: Vitamine, Hormone, Fermente. Bd. 2, Georg Thieme, Leipzig 1948.
Anonym: Brit. med. J. 4515, S. 100 (1947); ref. Zbl. Ophthal. **50**, 348 (1949).
Antonibon, A.: Atti Soc. ottal. ital. **11**, 519 (1950).
Archangelskij, P.: Med. Mysl' **5**, 15—19 (1929); ref. Zbl. Ophthal. **23**, 614 (1930).
Archangelskij, P. F.: Vestn. Oftal. **26**, No. 3, 6—9 (1947); ref. Ophthal. Lit. **1**, 2186 (1957).
Atzori, B.: Arch. Farmacol. sper. **68**, 134—140 (1939); ref. Zbl. Ophthal. **45**, 285 (1940).
Augustinsson, K. B.: Svensk farm. T. **10**, 261—267 (1953).
—, u. D. Nachmansohn: J. Biol. Chem. **179**, 543 (1949).
Bahn, C. A.: N. Orleans Med. Surg. J. **102**, 36—40 (1949). ref. Ophthal. Lit. **3**, 2950 (1949).
Baranowska, T.: Klin. oczna **24**, 23—28 (1954); ref. Ophthal. Lit. **8**, 731 (1954).
Bárány, E. H.: Acta physiol. scand. **13**, 95—102 (1947); ref. Zbl. Ophthal. **50**, 25 (1949).
Barnard, R. D., H. A. Tyllas u. S. L. Mizock: Proc. Soc. exp. Biol. a. Med. **29**, 691—692 (1932); ref. Zbl. Ophthal. **27**, 605 (1932).
Baró, L.: Rev. esp. Med. **13**, 312—316 (1930); ref. Zbl. Ophthal. **24**, 71 (1931).
Bayó, J. M., u. A. de la Peña: Arch. Soc. oftal. hisp.-amer. **10**, 1310—1333 (1950); ref. Zbl. Ophthal. **59**, 370 (1953).
— Arch. Soc. oftal. hisp.-amer. **14**, 415—424 (1954); ref. Zbl. Ophthal. **64**, 28 (1955).
Bedrossian, E. H.: A. M. A. Arch. Ophthal. **47**, 641—642 (1952).
Berezinskaja, D. I., u. A. P. Kul'manova: Vestn. Oftal. **29**, 38—40 (1950); ref. Zbl. Ophthal. **55**, 340 (1951).
Beuningen, E. G. A. van: Klin. Mbl. Augenheilk. **121**, 345—348 (1952).
Blok, C. J.: Ophthalmologica **108**, 217—223 (1944).
Bloomfield, S.: A. M. A. Arch. Ophthal. **37**, 608—617 (1947).
Böck, J., u. W. Veitl: Ber. dtsch. ophthal. Ges. Heidelberg **55**, 1949, 185—191 (1950).
Bond, F. M.: Trans. Pacif. Cst. oto-ophthal. Soc. **30**, 115—120 (1949); ref. Ophthal. Lit. **3**, 5477 (1949).
Boriani, A.: Arch. Fisiol. **40**, 218—237 (1940); ref. Zbl. Ophthal. **46**, 198 (1941).
Boyd, J. L.: A. M. A. Arch. Ophthal. **30**, 521—525 (1943).
Brecher, I.: Cernauti med. **4**, 215—220 (1937) (Rumän.); ref. Zbl. Ophthal. **40**, 494 (1938).
Brückner, R., Ch. Hermann u. S. Jent-Peyer: Ophthalmologica **118**, 520—533 (1949).
Büning, K.: Klin. Mbl. Augenheilk. **115**, 534—538 (1949).
Busacca, A.: Éléments de gonioscopie normale, pathologique et expérimentale. São Paulo 1945; ref. nach Barkan, O.: Ophthalmology in the War Years, Meyer-Wiener, Chicago, **2** (1948).
— La gonioscopie: Quelques problèmes et résultats. Moderne Probleme der Ophthalmologie. Bibliotheca Ophthalmologica **47**, 120—124. E. B. Streiff u. J. Babel, S. Karger Verl., Basel 1957.
Butler, W. E.: Amer. J. Ophthal. **35**, 1031—1033 (1952).
Callahan, A.: Amer. J. Ophthal. **43**, 281—283 (1957).
Cascio, G.: Rass. ital. Ottal. **22**, 577—582 (1953).
Caselli, F.: Arch. Ottal. **57**, 413—424 (1953).
Cavaniglia, A.: Boll. Oculist. **14**, 801—822 (1935).
Centanni, L.: Ann. Ottal. **82**, 89—98 (1956).
Ceranke, P., u. St. Tomek: Wien. med. Wschr. 1953, 131—132.
Chluser, G. R.: Vestn. Oftal. **28**, 13—16 (1949); ref. Zbl. Ophthal. **52**, 52 (1950).
— Vestn. Oftal. **34**, 30—33 (1955); ref. Zbl. Ophthal. **66**, 302 (1955/56).
Christensen, L., K. C. Swan u. H. D. Huggins: A. M. A. Arch. Ophthal. **55**, 666—671 (1956).
Clarke, S. T.: Amer. J. Ophthal. **22**, 249—257 (1939).
— Amer. J. Ophthal. **25**, 309—316 (1942).
Cori, R. de, u. R. Wiechmann: Verh. 15. internat. Kongr. Ophthal. 4, comm. libres 212—221 (1938); ref. Zbl. Ophthal. **45**, 250 (1940).
Cristini, G.: Brit. J. Ophthal. **33**, 228—242 (1949).
Dardenne, U., W. Leydhecker u. E. Helferich: Albrecht v. Graefes Arch. Ophthal. **158**, 434 bis 438 (1957).
Diamant, H.: Acta ophthal. (Kbh.) **32**, 357—361 (1954).
Diaz-Dominguez, D.: Arch. Soc. oftal. hisp.-amer. **4**, 566—574; 771—787 (1944); ref. nach Barkan, O.: Ophthalmology in the War Years, Meyer-Wiener, Chicago, **2** (1948).
Dollfus, M. A.: Bull. Soc. Ophtal. Fr. No. 10, 749—757 (1948).
Dubar, J., u. H. Ey: Bull. Soc. Ophtal. Fr. No. 7, 462—463 (1930).
Dubois, K. P.: J. of Pharmacol. **95**, 79 (1949).
Duke-Elder, W. S., u. P. M. Duke-Elder: Brit. J. Ophthal. **16**, 321—335 (1932).
Dunphy, E. B.: Amer. J. Ophthal. **32**, 399—407 (1949).
— Amer. J. Ophthal. **32**, 1404—1405 (1949).
Dyke, H. B. van: A. M. A. Arch. Ophthal. **38**, 145—153 (1947).
Ehlers, H.: Ugeskr. Laeger **112**, 82—83 (1950); ref. Ophthal. Lit. **4**, 184 (1950).
Ejdel'man, B. M.: Vestn. Oftal. **30**, 34—36 (1951); ref. Zbl. Ophthal. **56**, 248 (1951/52).

Erspamer, V.: Arch. ital. Sci. farmacol. **9**, 57—66 (1940); ref. Zbl. Ophthal. **46**, 309 (1941).
Esente, I.: G. Ital. Oftal. **1**, 147—153; 274—277 (1948).
Étienne, R.: Bull. Soc. franç. Ophtal. **70**, 510—517 (1957).
Evans, J. J., u. P. J. Evans: Trans. Ophthal. Soc. U. K. **54**, 1934, 527—540 (1934).
Fagerlind, L., B. Holmstedt u. O. Wallen: Svensk. farm. T. **56**, 303—308 (1952); ref. Ophthal. Lit. **6**, 5298 (1952).
Fanta, H.: Ophthalmologica **115**, 338—353 (1948).
— Wien. klin. Wschr. 1949, 175.
Federici, E.: Arch. Ottal. **40**, 318—358 (1933).
Feinstein: zit. nach Sugar: The Glaucomas, 2. Aufl. Hoeber, New York 1957, S. 239.
Ferrante, A., u. D. Rossetti: G. ital. Oftal. **4**, 25—41 (1951).
— — Atti Soc. Med. Chirurg. **27**, 26—34 (1949).
Ferrer, O.: Ophthal. ib.-amer. **12**, 123—124 (1950); ref. Ophthal. Lit. **4**, 4056 (1950).
Fischer, F. P.: Ber. dtsch. ophthal. Ges. Leipzig **49**, 1932, 306—310 (1932).
Fontana, G.: Rass. ital. Oftal. **4**, 640—656 (1935).
Forgács, J.: Szemészet **90**, 159—163 (1953); ref. Ophthal. Lit. **7**, 3056 (1953).
Fortin, E. P.: Arch. Oftal. B. Aires **4**, 359—373 (1929); ref. Zbl. Ophthal. **22**, 368 (1930).
— Semana méd. 1939, I, 1128—1131; ref. Zbl. Ophthal. **44**, 250 (1939/40).
Frankowska, J.: Klin. oczna **3**, 135—138 (1925); ref. Zbl. Ophthal. **16**, 227 (1926).
Fraser, T. R.: Edinburgh M. J. **9**, 36, 123, 235 (1863).
Friedenwald, J. S., u. H. F. Pierce: A. M. A. Arch. Ophthal. **3**, 574—582 (1930).
Frisch, F., u. I. Leopold: Amer. J. Ophthal. **36**, 442—445 (1953).
Fuente, G. L. de la: Arch. Soc. oftal. hisp.-amer. **8**, 130—133 (1948); ref. Ophthal. Lit. **2**, S. 312 (1948).
Funder, W.: Klin. Mbl. Augenheilk. **126**, 218—220 (1955).
Galeazzi, C.: Boll. Oculist. **13**, 1443—1460 (1934).
Gallino, J. A., u. E. E. Bottini: Arch. Oftal. B. Aires **24**, 195—208 (1949); ref. Ophthal. Lit. **3**, 4012 (1949).
Gerewitz, H.: Klin. Mbl. Augenheilk. **124**, 521—528 (1954).
— Klin. Mbl. Augenheilk. **128**, 610—613 (1956).
Giannantoni, C.: Atti Soc. ottal. ital. 379—384 (1938).
Gilde, J.: Untersuchungen über die Wirkung des Pilokarpins, Homatropins und Kaffees auf den i. o. Druck des normalen Auges als Grundlage für die Diagnostik des latenten Glaukoms. Diss. 1937, 21 S. Königsberg.
Girgis, F.: Verh. 15. internat. Kongr. Ophthal. 4, 301—303 (1938) comm. libres; ref. Zbl. Ophthal. **45**, 212 (1940).
Gittler, R.: Wien. klin. Wschr. **62**, 379 (1950).
—, u. B. Pillat: Albrecht v. Graefes Arch. Ophthal. **157**, 473—494 (1956).
Glees, M., u. W. Wüstenberg: Klin. Mbl. Augenheilk. **114**, 455—458; 469—470 (1949).
Goedbloed, J.: Ophthalmologica **118**, 1021—1024 (1949).
Goettsch, F. J. B.: Ophthalmologica **132**, 167—171 (1956).
Goldmann, H.: Schweiz. Apothekerzeitg. **92**, 629—636 (1954).
Golowin, S. S.: Z. Augenheilk. **70**, 265—297 (1930).
Goodwin, R. C.: Amer. J. Ophthal. **34**, 1139—1150 (1951).
Gougnard, M. L.: Bull. Soc. belge Ophtal. No. 116, 411—414 (1957).
Grant, W. M.: A. M. A. Arch. Ophthal. **39**, 579—586 (1948).
— Amer. J. Ophthal. **33**, 124—125 (1950).
— A. M. A. Arch. Ophthal. **44**, 362—364 (1950).
— Trans. Amer. Ophthal. Soc. **54**, 1956, 417—452 (1957).
Grósz, I. de: Ann. Ottal. **68**, 553—555 (1940).
— Ophthalmologica **119**, 281—284 (1950).
—, u. L. Goreczky: Szemés. Tanul. (Budapest) **85**, 114—117 (1948); ref. Ophthal. Lit. **2**, 797 (1948).
—, u. Kedvessy, G.: Arch. Ophtal. (Paris) **11**, 155—159 (1951).
Grotefendt, G.: Klin. Mbl. Augenheilk. **127**, 750—753 (1955).
Haas, J. S.: Amer. J. Ophthal. **31**, 227—228 (1948).
Hallermann, W.: Klin. Mbl. Augenheilk. **121**, 397—408 (1952).
— Klin. Mbl. Augenheilk. **124**, 513—516 (1954).
Hamburger, C.: Klin. Mbl. Augenheilk. **86**, 631—636 (1931).
Hardesty, J. F.: Amer. J. Ophthal. **27**, 625—628 (1944).
Haruta, C., M. Minami u. K. Toshima: Acta Soc. ophthal. **36**, 500 (1953) (Jap.).
—, K. Toyoshima u. M. Takeda: Acta Soc. ophthal. Jap. **56**, 542—547 (1952); ref. Ophthal. Lit. **6**, 2897 (1952).
Hauck, D. L., u. C. H. Biggins: Med. Arts & Sci. **3**, 53—55 (1949); ref. Ophthal. Lit. **3**, 5476 (1949).

HECHT, G., u. W. WIRTH: Arch. exper. Path. u. Pharmakol. **211**, 264 (1950).
HECKENHAHN, K.: Klin. Mbl. Augenheilk. **126**, 334—335 (1955).
HEUVEN, J. A. VAN: Brit. J. Ophthal. **18**, 511—519 (1934).
— Ned. T. Geneesk. 1934, 1687—1688.
HIND, H. W., u. F. M. GOYAN: J. Am. Pharm. A. **36**, 33 (1947).
HOFFMANN-OSTENHOF, O.: Enzymologie. Springer, Wien 1954.
HOLMBERG, A.: Acta ophthal. (Kbh.) **33**, 371—375 (1955).
HOORENS, A., u. A. PHILIPS: Bull. Soc. belge Ophtal. **96**, 606—608 (1950).
— Bull. Soc. belge Ophtal. **99**, 415—419 (1951).
—, u. PIETTE: Bull. Soc. belge Ophtal. **102**, 558—561 (1952).
HRUBY, K.: Albrecht v. Graefes Arch. Ophthal. **141**, 517—537 (1940).
HUBER, A.: Ophthalmologica **127**, 362—367 (1954).
HUERKAMP, B., u. O. WAGNER: Klin. Mbl. Augenheilk. **117**, 586—591 (1950).
HYNIE, J.: Čsl. Ofthal. **2**, 245—250 (1935); ref. Zbl. Ophthal. **36**, 572 (1936).
IMACHI, K.: Acta Soc. ophthal. Jap. **36**, 625—638 (1932); ref. Zbl. Ophthal. **28**, 474 (1933).
— Acta Soc. ophthal. Jap. **36**, 399—413 (1932); ref. Zbl. Ophthal. **27**, 606 (1932).
ISERLE u. REZEK: Čsl. Ofthal. **7**, 174—180 (1951); ref. Ophthal. Lit. **5**, 3638 (1951).
ITOH, Y.: Acta Soc. ophthal. Jap. **37**, 753—765 (1933); ref. Zbl. Ophthal. **30**, 177 (1934).
JACKSON, C. R. S.: Brit. J. Ophthal. **34**, 156—160 (1950).
JAEGER, W., u. H. J. WINKER: Albrecht v. Graefes Arch. Ophthal. **156**, 404—414 (1955).
JAFFÉ, N. S.: A. M. A. Arch. Ophthal. **40**, 273—279 (1948).
JAYLE, G. E., A. G. OURGAUD u. C. GÉRIN-BONNET: Bull. Soc. Ophtal. Fr. 189—194 (1956).
JULIAN, P. L., u. J. PIKL: J. Am. Chem. Soc. **57**, 539 (1935).
JUNGHANNSS, K.: Dtsch. Gesundheitswesen 1954, 629—631.
KAGATA, C.: Acta Soc. ophthal. Jap. **43**, 279—292 (1939); ref. Zbl. Ophthal. **43**, 475 (1939).
KAHÁN, A., u. A. KNOLL: Szemészet **91**, 71—77 (1954); ref. Ophthal. Lit. **8**, 1399 (1954).
KALKUTINA, M. L.: Vestn. Oftal. **18**, 250—253 (1941); ref. nach Barkan, O.: Ophthalmology in the War Years, Meyer-Wiener, Chicago, **1** (1946).
KANEDA, S.: Acta Soc. Ophthal. Jap. **56**, 311—316 (1952); ref. Ophthal. Lit. **6**, 2588 (1952).
KIKAI, K.: Arch. Augenheilk. **104**, 134—154 (1931).
KIRCHHOF, H.: Z. Biol. **100**, 408—420 (1940); ref. Zbl. Ophthal. **46**, 472 (1941).
KLEIN, M.: Albrecht v. Graefes Arch. Ophthal. **131**, 25—31 (1933).
KLEINERT, H.: Klin. Mbl. Augenheilk. **128**, 401—410 (1956).
KOELLE, G. B., u. J. S. FRIEDENWALD: Amer. J. Ophthal. **33**, 253—256 (1950).
—, L. WOLFAND, J. S. FRIEDENWALD u. R. A. ALLEN: Amer. J. Ophthal. **35**, 1580—1584 (1952).
KOSKINEN, K.: Acta ophthal. (Kbh.) **35**, 521—527 (1957).
KOSTER, R., u. G. B. KOELLE: J. of Pharmacol. **88**, 39, 232 (1946).
KRASILSHCHIKOVA, E. M.: Vestn. Oftal. **23**, 45 (1944); ref. nach Barkan, O.: Ophthalmology in the War Years, Meyer-Wiener, Chicago, **2** (1948).
KRAUPP, O., C. STUMPF, E. HERZFELD u. B. PILLAT: Arch. int. Pharmacodyn. CII, No. 3, 281—303 (1955).
KRAVITZ, D.: A. M. A. Arch. Ophthal. **32**, 283—286 (1944).
KREIBIG, W.: Klin. Mbl. Augenheilk. **125**, 39—44 (1954).
KRONFELD, P. C.: A. M. A. Arch. Ophthal. **32**, 447—455 (1944).
KRWAWICZ, T., u. T. BORKOWSKI: Post. okulist. **1**, 124—131 (1954); ref. Ophthal. Lit. **8**, 3377 (1954).
KRYLOW, T.: Vestn. Oftal. **6**, 115—119 (1935); ref. Zbl. Ophthal. **34**, 507 (1935).
— Arch. int. Pharmacodyn. **52**, 404—412 (1936); ref. Zbl. Ophthal. **37**, 152 (1937).
KULL, J.: Ophthalmologica **104**, 23—31 (1942).
LAQUEUR: Cbl. med. Wiss. No. 24, 421 (1876).
LARSSON, S.: Ann. Oculist. (Paris) **169**, 94—119 (1932).
LAWRENCE, C. A.: Amer. J. Ophthal. **39**, 385—394 (1955).
LEBENSOHN, J. E.: A. M. A. Arch. Ophthal. **36**, 621—622 (1946).
LEHRINGER, F. A.: Dtsch. Gesundheitswesen 1952, 430—433.
LEOPOLD, I. H.: Amer. J. Ophthal. **32**, 578—579; 590 (1949).
— 4. Cong. panamer. Oftal. **1**, 197—217 (1952); ref. Zbl. Ophthal. **63**, 27 (1954/55).
—, u. R. DAY: Amer. J. Ophthal. **33**, 1452—1453 (1950).
—, u. A. F. CLEVELAND: Amer. J. Ophthal. **36**, 226—231 (1953).
—, u. J. H. COMROE: A. M. A. Arch. Ophthal. **36**, 1—16; 17—32 (1946).
—, P. GOLD u. D. GOLD: A. M. A. Arch. Ophthal. **58**, 363—366 (1957).
—, u. P. R. MCDONALD: A. M. A. Arch. Ophthal. **40**, 176—188 (1948).
LEYDHECKER, W.: Albrecht v. Graefes Arch. Ophthal. **155**, 255—265 (1954).
—: Vortrag bei Eröffnung der Univ.-Augenklinik Bonn 1955 (Docum. ophthal. 's-Grav.) **10**, 174—243 (1956).
—, U. DARDENNE u. E. HELFERICH: Ber. dtsch. ophthal. Ges. Heidelberg **60**, 1956, 89—91 (1957).

LIEB, W.: Klin. Mbl. Augenheilk. **125**, 279—299 (1954).
— Klin. Mbl. Augenheilk. **127**, 74—94 (1955).
—, u. H. J. SCHERF: Klin. Mbl. Augenheilk. **128**, 686—705 (1956).
LINKSZ, A.: Ber. dtsch. ophthal. Ges. Leipzig **49**, 1932, 347—356 (1932).
LISTER, A.: Trans. ophthal. Soc. N.Z. 26—31 (1952); ref. Zbl. Ophthal. **60**, 125 (1953).
LOWENSTEIN, O., u. I. E. LOEWENFELD: A. M. A. Arch. Ophthal. **50**, 311—318 (1953).
LULLIES: 1948, zit. nach Leydhecker, W., Albrecht v. Graefes Arch. Ophthal. **158**, 439 (1957).
MACHT, D. I.: Amer. J. Ophthal. **14**, 726—731 (1931).
MARR, W. G.: Amer. J. Ophthal. **30**, 1423—1426 (1947).
—, u. D. GROB: Amer. J. Ophthal. **33**, 904—908 (1950).
MATTEUCCI, P.: Ann. Oculist. (Paris) **180**, 671—680 (1947).
MAZZELLA, H., u. B. MINZ: C. R. Soc. Biol. Paris **145**, 632—635 (1951); ref. Ophthal. Lit. **5**, 2324 (1951).
MEESMANN, A.: Albrecht v. Graefes Arch. Ophthal. **152**, 16—27 (1951/52).
— Albrecht v. Graefes Arch. Ophthal. **152**, 335—356 (1951/52).
— Ber. dtsch. ophthal. Ges. Heidelberg 1952, **58**, 51—54 (1953).
MERCIER, A.: Bull. Soc. franç. Ophtal. **62**, 320—324 (1949).
MIKAELJAN, A. N.: Vestn. Oftal. **31**, 24—26 (1952); ref. Zbl. Ophthal. **58**, 133 (1952/53).
MILLER, H. A., J. DIVERT u. J. CROUZET: Bull. Soc. franç. Ophtal. **70**, 518—539 (1957).
MILORO, A.: Ann. Ottal. **63**, 780—793 (1935).
MIRATÝNSKA-ERNESTOWA, E.: Klin. Oczna **18**, 437—449 (1948); ref. Ophthal. Lit. **2**, 843 (1948).
MONTALVAN, P.: Amer. J. Ophthal. **26**, 57—62 (1943).
MOORE, W. K. S.: Brit. J. industr. Med. **13**, 214—216 (1956); ref. Ophthal. Lit. **10**, 857 (1956).
MORAX, P. V., u. A. FOREST: Bull. Soc. Ophtal. Fr. 1953, 370—374.
MOREU-GONZALEZ-POLA, A.: Arch. Soc. oftal. hisp.-amer. **11**, 50—67 (1951); ref. Zbl. Ophthal. **59**, 19 (1953).
MORRISON, W. H.: Trans. Amer. Ophthal. Soc. **50**, 1952, 551—606 (1953).
— Amer. J. Ophthal. **37**, 391—400; 557—568; 744—757 (1954).
MÜLLER, H. K., u. I. VON GLASENAPP: in: „Glaukom", Bücherei des Augenarztes, Heft 21, 81—100, Enke, Stuttgart 1952.
—, u. O. KLEIFELD: Ber. dtsch. ophthal. Ges. Heidelberg **56**, 1950, 114—121 (1951).
— — O. HOCKWIN u. U. DARDENNE: Ber. dtsch. ophthal. Ges. Heidelberg **60**, 115—120 (1957).
MYERSON, A., u. W. THAU: A. M. A. Arch. Ophthal. **24**, 758—760 (1940).
MYLIUS, C.: Ber. dtsch. ophthal. Ges. Heidelberg **60**, 1956, 153 (1957).
NAESS, J.: Acta pharmacol. (Kbh.) **12**, 154—163 (1956); ref. Zbl. Ophthal. **69**, 38 (1956).
NEIDLE, E. A.: Amer. J. Physiol. **155**, 456 (1948); ref. Ophthal. Lit. **2**, 3484 (1948).
— Amer. J. Physiol. **160**, 474—478 (1950); ref. Zbl. Ophthal. **58**, 154 (1952/53).
NEUENSCHWANDER, M.: Ophthalmologica **120**, 104—105 (1950).
NIEDERMEIER, S.: Ber. dtsch. ophthal. Ges. München **56**, 1950, 134—136 (1951).
— Klin. Mbl. Augenheilk. **120**, 410—411 (1952).
— Albrecht v. Graefes Arch. Ophthal. **154**, 86—95 (1953).
OBAL, A.: Ber. dtsch. ophthal. Ges. Heidelberg **57**, 1951, 51—59 (1952).
O'BRIEN, C. S., u. K. C. SWAN: A. M. A. Arch. Ophthal. **27**, 253—263 (1942).
OCAMPO, G. DE: Amer. J. Ophthal. **35**, 1484—1489 (1952).
OGATA, K.: Acta Soc. ophthal. Jap. **34**, 810—814 (1930); ref. Zbl. Ophthal. **24**, 140 (1931).
OURGAUD, A. G.: L'année thérapeutique en ophtalmologie **2**, 248—259 (1951); ref. Ophthal. Lit. **5**, 4799 (1951).
—, u. P. V. BÉRARD: Bull. Soc. franç. Ophtal. **68**, 384—391 (1955).
OWENS, E. U., u. A. C. WOODS: Amer. J. Ophthal. **29**, 447—450 (1946).
— — Amer. J. Ophthal. **30**, 995—996 (1947).
PALICH-SZÁNTÓ, O.: Ophthalmologica (Basel) **133**, 414—418 (1957).
PENTINI, G.: Atti Soc. ottal. ital. **12**, 236 (1951).
PERKOW, W., K. ULLERICH u. F. MEYER: Naturwissenschaften **39**, 353 (1952).
PERSICHETTI, C.: G. ital. Oftal. **2**, 452—476 (1949).
PFLÜGER: Ber. dtsch. ophthal. Ges. Heidelberg **14**, 1882, 130—162 (1882).
PILLAT, B., C. STUMPF, R. GITTLER u. H. POMMER: Arch. int. Pharmacodyn. CVIII, No. 3—4, 481—487 (1956).
POLJAK, B. L., u. V. V. VOLKOV: Vestn. Oftal. **28**, 6—9 (1949); ref. Zbl. Ophthal. **52**, 52 (1950).
— Vestn. Oftal. **31**, 18—21 (1952); ref. Zbl. Ophthal. **58**, 132 (1952/53).
POLYCHRONAKOS, D., D. LÉANIS u. A. ANASTASSIADIS: Arch. Soc. Ophtal. Grèce Nord, **2**, 151—152 (1953); ref. Zbl. Ophthal. **65**, 245 (1955).
QUILLIAM, J. P.: Post-Grad. Med. J. **23**, 280—282 (1947); ref. Ophthal. Lit. **1**, 931 (1947).
QUINTIERI, C.: Boll. Oculist. **30**, 726—741 (1951).
— Boll. Oculist. **34**, 478—483 (1955).

RAIFORD, M. B.: Amer. J. Ophthal. **32**, 1399—1403 (1949).
REDSLOB, M. E.: Ann. Oculist (Paris) **175**, 81—88 (1938).
REISER, K. A.: Ber. dtsch. ophthal. Ges. Heidelberg **57**, 1951, 136—138 (1952).
RIEGELMAN, S., D. G. VAUGHAN JUN. u. M. OKUMOTO: A. M. A. Arch. Ophthal. **54**, 725—732 (1955).
RIZZINI, V.: G. ital. Oftal. **7**, 80—82 (1954).
RIZZO, P.: Boll. Oculist. **32**, 321—332 (1953).
RODIN, F. H.: Amer. J. Ophthal. **30**, 19—28 (1947).
ROETTH, A. DE: A. M. A. Arch. Ophthal. **43**, 1004—1025 (1950).
— Amer. J. Ophthal. **34**, 120—126 (1951).
ROHEN, J.: Ophthalmologica, (Basel) **131**, 51—60 (1956).
ROKICKAJA, L. V.: Vestn. Oftal. **28**, 11—13 (1949); ref. Zbl. Ophthal. **52**, 52 (1950).
ROSSEL, S. I.: Vestn. Oftal. **15**, 48—53 (1939); ref. Zbl. Ophthal. **45**, 456 (1940).
ROSSI, V.: Arch. Ottal. **38**, 573—585 (1931).
ROSSI, G.: Arch. Ottal. **42**, 341—360 (1935).
ROTHERT, K.: Klin. Mbl. Augenheilk. **96**, 675 (1936).
ROTTER, H.: Wien. klin. Wschr. **63**, 683—684 (1951).
SAKO, T.: Med. J. Osaka Univ. **3**, 253—268 (1952); ref. Zbl. Ophthal. **61**, 60 (1954).
— Med. J. Osaka Univ. **6**, 241—249 (1955); ref. Zbl. Ophthal. **66**, 298 (1955/56).
— Med. J. Osaka Univ. **6**, 251—259 (1955); ref. Ophthal. Lit. **9**, 1622 (1955).
SALLMANN, L. VON, u. B. DILLON: Amer. J. Ophthal. **30**, 1244—1261 (1947).
SAMOJLOFF, A. J.: Klin. Mbl. Augenheilk. **82**, 486—499 (1929).
—, u. V. KOROBOVA: Russk. oftal. Ž. **9**, 565—574 (1929); ref. Zbl. Ophthal. **22**, 83 (1930).
SANCTIS, G. E. DE: Ann. Ottal. **65**, 25—37 (1937).
SANO, T.: Acta Soc. ophthal. jap. **36**, 1105—1111 (1932); ref. Zbl. Ophthal. **28**, 473 (1933).
ŠARAPOV, I. M.: Vestn. Oftal. **31**, 21—23 (1952); ref. Zbl. Ophthal. **58**, 133 (1952/53).
SCHEIE, H. G.: Trans. Amer. Acad. Ophthal. Otolaryng. **53**, 186—212 (1949).
— Amer. J. Ophthal. **32**, 1744 (1949).
—, u. G. OJERS: Trans. Amer. Ophthal. Soc. **46**, 443—453 (1948).
— — Amer. J. Ophthal. **32**, 1369—1375 (1949).
SCHMELZER, H.: Ber. dtsch. ophthal. Ges. Heidelberg, **51**, 1936, 379—385 (1936).
SCHMIDT: Z. Augenheilk. **81**, 68—69 (1933).
SCHOFIELD, B. M.: Pharmacol. **7**, 670—673 (1952); ref. Zbl. Ophthal. **60**, 377 (1953).
SCHOLZ, R. O.: J. Pharmacol. exp. Ther. **88**, 23 (1946).
SCHUMACHER, H.: Ophthalmologica (Basel) **131**, 173—178 (1956).
SÉDAN, J.: Ann. Oculist. (Paris) **185**, 903—908 (1952).
SHAFFER, R. N., u. W. L. RITTGE: Amer. J. Ophthal. **34**, 718 (1951).
SHINDO, S.: Acta Soc. ophthal. Jap. **37**, 1622—1627 (1933); ref. Zbl. Ophthal. **30**, 730 (1934).
SIMONELLI, M.: Riv. Oftal. **2**, 119—124 (1947); ref. Ophthal. Lit. **1**, 1477 (1947).
STAERKLE, A.: Experimentelle Versuche, die beim Menschen beobachteten, durch Miotica provozierten Pupillarsaumcysten auch beim Kaninchen hervorzurufen. Zürich: Diss. 1941, 15 S.; ref. Zbl. Ophthal. **49**, 33 (1943).
ŠTAJDUHAR, J.: Liječ. vjes. **72**, 293—296 (1950); ref. Ophthal. Lit. **4**, 6155 (1950).
STARR, J. JR., K. A. ELSOM u. J. A. REISINGER: Amer. J. med. Sci., **186**, 313 (1933).
STONE, W. C.: A. M. A. Arch. Ophthal. **43**, 36—42 (1950).
STRAUB, W., u. E. CONRADS: Acta ophthal. (Kbh.) **33**, 561—570 (1955).
STUMPF, C.: Subsidia medica **6**, 201—211 (1954).
SUGAR, H. S.: Amer. J. Ophthal. **30**, 451—468 (1947).
— The Glaucomas, 2. Aufl., Hoeber N. Y. 1957, S. 237, 238.
SUGARAWA, K.: Acta Soc. Ophthal. Jap. **57**, 744—754 (1953); ref. Ophthal. Lit. **7**, 1970 (1953).
SUZUKI, S.: Acta Soc. ophthal. Jap. **40**, 680—704; 1872—1881 (1936); ref. Zbl. Ophthal. **38**, 140 (1937).
SWAN, K. C.: J.-Lancet **62**, 79—82 (1942); ref. nach Barkan, O.: Ophthalmology in the War Years, Meyer-Wiener, Chicago, **1** (1946).
— A. M. A. Arch. Ophthal. **30**, 591—592 (1943).
— A. M. A. Arch. Ophthal. **42**, 709—725 (1949).
— A. M. A. Arch. Ophthal. **49**, 419—430 (1953) u. Trans. Canad. Ophthal. Soc. **5**, 34—50 (1953).
— Amer. J. Ophthal. **37**, 886—889 (1954).
—, u. W. M. HART: Amer. J. Ophthal. **23**, 1311—1319 (1940).
—, u. L. B. GEHRSITZ: A. M. A. Arch. Ophthal. **46**, 477—481 (1951).
TAMURA, K.: Acta Soc. ophthal. Jap. **37**, 307—311 (1933); ref. Zbl. Ophthal. **29**, 639 (1933).
—, u. M. TAKANO: Acta Soc. ophthal. Jap. **37**, 547—552 (1933); ref. Zbl. Ophthal. **30**, 214 (1934).
TASSMANN: 1949, Disk. u. Dunphy, E. B., Amer. J. Ophthal. **32**, 446—448 (1949).
TERÄSKELI, H.: Nord. Med. (Stockh.) 3697—3704 (1939); ref. Zbl. Ophthal. **45**, 493 (1940) u. Ophthalmologica **98**, 16—33 (1939).

Tessier, G.: Lett. oftal. **7**, 359—375 (1930); ref. Zbl. Ophthal. **24**, 560 (1931).
Testa, U.: Rass. ital. Ottal. **5**, 680—705 (1936).
Teulières, M., u. J. Beauvieux: Bull. Soc. franç. Ophtal. **47**, 163—175 (1934).
— — Arch. Ophtal. (Paris) **52**, 65—77 (1935).
Thau, W., u. A. Myerson: A. M. A. Arch. Ophthal. **24**, 761—764 (1940).
Theodore, F. H.: J. Amer. med. Ass. **151**, 25 (1953).
Thiel, H.-L.: Klin. Mbl. Augenheilk. **114**, 454—455 (1949).
Thiel, R.: Klin. Mbl. Augenheilk. **96**, 145—165 (1936).
— Proc. XVII. int. Cong. Ophthal. Montreal-N. Y. 1954/II, 722—792 (1955).
— Klin. Mbl. Augenheilk. **125**, 513—530 (1954).
Thomas, J. Cordier u. B. Algan: Bull. Soc. Ophtal. Fr. No. 8, 847—850 (1951).
—, u. N. N. Dmitrieva: Vestn. Oftal. **31**, 27—31 (1952); ref. Zbl. Ophthal. **57**, 308 (1952).
Toda, S.: Acta Soc. ophthal. Jap. **56**, 599—604 (1952); ref. Ophthal. Lit. **6**, 1913 (1952).
Tomek, St.: Klin. Med. **7**, 444 (1952).
Tosunoğlu, K.: Deniz Tip Bülteni, **11**, 33—34 (1956) (Türkisch); ref. Ophthal. Lit. **10**, 507 (1956).
Uhler, E. M.: Amer. J. Ophthal. **26**, 710—714 (1943).
Ustimenko, L. L.: Vestn. Oftal. Nr. 2, 11—18 (1956); ref. Zbl. Ophthal. **68**, 142 (1956).
Vannas, M.: Acta ophthal. (Kbh.) **10**, 588—602 (1932).
Vanýsek, J.: Čsl. Ofthal. **5**, 8—14 (1949); ref. Ophthal. Lit. **3**, 4011 (1949).
Vaseelyewsky, V. M., u. A. B. Katsnelson: Vestn. Oftal. **27**, No. 3, 15—19 (1948); ref. Ophthal. Lit. **2**, 311 (1948).
Velhagen, K. jr.: Klin. Mbl. Augenheilk. **90**, 512—513 (1933).
— Arch. Augenheilk. **107**, 319—344 (1933).
— Klin. Mbl. Augenheilk. **92**, 472—483 (1934).
— Klin. Mbl. Augenheilk. **109**, 787—789 (1943).
Vidal, F., M. Brodsky u. O. C. Travi: Ascuela Oftal. (B.Aires) pp. 32, (1947); ref. Ophthal. Lit. **1**, 2159 (1947).
—, A. J. Roncorini, J. Carcia Badaracco, A. Agrest, J. Jouanchin u. E. Serantes: Arch. Oftal. B.Aires, **24**, 60—61 (1949); ref. Ophthal. Lit. **3**, 1065 (1949).
Viikari, K.: Ann. med. exper. et biol. fenn. **33**, Suppl. 4, 1—125 (1955); ref. Zbl. Ophthal. **67**, 306 (1956).
Villaret, M., L. Justin-Besançon, L. Schiff-Wertheimer u. J. Gallois: Arch. Ophtal. (Paris) **49**, 129—165 (1932).
—, E. Velter, H. Ostwalt u. L. Justin-Besançon: Bull. Soc. Ophtal. Fr. No. 5, 236—238 (1930).
Vincerevič, M. A.: Vestn. Oftal. **28**, 9—11 (1949); ref. Zbl. Ophthal. **52**, 52 (1950).
— Vestn. Oftal. **32**, 16—21 (1953); ref. Zbl. Ophthal. **62**, 40 (1954).
Vogt, A.: Klin. Mbl. Augenheilk. **67**, 330 (1921).
Voss, H. J.: Ber. dtsch. ophthal. Ges. München, **56**, 1950, 173—175 (1951).
Weber, A.: Albrecht v. Graefes Arch. Ophthal. **23**, (1) 1—91 (1877).
Weber, J.: Dtsch. Gesundheitswesen, **10**, 833—837 (1955).
Weekers, R.: Acta ophthal. (Kbh.) **25**, 377—396 (1947).
— Bull. Soc. franç. Ophtal. **65**, 183—192 (1952).
— Bull. Soc. Ophtal. Fr. **1952**, 34—38.
—, u. Y. Delmarcelle: Bull. Soc. belge Ophtal. Nr. **102**, 668—695 (1952).
—, u. G. Lavergne: Bull. Soc. belge Ophtal. **110**, 273—276 (1955).
Weinstein, P.: Ophthalmologica (Basel) **118**, 76—80 (1949).
— Ophthalmologica (Basel) **127**, 164—178 (1954).
— Amer. J. Ophthal. **40**, 202—204 (1955).
Wessely, K.: Ber. dtsch. ophthal. Ges. Heidelberg, **55**, 1949, 65—70 (1950).
— Münch. med. Wschr. **95**, 43—47 (1953).
Westsmith, R. A., u. R. E. Abernethy: A. M. A. Arch. Ophthal. **52**, 779—780 (1954).
Wheeler, J. R.: Trans. ophthal. Soc. U.K. **69**, 1949, 209—218 (1950).
Wilenkin, M.: Klin. Mbl. Augenheilk. **96**, 84—90 (1936).
Wirth, A.: Agg. Terap. oftal. **3**, 1—15 (1951); ref. Ophthal. Lit. **4**, 4099 (1951).
Wirth, W.: Naunyn-Schmiedeberg's Arch. exper. Path. Pharmakol. **207**, 547—568 (1949); ref. Zbl. Ophthal. **53**, 177 (1950).
— Dtsch. med. Wschr. **1949**, 1243—1245.
Wolter, J. R.: Ber. dtsch. ophthal. Ges. Heidelberg, **58**, 1953, 327—330 (1953).
Wudka, E., u. I. H. Leopold: A. M. A. Arch. Ophthal. **53**, 487—494 (1955).
Yata, S.: Acta Soc. ophthal. jap. **34**, 512—513 (1930); ref. Zbl. Ophthal. **24**, 54 (1931).
Zekman, T., u. D. Snydacker: Amer. J. Ophthal. **36**, 1709—1715 (1953).
Zivkov, E., D. Argirov u. P. Bankov: Nauc. Trudove Vissija Med. Inst. „Valko Červenkov" **2**, Nr. 2, 45—61 (1955) (Bulgarisch); ref. Zbl. Ophthal. **69**, 220 (1956/57).

Zivkov, E., D. Argirov u. P. Bankov: Ann. Rep. High. Med. Inst. **2**, 46—61 (1956); ref. Ophthal. Lit. **10**, 3769 (1956).
Zicha, J.: Čsl. Ofthal. **9**, 315—319 (1953); ref. Ophthal. Lit. **7**, 1693 (1953).

II. Mydriatica (mit parasympathicolytischer Wirkung)

Atropin hat bei der Behandlung des primären Glaukoms keine Bedeutung. Als historische Erinnerung sei vermerkt, daß es v. Graefe hierzu anfangs für geeignet hielt (nach einer Mitschrift seiner Vorlesungen aus dem Jahre 1854 von Adolf Weber, die sich in meinem Besitz befindet). Bei Kaninchen, denen die Baucheingeweide entfernt worden waren, senkte Atropin i.v. den i.o. Druck (Imachi, 1932; Tamura, 1933). Nach Zamkovskij (1930) steigerte es dagegen die Sekretion des Ciliarkörpers. Neuere tonographische Befunde sind S. 321 mitgeteilt. Bei Sekundärglaukom durch Iridocyclitis wirken Atropin und Scopolamin drucksenkend, wenn der Kammerwinkel weit ist (s. „Medikamentöse Therapie" B V, 1). Bei hämorrhagischem Glaukom können Miotica drucksteigernd, Mydriatica drucksenkend wirken (Favaloro, 1938; Lisman, 1947). Auch bei primärem Glaukom mit weitem Kammerwinkel steigert es oft den i.o. Druck nicht (Werner, 1940; Leydhecker, 1952). Auf die Anwendung von Atropin bei Hydrophthalmie gehen wir dort ein.

Schrifttum

Favaloro, G.: Boll. Soc. med.-chir. Catania **5**, 234—250 (1937); ref. Zbl. Ophthal. **39**, 580 (1957).
Imachi, K.: Acta Soc. ophthal. Jap. **36**, 457—472 (1932); ref. Zbl. Ophthal. **28**, 212 (1933).
Leydhecker, W.: Ber. dtsch. ophthal. Ges. Heidelberg, 1951, **57**, 199—203 (1952).
Lisman, J. V.: Amer. J. Ophthal. **30**, 207—208 (1947).
Tamura, K.: Acta Soc. Ophthal. Jap. **37**, 414—417 (1933); ref. Zbl. Ophthal. **29**, 760 (1933).
Werner, S.: Acta ophthal. (Kbh.) **18**, 295—300 (1940).
Zamkovskij, J.: Arch. Oftal. **6**, 457—471 (1930); ref. Zbl. Ophthal. **24**, 788 (1931).

III. Sympathicolytica

(Schrifttum S. 426)

1. N,N-Dibenzyl-β-chloraethylamin (Dibenamin)

$$(C_6H_5CH_2)_2N \cdot CH_2-CH_2Cl \cdot HCl$$

Tierversuche. Dibenamin hemmt die Kammerwasserbildung. Es vermindert den Druckanstieg, der bei experimentellem Glaukom durch Lufteinblasen in die Vorderkammer erfolgt (Katze und Hund; de Long et al., 1953). Der Übertritt von Glucose in das Kammerwasser ist geringer, Ascorbinsäure und Bicarbonat sind im Kammerwasser nicht vermindert (Kaninchen; Harris et al., 1955). Der überlebende Ciliarmuskel der Katze kontrahiert sich auf vorher unterschwellige Prostigmingaben (Meesmann, 1953). Niedermeier (1950) fand bei i.v. Gabe im Gegensatz zu anderen Untersuchern beim Kaninchen keine Drucksenkung. Die Wirkung auf den Abfluß von Tusche aus dem Kaninchenauge untersuchte Tanaka (1956).

Mensch. In die Glaukombehandlung wurde das Mittel von Christensen et al. (1948) eingeführt. Sie fanden es bei *lokaler* Gabe wirkungslos, was von allen späteren Untersuchern bestätigt wurde. Bei *i.v. Anwendung* gibt man 4–6 mg/kg, wobei wegen der Gefahr einer Thrombophlebitis eine Verdünnung in wenigstens 300 cm³ physiologischer NaCl-Lösung und Tropfinfusion über 1–1½ Std nötig sind. Die *Nebenerscheinungen* sind sehr störend. Es kommt zur Erregung, Verlust des Zeitempfindens und Schwellung der Nasenschleimhaut (BLOOMFIELD et al., 1950; NEWELL et al., 1951). EICHLER et al. (1948) beobachteten bei 50% der Behandelten Schüttelfrost, bei 70% Erbrechen. Wegen der orthostatischen Hypotonie ist nach der Infusion für 2–3 Tage Bettruhe nötig. Die *Erfolge* sind wechselnd und unsicher. Im allgemeinen ist die Drucksenkung um so stärker, je höher die Tension war (MULLEN et al., 1951). Bei Gesunden fanden NEWELL et al. (1951) Drucksenkung um 5–10 mm Hg, bei Glaucoma simplex sinkt der i.o. Druck nur wenig (CHRISTENSEN et al., 1948; MULLEN et al., 1951), bei Winkelblockglaukom und Sekundärglaukom wird über bessere Wirkung berichtet (CHRISTENSEN et al., 1949; MULLEN et al., 1951; CLARK et al., 1951; DE LONG et al., 1953). Die Drucksenkung hält jedoch nur 48 Std an, wie alle Untersucher übereinstimmend berichten. Wegen der Nebenerscheinungen, der Umständlichkeit von Infusion und anschließender Bettruhe und der kurzen Wirkungsdauer wird das Mittel wenig benutzt und von BLOOMFIELD et al. (1950) für ungeeignet gehalten. NIEDERMEIER (1952) empfiehlt die perorale Anwendung, deren Erfolge aber noch unsicherer als bei i.v. Gabe sind.

Ein verwandtes Präparat ist Phenoxy-isopropyl-N-benzyl-β-chloräthylamin (Dibenzylin), das bei akutem Glaukom nach i.v. Injektion vorübergehend leichte Drucksenkung verursacht, bei Glaucoma simplex den i.o. Druck etwas steigert. Es senkt den Blutdruck und wird deshalb zur Operationsvorbereitung empfohlen (PRIMROSE, 1955).

2. Ergotamin und verwandte Präparate

Secale cornutum (Mutterkorn) ist das Dauermycel des Pilzes Claviceps purpurea, der auf Grasarten, besonders oft auf Roggen, schmarotzt. Aus dem Mutterkorn wurden eine Reihe von Alkaloiden dargestellt, von denen bei der Glaukombehandlung u. a. Ergotoxin und Ergotamin (Gynergen) sowie dihydrierte Alkaloide (Hydergin, DHE 45, CCK 179 = Dihydroergocornin, -cristin und -kryptin als Methansulfonate zu gleichen Teilen; Dihydroergotamin) benutzt werden. Die Secale-Alkaloide haben in kleinen Dosen eine sympathicolytische Wirkung. Ergometrin wirkt rascher und ist weniger giftig als Ergotamin, dessen Wirkung länger vorhält und das von THIEL (1926) in die Glaukombehandlung eingeführt wurde. THIEL (1954) führt die Drucksenkung auf die zentralhypnotischen Eigenschaften der Mittel zurück.

Tierversuche. Bei parenteraler Gabe entsteht bei Kaninchen Miosis, doch erweitert sich die Pupille noch auf Sympathicusreize (FROMMEL et al., 1937). Der i.o. Druck sinkt (KUMANOMIDO, 1931; TAKANO, 1933; IMACHI et al., 1934; KO, 1937; MARCZAK, 1949) und steigt bei Sympathicusreiz nicht mehr an (SRIVASTAVA, 1954).

SCHENK (1949) fand keine gesetzmäßige Wirkung auf den i.o. Druck, im allgemeinen jedoch eine Tendenz zur Drucksenkung.

Bei subconjunctivaler Injektion steigt zunächst der i.o. Druck und sinkt nach 20 min unter den Ausgangswert (SZÁSZ, 1934; IMACHI et al., 1934).

Mensch. Bei Gesunden ändert sich der i.o. Druck nicht (WERNER, 1931; RINTELEN et al., 1950). Die Berichte über die parenterale Anwendung bei Glaukom widersprechen sich zum Teil. Bei *akutem Glaukom und chronisch-kongestivem Glaukom* werden die Schmerzen geringer (PEREYRA, 1948; POSNER, 1950), der i.o. Druck sinkt (in 21 von 22 Fällen, VILA-CORO, 1934) oder bleibt unverändert (GAPEEV, 1932; PERSICHETTI, 1950, bei akutem Glaukom unverändert, bei chronisch-kongestivem Glaukom wird die Wirkung der Miotica unterstützt) oder sinkt nur vorübergehend (KAÁLI NAGY, 1930; POSNER, 1950; AGARWAL, 1954) und steigt dann während der Behandlung wieder an. Bei *Glaucoma simplex* können die Mutterkorn-Alkaloide die Wirkung der Miotica unterstützen (WERNER, 1931; GAPEEV, 1932; STEIN, 1935; PEREYRA, 1948). Manche Autoren sahen keine Drucksenkung (FRITZ, 1937; PERSICHETTI, 1950), andere fanden Drucksenkung nur bei einem Teil ihrer Patienten (2 von 9, WERNER, 1931; 16 von 30, RYTKÖLÄ et al., 1953; 28 von 56, ORBÁN, 1954; 1/3 der Untersuchten, SHAH et al., 1955), BARRENECHEA et al. (1944) jedoch bei 80–90%. DIAZ-DOMINGUEZ (1944) empfahl Ergotamin bei Versagen der Miotica.

Weitere Berichte: NECTOUX (1937), CONTARDO et al. (1943).

Für die Dauerbehandlung sind die Mutterkorn-Alkaloide wahrscheinlich ohne großen Wert, weil ihre Wirkung schon nach einigen Tagen geringer wird und bei Überdosierung eine Secalevergiftung entstehen kann (Paraesthesien in den Extremitäten, Schwindel, Erbrechen).

Bei subconjunctivaler Injektion fand WERNER (1931) bei 14 von 18 Glaukomaugen Drucksenkung, bei 2 Augen Druckanstieg.

THIEL (1955) empfahl, die individuelle Verträglichkeit durch eine subcutane Injektion von 0,25 mg Ergotamin festzustellen und danach Puls und i.o. Druck zu kontrollieren. In den folgenden Tagen erhält der Kranke 3mal tägl. 0,5 mg Ergotamin subcutan oder die entsprechende Menge peroral, wobei keine Miotica gegeben werden, um die Wirkung des Mittels festzustellen. Nach vier Wochen wird die Behandlung auf 14 Tage unterbrochen. MEDRANO (1940) empfahl 10 Tage lang Cholinderivate, 10 Tage Ergotamin und 10 Tage Chlorcalcium im Wechsel.

3. Tenosin

Tenosin ist ein Präparat, bei dem man versucht hat, Mutterkorn durch pharmakologisch gegeneinander abgestimmte Mischungen aus Histamin und Tyramin zu ersetzen (EICHHOLTZ, 1955). Es wirkt nach VOM HOFE (1932) drucksenkend.

4. Sonstige Sympathicolytica

Yohimbin ist ein Alkaloid aus Corynanthe Yohimbe, einem in Westafrika heimischen Baum. Es wirkt als Sympathicolyticum peripher gefäßerweiternd. Es senkte bei Gesunden und Glaukomkranken bei subcutaner Gabe den i.o. Druck (NECTOUX, 1937), doch eignet es sich wegen seiner gefäßerweiternden Wirkung und seiner Eigenschaften als Aphrodisiacum nicht für die Dauerbehandlung.

Opilon (Acetoxythymoxyäthyldimethylaminhydrochlorid) ist ein Sympathicolyticum, das nach PAU (1955) in 5% Lösung eingetropft drucksenkend wirkte, aber eine starke Chemosis verursacht und sich deshalb für die Therapie wenig eignet. Andere Sympathicolytica wurden von STOCKER (1950) untersucht.

Schrifttum

AGARWAL, L. P.: Ophthalmologica (Basel) **127**, 25—33 (1954).

— Proc. XVII. int. Cong. Ophthal. Montreal-N. Y. 1954, I, 240—249 (1955).

BARRENECHEA, S., R. CONTARDO, A. V. JARPA u. J. ARENTSEN: Arch. Oftal. B.Aires, **19**, 241 (1944).

BLOOMFIELD, S., u. H. HAIMOVICI: A. M. A. Arch. Ophthal. **43**, 969—978 (1950).

CHRISTENSEN, L., u. K. C. SWAN: Trans. Amer. Acad. Ophthal. Otolaryng. **53**, 489—498 (1949).

— — u. J. GOULD: Northwest. Med. **47**, 731—742 (1948); ref. Ophthal. Lit. **2**, 799 (1948).

CLARK, W. B., u. J. W. DUGGAN: Amer. J. Ophthal. **34**, 535—542 (1951).

CONTARDO, R., u. V. A. JARPA: Arch. sud. amer. oftal. 1943, zit. nach Barkan, O.: Ophthalmology in the War Years, Meyer-Wiener, Chicago, **1** (1946).

DIAZ-DOMINGUEZ, D.: Arch. Soc. oftal. hisp.-amer. **4**, 566—574 und 771—787 (1944); zit. nach Barkan, O.: Ophthalmology in the War Years, Meyer-Wiener, Chicago, **2** (1948).

EICHHOLTZ, F.: Lehrbuch d. Pharmakologie. 8. Aufl. Springer, Berlin-Göttingen-Heidelberg 1955, 596 S.

EICHLER, O., E. KLAR u. F. LINDNER: Klin. Wschr. **1948**, 715—719.

FRITZ, A.: Bull. Soc. belge Ophtal. **75**, 77—87 (1937).

FROMMEL, E., u. ZIMMET: Ann. Oculist (Paris) **174**, 178—182 (1937).

GAPEEV, P.: Ank. Oftal. **8**, 563—569 (1932); ref. Zbl. Ophthal. **28**, 477 (1933).

HARRIS, J. E., L. B. GEHRSITZ u. D. J. HEINRICHS: Proc. XVII. int. Cong. Ophthal. Montreal-N. Y. 1954, III, 1589—1597 (1955).

HOFE, K. VOM: Klin. Mbl. Augenheilk. **89**, 622—624 (1932).
IMACHI, K., u. K. SHIGEHIKO: Acta Soc. ophthal. Jap. **38**, 126—138 (1934); ref. Zbl. Ophthal. **31**, 720 (1934).
KAÁLI NAGY, S.: Orv. Hetil. **1**, 186—188 (1930); ref. Zbl. Ophthal. **23**, 449 (1930).
KO, E.: Acta Soc. ophthal. Jap. **41**, 221—229 (1937); ref. Zbl. Ophthal. **39**, 517 (1937).
KUMANOMIDO, M.: Acta Soc. ophthal. Jap. **35**, 53—60 (1931); ref. Zbl. Ophthal. **25**, 153 (1931).
LONG, S. DE, u. H. G. SCHEIE: A. M. A. Arch. Ophthal. **50**, 289—298 (1953).
MARCZAK, M.: Schweiz. med. Wschr. **1949**, 961—964; ref. Zbl. Ophthal. **53**, 208 (1950).
MEDRANO, I. R.: Rev. esp. Med. Guerra **5**, 80—90 (1940); ref. Zbl. Ophthal. **46**, 476 (1941).
MEESMANN, A.: Ber. dtsch. ophthal. Ges. Heidelberg **58**, 1953, 51—54 (1953).
MULLEN, C. R., u. I. H. LEOPOLD: A. M. A. Arch. Ophthal. **46**, 549—552 (1951).
NECTOUX, R.: Bull. Soc. Ophtal. Fr. No. 4, 199—203 (1937).
— Bull. Soc. Ophtal. Fr. No. 6, 548—553 (1937).
NEWELL, F. W., W. L. RIDGWAY u. R. W. ZELLER: Amer. J. Ophthal. **34**, 527—535 (1951).
NIEDERMEIER, S.: Albrecht von Graefes Arch. Ophthal. **150**, 665—670 (1950).
— Klin. Mbl. Augenheilk. **120**, 534—538 (1952).
ORBÁN, T.: Szemészet **91**, 35—38 (1954); ref. Ophthal. Lit. **8**, 634 (1954).
PAU, H.: Klin. Mbl. Augenheilk. **126**, 171—176 (1955).
PEREYRA, L.: G. ital. Oftal. **1**, 165—172 (1948).
PERSICHETTI, C.: Boll. Oculist. **29**, 234—250 (1950).
POSNER, A.: Amer. J. Ophthal. **33**, 1551—1554 (1950).
PRIMROSE, J.: Brit. J. Ophthal. **39**, 307—311 (1955).
RINTELEN, F., u. H. SMOLIK: Ophthalmologica (Basel) **120**, 100—103 (1950).
RYTKÖLÄ, T. L., u. H. HENRICSON: Acta Ophthal. (Kbh.) **31**, 185—186 (1953).
SCHENK, F.: Ophthalmologica (Basel) **118**, 42—65 (1949).
SHAH, M. A., J. WAHIA u. T. SOOMRO: Medicus **10**, 189—193 (1955); ref. Ophthal. Lit. **9**, 3020 (1955).
SRIVASTAVA, S. P.: J. All-India Ophthal. Soc. **2**, 33—44 (1954); ref. Ophthal. Lit. **8**, 3938 (1954).
STEIN, R.: Klin. Mbl. Augenheilk. **94**, 703—704 (1935).
STOCKER, F. W.: Proc. XVI. int. Cong. Ophthal. London, **2**, 1950, 916—927 (1951).
SZÁSZ, A.: Arch. Augenheilk. **108**, 511—516 (1934).
TAKANO, M.: Acta Soc. ophthal. Jap., **37**, 1959—1963 (1933); ref. Zbl. Ophthal. **31**, 290 (1934).
TANAKA, J.: Acta Soc. ophthal. Jap. **60**, 91—104 (1956); ref. Zbl. Ophthal. **69**, 303 (1956/57).
THIEL, R.: Klin. Wschr. **5**, 895 (1926).
— Klin. Mbl. Augenheilk. **77**, 753—775 (1926).
— Klin. Mbl. Augenheilk. **125**, 513—530 (1954).
— Proc. XVII. int. Cong. Ophthal. Montreal-N. Y. 1954, II, 722—792 (1955).
VILA-CORO, A.: Proc. XIV. int. Cong. Ophthal. 1934, IV. 527.
WERNER, S.: Finska Läk-Sällsk. Handl. **73**, 196—219 (1931); ref. Zbl. Ophthal. **25**, 735 (1931).
— Acta Ophthal. (Kbh.) **9**, 286—301 (1931).
— Acta Ophthal. (Kbh.) **9**, 275—285 (1931).

IV. Sympathicomimetica

(Schrifttum S. 431)

Adrenalin (Epinephrin, Suprarenin, Methylaminodioxy-phenylaethanol) und verwandte Verbindungen

$$(OH)_2C_6H_3\cdot CHOH\cdot CH_2\cdot NHCH_3$$

Adrenalin kommt in zwei optischen Modifikationen vor, von denen die linksdrehende physiologisch wirksam ist, während die rechtsdrehende fast unwirksam ist (zit. nach POULSSON-LILJESTRAND, 1944). Im Kammerwasser von Katzen und Ochsen ist es nicht nachweisbar, in Ciliarkörperextrakten und Iris nur in sehr geringen Mengen (PILLAT et al., 1953). Es wird von dem Ferment Aminooxydase zerstört, das in der Iris nachgewiesen wurde (ähnlich wie Acetylcholin durch die Cholinesterase zerstört wird).

Es ist hier nicht möglich, auf das umfangreiche Schrifttum über die Allgemeinwirkungen von Adrenalin einzugehen. Die Wirkung von Adrenalin auf Blutdruck und Augeninnendruck wurde bereits vor 1930 in grundlegenden Arbeiten geschildert, von denen ich hier einige nenne, ohne auf ihren Inhalt näher eingehen zu können: WESSELY (1900, 1906, 1908), KÖLLNER (1918), KNAPP (1921), BONNEFON (1923), THIEL (1924), ABADIE (1927; nicht-örtliche Behandlung mit Adrenalin, Ergotamin und Calciumchlorat). Im folgenden beschränke ich mich auf das Schrifttum der Augenheilkunde nach 1930.

Adrenalin-verwandte Präparate. Zunächst sind dem Adrenalin verwandte Präparate zu nennen, da ihre Wirkung prinzipiell ähnlich ist und Wiederholungen so vermieden werden können. Einen Überblick über solche Mittel findet man bei THIEL (1942).

Nor-Adrenalin (Arterenol)

OH
OH

$CHOH \cdot CH_2NH_2$

unterscheidet sich von Adrenalin durch das Fehlen einer Methylgruppe am Stickstoff.

l-Ephedrin

$CHOH \cdot CHCH_3 \cdot NHCH_3$

Stabiler als Adrenalin, weniger wirksam und weniger toxisch.

Ephetonin, Racemat des Ephedrin: 1-Phenyl-1-oxy-2-methylaminopropan.

Veritol, (β-(p-Oxyphenyl)-isopropylmethylamin)

OH

$CH_2CH \cdot NHCH_3$
$|$
CH_3

Mydrial (Benzedrin, 1-Phenyl-2-aminopropan, Amphetamin) *).

$CH_2 \cdot CH \cdot NH_2$
$|$
CH_3

Mydrial (seit 1. 1. 1952) (p-Oxy-phenyl-äthylamin) *)

OH

$CH_2 \cdot CH_2 \cdot NH_2$

Links-Glaukosan (2% l-Adrenalin bitart. mit Methylamino-aceto-brenzcatechin 2%).

Neo-Synephrin (M.M.P., Phenylephrin, Adrianol, Metasympatol, Chlorhydrat des m-Methylamino-äthanol-phenol).

Effortil (1-(3-Oxyphenyl-)-1-oxy-2-äthylamino-äthan-hydrochlorid).

---

*) Mydrial war von 1942 bis 1. 1. 1952 als 5% Lösung von Phenylaminopropan. sulf. im Handel. Ab 1. 1. 1952 wird Mydrial auf der Basis von p-Oxyphenyl-äthylamin als 2,5% Lösung hergestellt. Das bis 1. 1. 1952 als Mydrial-Augensalbe abgegebene Präparat wird seit diesem Datum als Mydrial-Atropin-Augensalbe bezeichnet. Der 1% Atropinzusatz war auch früher vorhanden, aber in dem Namen des Präparates nicht angegeben. Die Salbe enthält außerdem Suprareninbitart. 0,1% (1 : 1000) (Mitteilung der Fa. Winzer).

An *sonstigen Präparaten* werden beschrieben: 0,4% l-Adrenalin mit 0,2% l-Renon als Tropfen (STERNON et al., 1938); Adrenalinsalbe aus 1,83% Adrenalin bitart. (WEINTRAUB, 1938); an Stelle des L-Glaukosan 2% Adrenalinchlorid (GREEN, 1931); 2% Adrenalintropfen, isotonisch und von gleichem pH wie die Tränen (WEEKERS et al., 1938, 1939), sowie spanische (ARRUGA, 1948) und Schweizer (BALAVOINE et al., 1949) Ersatzmittel des L-Glaukosan. Adrenochrom (Carbazochrom, Handelsname Adrenosem) ist ein stabiles synthetisches Oxydationsprodukt von Adrenalin, das bei Glaucoma simplex Druck und Abflußwiderstand nicht ändert (KEENEY et al., 1955; NOMURA, 1956). Mesaton = Adrenalin (VEDMEDENKO, 1957).

Isopropyl-Arterenol (Isopropyl-Noradrenalin, Isuprel, Aludrin, Norisodrin, Isonorin) ändert die Pupillenweite nicht und senkt bei Glaukom mit weitem Kammerwinkel den Druck (WEEKERS et al., 1955). Die 1% Lösung verursacht örtliche Reizung mit Irishyperämie, sie ist bei entzündlichem Glaukom nicht angezeigt. Die ½% Lösung wird gut vertragen und unterstützt die Wirkung von Miotica (LEBENSOHN et al., 1957).

Tierversuche. Die Wirkung des Adrenalin auf die Blutgefäße hängt von der Dosierung ab; kleine Gaben erweitern die Gefäße, größere verengern sie (DUKE-ELDER, 1930, 1931; COLLE et al., 1931; DUKE-ELDER et al., 1932). Die Gefäßwirkung zeigt mehrere Phasen. So beobachtete SAUTTER (1949) bei Injektion von Adrenalin in den Glaskörper von Kaninchen zunächst eine Verengerung der Netzhautarterien, nach 45 min starke Capillarerweiterung und Blutungen, nach 1 Std eine zweite spastische Phase. Bei Injektion in die Blutbahn wird die Wirkung auf den Augeninnendruck durch die Änderung des Blutdruckes und der Gefäßweite des Auges bestimmt. Bei der Katze fanden VON SALLMANN et al. (1953) primär einen Anstieg, dem eine Senkung von Blutdruck und Augeninnendruck folgte, ebenso TAMURA (1932) beim Kaninchen. Wurde der Blutdruck konstant gehalten, so sank der i.o. Druck infolge der Gefäßverengerung (TAMURA, 1932). Bei Kaninchen, denen das Ggl. cervicale sup. entfernt wurde, senkte die retrobulbäre Injektion von Adrenalin den i.o. Druck rascher und stärker als an normalen Augen (KANEDA, 1952, 1953). In älteren Arbeiten (POOS, 1930; SCHAPER, 1937) wird eine toxische Wirkung auf die Capillaren des Auges bei subconjunctivaler Injektion angenommen und die Hypotonie als Folge der reaktiven Hyperämie erklärt. Diese Wirkung sah SCHAPER (1937) auch nach subconjunctivaler Injektion von Pilocarpin, Atropin oder Kochsalzlösung, sie ist also nicht spezifisch; das Auftreten der Hyperämie ist wie oben geschildert, von dem Zeitpunkt der Beobachtung abhängig. KAÁLI NAGY (1930) fand die hyperämische Phase 2½ Std nach der Injektion. Zunächst bewirkte die Gefäßverengerung eine verminderte Kammerwasserbildung, wie SHINDO (1933) aus der Abflachung der Vorderkammer bei Kaninchen nach Eintropfen, subconjunctivaler, retrobulbärer oder intravenöser Injektion schloß. Sie begann 3 min nach der Adrenalingabe und war nach 28–50 min maximal (0,45 mm). Der Anstieg des i.o. Druckes, der nach einer Paracentese bei Kaninchen folgte, wird durch Adrenalinpräparate verhindert (LEOPOLD et al., 1950). Die Durchlässigkeit der Blut-Kammerwasser-Schranke für Fluorescein wird durch Adrenalin vermindert (ROSSI, 1931), ist aber in der Phase der Gefäßerweiterung gesteigert (SWAN et al., 1940), die *K*-Ionenkonzentration in Kammerwasser gesteigert (TAKAOKA, 1956). Der Übertritt von P^{32} in das Kammerwasser wird nach SHIBATA (1956) verlangsamt, nach KORCHOVA (1957) nicht. WEEKERS et al. (1951) beschrieben bei Kaninchen nach dem Eintropfen von Adrenalin eine Verengerung der Wasservenen und i.o. Druckanstiege um 7 bis 8 mm Hg. Die Pupille der Katze wird durch kleine örtliche Adrenalingaben eng, durch große weit; wurde Adrenalin nach solchen Versuchen i.v. gegeben, so erweiterte es stets die Pupille, einerlei ob sie vorher eng oder weit war (SAWYER et al., 1933).

Mensch. *Wirkung auf den i.o. Druck bei Gesunden.* Adrenalin 1 : 1000 senkt bei subconjunctivaler Injektion den i.o. Druck (TESSIER, 1930). Auch das Eintropfen der 1%–1‰ Lösung soll drucksenkend wirken (MAYER, 1931). Ephedrin 4% ändert bei Eintropfen den i.o. Druck gesunder Augen minimal und nicht regelmäßig (MITCHELL, 1957) oder überhaupt nicht (TISCORNIA, 1947). Neo-Synephrin bewirkt außer der Pupillenerweiterung auch Drucksenkung und dichtet die Blut-Kammerwasser-Schranke nach kurzer Lockerung für längere Zeit ab (NECTOUX, 1954; RICCI, 1956).

Ähnlich wie bei den Parasympathicomimetica wurde auch bei den Sympathicomimetica beobachtet, daß sie die Hornhaut besser durchdringen, wenn vorher Lokalanaesthetica gegeben wurden oder tonometriert wurde (VALERIO et al., 1946; BLUM et al., 1947; OWE-LARSSON, 1956).

Zur *Pupillenerweiterung* fand VEIL (1930) 3% Ephedrin (Alkaloid der Ephedra vulgaris) besser wirksam als Adrenalin oder Euphthalmin. Mydriasis ist in 15 bis 30 min erreicht und dauert 7–20 Std. Nor-Adrenalin 2% wird von HOFMANN (1954) empfohlen, erweitert aber bei ungeschädigtem Hornhautepithel die Pupille nicht, sondern nur bei Anwendung nach der Tonometrie (OWE-LARSSON, 1956). Auch Veritol (FRIEMANN, 1938; RUSSO, 1938; MEYER, 1940; SCHMIDT, 1941; REHM, 1941; BÖHRINGER, 1948) und Mydrial (THIEL, 1942) wurden in erster Linie zur Pupillenerweiterung empfohlen (Diagnostik, Iritis) und sind für die Behandlung des Glaucoma simplex ohne nennenswerte Bedeutung. LOTTRUP-ANDERSEN (1938) legte einen mit Adrenalin getränkten Wattebausch in die untere Übergangsfalte der Bindehaut, wodurch sich die Pupille oval erweitert und die Gefahr eines Druckanstieges geringer ist; vorher und danach wird Pilocarpin getropft.

Bei Glaukom sind die wichtigsten Wirkungen der Sympathicomimetica die Drosselung der Kammerwasserproduktion infolge der Gefäßverengerung und die Erweiterung der Pupille. Die erste Wirkung kann den i.o. Druck senken, die zweite bei engem Kammerwinkel zum Glaukomanfall führen. Hieraus ergibt sich, daß die *Indikation* bei Verordnung von Sympathicomimetica *streng gestellt werden muß:* Sie sind nur bei weitem Kammerwinkel erlaubt und dann besonders bei Iritis mit Drucksteigerung angezeigt, dagegen darf man sie bei *engem Kammerwinkel nicht anwenden.*

Früher wurde die Bedeutung der Kammerwinkelweite nicht immer richtig erkannt. Man richtete die Medikation nach der klinischen Form des Glaukoms oder nach der *Höhe der Tension.* HAMBURGER, der zunächst (1930) L-Glaukosan allgemein bei Versagen der Miotica empfohlen hatte, wobei Glaukomanfälle vorkamen, riet später (1934, 1935, 1939), bei i.o. Druck unter 40 mm Hg an den Tagen vor und nach Glaukosanbehandlung Miotica zu geben (so auch POSNER, 1948, nach Anwendung von Neo-Synephrin bei Glaucoma simplex), und bei i.o. Druck über 40 mm Hg L-Glaukosan gleichzeitig mit Eserin anzuwenden.

Die gleichzeitige Anwendung von Miotica mit Adrenalinverwandten wurde auch von anderen Autoren empfohlen (RAUH, 1930, Links-Glaukosan und Miotica; LÖHLEIN, 1934, Pilocarpin und Suprarenin; HYNIE, 1935, Glaucit-Adrenalinsalbe mit Pilocarpin zusammen; WEINSTEIN, 1942, 0,5% Pilocarpin mit 1% Adrenalin; WEEKERS et al., 1954, 2% Adrenalin mit Eserin oder DFP; KLEINERT, 1956, Effortilsalbe 1% mit Pilocarpin; MÜLLER et al., 1952, verschiedene Miotica zusammen mit Adrenalin als „Mischtropfen“, vgl. S. 405). Aber auch bei dieser Vorsichtsmaßnahme erscheinen mir pupillenerweiternde Mittel nur bei Augen mit weitem Kammerwinkel erlaubt zu sein. Die *klinische Verlaufsform* des Glaukoms (Glaucoma simplex) bietet keine Gewähr für die Ungefährlichkeit von Adrenalin, doch war sie ein besseres Kriterium als die Höhe des i.o. Druckes, solange die Gonioskopie noch nicht allgemein eingeführt war. So empfehlen Sympathicomimetica nur bei Glaucoma simplex oder bei Iritis mit Drucksteigerung TESSIER (1930), LÖHLEIN (1930), SALUS (1931), RINALDI (1934), POST (1934, 1937), SCHWARTZ (1938), ODINCOV (1939), SCHMIDT (1941, Veritol), NECTOUX (1951), GALVEZ-MONTES et al. (1956).

Auf die Anfallsgefahr bei hämorrhagischem, akutem oder chronisch-kongestivem Glaukom weisen hin: KAÁLI NAGY (1930), LÖHLEIN (1930), BÖCK (1935), WIENER et al. (1937) und BRUCKNER (1937). SCHIFF-WERTHEIMER et al. (1948) sahen einen Glaukomanfall nach subconjunctivaler Injektion von Adrenalin, TAPIE (1957) nach Eintropfen von 5% Neosynephrin. Vor 1930 gibt es zahlreiche Berichte über Glaukomanfälle nach L-Glaukosan oder anderen Adrenalinpräparaten (z. B. Diskussion zu HAMBURGER, 1924; JAENSCH, 1926; NÓNAY, 1928; CASTRESANA, 1929).

Ich beobachtete einen Glaukomanfall bei einem Kranken mit engem Kammerwinkel, dessen Pupille wegen Sehverschlechterung zur Fundusuntersuchung mit L-Glaukosan erweitert und sofort danach mit Eserin verengt worden war. Der Anfall trat bei enger Pupille ein und dürfte auf die Gefäßerweiterung von Iris und Ciliarkörper zurückzuführen sein, die auf die primäre spastische Phase folgt und dann den Verschluß des Kammerwinkels trotz der engen Pupille bewirkt. Die Pupillenverengerung durch Miotica schützt also nicht vor einem Glaukomanfall nach Adrenalinpräparaten! Auch nach Mydrial sah ich bei zuvor klinisch gesunden Augen (mit engem Kammerwinkel) Glaukomanfälle.

Es gibt bei engem Kammerwinkel kein ungefährliches Mydriaticum (LEYDHECKER, (1952). Deshalb soll man vor Anwendung pupillenerweiternder Mittel stets eine *Gonioskopie* ausführen. Muß man bei engem Kammerwinkel die Pupille erweitern (Fundusuntersuchung), so wählt man am besten ein Mittel mit möglichst kurzer Wirkungsdauer, bei dem man sofort nach der Untersuchung die Pupille durch Miotica wieder verengern kann (s. S. 379).

Bei Glaucoma simplex ist der therapeutische Erfolg von Adrenalin und seinen Verwandten im allgemeinen geringer als der von Parasympathicomimetica. BURCUS

(1931) sah durch L-Glaukosan nur vorübergehende Erfolge, von Sallmann (1934) erzielte nur bei der Hälfte der Augen normale Tension, ähnlich äußerten sich Stein (1935, 1936) und Grósz (1936; empfahl Iontophorese von L-Glaukosan bei Iritis).

Die Wirkung beruht, wie auch aus den Tierversuchen hervorgeht, auf einer Drosselung der Kammerwasserbildung in der Phase der Gefäßverengerung. Dies konnten Weekers et al. (1955, 1956) mit Fluoresceinversuchen wahrscheinlich machen. Sie verglichen dabei (1955) die Wirkung verschiedener Adrenalinverwandter und empfahlen (1954) 2% Adrenalin zur Behandlung des Glaucoma simplex mit weitem Kammerwinkel, was sie manchmal mit Eserin oder DFP kombinierten.

Bei einer Tension über 35 mm Hg fanden sie tonographisch neben der Drosselung des Kammerwasser-Minutenvolumens auch eine Senkung des Widerstandes (1954). Sie glauben, daß er infolge der Drucksteigerung erhöht war. Kleinert (1955, 1957) nahm an, daß Adrenalin allein durch Senkung des Abflußwiderstandes wirke, für dessen Ursache er ein perilimbales Ödem der Sklera hielt, das durch Adrenalin beseitigt wird. Auch Boles-Carenini (1956) erklärte die Drucksenkung tonographisch allein durch Senkung des Abflußwiderstandes. Friedenwald (1932) hoffte, durch die retrobulbäre Injektion von Adrenalin das postoperative Ödem des Ciliarkörpers zu verringern und Synechien zu vermeiden. Ich glaube nicht, daß sich dies so erreichen läßt. Eine Stunde nach Adrenalingabe sind die Blutgefäße erweitert, die Permeabilität ist gesteigert (Swan et al., 1940).

Die *Lösung von Synechien* zwischen Iris und Linse gelingt meist nur, wenn sie frisch sind. Huber (1934) konnte nur bei 3 von 39 Augen Synechien mit L-Glaukosan lösen. Die Injektion von Adrenalin unter die Bindehaut oder in die Vorderkammer (Verrey, 1949) kann hierzu besser sein.

Nach vorübergehendem Gebrauch von Adrenalinpräparaten können zuvor unwirksame Miotica wieder wirksam werden (Hamburger, s. oben; Castresana, 1935).

Bei zwei Kranken wird über eine starke *Pigmentausschwemmung* aus der Iris nach Anwendung von L-Glaukosan berichtet (Pillat, 1934; Bard, 1935), die explosionsartig-plötzlich erfolgte. In beiden Fällen handelte es sich um „Kapselhäutchen-Glaukom“, bei dem vielleicht eine Degeneration der Iris vorlag (s. dort).

Schrifttum

Abadie, C.: Bull. Soc. franç. ophtal. **40**, 362—367 (1927).

Arruga, H.: Arch. Soc. oftal. hisp.-amer. **8**, 534—535 (1948); ref. Ophthal. Lit. **2**, 1699 (1948).

Balavoine, C., u. M. Doret: Ophthalmologica **117**, 186 (1949).

Bard, J.: Z. Augenheilk. **85**, 261 (1935).

Blum, J. D., u. M. Valerio: Ann. Oculist. (Paris) **180**, 116—117 (1947).

Böck, J.: Wien. klin. Wschr. 1935/I, 336.

— Wien. med. Wschr. 1935/II, 964—966.

Böhringer, H. R.: Praxis (Bern) **37**, 585 (1948).

Boles-Carenini, B.: Boll. Oculist. **35**, 412—422 (1956).

Bonnefon: Ann. Oculist. (Paris) **160**, 470—482 (1923).

Bruckner, A.: Bull. Soc. ophtal. Fr. Nr. 6, 508—536 (1937).

Burcus: Cluj. med. **12**, 49 (1931) (Rumänisch); ref. Zbl. Ophthal. **25**, 843 (1931).

Castresana, A.: Rev. Ophthal. São Paulo **4**, 121—132 (1935); ref. Zbl. Ophthal. **34**, 329 (1935).

Castresana, B.: Siglo méd. **83**, 116—119 (1929); ref. Zbl. Ophthal. **21**, 438 (1929).

Colle, J., P. M. Duke-Elder u. S. Duke-Elder: J. Physiol. **71**, 1—30 (1931); ref. Zbl. Ophthal. **25**, 533 (1931).

Duke-Elder, S.: Ned. T. Geneesk. 1930/II, 4724—4725; ref. Zbl. Ophthal. **24**, 656 (1931).

— A. M. A. Arch. Ophthal. **6**, 1—20 (1931).

— A. M. A. Arch. Ophthal. **6**, 158—180 (1931).

—, P. M. Duke-Elder u. J. Colle: Brit. J. Ophthal. **16**, 87—97 (1932).

Friedenwald, J. S.: Amer. J. Ophthal. **15**, 189—193 (1932).

Friemann: Klin. Mbl. Augenheilk. **101**, 563—565 (1938).

Galbiati, L.: Boll. Soc. med.-chir. Pavia **71**, 89—95 (1957); ref. Zbl. Ophthal. **73**, 313 (1958).

Galvez-Montes, J., u. E. Moreno Lupiañez: Arch. Soc. oftal. hisp.-amer. **16**, 573—583 (1956); ref. Ophthal. Lit. **10**, 1215 (1956).

Green, J.: A. M. A. Arch. Ophthal. **5**, 350—353 (1931).
Grósz, I. de: Arch. Ophtal. (Paris) **53**, 25—31 (1936).
— Klin. Mbl. Augenheilk. **96**, 402 (1936).
Hamburger, C.: Ber. dtsch. ophthal. Ges. Heidelberg, 1924, **44**, 126—130 (1924).
— Brit. J. Ophthal. **14**, 172—176 (1930).
— Klin. Mbl. Augenheilk. **93**, 60—69 (1934).
— Wien. klin. Wschr. 1935/I, 335—336.
— Brit. J. Ophthal. **19**, 455—459 (1935).
— Brit. J. Ophthal. **23**, 557—567 (1939).
Hofmann, H.: Klin. Mbl. Augenheilk. **124**, 63—76 (1954).
Huber: Klin. Mbl. Augenheilk. **92**, 404 (1934).
Hynie, J.: Čsl. Ofthal. **2**, 245—250 (1935); ref. Zbl. Ophthal. **36**, 572 (1936).
Jaensch, P. A.: Klin. Mbl. Augenheilk. **76**, 433 (1926).
Kaáli Nagy, S.: Orv. Hetil. 1930/I, 186—188; ref. Zbl. Ophthal. **23**, 449 (1930).
Kaneda, S.: Acta Soc. ophthal. Jap. **56**, 311—316 (1952); ref. Ophthal. Lit. **6**, 2588 (1952).
— Acta Soc. ophthal. Jap. **56**, 866—869 (1952); ref. Ophthal. Lit. **6**, 3947 (1952).
— Acta Soc. ophthal. Jap. **57**, 1352—1355 (1953); ref. Ophthal. Lit. **7**, 3057 (1953).
Keeney, A. H., u. M. V. Mody: A. M. A. Arch. Ophthal. **54**, 665—669 (1955).
Kleinert, H.: Albrecht v. Graefes Arch. Ophthal. **157**, 24—39 (1955).
— Klin. Mbl. Augenheilk. **128**, 401—410 (1956).
— Forschung und Praxis **10**, 28 (1957); ref. Ophthal. Lit. **11**, 1317 (1957).
Knapp, A.: A. M. A. Arch. Ophthal. **50**, 556—559 (1921) u. Trans. Amer. Soc. Ophthal. **19**, 69—75 (1921).
Köllner, H.: Arch. Augenheilk. **83**, 135—167 (1918).
Korchova, N. I.: Oftal. Ž. **12**, H. 5, 292—296 (1957); ref. Zbl. Ophthal. **73**, 91 (1958).
Lebensohn, J. E., u. R. H. G. Monninger: Amer. J. Ophthal. **43**, 412—416 (1957).
Leopold, I. H., u. R. Day: Amer. J. Ophthal. **33**, 1452—1453 (1950).
Leydhecker, W.: Ber. dtsch. ophthal. Ges. Heidelberg, 1951, **57**, 199—203 (1952).
Löhlein, W.: in: Zeitfragen der Augenheilkunde, 1934, herausgeg. v. W. Löhlein u. W. Wegner, 85—112; 143—164 Enke-Verl., Stuttgart 2. Aufl. (1938).
— Zbl. Ophthal. **22**, 1—96 (1930).
Lottrup-Andersen: Acta ophthal. (Kbh.) **16**, 611—624 (1938).
Mayer, L. L.: Amer. J. Ophthal. **14**, 1015—1017 (1931).
Meyer, B.: Zur Pharmakologie des Veritols. Experimentelle Untersuchungen über die Wirkungsweise am Auge. Diss. Münster (Westf.) 1940.
Mitchell, D. W. A.: Brit. J. Physiol. Optics N. S. **14**, 38—42 (1957); ref. Zbl. Ophthal. **71**, 140 (1957).
Müller, H. K., u. I. von Glasenapp: in: „Glaukom“, Bücherei des Augenarztes, Heft 21, 81—100 (1952), Enke, Stuttgart.
Nectoux, R.: Bull. Soc. Ophtal. Fr. No. 7, 734—738 (1951).
— Bull. Soc. Ophtal. Fr. 18—21 (1954).
Nomura, N.: J. Clin. Ophthal. (Tokyo) **10**, 177—181 (1956); ref. Zbl. Ophthal. **70**, 32 (1957).
Nónay, T.: Klin. Mbl. Augenheilk. **80**, 503—508 (1928)
Odincov, V. P.: Vestn. Oftal. **4**, 3—17 (1939); ref. Zbl. Ophthal. **44**, 544 (1940).
Owe-Larsson, A.: Acta ophthal. (Kbh.) **34**, 27—34 (1956).
Papagno, M.: G. Med. mil. **85**, 1224—1230 (1937); ref. Zbl. Ophthal. **40**, 237 (1938).
Pillat, A.: Z. Augenheilk. **84**, 257 (1934).
Pillat, B., u. M. M. Powers: A. M. A. Arch. Ophthal. **50**, 323—330 (1953).
Poos, F.: Ber. dtsch. ophthal. Ges. Heidelberg **48**, 122—127 (1930).
Posner, A.: Amer. J. Ophthal. **31**, 222—224 (1948).
Post, L. T.: A. M. A. Arch. Ophthal. **11**, 187—193 (1934).
Post, W. L.: Amer. J. Ophthal. **20**, 170—177 (1937).
Poulsson u. G. Liljestrand: Poulsson's Lehrbuch der Pharmakologie für Ärzte und Studierende. Neubearbeitet von G. Liljestrand, 14. Aufl., Hirzel, Leipzig 1944.
Rauh, W.: Z. Augenheilk. **73**, 8—26 (1930).
Rehm, F.: Klin. Mbl. Augenheilk. **107**, 197—199 (1941).
Ricci, G.: Ann. Ottal. **82**, 419—436 (1956).
Rinaldi, S.: Ann. Ottal. **62**, 500—525 (1934).
Rossi, V.: Arch. Ottal. **38**, 573—585 (1931).
Russo, A.: Rass. ital. Ottal. **7**, 328 (1938).
Sallmann, L. von: Wien. klin. Wschr. 1934/II, 885—888.
—, M. P. Meyers u. B. Pillat: Amer. J. Ophthal. **36**, 91—102 (1953).
Salus, R.: Med. Klin. 1931/II, 1777—1780.
Sautter, H.: Klin. Mbl. Augenheilk. **114**, 333—346 (1949).

Sawyer, M., MacKay u. T. Schlossberg: Amer. J. Physiol. **103**, 153—158 (1933); ref. Zbl. Ophthal. **29**, 282 (1933).
Schaper, H.: Zur Kenntnis der Wirkungsweise pharmakologischer Mittel auf den Flüssigkeitswechsel des Auges bei subconjunctivaler Injektion. Diss. Münster (Westf.) 1937.
Schiff-Wertheimer, S., u. Jonquéres: Arch. Ophtal. (Paris) **8**, 278 (1948).
Schmidt, R.: Klin. Mbl. Augenheilk. **106**, 429—442 (1941).
Schwartz, L. H.: A. M. A. Arch. Ophthal. **19**, 976—981 (1938).
Shibata, T.: Acta Soc. ophthal. Jap. **60**, 394—399 (1956); ref. Zbl. Ophthal. **70**, 31 (1957).
Shindo, S.: Acta Soc. ophthal. Jap. **37**, 1440—1450 (1933); ref. Zbl. Ophthal. **30**, 518 (1934).
— Acta Soc. ophthal. Jap. **37**, 1622—1627 (1933); ref. Zbl. Ophthal. **30**, 730 (1933).
Stein, C.: Zur Glaukombehandlung mit Glaukosan. Diss. Gießen 1936.
Stein, R.: Klin. Mbl. Augenheilk. **94**, 703—704 (1935).
Sternon, F., u. F. Herrioul: Bull. Acad. Méd. Belg. VI, **3**, 638—650 u. 558—560 (1938).
Swan, K. C., u. W. M. Hart: Amer. J. Ophthal. **23**, 1311—1319 (1940).
Takaoka, S.: Acta Soc. ophthal. Jap. **60**, 232—251; 281—284 (1956); ref. Ophthal. Lit. **10**, 37 (1956).
Tamura, K.: Acta Soc. ophthal. Jap. **36**, 1161—1166 (1932); ref. Zbl. Ophthal. **28**, 343 (1933).
—, u. M. Takano: Acta Soc. ophthal. Jap. **37**, 1462—1467 (1933); ref. Zbl. Ophthal. **30**, 580 (1934).
Tapie, R.: Bull. Soc. Ophtal. Fr., 691—693 (1957).
Tessier, G.: Boll. Oculist. **9**, 761—863 (1930).
Thiel, R.: Klin. Mbl. Augenheilk. **72**, 534 (1923).
— Klin. Mbl. Augenheilk. **108**, 10—39 (1942).
Tiscornia, B. J.: Arch. Soc. oftal. hisp.-amer. **7**, 367—374 (1947); ref. Ophthal. Lit. **1**, 503 (1947).
Valerio, M., u. J. D. Blum: Ophthalmologica **111**, 193—219 (1946).
Vedmedenko, A. T.: Oftal. Ž. **12**, 501—502 (1957); ref. Zbl. Ophthal. **74**, 214 (1958).
Veil, P.: Bull. Soc. Ophtal. Fr. Nr. 3, 160—166 (1930) u. Arch. Ophtal. (Paris) **47**, 393—401 (1930).
Verrey, F.: Bull. Soc. franç. Ophtal. **62**, 29—38 (1949).
Weekers, L., P. Joiris u. F. Bonhomme: Bull. Soc. belge Ophtal. Nr. 77, 101—117 (1938).
— — Arch. Ophtal. (Paris) Nr. 3, 97—108 (1939).
Weekers, R., Y. Delmarcelle u. J. Gustin: Amer. J. Ophthal. **40**, 666—672 (1955).
—, E. Prijot: Ophthalmologica **121**, 264—274 (1951).
— — Y. Delmarcelle u. J. Gustin: Bull. Soc. belge Ophtal. Nr. 107, 208—219 (1954).
— — u. J. Gustin: Ophthalmologica **128**, 213—217 (1954).
— — —: Brit. J. Ophthal. **38**, 742—746 (1954).
— — u. M. Watillon: Bull. Soc. Ophtal. Fr. 215—221 (1956).
—, u. M. Watillon: Ann. Oculist (Paris) **188**, 654—664 (1955).
— — L. Gougnard u. J. Gustin: Bull. Soc. belge Ophtal. No. 111, 314—318 (1955).
Weinstein, P.: Ophthalmologica **104**, 166—171 (1942).
Weintraub, J. D.: A. M. A. Arch. Ophthal. **19**, 759—761 (1938).
Wessely, K.: Ber. dtsch. ophthal. Ges. Heidelberg, 1900, **28**, 69—83 (1901).
— Ber. dtsch. ophthal. Ges. Heidelberg, 1906, **33**, 361—364 (1907).
— Arch. Augenheilk. **60**, 1—48 u. 97—160 (1908).
Wiener, Meyer u. B. Y. Alvis: Amer. J. Ophthal. **20**, 497—504 (1937).

V. Carboanhydrase-Hemmer

(Schrifttum S. 438)

Präparate. Acetazolamid (Diamox, 2-Acetylamino-1,3,4-thiadiazol-5-sulfonamid)

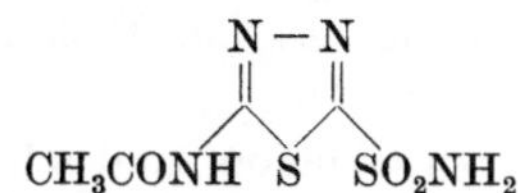

wurde von Roblin et al. (1950) und Miller et al. (1950) dargestellt und ist der am häufigsten benutzte Hemmer des Enzyms Carboanhydrase. Andere Hemmstoffe, gleichfalls Sulfonamide, sind p-Sulfamid-benzoesäure (Dirnat; Green et al., 1955; Berggren et al., 1955), 5-Sulfamoyl-1,3,4-thiadiazol-2-yl (Mc 9367, Squibb-N-Propionamid; Balistocky et al., 1957) und Diphenylmethan-4,4-disulfonamid (Nirexon; Firma Bayer):

$$H_2N-O_2S-C_6H_4-CH_2-C_6H_4-SO_2-NH_2$$

Neptazane (2-Acetylamino-n_3-methyl-Δ2-1,3,4-thiadiazolin-5-sulfonamid) ist ein neuer Carboanhydrasehemmer, der in vitro 1,3–1,6mal stärker als Acetazolamid wirkt (Firma Cyanamid Int.).

Die im folgenden besprochenen Arbeiten beziehen sich auf Acetazolamid.

Die Anwendung und Wirkungsweise außerhalb der Augenheilkunde sei hier nur kurz gestreift. Acetazolamid vermindert die Sekretion der Magenschleimhaut und des Pankreas. Gute Erfolge wurden bei Epilepsie erzielt. Vor allem wird es als Diureticum benutzt. Diese Wirkung beruht auf der Hemmung der Carboanhydrase, eines Fermentes, das in den Epithelien der Nierentubuli vorkommt und die Bildung der Kohlensäure aus Wasser und Kohlendioxyd katalysiert: $CO_2 + H_2O \rightleftarrows H^+ + HCO_3^-$. Die Wasserstoffionen werden gegen Natrium ausgetauscht, das rückresorbiert wird. Wenn Acetazolamid die Carboanhydrase hemmt, stehen weniger H-Ionen zur Verfügung. Die Na-Ionen der Puffersubstanzen Na_2HPO_4 und $NaHCO_3$ können nicht durch H-Ionen ersetzt und deshalb nicht rückresorbiert werden. So kommt es zur vermehrten Ausscheidung von Na- und HCO_3-Ionen, zugleich auch von K-Ionen, da diese die Stelle der fehlenden H-Ionen einnehmen. Die Verschiebung der Elektrolytausscheidung führt zur Steigerung der Diurese, der Harn wird alkalisch, Blut und Gewebe leicht sauer.

Vorkommen von Carboanhydrase im Auge. Im Auge kommt Carboanhydrase in der Linse in höherer Konzentration als im Blut vor (Bakker, 1941). Mangel an dem Ferment führt zur Trübung der Linse (Bakker, 1941, 1948). Außerdem wurde es im Glaskörper, besonders in dessen peripheren Teilen (Gloster, 1956), in Netzhaut, Hornhautepithel und Ciliarkörper (Leiner, 1940; Kauth et al., 1953; Wistrand, 1951; Gloster et al., 1955; Sato, 1956) nachgewiesen.

Ihre Rolle bei der Bildung des Kammerwassers. Das Ferment dürfte für den Bicarbonatüberschuß im Kammerwasser (Kinsey, 1953) wichtig sein. Friedenwald (1949, 1955) nahm folgende Prozesse bei der Kammerwasserbildung an: Das Cytochromsystem im Ciliarepithel reduziert Sauerstoff, der mit Wasser Hydroxylionen bildet ($O^- + H_2O \rightarrow 2\,OH^-$). Die im Überschuß vorhandenen Hydroxylionen bilden mit Kohlendioxyd Bicarbonationen ($2\,OH + 2\,CO_2 \rightarrow 2\,HCO_3$), eine Reaktion, die, wie wir oben gesehen haben, durch das Ferment Carboanhydrase katalysiert wird. Die im Kammerwasser überschüssigen Bicarbonationen bewirken den Übertritt von Na-Ionen ins Kammerwasser. Die Anreicherung der Elektrolyte im Kammerwasser (Na, HCO_3) bewirkt dessen gegenüber dem Blut um 5 mM erhöhten osmotischen Druck, wodurch Wasser vom Blut zur Vorderkammer fließt. Wenn die Carboanhydrase gehemmt wird, werden weniger Bicarbonationen gebildet, der Na-Ionen-Gehalt des Kammerwassers nimmt ab, der osmotische Druck des Kammerwassers ist geringer, es fließt weniger Wasser aus Blut und Gewebe zur Vorderkammer und der i.o. Druck sinkt.

Klinische Anwendung von Acetazolamid bei Glaukom. Auf Grund dieser Vorstellungen führten Becker (1954), Grant et al. (1954) und Breinin et al. (1954) Acetazolamid in die Glaukombehandlung ein und fanden bei peroraler oder intravenöser Gabe die erwartete Senkung des i.o. Druckes. Die klinisch angewandte Dosis liegt bei 250–1000 mg täglich peroral.

Über die klinischen Ergebnisse bei Glaukom sind sehr zahlreiche Arbeiten erschienen, die im wesentlichen die Erfahrungen der ersten Beobachter bestätigen. Wir fassen die nur im Literaturverzeichnis genannten Arbeiten hier zusammen:

Bei Gesunden ist die Drucksenkung nur gering, in Prozenten des Ausgangsdruckes aber etwa ebenso stark, wie bei Glaukom. Sie beginnt 30–90 min nach Einnehmen der Tabletten, ist nach 1–5 Std am stärksten und dauert etwa 8–12 Std. Besonders gut sind die Erfolge bei akutem und chronisch-kongestivem Glaukom (Winkelblock-Glaukom), doch empfiehlt sich die gleichzeitige Gabe von Miotica. Die verminderte Kammerwasserbildung setzt hier den Druck hinter der Iris herab, sie wird weniger stark in den Kammerwinkel gepreßt. Bei Glaucoma simplex (mit offenem Kammerwinkel) ist der Erfolg unsicher, bei hämorrhagischem Glaukom, absolutem Glaukom und Hydrophthalmie sinkt der Druck meist nicht.

Bei Sekundärglaukom nach Trauma oder Entzündung wirkt Acetazolamid sehr gut. Insgesamt erzielt man bei etwa 70–90% aller Glaukomformen eine stärkere Drucksenkung als mit Miotica allein. Bei Augen mit sehr geringem Minutenvolumen des Kammerwassers wird man keine erhebliche Wirkung erwarten dürfen (BECKER et al., 1955).

Bei längerer Behandlung stören *Nebenerscheinungen*: Paraesthesien in den Fingerspitzen werden meist ertragen (LEOPOLD et al., 1956), Atemnot, Schläfrigkeit, Appetitlosigkeit und Gewichtsverlust dagegen zwingen zum Absetzen des Mittels (10 von 50 Patienten, BECKER et al., 1955; 2 von 29 Patienten, KUPFER et al., 1955; 8 von 111 Patienten, LEOPOLD et al., 1956). Außerdem entsteht nicht selten eine Resistenz gegen Diamox, die schon nach wenigen Tagen eintreten kann. Die Zugabe von täglich 3mal 1 g Kaliumbicarbonat beseitigt Paraesthesien und macht Acetazolamid bei refraktären Patienten wieder wirksam (CAMPBELL et al., 1957).

Anzeigen. Deshalb eignet sich das Mittel vor allem für die kurzfristige Behandlung der Drucksteigerung. Bei akutem Glaukom gibt man es in hohen Dosen (500 mg i.v. oder bis 1000 mg per os) mit Miotica. Es ermöglicht uns bei anderen Glaukomformen, Zeit zu gewinnen, wenn eine Operation aufgeschoben werden soll und diese bei niedrigem Druck auszuführen.

Bei entzündlichem Glaukom kann eine Operation sogar ganz erspart werden, wenn nach Abklingen der Entzündung der i.o. Druck wieder normal ist. Das Erweitern der Pupille zur Fundusuntersuchung ist bei herabgesetzter Kammerwasserbildung weniger gefährlich (vgl. jedoch S. 379). Bei Allergie gegen Miotica kann Acetazolamid wertvoll sein, bildet aber meist keinen ausreichenden Ersatz. Dagegen ist Acetazolamid ein geeignetes Mittel bei Hypersekretionsglaukom mit normalem Abflußwiderstand (BEKKER et al., 1956).

Gegenanzeigen. Bei Lebercirrhose und Nierensteinen soll man kein Acetazolamid geben (KŘIŽEK, 1957). CHANDLER (1957) warnt vor längerem Gebrauch von Acetazolamid bei Glaukom mit engem Kammerwinkel, weil durch ein Aufschieben der Operation vermehrt Synechien im Kammerwinkel entstehen, die die Prognose später notwendiger Eingriffe verschlechtern. Auf die allgemeinen Nebenerscheinungen bei längerer Behandlung wurde schon hingewiesen. Sehr selten dürfte eine Anämie (ARRUGA FORGAS, 1957) sein. Über eine Agranulocytose berichteten CONSTANTINO et al. (1957). Auch vorübergehende linsenbedingte Myopie, die nach dem Gebrauch anderer Sulfonamide bekannt ist, kommt selten vor (ARENTSEN, 1956; BACK, 1956; KRONNING, 1957). Berichte über Linsentrübung sind mir nicht bekannt; man könnte sie wegen des hohen Carboanhydrase-Gehaltes der Linse erwarten.

Zur *Entlastungsprobe* bei Glaukom wollte BRONNER (1957) die Drucksenkung nach Acetazolamid benutzen.

Sonstige augenärztliche Anwendungszwecke. Acetazolamid soll die postoperativ *aufgehobene Vorderkammer* beschleunigt wieder herstellen (LINDNER, 1955; MURPHY, 1955; PERKINS, 1955; THORPE, 1955; AGARWAL et al., 1955; BÉGUÉ, 1955; KAMEL, 1956; PAUFIQUE et al., 1956; ŠULPINA, 1956; AGARWAL et al., 1957; IKEDA, 1957), wobei die meisten Autoren annehmen, daß die häufig vorhandene Aderhautabhebung rascher verschwindet oder die Bespülung einer Operationsfistel mit Kammerwasser geringer wird und diese zuheilen kann. LINDNER (1956) vermutet, daß das sekundäre Kammerwasser den Glaskörper zusammenzieht, dieser sich hinten ablöst, nach vorn drückt und die Vorderkammer aufhebt; eine verminderte Kammerwasserbildung unterbricht diesen Prozeß. Eine beschleunigte Herstellung der Vorderkammer nach Acetazolamid-Behandlung konnten andere Autoren (TROTTER, 1956; ŘEHÁK, 1957; VLADYKOVÁ, 1957) nicht bestätigen. Auch ich sah oft keinen Erfolg von Acetazolamid, in anderen Fällen war es fraglich, ob der Erfolg der Behandlung zu verdanken war.

Ein *getrübtes Hornhauttransplantat* soll sich nach STOCKER (1956) und PAUFIQUE et al. (1956) durch Acetazolamidbehandlung aufhellen lassen, was von ŘEHÁK (1957) und VLADY-

KOVÁ (1957) nicht bestätigt wird. RIZZO (1957) fand nach Acetazolamid bei Hornhautödem verschiedener Genese eine Dickenabnahme um 0,02–0,05 mm.

Klinische Untersuchungen zur Wirkungsweise. Die meisten Autoren sind sich einig, daß die Drucksenkung nach Acetazolamid eine Folge der verminderten Kammerwasserbildung ist. Die Tonographie nach Acetazolamid zeigt meist ein Absinken des i.o. Druckes bei unverändertem Widerstand (GRANT et al., 1954; KUPFER et al., 1955; WEEKERS et al., 1956; BECKER, 1955). Weniger oft findet man ein Ansteigen des Widerstandes, was als homöostatischer Reflex auf die Verminderung des Kammerwasser-Minutenvolumens erklärt wird (BECKER et al., 1955; BECKER, 1955; FRIEDENWALD, 1955; PRIJOT et al., 1956). Der i.o. Druck sinkt dann nur wenig oder gar nicht, es entsteht der irreführende Eindruck, als sei Acetazolamid in solchen Fällen wirkungslos (Pseudoresistenz). Der kompensatorische Anstieg des Widerstandes kann durch Aldosteron, das NaCl-retinierende Hormon der Nebennierenrinde, verhindert werden (KINSEY et al., 1955; BECKER et al., 1955). Kaninchen sind pseudoresistent, wenn ihre Nahrung zu wenig NaCl enthält (KINSEY et al., 1955). In anderen (selteneren) Fällen wurde außer dem Minutenvolumen des Kammerwassers auch der Widerstand nach Acetazolamid kleiner (SUGAR et al., 1955; VAN BEUNINGEN, 1956; LEYDHECKER, 1956), wobei KLEINERT (1954, 1956) eine Besserung des Abflusses durch Verschwinden des von ihm vermuteten perilimbalen Ödems der Sklera annahm. Eine sichtbare Besserung des Kammerwasser-Abflusses beschrieb auch OKA (1956). Wir haben aber schon (S. 145) darauf hingewiesen, daß nach unserer Meinung eine Beobachtung der episkleralen und Wasservenen keine sicheren Schlüsse auf den Gesamtabfluß des Kammerwassers erlaubt. Die Beobachtung von FUNAMOTO (1957), daß sich der i.o. Druck nach Bulbuskompression unter Acetazolamid später wieder herstellt, spricht für eine verminderte Kammerwasserbildung.

Die allgemeine Entwässerung ist nach LEYDHECKER et al. (1955) und MERTÉ (1956) nicht Ursache der Drucksenkung, da die Diurese später als diese einsetzt. Hierfür spricht weiter, daß Acetazolamid beim Tier auch nach Nephrektomie den Druck senkt (BECKER, 1954, 1955; BERGGREN et al., 1955; APPELMANS et al., 1956). CAMPBELL et al. (1956) fanden jedoch die stärkste Drucksenkung zugleich mit der größten Urinausscheidung.

Die Wassertrinkprobe ergibt nach Acetazolamid kleinere Anstiege als vorher (BREININ et al., 1954), weil der osmotische Druck des Kammerwassers verringert ist (URRETS-ZAVALÍA et al., 1955; WEINSTEIN et al., 1955) und somit bei Hydrämie ein geringeres Druckgefälle zum Kammerwasser hin besteht.

Eine verstärkte Blutzirkulation als Ursache der Drucksenkung nimmt FRITZ (1956) an. POSNER (1957) weist darauf hin, daß infolge der Drucksenkung der Sphincter eher wieder auf Miotica anspricht.

Der Einfluß von Acetazolamid auf homöostatische Reflexe ist in Kapitel Tonographie (VII, 3) besprochen.

Befunde bei lokaler Anwendung von Acetazolamid. Die Vorstellung, daß Acetazolamid durch Hemmung der Carboanhydrase im Auge wirkt, wurde durch das Fehlen der Drucksenkung nach subconjunctivaler Injektion erschüttert. Schon BREININ et al. (1954) sahen keine Druckänderung nach örtlicher Acetazolamidgabe und dieser Befund wurde von fast allen späteren Beobachtern bestätigt (BERGGREN et al., 1955; GLOSTER, 1955; GLOSTER et al., 1955; FOSS, 1955; QUIROZ-SALGADO, 1955; LOPEZ, 1956; u. a.). Nur KOZAKI (1956) gibt Drucksenkung nach örtlicher Applikation an, und WISTRAND (1957) beobachtete bei Injektion in die A. carotis bei der Katze eine stärkere i.o. Drucksenkung des gleichseitigen Auges als am anderen Auge.

Das Fehlen der Drucksenkung kann nicht damit erklärt werden, daß Acetazolamid bei örtlicher Gabe nicht in das Auge übertritt, da GREEN et al. (1955) nach subconjunctivaler Injektion eine viel höhere Konzentration im Kammerwasser fanden, als nach i.v. Gabe. Sie hemmt die Carboanhydrase völlig (GREEN et al., 1954, 1955; GLOSTER, 1955; DE BERARDINIS, 1956). Dennoch sinkt der i.o. Druck gar nicht, der Bicarbonatgehalt des Kammerwassers nur unbedeutend und kurzfristig ab (GREEN et al., 1955; DUKE-ELDER et al., 1956). Hieraus folgt, daß die Carboanhydrase nicht nötig ist, um den Bicarbonatspiegel im Kammerwasser aufrecht zu erhalten, und daß Acetazolamidkonzentration und Carboanhydrase-Aktivität im Gewebe kein Maß für die Drucksenkung geben (BALLINTINE et al., 1955). Auch der Gehalt von Blut und Kammerwasser an K-Ionen ist für die Drucksenkung nicht maßgebend, da er nach Adrenalin i.v. steigt, nach Acetazolamid sinkt, und beide Mittel den i.o. Druck senken (TAKAOKA, 1956).

Veränderungen des Kammerwassers nach Acetazolamid. Der Bicarbonatspiegel im Kammerwasser sinkt nach allgemeiner Gabe von Acetazolamid (KINSEY et al., 1955; GREEN et al., 1957). Der Natrium-Übertritt in das Kammerwasser wird nicht verzögert und der Kammerwassergehalt an Natrium sinkt nicht, wie man nach der eingangs geschilderten Theorie erwarten müßte (VOGELIUS et al., 1954; KINSEY et al., 1955; FALBRIARD et al., 1955; HEINZEN, 1955; BONAVOLONTÀ, 1956; FRANCESCHETTI et al., 1955, 1957; DAVSON et al., 1957). Nur WEINSTEIN et al. (1955), RIZZINI et al. (1956) und WEINSTEIN (1957) beschreiben einen verminderten Natrium-Gehalt des Kammerwassers nach Acetazolamid. Der Kalium-Spiegel ist nach VOGELIUS et al. (1954), RIZZINI et al. (1956) und FRANCESCHETTI et al. (1957) unverändert, sinkt nach FALBRIARD et al. (1955), BONAVOLONTÀ (1956) und FRANCESCHETTI et al. (1957, beim Kaninchen). Die Blut-Kammerwasser-Schranke wird nach subconjunctivaler Injektion (GREEN et al., 1955), nach kleinen i.v. Acetazolamidgaben (APPELMANS et al., 1956) und nach peroraler Gabe (APPELMANS et al., 1955) für Eiweiß durchlässiger.

Ascorbinsäure ist im Kammerwasser vermehrt (KINSEY et al., 1955; DE BERARDINIS, 1956), jedoch erst 3 Std nach i.v. Injektion von Acetazolamid, während die Drucksenkung dann schon nach 15 min eintritt (HODGSON et al., 1956). – BECKER (1955, 1956) berechnete aus dem Absinken des CO_2-Gehaltes und dem Anstieg des Ascorbinsäurespiegels eine Verminderung der Kammerwasserbildung um 60–64%, was mit seinen tonographischen Befunden (Verminderung um 63%) übereinstimmt.

YAMAMOTO (1957) wies auf Unterschiede zwischen Kaninchen und Menschen im CO_2-Gehalt von Blut : Kammerwasser hin, die es nicht erlauben, die Vorstellungen über die Wirkungsweise von Acetazolamid vom Kaninchen auf den Menschen zu übertragen.

Hier seien die Befunde von KINUGASA et al. (1956) erwähnt, die nach Einführen einer wäßrigen CO_2-Lösung oder von CO_2-Gas in die Vorderkammer von Kaninchen einen stärkeren Druckanstieg als nach destilliertem Wasser oder Luft fanden, und ihn durch Acetazolamid unterdrücken konnten.

Blutveränderungen nach Acetazolamid. Im Blut entsteht, wie bereits von nichtaugenärztlicher Seite festgestellt wurde, eine Acidose (FALBRIARD et al., 1955; FRANCESCHETTI et al., 1957; LANGHAM et al., 1957). ESPILDORA-COUSO et al. (1955) halten sie nicht für die Ursache der Drucksenkung, sondern glauben, daß diese durch Änderung des Quotienten Na/K im Serum entsteht. Die Milchsäure im Plasma ist vermindert (BECKER et al., 1956), der Blutzucker sinkt (ANDO et al., 1956), ebenso der Na-Gehalt (CAMPBELL et al., 1956). Der Gefrierpunkt des Serums soll nach KINUGASA (1955) vermindert werden.

Neuere Vermutungen über die Wirkungsweise. Die Vermutung, daß Acetazolamid den i.o. Druck durch Hemmung der Kammerwasserbildung senkt, wurde von den meisten Beobachtern bestätigt, wie wir gesehen haben. Die gelegentlich beobachtete Senkung des Abflußwiderstandes könnte vielleicht damit erklärt werden, daß er bei sehr hohem i.o. Druck infolge der Drucksteigerung größer ist (vgl. „Tonographie", S. 316) und sich also bei verminderter Kammerwasserbildung infolge der Drucksenkung verringert, ohne daß dies eine direkte Wirkung des Medikamentes anzeigt.

Vieles spricht aber gegen die ursprüngliche Annahme, Acetazolamid entfalte seine Wirkung durch Hemmen der Carboanhydrase im Auge. Wir haben gesehen, daß auch bei völliger Hemmung der Carboanhydrase des Auges nach örtlicher Gabe von Acetazolamid der i.o. Druck nicht sinkt und die Bicarbonationen im Kammerwasser nicht abnehmen. Auch der Beginn der Drucksenkung schon 1 min nach i.v. Injektion beim Kaninchen (GLOSTER, 1955) spricht gegen die von BECKER angenommene Wirkungsweise. DUKE-ELDER et al. (1956) nehmen an, daß der i.o. Druck infolge der Acidose des Blutes sinkt; die Abnahme des Basenbindungsvermögens des Blutes führe zu einer Verschiebung der osmotischen Verhältnisse zwischen Blut und Kammerwasser, woraus eine verminderte Kammerwasserbildung resultiere.

Auch gegen diese Annahme kann man jedoch Bedenken haben, weil Acetazolamid auch nach Nephrektomie wirkt, wobei schon vor Anwendung des Mittels eine Acidose besteht, und weiter, weil die Wirkung so rasch eintritt, wie wir oben schilderten. Die Wirkungsweise scheint noch nicht völlig geklärt zu sein.

Die klinisch interessante Frage, ob man aus der Acetazolamidwirkung auf den Erfolg oder Mißerfolg einer Operation schließen kann, die den Ciliarkörper oder seine Zuflüsse verödet und somit gleichfalls durch Herabsetzung der Kammerwasserproduktion wirkt, ist noch nicht mit Sicherheit zu beantworten. Ich nehme vorläufig die Höhe des i.o. Druckes, die man ohne Miotica allein unter Acetazolamidbehandlung findet, als einen Hinweis auf die durch solche Operationen erreichbare Tension.

Schrifttum

AGUILAR MUÑOZ, J., J. L. DEL RIO CABAÑAS u. J. L. CALVO PICO: Arch. Soc. oftal. hisp.-amer. **15**, 1229—1239 (1955); ref. Zbl. Ophthal. **69**, 39 (1956).
AGARWAL, L. P., u. S. R. K. MALIK: Ophthalmologica (Basel) **133**, 153—159 (1957).
— — Brit. J. Ophthal. **41**, 613—615 (1957).
—, u. R. SAXENA: Ophthalmologica (Basel) **130**, 164—170 (1955).
—, C. K. SHARMA u. S. R. K. MALIK: Brit. J. Ophthal. **39**, 664—666 (1955).
AKKAN, F.: Göz. Klin. (Istanbul) **15**, 29 (1957); ref. Ophthal. Lit. **11**, 2230 (1957).
ANDO, J., K. MURAJI u. Y. KAWASAKI: Folia ophthal. jap. **7**, 19—22 (1956); ref. Ophthal. Lit. **10**, 1218 (1956).
ANDREANI, D., u. G. LEPRI: Ann. Ottal. **81**, 389—402 (1955).
APPELMANS, M.: Bull. Soc. Ophtal. Fr. No. 1, 204—207 (1956).
—, u. J. MICHIELS: Docum. ophthal. ('s-Grav.) **11**, 190—195 (1957).
— — Bull. Soc. belge Ophtal. **1955**, 521—527.
— — u. J. FRANCOISSE: Bull. Soc. belge Ophtal. **111**, 338—346 (1956).
ARENTSEN, J.: Arch. chil. Oftal. **13**, 82—84 (1956); ref. Ophthal. Lit. **10**, 2483 (1956).
ARRUGA, H.: Arch. Soc. oftal. hisp.-amer. **15**, 374—380 (1955); ref. Zbl. Ophthal. **68**, 353 (1956).
— Arch. Soc. oftal. hisp.-amer. **16**, 627—631 (1956); ref. Ophthal. Lit. **10**, 2084 (1956).
—, u. A. ARRUGA: Bull. Soc. franç. Ophtal. **68**, 175—187 (1955).
ARRUGA FORGAS, A.: An. Med. (Barcelona) **43**, 36—40 (1957); ref. Ophthal. Lit. **11**, 254 (1957).
AURICCHIO, G.: Docum. ophthal. ('s-Grav.) **11**, 226—236 (1957).
BACK, M.: A. M. A. Arch. Ophthal. **55**, 546—547 (1956).
BAKKER, A.: Ophthalmologica (Basel) **102**, 351—360 (1941).
— Biol. Zbl. **61**, 502—509 (1941); ref. Zbl. Ophthal. **48**, 4 (1943).
— Brit. J. Ophthal. **32**, 910—912 (1948).
BALASSANIAN, S., u. L. DE SOLDATI: Dia méd. **27**, 599—602 (1955); ref. Ophthal. Lit. **9**, 3709 (1955).
BALISTOCKY, M. H., u. B. C. GETTES: Amer. J. Ophthal. **43**, 730—735 (1957).
BALLINTINE, E. J., u. T. H. MAREN: Amer. J. Ophthal. **40**, II, 148—155 (1955).
BARTOLOZZI, R., u. C. GARCÍA-ALIX: Arch. Soc. oftal. hisp.-amer. **15**, 381—422 (1955); ref. Zbl. Ophthal. **68**, 354 (1956).
BECKER, B.: Sight-Sav. Rev. **24**, 86—88 (1954); ref. Ophthal. Lit. **8**, 1395 (1954).
— Proc. XVII. int. Cong. Ophthal. Montreal-N. Y. 1954, II, 1109—1117 (1955).
— Proc. XVII. int. Cong. Ophthal. Montreal-N. Y., 1954, III, 1557—1566 (1955).
— Amer. J. Ophthal. **37**, 13—15 (1954).
— Amer. J. Ophthal. **38**, 109—111 (1954).
— Amer. J. Ophthal. **39**, 177—184 (1955).

BECKER, B.: Amer. J. Ophthal. **40**, 129—136 (1955).
— Amer. J. Ophthal. **41**, 522—529 (1956).
—, u. M. A. CONSTANT: A. M. A. Arch. Ophtal. **54**, 321—329 (1955).
— — Amer. J. Ophthal. **42**, 406—408 (1956).
—, G. R. KESKEY u. R. E. CHRISTENSEN: A. M. A. Arch. Ophthal. **56**, 180—187 (1956).
—, u. W. H. MIDDLETON: A. M. A. Arch. Ophthal. **54**, 187—192 (1955).
BÉGUÉ, M. H.: Bull. Soc. Ophtal. Fr. **1954**, 495—498.
— Bull. Soc. Ophtal. Fr. **1955**, 613—614.
BERARDINIS, E. DE: Ann. Ottal. **82**, 383—396 (1956).
BERG, T. H.: T. Norsk. Laegefor. **75**, 573—574 (1955); ref. Zbl. Ophthal. **66**, 302 (1955/56).
BERGGREN, L., u. P. J. WISTRAND: Svenska Läk. T. **52**, 575—577 (1955); ref. Ophthal. Lit. **9**, 3010 (1955).
BEUNINGEN, E. G. A. VAN: Ber. dtsch. ophthal. Ges. Heidelberg, **59**, 1955, 145—152 (1956).
BONAVOLONTÀ, G.: Arch. Ottal. **60**, 219—239 (1956).
BREININ, G. M.: Trans. Penn. Acad. Ophthal. **9**, 61—73 (1956); ref. Ophthal. Lit. **10**, 2994 (1956).
—, u. H. GÖRTZ: A. M. A. Arch. Ophthal. **52**, 333—348 (1954).
BRISSIMIS, N.: Bull. Soc. héllén. Ophtal. **23**, 185—189 (1955); ref. Ophthal. Lit. **9**, 4722 (1955).
BRONNER, A.: Bull. Soc. Ophtal. Fr. **1957**, 138—143.
BUESSELER, J. A.: Wisconsin. Med. J. **54**, 299—302 (1955); ref. Ophthal. Lit. **9**, 2143 (1955).
BUNGE, R. P., R. C. DANFORTH u. P. H. SETTLAGE: A. M. A. Arch. Ophthal. **57**, 659—667 (1957).
CAMPBELL, D. A., M. JONES, N. E. A. RENNER u. E. L. TONKS: Brit. J. Ophthal. **41**, 746—758 (1957).
—, E. L. TONKS u. M. JONES: Brit. J. Ophthal. **40**, 283—294 (1956).
CAMPUZANO, H.: Bol. Oftal. (Paraguay) **1**, 29—31 (1957); ref. Ophthal. Lit. **11**, 4247 (1957).
CARTASEGNA, F.: Atti Soc. ottal. Lombarda N. S. **10**, 106—113 (1955); ref. Zbl. Ophthal. **68**, 353 (1956).
CHANDLER, P. A.: A. M. A. Arch. Ophthal. **57**, 639—643 (1957).
CORTÉS DE LOS REYES, D. H., u. M. DIAZ-MARTINÉZ: Arch. Soc. oftal. hisp.-amer. **16**, 632—640 (1956); ref. Ophthal. Lit. **10**, 2083 (1956).
CONSTANTINO, U., u. R. CERETTO: Minerva med. (Torino), 3407—3408 (1957).
CRAMER, F. K., R. IRIBARREN, R. SAMPAOLESI, N. LAMELA u. E. OBLATI: Dia méd. **28**, 1882—1886 (1956); ref. Ophthal. Lit. **10**, 4609 (1956).
DAVSON, H., u. C. P. LUCK: J. Physiol. (Lond.) **137**, 279—293 (1957); ref. Ophthal. Lit. **11**, 766 (1957).
DEMERS, A., u. C. MONFETTE: Canad. Med. Ass. J. **72**, 529—531 (1955); ref. Ophthal. Lit. **9**, 651 (1955).
DIENSTBIER, E.: Čsl. Ofthal. **13**, 358—370 (1957); ref. Ophthal. Lit. **11**, 2227 (1957).
DRANCE, S. M.: Brit. J. Ophthal. **39**, 659—663 (1955).
DUKE-ELDER, S., E. S. PERKINS u. M. E. LANGHAM: Arch. Soc. oftal. hisp.-amer. **16**, 259—274 (1956); ref. Ophthal. Lit. **10**, 2081 (1956).
ESPILDORA-COUSO, G., A. VÁSQUEZ u. F. MOÜCKEBERG: Arch. bras. Oftal. **18**, 253—273 (1955); ref. Zbl. Ophthal. **70**, 41 (1957).
ETZINE, S., u. I. TAYLOR: S. Afric. Med. J. 169—170, **29**, No. 8 (1955); ref. Zbl. Ophthal. **65**, 245 (1955).
FALBRIARD, A., R. Zender, M. C. SANZ u. A. FRANCESCHETTI: Experientia (Basel) **11**, 232—233 (1955).
—, u. M. C. SANZ, R. ZENDER u. A. FRANCESCHETTI: Experientia (Basel) **11**, 385—386 (1955).
FAU, R., u. F. MONOD: Bull. Soc. Ophtal. Fr. No. 10, 929—930 (1956).
FERRATA, L., u. E. LEO: Atti Soc. ottal. Lombarda **10**, 237—239 (1955); ref. Ophthal. Lit. **9**, 4719 (1955).
Foss, R. H.: Amer. J. Ophthal. **39**, 336—339 (1955).
FRANCESCHETTI, A., A. FALBRIARD, R. ZENDER, M. C. SANZ u. B. GLOCKNER: Bull. Soc. franç. Ophtal. **68**, 73—78 (1955).
—, F. MARTY, H. DUBLER, A. FALBRIARD u. M. C. SANZ: Docum. ophthal. ('s-Grav.) **11**, 196 bis 216 (1957).
FRANÇOIS, P., M. CORBEL u. P. MAILLET: Bull. Soc. Ophtal. Fr. No. 2, 380—384 (1956).
FRIEDENWALD, J. S.: Amer. J. Ophthal. **32**, 9 (1949).
— Amer. J. Ophthal. **39**, 59—64 (1955).
— Amer. J. Ophthal. **40**, 139—147 (1955).
— Excerpta med. (Sect. Ophthal.) **10**, 87—88 (1956); ref. Ophthal. Lit. **10**, 518 (1956).
FRITZ, A.: Bull. Soc. franç. Ophtal. **69**, 138—150 (1956).
FUNAMOTO, H.: Acta Soc. ophthal. Jap. **61**, 740—744 (1957); ref. Ophthal. Lit. **11**, 1577 (1957).
FURUSE, A., M. WAKI u. K. YAMAMOTO: Acta Soc. ophthal. Jap. **61**, 1516—1518 (1957); ref. Ophthal. Lit. **11**, 2536 (1957).
GLOSTER, J.: Trans. Ophthal. Soc. U. K. **75**, 1955, 219—227 (1955).
— Lancet, **268**, 951 (1955).

Gloster, J.: Brit. J. Ophthal. **40**, 487—491 (1956).
—, u. E. S. Perkins: Brit. J. Ophthal. **39**, 647—658 (1955).
— — J. Physiol. (Lond.) **130**, 665—673 (1955).
Grant, W. M., u. R. R. Trotter: A. M. A. Arch. Ophthal. **51**, 735—739 (1954).
Graue, E., F. Barcelata u. R. Alamilla: Bol. Hosp. oftal. N. S. de la Luz (Méx.) **8**, 7—12 (1955); ref. Ophthal. Lit. **9**, 4717 (1955).
Green, H., C. A. Bocher u. I. H. Leopold: A. M. A. Arch. Ophthal. **53**, 472—477 (1955).
— — —, A. F. Calnan u. A. P. Rosenberg: A. M. A. Arch. Ophthal. **53**, 463—471 (1955).
— — —, J. L. Sawyer u. A. P. Rosenberg: A. M. A. Arch. Ophthal. **53**, 478—480 (1955).
— — — — — u. L. P. Waters: A. M. A. Arch. Ophthal. **53**, 472—477 (1955).
— — — — u. S. A. Capper: A. M. A. Arch. Ophthal. **52**, 758—762 (1954).
—, u. I. H. Leopold: Amer. J. Ophthal. **40**, 137—139 (1955).
—, M. J. Mann u. H. S. Kroman: Amer. J. Ophthal. **44**, 388—402 (1957).
Heinzen, H.: Bull. Soc. franç. Ophtal. **68**, 79—82 (1955).
—, u. J. Urech: Docum. ophthal. ('s-Grav.) **11**, 221—225 (1957).
Hodgson, T. H., u. S. Hennighausen: Trans. Canad. Ophthal. Soc. **8**, 86—91 (1956); ref. Zbl. Ophthal. **72**, 213 (1957).
Holm, E.: Nord. Med. **52**, 1664—1665 (1954); ref. Zbl. Ophthal. **64**, 319 (1955).
— Ugeskr. Laeg. 153—154 (1955); ref. Zbl. Ophthal. **65**, 104 (1955).
Ikeda, I.: Ganka Rinsho Iho, **48**, No. 12 (1955).
— J. clin. Ophthal. **51**, 1 (1957) (Jap.).
Janert, H.: Dtsch. Gesundh.Wes. **1956**, 1749—1752.
Kageyama, M.: Acta Soc. Ophthal. Jap. **61**, 2156—2160 (1957); ref. Ophthal. Lit. **11**, 3448 (1957).
Kamel, S.: Bull. Ophthal. Soc. Egypt **49**, 147—153 (1956); ref. Ophthal. Lit. **10**, 2993 (1956).
Kaneda, S., N. Miyata, T. Kusumoto u. S. Ogata: J. Clin. Ophthal. (Tokyo) **9**, 911—917 (1955); ref. Zbl. Ophthal. **67**, 36 (1956).
Kanki, K.: J. Clin. Ophthal. (Tokyo) **9**, 480—485 (1955); ref. Zbl. Ophthal. **65**, 373 (1955).
Kauth, H., u. H. Sommer: Biol. Zbl. **72**, 196 (1953).
Kiat, R. L. Ch.: Med. J. Malaya **11**, No. 4, 302—307 (1957); ref. Ophthal. Lit. **11**, 3155 (1957).
Kinsey, V. E.: A. M. A. Arch. Ophthal. **50**, 401—417 (1953).
—, E. Camacho, G. A. Cavanaugh u. M. Constant: Amer. J. Ophthal. **40**, II, 147—148 (1955).
—, u. D. A. McGinty: A. M. A. Arch. Ophthal. **53**, 680—685 (1955).
Kinugasa, J.: Acta Soc. ophthal. Jap. **59**, 1220—1224 (1955); ref. Ophthal. Lit. **9**, 2110 (1955).
—, K. Kozaki u. J. Azuma: Acta Soc. Ophthal. Jap. **60**, 304—309 (1956); ref. Zbl. Ophthal. **70**, 42 (1957).
Kleinert, H.: Klin. Mbl. Augenheilk. **125**, 271—279 (1954).
— Ber. dtsch. ophthal. Ges. Heidelberg **59**, 1955, 138—143 (1956).
Kozaki, K.: J. Clin. Ophthal. (Tokyo) **10**, 649—655 (1956); ref. Zbl. Ophthal. **69**, 225 (1956/57).
—, u. I. Azuma: J. Clin. Ophthal. (Tokyo) **11**, 373—378 (1957); ref. Zbl. Ophthal. **71**, 252 (1957).
Křižek, V.: Čsl. Ofthal. **13**, 382 (1957); ref. Zbl. Ophthal. **73**, 29 (1958).
Kronning, E.: Acta ophthal. (Kbh.) **35**, 478—484 (1957).
Kupfer, C., C. Lawrence u. E. Linnér: Amer. J. Ophthal. **40**, 673—680 (1955).
Langham, M. E., u. P. M. Lee: Trans. Ophthal. Soc. U. K. **75**, 1955, 229—243 (1955).
— — Brit. J. Ophthal. **41**, 65—92 (1957).
Leiner, M.: Naturwissenschaften **28**, 165 (1940).
Leopold, I. H., u. P. L. Carmichael: Trans. Amer. Acad. Ophthal. Otolaryng. **60**, 210—214 (1956).
Lepri, G., u. D. Andreani: Arch. Ottal. **58**, 313—326 (1954).
— — Atti Soc. ottal. Lombarda N. S. **9**, 258—262 (1954); ref. Zbl. Ophthal. **70**, 42 (1957).
— — Atti Soc. ottal. Lombarda N. S. **11**, 43—45 (1956); ref. Zbl. Ophthal. **72**, 26 (1957).
Leydhecker, W.: Disk. zu Van Beuningen, Ber. dtsch. ophthal. Ges. Heidelberg **59**, 1955, 162 (1956).
—, u. E. Helferich: Klin. Mbl. Augenheilk. **126**, 323—327 (1955).
Lindner, K.: Ber. dtsch. ophthal. Ges. Heidelberg 1955, **59**, 132—134 (1956).
Lopez, S. P.: J. Philipp. med. Ass. **32**, 207—211 (1956); ref. Ophthal. Lit. **10**, 2082 (1956).
Lorente, J.: Arch. Soc. oftal. hisp.-amer. **15**, 355—373 (1955); ref. Zbl. Ophthal. **68**, 353 (1956).
Lukomnik, S. I.: Vestn. Oftal. **30**, 37—38 (1951); ref. Zbl. Ophthal. **57**, 333 (1952).
Lyda, W.: Nthw. Med. **55**, 161—166 (1956); ref. Ophthal. Lit. **10**, 2085 (1956).
Malbrán, J., F. J. San Martin, G. R. Cabanne u. J. Paunessa: Arch. Oftal. B.Aires **29**, 576 bis 583 (1954); ref. Ophthal. Lit. **8**, 3384 (1954).
— — Sem. méd. (B.Aires) **106**, 330—335 (1955); ref. Ophthal. Lit. **9**, 3710 (1955).
Maren, T. H., E. Mayer u. B. C. Wadsworth: Bull. Johns Hopk. Hosp. **95**, 199—243 (1954); ref. Zbl. Ophthal. **66**, 200 (1955/56).
Merté, H.-J.: Ber. dtsch. ophthal. Ges. Heidelberg **59**, 1955, 134—137 (1956).
Miller, W. H., A. M. Dessert u. R. O. Roblin jr.: J. Amer. Chem. Soc. **72**, 4893 (1950).
Mohammed, I. A.: Bull. ophthal. Soc. Egypt **50**, 1—8 (1957); ref. Ophthal. Lit. **11**, 2225 (1957).

Moreu-Gonzalez-Pola, A., M. Sánchez-Salorio u. R. García-López: Arch. Soc. oftal. hisp.-amer. **15**, 306—308 (1955); ref. Zbl. Ophthal. **68**, 353 (1956).
Murphy, E. U.: Amer. J. Ophthal. **39**, 86 (1955).
Oka, S.: J. Clin. Ophthal. **10**, 470—476 (1956) (jap.); ref. Zbl. Ophthal. **71**, 141 (1957).
Pahwa, J. M.: Indian J. Med. Sci. **12**, 23—28 (1958).
Paufique, L., J. Rougier u. Ch. Barut: Bull. Soc. Ophtal. Fr. No. 5, 570—574 (1956).
Perkins, E. S.: Trans. Ophthal. Soc. U. K. **75**, 1955, 207—217 (1955).
Polomisová, L.: Čsl. Ofthal. **13**, 379—381 (1957); ref. Ophthal. Lit. **11**, 2229 (1957).
Posner, A.: Eye, Ear, Nose Thr. Monthly **33**, 366—367 (1954).
— Eye, Ear, Nose Thr. Monthly **36**, 112—114 (1957).
Poštić, D.: Med. Pregl. **9**, H. 2, 96—100 (1956) (serbisch); ref. Zbl. Ophthal. **72**, 213 (1957).
Prijot, E., G. Lavergne: Bull. Soc. belge Ophtal. **111**, 346—353 (1956).
Purcell, E. F., u. D. Schane: Kresge Eye Inst. Bull. **5**, 64—68 (1954); ref. Ophthal. Lit. **8**, 3385 (1954).
Quiroz-Salgado, C.: An. Soc. méx. Oftal. **28**, 20—30 (1955) und Rev. paulista Med. **46**, 438—467 (1955); ref. Ophthal. Lit. **9**, 4713 (1955).
Radovanović, M.: Vojnosanit. Pregl. **14**, 268—272 (1957) (kroat.); ref. Zbl. Ophthal. **72**, 93 (1956).
Řehák, S.: Čsl. Ofthal. **13**, 374—378 (1957); ref. Ophthal. Lit. **11**, 2226 (1957).
Rende, S.: Boll. Oculist. **36**, 583—589 (1957).
Rintelen, F., u. E. Jenny: Ophthalmologica (Basel) **130**, 171—177 (1955).
Rizzini, V., u. G. Del Buono: G. ital. Oftal. **9**, 509—520 (1956).
Rizzo, P.: Boll. Oculist. **36**, 815—826 (1957).
Roblin, R. O. jr., u. I. W. Clapp: J. Amer. Chem. Soc. **72**, 4890 (1950).
Rubino, A., u. A. Damiani: Atti Soc. ottal. Lombarda **10**, 204—208 (1955); ref. Zbl. Ophthal. **69**, 38 (1956).
Said, H. N.: Oto-nörö-Oftal. **11**, 16—21 (1956); ref. Ophthal. Lit. **10**, 2087 (1956).
Sato, M.: Acta Soc. ophthal. Jap. **60**, 1289—1305 (1956); ref. Ophthal. Lit. **10**, 1483 (1956).
Ségal, P.: Postepy okulist. **4**, 132—148 (1957); ref. Zbl. Ophthal. **72**, 264 (1957).
Serpell, G.: Med. J. Aust. **1955**, 846—850; ref. Zbl. Ophthal. **67**, 311 (1956).
Shah, M. A., M. Yusuf u. H. Sajid: Medicus **10**, 18—26 (1955); ref. Ophthal. Lit. **9**, 2125 (1955).
Sivasubramaniam, P.: J. Jaffna clin. Soc. **4**, 73—79 (1957); ref. Ophthal. Lit. **11**, 3796 (1957).
Sourdille, G. P., J. Legrand u. H. Chevannes: Trans. Ophthal. Soc. U. K. **75**, 1955, 245—247 (1955).
Stocker, F. W.: Amer. J. Ophthal. **41**, 203—206 (1956).
Sugar, H. S., u. S. Fainstein: Amer. J. Ophthal. **40**, 693—697 (1955).
Šulpina, N. B.: Vestn. Oftal. **69**, H. 6, 11—15 (1956); ref. Zbl. Ophthal. **71**, 40 (1957).
Takaoka, S.: Acta Soc. ophthal. Jap. **60**, 232—251 (1956); ref. Zbl. Ophthal. **69**, 222 (1956/57).
— Acta Soc. ophthal. Jap. **60**, 281—284 (1956); ref. Zbl. Ophthal. **69**, 224 (1956/57).
Talamas, J. L.: Arch. Soc. oftal. hisp.-amer. **15**, 355—373 (1955).
Teodoridis, A.: Birinci Türk Oftal. Kong. Bül. 37—41 (1955); ref. Ophthal. Lit. **9**, 4720 (1955).
Thorpe, H. E.: Proc. XVII. int. Cong. Ophthal. Montreal-N. Y. 1954, III, 1855—1864 (1955).
— A. M. A. Arch. Ophthal. **54**, 221—224 (1955).
Trotter, R. R.: Trans. Amer. Acad. Ophthal. Otolaryng. **60**, 215—216 (1956).
Urrets-Zavalía, A.: Arch. Oftal. B.Aires, **30**, 90—92 (1955); ref. Ophthal. Lit. **9**, 2130 (1955).
—, u. G. Remedi: Arch. Oftal. B.Aires **30**, 92—93 (1955); ref. Ophthal. Lit. **9**, 1638 (1955).
— — Amer. J. Ophthal. **41**, 197—203 (1956).
Verzella, M.: Atti Soc. ottal. Lombarda **10**, 28—29 (1955); ref. Zbl. Ophthal. **69**, 38 (1956).
Victoria, V., u. C. Gordillo: Arch. Oftal. B.Aires **30**, 319—325 (1955); ref. Ophthal. Lit. **9**, 4721 (1955).
Vladyková, J.: Čsl. Ofthal. **13**, 371—373 (1957); ref. Ophthal. Lit. **11**, 2228 (1957).
Vogelius, H., u. C. Brun: Acta ophthal. (Kbh.) **32**, 537—541 (1954).
Weekers, R., u. M. Watillon: Ann. Oculist (Paris) **188**, 654—664 (1955).
—, E. Prijot u. M. Watillon: Bull. Soc. Ophtal. Fr. No. 1, 215—221 (1956).
Weinstein, P.: Acta med. (Budapest) **7**, 223—225 (1955); ref. Zbl. Ophthal. **65**, 372 (1955).
— Docum. ophthal. ('s-Grav.) **11**, 217—220 (1957).
—, u. J. Forgács: Ophthalmologica (Basel) **130**, 159—164 (1955).
Wirth, A.: Boll. Oculist. **36**, 81—90 (1957).
Wistrand, P. J.: Acta physiol. scand. **24**, 144—148 (1951).
— Acta pharmacol. (Kbh.) **14**, 27—37 (1957).
Yamamoto, K.: Acta Soc. ophthal. Jap. **61**, 2154—2156 (1957); ref. Ophthal. Lit. **11**, 3449 (1957).

VI. Medikamente mit unbekanntem Wirkungsmechanismus

Hexamethylen-Tetramin (5 cm^3 40%) i.v. verursachte bei Gesunden keine Druckänderung, bei Glaukom zunächst einen i.o. Druckanstieg, dem eine bis zum nächsten Tag dauernde Drucksenkung folgte (BAILLIART et al., 1935). Bei subconjunctivaler Injektion (0,5–1,0 cm^3 10–20% Lösung) stieg der i.o. Druck gleichfalls zunächst und war dann für Wochen bis Monate erniedrigt (KLAR, 1952).

Salicylsäure i.v. senkt bei akutem Glaukom den i.o. Druck (MAJOROS, 1934; OHM, 1936), wobei SCHUMACHER (1954) eine Einwirkung auf zentrale Regulationszentren im Hypothalamus annimmt.

Anthranilsäure (o-Aminobenzoesäure) soll bei peroraler Gabe die i.o. Druckschwankungen vermindern, das eingeengte Gesichtsfeld erweitern und das Ergebnis des Kompressionstests von SUDA sowie die Glucosetoleranz bessern (IINUMA et al., 1956; IINUMA, 1956, 1957; SHIMIZU, 1957). Diese Berichte scheinen mir aber nicht überzeugend zu sein. Es ist fraglich, ob die Wirkung auf Acidose beruht.

LANGHAM et al. (1955, 1957) erzielten durch Acidose nach **Ammoniumchlorid** bei Kaninchen eine länger dauernde Drucksenkung als nach Acetazolamid. AURICCHIO (1957) fand dabei eine Abnahme des Bicarbonatgehaltes des Kammerwassers auf $^2/_3$, der Na-Gehalt war unverändert, Milchsäure und Brenztraubensäuregehalt stiegen (Ammoniumchlorid 0,1–1 g/kg).

Schrifttum

AURICCHIO, G.: Docum. ophthal. ('s-Grav.) **11**, 226—236 (1957).
BAILLIART, P., u. F. LÉVY: Paris méd. 1935/II, 51—52.
IINUMA, I.: J. Clin. Ophthal. (Tokyo) **10**, 1262—1264 (1956); ref. Zbl. Ophthal. **70**, 40 (1957).
— Jap. J. Ophthal. **1**, 114—119 (1957); ref. Zbl. Ophthal. **73**, 96 (1958).
—, Z. ANDO, K. MURAZI u. Y. KAWASAKI: Acta Soc. ophthal. Jap. **60**, 953—962 (1956); ref. Ophthal. Lit. **10**, 2088 (1956).
— — — — Wakayama Med. Rep. **3**, 67—75 (1956); ref. Ophthal. Lit. **10**, 1219 (1956).
KLAR, J.: Ber. dtsch. ophthal. Ges. Heidelberg **57**, 1951, 192—196 (1952).
LANGHAM, M. E., u. P. M. LEE: Trans. Ophthal. Soc. U. K. **75**, 1955, 229—243 (1955).
— — Brit. J. Ophthal. **41**, 65—92 (1957).
MAJOROS, J.: Z. Augenheilk. **83**, 16—26 (1934).
OHM J.: Klin. Mbl. Augenheilk. **96**, 260 (1936).
SCHUMACHER, H.: Klin. Mbl. Augenheilk. **125**, 299—305 (1954).
SHIMIZU, S.: J. Clin. Ophthal. (Tokyo) **11**, 57—62 (1957); ref. Zbl. Ophthal. **71**, 147 (1957).

VII. Osmotisch wirkende Medikamente

Tierversuch. HERTEL (1913, 1914, 1915) beschrieb bei Kaninchen nach i.v. Injektion von 10% NaCl-Lösung starke Senkung des i.o. Druckes, die er auch bei gesunden und glaukomkranken Menschen (100–200 cm^3 10% NaCl i.v. oder 20–30 g NaCl per os) fand. Im Selbstversuch konnte er seinen i.o. Druck bis auf 4 mm Hg senken. Er stellte damals bereits fest, daß die Art des Salzes gleichgültig ist, daß bei Infusion von Traubenzucker wesentlich größere Mengen nötig sind (0,24 g Traubenzucker entspricht 0,052 g NaCl), um die gleiche Drucksenkung zu erreichen, daß die Infusion von Wasser oder von NaCl-Lösung, die geringer als 0,7% ist, Drucksteigerung bewirkt und den Gefrierpunkt des Blutes senkt, während hypertonische Lösungen die umgekehrte Wirkung haben und das Auge, wie Trockenwägungen erwiesen, danach wasserärmer ist. Die stärkste Drucksenkung war nach 45–60 min erreicht, nach 6 Std war der i.o. Druck bei Gesunden wieder normal.

Mit viel kleineren Mengen (60 cm^3 20% Traubenzuckerlösung oder 10 cm^3 10% NaCl-Lösung oder 10 cm^3 destilliertem Wasser) fand SCHMIDT (1929) keine i.o.

Druckänderung und lehnte deshalb zu Unrecht osmotische Einflüsse ab. Auch Poos (1932, 1935) führte die i.o. Hypotonie nach hypertonischen Lösungen nicht auf die osmotische Wirkung, sondern auf Capillarschädigung zurück, die er bei Kaninchen fand. Diese werden auch von KUME (1936) beschrieben. Versuche mit hypo- und hypertonischen Lösungen an Hunden teilten YUDKIN et al. (1933) mit, an Kaninchen TAKAGI (1951), an Katzen DAVSON et al. (1950).

Mensch. Beim Menschen wird die Infusion hypertonischer Lösungen bei akutem Glaukom oder zur Operationsvorbereitung empfohlen, während sie für die Behandlung des chronischen Glaukoms wegen ihrer kurzdauernden Wirkung zwecklos ist. Über Drucksenkung mit dieser Therapie berichten vor 1930 u. a. L. WEEKERS (1923), NEWCOMB et al. (1929), WILSON (1929); in unserer Berichtszeit PALMIERI (1936; stärkste Drucksenkung im Gegensatz zu anderen Autoren nach 6–48 Std), DYAR et al. (1937), BELLOWS et al. (1938), OHM (1940), COSMETATOS (1940), JONA (1942), VELHAGEN (1955). Als *Dosis* wird empfohlen: 250 cm³ 10% NaCl (COSMETATOS, 1940) oder 400 cm³ 25% Zuckerlösung (DYAR et al., 1937) oder 100 cm³ 50% Sorbitol (komplexer Alkohol, molekularer Aufbau ähnlich Dextrose; BELLOWS et al., 1938). Auch die drucksenkende Wirkung von Urea (BUNGE et al., 1957; 5 cm³/kg der 30% Lösung, Affenversuche) dürfte osmotisch zu erklären sein. LÖHLEIN (1953) konnte durch Traubenzuckerbad der Hornhaut den gesteigerten i.o. Druck bei 19 von 33 Glaukomaugen senken. Ich empfahl bei akutem Glaukom 100 cm³ Periston-N (1958).

Die Wirkungsweise beim Menschen untersuchten mittels der Elektrotonographie DE ROETTH (1954) und WATILLON et al. (1954), die nach Injektion von Sorbitol ein vermindertes Minutenvolumen fanden. Der Abflußwiderstand änderte sich bei Glaukom nicht. Eine Änderung der Vorderkammertiefe konnte LYDING (1932) nicht nachweisen und nimmt deshalb Wasserentzug aus dem Gewebe des Auges an. Auch FISCHER (1934) nimmt eine rein osmotische, wasserentziehende Wirkung der Injektion von hypertonischen Lösungen an. Ich bin gleichfalls dieser Ansicht (vgl. S. 278, „Wassertrinkprobe"). THIEL (1955) dagegen glaubt, daß hypertonische Lösungen nicht osmotisch wirken, weil die osmotische Änderung des Blutes zu gering sei und wesentlich früher als die Augendrucksenkung eintrete. Er glaubt, daß hypertonische Lösungen einen Reiz auf druckregulierende Hirnzentren ausüben.

Schrifttum

BELLOWS, J., I. PUNTENNEY u. J. COWEN: A. M. A. Arch. Ophthal. **20**, 1036—1043 (1938).
BUNGE, R. P., R. C. DANFORTH u. P. H. SETTLAGE: A. M. A. Arch. Ophthal. **57**, 659—667 (1957).
COSMETATOS, F. G.: Klin. Mbl. Augenheilk. **104**, 549—552 (1940).
DAVSON, H., u. T. L. THOMASSEN: Brit. J. Ophthal. **34**, 355—359 (1950).
DYAR, E. W., u. W. B. MATTHEW: A. M. A. Arch. Ophthal. **18**, 57—61 (1937).
FISCHER, F. P.: Arch. Augenheilk. **108**, 426—432 (1934).
HERTEL, E.: Klin. Mbl. Augenheilk. **51**/II, 351—354 (1913).
— Albrecht v. Graefes Arch. Ophthal. **88**, 197—229 (1914).
— Albrecht v. Graefes Arch. Ophthal. **90**, 309—321 (1915).
JONA, S.: Rass. ital. Ottal. **11**, 83—97 (1942).
KUME, J.: Acta Soc. ophthal. Jap. **40**, 1141—1149 (1936); ref. Zbl. Ophthal. **38**, 33 (1937).
LEYDHECKER, W.: in: Augenheilkunde in Klinik und Praxis; herausgegeb. v. W. Rohrschneider, Enke-Verlag, Stuttgart, 272—287 (1958).
LÖHLEIN, H.: Klin. Mbl. Augenheilk. **122**, 599—605 (1953).
LYDING: Ber. dtsch. ophthal. Ges. Heidelberg **49**, 1932, 341—342 (1932).
NEWCOMB, C., u. P. VERDON: Trans. far east Assoc. trop. Med. **1**, 279—288 (1929); ref. Zbl. Ophthal. **22**, 328 (1930).
OHM, J.: Klin. Mbl. Augenheilk. **104**, 697—701 (1940).
PALMIERI, C.: Ann. Ottal. **64**, 217—251 (1936).
POOS, F.: Klin. Mbl. Augenheilk. **88**, 701 (1932).
— Klin. Mbl. Augenheilk. **89**, 145—170 (1932).
— Arch. Augenheilk. **109**, 162—177 (1935).
ROETTH, A. DE JR.: A. M. A. Arch. Ophthal. **52**, 571—582 (1954).
SCHMIDT, K.: Arch. Augenheilk. **100/101**, 190—222 (1929).

Takagi, Y.: Acta Soc. ophthal. Jap. **55**, 132—134 (1951); ref. Ophthal. Lit. **5**, 2306 (1951).
Thiel, R.: Proc. XVII. int. Cong. ophthal. Montreal-N. Y. 1954, II, 722—792 (1955).
Velhagen, K.: Therapiewoche **5**, 384—385 (1955); Ref. Zbl. Ophthal. **66**, 17 (1955).
Watillon, M., E. Prijot u. R. Weekers: Bull. Soc. belge Ophthal. Nr. 107, 374—383 (1954).
Weekers, L.: Arch. Ophtal. (Paris) **40**, 513—533 (1923).
Wilson, R. P.: Bull. Soc. ophthal. Egypt **21**, 47—51 (1929); ref. Zbl. Ophthal. **23**, 719 (1930).
Yudkin, A. M., u. A. Gilman: A. M. A. Arch. Ophthal. **10**, 465—471 (1933).

VIII. Hormone

(Schrifttum S. 446)

1. Hypophyse

Die Hormone des *Vorderlappens* haben bei der Glaukombehandlung keine Bedeutung.

Der *Hinterlappen* sondert zwei Hormone ab, von denen das den Uterus stimulierende Oxytocin gleichfalls therapeutisch ohne Einfluß ist. Nur das blutdrucksteigernde, diuresehemmende *Vasopressin** (β-Hypophamin, Pitressin; Tonephin) kann den Druck des Glaukomauges vorübergehend senken.

Schlaeppi (1940) fand bei nur 2 von 10 Glaukomaugen eindeutige Drucksenkung nach subconjunctivaler Injektion, Jonas (1936), Jancke (1936), Jona (1941) und Tatár (1942) stärkere Drucksenkung als bei Gesunden, doch dauerte sie nur einige Stunden. Becker et al. (1956) fanden tonographisch nach dem Eintropfen von Vasopressin bei Gesunden und bei Glaukom eine Drucksenkung infolge einer Verminderung der Kammerwasserbildung um rund 60%. Für die Dauerbehandlung eignet sich das Mittel nicht, weil das Auge bald darauf nicht mehr anspricht (Becker et al., 1956).

Die *Kombination beider Hinterlappenhormone* zeigt etwa die gleiche Wirkung wie Vasopressin allein. Trovati (1931), Kremenčugskaja (1931), Jeandelize et al. (1938) und Tatár (1942) fanden bei Glaukom nach subconjunctivaler oder subcutaner Injektion Drucksenkung nach primärem kurzem Anstieg. Harmuth (1949) dagegen beschrieb einen Fall mit Drucksteigerung.

Schmerl et al. (1955) berichteten über die Isolierung von zwei weiteren Hypophysenhormonen, Hyperpiesin (drucksteigernd) und Miopiesin (drucksenkend), deren Verhältnis zueinander von der Belichtung des Auges abhängen soll (s. S. 101 u. 107).

Die Überpflanzung von Rinderhypophyse bei Glaukomkranken untersuchte Yoshioka (1952), wobei der Vorderlappen den i.o. Druck senkte, der Hinterlappen ihn steigerte.

Ein Lipoidextrakt aus dem Zwischenhirn senkte die Tension bei 2 von 6 Glaukomaugen (Sabbadini, 1953).

Die Wirkung von ACTH wird im Abschnitt 3 besprochen.

2. Geschlechtshormone

Männliche Geschlechtshormone wurden zur Glaukombehandlung nicht empfohlen. Bei den *weiblichen Geschlechtshormonen* unterscheiden wir die oestrogenen Substanzen und das Corpus-luteum-Hormon. Bei Glaucoma simplex wurde der i.o. Druck durch *Follikelhormon* bei Frauen stärker gesenkt als bei Männern (Halbertsma, 1934).

---

* Nach Rein-Schneider (1955) ist es wahrscheinlich, daß die vasopressorische Wirkung die Folge von unphysiologisch hohen Dosen des antidiuretischen Prinzips (Adiuretin) ist. Hiernach gibt es nur zwei Hormone des Hypophysenhinterlappens, Adiuretin und Oxytocin.

DOLLFUSS et al. (1937) und OBAL (1950) dagegen fanden Anstiege des i.o. Druckes durch Follikelhormon bei Glaukom; ESENTE (1949) sah keine Wirkung.

Das *Corpus-luteum-Hormon* soll nach DOLLFUSS et al. (1937) und OBAL (1950, 1951, 1953), POSTHUMUS (1951, 1952) und SEBAS (1954) bei Glaukom drucksenkend wirken. OBAL erklärt dies als Folge von Parasympathicuserregung, erhöhter Wasserausscheidung, Freisetzen von Hyaluronidase (dadurch angeblich Schrumpfung des Glaskörpers) und Hemmung der Kammerwasserbildung. Diese Ansichten über die Wirkungsweise beruhen auf Vermutungen und sind experimentell nicht nachgewiesen. Die von OBAL angegebenen Drucksenkungen wurden meist an ambulanten Patienten beobachtet. Als Kriterium für den Wert der Behandlung sah OBAL (1953) z. B. an, daß Glaukomanfälle bei gelegentlich mit Gelbkörperhormon behandelten Kranken seltener auftraten. Die kritische Nachprüfung seiner Befunde (TREUMER, 1951, 1952, 1953; SIEDENBIEDEL, 1952; GEREWITZ, 1953/54) ergab keine Drucksenkung durch Gelbkörperhormon.

Ein aus *Follikel- und Corpus-luteum-Hormon* bestehendes Präparat, Gravidan, soll nach STARODUBZEW (1934) und CHAJUTIN (1936) die Tension bei Glaukom senken und das Gesichtsfeld erweitern. KAMINSKIJ (1935) und GURVIČ (1937) sahen jedoch keine derartigen Erfolge.

3. Hormon der Nebennierenrinde (Hydrocortison)

Drucksenkung durch Nebennierenrindenhormon bei primärem Glaukom wurde von JOSEPHSON (1935, 1938) behauptet, doch konnte WOODS (1935) diese Angaben widerlegen. Auch HÄRTL (1940) und BLAKE et al. (1950) fanden keinen Einfluß von Nebennierenrindenhormon oder ACTH auf den i.o. Druck. SMITH et al. (1951) sahen bei akutem Glaukom nach ACTH und Cortison Drucksenkung und bringen diese in ursächlichen Zusammenhang mit der Therapie. Alle späteren Beobachter stimmen überein, daß Cortison bei primärem Glaukom nicht drucksenkend wirkt. Bei Sekundärglaukom durch Uveitis dagegen bewährte sich Cortison und ACTH ausgezeichnet, da zugleich mit dem Abklingen der Entzündung auch der i.o. Druck oft normal wird, wenn noch keine irreversiblen Veränderungen im Kammerwinkel entstanden sind. Die Wirkungsweise ist hier also indirekt auf den i.o. Druck und direkt auf die Ursache der Drucksteigerung, die Entzündung, gerichtet. WEEKERS et al. (1956) geben, wie die meisten anderen Kliniker, auch Atropin hinzu, das hier ebenso wie Cortison drucksenkend wirken kann, wenn der Kammerwinkel mittelweit oder weit ist (s. oben „Medikamentöse Therapie sekundärer Glaukome").

Langdauernde Behandlung mit Cortison kann Glaukom verursachen (FRANÇOIS, 1954; LAVAL et al., 1955; CHANDLER, 1956; COVELL, 1958; s. S. 220).

Der Einfluß von Cortison auf den Abflußwiderstand des 2. Auges bei Durchströmen des einen Auges mit Hyaluronidase ist auf S. 9 u. 314 erwähnt.

4. Die Hormontherapie bei primärem Glaukom ist ohne praktische Bedeutung

Die hier besprochenen Arbeiten zeigen, daß bei Sekundärglaukom durch Entzündung die Therapie mit Nebennierenrindenhormon vom Typ des Hydrocortison äußerst wertvoll ist; bei primärem Glaukom sind jedoch alle Hormone ohne praktische Bedeutung, wie schon SALUS (1931) und BÖCK (1935) zu Anfang unserer Berichtszeit fanden. Nicht-therapeutische Arbeiten über den Einfluß von Hormonen auf den i.o. Druck sind S. 91 bis S. 99 besprochen.

Schrifttum

BECKER, B., u. R. E. CHRISTENSEN: A. M. A. Arch. Ophthal. **56**, 1—9 (1956).
BLAKE, E. M., R. M. FASANELLA u. A. S. WONG: Amer. J. Ophthal. **33**, 1231—1235 (1950).
BÖCK, J.: Wien. med. Wschr. 1935/II, 964—966.
CHAJUTIN, S.: Sovet. Vestn. Oftal. **8**, 174—182 (1936); ref. Zbl. Ophthal. **37**, 260 (1937).
CHANDLER, P. H.: in: Glaucoma, herausgegeb. v. F. W. Newell, 1. Tagung, 1955, S. 193 (1956) Macy-Foundation, New York.
COVELL, L. L.: Amer. J. Ophthal. **45**, 108—109 (1958).
DOLLFUSS, M. A., ROUHER u. MARÉCHAL: Bull. Soc. Ophtal. Fr. Nr. 6, 562—571 (1937).
ESENTE, I.: Arch. Ottal. **53**, 75—98 (1949) u. G. ital. Oftal. **2**, 403—404 (1949).
FRANÇOIS, J.: Bull. Soc. belge Ophtal. No. **106**, 190—201 (1954) u. Ann. Oculist (Paris) **187**, 805 bis 816 (1954).
GEREWITZ, H.: Wiss. Z. Univ. Leipzig, 199—201 (1953/54); ref. Zbl. Ophthal. **63**, 242 (1954/55).
GURVIČ, B.: Vestn. Oftal. **10**, 30—48 (1937); ref. Zbl. Ophthal. **38**, 632 (1937).
HÄRTL, H.: Hat das Hormon der Nebennierenrinde einen Einfluß auf den Augendruck? Greifswald, Diss. 1940.
HALBERTSMA, K. T. A.: Ned. T. Geneesk. **1934**, 4186—4191; ref. Zbl. Ophthal. **32**, 580 (1935).
HARMUTH, E.: Wien. klin. Wschr. **1949**, 605.
HOLTZ, P., u. G. JANCKE: Naunyn-Schmiedebergs Arch. exp. Path. Pharmak. **181**, 494 (1936); ref. Zbl. Ophthal. **37**, 332 (1936).
IMACHI, K.: Acta Soc. ophthal. Jap. **37**, 437—452 (1933); ref. Zbl. Ophthal. **29**, 760 (1933).
JANCKE, G.: Klin. Mbl. Augenheilk. **96**, 262 (1936).
JEANDELIZE, P., P. L. DROUET, C. THOMAS u. BARDELLI: Bull. Soc. franç. Ophtal. **51**, 478—484 (1938).
JOSEPHSON, E. M.: Science (N. Y.) II, 62 (1935); ref. Zbl. Ophthal. **35**, 67 (1936).
— Proc. XV. int. Cong. Ophthal. IV, 23—28 (1938).
JONA, S.: Rass. ital. Ottal. **10**, 151—170 (1941).
JONAS, V.: Med. Klin. **32**, 814 (1936).
KAMINSKIJ, D.: Vestn. Oftal. **7**, 204—219 (1935); ref. Zbl. Ophthal. **35**, 440 (1936).
KREMENČUGSKAJA, L.: Russk. oftal. Ž. **13**, 334—337 (1931); ref. Zbl. Ophthal. **26**, 161 (1932).
LAVAL, J., u. R. COLLIER jr.: Amer. J. Ophthal. **39**, 175 (1955).
OBAL, A.: Klin. Mbl. Augenheilk. **116**, 418 (1950).
— Klin. Mbl. Augenheilk. **117**, 201—203 (1950).
— Ärztl. Wschr. **5**, 633—637 (1950).
— Ärztl. Wschr. **5**, 804—810 u. 831—836 (1950).
— Dtsch. Gesundh. Wes. **1950**, 1542—1546 u. 1570—1576.
— Ber. dtsch. ophthal. Ges. München **56**, 1950, 136—146 (1951).
— Psychiat. Neurol. med. Psychol. **3**, 55 (1951).
— Dtsch. Gesundh.-Wes. **1951**, 1127—1131 u. 1157—1160.
— Dtsch. Gesundh.-Wes. **1952**, 375—376.
— Klin. Mbl. Augenheilk. **122**, 480—482 (1953).
POSTHUMUS, R. G.: Ned. T. Geneesk. **1951**, 2120—2122; ref. Zbl. Ophthal. **58**, 221 (1952/53).
— Ophthalmologica (Basel) **124**, 17—25 (1952).
RADNÓT, M.: Ophthalmologica (Basel) **114**, 168—171 (1947).
— Szemészet, **88**, 114—115 (1951); ref. Ophthal. Lit. **5**, 1841 (1951).
REIN, H.: Physiologie des Menschen, 11. Aufl., herausgeg. v. Schneider, M.; Springer-Verl., Berlin, Göttingen, Heidelberg 1955, 685 S. (S. 338—340).
SABBADINI, D.: Atti Soc. ottal. Lombarda **8**, 328—345 (1953); ref. Ophthal. Lit. **7**, 5091 (1953).
SALUS, R.: Med. Klin. II, 1777—1780 (1931).
SCHLAEPPI, V.: Ophthalmologica (Basel) **100**, 321—344 (1940).
SCHMERL, E., u. B. STEINBERG: Amer. J. Ophthal. **39**, 547—550 (1955).
SEBAS, S. R.: Rev. bras. Oftal. 83—85 (1954); ref. Zbl. Ophthal. **63**, 242 (1954/55).
SIEDENBIEDEL, H.: Dtsch. Gesundh.-Wes. **1952**, 374—375.
SMITH, R. W. JR., u. E. H. STEFFENSON: New England J. Med. **245**, 972—977 (1951); ref. Zbl. Ophthal. **57**, 277 (1952).
STARODUBZEW, A.: Vestn. Oftal. **5**, 30—41 (1934); ref. Zbl. Ophthal. **33**, 84 (1935).
SWAN, K. C., u. H. B. MYERS: Pr. S. Exp. Biol. Med. **34**, 680 (1936); zit. nach Schlaeppi, V.: Ophthalmologica **100**, 321—344 (1940).
TATÁR, J.: Klin. Mbl. Augenheilk. **108**, 737—744 (1942).
TREUMER, K.: Ber. dtsch. ophthal. Ges. Heidelberg, **57**, 1951, 203—204 (1952).
— Klin. Mbl. Augenheilk. **118**, 644—645 (1951).
— Klin. Mbl. Augenheilk. **120**, 523—534 (1952).
— Klin. Mbl. Augenheilk. **122**, 482—483 (1953).
TROVATI, E.: Boll. Oculist **10**, 1482—1506 (1931).

WEEKERS, R., Y. DELMARCELLE u. E. PRIJOT: Bull. Soc. Ophtal. Fr. **1956**, 208—215.
WOODS, A. C.: A. M. A. Arch. Ophthal. **14**, 936—946 (1935).
YOSHIOKA, H.: Acta Soc. ophthal. Jap. **56**, 869—883 (1952); ref. Ophthal. Lit. **6**, 4413 (1952).

IX. Vitamine

Vitamin A (300 000 E peroral) soll bei Kaninchen den i.o. Druck senken, bei Glaucoma simplex des Menschen jedoch nicht (HARTMANN et al., 1957). Vitamin B_1 (Aneurin) wirkt durch Hemmung der Cholinesterase drucksenkend, die Arbeiten hierüber sind deshalb unter den Miotica (S. 406) besprochen. Vitamin B_{12} soll das Gesichtsfeld erweitern und den i.o. Druck senken (HENTER, 1957).

Vitamin C ändert die Tension nicht; Vitamin P (Citrin, Permeabilitätsfaktor) änderte die Tension gesunder Kaninchenaugen nicht, senkte sie jedoch bei Tieren mit Hydrophthalmie (SCHMID et al., 1942). Bei Glaukom soll es das Sehvermögen bessern (GALLOIS, 1955). Vitamin D_2 senkt nach GUIST et al. (1953) den i.o. Druck bei Glaukom für 1–2 Std.

Schrifttum

GALLOIS, J.: Bull. Soc. Ophtal. Fr. Nr. 5, 276—278 (1955).
GUIST, G., u. C. STEFFEN: Klin. Mbl. Augenheilk. **123**, 555—568 (1953).
HARTMANN, E., u. H. SARAUX: Bull. Soc. franç. Ophtal. **70**, 446—456 (1957).
HENTER, C.: Ophthalmologia (Bucuresti) **2**, 128—132 (1957); ref. Ophthal. Lit. **11**, 2233 (1957).
SCHMID, A. E., u. G. B. C. SAUBERMANN: Ophthalmologica **104**, 201—212 (1942).

X. Lokalanaesthetica

(Schrifttum S. 449)

1. Cocain

Cocain hemmt Amino-Oxydase und verstärkt so die Empfindlichkeit sympathisch innervierter Organe für Adrenalin. Bei i.v. Injektion fanden TAMURA et al. (1933) beim Kaninchen Drucksenkung, bei subconjunctivaler Injektion mit Hyaluronidase beschrieb GALBIATI (1957) Drucksteigerung. Cocain soll nach PAPAGNO (1937) die Akkommodation herabsetzen. Für die Glaukombehandlung spielt es keine Rolle.

2. Procain

(p-Aminobenzoyl-diäthylaminoäthanol-Chlorhydrat, Novocain, Scurocain; vgl. S. 254)

a) Retrobulbäre Gabe

Kaninchenversuche. Der i.o. Druck sinkt nach retrobulbärer Injektion. Der tiefste Wert ist nach 10 min erreicht (KANEDA, 1951). Die Drucksenkung tritt auch dann ein, wenn zuvor das Ggl. ciliare oder Ggl. cervicale supr. entfernt wurde (KANEDA, 1952). Am zweiten Auge sinkt der i.o. Druck gleichfalls, aber geringer (ŠLOPAK, 1957). Auch Drucksteigerungen wurden beobachtet (MEDVEDEW et al., 1939). Nach Adrenalininjektion tritt die Drucksenkung später ein (Maximum nach 25 min; KANEDA, 1951), nach Injektion von Novocain mit Adrenalin liegt die Stärke der Drucksenkung zwischen der mit jedem einzelnen Mittel erreichten. Wenn das Ggl. cervicale supr. entfernt ist, fällt nach Adrenalin der i.o. Druck rascher und stärker, als an gesunden Augen (KANEDA, 1952, 1953). Vielleicht ist die Drucksenkung bei Kaninchen nicht spezifisch, da L. WEEKERS (1931) auch mit einer großen Zahl der verschiedenartigsten anderen Mittel bei retrobulbärer Injektion Druckabfall erzielte.

Mensch. *Bei Gesunden* erfolgt nach Injektion von Novocain eine Pupillenerweiterung infolge der Lähmung des Ggl. ciliare. Sie dauert etwa 1 Std. Cholinesterase-Hemmer sind unwirksam, Pilocarpin, das an der Muskelzelle selbst angreift, verengt die Pupille (SCHEIE, 1949; SCHEIE et al., 1949; PERSICHETTI, 1949). Die Injektion von Adrenalin allein ändert den i.o. Druck nicht (PERSICHETTI, 1948; KANEDA, 1951). Die klinisch übliche Zugabe von Adrenalin zu Novocain steigert die Novocainwirkung nach KANEDA (1951) nicht, nach GALA (1932) jedoch senkt Novocain nur mit Adrenalin zusammen den i.o. Druck, nach WHEELER (1950) verstärkt Adrenalin die Novocainwirkung. Die Drucksenkung bei nicht-glaukomkranken Augen beträgt nach Novocain-Adrenalin bis 5 mm Hg (DEJEAN et al., 1938), 8 mm Hg (WHEELER, 1950) und sogar bis 15 mm Hg (MEES, 1939, 1940), doch kommen ausnahmsweise auch Druckanstiege vor (bei 3 von 133 Augen, und zwar 2mal 2 mm Hg, 1mal 12 mm Hg; MEES, 1939, 1940). GIFFORD (1949) gibt Drucksenkung um 33% des Ausgangswertes an.

Bei *Glaukom* ist die Drucksenkung stärker (MEES, 1939, 1940; KANEDA, 1951). Der *Wert der Therapie* ist begrenzt. MEES (1939, 1940) hält die Injektion bei *akutem Glaukom* für wertlos, weil die Drucksenkung nur wenige Minuten dauert. BETTINI et al. (1954) dagegen geben 2 Std Wirkungsdauer an, FRITZ (1950) 2–3 Tage. ICAZA Y DUBLAN (1941, 1946) berichtet über gute Erfahrungen, wenn vor- und nachher Miotica gegeben werden. FENWICK (1949) konnte in 3 Fällen einen akuten Glaukomanfall allein mit Novocain-Adrenalin beseitigen. SCHEIE (1956) legt ein Kunststoffröhrchen retrobulbär ein, um bei postoperativen Schmerzen oder bei akutem Glaukom das Mittel wiederholt anwenden zu können. Auch Xylocain, ein dem Novocain verwandtes Präparat, bewährte sich bei akutem Glaukom (FORSIUS, 1953).

Als beste *Konzentration* fanden BETTINI et al. (1954) 0,6 cm^3 Novocain 4% mit 0,4 cm^3 Adrenalin 1 : 1000. Am häufigsten wird die Injektion zur *Operationsvorbereitung* angewandt (z. B. GIFFORD, 1948, 1950; WHEELER, 1953; u. a.). FRITZ (1952) glaubt, daß die medikamentöse Therapie des akuten Glaukoms nur dann erfolgversprechend ist, wenn die Tension nach retrobulbärer Injektion von Adrenalin-Novocain sinkt.

An *Zwischenfällen* wird über *vorübergehende Erblindung* infolge von Gefäßspasmen berichtet (GJESSING, 1930; CHANG, 1956), was BIDAULT (1933) auch nach Cocain-Adrenalin-Injektion beobachtete.

Als *Wirkungsweise* nimmt FERRARI (1950) Erleichterung des Abflusses und Drosselung des Zuflusses zum Auge an. Die Drucksenkung kann nicht allein auf der Ausschaltung des Ggl. ciliare beruhen, da Novocain auch bei Kaninchen wirkt, deren Ciliarganglion entfernt war (KANEDA, 1952). Die Erschlaffung der äußeren Augenmuskeln und die Gefäßverengerung sind wichtige Faktoren (GREAVES, 1955). Der Abflußwiderstand bleibt gleich, das Minutenvolumen sinkt (DE ROETTH et al., 1955).

b) Sonstige örtliche Anwendung

Novocainblockade des N. nasalis (CRISTINI et al., 1955) oder des Ggl. stellatum (FRITZ, 1954) soll den i.o. Druck stärker senken als retrobulbäre Injektion.

c) Intravenöse Gabe

Die i.v. Injektion von Novocain (ohne Adrenalin) 10–20 cm^3 täglich soll nach ESENTE (1947, 1949) den i.o. Druck bei Glaukom senken, doch dauert die Drucksenkung nur einige Stunden und tritt bei wiederholter Behandlung nicht mehr ein (CIMBAL, 1950). Die Schmerzen lassen nach (BAK-GIERCZYŃSKA, 1954, 1956; PROTO-

POPOV et al., 1955). Andere Autoren fanden keine Drucksenkung (GIVNER et al., 1949; AVGUŠEWIČ, 1956; SUGAR, 1957). LEVSINA (1954) untersuchte den Einfluß von Novocain auf die Gefäßdurchlässigkeit bei Glaukom. Weitere Literatur: VOLOKITENKO (1957).

Schrifttum

AVGUŠEVIČ, P. L.: Vestn. Oftal. **69**, H. 3, 16—19 (1956); ref. Zbl. Ophthal. **69**, 31 (1956).
BAK-GIERCZYŃSKA, A.: XXIV. Cong. Oculist. Polski **1**, 85 (1954); ref. Ophthal. Lit. **8**, 4863 (1954).
— Ann. Univ. Lublin, Sect. D, **11**, 41—52 (1956); ref. Ophthal. Lit. **10**, 4615 (1956).
BETTINI, L., u. L. GALLIA: Boll. Oculist. **33**, 771—780 (1954).
BIDAULT, R.: Bull. Soc. Ophtal. Fr. Nr. 3, 273—275 (1933).
CHANG, H. L. : Chin. med. J. **74**, 116—124 (1956); ref. Ophthal. Lit. **10**, 2999 (1956).
CIMBAL, O.: Ber. dtsch. ophthal. Ges. Heidelberg **55**, 1949, 192—196 (1950).
CRISTINI, G., u. G. FIORINI: Ann. Oculist. (Paris) **188**, 1025—1032 (1955).
DEJEAN, C., R. GUIGNOT u. P. ARTIÈRES: Bull. Soc. Ophtal. Fr. Nr. 4, 198—205 (1938).
ESENTE, I.: Atti Soc. ottal. ital. **36**, 275—276 (1947).
— Ophthalmologica **117**, 147—160 (1949).
FENWICK, G. DE L.: Brit. J. Ophthal. **33**, 688—693 (1949).
FERRARI, G. DE: Bras. Méd. **64**, 312—315 (1950); ref. Zbl. Ophthal. **57**, 200 (1952).
FORSIUS, H.: Acta ophthal. (Kbh.) **31**, 177—178 (1953).
FRITZ, A.: Bull. Soc. belge Ophtal. Nr. 95, 396—399 (1950).
— Bull. Soc. franç. Ophtal. **67**, 525—530 (1954).
— Bull. Soc. Ophtal. Fr. 811—814 (1952).
GALA, A.: Bratisl. lék. Listy **12**, 516—524 (1932) (Tschechisch); ref. Zbl. Ophthal. **28**, 600 (1933).
GALBIATI, L.: Boll. Soc. med.-chir. Pavia **71**, 89—95 (1957); ref. Zbl. Ophthal. **73**, 313 (1958).
GIFFORD, H.: Trans. Amer. Ophthal. Soc. **46**, 423—442 (1948).
— Amer. J. Ophthal. **32**, 1359—1368 (1949).
— A. M. A. Arch. Ophthal. **43**, 957—958 (1950).
GIVNER, I., u. D. J. GRAUBARD: Amer. J. Ophthal. **32**, 1117 (1949).
GJESSING, H. G. A.: Acta ophthal. (Kbh.) **8**, 206—212 (1930).
GREAVES, D. P.: Trans. Ophthal. Soc. U. K. **75**, 121—135 (1955).
ICAZA Y DUBLAN, M. J.: Bol. Hosp. oftal. N. S. de la Luz (Méx.) **1**, 258—260 (1941); ref. nach Barkan, O.: Ophthalmology in the War Years, Meyer-Wiener, Chicago, **1** (1946).
— A. M. A. Arch. Ophthal. **35**, 361—365 (1946).
KANEDA, S.: Acta Soc. ophthal. Jap. **55**, 842—846 (1951); ref. Ophthal. Lit. **5**, 5774 (1951).
— Acta Soc. ophthal. Jap. **56**, 311—316 (1952); ref. Ophthal. Lit. **6**, 2588 (1952).
— Acta Soc. ophthal. Jap. **56**, 866—869 (1952); ref. Ophthal. Lit. **6**, 3947 (1952).
— Acta Soc. ophthal. Jap. **57**, 1352—1355 (1953); ref. Ophthal. Lit. **7**, 3057 (1953).
LEVSINA, O. V.: Vestn. Oftal. **33**, 17—21 (1954); ref. Zbl. Ophthal. **63**, 327 (1954/55).
MEDVEDEW, N. S., u. L. B. SAC: Vestn. Oftal. **14**, 102—107 (1939); ref. Zbl. Ophthal. **43**, 574 (1939).
MEES, G.: Klin. Mbl. Augenheilk. **103**, 648 (1939).
— Klin. Mbl. Augenheilk. **104**, 223—230 (1940).
PAPAGNO, M.: G. Med. mil. **85**, 1224—1230 (1937); ref. Zbl. Ophthal **40**, 237 (1938).
PERSICHETTI, C.: Atti Soc. ottal. ital. **10**, 234—266 (1948).
— G. ital. Oftal. **2**, 452—476 (1949).
PROTOPOPOV, B. V., u. O. E. RIBNIKOVA: Vestn. Oftal. **34**, 26—31 (1955); ref. Ophthal. Lit. **9**, 302 (1955).
ROETTH, A. DE, u. F. D. CARROLL: A. M. A. Arch. Ophthal. **53**, 399—403 (1955).
SCHEIE, H. G.: Amer. J. Ophthal. **32**, 1744 (1949).
— Trans. Amer. Acad. Ophthal. Otolaryng. **60**, 389—395 (1956).
—, u. G. OJERS: Amer. J. Ophthal. **32**, 1369 (1949).
ŠLOPAK, T. V.: Oftal. Ž. **12**, 464—470 (1957); ref. Zbl. Ophthal. **74**, 267 (1958).
SUGAR, H. S.: The Glaucomas, 2. Aufl. Hoeber, New York, 516 S. (1957).
TAMURA, K., u. M. TAKANA: Acta Soc. ophthal. Jap. **37**, 1462—1467 (1933); ref. Zbl. Ophthal. **30**, 580 (1934).
VOLOKITENKO, A. E.: Oftal. Ž. **12**, H. 4, 230—234 (1957) (Russisch); ref. Zbl. Ophthal. **72**, 214 (1957).
WEEKERS, L.: Arch. Ophtal. (Paris) **48**, 321—331 (1931).
WHEELER, J. R.: Trans. Ophthal. Soc. U. K. **69**, 1949, 209—218 (1950).
— Trans. ophthal. Soc. U. K. **73**, 1953, 505—516 (1953).

XI. Novocain mit Coffein (Impletol)

Impletol ist ein äquimolarer Wirkstoffkomplex aus Novocain und Coffein in 3,42‰iger Lösung. Über die Beseitigung von Schmerzen bei Glaukom berichten JOHANSSON (1936, 2 Fälle: 1 absolutes Glaukom, 1 Glaukom durch i.o. Tumor, bei dem Enucleation nicht sofort möglich war), SCHMELZER (1949, 1953) und FONTANA (1952). Größere Behandlungsserien, an denen sich Erfolge oder Mißerfolge beurteilen ließen, fehlen. Ein Vergleich mit Novocainanwendung allein fehlt gleichfalls, so daß sich nicht sagen läßt, ob der Coffeinzusatz die Wirkung steigert. Neben der Schmerzbeseitigung sollen sich nach Impletolinjektion unter die Bauchhaut auch Gesichtsfeld und Sehvermögen bei Glaucoma simplex bessern (FONTANA, 1952), was mir recht sonderbar erscheint. Nach retrobulbärer Injektion fand SCHMELZER (1953) bei 1 Patienten mit Sekundärglaukom nach Iridocyclitis Drucksenkung.

Schrifttum

FONTANA, G.: Progr. Ter. (Milano) **37**, Nr. 6, 119—120 (1952).
JOHANSSON, E.: Z. Augenheilk. **90**, 301—305 (1936).
SCHMELZER, H.: Ber. dtsch. ophthal. Ges. Heidelberg, 1948, **54**, 310—316 (1949).
— in: Sammlung zwangloser Abhandlungen aus dem Gebiete der Augenheilkunde, herausgegeb. v. W. Löhlein, Marhold-Verl., Halle (S.). Neue Folge, Heft 5: Die Neuraltherapie in der Augenheilkunde, 37 S., 1953.

XII. Ganglienblocker

(Schrifttum S. 452)

1. Allgemeines

Ganglienblocker hemmen die Erregungsübertragung in den autonomen Ganglien. Eine zusammenfassende Darstellung über einige Sympathicolytica und Ganglienblocker gibt BERNSMEIER (1954) vom Standpunkt des Internisten. Gemeinsam ist allen Ganglienblockern die Senkung des Blutdruckes und Herabsetzung der Gefäßspannung. Der Kranke muß deshalb nach der Behandlung flach liegen bleiben. Die Senkung des i.o. Druckes beruht wahrscheinlich nicht nur auf der Blutdrucksenkung (RIZZI et al., 1952, sowie im folgenden genannte Arbeiten).

2. Tetraäthyl-ammonium

Tetraäthyl-ammonium wird als Bromid, Chlorid oder Phosphat verwendet. Bei Kaninchen senkt es bei i.v. Gabe (50 mg/kg, CIMA, 1950) oder subconjunctival (0,15 mg, DORELLO, 1951) den i.o. Druck, höhere Dosen wirken drucksteigernd (0,50 mg subconjunctival, DORELLO, 1951). Die Pupille wird weiter, die Fluoresceinpermeabilität nimmt zu (OHARA, 1953, 1954). Beim gesunden Menschen bewirkten 7 mg/kg i.v. gleichfalls i.o. Drucksenkung und Mydriasis, der Ausgangswert des i.o. Druckes wurde nach 60 min wieder erreicht. DFP und Eserin waren unwirksam, Pilocarpin und Carbachol verengten die erweiterte Pupille (DRUCKER et al., 1950). Bei Glaukom sank der i.o. Druck sofort nach i.v. Injektion von 200–900 mg bzw. 5 bis 10 cm^3 der 10% Lösung (DIENSTBIER et al., 1951; LJUŠTINA-JOANČIĆ, 1953), doch ist die Drucksenkung nur vorübergehend und tritt nicht immer ein (DIENSTBIER et al., 1951).

3. Hexamethonium

Hexamethonium wird in der Chirurgie zur Blutdrucksenkung angewandt. Über Senkung des i.o. Druckes bei Glaukom berichten Barnett (1952) und Cameron et al. (1952). De Roetth et al. (1956) fanden nach 25 mg i.m. bei Glaukom eine mittlere i.o. Drucksenkung um 13,2 mm Hg, die auf einer verminderten Bildung von Kammerwasser bei unverändertem Abflußwiderstand beruhte. Die retrobulbäre Injektion von 2,5 mg änderte den i.o. Druck nicht. Für eine gedrosselte Kammerwasserproduktion spricht auch, daß der Wiederanstieg des i.o. Druckes (nach Aufhören einer Kompression, die den Druck senkte) durch Hexamethonium verzögert wird (Hunamoto, 1955). – Bruce (1955) berichtet über eine beidseitige Erblindung nach i.m. Gabe von Hexamethonium (Exsudation und Blutungen der Netzhaut, temporale Opticusatrophie; Entstehungsweise ungeklärt).

4. Pentapyrrolidinium

Pentapyrrolidinium (Pentolinium, Ansolysen) verursacht bei Kaninchen i.o. Drucksenkung, im Mittel um 10 mm Hg, Pupillenerweiterung um 3 mm und Akkommodationslähmung (Paul et al., 1956). Es wirkt 5mal stärker und 1½mal so lange wie Hexamethonium. Bei Gesunden senkt das Mittel das Minutenvolumen des Kammerwassers um 70–77%. Die i.o. Drucksenkung ist geringer (im Mittel um 12,6%), weil der Abflußwiderstand kompensatorisch ansteigt. Die konsensuelle Drucksenkung des 2. Auges bei Tonographie des anderen Auges tritt nicht ein (Rosen, 1957). Bei Glaucoma simplex ist die Drucksenkung geringer (6%), das Minutenvolumen des Kammerwassers sinkt um 18%, der Abflußwiderstand bleibt etwa gleich. Pilocarpin steigert die Wirkung des Ganglienblockers (Rosen, 1957). Iwata (1955) fand im Gegensatz zu Rosen bei Glaukom eine stärkere Drucksenkung als bei Gesunden.

5. Hexamethylen-1,6-bis-trimethylammoniumchlorid (Depressin)

Hexamethylen-1,6-bis-trimethylammoniumchlorid (Depressin) verursachte beim Menschen nur eine geringe i.o. Drucksenkung (um 5,2 mm Hg) infolge einer Verminderung des Minutenvolumens des Kammerwassers bei unverändertem Abflußwiderstand (Böck et al., 1957). Gittler et al. (1957) beschrieben i.o. Drucksenkung bei 4 Hypertonikern ohne Glaukom.

6. Pentamethyl-diaethyl-3-azapentylen-1,5-diammoniumdibromid (Pendiomid, Ciba-Präparat 9295)

Bernsmeier et al. (1951) und Pau (1951) fanden nach i.v. Injektion Blutdrucksenkung, die bei horizontaler Körperlage und kleiner Dosis ausblieb. Der i.o. Druck sank bei Glaukom stärker als bei Gesunden für 30–60 min ab. Die Ergebnisse wurden bestätigt von Simonelli et al. (1952), Bianchi (1953), Vit (1954), Leonardi (1954) und Schenk et al. (1955). Auch bei örtlicher Anwendung ist Pendiomid wirksam. Thiel (1952) fand nach retrobulbärer Injektion von 12–30 mg Drucksenkung, die sich bei einigen Augen jedoch nicht reproduzieren ließ; durch Pervitin ausgelöste Druckanstiege wurden verhindert. Bei Gesunden kamen nach retrobulbärer Injektion auch Druckanstiege vor (4 von 18 Augen). Bei Glaukom fand Rapisarda (1954) eine deutliche Wirkung von retrobulbären Pendiomidgaben nur wenn Mengen über 50 mg benutzt wurden, die auch bei nicht-örtlicher Anwendung wirksam sind. Er glaubt deshalb, daß die örtliche Anwendung keine Vorteile bietet. Er erprobte auch subconjunctivale Gabe sowie Eintropfen. Drucksenkung nach retrobulbärer Injektion beschrieben ferner CALMETTES et al. (1952) und SCHENK et al. (1955). Die Wirkung hält nur 1/2 Std lang an.

7. N-(3-Dimethylamino-propyl)-3-chlor-phenothiazin

(*Chlorpromazin*, Megaphen, Largactil, Thorazin, Hibernal, Amplictil, Ampliactil, Präparat 4560 R.P.)

Chlorpromazin wirkt hypnotisch, sedativ, vago- und sympathicolytisch. Bei Kaninchen senkt es den i.o. Druck (subcutan 10–20 mg/kg), verengt die Pupille, hebt die mydriatische Wirkung von Cocain auf und verlängert die Eserinwirkung (KÜCHLE, 1956). Bei Katzen erweitert sich die Pupille (PAUL et al., 1956). Der i.o. Druck sinkt infolge einer Verminderung des Minutenvolumens des Kammerwassers (CONSTANT et al., 1956). Die lokale Gabe ändert den i.o. Druck nicht (PAUL et al., 1956; CONSTANT et al., 1956).

Bei Glaukom sinkt der i.o. Druck vorübergehend (CALMETTES et al., 1954; BIERENT, 1954; VIALLEFONT et al., 1955; NORDMANN, 1956; SIEGERT, 1956; GRAMBERG-DANIELSEN, 1955, 1956; INAMOCHI, 1956; TANE, 1957). Die Wirkung läßt bei länger dauernder Behandlung nach. Deshalb eignet sich Chlorpromazin vor allem zur Behandlung des akuten Glaukoms und zur Drucksenkung vor Operationen (GRAMBERG-DANIELSEN, 1955). Auch bei retrobulbärer Gabe sahen LÉVY (1955) und SANNA (1956) Drucksenkung bei akutem Glaukom, doch dürfte diese auf der Allgemeinwirkung des Mittels beruhen. SANNA (1957) hielt allerdings eine örtliche Wirkung für wahrscheinlich. FUNAMOTO (1956) fand den Kompressionstest empfindlicher zur Frühdiagnose, wenn er Benzylimidazolin und Chlorpromazin zusammen vorher gab. Nach OHASHI (1955) sind experimentelle Druckanstiege (Kompressionstest, Halsvenenstauung u. a.) unter Chlorpromazin geringer.

RODRÍGUEZ (1955) fand nach Chlorpromazin keine Drucksenkung.

Die zentrale Wirkung des Medikaments steht nach heutiger Ansicht im Vordergrund, während es in der hier besprochenen Literatur meist als Ganglienblocker angesprochen wird.

8. Sonstige Ganglienblocker

JOHNSON et al. (1954) vergleichen Methanthelin und Propanthelin im Tierversuch. SURIANI (1956) empfiehlt für Operationen Arfonad.

Schrifttum

BARNETT, A. J.: Brit. J. Ophthal. **36**, 593—602 (1952).
BERNSMEIER, A.: Die chemische Blockierung des adrenergischen Systems am Menschen. Acta neurovegetativa/Suppl. V, Springer Verl., Wien 1954, 142 S.
—, u. H. PAU: Ärztl. Forsch. **5**, 69—71 (1951).
BIANCHI, G.: Arch. Ophtal. (Paris) **13**, 603—608 (1953).
BIERENT, P.: Bull. Soc. Ophtal. Fr. No. 5, 408—414 (1954).
BÖCK, J., u. J. STEPANIK: in: Moderne Probleme der Ophthalmologie. Herausgeg. v. E. B. Streiff u. J. Babel, Karger, Basel 1957. Bibliotheca ophthalmologica **47**, 115—120.
BRUCE, G. M.: A. M. A. Arch. Ophthal. **54**, 422—424 (1955).
CALMETTES, L., F. DÉODATI u. AMALRIC: Bull. Soc. Ophtal. Fr. 1952, 757—762.
—, DEODATI u. ALBINET: Bull. Soc. Ophtal. Fr. No. 6, 611—615 (1954).
CAMERON, A. J., u. R. A. BURN: Brit. J. Ophthal. **36**, 482—491 (1952).
CIMA, V.: Atti Soc. ottal. ital. **11**, 91—98 (1950).
CONSTANT, M. A., u. B. BECKER: A. M. A. Arch. Ophthal. **56**, 19—25 (1956).
DIENSTBIER, E., u. J. BALIK: Čsl. ofthal. **7**, 163—169 (1951); ref. Ophthal. Lit. **5**, 1833 (1951).
DORELLO, U.: Rass. ital. Ottal. **20**, 201—216 (1951).

Drucker, A. P., M. S. Sadove u. K. R. Unna: Amer. J. Ophthal. **33**, 1564—1567 (1950).
Funamoto, H.: Acta Soc. ophthal. Jap. **60**, 1662—1674 (1956); ref. Ophthal. Lit. **10**, 2978 (1956).
— J. Clin. Ophthal. (Tokyo) **10**, 1123—1131 (1956); ref. Zbl. Ophthal. **70**, 169 (1957).
Gittler, R., u. R. Falkner: Forschung und Praxis **10**, 36—42 (1957).
Gramberg-Danielsen, B.: Ophthalmologica **130**, 403—412 (1955).
— Klin. Mbl. Augenheilk. **129**, 252—254 (1956).
Hunamoto, H.: Acta Soc. ophthal. Jap. **59**, 1196—1206 (1955); ref. Ophthal. Lit. **9**, 2341 (1955).
Inamochi, J.: J. Clin. Ophthal. (Tokyo) **10**, 1327—1331 (1956); ref. Zbl. Ophthal. **71**, 148 (1957).
Iwata, K.: J. Clin. Ophthal. (Tokyo) **9**, 311—317 (1955); ref. Zbl. Ophthal. **67**, 34 (1956).
Johnson, E. A., u. D. R. Wood: Brit. J. Pharmacol. **9**, 218—223 (1954).
Küchle, H. J.: Ber. dtsch. ophthal. Ges. Heidelberg **59**, 1955, 178—183 (1956).
Leonardi, F.: Wien. klin. Wschr. 1954, 816—817.
Lévy, J. P.: Bull. Soc. Ophtal. Fr. No. 5, 299—302 (1955).
Ljuština-Joančić, V.: Ophthalmologica **126**, 378—387 (1953).
Nordmann, J.: Diskussionsbemerkg. Ber. dtsch. ophthal. Ges. Heidelberg **59**, 1955 ,183 (1956).
Ohara, H.: Acta Soc. ophthal. Jap. **57**, 897—899 (1953); ref. Ophthal. Lit. **7**, 1954 (1953).
— Acta Soc. ophthal. Jap. **58**, 239—247; 259—268 (1954); ref. Ophthal. Lit. **8**, 52 (1954).
Ohashi, K.: Acta Soc. ophthal. Jap. **59**, 1880—1887 (1955); ref. Ophthal. Lit. **9**, 2340 (1955).
Pau, H.: Klin. Mbl. Augenheilk. **118**, 373—378 (1951).
Paul, S. D., u. I. H. Leopold: Amer. J. Ophthal. **42**, 107—112 (1956).
Rapisarda, D.: Boll. Oculist. **33**, 321—346 (1954).
Rizzi, R., u. Stagni: G. ital. Anest. **18**, 764 (1952).
Rodríguez, E. R.: Rev. Oftal. Venez. **1**, 55—60 (1955); ref. Zbl. Ophthal. **67**, 309 (1956).
Roetth, A. de jr., u. H. Schwartz: A. M. A. Arch. Ophthal. **55**, 755—764 (1956).
Rosen, D. A.: A. M. A. Arch. Ophthal. **57**, 361—365 (1957).
— Amer. J. Ophthal. **44**, 370—374 (1957).
Sanna, M.: Atti Soc. ottal. Lombarda **11**, 19—24 (1956); ref. Ophthal. Lit. **10**, 4610 (1956).
— Ann. Ottal. **83**, 545—554; 554—559; 560—564 (1957).
Schenk, H., u. W. Eberhartinger: Ophthalmologica **130**, 312—320 (1955).
Siegert, P.: Diskussionsbemerkg. Ber. dtsch. ophthal. Ges. Heidelberg **59**, 1955, 183 (1956).
Simonelli, M., u. V. Rizzini: G. ital. Oftal. **5**, 293—303 (1952).
Suriani, U.: Riv. oto-neuro-oftal. **31**, 238—254 (1956); ref. Ophthal. Lit. **10**, 2107 (1956).
Tane, S.: J. Clin. Ophthal. (Tokyo) **11**, 1483—1489 (1957); ref. Zbl. Ophthal. **75**, 45 (1958).
Thiel, R.: in: Glaukom, Bücherei des Augenarztes, Heft 21, 9—52, Enke-Verl., Stuttgart 1952.
Viallefont, H., Ch. Boudet u. F. Montagne: Bull. Soc. franç. Ophtal. **68**, 458—466 (1955).
Vit, H.: Klin. Mbl. Augenheilk. **125**, 756—757 (1954).

XIII. Vorwiegend zentral wirkende Medikamente

(Schrifttum S. 455)

1. Morphin und Verwandte

Morphin wurde wegen seiner schmerzstillenden Wirkung oft bei akutem Glaukom angewandt (s. S. 394). Es hat außerdem den Vorzug, die Pupille zu verengern und den i.o. Druck zu senken (Leopold, 1948). de Roetth et al. (1956) fanden tonographisch, daß Morphin den Abflußwiderstand senkt. Das Mittel steigert jedoch oft den Brechreiz, die individuelle Verträglichkeit ist sehr verschieden. Da man die Pupille mit lokal wirkenden Mitteln stärker verengern kann und sich die analgetische Wirkung auch mit besser verträglichen Mitteln erreichen läßt, verwenden wir Morphin nicht mehr in der Glaukomtherapie. Für die Behandlung des chronischen Glaukoms kommt es nicht in Frage, weil es Sucht erzeugt.

Andere Papaveracea-Alkaloide untersuchten Lieb (1956) und Lieb et al. (1956) am Kaninchen. Für die Therapie des Glaukoms haben sie keine Bedeutung.

2. Phenyl-piperidin-carbonsäure-Verbindungen

Die analgetische Wirkung des Morphins kann man durch synthetische chemisch verwandte Präparate (Phenyl-piperidin-Carbonsäure-Verbindungen) erzielen. Thiel

(1949, 1950, 1955) berichtete über Drucksenkung bei Glaukom durch Dolantin (1-Methyl-4-phenylpiperidin-4-carbonsäureäthylester) und Cliradon (1-Methyl-4-m-oxyphenyl-piperidin-4-äthylketonchlorhydrat), die den Druck des gesunden Auges nicht ändern und die Pupille nicht verengern. Er empfiehlt die Mittel vor allem bei akutem Glaukom.

3. Barbiturate

Die drucksenkende Wirkung der Barbiturate wird von mehreren Autoren beschrieben (Rubino et al., 1950; Redslob, 1952; Thiel, 1952, 1955; Thiel et al., 1955, Rodriguez, 1955; Radovici, 1955). Barbiturate haben für die Dauertherapie den Nachteil der einschläfernden Wirkung, eignen sich aber als zusätzliche Medikamente für die Behandlung des akuten Glaukoms. Zur Operationsvorbereitung empfahl Atkinson (1956) Pentobarbital-natrium (Nembutal).

4. Reserpin

Reserpin ist ein Alkaloid aus der Wurzelrinde des indischen Baumes Rauwolfia serpentina. Es ist ein zentrales Sympathicolyticum, das außer der Blutdrucksenkung sedativ wirkt, Bradykardie verursacht, die Atmung vertieft und die Wärmeregulation beeinflußt. Wegen dieser vorwiegend zentralen Wirkungen besprechen wir das Mittel hier und nicht bei den Sympathicolytica. Drucksenkung durch Reserpin berichteten Thiel (1955), Streitenberg (1955) und Kaplan et al. (1957). Gallois et al. (1956) sahen keinen wesentlichen Erfolg. Die Senkung des Blutdruckes dürfte die Wirkungsweise nicht allein erklären, bei der Dauerbehandlung stört sie.

5. Anti-Histaminica

Gallois (1952) sah bei 4 Glaukomkranken keine eindeutige Wirkung auf den i.o. Druck, Kaminskaja (1949) und Talkovskij et al. (1955) beobachteten Drucksenkung bei Glaukom und empfahlen sie zusätzlich zu Miotica. Sykamoto (1954) konnte experimentelle Druckanstiege, die durch Schütteln des Kaninchens entstanden, durch Antihistaminica unterdrücken.

Die periphere Wirkung der Antihistaminica dürfte entscheidend sein, wenngleich im augenärztlichen Schrifttum meist eine zentrale Wirkung vermutet wird.

6. Meprobamat

Meprobamat ist ein zentral wirkendes Beruhigungsmittel, das auch Muskelspasmen beseitigt. Es wird in der Psychiatrie benutzt (Schrifttum bei Leydhecker, 1958). Paul et al. (1956) fanden bei Kaninchen i.o. Drucksenkung nach Meprobamat, Friedman et al. (1956) beim Menschen vorübergehende Augenmuskellähmungen. Zur Glaukombehandlung wurde das Mittel von Leydhecker (1958) empfohlen. Es ändert im allgemeinen den i.o. Druck wenig, senkt ihn jedoch bei psychisch labilen, erregten Menschen mit Glaukom erheblich, ohne den Blutdruck zu ändern. Ursache der Drucksenkung ist eine verminderte Kammerwasserbildung, der Abflußwiderstand bleibt gleich. Nebenwirkungen wurden bei Glaukomkranken nicht beobachtet. Das Mittel wirkt bei niedriger Dosierung nicht einschläfernd, was ein Vorzug gegenüber den Barbituraten ist.

7. Andere Medikamente

Lagochilin ist ein Extrakt aus den Blättern von Lagocilus inebrians Bunge. Es wirkt sedativ und krampflösend. KADYROVA (1955) berichtete über Drucksenkung und Gesichtsfelderweiterung bei Glaukom mit 3mal täglich 50 Tropfen des 12%igen alkoholischen Extraktes peroral.

Schrifttum

ATKINSON, W. S.: N. Y. St. J. Med. **56**, 205—213 (1956); ref. Zbl. Ophthal. **70**, 177 (1957).
FRIEDMAN, H. T., u. W. L. MARMELZAT: J. Amer. med. Ass. **162**, 628—630 (1956).
GALLOIS, J.: Bull. Soc. Ophtal. Fr. 1952, 588—589.
—, G. DELORON u. G. GALLOIS: Bull. Soc. Ophtal. Fr. No. 6, 579—582 (1956).
KADYROVA, K. K.: Vestn. Oftal. **34**, 32—35 (1955); ref. Zbl. Ophthal. **67**, 230 (1956).
KAMINSKAJA, Z. A.: Soviet Med. **9**, 37—38 (1949); ref. Ophthal. Lit. **3**, 4014 (1949).
KAPLAN, M. R., u. I. S. PILGER: Amer. J. Ophthal. **43**, 550—574 (1957).
LEOPOLD, I. H.: A. M. A. Arch. Ophthal. **40**, 285—290 (1948).
LEYDHECKER, W.: Klin. Mbl. Augenheilk. **132**, 224—233 (1958).
LIEB, W.: Ber. dtsch. ophthal. Ges. Heidelberg **59**, 1955, 143—145 (1956).
—, u. H. J. SCHERF: Klin. Mbl. Augenheilk. **128**, 686—705 (1956).
PAUL, S. D., u. I. H. LEOPOLD: Amer. J. Ophthal. **42**, 752—759 (1956).
RADOVICI: Ann. Oculist. (Paris) **188**, 881—903 (1955).
REDSLOB, E.: Bull. Soc. Ophtal. Fr. 1952, 666—675.
RODRIGUEZ, R. F.: Rev. oftal. Venez. **1**, 55—60 (1955); ref. Ophthal. Lit. **9**, 4686 (1955).
ROETTH, A. DE jr., u. H. SCHWARTZ: A. M. A. Arch. Ophthal. **55**, 755—764 (1956).
RUBINO, A., u. I. ESENTE: Riv. oto-neuro-oftal. **25**, 351—361 (1950); ref. Ophthal. Lit. **4**, 4421 (1950).
STREITENBERG, H.: Klin. Mbl. Augenheilk. **126**, 335—336 (1955).
SYKAMOTO, Y.: Acta Soc. ophthal. Jap. **58**, 1218—1224 (1954); ref. Ophthal. Lit. **8**, 1677 (1954).
TALKOVSKIJ, S. I., S. E. SARC u. E. M. BOCEVER: Vestn. Oftal. **34**, 36—38 (1955); ref. Zbl. Ophthal. **67**, 230 (1956).
THIEL, R.: Ber. dtsch. ophthal. Ges. Heidelberg **55**, 1949, 209—210 (1950).
— 43. Schweizer ophthal. Ges. 1950, ref. Klin. Mbl. Augenheilk. **119**, 90 (1951), Diskussionsbemerkg.
— in: Glaukom, Bücherei des Augenarztes, Heft 21, 9—52, Enke, Stuttgart (1952).
— Proc. XVII. int. Cong. Ophthal. Montreal-N. Y. 1954/II, 722—792 (1955).
—, u. F. HOLLWICH: Auge und Zwischenhirn, Bücherei d. Augenarztes, Heft 23, 166—209, Enke, Stuttgart (1955).

XIV. Lytischer Cocktail

„Lytischer Cocktail" hat sich als Name für die Kombination von Antihistaminica, Neuroplegica und Analgetica eingeführt, deren Wirkung sich potenzieren soll. Seelische Beruhigung und i.o. Drucksenkung werden hiermit erreicht. Bei genügend hoher Dosierung entsteht ein Dämmerschlaf. Der Blutdruck sinkt, die neurovegetativen Reflexe sind gedämpft. Manche Autoren geben Curare zur muskulären Erschlaffung hinzu. Diese kombinierte Behandlung wird besonders vor Star- und Glaukomoperationen angewandt und eignet sich auch für Drucksenkung bei akutem Glaukom. Die Wirkung der einzelnen Medikamente wurde in den 3 vorstehenden Abschnitten besprochen.

NUTT et al. (1955) empfehlen, am Abend vor der Operation und 1 Std davor ein Barbiturat zu geben, 1 Std vor dem Eingriff 100 mg Pethidin (= Dolantin, s. unten), 15 min vor Operation 20–45 mg Chlorpromazin und 40–90 mg Pethidin langsam i.v. bis zum Einschlafen des Patienten. Ganz ähnlich ist der lytische Cocktail von BURN et al. (1955). BARRAQUER (1954, 1955) gibt bei 40–60jährigen Menschen am Vorabend der Operation 1 Tablette Bellergal (Bellafolin 0,1 mg + Gynergen 0,3 mg + Phenyläthylbarbitursäure 20 mg) und 100 mg Phenyläthylbarbitursäure (Luminal),

3 Std vor der Operation 2 Tabletten Bellergal und 50 mg des Antihistaminicums Phenergan (N-(2′-Dimethylamino-2′-methyl)-äthyl-phenothiazin; Atosil; Promethazin; Fargan), 2 Std vor der Operation 50 mg Dolantin (Hydrochlorid des 1-Methyl-4-phenylpiperidin-4-carbonsäureäthylesters; Demerol; Pantalgin; Meperidin; Dolosal) mit 50 mg Diparcol (Ganglienblocker; Diäthyl-amino-2-äthyl-1-N-dibenzoparathizin) und 50 mg Chlorpromazin. Falls der Dämmerzustand nicht ausreicht, werden die zuletzt genannten Mittel 15 min vor der Operation nochmals gegeben. Außerdem erhält der Patient 1 mg/min Curare i.v. bis zur muskulären Erschlaffung. Ganz ähnlich setzen RADNÓT et al. (1956), RÖSER (1957), ARJONA (1957) und RODRIGUEZ et al. (1957) den „Cocktail“ zur Operationsvorbereitung zusammen.

BRANLY (1956) gibt am Tage vor dem Eingriff um 10 Uhr morgens 12,5 mg des Antihistaminicums Atosil, 100 mg eines Barbiturates, am Abend 25 mg Chlorpromazin (Megaphen) i.m. 1½ Std vor der Operation erhält der Kranke 25 mg Chlorpromazin und 50 mg Dolantin i.m. Hierbei scheint mir die frühzeitig (Vormittag des Vortags) beginnende Beruhigungsbehandlung zweckmäßig zu sein, dagegen die Blutdrucksenkung durch Chlorpromazin am Vorabend bedenklich, wenn der Kranke nachts oder morgens vor der Operation noch die Toilette aufsuchen oder sich waschen möchte. Weitere genaue Angaben zur Operationsvorbereitung, die ähnlich wie die bereits genannten sind, machen JANERT (1957) und LUKIĆ et al. (1957).

Zur Behandlung des akuten Glaukomanfalles empfahlen THIEL et al. (1955) und VALENTE (1954) eine ähnliche Zusammensetzung: 50 mg Chlorpromazin (Megaphen), 50 mg des Antihistaminicums Atosil (N-(2-Dimethyl-aminopropyl)-phenothiazin. hydrochlor.) und 100 mg des eben genannten Analgeticums und Spasmolyticums Dolantin peroral in Fruchtsaft. Außerdem geben THIEL et al. (1955) noch 1 mg Reserpin (Serpasil) subcutan, VALENTE (1954) wendet den Ganglienblocker Pendiomid retrobulbär an.

Schrifttum

ARJONA, J.: Rev. esp. Oto-neuro-oftal. **16**, 179—184 (1957); ref. Ophthal. Lit. **11**, 3150 (1957).
BARRAQUER, J.: Rev. esp. Oto-neuro-oftal. **13**, 312—317 (1954); ref. Zbl. Ophthal. **66**, 98 (1956).
— Med. clin. (Barcelona) **24**, 287—290 (1955); ref. Zbl. Ophthal. **66**, 180 (1956).
— J. int. Coll. Surg. **23**, 810—819 (1955); ref. Zbl. Ophthal. **66**, 283 (1956).
— Ophthalmologica **129**, 400—404 (1955).
BRANLY, M. A.: Ber. dtsch. ophthal. Ges. Heidelberg, 1955, **59**, 228—232 (1956).
BURN, R. A., D. A. B. HOPKINS, G. EDWARDS u. G. M. JONES: Brit. J. Ophthal. **39**, 333—342 (1955).
JANERT, H.: Klin. Mbl. Augenheilk. **131**, 761—771 (1957).
LUKIĆ, D., A. MARKOVIĆ u. J. M. ROJAS: Rev. Oftal. venez. **2**, 213—223 (1957); ref. Zbl.Ophthal. **75**, 217 (1959).
NUTT, A. B., u. H. J. L. WILSON: Brit. Med. J. **1955**, 1457—1458.
RADNÓT, M., u. P. VÉGHELYI: Orv. Hetil. **97**, 766—768 (1956); ref. Ophthal. Lit. **10**, 915 (1956).
RODRIGUEZ, G. L., u. J. FERRARI: Arch. chil. Oftal. **14**, 29—34 (1957); ref. Ophthal. Lit. **11**, 1798 (1957).
RÖSER, J.: Klin. Mbl. Augenheilk. **131**, 799—805 (1957).
THIEL, R., u. F. HOLLWICH: Der Einfluß der Reflexbeziehungen des Auges auf den intraokularen Druck. Auge und Zwischenhirn, Bücherei des Augenarztes Nr. 23, Enke, Stuttgart 1955, 166 bis 209.
VALENTE, A.: Rev. bras. Oftal. **13**, 217—266 (1954); ref. Zbl. Ophthal. **65**, 26 (1955).

XV. Schlaftherapie

Dauerschlaf wird meist mit den gleichen Medikamenten erzeugt, die man für den lytischen Cocktail benutzt. Schlaf von einigen Stunden Dauer kann die Wirkung der zuvor gegebenen drucksenkenden Medikamente unterstützen und einen akuten Glaukomanfall lösen helfen. Für das chronische Glaukom ist der Dauerschlaf schon deshalb keine geeignete Behandlung, weil wir die Kranken ja lebens- und arbeitstüchtig erhalten wollen. Auch sind die Erfolge nicht ermutigend. VOLOKONENKO (1954) fand geringere Tagesschwankungen nur bei beginnendem Glaukom. Die Kranken schliefen 11–15 Std; stets waren zusätzliche Miotica nötig. Die gleichen Erfahrungen berichtet LÉVY (1954), der die Kranken 14 Tage lang täglich 16–20 Std schlafen ließ. Keinen Erfolg bei Glaukom sahen KOLYCHEV et al. (1956). Nur VIALLEFONT et al. (1955) glauben, auch nach Ende der Schlafkur Drucksenkung für mehrere Monate erzielt zu haben.

Weitere Arbeiten: NIKOSIEWICZ (1952), RIZZINI (1955), RADIAN et al. (1956).

Schrifttum

KOLYCHEV, N. N., u. E. S. SHIMCHOVITCH: Vestn. Oftal. No. 1, 27—33 (1956); ref. Ophthal. Lit. **10**, 212 (1956).
LÉVY, J. P.: Bull. Soc. Ophtal. Fr., 557—567 (1954).
NIKOSIEWICZ, M.: Klin. oczna **22**, 181—194 (1952); ref. Ophthal. Lit. **6**, 2575 (1952).
RADIAN, A., u. E. BOHACIU: Oftalmologia **3**, 42—48 (1956); ref. Ophthal. Lit. **10**, 3604 (1956).
RIZZINI, V.: G. ital. Oftal. **8**, 454—456 (1955).
VIALLEFONT, H., u. CH. BOUDET: Ann. Oculist. (Paris) **188**, 1033—1038 (1955).
—, u. F. MONTAGNE: Bull. Soc. franç. Ophtal. **68**, 458—466 (1955).
VOLOKONENKO, A. I.: Vestn. Oftal. **33**, 3—7 (1954); ref. Zbl. Ophthal. **64**, 217 (1955).

XVI. Retrobulbäre Injektion von Alkohol bei sehenden Augen

Die retrobulbäre Injektion von 80% Alkohol bei absolutem Glaukom zur Schmerzstillung hat GRÜTER (1918) angegeben (vgl. S. 395). L. WEEKERS empfahl 1930 die Injektion von 1,5 cm³ 40% Alkohol bei sehenden Augen, um den i.o. Druck zu senken. Er sah in 10jähriger Erfahrung (1939) nie Schäden am Sehnerven und wandte die Methode außer bei Glaukom auch bei anderen schmerzhaften Krankheiten (Herpes, Iritis) an. Die Erfolge werden bestätigt von MAGITOT (1936) und PAUFIQUE (1947, 1948), der die Injektion bei akutem Glaukom, Cyclitis mit Drucksteigerung, parenchymatöser Keratitis und Skleritis empfiehlt, bei Zoster wegen der herabgesetzten Hornhautsensibilität davon abrät. Auch 1 cm³ 75% Alkohol kann drucksenkend wirken, ohne das Sehvermögen zu schädigen (KLAUBER, 1930). Histologische Befunde danach sind S. 395 mitgeteilt.

Schrifttum

GRÜTER, W.: Ber. dtsch. ophthal. Ges. Heidelberg, 1918, **41**, 85—89 (1918).
KLAUBER, E.: Ofthal. Sborn. **5**, 163—164 (1930); Ref. Zbl. Ophthal. **24**, 327 (1931) u. Bratisl. lék. Listy **10**, 655—656 (1930); ref. Zbl. Ophthal. **25**, 32 (1931).
MAGITOT, A.: Bull. Soc. Ophtal. Fr. Nr. 5, 430—435 (1936).
PAUFIQUE, L.: Ann. Oculist. (Paris) **180**, 244—245 (1947).
— Schweiz. med. Wschr. 1948, 42.
WEEKERS, L.: Ann. Oculist. (Paris) **176**, 81—99 (1939).
— Arch. Ophtal. (Paris) **47**, 299—303 (1930).

XVII. Hyaluronidase

Über das Vorkommen von Hyaluronsäure im Auge und den Einfluß von Hyaluronidase auf die Trabekel haben wir S. 143 bis 144 berichtet.

Hyaluronidase ist in Ciliarkörper, Cornea und Iris des Kaninchens nicht enthalten (MAYER et al., 1956). Kammerwasser hemmt Hyaluronidase nicht (CAPOLONGO, 1950).

Die Injektion von Hyaluronidase in den Glaskörper oder subconjunctival soll nach LINN et al. (1950) und RAIMONDO (1954) die Resorption von Glaskörperblutungen beschleunigen, während PLANTEN et al. (1954) keine derartige Wirkung sahen. Die Viscosität von frischem

Kammerwasser oder Glaskörper änderte sich durch Hyaluronidase nicht (BESWICK et al., 1956). Die Permeabilität der Blut-Kammerwasser-Schranke wird nach CAPOLONGO (1950) und SIMONELLI (1952) bei subconjunctivaler Injektion gesteigert (Kaninchen), nach MORPORGO (1951) bei subconjunctivaler oder retrobulbärer Injektion nicht geändert, sondern nur bei i.v. Gabe gesteigert (Kaninchen), während POLI et al. (1954) nach i.v. Injektion bei Meerschweinchen und Tauben keine Änderung der Blut-Kammerwasser-Schranke fanden.

Auch die Berichte über das Auftreten von Entzündung bei Injektion in das Tierauge (LINN et al., 1950) oder das Fehlen von Entzündung (ALFANO et al., 1955) widersprechen einander.

Über die Reaktion des i.o. Druckes auf Hyaluronidase widersprechen sich die Berichte gleichfalls. Drucksteigerung nach Eintropfen oder i.v. Injektion berichten beim Kaninchen GUALDI (1950), nach subconjunctivaler Injektion von 50 VE beim gesunden und glaukomkranken Menschenauge LEYDHECKER (1955).

Die von mir beobachteten Druckanstiege bei Glaukom waren manchmal außerordentlich heftig, so z. B. stieg der Druck innerhalb von 5 min von 35 auf 56 mm Hg. Andere Autoren fanden die Tension nach subconjunctivaler Injektion oder Eintropfen bei Gesunden (DE TOLEDO, 1952) oder Glaukom (RICCI, 1954) unverändert, während NANO et al. (1957) über Drucksenkung bei 5 von 10 Glaukomkranken nach Eintropfen berichten, TADA (1956) beim Kaninchen nach subconjunctivaler oder retrobulbärer Injektion einen besseren Abfluß von Kammerwasser unter Kompression des Auges fand und MARINCHEV (1957) eine kurzfristige Verstärkung der Mioticawirkung berichtet.

Eine Überempfindlichkeitsreaktion auf Hyaluronidase mit Übelkeit, Erbrechen und Kollaps nach retrobulbärer Injektion sah ROUHER (1955) bei drei Kranken, ich bei einem Patienten (nicht veröffentlicht).

Die oben angeführten Widersprüche zwischen verschiedenen Berichten sowie vielleicht auch die Überempfindlichkeitsreaktion könnten durch ungenügende Reinheit der benutzten Präparate erklärbar sein.

Hyaluronidase ist für die Glaukomtherapie hauptsächlich als Zusatz zur retrobulbären Injektion von Novocain mit oder ohne Adrenalin wichtig, deren drucksenkende Wirkung es beschleunigt und verstärkt. Diese Beobachtung wird bestätigt u. a. von TASSMANN (1952), LEGRAND et al. (1953), DE TOLEDO (1953), FUCHS (1954), MATTOS et al. (1954), ARRUGA (1954), KRAMER (1955), SAINT-MARTIN (1957).

Schrifttum

ALFANO, J. E., u. J. CLAMPIT: Amer. J. Ophthal. **39**, 198—202 (1955).
ARRUGA, H.: Arch. Soc. oftal. hisp. amer. **14**, 741—748 (1954); ref. Ophthal. Lit. **8**, 1083 (1954).
BESWICK, J. A., u. C. MCCULLOCH: Brit. J. Ophthal. **40**, 545—548 (1956).
CAPOLONGO, G.: Arch. Ottal. **54**, 219—232 (1950).
— Arch. Ottal. **54**, 259—263 (1950).
FUCHS, J.: Med. Mschr. **8**, 153—157 (1954).
GUALDI, G.: Rass. ital. Ottal. **19**, 405—420 (1950).
KRAMER, F.: Klin. Mbl. Augenheilk. **127**, 364—367 (1955).
LEGRAND, J., u. A. BARON: Bull. Soc. Ophtal. Fr. 1953, 683—685.
LEYDHECKER, W.: in: Glaucoma, A Symposium, Blackwell, Oxford, 205—225 (1955).
LINN, J. G. jr., u. T. L. OZMENT: Amer. J. Ophthal. **33**, 33—44 (1950).
MARINCHEV, V. N.: Vestn. Oftal. No. 6, 23—28 (1957); ref. Ophthal. Lit. **11**, 3157 (1957).
MATTOS, R. B., u. J. P. GOMES: Arch. bras. Oftal. **17**, 27—38 (1954); ref. Zbl. Ophthal. **66**, 19 (1955).
MAYER, G., I. C. MICHAELSON u. N. HERZ: Brit. J. Ophthal. **40**, 53—56 (1956).
MORPORGO, F.: Ann. Ottal. **77**, 425—429 (1951).
NANO, H. M., N. GILABERT u. H. G. BARÓN: Arch. Oftal. B.Aires **32**, 1—4 (1957); ref. Ophthal. Lit. **11**, 1331 (1957).
PLANTEN, J. T., u. R. HOPPENBROUWERS: Ophthalmologica **127**, 117—121 (1954).
POLI, A. DE, u. R. FREGNI: Atti Soc. ottal. Lombarda N. S. **9**, 101—104 (1954); ref. Zbl. Ophthal. **71**, 31 (1957).
RAIMONDO, N.: Atti Soc. ottal. Lombarda N. S. **9**, 127—134 (1954); ref. Zbl. Ophthal. **70**, 98 (1957).
RICCI, L.: Atti Soc. ottal. ital. **14**, 247—248 (1954).
ROUHER, F.: Bull. Soc. Ophtal. Fr. 58—62 (1955).
SAINT-MARTIN, R. DE: Ann. Oculist. (Paris) **190**, 165—186 (1957).
SIMONELLI, M.: G. ital. Oftal. **5**, 236—240 (1952).
TADA, T.: Acta Soc. ophthal. Jap. **60**, 624—631 (1956); ref. Zbl. Ophthal. **70**, 32 (1957).

TASSMANN, I. S.: Amer. J. Ophthal. **35**, 683—686 (1952).
TOLEDO, R. DE: 4. Cong. panamer. Oftal. **2**, 1068—1069 (1952); ref. Zbl. Ophthal. **62**, 325 (1954).
— Rev. bras. Oftal. **12**, 231—238 (1953); ref. Zbl. Ophthal. **62**, 212 (1954).

XVIII. Curare und verwandte Mittel

Curare, ein Pfeilgift südamerikanischer Indianer, wird aus der Rinde von Strychnos toxifera gewonnen; es senkt den i.o. Druck durch die Erschlaffung der äußeren Augenmuskeln, wie dies auch in tiefer Narkose geschieht. Eine elektrische Reizung des N. oculomotorius ruft bei narkotisierten Katzen durch Anspannung der äußeren Augenmuskeln i.o. Druckanstiege hervor, unter Curare jedoch nicht mehr (GREAVES et al., 1953). Wegen der allgemeinen Muskelerschlaffung und der Gefahr der Atemlähmung eignet sich Curare nicht zur Therapie des Glaukoms, wird jedoch unter Aufsicht des Narkosefacharztes, der eine Intubation vornehmen kann, bei bulbuseröffnenden Operationen oft benutzt, manchmal als Ergänzung des lytischen Cocktails (s. dort). Die Schrifttumsangaben über Curaregebrauch in der Augenheilkunde beziehen sich meist auf die Staroperation. Wir geben die umfangreiche Literatur hierüber nicht vollständig wieder und verweisen nur auf einige Arbeiten, die über i.o. Drucksenkung nach Curare berichten: ROCHE (1950), WHEELER (1950), CAMPAN et al. (1952), COUADAU et al. (1952), AGARWAL et al. (1952), ESCUIN-VERA (1952), DURIX et al. (1952), KENNY (1953), HENDERSON (1953), JAQUENOUD (1954), JAYLE et al. (1954), BARRAQUER (1954), BOUSQUET (1954).

DRUCKER et al. (1951) fanden mit 3 verschiedenen Curare-Präparaten keine Drucksenkung trotz Parese der äußeren Augenmuskeln. Bei Elektroschock fanden MATHER et al. (1954) ohne Curare Drucksenkung, mit Curare Druckanstieg.

Wegen der Gefahr der Atemlähmung durch Curare suchte man nach Ersatzmitteln. Von augenärztlicher Seite wurde vor allem über 3-O-(Methoxyphenoxy)-1,2-propandiol (Guajacolglycerinäther; Handelsnamen: Curaril, Curythen-Curarythen, Glykresin, Mephenesin, My 301, Myanesin, Myocain, Myodetensin, Oranixon, Relaxar, Relaxil, Reorganin, Toloxyn, Tolserol, Tolseron) berichtet, das eine größere therapeutische Breite hat und nicht, wie Curare, an den neuromuskulären Verbindungen angreift, sondern wahrscheinlich im Rückenmark die Reflexerregbarkeit vermindert. Es verursacht Hämolyse und Gefäßwandschäden, was sich durch Lösung in 5% Laevulose verhindern lassen soll (GYCHA, 1952). Der i.o. Druck sinkt ein wenig für etwa 20 min (SYSI, 1954, 1955; SALGADO GÓMEZ et al., 1956; HOFMANN, 1957).

Dekamethonium (C 10; Dekamethylen 1,10 bis-Trimethylen-ammonium-bromid) ist ein anderes, dem Curare verwandtes Präparat, das aber den i.o. Druck nicht senkt (DRUCKER et al., 1951; HOFMANN et al., 1953), sogar zu Spasmen der äußeren Augenmuskeln führen kann (HOFMANN et al., 1952), aber dennoch von DOLÉNEK et al. (1952) zu Drucksenkung und Ruhigstellung des Auges zur Operation bei Nystagmus empfohlen wurde.

Succinyl-bis-cholinester (M 115) wird zur Muskelerschlaffung in der allgemeinen Chirurgie an Stelle von Curare vielfach benutzt. Es erschlafft jedoch nur die Skelettmuskulatur, während sich die äußeren Augenmuskeln kontrahieren. Deshalb steigt der i.o. Druck an (HOFMANN et al., 1952, 1953; LINCOFF et al., 1955; DILLON et al., 1957; MACRI et al., 1957). Die Stärke der Druckanstiege beträgt 4–18 mm Hg und ist von der Menge des Präparates unabhängig. Den Enophthalmus nach Succinylcholin erklären BJÖRK et al. (1957) als Folge der Erschlaffung der glatten Orbitamuskeln.

LEONARDI (1956) fand übrigens, daß man eine stärkere i.o. Drucksenkung als mit Curare durch Druckverband von 10 min Dauer und Massage des Auges erzielen kann.

Über den Einfluß von Curare auf die i.o. Druckänderungen nach Elektroschock s. dort.

Schrifttum

AGARWAL, L. P., u. S. P. MATHUR: Brit. J. Ophthal. **36**, 603—610 (1952).
BARRAQUER, J.: Rev. esp. Oto-neuro-oftal. **13**, 312—317 (1954); ref. Zbl. Ophthal. **66**, 98 (1956).

Björk, A., M. Halldin u. A. Wåhlin: Acta anaesth. scand. **1**, 41—53 (1957); ref. Zbl. Ophthal. **73**, 327 (1958).
Bousquet, R.: Montpellier méd. Sér. 3, **45**, 488—492 (1954); ref. Zbl. Ophthal. **63**, 225 (1954/55).
Campan, L., u. A. Couadau: Anesth. et Analg. **9**, 204—211 (1952); ref. Zbl. Ophthal. **58**, 314 (1952/53).
Couadau, A., u. L. Campan: Arch. Ophtal. (Paris) **12**, 287—295 (1952).
— — Arch. Ophtal. (Paris) **12**, 48—57 (1952).
Dillon, J. B., P. Sabawala, D. B. Taylor u. R. Gunter: Anestesiology **18**, 44—49 (1957); ref. Zbl. Ophthal. **71**, 17 (1957).
Dolének, A., u. E. Holub: Čsl. ofthal. **8**, 251—252 (1952); ref. Ophthal. Lit. **6**, 2542 (1952).
Drucker, A. P., M. S. Sadove u. K. R. Unna: Amer. J. Ophthal. **34**, 543—553 (1951).
Durix u. Gallet: Maroc méd. **31**, 539—541 (1952); ref. Zbl. Ophthal. **59**, 149 (1953).
Escuin-Vera, J. M.: Clin. y Laborat. **54**, 92—104 (1952); ref. Zbl. Ophthal. **59**, 148 (1953).
Greaves, D. P., u. E. S. Perkins: Brit. J. Ophthal. **37**, 54—57 (1953).
Gycha, F. P.: Med. Mschr. **6**, 166—171 (1952).
Henderson, J. W.: Amer. J. Ophthal. **36**, 781—788 (1953).
Hofmann, H.: Klin. Mbl. Augenheilk. **130**, 32—37 (1957).
—, u. H. Holzer: Klin. Mbl. Augenheilk. **123**, 1—16 (1953).
—, u. F. Lembeck: Naunyn-Schmiedeberg's Arch. exp. Path. Pharmak. **216**, 552—557 (1952); ref. Zbl. Ophthal. **61**, 268 (1954).
Jaquenoud, P.: Cah. Anesth. Nr. 7, 19—30 (1954); ref. Zbl. Ophthal. **64**, 11 (1955).
Jayle, G. E., P. Jaquenoud u. M. Haudiquet: Ophthalmologica **127**, 129—131 (1954).
Kenny, S.: Trans. Ophthal. Soc. U. K. **73**, 1953, 679—685 (1953).
Leonardi, F.: Boll. Oculist. **35**, 889—902 (1956).
Lincoff, H. A., u. C. H. Ellis: A. M. A. Arch. Ophthal. **53**, 609—611 (1955).
— —, A. Gerard, E. De Voe, J. De Beer, D. J. Impastato, S. Berg, L. Orkin u. H. Magda: Amer. J. Ophthal. **40**, 501—510 (1955).
Macri, F. J., u. P. A. Grimes: Amer. J. Ophthal. **44**/II, 221—229 (1957).
Mather, R. W., C. R. Shuman u. S. I. Harrison: Amer. J. Ophthal. **37**, 859—866 (1954).
Roche, J. R.: Amer. J. Ophthal. **33**, 91—97 (1950).
Salgado Gómez, E., u. A. Fernández González: Arch. Soc. oftal. hisp.-amer. **16**, 761—770 (1956); ref. Zbl. Ophthal. **74**, 16 (1958).
Sysi, R.: Acta ophthal. (Kbh.) **32**, 535 (1954).
— Brit. J. Ophthal. **39**, 619—622 (1955).
Wheeler, J. R.: Trans. ophthal. Soc. U. K. **69**, (1949), 209—218 (1950).

XIX. Sonstige Medikamente und Methoden zur Drucksenkung

Calcium-Magnesiumsalz (0,75 g Calciumchlorid mit 0,8 g Magnesiumhyposulfat in 10 cm^3 physiologischer Kochsalzlösung i.v.) wurde von Gallois et al. (1934, 1935), Gallois (1937, 1947), Gros (1947) und Aguilar Bartolome (1948) zur Drucksenkung und Gesichtsfelderweiterung (bei Glaukom ohne Hochdruck) empfohlen. Es soll gefäßerweiternd wirken, ähnlich wie 0,03 g *Nicotinsäure* oder 0,025 g *Benzylimidazolin* i.v. (Priscol). In höherer Dosierung wirken die Mittel mitunter drucksteigernd. Deshalb empfiehlt Gallois (1947), ihre Wirkung erst individuell zu erproben, ehe man sie über längere Zeit anwendet. Amylnitrit (Einatmen) empfahl Rabinowitsch (1935) zur Besserung der Sehschärfe und zur Drucksenkung, doch steigert es durch die Gefäßerweiterung nach anderen Autoren (z. B. Bailliart et al., 1921) den i.o. Druck und erscheint deshalb ungeeignet. Auch *Quecksilbercyanid* 1% i.v. soll den Druck vorübergehend senken (Gallois, 1952). *Kaliumjodid* 1%, eingetropft, soll den i.o. Druck manchmal steigern, manchmal senken (Gallois et al., 1951), *Natriumjodid* 1%, an der Schläfe subcutan gespritzt, Schmerzen bei Glaukom vermindern (Zappino et al., 1932). Cocuzza (1932) glaubt, daß nach dem Einstäuben von *Calomel* Glaukomanfälle ausblieben. Das Einatmen von *Antigen* soll bei einem glaukomkranken Allergiker den i.o. Druck gesenkt haben (Böke, 1952), ebenso i.m. *Eigenblut*injektionen (Moretti, 1935), *osteopathische Manipulationen* (Hardy, 1951), ein *Nervozidin (Erythrophlein)* genanntes Mittel (Ascher, 1930, 1931), dessen chemische Zusammensetzung nicht bekannt ist und das in anderen Fällen drucksteigernd wirkte (Schmelzer, 1931), sowie kochsalzfreie *Diät* aus Reis und Fruchtsäften (Drucksenkung bei Gesunden; Stocker et al., 1948).

Schrifttum

Aguilar Bartolome, J. M.: Arch. Soc. oftal. hisp.-amer. **8**, 468—477 (1948).
Ascher, K. W.: Ber. dtsch. ophthal. Ges. Heidelberg, 1930, **48**, 136—147 (1930).
— Klin. Mbl. Augenheilk. **87**, 160—173 (1931).

BAILLIART, P., u. J. BOLLACK: Ann. Oculist. (Paris) **158**, 641—654 (1921).
BÖKE, W.: Klin. Mbl. Augenheilk. **120**, 488—503 (1952).
COCUZZA, S.: Ann. Ottal. **60**, 51—53 (1932).
GALLOIS, J : Bull. Soc. Ophtal. Fr. Nr. 6, 537—542 (1937).
— Ann. Oculist. **180**, 20—27 (1947).
— Arch. Ophtal. (Paris) **12**, 195 (1952) u. Bull. Soc. Ophtal. Fr. 54—58 (1952).
—, u. G. DELORON: Bull. Soc. Ophtal. Fr. No. 7, 711—714 (1951).
— — Bull. Soc. Ophtal. Fr. 618—619 (1951).
—, u. P. VIARD: Bull. Soc. Ophtal. Fr. No. 6, 406—407 (1934).
— — Bull. Soc. franç. Ophtal. **48**, 439—444 (1935).
GROS, B. H.: Ann. Oculist. (Paris) **180**, 366—375 (1947).
HARDY, A. C.: J. Amer. osteopath. Ass. **50**, 432—435 (1951); ref. Ophthal. Lit. **5**, 4802 (1951).
MORETTI, E.: Boll. Soc. med.-chir. Catania **3**, 636—642 (1935); ref. Zbl. Ophthal. **36**, 29 (1936).
RABINOWITSCH, M.: Vestn. Oftal. **7**, 181—187 (1935); ref. Zbl. Ophthal. **35**, 548 (1936).
SCHMELZER, H.: Klin. Mbl. Augenheilk. **86**, 252 (1931)
— Albrecht v. Graefes Arch. Ophthal. **127**, 414—431 (1931).
— Albrecht v. Graefes Arch. Ophthal. **127**, 646—662 (1931).
STOCKER, F. W., L. B. HOLT u. J. W. CLOWER: A. M. A. Arch. Ophthal. **40**, 46—55 (1948).
ZAPPINO u. J. ZAPPINO: Rev. cubana Oto-neuro-oftal. **1**, 248—250 (1932); ref. Zbl. Ophthal. **28**, 404 (1933).

Tabelle 56. *Ergebnisse und Dosierung bei Röntgenbestrahlung des absoluten Glaukoms*

Autor	Jahr	Schmerzfreiheit (Zahl der Augen)	Dosierung
HESS	1934	9 von 12	je 500 r von vorn und der Seite. 0,85 Cu-HWS, Feldgröße 4 cm²
KREIBIG	1936		150 r verteilt auf 3 Sitzungen
BASILE	1936	alle 11, Druck normalisiert bei 4 von 11	6mal 1/2 HED *) im Abstand von 1 Woche
WACHNER	1937	68,4% von 57	wöchentlich 2—3mal 50 r, 170 kV, 3 mAmp, 0,5 mm Cu, 30 cm FHD
SAUL	1937	12 von 15	4—6mal 50% HED, 0,5 mm Cu, alle 2 Tage
KNIPFER	1947	31 von 41 nach 2—10 Jahren noch schmerzfrei	200—800 r, harte Strahlen verteilt über 30 Tage
BALTIN	1949	14 von 18	30—50 r tägl., wenn keine Besserung 150—200 r alle 4—8 Tage. 0,5 mm Cu + 1,0 mm Al.
STRAZZI	1951	16 von 35 primär, 6 weitere nach 2. Serie oder Cyclodiathermie	5—6mal 100—150 r, 170 kV, 2 mAmp. 3 mm Al + 0,5 mm Cu
TONIOLO	1952	8 von 13	100—120 r alle 2 Tage, ingesamt 500—700 r
HUFFORD et al.	1952		200 kV, 15 mAmp. Toraeus-Filter, 25 r/min, 40 cm FHD, Tubus 2,5 cm Ø, 4mal 75 r, nach 2 Monaten wiederholen

*) 1/2 HED entspricht etwa 250—300 r/Oberflächendosis (Grenzwerte 150—420 r). Eine genaue Umrechnung der Erythemdosis in physikalische Einheiten ist nicht möglich.

D. Physikalische Therapie

Injektion von hypertonischen Lösungen. Praktische Bedeutung hat unter den physikalischen Maßnahmen die i.v. Injektion hypertonischer Lösungen bei akutem

Glaukom (s. S. 394 und S. 442) sowie die Röntgenbestrahlung bei absolutem Glaukom und bei Epithelinvasion der Vorderkammer nach Staroperation.

Die Röntgenbestrahlung bei absolutem Glaukom soll, wie die retrobulbäre Alkoholinjektion (s. S. 395) die Schmerzen beseitigen. Das gelingt bei etwa $^2/_3$ der Augen (Literatur s. Tab. 56). Die Bestrahlung wird u. a. von SATANOWSKY (1938) und KNIPFER (1947) empfohlen. Der Erfolg kann jahrelang anhalten. Vor der Bestrahlung muß man sich überzeugen, daß kein i.o. Tumor vorhanden ist. LEGRAND (1957) hielt die Enucleation für sicherer.

Bei Epitheleinwanderung in die Vorderkammer nach Staroperation empfahlen die meisten Autoren eine Röntgenbestrahlung (VAIL, 1936; ASCHER, 1938; TANEW, 1947; PINCUS, 1950; BERLINER, 1950; VOLNÝ, 1953; ANDREANI, 1954; BLOMSKÖLD, 1954; GALLARDO et al., 1955; LABIB, 1955).

ASCHER (1938) gab 3mal 400 r im Abstand von 4–7 Tagen, dann 2mal 300 r als Nachbehandlung. LABIB (1955) gab 200 r alle 2–3 Tage, Gesamtdosis 4000 r. GÖRDÜREN et al. (1951) hatten bei 1 Auge mit einer Gesamtdosis von 1290 r, verteilt auf 5 Sitzungen, Erfolg. TANEW (1947) berichtet über das große Material von 45 bestrahlten Augen, von denen 28 genügend lange nachbeobachtet werden konnten, 10 geheilt und 7 gebessert waren. Er gab jeden bis jeden 2. Tag 200 r, Gesamtdosis 2000 r, und wiederholte diese Serie nach 4–6 Wochen, 3. Serie notfalls nach 2–3 Monaten (HWS über 1,0 mm Cu, Bleiglastubus 3 cm Durchmesser, 27 cm Abstand). GEORGARIOU (1956) hielt die Bestrahlung für zwecklos. STEIN und KUBIK berichteten (in der Diskussion zu ASCHER, 1938) über schlechte Erfahrungen mit Röntgenbestrahlung. CALHOUN (1949) hatte bei 9 bestrahlten Augen keinen sicheren Erfolg. PACCIARDI (1957) berichtete über Erfolge bei 3 von 6 bestrahlten Augen.

Über *Operationen bei Epitheleinwanderung* s. Kapitel Operationen.

Die Röntgenbestrahlung sehender Augen mit Thrombose der Netzhautvenen wurde von HESSBERG (1940) vorgeschlagen, hat sich aber wegen der Gefahr der Linsentrübung nicht eingeführt. Er gab bei Stammvenenthrombose 100 r in der ersten Sitzung, dann alle 5 Tage 50 r bis zum Eintritt des Erfolges, bei Astthrombose die Hälfte dieser Dosen.

Moorbäder werden von ČEPURIN (1952, 1957) empfohlen. Eine günstige Wirkung des *Klimas* von Vichy glaubt BOUDON (1956) festgestellt zu haben. Auch COLLIER et al. (1956) erörtern die Möglichkeiten einer klimatischen Kur. HEIMANN (1930) rät zu Sport und allgemeiner Massage, MASOUD (1937) zu regelmäßigem Essen und Stuhlgang. Es ist jedoch nicht wahrscheinlich, daß die Diät etwas mit dem Entstehen von Glaukom zu tun hat (MASLANSKY, 1955). KUTSCHER (1953/54) gibt an, bei einigen Glaukomkranken durch Massage des Körpers die Tension gesenkt zu haben.

Die Verordnung von einer Brille – 2,0 sph bei Emmetropie zur *Anspannung der Akkommodation* (zusätzlich zu Miotica) beschreibt LEBENSOHN (1952).

Verschiedene Autoren versuchten die *sympathischen Ganglien* an Hals oder Brust auszuschalten. Die Entfernung des Ganglion cervicale craniale (supremum) vermindert die Permeabilität der Blutgefäße für einige Tage, doch ist sie am 5.–6. Tag wieder normal (LEVSHENA, 1954). Ähnlich wirkten Novocain oder Pentothal i.v. Umgekehrt bewirkt die elektrische Reizung des Halssympathicus Druckanstieg durch Gefäßerweiterung (FRITZ, 1950). Diathermie am Hals wurde deshalb von MARGOLIN et al. (1933) zur Erweiterung des Gesichtsfeldes und Besserung des Sehvermögens empfohlen. ZIMIN (1940) fand nach Diathermie des Halses mit Calcium-Iontophorese bei 5 Patienten Drucksenkung. Nachlassen der Schmerzen bei akutem Glaukom durch Diathermie des Auges beschrieben ferner POOS (1932), LAW (1933), MARTIN (1935) und RUEDEMANN et al. (1940), wobei in einigen dieser Fälle auch der i.o. Druck sank.

Die Röntgenbestrahlung des Halssympathicus vor Operationen soll infolge der besseren Durchblutung die Gefahr eines Gesichtsfeldverlustes vermindern (CASANOVAS, 1944). Der i.o. Druck steigt hierbei zunächst (FRADKIN et al., 1935; NOLASCO, 1946/47) und sinkt dann, wie die gleichen Autoren sowie ROSSI (1944) fanden. Es läßt sich aber nicht sicher voraus sagen, ob der i.o. Druck steigen oder fallen wird (FRADKIN et al., 1935), und die Wirkung ist nur vorübergehend (LINKSZ, 1931). Deshalb kann man keinesfalls das Glaukom durch Röntgenbestrahlung des Halses heilen, wie SATTLER (1930) meinte. – CAMPOS (1950) beschrieb nach Durchschneiden des Halssympathicus analoge Veränderungen an Kammerwasser, Pupille und Pigmentepithel wie nach antiglaukomatösen Operationen und glaubte deshalb, daß diese über die Beeinflussung des Sympathicus wirken.

Die Folgen der Ausschaltung des Ganglion stellare, das aus dem Ganglion thoracicum primum und dem caudalen Halsganglion besteht, sind ähnlich wie eben geschildert wurde. Die i.o. Arterien werden weiter, wodurch ein Embolus in die Peripherie wandern kann (COSTON, 1951); der i.o. Druck kann bei Glaukom steigen oder sinken, doch dauern die Druckänderungen nur einige Stunden, so daß sie bei Glaukom therapeutisch wertlos ist (MILLER, 1953; MAZALÁN, 1957). Die Mydriasis nach Gabe von Sympathicomimetica ist danach abgeschwächt (VIDAL et al., 1944).

Bei solchen Behandlungsmethoden steht der geringe, unsichere und vorübergehende Nutzen in keinem Verhältnis zu den möglichen Schäden durch Röntgenstrahlen oder Injektionsnadel: das obere sympathische Halsganglion liegt unmittelbar dorsal der A. carotis interna, das Ganglion stellare ist der Pleura und A. subclavia benachbart.

Noch größer sind die möglichen Schäden und noch geringer der Nutzen, wenn man die Hypophyse röntgenbestrahlt, wonach SANTOS et al. (1954), FONTANA (1954) und WEINSTEIN (1958) teils geringe, teils fragliche i.o. Drucksenkung angeben. Viel größere Erfolge lassen sich durch eine gefahrlose örtliche Behandlung erzielen.

Den Vorschlag WEINSTEINS (1958), außer dem Hypothalamus auch das Stirnhirn mit Röntgenstrahlen zu behandeln, halte ich für abwegig. Auch stellt der von ihm mitgeteilte Befund eines i.o. Druckes von 12 mm Hg bei 2 Stirnhirnverletzten keine Stütze für die Ansicht dar, daß eine Schädigung des Stirnhirns oder eine praefrontale Leukotomie den i.o. Druck senken, da dieser i.o. Druck völlig physiologisch ist und frühere Druckwerte des gleichen Kranken nicht mitgeteilt werden. Über Röntgenbestrahlung zur Erweiterung des Gesichtsfeldes s. S. 466.

Bei Uveitis mit Sekundär-Glaukom empfahl ROSSELET (1955) Röntgenstrahlen. Bei einem Fall von Uveitis bei Leukämie mit Sekundärglaukom gaben WEEKERS et al. (1950) 10mal 100 r, 50 kV, 2 mAmp, Abstand Antikathode–Hornhaut 4 cm, Dauer 3 sec.

Kurzwellen sollen gleichfalls bei Sekundärglaukom durch Iridocyclitis helfen (ARCURI, 1940; BELZ et al., 1950).

Nur historisches Interesse hat die von HAMBURGER (1927–1932) verbreitete Idee, jede Glaukombehandlung, medikamentös oder operativ, wirke durch eine „Heilentzündung", indem sie eine arterielle Hyperämie der Iris verursache. HAMBURGER empfahl zu diesem Zweck Argentum-Ätzung am Limbus, ROSENSTEIN (1931) und TAKEDA (1938) wandten Brennstellen an. SZÁSZ (1932) sah nach Agarizin subconjunctival dagegen Druckanstieg als Folge der Entzündung. L. WEEKERS (1931) führte den primären Druckanstieg und die danach folgende Drucksenkung, die er mit subconjunctivaler Injektion der verschiedensten Mittel fand, auf die arterielle Hyperämie zurück und wollte, wie HAMBURGER, auch die Wirkung von Operationen so erklären.

Schrifttum

ANDREANI, D.: Ann. Ottal. **80**, 341—348 (1954).
ARCURI, D.: Rass. ital. Ottal. **9**, 232—242 (1940).
ASCHER, K.: Ophthalmologica **96**, 29—33 (1938); Klin. Mbl. Augenheilk. **101**, 433 (1938).
BALTIN, M. M.: Vestn. Oftal. **28**, 36—39 (1949); ref. Zbl. Ophthal. **52**, 53 (1950).
BASILE, G. B.: Boll. Oculist. **15**, 380—401 (1936).
BELZ u. BOUCHEL: Bull. Soc. Ophtal. Fr. No. 6, 504—510 (1950).
BERLINER, M. L.: Proc. XVI. int. Cong. Ophthal. London, **2**, 1123—1131 (1950).
BLOMSKÖLD, G.: Acta Ophthal. (Kbh.) **32**, 669—678 (1954).
BOUDON, C.: Bull. Soc. Ophtal. Fr. 1956, 814—823.
CALHOUN, F. P.: Trans. Amer. Ophthal. Soc. **47**, 498—553 (1949).
CAMPOS, R.: Atti 38. Cong. Soc. ottal. ital. **11**, 73—79 (1950).
CASANOVAS, J.: Arch. Soc. oftal. hisp.-amer. **4**, 594 (1944); ref. nach Barkan, O.: Ophthalmology in the War Years, Meyer-Wiener, Chicago, **2** (1948).

Čepurin, N. S.: Vestn. Oftal. **31**, 35—41 (1952); ref. Zbl. Ophthal. **58**, 317 (1952/53).
— Oftal. Ž. **12**, H. 4, 241—245 (1957); ref. Zbl. Ophthal. **72**, 214 (1957).
Collier, P., P. François u. M. Woillez: Bull. Soc. Ophtal. Fr. No. 1, 221—224 (1956).
Coston, T. O.: Amer. J. Ophthal. **34**, 1289—1293 (1951).
Fontana, G.: Boll. Soc. med. Chir. Modena **54**, 165—173 (1954); ref. Ophthal. Lit. **8**, 3940 (1954).
Fradkin, M., L. Lewina, L. Schereschewskaja u. K. Utkina: Vestn. Oftal. **6**, 302—310 (1935); ref. Zbl. Ophthal. **34**, 508 (1935).
Fritz, A.: Bull. Soc. belge Ophtal. Nr. 95, 400—404 (1950).
Gallardo, E., u. C. W. Weidenheim: Amer. J. Ophthal. **39**, 868—870 (1955).
Georgariou, B.: Arch. Ophtal. N. S. **16**, 169—176 (1956); ref. Zbl. Ophthal. **68**, 271 (1956).
Gördüren, S., u. K. Tosunoğlu: Göz. Klin. **9**, 27—30 (1951); ref. Ophthal. Lit. **5**, 1596 (1951).
Hamburger, C.: Klin. Mbl. Augenheilk. **78**, 189 (1927).
— Klin. Mbl. Augenheilk. **81**, 616—625 (1928).
— Z. Augenheilk. **71**, 104—106 (1930).
— Amer. J. Ophthal. **13**, 847—852 (1930).
— Klin. Mbl. Augenheilk. **84**, 821—823 (1930).
— Klin. Mbl. Augenheilk. **87**, 638—642 (1931).
— Z. Augenheilk. **76**, 92—93 (1931).
— Klin. Mbl. Augenheilk. **89**, 366—372 (1932).
Heimann, E. A.: Z. Augenheilk. **71**, 82—94 (1930).
Hess, P.: Strahlentherapie **49**, 422—426 (1934).
Hessberg, R.: Ophthalmologica, **100**, 74—100 (1940).
Hufford, C. E., F. C. Curtzwiler u. J. L. Roberts: Radiology **59**, 161—166 (1952); ref. Zbl. Ophthal. **59**, 351 (1953).
Knipfer, A.: Boll. Oculist. **26**, 644—654 (1947).
Kreibig, W.: Wien. Klin. Wschr. II, 843—845 (1936).
Kutscher: Wiss. Z. Univ. Leipzig, Math.-nath. Reihe Nr. 1/2, 161—163 (1953/54); ref. Zbl. Ophthal. **63**, 238 (1954/55).
Labib, M. A. M.: Bull. ophthal. Soc. Egypt **48**, 325—329 (1955); ref. Ophthal. Lit. **9**, 3035 (1955).
Law, F.: Trans. Ophthal. Soc. U. K. **53**, 1933, 474—481 (1933).
Lebensohn, J. E.: Amer. J. Ophthal. **35**, 1029—1030 (1952).
Legrand, J.: Bull. Soc. Ophtal. Fr. **1957**, 213—218.
Levshena, O. V.: Vestn. Oftal. **33**, 17—21 (1954); ref. Ophthal. Lit. **8**, 1379 (1954).
Linksz, A.: Klin. Wschr. I, 839—840 (1931).
Margolin, G., u. N. Lipovič: Vestn. Oftal. **2**, 159—165 (1933); ref. Zbl. Ophthal. **30**, 488 (1934).
Martin, J. E.: Brit. J. Ophthal. **19**, 48—49 (1935).
Maslansky, E.: Sight-sav. Rev. **25**, 22—27 (1955).
Masoud, F.: Bull. ophthal. Soc. Egypt **30**, 32—39 (1937); ref. Zbl. Ophthal. **40**, 657 (1938).
Mazalán, T.: Bratisl. Lék. Listy, **37**, 93—102 (1957); ref. Ophthal. Lit. **11**, 560 (1957).
Miller, S. J. H.: Brit. J. Ophthal. **37**, 70—76 (1953).
Nolasco, F.: Boll. Soc. port. Oftal. **5**, 223—229 (1946/47); ref. Ophthal. Lit. **1**, 3572 (1947).
Pacciardi, A.: Radiol. (Roma) **13**, 19—36 (1957); ref. Ophthal. Lit. **11**, 4490 (1957).
Pincus, M. H.: A. M. A. Arch. Ophthal. **43**, 509—519 (1950).
Poos, G. H.: Amer. J. Ophthal. **15**, 1150—1156 (1932).
Rosenstein, A. M.: Wien. med. Wschr. 1931/I, 105—107.
Rosselet, E.: Bull. schweiz. Akad. med. Wiss. **11**, 116—124 (1955).
Rossi, S.: Arch. Soc. oftal. hisp.-amer. **4**, 585—593 (1944); ref. nach Barkan, O.: Ophthalmology in the War Years, Meyer-Wiener, Chicago, **2** (1948).
Ruedemann, A. D., u. W. J. Zeiter: Arch. phys. Ther. **21**, 451—454 (1940); ref. Zbl. Ophthal. **46**, 289 (1941).
Santos, C., u. C. de Ferreira: Arch. port. oftal. **6**, 5040 (1954); ref. Ophthal. Lit. **8**, 3951 (1954).
Satanowsky, P.: Arch. Oftal. B.Aires, **13**, 227—230 (1938); ref. Zbl. Ophthal. **42**, 118 (1939).
Sattler, C. H.: Dtsch. med. Wschr. II, 1532—1534 (1930).
Saul: Klin. Mbl. Augenheilk. **98**, 372 (1937).
Stein u. Kubik: in Disk. zu Ascher, K.: Ophthalmologica **96**, 29—33 (1938).
Strazzi, A.: G. ital. Oftal. **4**, 444—445 (1951).
Szász, A.: Arch. Augenheilk. **106**, 521—530 (1932).
Tanew, N.: Klin. Med. (Wien) **2**, 512—537 (1947).
Takeda, K.: Acta Soc. ophthal. Jap. **42**, 2023—2046 (1938); ref. Zbl. Ophthal. **42**, 651 (1939).
Toniolo, G.: Nunt. radiol. (Firenze) **18**, 435—440 (1952); ref. Zbl. Ophthal. **60**, 125 (1953).
Vail, D.: A. M. A. Arch. Ophthal. **15**, 270—282 (1936).
Vidal, F., u. J. Malbrán: Ophthal. ib.-amer. **6**, 257—270 (1944); ref. nach Barkan, O.: Ophthalmology in the War Years, Meyer-Wiener, Chicago, **2** (1948).
Volný, K.: Čsl. Ofthal. **9**, 281—289 (1953); ref. Ophthal. Lit. **7**, 1684 (1953).
Wachner, G.: Fortsch. Röntgenstr. **56**, 65—66 (1937); ref. Zbl. Ophthal. **40**, 432 (1938).

WEEKERS, L.: Arch. Ophtal. (Paris) **48**, 593—621 (1931).
WEEKERS, R., u. E. PRIJOT: Bull. Soc. belge Ophtal. No. 96, 623—633 (1950).
WEINSTEIN, P.: Ophthalmologica **135**, 21—44 (1958).
ZIMIN, V. I.: Vestn. Oftal. **17**, 597—599 (1940); ref. Barkan, O.: Ophthalmology in the War Years, Meyer-Wiener, Chicago, **1** (1946).

E. Medikamentöse und physikalische Behandlung zur Erweiterung des Gesichtsfeldes

Vorübergehende Gesichtsfeldausfälle lassen sich bei Gesunden experimentell erzeugen, indem man die Sauerstoffversorgung von Retina und Sehnerv einschränkt. Bei Glaukom vergrößern sich bei solchen Belastungen die Gesichtsfelddefekte. Sie entstehen durch einen chronischen Sauerstoffmangel des nervösen Gewebes, der wahrscheinlich teils durch den gesteigerten i.o. Druck, teils durch ein primäres Gefäßleiden entsteht (vgl. hierzu die Kapitel „Die Untersuchung des Gesichtsfeldes", „Die Exkavation" und „Glaukom ohne Hochdruck").

Die medikamentöse Therapie des Glaukoms sollte deshalb nicht nur versuchen, den i.o. Druck zu normalisieren, sondern auch die Blutversorgung von Netzhaut und Sehnerv zu bessern. Solche Maßnahmen können freilich nur Erfolg haben, wenn zugleich die Drucksteigerung beseitigt wird.

Eine Übersichtsarbeit zur Behandlung mit gefäßerweiternden Mitteln schrieb THIEL (1943).

Von **Miotica** erhoffte sich SJÖGREN (1952) eine Besserung der Durchblutung. BAILLIART (1933) empfahl Miotica zur Vorbeugung bei Glaukom ohne Hochdruck, weil später doch Druckanstiege auftreten könnten. MATTEUCCI (1950) hielt sie für wirkungslos und schlug vor, den Blutdruck medikamentös zu steigern, falls er erniedrigt ist.

Acetylcholin. Die Kombination von Acetylcholin mit Pilocarpin empfahl GALLOIS (1930) weil Acetylcholin allein die Tension steigern könnte. ANGIUS (1936) und RINDELLO (1942) berichteten über Erfolge bei toxischen Sehnervenschäden (Chinin, Alkohol), THIEL (1943) kombinierte es mit Prostigmin, Vitamin B_1 oder Novocain, um die Spaltung in Cholin und Essigsäure zu verzögern.

Eine Mischung von **Calcium-Magnesium**-Salzen soll bei i.v. Injektion den i.o. Druck senken und durch die Gefäßerweiterung Gesichtsfeld und Sehvermögen bessern (GALLOIS et al., 1934, 1935; VIARD et al., 1934). Anscheinend hat sich diese Therapie nicht bewährt, da GALLOIS später nicht mehr darauf zurückkam und andere Mittel empfahl, so **Nicotinsäure** (1945, 1946, 1947, 1950), die auch THIEL (1943), MONFETTE (1948), VERVEY (1948) und ZAVERUCHA (1952) benutzten. Die Verträglichkeit muß man individuell erst erproben, da i.o. Druckanstiege entstehen können. Hierzu spritzte GALLOIS (1946, 1947) 30 mg i.v. und maß den i.o. Druck alle 15 min eine Stunde lang. Stieg der Druck an, so nannte GALLOIS dies einen positiven Vasodilatatoren-Test und sah hierin eine Indikation zur Operation. SENN (1949) sah nur bei toxischen Sehnervenschäden Erfolge, bei Arteriosklerose keine. ZAVERUCHA (1952) gab Pilocarpin dazu, um Druckanstiegen vorzubeugen.

Benzyl-Imidazolin-Derivate (Priscol) wirken gleichfalls gefäßerweiternd und wurden von THIEL (1943), GALLOIS (1946, 1947) und ZARRABI (1951) benutzt. Wie bei Nicotinsäure soll man erst die Verträglichkeit erproben (GALLOIS, 1946, 1947); über einen akuten Glaukomanfall nach Priscol berichtete GALLOIS (1951).

Eine Reihe *anderer gefäßerweiternder Mittel* wurde empfohlen: Yohimbin (NECTOUX, 1938), Kola-Nuß (POTEKHINA et al., 1947), Lipoidextrakte der Retina (MARSICO, 1953), Jodmethylat des Dimethylamino-1-methylen-dioxy-2-3-propan (Dilvasene, 2249 F; CALMETTES et al., 1949), Mutterkornpräparate (Hydergin: RINTELEN et al., 1950), Glutaminsäure (GALLOIS, 1952), p-Oxyphenyl-äthanol-butylamin (Vasculat: LEYDHECKER, 1952), Vitamin B_{12} (HENTER, 1957), verschiedene gefäßerweiternde Mittel (MEYER, 1951; HARMS, 1957).

Nach **Sauerstoffatmung**, Hyperventilation oder subconjunctivaler Sauerstoffeinblasung sah BIETTI (1950, 1951) eine wenige Minuten dauernde Gesichtsfelderweiterung. *Rutin* wurde von MARQUEZ (1948), WERNER et al. (1950, 1951) und GALLOIS (1955) erprobt. *Dicumarol* kann das Gesichtsfeld erweitern (McGuire, 1949, 1950, 1954; Morpurgo, 1952), ist aber wegen der Blutungen, die diese Autoren und McLean (1954) beobachteten, zu gefährlich. *Röntgenbestrahlung* des cervicalen Sympathicus wandte Cristini (1947) an, Nadelyaeva et al. (1957) bestrahlten außerdem den Hypothalamus. Der Wert dieser Behandlung ist zweifelhaft, ihre Gefahr groß. Sie kann nicht beliebig oft wiederholt werden und wirkt höchstens 6 Monate lang. Die intra-arterielle Injektion von Hypophysenvorderlappen-Hormon mit Thiamin empfahlen Asayama et al. (1953).

Manche dieser gefäßerweiternden Mittel können auch drucksenkend wirken, so Amylnitrit beim Einatmen (Cristini, 1953, 1955), Vasculat beim Eintropfen (Kaninchen; Degenhardt, 1952). Eine Gefäßerweiterung der Aderhaut bei allgemeiner Gabe verschiedener Vasodilatatoren konnten Stein et al. (1956) und Paul et al. (1956) beim Kaninchen nicht beobachten.

Am geeignetsten sind solche Mittel, die möglichst wenig Nebenerscheinungen machen und peroral angewandt werden können, da eine Behandlungszeit von einigen Wochen zweckmäßig ist. Spätestens einige Monate nach dem Ende der Behandlung klingt die Wirkung ab und eine neue Kur ist dann nötig. Die Behandlung ist nur angezeigt, wenn der i.o. Druck durch Miotica oder Operation normalisiert ist. Nur solche Anteile des Sehnerven, die durch ungenügende Sauerstoffversorgung in ihrer Funktion beeinträchtigt, aber noch nicht anatomisch zerstört sind, können einen Nutzen von der besseren Blutversorgung haben. Deshalb wird man eine Erweiterung des Gesichtsfeldes bei weniger als der Hälfte der Fälle erreichen, eine völlige Wiederherstellung selten oder nie. Die Beurteilung der Erfolge wird durch Übungsfaktoren und Wunschvorstellungen von Patient und Arzt erschwert. Placebo-Versuche und Blindversuche fehlen. Zur *Verhütung eines weiteren Gesichtsfeldverfalles* ist die Behandlung mit gefäßerweiternden Mitteln aussichtsreicher als zur Wiedergewinnung von Ausfällen, doch läßt sich hierbei noch schwerer ein Urteil über die Wirksamkeit bilden. Trotz aller Bedenken sollte man eine Therapie, die vielleicht nutzt und sicher nicht schadet, dem Kranken nicht vorenthalten. Leider wird die Behandlung des Gesichtsfeldverfalles häufig vernachlässigt. Bei Glaukom ohne Hochdruck ist die Verordnung gefäßerweiternder Mittel die einzige sinnvolle Therapie, ebenso bei operativ drucknormalisiertem Glaukom mit Gesichtsfeldausfällen. Ich gebe von den oben genannten Medikamenten meist Priscol oder Vasculat 4–5 Tabletten täglich 6 Wochen lang. Wenn danach keine Besserung des Gesichtsfeldes eingetreten ist, kann man dies auch von einer Wiederholung der Kur nicht erwarten und die Medikamente weiter nur zur Vorbeugung eines weiteren Verfalles geben.

Schrifttum

Asayama, R., T. Kashiwai, T. Shirakami u. M. Otani: Acta Soc. ophthal. Jap. **57**, 1370—1377 (1953); ref. Ophthal. Lit. **7**, 3660 (1953).

Angius, T.: Lett. oftal. **13**, 323—349 (1936); ref. Zbl. Ophthal. **38**, 377 (1937).

Bailliart, P.: Bull. Soc. franç. Ophtal. **46**, 407—409 (1933).

Bietti, G. B.: Bull. Soc. franç. Ophtal. **63**, 195—210 (1950).

— Riv. med. aeronaut. **14**, 42—56 (1951); ref. Zbl. Ophthal. **58**, 6 (1952/53).

Calmettes, Pigassou u. Chambon: Bull. Soc. Ophtal. Fr. No. 1, 319—321 (1949).

Cristini, G.: Riv. Oto-Neuro-Oftal. **19**, 124—127 (1947); ref. Ophthal. Lit. **1**, 735 (1947).

—, u. N. Pagliarani: Brit. J. Ophthal. **37**, 741—745 (1953).

— — Brit. J. Ophthal. **39**, 685—687 (1955).

Degenhardt, E.: Über den Einfluß lokaler Vasculatgaben auf den Binnendruck des Kaninchenauges. Diss. Münster 1952.

Gallois, J.: Bull. Soc. Ophtal. Fr. No. 9, 811—813 (1930).

— Arch. Ophtal. (Paris) **5**, 197—208 (1945).

— Bull. Soc. franç. Ophtal. **59**, 224—228 (1946).

— Ann. Oculist. (Paris) **180**, 20—27 (1947).

— Presse méd. 1399—1400 (1950); ref. Zbl. Ophthal. **55**, 339 (1951).

— Bull. Soc. Ophtal. Fr. 131—132 (1951).

— Bull. Soc. franç. Ophtal. **65**, 339—341 (1952).

— Bull. Soc. Ophtal. Fr. 276—278 (1955).

GALLOIS, J., u. P. VIARD: Bull. Soc. Ophtal. Fr. 325—331 (1934).
— — Bull. Soc. franç. Ophtal. **48**, 439—444 (1935).
HARMS, H.: Ber. dtsch. ophthal. Ges. **60**, 1956, 319 (1957).
HENTER, C.: Oftalmologia (Bucuresti) **2**, 127—132 (1957).
LEYDHECKER, W.: Klin. Mbl. Augenheilk. **121**, 513—524 (1952).
MARQUEZ, M.: Ann. Oculist. (Paris) **181**, 351—358 (1948).
MARSICO, V.: Arch. Ottal. **57**, 233—245 (1953).
MATTEUCCI, P.: Ann. Oculist. (Paris), **183**, 313—325 (1950).
MCGUIRE, W. P.: Amer. J. Ophthal. **32**, 1095—1106 (1949).
— A. M. A. Arch. Ophthal. **43**, 940—941 (1950).
— Trans. Amer. Ophthal. Soc. **51**, 1953, 67—75 (1954).
MCLEAN, J. M.: 1954, in Disk. zu McGuire, W. P.: Trans. Amer. Ophthal. Soc. **51**, 1953, 67—75 (1954).
MEYER, S. J.: Amer. J. Ophthal. **34**, 765—771 (1951).
MONFETTE, C.: Un. méd. Can. **77**, 1433—1435 (1948); ref. Ophthal. Lit. **2**, 659 (1948).
MORPURGO, F.: Ann. Ottal. **78**, 109—120 (1952).
NADELYAEVA, V. M., u. A. A. SHNEIDMAN: Vestn. Rentgenol. **32**, H. 4, 28—31 (1957); ref. Zbl. Ophthal. **73**, 96 (1958).
NECTOUX, R.: Bull. Soc. Ophtal. Fr. No. 2, 103—106 (1938).
PAUL, S. D., u. I. H. LEOPOLD: Amer. J. Ophthal. **42**, 899—902 (1956).
POTEKHINA, E., u. S. SUBBOTNIK: Vestn. Oftal. **26**, 9—12 (1947); ref. A. M. A. Arch. Ophthal. **43**, 567 (1950).
RINDELLO, S.: Boll. oculist. **21**, 749—753 (1942).
RINTELEN, F., u. H. SMOLIK: Ophthalmologica **120**, 100—103 (1950).
SENN, H. E.: Praxis (Bern) 569—570 (1949); ref. Zbl. Ophthal. **52**, 136 (1950).
SJÖGREN, H.: Trans. ophthal. Soc. N. Z. **6**, 14—21 (1952); ref. Ophthal. Lit. **6**, 3597 (1952).
STEIN, H. A., K. G. WAKIM u. C. W. RUCKER: A. M. A. Arch. Ophthal. **56**, 726—735 (1956).
THIEL, R.: Klin. Mbl. Augenheilk. **109**, 433 (1943).
VERVEY, A.: Schweiz. med. Wschr. 887 (1948).
VIARD, P., u. J. GALLOIS: Bull. Acad. Méd. Paris **111**, 650—653 (1934).
WERNER, L. E., u. T. J. MACDOUGALD: Proc. XVI. int. Cong. Ophthal. London **2**, 945—949 (1950).
— Trans. Ophthal. Soc. U. K. **70**, 1951, 27 (1951).
ZARRABI, M.: Ophthalmologica **122**, 76—80 (1951).
ZAVERUCHA, F. M.: Vestn. Oftal. **31**, 31—35 (1952); ref. Zbl. Ophthal. **58**, 316 (1952/53).

FÜNFTER TEIL

Operative Therapie

A. Operationen zur Besserung des Abflusses des Kammerwassers nach außen oder im Auge

I. Sklero-corneale Trepanation nach Elliot

(Schrifttum S. 479)

1. Technik

a) Originalverfahren

Elliot (1931, 1932, 1935) empfiehlt, von dem 1913 beschriebenen Vorgehen nicht abzuweichen: Bindehautlappen möglichst weit entfernt vom Limbus und möglichst dick, dicht an der Sklera, präparieren; Cornea mit der geschlossenen spitzen Schere spalten, nicht schneiden; Trepanation mit handgetriebenem 2 mm Trepan am Limbus, nicht nur skleral. Der Trepan soll zuerst am cornealen Rand perforieren. Kammerwasser nicht zu langsam abfließen lassen, damit die Iris vorfällt. Falls sie nicht vorfällt, soll man sie nicht mit der Pinzette holen. Basale Iridektomie durch Kappen der vorgefallenen Iris zugleich mit dem corneoskleralen Scheibchen. Vor Operation enge Pupille, nach der Operation Atropin. Fortlaufende Bindehautnaht.

Auch Meek (1948), der bei sehr flacher Vorderkammer eine Iridektomie ab externo als Voroperation ausführt, und Shipman et al. (1956) schildern die Technik. Liebermann (1934) zieht die Elliotsche Operation der von Lagrange vor, weil das Sickerkissen flacher und die Dosierung exakter sei.

b) Modifikationen

Bindehautlappen. Den Bindehautschnitt legt Samojloff (1934) horizontal statt bogenförmig, um die Naht zu ersparen. Zethelius (1932) schneidet den Lappen nach Bentzen (1923) mit dem Messer. Martin (1937) gibt eine besondere Schere für das Präparieren des Lappens an. Der Bindehautlappen soll in voller Dicke unmittelbar über der Sklera präpariert werden (Benedict, 1940, 1942). Dies kann man sich durch subconjunctivale Injektion von physiologischer NaCl-Lösung mit oder ohne Lokalanaestheticum (Brookes, 1931; Aurand, 1935; Keyser, 1955) oder Luft (Stanković, 1953) erleichtern.

Auch das Hochpräparieren des Lappens durch Einschnitt an dem Limbus wurde empfohlen (Kerszman, 1932; Almeida, 1932; Verhoeff, 1936), doch fand Lundsgaard (1930) nach diesem Vorgehen histologisch eine Epitheleinschiebung zwischen Bindehaut und Hornhaut, weshalb er zu der üblichen Technik des limbusfernen Einschnittes zurückkehrte. So verließen denn auch VERHOEFF et al. (1954) diese Methode wieder und empfahlen, die Bindehaut nach unten zu ziehen und durch einen kleinen Einschnitt dann zu trepanieren. KALEFF (1935) transplantiert Bindehaut oder Lippenschleimhaut über das Trepanationsloch, damit der Lappen dicker wird und das Auge besser gegen Infektion geschützt ist. MACLEAN (1956) vernäht aus diesem Grunde die Tenonsche Kapsel über dem Loch.

Hornhautspaltung. Für das Aufspalten der Hornhaut, zur Trepanation über der Schwalbeschen Linie (CATTANEO et al., 1955) oder etwas hornhautwärts davon (KRONFELD, 1949), empfehlen ELLIOT (1931, 1932, 1935) und WHITING (1948) die geschlossenen Scherenspitzen, weil bei Spaltung mit dem Messer der Hornhautanteil des Lappens zu rigide wird und zu fest anheilt. ABU-SHUSHA (1949) gibt ein Messer für die Hornhautspaltung an, MEEK (1948) schneidet mit dem Messer eine Stufe am Corneo-Skleralrand, um in der richtigen Tiefe senkrecht trepanieren zu können.

Trepan. *Größe.* Als Durchmesser des Trepans empfehlen GREEN et al. (1939) 1,25 mm bei hohem i.o. Druck, 1,75 mm bei weniger hohem Druck; ABREU (1931, 1932), TSOPELAS (1943) und BERETTA (1955) 1,5 mm; ELLIOT (1931, 1932, 1935), WILLIAMSON-NOBLE (1949), CATTANEO et al. (1955) und SHIPMAN et al. (1956) 2 mm.

Besondere Formen. Einen gefensterten Trepan geben WALKER (1931) und RADZICHOVSKIJ (1957) an, einen Trepan mit 4 Zähnen SCHWARTZ (1936), einen besonders für Trepanations-Cyclodialyse oder Glaskörperabsaugung geeigneten Trepan STREIFF (1936). Der Trepan von TSOPELAS (1943) hat eine ringförmige Verdickung bei 0,8 mm, um zu tiefes Eindringen zu verhindern, der von DÉO RIDRUEJO (1949) hat auswechselbare Klingen.

Automatische Trepane, die mittels eines Federwerkes oder elektrisch getrieben werden, beschreiben GREEN et al. (1931, 1939), SUGLIAN (1948), KADESKY (1951). Das Greensche Modell von 1939 besitzt eine Arretierung, so daß die Schneide nur bis zu einer bestimmten Tiefe eindringt. Bei dem Modell von VERHOEFF (1955) zieht sich die Schneide dann automatisch zurück. ELLIOT (1932) zieht den Handtrepan vor.

Trepanationsloch. Nur der corneale Teil des ausgestanzten Lappens wird bei dem „Halb-Elliot" entfernt, den SZYMANSKI (1932, 1950, 1953) vorschlägt und der von CLAES (1931) und CATTANEO et al. (1955) empfohlen wird. Eine Modifikation hiervon ist die „Falltür-Iridektomie" nach BUTLER (1932, 1936), der bei sehr flacher Vorderkammer die Iridektomie von einer Trepanation her ausführt, die nur corneal perforiert und bei der das Trepanat nicht entfernt wird. Wenn die Operation nicht ausreicht, nimmt er dicht daneben eine regelrechte Elliotsche Operation vor. Andere Autoren möchten das Trepanationsloch vergrößern. Hierzu benutzen ABREU (1931/32) eine Lanze, BARATTA (1940), FRIEDE (1955) und BERNARD (1956) eine Stanze. Die Operation wird dadurch der Sklerektomie von LAGRANGE ähnlich. Man kann auch sogleich in der Nähe des 1. Elliotloches ein zweites anbringen und die Skleralbrücke dazwischen entfernen (SCHNAUDIGEL, 1931; WRIGHT, 1937; ROGGENKÄMPER, 1952). Ein 2. Elliotloch bei 6 Uhr empfehlen DUSSELDORP et al. (1954), falls die erste Operation versagt. ARRUGA (1957) kautert den skleralen Lochrand. Ort des Loches s. Hornhautspaltung.

Iridektomie. Eine basale Iridektomie oder Iridotomie empfehlen PENICHET (1930), GREEN et al. (1930) und SHIPMAN et al. (1956, basale Iridektomie), während die totale Iridektomie bevorzugt wird von SOURDILLE et al. (1939), SEVČUK (1940) und WHITING (1949), weil hiernach der Druck seltener wieder ansteigt. Fällt die Iris nicht von selbst vor, so soll man sie nach ELLIOT (1931, 1932, 1935) nicht mit der Pinzette holen. ABREU (1931/32) erweitert dann das Loch mit der Lanze.

Weitere Modifikationen und technische Ratschläge. GUTIÉRREZ (1949) empfiehlt vor der Operation den i.o. Druck zu senken. CHANDLER (1949) nennt als hauptsächliche technische Fehler: Trepanation zu weit hinten, statt an der Sklerocornealgrenze; zu tiefe Spaltung der Hornhaut (Lappen wird zu rigide); unvollständige Entfernung des Skleradeckels. ARKIN (1948, 1950) führt die Trepanation im Skleralbereich (deshalb „hohe Trepanation") über einem Cyclodialysespatel aus, den er durch einen Skleralschnitt 5–6 mm vom Limbus einführt. MARX (1934) nimmt zugleich mit der Elliotschen Trepanation eine Skleratrepanation unter dem M. rect. lateralis vor, um dort Glaskörper austreten zu lassen. Er teilt nicht mit, wie oft er nach diesem höchst bedenklichen Vorgehen Ablatio sah.

Eine andere Modifikation besteht darin, das Hornhaut-Skleraloch zu brennen statt zu schneiden. Die Operation wurde von PREZIOSI (1924) angegeben. Er berichtet erneut darüber 1930, 1939, 1950, 1955 und 1957: Präparieren des Bindehautlappens, mit Galvanokauter am Limbus schräg zum Kammerwinkel gerichtete Punktion der Vorderkammer, Iridektomie nur bei Irisvorfall.

Weitere Berichte über diese Modifikation von JUFA (1935, hier als Modifikation Samojloffs der Operation von Fiore bezeichnet), BOURDEAUX (1937), GEORGE (1949), ZORZ (1949), CARDELL (1950), NEAME (1951), FRANKHAUSER et al. (1956), COLLEY (1956), KELLY (1956); mit Thermokauter ADAMJUK (1933). – Über Erfolge s. unten.

c) Komplikationen während der Operation

Komplikationen während der Operation sind selten. Gegen Verletzung der Linse kann ein Trepan mit Arretierung schützen (s. u. „Trepan"). Die häufigste Komplikation ist Durchlöchern des Bindehautlappens. Dies kann man nach WILLIAMSON-NOBLE (1948) verhindern, indem man unter der in situ gelassenen Bindehaut, die nicht auf die Hornhaut zurückgeschlagen wird, am Limbus vorpräpariert, wobei man das Messer beobachten kann. ISMAIL (1948) spannt einen Faden zwischen Bindehautlappen und seitlicher Bulbusbindehaut. Andere Autoren spritzen Flüssigkeit unter die Bindehaut vor dem Präparieren (s. „Bindehautlappen"). Ein Bindehautloch am Limbus muß zugenäht werden (CHANDLER, 1949). Man nimmt dann die Trepanation nasal oder temporal weiter unten vor (LEWIS, 1950). FAVEREY (1936) fand unter 278 Operationen 3mal Linsenluxation, 1mal Glaskörpervorfall und 2mal Wundstar. Es schadet nichts, wenn das Sklerascheibchen in die Vorderkammer fällt (WHITING, 1949; KEYSER, 1955; eigene Beobachtung).

d) Sichern der Fistelwirkung. Nachbehandlung
(vgl. Iridenkleisis, 1 f)

Nach der Operation soll man einige Tage lang *Atropin* geben (ELLIOT, 1931; DUC, 1936; WHITING, 1948), um die Entzündung zu vermindern und durch Erschweren des Abflusses im übrigen Kammerwinkel die Hauptmenge des Kammerwassers durch die Fistel austreten zu lassen. KALT et al. (1954) empfehlen Atropin sogar einige Monate lang, da sie in 60% von 323 nach ELLIOT operierten Augen postoperativ Iritis sahen.

Dochte zwischen Vorderkammer und subconjunctivalem Raum erprobt FILATOV (1934): Descemet eines Leichenauges, Linsenkapsel, Bowmansche Membran, oder Einpflanzen von Bindehaut einige Wochen vor der geplanten Elliotschen Operation, um die Unterlage des Bindehautlappens zu epithelisieren. Die Erfolge sind wenig überzeugend. CHIAZZARO (1936) benutzt einen Magnesiumstreifen, der Gasblasen entwickelt. LAVINE et al. (1948) bilden mit einem komplizierten Verfahren eine epithelausgekleidete Rinne, in die hinein die Trepanation gelegt wird. AGG (1953) legt (bei Kaninchen) einen Knopf aus Plexiglas ein, HABENBERGER (1951) eine Öse aus Protoplast, BERETTA (1955) klemmt eine Zunge aus Iris ein, ROIG (1954) näht einen Dreifuß aus Silberdraht unter die Bindehaut, der nach 1 Monat entfernt wird.

MACMILLEN (1939) bläst *Luft* unter den Bindehautlappen, um die Vernarbung zu verhindern, was auch von HUGHES et al. (1946) empfohlen wird.

Dichte fortlaufende *Naht* von Tenonscher Kapsel und Bindehaut ist nach MCCULLOCH (1956) wichtig für die rasche Wiederherstellung der Vorderkammer. *Massage* nach der Operation empfehlen SOBHY (1937), MEEK (1948) und SHIPMAN et al. (1956), PARRY (1952) gibt hierzu einen besonderen Apparat an, *Röntgenbestrahlung* REDI et al. (1952): 3–5 Tage nach der Operation beginnend, 4–5 Bestrahlungen alle 2 Tage je 150—200 r, 50 kV, 0,2 mm Ni-Eigenfilterung der Röhre, 5 cm FHA, 4 mAmp.

2. Postoperative Komplikationen

a) Verspätete Wiederherstellung der Vorderkammer

Die häufigste Ursache dieser Komplikation ist eine Aderhautabhebung mit oder ohne freies Fistulieren in den Bindehautsack. Einer freien Fistel kann man durch dichte Bindehautnaht vorbeugen (CHANDLER, 1949; MCCULLOCH, 1956). Die Therapie besteht im Kautern der Fistel (CHANDLER, 1949; ANONYM, 1952; MCCULLOCH, 1956) oder Ätzen mit 10% Argentum nitricum (ANONYM, 1952). STALLARD (1955) trug bei einem Auge, das 4½ Monate nach der Operation noch keine Vorderkammer hatte, das Sickerkissen ab und nähte ein Sklerascheibchen, das er aus einer Trepanations-Cyclodialyse gewann, in das Loch. Nach Bindehaut-Deckung, Cyclodialyse und Lufteinblasen stand die Vorderkammer und die Tension war normal.

Andere Autoren blasen Luft (ASAYAMA et al., 1938; KRONFELD, 1954) oder physiologische NaCl-Lösung (BLACK, 1935; WHITING, 1948) durch das Trepanationsloch in die Vorderkammer, wenn sie in 4–5 Tagen noch nicht steht.

Auch Mydriatica (ICHIKAWA, 1934; ANONYM, 1952) oder Spannen eines Seidenfadens über das Kissen (NACCACHE, 1952) wurden empfohlen. Heute gibt man meist Acetazolamid (s. „Medikamentöse Therapie": „Carboanhydrase-Hemmer"), wovon ich in manchen Fällen Erfolg sah. Außerdem verordne ich Mydriatica, beidäugigen Verband und Bettruhe. Bleibt die Kammer lange aufgehoben, so kann man Allgemeinbehandlung mit Cortison versuchen. Ich weiß nicht, wie es hierbei wirkt, sah danach aber (post oder propter?) in verzweifelten Fällen ohne äußere Fistel die Vorderkammer wieder erscheinen. Der i.o. Druck kann auch bei sehr flacher Vorderkammer normal bleiben (SGROSSO, 1950).

Weitere Literatur: BLACK (1935), MONRO (1952). Über malignes Glaukom s. „Sekundäre Glaukomformen" S. 211.

b) Erneute Drucksteigerung

Der i.o. Druck kann bei Verlegung des Trepanationsloches mit Ciliarfortsätzen (JESS, 1931) oder durch eine Phakozele (CIBIS, 1940) wieder ansteigen. In solchen Fällen lohnt der Versuch, durch Eingehen mit einem Irisspatel nach Zurückklappen des Bindehautlappens den Abfluß wieder herzustellen (BHAVE, 1941; KNIGHTON, 1943; HAGEDOORN, 1943). Bei richtiger Lage des Loches ist meist eine Vernarbung der Bindehaut die Ursache des Mißerfolges. FERRER (1941) versucht dann, mit dem Irisspatel oder feinen Scheren die Verwachsungen zu lösen. Ungeklärte Fälle teilten mit: SCHOENBERG (1939), CORCELLE (1949, 1954) und PÉREZ-BUFILL (1954).

c) Platzen oder zu große Ausdehnung des Filterkissens. Hypotonie. Abhebung der Aderhaut oder Netzhaut. Stauungspapille e vacuo

Platzen des Sickerkissens ist extrem selten. Je 1 Fall werden von JESS (1931) und PAUFIQUE (1947) berichtet, 2 Fälle von KNAPP (1933). Weniger selten wird das Sickerkissen zu groß („luxurierend"). ELLIOT (1931) touchiert es dann mit Silbernitrat, JULER (1939) und REICHLING (1951) schneiden ein Stück Bindehaut aus und raffen die übrige Conjunctiva in der Gegend des Kissens, MYLIUS (1952) schließt die Sklerafistel durch Überpflanzen von Fascie und führt dann eine neue Trepanation aus. CHANDLER (1947) kautert eine zu dünne Decke des Kissens und zieht einen Bindehautlappen darüber. Das Kautern muß sehr vorsichtig geschehen, da sich sonst die Fistel völlig schließen kann (JULER, 1939).

BARKAN (1940) empfiehlt bei Hypotonie trockene Wärme täglich 4mal. Infolge der Hypotonie kann Stauungspapille (HUDSON, 1933; PAU, 1950) mit Ablösung der Netzhaut (KARASEK, 1934; HEINZ, 1947; PAU, 1950) auftreten.

Wesentlich häufiger ist eine Aderhautabhebung (MACFETRIDGE, 1929), die oft unbemerkt bleibt, aber von Autoren, die hierauf achteten, in 18% (PAPARCONE, 1939), 34% (ŠULPINA, 1956), 42% (RUBERT, 1930) oder 32–66% (KRASNOV et al., 1956) gefunden wurde. Die Therapie besteht im Verschluß eines Bindehautloches, wenn dies vorhanden ist (s. oben, 2 a, sowie RYCROFT, 1943), Diathermie-Punktur der Sklera in der Gegend der Abhebung (KRASNOV et al., 1956), Acetazolamid, beidäugigem Verband, Atropin und Bettruhe. MACFETRIDGE (1930) sah Netzhautblutungen nach Trepanation in einem Fall.

d) Linsentrübung kurz nach der Operation

Linsentrübungen treten nach FANTA (1948) im Anschluß an eine Elliotsche Operation häufiger auf (in 60%) als nach Iridenkleisis (13%). Er führt sie auf Iritis mit hinteren Synechien zurück, als deren Ursache er Infektion durch das Sickerkissen annimmt. Bei 57 von 216 Augen bestand Seclusio pupillae. – Ich habe Seclusio nur bei solchen Augen gesehen, die postoperativ mit Miotica an Stelle von Atropin behandelt wurden (vgl. „Sichern der Fistelwirkung. Nachbehandlung.") REESE (1941) nimmt als Ursache der Starbildung entweder Cyclitis an, die er durch Einklemmen von Ciliarfortsätzen in das Loch erklärt, oder verzögerte Wiederherstellung der Vorderkammer.

Bei 2 Fällen von DUDINOV (1953) bestanden vordere und hintere Synechien, die Vorderkammer hatte sich erst am 23. bzw. 47. Tag hergestellt. HOBBS et al. (1954) beschreiben 4 Fälle mit Linsentrübung am Äquator, bei denen gonioskopisch eine Verwachsung zwischen der Linsenkapsel und dem Loch bestand. Auch bei einem Teil der von CHURGINA (1934) beobachteten Sehverschlechterungen dürfte Star die Ursache gewesen sein. (Vgl. 3c Linsentrübung als Spätfolge.)

Tabelle 57. *Spätinfekt nach Trepanation*

Prozent	Zahl der Fälle	Autor	Jahr
2,5	40	STRAETEN	1929
4	50	ONFRAY (beide in Diskussion zu VILLARD et al., 1929)	1929
1,3	149	HOLTH	1930
2	96	KURZ	1930
5	90	KOMAROV	1931
2,5	201	PLOMAN et al.	1932
3,8	80	KNAPP	1933
0,3	305	EEROLA	1934
4	126	JOSEPH	1935
0,35	278	FAVEREY	1936
0,6	156	BOTHMAN et al.	1936
1,6	244	THOMPSEN	1939
1,6	183	SEVČUK	1940
4	75	BRAUSEWETTER-KÖPPNER	1942
2,5	564	SUGLIAN	1948
0,6	1013	BELOVA	1949
5	128	LEMOINE	1950
2	100	VOISIN et al.	1955
0,45	665	PREZIOSI (bei seiner Operationsmethode)	1950

Einzelfälle: VILLARD et al. (1929), ZENTMAYER (1931), CATTANEO (1935), HIMMELMANN (1943), DELLAPORTA (1948; 9 Fälle, Gesamtzahl der Operationen nicht angegeben; 1949).

e) Spätinfekte

Spätinfekte kommen bei ungefähr 2% aller Trepanationen vor. Sie sind wahrscheinlich häufiger bei unachtsamen und unsauberen Menschen, beruflicher Verschmutzung und sehr dünner Bindehaut (hohes Alter). Bei guter ärztlicher Versorgung (Wohnort in Stadtnähe) und genügender Sorgfalt dürfte die Gefahr eines Spätinfektes nicht groß sein, zumal wir jetzt über bessere Behandlungsmöglichkeiten verfügen als im Anfang unserer Berichtszeit.

Die Literatur ist in Tab. 57 zusammengestellt. EEROLA (1934) findet aus der Literatur unter 5616 nach ELLIOT operierten Augen Spätinfekt in 1,8%.

Bei den Patienten von ALEXIADÈS (1933) und PAULO FILHO (1943) wird hämatogene Entstehung angenommen. Besonders unglücklich sind die 3 Kranken von SCHÖNENBERGER (1930), bei denen nach Spätinfekt des einen Auges sympathische Ophthalmie am anderen Auge auftrat (histologischer Befund).

Tabelle 58. *Normalisierung der Tension nach Elliotscher Trepanation* *

%	Zahl der Fälle	Bemerkungen	Autor	Jahr
63	96		KURZ	1930
91	fehlt	1—9 Jahre nachbeobachtet	HERTEL	1931
62	40	Glaucoma simplex, 1 bis 4½ Jahre nachbeobachtet; Visus und Gesichtsfeld unverändert	LÖFGREN	1932
70	50	Visus unverändert	BUTLER	1932 1936
72	111	Beobachtungszeit 3 Jahre	PLOMAN et al.	1932
75	80		KNAPP	1933
95	254		CHURGINA **	1934
87	23		SMITH	1935
97	74		KOTLJAREWSKAJA	1935
98	70		BOTHMAN et al.	1936
77	30	sehr spät operierte Augen		
90	51	Frühfälle	REESE	1939
75	244		THOMPSEN	1939
91	123	Glaucoma simplex		
89	123	Beobachtungszeit 2–20 Jahre	SEVČUK	1940
93	178	chronisches Glaukom	TRIANDAF	1940
66	118	Glaucoma simplex	SUGAR	1941
75	80		KNAPP ***	1941
88	107		WILMER ***	1941
69	593		BERENS ***	1941
79	34	Beobachtungszeit 2–16 Jahre	MARTINS ROCHA	1942
85	75	Beobachtungszeit 1 Jahr	BRAUSEWETTER-KÖPPNER	1942
71	14	Akutes Glaukom	KRONFELD et al. ***	1944
80	564		SUGLIAN	1948
86 96	} 391	Spätfälle Frühfälle (wenigstens 5 Jahre nachbeobachtet)	VAN HEUVEN	1950
94	128		LEMOINE	1950

* Die Berechnung der Prozente erfolgte auch bei kleineren Gesamtzahlen, um eine Übersicht zu erleichtern. Da Krankengut, Gruppierung der Kranken, Beobachtungszeit und Beurteilungsmaßstab verschieden sind, ist ein Vergleich der in der Tabelle angegebenen Zahlen untereinander kaum möglich (vgl. S. 49 ff.).

** Zitiert nach SOURDILLE (1955).

*** Zitiert nach SUGAR (1951).

%	Zahl der Fälle	Bemerkungen	Autor	Jahr
73	124	61% ohne Miotica 12% mit Miotica	Lloyd	1951
80	81	Beobachtungszeit 1 Monat bis 3 Jahre	Rohrer	1953
75	100		Voisin et al.	1956
91	209	Akutes Glaukom	Hollwich	1957
Erfolge mit der Methode von Preziosi (1939, 1950: 665 eigene Fälle)				
90	46		Kelly	1956
94	79	Primäres Glaukom	Colley	1956
94	106	vor 1 Jahr operiert	Frankhauser et al.	1956
70		vor 2 Jahren operiert		
67		vor 3 Jahren operiert (Operationen 1953—1956)		

Kleinere Serien mit Beobachtungszeit von einigen Monaten: Adamjuk (1933), Neame (1951). Weitere Berichte von Haussmann (1940) und Angel-Gutiérrez (1949).

3. Erfolge

a) Versuch einer Zusammenfassung

Zusammenfassende Aussagen über die Erfolge der Elliotschen Operation auf Grund der Literatur können nur eine Schätzung sein (vgl. hierzu den Abschnitt „Grundlagen der klinischen Glaukomforschung", S. 49 ff.). Unter diesem Vorbehalt kann man sagen: Die Tension ist nach der Operation in 70–90% der Fälle ohne Miotica normal. Der Gesichtsfeldverfall schreitet trotz Drucknormalisierung bei spätoperierten Augen, die schon vor der Operation Gesichtsfeldausfälle hatten, in 50–80% fort, vermutlich aber langsamer, als es ohne Operation geschehen wäre. Je länger die Nachbeobachtungszeit ist, desto häufiger findet man Augen mit verschlechtertem Gesichtsfeld. Bei Frühoperierten wird das Gesichtsfeld nur in 5–15% der Fälle schlechter. Linsentrübungen entstehen oder nehmen zu bei 10–50%, besonders häufig bei Hypotonie. Da nach der Elliotschen Operation häufiger Hypotonie entsteht als nach der Iridenkleisis, sieht man Linsentrübungen nach Elliot etwas öfter als nach Iridenkleisis. Vor der Operation klare Linsen sind weniger gefährdet als solche mit beginnenden Trübungen. Einzelheiten sind in den folgenden Abschnitten angegeben. Im übrigen vgl. „Die Prognose des Glaukoms", S. 53 ff.

b) Tension

Berichte über die Erfolge mit der Trepanation nach Elliot sind in Tab. 58 zusammengestellt.

Eine zusammenfassende Statistik aus der Literatur von 1931–1950 bringt Sourdille (1951).

c) Verschlechterung des Sehvermögens und Linsentrübung als Spätfolge

Die Zunahme von Linsentrübungen ist schwer zu messen. An einer Verschlechterung des Sehvermögens können auch Veränderungen an Sehnerv oder Netzhaut beteiligt sein.

Eine Statistik auf Grund der Literatur bringt SOURDILLE (1955).
Das Schrifttum ist in Tab. 59 wiedergegeben.
(Vgl. 2 d, Linsentrübung kurz nach Operation.)

Tab. 59. *Verschlechterung des Sehvermögens und Linsentrübung als Spätfolge der Elliotschen Trepanation* *

% Häufigkeit	Zahl der Fälle	Autor	Jahr	Bemerkungen
22,5	40	LÖFGREN	1932	Zunahme der Linsentrübung in 1–4½ Jahren
29	fehlt	ENROTH zit. nach LÖFGREN	1932	
30	111	PLOMAN et al.	1932	binnen 3 Jahren, einschließlich Verschlechterung des Gesichtsfeldes
20	25	ONFRAY et al.	1934	
5	74	KOTLJAREWSKAJA	1935	
65	45	JOSEPH	1935	Visusverschlechterung
17	23	SMITH	1935	Visusverschlechterung
10	50	BUTLER	1936	Star
10	70	BOTHMAN et al.	1936	Star
60	216	FANTA	1948	
52	391	VAN HEUVEN	1950	nach 5 Jahren Visusverschlechterung
24	391			Star; bei Frühfällen nur in 5% Visusverschlechterung, bei Spätfällen in 9% und in 50% Star
33	91	LLOYD	1951	Visusabnahmen bei druckregulierten Augen
29	129			Linsentrübung
9,3	fehlt	SOURDILLE et al.	1951	Visusverschlechterung, bei 6,8% Staroperation nötig
46	83	VAN BEUNINGEN	1951	Linsentrübung mit Visus weniger als 5/10, Zusammenhang mit Synechien im Kammerwinkel vermutet
52	81	ROHRER	1953	Visusverschlechterung binnen 1 Monat bis 3 Jahre nach Operation
4	100	VOISIN et al.	1955	Star

Weitere Berichte von MÜGGE (1947): 10 Fälle, OSORIO et al. (1949): 11 Fälle, GOLDBERG (1951): 10 Fälle.

* Die Berechnung der Prozente erfolgte auch bei kleineren Gesamtzahlen, um eine Übersicht zu erleichtern. Da Krankengut, Gruppierung der Kranken, Beobachtungszeit und Beurteilungsmaßstab verschieden sind, ist ein Vergleich der in der Tabelle angegebenen Zahlen untereinander kaum möglich (vgl. S. 49 ff.).

d) Gesichtsfeld

ROSSI (1930) fand bei 26 von 256 Augen in 1 Monat bis 15 Jahre Visusabnahme, z. T. wohl infolge der Gesichtsfeldeinengung. HERTEL (1931) fand das Sehvermögen nur in 60% der Augen erhalten trotz Drucknormalisierung in 91% (nähere Angaben fehlen), PLOMAN et al. (1932) fanden Gesichtsfeldverfall in 13,2%, SUGLIAN (1948) bei 65% von 564 Augen, DE VOE (1950) trotz Hypotonie bei 8 von 15 Augen, ROHRER (1953) bei 19 von 81 Augen, SÉDAN et al. (1955) bei 10 von 263 Augen trotz Drucknormalisierung.

Die erheblichen Unterschiede zwischen diesen Angaben beruhen vielleicht darauf, daß die Nachbeobachtungszeit verschieden lang war und in den angeführten Arbeiten Früh- und Spätfälle nicht getrennt sind. Je später man nach der Operation nachuntersucht, desto häufiger findet man eine Schrumpfung des Gesichtsfeldes oder Verschlechterung des Sehvermögens (CHURGINA, 1934, Verschlechterung sofort nach der Operation bei 18%, nach einem Jahr 21,5%, 1–3 Jahre 27,7%, 3–10 Jahre 61% trotz niedriger Tension; LÖFGREN, 1932, normale Tension und unverändertes Sehvermögen in 86% kurz nach der Operation, in 62% nach einem Jahr).

Bei Augen, die bei noch (fast) normalem Gesichtsfeld operiert werden, bleibt es viel häufiger erhalten als bei Spätoperierten mit Gesichtsfeldverfall schon vor der Operation (ONFRAY et al., 1934; BOTHMAN et al., 1936; SEVČUK, 1940; BURKE, 1940; ROBERTS, 1944; COLVIN, 1948). So fand REESE (1939) bei Frühoperierten nach vier Jahren das Gesichtsfeld nur in 10% verschlechtert, bei Spätoperierten in 72% trotz normalisierter Tension, und VAN HEUVEN (1950) bei Frühoperierten nach fünf Jahren Gesichtsfeldverfall nur in 7%, bei Spätoperierten in 93%.

Weitere Berichte: HATA (1934).

4. Wirkungsweise

a) Gonioskopie nach der Operation. Funktionsproben: chemisch, Kompression

Die Art der Operation und das an erfolgreich operierten Augen meist sichtbare Sickerkissen machen es ohne weiteres wahrscheinlich, daß der Erfolg des Eingriffes auf der Schaffung eines Abflußventils für das Kammerwasser beruht. Man könnte also erwarten, bei erfolgloser Operation gonioskopisch ein verlegtes Loch zu finden, bei normalisiertem Druck ein offenes Loch zu sehen. So fand SUGAR (1941) nach Elliotscher Operation, daß bei druckregulierten Augen in 64 von 86 Fällen das Loch gonioskopisch sichtbar, bei nicht regulierten Augen in 90% der Fälle verlegt war.

Nach LUEDDE (1940) schließt sich das Elliot-Loch weniger leicht als die Skleraöffnung der Operation nach LAGRANGE, weil Hornhautwunden, die von Kammerwasser bespült werden, offen bleiben. — Spontanes Entstehen einer subconjunctivalen Fistel, wie nach Elliotscher Operation, beschreiben PAVLOVA (1931, 1 Fall) und POOS (1932, 1933, 2 Fälle).

Die im folgenden angeführten Berichte zeigen jedoch, daß man aus dem gonioskopischen Befund nach der Operation zwar technische Fehler erkennen kann (falsche Wahl des Trepanationsortes: zu weit hinten, nicht basale Iridektomie, Linsenverletzung), und daß bei offenem Loch und gut ausgebildetem Filterkissen ein Dauererfolg wahrscheinlicher ist als bei verlegtem Loch, daß man aber im Einzelfall den Erfolg nicht sicher zu beurteilen vermag. Bei scheinbar verlegtem Loch sieht man infolge des tangentialen Aufblickes mitunter feine Abflußwege nicht, eingeklemmte Gewebsteile können als Sickerdocht für den Abfluß sorgen. Bei gonioskopisch offenem Loch können Verwachsungen zur Oberfläche der Sklera hin oder narbige Adhäsion des Bindehautlappens den Operationserfolg vereiteln. Die paradoxen Berichte (verlegtes Loch, Sickerkissen aber vorhanden, Tension reguliert) sind vielleicht manchmal auch durch die Untersuchungstechnik bedingt. Feine Einzelheiten kann man mit dem Goldmannschen Haftglas mit Spiegel an der Spaltlampe bei fixiertem Kopf des Patienten und fixierter Beleuchtungs- und Vergrößerungseinrichtung besser erkennen, als mit dem Koeppeschen Haftglas ohne Spiegel, in das viele Untersucher in den USA mit einem in der Hand gehaltenen schwächeren Vergrößerungssystem hineinblicken.

Troncoso et al. (1935) beschrieben komplikationslose Heilung nur bei 3 von 29 Augen, bei den übrigen waren Ciliarfortsätze oder Iris im Loch eingeklemmt, oder es waren hintere Synechien oder Exsudationen zu sehen. Bei 2 von 9 nicht regulierten Augen war das Loch gonioskopisch offen. Folgende Punkte seien für den Erfolg entscheidend: offenes Loch, Iriswurzel völlig entfernt, keine peripheren Synechien im Kammerwinkel, keine Entzündung, Ciliarfortsätze sind nicht in das Loch oder in die Vorderkammer vorgefallen. Ryan (1949) sieht als wesentlich an, womit das Loch verlegt ist. Eingeklemmte Uvea behindert die Funktion meistens nicht, Bindegewebe verlegt den Abfluß. Hobbs (1954) dagegen hält die Prognose für ungünstig, wenn Iris im Loch eingeklemmt ist. Die postoperative Verlegung des übrigen Kammerwinkels schadet nichts, wenn das Loch offen bleibt (Werner, 1932; Sugar, 1940, 1941; Hobbs, 1950).

Die Ursache des Mißerfolges ist gonioskopisch keineswegs immer sichtbar: Sugar (1940) fand bei 6 von 11 nicht regulierten Augen das Loch offen, und berichtet 1941 über 22 nicht-regulierte Augen mit offenem Loch, van Beuningen (1949) über 13 von 26 nicht-regulierten Augen, de Voe (1950) beschreibt 8 Augen mit offenem Loch, die nicht reguliert waren, Merté (1953) 7 von 62 Augen.

Umgekehrt kann das Loch gonioskopisch verlegt sein und dennoch ein Sickerkissen bestehen (Werner, 1932: 1 von 11 Augen; de Voe, 1950: 7 Augen; François, 1951: 25 von 27 Augen verlegt, Filterkissen vorhanden bei 22 Augen; Ogino, 1951, und Unger, 1955: keine Beziehung zwischen Gewebseinlagerung in das Loch und Entwicklung des Sickerkissens, so auch Sanna, 1955); selbst bei verlegtem Loch und fehlendem Sickerkissen bleibt die Tension oft reguliert (de Voe, 1950: 31 von 43 Augen; Merté, 1953: Loch bei 22 Augen verlegt, Tension bei 19 von ihnen reguliert).

Deshalb glauben Moreu (1948), De Voe (1950), François (1951) und Sanna (1955), der Erfolg der Operation hänge nicht von der Fistelwirkung ab, sondern werde durch das Trauma des Ciliarkörpers und eine Neueinstellung des neurovasculären Systems bedingt. Hiergegen wendet Merté (1953) ein, Bindegewebe im Loch könne als Docht wie ein Filter wirken, das ein Sickerkissen ausbilde. Neurovasculäre Einflüsse können wohl kurz nach der Operation, aber nicht über Jahre hin wirksam bleiben. Kleinert (1956) nahm an, die Trepanation stelle lediglich den Abfluß durch die natürlichen Wege wieder her, dieser Meinung kann in Anbetracht der Operationstechnik, der histologischen und gonioskopischen Befunde nicht beigepflichtet werden.

Kronfeld (1952) konnte zeigen, daß ein Absickern des Kammerwassers unter und durch die Bindehaut hindurch besteht, indem er mit Filterpapier chemisch einen gesteigerten Ascorbinsäuregehalt über der Operationsstelle nachwies, wie er im Kammerwasser besteht. Das Absickern von Kammerwasser läßt sich durch den schon von Seidel angegebenen Fluoresceinversuch (van Heuven, 1950) oder durch Uranin (Kleefeld, 1932) nachweisen. Kompression von Augen mit erfolgreicher Fisteloperation senkte den Druck stark, wobei sich das Sickerkissen vergrößerte (Kronffld, 1949; van Heuven, 1950; Zanen, 1950; Coppez et al., 1951); der Druck sank jedoch wenig oder gar nicht, wenn die Stelle des Sickerkissens gleichzeitig zugehalten wurde (Kronfeld, 1949). Die neueren Untersuchungen mit Hilfe der Tonographie ergaben übereinstimmend eine Herabsetzung des Abflußwiderstandes bei erfolgreicher Elliotscher Operation. (Literatur s. „Tonographie".)

b) Histologische Befunde

Histologische Befunde der Filternarbe teilt Yamamoto (1955) mit. Im Loch eingeklemmte Ciliarfortsätze fanden Besso (1930) und Reese (1934), eingelagerte Iris Rossi (1930). Die später gonioskopisch begründete These von François (s. „Gonioskopie nach der Operation"), der Erfolg hänge von der Einklemmung von Uvea ab, wurde histologisch schon von Besso (1930) ausgesprochen und von Rossi (1930) widerlegt.

Postoperative Entzündung oder falscher Ort der Operation waren nach den Befunden von Redslob (1950) die häufigsten Ursachen von Mißerfolgen.

Weitere histologische Befunde bei Abramovicz (1935), Duc (1936), Meek (1948) und Payne (1947, 1948, 1954), der eine bindegewebige Vernarbung des Loches fand.

5. Anzeigen und Gegenanzeigen

a) Primäres Glaukom

Bei primär chronischem Glaukom, bei dem Miotica den Druck nicht normalisieren, ist nach Meinung der meisten Autoren die Elliotsche Trepanation eine geeignete Operation (z. B. RIACH, 1930; COPPEZ, 1933; LIEBERMANN, 1934; SUGAR, 1941; WEINSTEIN, 1947; MOREU, 1953; ANTÓN, 1957).

MARÍN-AMAT (1948) wendet sie nur bei Versagen der Iridektomie oder Diathermie an. HERTEL (1931) führt die Elliotsche Trepanation bei chronisch-kongestivem Glaukom mit akuter Drucksteigerung aus, KRONFELD et al. (1944) hatten bei 10 von 14 Operationen bei akutem Glaukom Erfolg, HOLLWICH (1957) bei 91% von 209 Augen mit akutem Glaukom. Bei 133 von 209 Augen sah er kein Filterkissen, dennoch blieb die Tension normalisiert. Man kann vermuten, daß hier die Iridektomie genügt hätte. JOY (1956) zieht die Trepanation bei hohem i.o. Druck der Iridenkleisis vor.

Bei Negern hatte ILIFF (1944) nur bei 1–2 von 17 Augen Erfolg, er empfiehlt statt dessen die Iridenkleisis.

HAMED (1952) rät von der Elliotschen Operation in trachomverseuchten Gebieten wegen der Narben am oberen Limbus und der Gefahr der Spätinfektion ab.

CHANDLER (1949) hält die Trepanation für ungeeignet, wenn das Auge stark gerötet und gestaut ist, weil Loch und Bindehautkissen durch Exsudate leicht verkleben; wenn der i.o. Druck sehr hoch ist, kann plötzliche Druckentlastung die Linse verlagern und das Loch blockieren; auch Augen mit sehr dünner Bindehaut sind ungeeignet, bei ihnen bildet sich oft ein zu großes, dünnes Bindehautkissen mit Hypotonie und vermehrter Infektionsgefahr.

b) Hydrophthalmie

Einzelfälle von erfolgreicher Elliotscher Operation werden berichtet von GOULDING (1929), PENMAN (1930), WRIGHT (1931); COPPEZ (1950) hatte in 20 von 27 Fällen guten Erfolg. Bei dem Patienten von SPRATT (1930), der 17 Jahre nach beiderseitigem Elliot nachuntersucht wurde, bestand am einen Auge Phthisis, am anderen erhöhter Druck, Visus Fingerzählen, Gesichtsfeld 10 Grad. HEINE (1936) lehnt die Elliotsche Operation bei Hydrophthalmie ab.

Die Gefahr, zu weit skleral zu trepanieren, und so in den Glaskörper zu stoßen, ist wegen des verbreiterten Limbus besonders groß.

c) Aniridie mit Glaukom. Aphakie

Zwei erfolgreiche Fälle bei Aniridie werden berichtet von FEDERICI (1932) und SÉDAN (1938). Nach AMIN BEY (1929) ist Glaskörper in der Vorderkammer bei Aphakie keine Gegenanzeige (1 Fall).

d) Keratoconus

Bei Keratoconus trat Besserung nach Elliotscher Operation ein in den Fällen von WIBO (1930), RASQUIN (1934) und SAPUPPO (1953). Im letztgenannten Fall war der Keratoconus durch Glaukom kompliziert, vielleicht auch bei den anderen Fällen (s. „Glaukom und Keratoconus").

e) Enges Gesichtsfeld

Enges Gesichtsfeld vor der Operation ist nach ROSSI (1930) und JOSEPH (1935) keine Gegenanzeige, da sie in solchen Fällen nie plötzlichen Gesichtsfeldverfall nach der Operation sahen. Auch MCAREVEY (1941) empfiehlt die Elliotsche Trepanation besonders für Spätfälle von Glaukom.

f) Hornhautentzündung oder -geschwür

Die Heilungstendenz von entzündlichen Hornhauterkrankungen kann durch Druckentlastung des Auges gebessert werden. SONDERMANN et al. (1932) empfehlen sie nur als Notlösung bei großem Ulcus, weil sie in 16 von 93 Fällen danach vordere Synechien und in 9 Fällen Sekundärglaukom sahen. Über gute Erfahrungen berichten WIBO (1930, 1 Fall von Ulcus rodens) ADDARIO LA FARLA (1933) und WARSCHAWSKI (1934; Stillstand des Geschwürs in 27 von 39 Fällen). Auch der Bericht von SANO (1932) über Heilung experimenteller Keratitis nach Vorderkammer-Punktion gehört hierher. – Andererseits sah SCHULMANN (1934) ein Rezidiv von Keratitis parenchymatosa nach Elliotscher Operation.

Bei chronischer Iritis tbc. mit Sekundärglaukom führten ONFRAY et al. (1934) erfolgreich eine Trepanation aus, bei Sekundärglaukom nach abgelaufener Iritis FEDERICI (1932).

Schrifttum

ABRAMOVICZ, J.: Klin.-oczna **13**, 709—714 (1935); ref. Zbl. Ophthal. **36**, 29 (1936).
ABREU, F.: Z. Augenheilk. **76**, 95—96 (1931) u. 346—357 (1932).
ABU-SHUSHA, EL S. KH.: Bull. ophthal. Soc. Egypt **40**, 39—40 (1949); ref. Ophthal. Lit. **3**, 766 (1949).
ADAMJUK, V.: Sovet. Vestn. Oftal. **2**, 230—233 (1933); ref. Zbl. Ophthal. **30**, 176 (1934).
ADDARIO LA FARLA, G.: Lett. oftal. **10**, 181—183 (1933); ref. Zbl. Ophthal. **30**, 37 (1934).
AGG, Z.: Szemészet **90**, 68—70 (1953); ref. Ophthal. Lit. **7**, 1721 (1953).
ALEXIADÈS, S.: Arch. Ophtal. (Paris) **50**, 833—837 (1933).
ALMEIDA, A. DE: Rev. Ophthal. S. Paulo **2**, 8—14 (1932); ref. Zbl. Ophthal. **28**, 214 (1933).
AMIN BEY, M.: Bull. ophthal. Soc. Egypt **22**, 70—74 (1929); ref. Zbl. Ophthal. **23**, 720 (1930).
ANGEL-GUTIÉRREZ, M.: An. Soc. mex. Oftal. **13**, 95—98 (1949); ref. Zbl. Ophthal. **53**, 431 (1950).
ANONYM: Amer. J. Ophthal. **35**, 715—721 (1952).
ANTÓN, M.: Ophthal. ib.-amer. **19**, 24—30 (1957); ref. Ophthal. Lit. **11**, 1321 (1957).
ARKIN, V.: Amer. J. Ophthal. **31**, 975—978 (1948).
— Klin.-oczna **20**, 50—55 (1950); ref. Ophthal. Lit. **4**, 6159 (1950).
ARRUGA, H.: Arch. Soc. oftal. hisp.-amer. **17**, 663—665 (1957).
ASAYAMA, R., u. K. CHIKAKIYO: Acta Soc. ophthal. Jap. **42**, 2019—2022 (1938); ref. Zbl. Ophthal. **42**, 599 (1939).
AURAND: Bull. Soc. Ophtal. Fr. Nr. 2, 135—137 (1935).
BARATTA, O.: Ateneo Parmense II, 12; 129—140 (1940); ref. Zbl. Ophthal. **46**, 151 (1941).
BARKAN, H.: Amer. J. Ophthal. **23**, 692—693 (1940).
BEAUVIEUX, J., E. BESSIÈRE u. J. CHABOT: Bull. Soc. Ophtal. Fr. No. 1, 178—186 (1956).
BELOVA, S. F.: Vestn. Oftal. **28**, 31—35 (1949); ref. Zbl. Ophthal. **56**, 255 (1951/52).
BENEDICT, W. L.: Trans. Sect. Ophthal. Amer. med. Ass. 133—147 (1940) u. A. M. A. Arch. Ophthal. **24**, 1100—1112 (1940).
— Penn. med. J. **45**, 1167—1172 (1942).
BENTZEN, C. F.: Acta ophthal. (Kbh.) **1**, 43—45 (1923).
BERENS, C.: Amer. J. Ophthal. **18**, 1053 (1935).
— Amer. J. Ophthal. **19**, 470—481 (1936).
— Amer. J. Ophthal. **24**, 804—805 (1941).
— zit. n. Sugar, H. S.: The Glaucomas, 1. Aufl. Mosby Comp., St. Louis 1951, S. 364.
BERETTA, F.: Ann. Ottal. **81**, 307—316 (1955).
BERNARD, R.: Bull. Soc. Ophtal. Fr. No. 1, 132—137 (1956).
BESSO, M.: Ateneo parmense **2**, 145—165 (1930).
BEUNINGEN, E. G. A. VAN: Albrecht v. Graefes Arch. Ophthal. **149**, 620—636 (1949).
— Ber. dtsch. ophthal. Ges. Heidelberg **57**, 1951, 121—126 (1952).
BHAVE, L. S.: Indian J. Ophthal. **2**, 99—100 (1941); ref. n. Barkan, O.: Ophthalmology in the War Years, Meyer-Wiener, Chicago, **1** (1946).
BLACK, G. W.: Trans. Ophthal. Soc. U. K. **55**, 1935, 571—575 (1935).
BOTHMANN, L., u. M. J. BLAESS: Amer. J. Ophthal. **19**, 1072—1084 (1936).
BOURDEAUX: Bull. Soc. franç. Ophtal. **50**, 143—155 (1937).
BRAUSEWETTER-KÖPPNER, G.: Klin. Mbl. Augenheilk. **108**, 303—310 (1942).
BROOKES, G.: Brit. J. Ophthal. **15**, 34 (1931).
BURKE, J. W.: Amer. J. Ophthal. **23**, 657—661 (1940).
BUTLER, T. H.: Brit. J. Ophthal. **16**, 741—749 (1932).
— Trans. Ophthal. Soc. U. K. **56**, 1936, 194—205 (1936).
CARDELL, J. D. M.: Proc. roy. Soc. Med. **43**, 815—818 (1950).
CATTANEO, D.: Ann. Ottal. **63**, 481—493 (1935).
—, u. E. OXILIA: Proc. 17. Cong. Soc. Ophthal. Montreal-N. Y. 1954, II, 1182 (1955); ref. Ophthal. Lit. **8**, 2529 (1954).

CHANDLER, P. A.: Amer. J. Ophthal. **30**, 484—485 (1947).
— Trans. Amer. Acad. Ophthal. Otolaryng. **53**, 224—231 (1949).
CHIAZZARO, D.: Ann. Oculist. (Paris) **173**, 689—702 (1936).
CHURGINA, E.: Sovet. Vestn. Oftal. **4**, 553—561 (1934); ref. Zbl. Ophthal. **33**, 82 (1935).
CIBIS, P.: Ber. dtsch. Ophthal. Ges. Dresden **53**, 1940, 311 —318 (1940).
CLAES, E.-M.-J.: Bull. Soc. belge Ophtal. No. **62**, 71—76 (1931).
COLLEY, R.: Brit. J. Ophthal. **40**, 436—438 (1956).
COLVIN, C. S.: Trans. Ophthal. Soc. Aust. **8**, 133 (1948); ref. Ophthal. Lit. **2**, 4127 (1948).
COPPEZ, L.: Bull. Soc. belge Ophtal. No. 66, 27—37 (1933).
— Bull. Soc. belge Ophtal. No. 94, 289—297 (1950).
—, u. J. ZANEN: Trans. Ophthal. Soc. U. K. **70**, 1950, 31 (1951).
CORCELLE, L.: Bull. Soc. Ophtal. Fr. No. 8, 914—915 (1949).
— Bull. Soc. Ophtal. Fr. No. 6, 587—591 (1954).
CURDY, R. J.: A. M. A. Arch. Ophthal. **23**, 1173 (1940).
DEJEAN, CH.: Bull. Soc. Ophtal. Fr. 141—148 (1956).
DELLAPORTA, A.: Ophthalmologica (Basel) **116**, 322—334 (1948).
DÉO RIDRUEJO, J. M.: Arch. Soc. oftal. hisp.-amer. **9**, 1117—1146 (1949).
— Wien. klin. Wschr. 1949, 512.
DESVIGNES, P.: Bull. Soc. Ophtal. Fr. No. **1**, 137—141 (1956).
DUC, C.: Rass. ital. Ottal. **5**, 446—465 (1936).
DUDINOV, O. A.: Vestn. Oftal. **32**, 12—16 (1953); ref. Zbl. Ophthal. **62**, 41 (1954).
DUSSELDORP, M., u. G. H. PIANTONI: Arch. Oftal. B. Aires **29**, 437—439 (1954); ref. Ophthal. Lit. **8**, 2530 (1954).
DUVERGER, C., u. E. VELTER: Arch. Ophtal. (Paris) **47**, 5—12 (1930).
— Arch. Ophtal. (Paris) **50**, 316—330 (1933).
— Bull. Soc. Ophtal. Fr. 573—581 (1954).
EEROLA, A.: Acta Ophthal. (Kbh.) **12**, 137—148 (1934).
ELLIOT, R. H.: Amer. J. Ophthal. **14**, 999—1004 (1931).
— A. M. A. Arch. Ophthal. **8**, 797—803 (1932).
— Brit. med. J. Nr. 3894, 334—335 (1935).
FANTA, H.: Albrecht v. Graefes Arch. Ophthal. **148**, 643—657 (1948).
FAVEREY, A. I.: Ned. T. Geneesk. 2397—2399; ref. Zbl. Ophthal. **37**, 161 (1937).
FEDERICI, E.: Arch. Ottal. **39**, 382—410 (1932).
FERRER, H.: Amer. J. Ophthal. **24**, 788—790 (1941).
FILATOV, V.: Sovet. Vestn. Oftal. **4**, 215—221 (1934); ref. Zbl. Ophthal. **32**, 397 (1935).
FRANÇOIS, J.: Ophthalmologica **121**, 1—11 (1951) u. Bull. Soc. belge Ophtal. **93**, 403—419 (1949).
FRANKHAUSER, F., u. TH. SCHMIDT: Ophthalmologica (Basel) **131**, 342—347 (1956).
FRIEDE, R.: Klin. Mbl. Augenheilk. **127**, 536—538 (1955).
GEORGE, G. A.: Vestn. Oftal. **28**, No. 5, 35—36 (1949); ref. Ophthal. Lit. **3**, 2965 (1949).
GOLDBERG, H. K.: Amer. J. Ophthal. **34**, 1376—1378 (1951).
GOULDING, H. B.: Trans. ophthal. Soc. U. K. **49**, 1929, 509 (1929).
GREEN, A. S., L. D. GREEN u. M. I. GREEN: A. M. A. Arch. Ophthal. **3**, 297—300 (1930).
— — — A. M. A. Arch. Ophthal. **6**, 752—753 (1931).
—, u. M. I. GREEN: A. M. A. Arch. Ophthal. **21**, 328—330 (1939).
GRISCOM, J. M.: Penn. med J. **42**, 640 (1939).
GUTIÉRREZ, M. A.: An. Soc. mex. Oftal. **23**, 95—98 (1949); ref. Ophthal. Lit. **3**, 4793 (1949).
HABENBERGER, R.: Wien. klin. Wschr. **63**, 210 (1951).
HAGEDOORN, A.: 105. Vers. Niederl. ophthal. Ges. Amsterdam 1942; ref. Klin. Mbl. Augenheilk. **109**, 857—858 (1943).
HAGEN, S.: Acta ophthal. (Kbh.) **10**, 88—90 u. 11—23 (1932).
HAMED, H. H.: Bull. ophthal. Soc. Egypt **43**, 65—75 (1952); ref. Zbl. Ophthal. **63**, 159 (1954/55).
HATA, T.: Nagasaki Igakkwai Zasshi **12**, 1667 u. 1672 (1934); ref. Zbl. Ophthal. **35**, 457 (1936).
HAUSSMANN, W.: Die Wirkung der Trepanation bei 100 Kranken mit primärem Glaukom. Tübingen, Diss. 1940, 86 S.; ref. Zbl. Ophthal. **47**, 483 (1942).
HEINE, L.: Fortschr. Ther. **12**, 143—149 (1936).
HEINZ, K.: Wien. klin. Wschr. **59**, 819 (1947).
HERTEL: Klin. Mbl. Augenheilk. **86**, 392—393 (1931).
HEUVEN, J. A. VAN: Amer. J. Ophthal. **33**, 1387—1391 (1950).
HIMMELMANN, W.: Klin. Mbl. Augenhk. **109**, 769—773 (1943).
HOBBS, H. E.: Proc. roy. Soc. Med. **43**, 1017—1024 (1950).
— Trans. Ophthal. Soc. U. K. **74**, 1954, 153—170 (1954).
—, u. R. SMITH: Brit. J. Ophthal. **38**, 279—284 (1954).
HOLLWICH, F.: Ber. dtsch. ophthal. Ges. Heidelberg, 1956, **60**, 91—93 (1957).
HOLTH, S.: A. M. A. Arch. Ophthal. **4**, 803—816 (1930).
HUDSON, A. C.: Proc. roy. Soc. Med. **27**, 147 (1933); ref. Zbl. Ophthal. **31**, 291 (1934).

HUGHES, W. L., u. J. G. COLE: A. M. A. Arch. Ophthal. 35, 525—540 (1946).
ICHIKAWA, K.: Acta Soc. Ophthal. jap. 38, 586—588 (1934); ref. Zbl. Ophthal. 33, 82 (1935).
ILIFF, C. E.: Amer. J. Ophthal. 27, 731—738 (1944).
ISMAIL, M. T.: Bull. ophthal. Soc. Egypt 36, 138—139 (1948); ref. Ophthal. Lit. 2, 513 (1948).
IVANOV, S.: Sovet. Vestn. Oftal. 4, 155—160 (1934); ref. Zbl. Ophthal. 32, 396 (1935).
JESS, A.: Klin. Mbl. Augenheilk. 87, 845 (1931).
JOSEPH, E.: Ann. Oculist. (Paris) 172, 827—848 (1935).
JOY, H. H.: N. Y. St. J. Med. 56, 213—220 (1956); ref. Zbl. Ophthal. 70, 176 (1957).
JUFA, N.: Sovet. Vestn. Oftal. 6, 311—313 (1935); ref. Zbl. Ophthal. 34, 506 (1935).
JULER, F.: Trans. Ophthal. Soc. U. K. 59, I, 1939, 253—266 (1939).
KADESKY, D.: Amer. J. Ophthal. 34, 1038 (1951).
KALEFF, R.: Z. Augenheilk. 85, 73—81 (1935).
KALT, M., A. DECAUDIN u. E. KRAJEVITCH: Ann. Oculist. (Paris) 187, 497—537 (1954).
KANTOROVIC, A. I.: Vestn. Oftal. 13, 485—488 (1938); ref. Zbl. Ophthal. 43, 476 (1939).
KARASEK, O.: Klin. Mbl. Augenheilk. 92, 389—391 (1934).
KELLY, S. B. T.: Brit. J. Ophthal. 40, 222—224 (1956).
KERSZMAN, J.: Klin. oczna 10, 276—280 (1932); ref. Zbl. Ophthal. 28, 713 (1933).
KEYSER, G. W. R. N.: Proc. XVII. int. Cong. Ophthal. Montreal-N. Y. 1954, II, 1153—1156 (1955).
KHALIE, M.: Bull. ophthal. Soc. Egypt 30, 79—86 (1937); ref. Zbl. Ophthal. 40, 579 (1938).
KLEEFELD, G.: Bull. Soc. belge Ophtal. No. 64, 39—44 (1932).
KLEINERT, H.: Wien. klin. Wschr. 68, 595—596 (1956).
KNAPP, A.: A. M. A. Arch. Ophthal. 10, 298—301 (1933).
— zit. n. Sugar, H. S.: The Glaucomas, 1. Aufl. Mosby Comp. St. Louis 1951, S. 364.
KNIGHTON, W. S.: A. M. A. Arch. Ophthal. 30, 499—504 (1943).
KOMAROV, V.: Russk. oftal. Ž. 14, 38—42 (1931); ref. Zbl. Ophthal. 26, 714 (1932).
KOTLJAREWSKAJA, S.: Sovet. Vestn. Oftal. 6, 58—61 (1935); ref. Zbl. Ophthal. 34, 572 (1935).
KRASNOV, M. L., u. N. B. ŠULPINA: Vestn. Oftal. No. 6, 11—15 (1956); ref. Ophthal. Lit. 10, 2796 (1956).
KRONFELD, P. C.: Trans. Pacif. Cst. oto-ophthal. Soc. 30, 23—40 (1949).
— Amer. J. Ophthal. 35, 38—45 (1952).
— Amer. J. Ophthal. 38, 453—465 (1954).
—, u. H. I. MCGARRY: Quart. Bull. Northw. Univ. Med. Sch. 18, 203—214 (1944).
KURZ, J.: Ofthal. Sborn. 5, 99—104 (1930) u. Ann. Oculist (Paris) 168, 938 (1931); ref. Zbl. Ophthal. 24, 327 (1931).
LABIB, M. A. M.: Bull. ophthal. Soc. Egypt 47, 131—146 (1954); ref. Ophthal. Lit. 8, 3391 (1954).
— Bull. ophthal. Soc. Egypt 48, 325—329 (1955); ref. Ophthal. Lit. 9, 3035 (1955).
LAGRANGE, F.: Ann. Oculist. (Paris) 175, 67—76 (1938).
LAGRANGE, H.: Brit. J. Ophthal. 21, 477—496 (1937).
LAVINE, O., u. K. H. LANGENSTRASS: Amer. J. Ophthal. 31, 78—80 (1948).
LEMOINE, A. N.: Amer. J. Ophthal. 33, 1353—1373 (1950).
LEWIS, P. M.: J. Tenn. med. Ass. 43, 44—47 (1950); ref. Ophthal. Lit. 4, 4075 (1950).
LIEBERMANN, L. VON: Klin. Mbl. Augenheilk. 92, 763—768 (1934).
LLOYD, J. P. F.: Amer. J. Ophthal. 34, 705—717 (1951).
LÖFGREN, S.: Acta ophthal. (Kbh.) 10, 77—87 u. 11—23 (1932); ref. Zbl. Ophthal. 27, 699 (1932).
LUEDDE, W. H.: Amer. J. Ophthal. 23, 388—401 (1940).
LUNDSGAARD, K. K. K.: Acta path. microbiol. scand. Suppl. 3, 269—273 (1930); ref. Zbl. Ophthal. 23, 566 (1930).
MACFETRIDGE, W. C.: Trans. ophthal. Soc. U. K. 49, 1929, 521—522 (1929).
— Trans. ophthal. Soc. U. K. 50, 1930, 650—651 (1931).
MACLEAN, A. L.: Amer. J. Ophthal. 41, 399—408 (1956).
MACMILLEN, J. A.: A. M. A. Arch. Ophthal. 22, 968—973 (1939).
MARÍN-AMAT, M.: Arch. Soc. oftal. hisp.-amer. 8, 1249—1260 (1948).
MARTIN, J. E.: Brit. J. Ophthal. 21, 377—378 (1937).
MARTINS ROCHA, J.: Arch. Inst. P. Burnier (campinas) 1942, 367—380; ref. Amer. J. Ophthal. 26, 433 (1943).
MARX, E.: Ned. T. Geneesk., 1690—1691 (1934); ref. Zbl. Ophthal. 31, 719 (1934).
MCAREVEY, J. B.: Trans. Ophthal. Soc. U. K. 61, 1941, 254—255 (1942).
MCCULLOCH, C.: Trans. Canad. Ophthal. Soc. 8, 97—103 (1956).
MEEK, R. E.: Amer. J. Ophthal. 31, 1232—1240 (1948).
MELANOWSKI, W. H.: Arch. Ophtal. (Paris) 47, 105—107 (1930).
—, u. B. JANISZEWSKA-GELDNER: 14. Cong. Oculist. Polski, 1, 77—78 (1954); ref. Ophthal. Lit. 8, 4878 (1954).
— Bull. Soc. Ophtal. Fr. No. 1, 156—160 (1956).
MERTÉ, H.-J.: Albrecht v. Graefes Arch. Ophthal. 154, 197—206 (1953).

MONRO, J. S.: Trans. Ophthal. Soc. N. Z. **1952**, 41—45; ref. Zbl. Ophthal. **60**, 126 (1953).
MOREU, A.: Arch. Soc. oftal. hisp.-amer. **8**, 80—89 (1948).
— Arch. Soc. oftal. hisp.-amer. **13**, 707—730 (1953).
MÜGGE, F.: Klin. Mbl. Augenheilk. **112**, 104—113 (1947).
MYLIUS, C.: Ber. dtsch. ophthal. Ges. Heidelberg 1951, **57**, 336—338 (1952).
NACCACHE, R.: Brit. J. Ophthal. **36**, 462—463 (1952).
NEAME, H.: Trans. Ophthal. Soc. U. K. **70**, 1950, 33—34 (1951).
— Proc. XVI. int. Cong. Ophthal. London 1950, II, 975—987 (1951).
O'BRIEN, J. A.: Trans. Ophthal. Soc. Aust. **7**, 87 (1947); ref. Ophthal. Lit. **1**, 357 (1947).
— Brit. J. Ophthal. **32**, 124 (1948).
OGINO, N.: Acta Soc. ophthal. Jap. **55**, 147—159 (1951); ref. Ophthal. Lit. **5**, 3403 (1951).
ONFRAY, R.: in: Disk. zu Villard u. Bouniol 1929, s. diese.
—, ABELOOS u. SUYS: Bull. Soc. franç. Ophtal. **47**, 297—308 (1934).
—, u. L. LEMIÈRE: Verh. 14. int. Kong. Ophthal. **1**, 7—10 (1934); ref. Zbl. Ophthal. **32**, 644 (1935).
OSORIO, L. A., u. M. ARAUJO AZAMBUJA: Arch. Oftal. B.Aires **24**, 103—115 (1949); ref. Ophthal. Lit. **3**, 4019 (1949).
OURGAUD, G., J. SÉDAN u. A. ROUX: Ann. Oculist. (Paris) **173**, 353—368 (1936).
PAPARCONE, E.: Atti Cong. Soc. ottal. ital. 441—453 (1939).
PARRY, T. G. W.: Brit. J. Ophthal. **36**, 698—699 (1952).
PAU, H.: Klin. Mbl. Augenheilk. **117**, 591—597 (1950).
PAUFIQUE: Bull. Soc. Ophtal. Fr. No. 3, 216—217 (1934).
— Ann. Oculist. (Paris) **180**, 249 (1947).
PAULO FILHO, A.: Rev. bras. Oftal. **1**, 193—208 (1943); ref. n. Barkan, O.: Ophthalmology in the War Years, Meyer-Wiener, Chicago, **2** (1948).
PAVLOVA, M.: Russk. oftal. Ž. **14**, 145—147 (1931); ref. Zbl. Ophthal. **27**, 355 (1932).
PAYNE, B. F.: Sth. med. J. (Bgham. Ala.) **40**, 11—17 (1947); ref. Ophthal. Lit. **1**, 1495 (1947).
— N. Y. St. J. Med. **48**, 166—168 (1948); ref. Ophthal. Lit. **2**, 92 (1948).
— N. Y. St. J. Med. **54**, 3233—3236 (1954); ref. Ophthal. Lit. **8**, 3396 (1954).
PENICHET, J. M.: Rev. cubana Oftal. **2**, 454—457 (1930); ref. Zbl. Ophthal. **24**, 376 (1931).
PENMAN, G. G.: Brit. J. Ophthal. **14**, 232—233 (1930).
PÉREZ-BUFILL, A.: Med. clin. (Barcelona) **22**, 412—414 (1954).
PLOMAN, K. G., u. K. O. GRANSTRÖM: Acta ophthal. (Kbh.) **10**, 54—76; 11—23 (1932).
POKROVSKIJ, A. I.: Vestn. oftal. **20**, 3—12 (1942); ref. n. Barkan, O.: Ophthalmology in the War Years, Meyer-Wiener, Chicago, **1** (1946).
— Vestn. Oftal. **29**, 24—27 (1950); ref. Zbl. Ophthal. **55**, 341 (1951).
POOS, F.: Klin. Mbl. Augenheilk. **89**, 829 (1932).
— Arch. Augenheilk. **107**, 163—171 (1933).
PREZIOSI, L.: Brit. J. Ophthal. **8**, 414—417 (1924).
— Proc. 13. int. Cong. Ophthal. Amsterdam 1929, I, 371—372 (1930).
— Atti Cong. Soc. ottal. ital., 469—472 (1939).
— Proc. XVI. int. Cong. Ophthal. London 1950, II, 971—974 (1951).
— Proc. XVII. int. Cong. Ophthal. Montreal-N. Y. 1954, III, 1806—1808 (1955).
— Trans. Ophthal. Soc. U. K. **77**, 1957, 675—678 (1957).
RADZICHOVSKIJ, B. L.: Vestn. Oftal. **70**, 40—41 (1957); ref. Zbl. Ophthal. **71**, 252 (1957).
RASQUIN: Bull. Soc. belge Ophtal. No. 69, 11—13 (1934).
REDI, F., u. R. ISOLA: Arch. Ottal. **56**, 117—131 (1952).
REDSLOB, E.: Ann. Oculist. (Paris) **183**, 1—15 (1950).
REESE, A. B.: Amer. J. Ophthal. **17**, 422—428 (1934).
— J. amer. med. Ass. **113**, 1204—1206 (1939).
— Surg. Gynec. Obstet. **72**, 490—498 (1941).
REICHLING, W.: Ber. dtsch. ophthal. Ges. München **56**, 1950, 315—318 (1951).
RENARD, SARAUX u. VERGEZ: Bull. Soc. Ophtal. Fr. No. 1, 126—132 (1956).
RIACH, M. T.: Calif. Med. **32**, 242—245 (1930).
ROBERTS, W. L.: Trans. Ophthal. Soc. U. K. **64**, 1944, 272—274 (1945).
ROGGENKÄMPER, W.: Klin. Mbl. Augenheilk. **121**, 731 (1952).
ROHRER, F.: Klin. Mbl. Augenheilk. **123**, 268—277 (1953).
ROIG, A.: Maroc. méd. **33**, 485 (1954); ref. Zbl. Ophthal. **65**, 165 (1955).
— Arch. Soc. oftal. hisp.-amer. **14**, 797—798 (1954).
ROSSI, D.: Boll. Oculist. **9**, 609—743 (1930).
RUBERT, J.: Latv. Univ. Raksti, med. Fak. Ser. 1, 227—237 (1930); ref. Zbl. Ophthal. **24**, 661 (1931).
RYAN, H.: Trans. Ophthal. Soc. Aust. **9**, 202—211 (1949); ref. Ophthal. Lit. **3**, 5481 (1949).
RYCROFT, B. W.: Brit. J. Ophthal. **27**, 283—291 (1943).
SABBADINI, D.: Atti 40. Cong. Soc. ottal. ital. **14**, 265—278 (1954).
SAMOJLOFF, A.: Sovet. Vestn. Oftal. **5**, 66 (1934); ref. Zbl. Ophthal. **32**, 711 (1935).
SANNA, M.: Boll. Oculist. **34**, 695—701 (1955).

SANO, T.: Acta Soc. ophthal. Jap. **36**, 1826—1836 (1932); ref. Zbl. Ophthal. **29**, 90 (1933).
SAPUPPO, C.: G. ital. Oftal. **7**, 64—74 (1953).
SCHNAUDIGEL, O.: Klin. Mbl. Augenheilk. **86**, 99 (1931).
SCHOENBERG, M. J.: Amer. J. Ophthal. **22**, 774—777 (1939).
SCHÖNENBERGER, H.: Albrecht v. Graefes Arch. Ophthal. **125**, 29—40 (1930).
SCHULMANN, F.: Klin. Mbl. Augenheilk. **92**, 522—530 (1934).
SCHWARTZ, F. O.: Amer. J. Ophthal. **19**, 511 (1936).
SÉDAN, J.: Bull. Soc. Ophtal. Fr. No. 2, 91—94 (1936).
— Bull. Soc. Ophtal. Fr. No. 8, 615—620 (1938).
— Bull. Soc. Ophtal. Fr. No. 4, 625—629 (1947).
— Bull. Soc. Ophtal. Fr. No. 1, 148—155 (1956).
—, G.-E. JAYLE, A. G. OURGAUD u. M. ARNOUX: Ann. Oculist. (Paris) **188**, 1039—1041 (1955).
SEVČUK, I. P.: Vestn. Oftal. **17**, No. 7/8, 51—54 (1940); ref. Zbl. Ophthal. **47**, 331 (1941).
SGROSSO, S.: Ann. Ottal. **54**, 1—5 (1950).
SHIPMAN, J. S., u. C. M. LUCE: A. M. A. Arch. Ophthal. **55**, 841—847 (1956).
SMITH, H. C.: Nashville Acad. Ophthal. Otol. Meeting 1935; ref. Amer. J. Ophthal. **18**, 1150 (1935).
SOBHY, M.: Bull. ophthal. Soc. Egypt **30**, 91—96 (1937); ref. Zbl. Ophthal. **40**, 579 (1938).
—, u. W. GINDI: Bull. ophthal. Soc. Egypt **36**, 129—131 (1948); ref. Ophthal. Lit. **2**, 513 (1948).
SONDERMANN, R., u. G. SONDERMANN: Klin. Mbl. Augenheilk. **88**, 189—200 (1932).
SOURDILLE, G., u. G. P. SOURDILLE: Schweiz. med. Wschr. II, 1008 (1939).
SOURDILLE, G. P.: Brit. J. Ophthal. **34**, 435—441 (1950).
— u. F. HERVOUET: Proc. XVI. int. Cong. ophthal. London **2**, 1950, 945—949 (1951).
— — Trans. Ophthal. Soc. U. K. **70**, 1950, 28 (1951).
— Proc. XVII. Cong. Ophthal. Montreal-N. Y. 1954, II, 793—909 (1955).
SPRATT, CH. N.: A. M. A. Arch. Ophthal. **4**, 338—341 (1930).
— J. amer. med. Ass. **101**, 1615—1619 (1933).
STALLARD, H. B.: Brit. J. Ophthal. **39**, 112—113 (1955).
STANKOVIĆ, M.: Ann. Oculist (Paris) **186**, 857—860 (1953).
STRAETEN in Disk. zu Villard u. Bouniol. 1929, s. diese
STREIFF, G.: Atti Cong. Soc. ottal. ital. 175—176 (1936).
SUGAR, H. S.: Amer. J. Ophthal. **23**, 853—866 (1940).
— A. M. A. Arch. Ophthal. **25**, 674—717 (1941).
SUGLIAN, V. V.: Bull. pract. Ophthal. **18**, 3—12 (1948).
— Bull. pract. Ophthal. **18**, 27—31 (1948).
SZYMANSKI, J.: Rev. Ophthal. S. Paulo **1**, 211—216 (1932); ref. Zbl. Ophthal. **27**, 767 (1932).
— Amer. J. Ophthal. **33**, 1601—1602 (1950).
— Arch. Inst. P. Burnier (Campinas) **10**, 9—11 (1953); ref. Ophthal. Lit. **7**, 5095 (1953).
TERSON, A.: 45. Cong. Soc. franç. Ophtal. 1932; ref. Zbl. Ophthal. **29**, 495 (1933).
THOMPSEN, H.: Acta ophthal. (Kbh.) **17**, 301—309 (1939).
TRIANDAF, E.: Arch. Ophtal. (Paris) **3**, 1080—1088 (1940).
TRONCOSO, M. U., u. A. B. REESE: Amer. J. Ophthal. **18**, 103—119 (1935) u. Trans. Ophthal. Soc. U. K. **53**, 1933, 366—391, (1933).
TSOPELAS, B.: Klin. Mbl. Augenheilk. **109**, 767—769 (1943).
UNGER, H.-H.: Albrecht v. Graefes Arch. Ophthal. **156**, 484—493 (1955).
VALIÈRE-VIALEIX, V., u. A. ROBIN: Bull. Soc. franç. Ophtal. **67**, 484—507 (1954).
VAŠEK, E.: Ofthal. Sborn. **5**, 165—170 (1930); ref. Zbl. Ophthal. **24**, 327 (1931).
VERHOEFF, F. H.: Amer. J. Ophthal. **19**, 46 (1936).
— Trans. Amer. ophthal. Soc. **53**, 1955, 95—105 (1956).
—, u. P. A. CHANDLER: Amer. J. Ophthal. **38**, 21—22 (1954).
VILLARD, u. BOUNIOL: Bull. Soc. franç. Ophtal. **42**, S. 395—406 (1929).
VOE, A. G. DE: Trans. Amer. ophthal. Soc. **48**, 1950, 118—127 (1951).
VOISIN, J., u. C. HAYE: Bull. Soc. Ophtal. Fr. No. 1, 1955, 163—169 (1956).
WALKER, C. B.: A. M. A. Arch. Ophthal. **5**, 517—526 (1931).
WARSCHAWSKI, J. K.: Sovet. Vestn. Oftal. **5**, 428—430 (1934); ref. Zbl. Ophthal. **33**, 617 (1935).
WEINSTEIN, P.: Amer. J. Ophthal. **30**, 755—757 (1947).
WERNER, S.: Acta Ophthal. (Kbh.) **10**, 112—116 (1932).
WHITING, M. H.: Trans. Ophthal. Soc. U. K. **68**, 1948, 454—458 (1949).
WIBO: Bull. Soc. belge Ophtal. Nr. 61, 63—66 (1930).
WILLIAMSON-NOBLE, F. A.: Trans. Ophthal. Soc. U. K. **68**, 1948, 441—463 (1949).
WILMER: Zit. nach Sugar, H. S.: The Glaucomas, 1. Aufl. Mosby Comp., St. Louis, S. 364 (1951).
WRIGHT, R. E., u. K. KOMAN-NAYAR: Brit. J. Ophthal. **15**, 166—170 (1931).
— Amer. J. Ophthal. **20**, 571—579 (1937).
YAMAMOTO, S.: Acta Soc. ophthal. Jap. **59**, 1234—1239 (1955); ref. Ophthal. Lit. **9**, 2135 (1955).
ZAKI, M.: Bull. ophthal. Soc. Egypt **36**, 132—133 (1948); ref. Ophthal. Lit. II, 513 (1948).

ZAMENHOF, A.: Ann. Oculist (Paris) **175**, 846—853 (1938).
ZANEN, J.: Bull. Soc. belge Ophtal. Nr. 94, 297—308 (1950).
ZENTMAYER, W.: Amer. J. Ophthal. **14**, 617—624 (1931).
ZETHELIUS, M.: Acta ophthal. (Kbh.) **10**, 91—100, 11—23 (1932); ref. Zbl. Ophthal. **27**, 697 (1932).
ZORZ, G. A.: Vestn. Oftal. **28**, 35—36 (1949); ref. Zbl. Ophthal. **56**, 255 (1951/52).

II. Sklerektomie

(Schrifttum S. 486)

1. Technik

a) Technik nach LAGRANGE und nach HOLTH

Sklerektomie mit Iridektomie wurde etwa gleichzeitig 1906 von LAGRANGE und von HOLTH angegeben. Nach LAGRANGE führt man den Schnitt mit dem Graefe-Messer von 10 nach 2 Uhr durch die Vorderkammer, durchtrennt nach oben die Sklera schräg 2–3 mm vom Limbus und schneidet einen Bindehautlappen an. Der Bindehaut-Hornhautlappen wird zurückgeklappt, ein Stück der Sklerazunge mit der Schere abgeschnitten. Basale Iridektomie, Bindehaut-Naht, Atropin. – Der historische Vortrag F. LAGRANGES von 1906 ist 1938 nochmals abgedruckt, die Technik wird von H. LAGRANGE (1937) erneut geschildert; er entfernt ein Stück der Sklerazunge mit der Stanze. Bei der Sklerektomie nach HOLTH wird der Bindehaut-Sklera-Lappen mit der Lanze geschnitten und ein 1 × 3 mm großes Stück der Sklerazunge mit der Stanze entfernt.

b) Modifikationen

Die Modifikationen ändern an dem Prinzip der breiten Sklerektomie nichts, doch wird der Bindehautlappen meistens zuerst geschnitten und die Sklerektomie dann von außen vorgenommen.

MELANOWSKI (1930) läßt eine Bindehautbrücke stehen, weil sich der Lappen manchmal verschiebt. TERSON (1932) legt die Sklerektomie nach oben-innen, um Platz für eine 2. Operation zu haben, falls diese nötig wird. SPRATT (1933) legt den oberen Bindehautschnitt horizontal und zieht die Bindehaut wie eine Tasche nach unten, ritzt die Hornhaut lamellierend ein und legt dann mit dem Graefe-Messer den Schnitt ähnlich wie LAGRANGE. Sklerektomie des so umschnittenen Lappens mit der Schere, Iridodialyse statt Iridektomie („Pocket-flap sclerecto-iridodialysis"). MCLAURIN (1935) schneidet einen Bindehautlappen wie bei der Elliotschen Trepanation, eröffnet die Vorderkammer mit Lanzenschnitt 3 mm vom Limbus und schneidet die Sklerazunge mit der Schere aus. Diese Operationsart wird 1957 von ŠAKIĆ nochmals beschrieben. BERENS gibt 1935 eine gebogene Lanze, 1941 ein gebogenes Messer für die Sklerektomie an, BERNARD (1956) eine neue Stanze. KHALIE (1937) macht den Bindehautlappen breiter als bei der Originalmethode. IVANOV (1934) und VALIÈRE-VIALEIX et al. (1954) schneiden mit dem Graefe-Messer von außen, wobei SOURDILLE in der Diskussion zu dem letztgenannten Vortrag darauf hinweist, daß diese Modifikation schon 1927 von FORONI (Ann. Ottal. **55**, 1004) vorgeschlagen wurde. ZAMENHOF (1938) benutzt die Rasierklinge für den Schnitt, Sklerektomie 1 × 3 mm von außen. GRISCOM (1939) ritzt die Sklera erst mit dem Messer von außen an, ehe er die Vorderkammer mit der Lanze eröffnet; Sklerektomie 1,5 × 4 mm. Auch CURDY (1940) umschneidet einen Skleralappen zunächst ohne Perforation, wobei die beiden seitlichen Schnitte nach hinten konvergieren, so daß ein dreieckiger Lappen entsteht. POKROVSKIJ (1942, 1950) entfernt eine 2,5 × 7 mm große Sklerazunge, die gleichfalls vorher oberflächlich umschnitten wird.

Geringfügige Modifikationen werden ferner von KOPP (1947), FIORE (1953), CARAMAZZA (1954), LABIB (1954, 1955), BARRADAH (1956) und EBADI (1957) angegeben. Eine nicht perforierende pericorneale Sklerektomie schlägt BETTRÉMIEUX (1931) vor. SALLERAS (1957) beschreibt gleichfalls eine geringfügig modifizierte Technik.

Berens (1936) sucht mit seiner Sklerektomie die Vorteile der Methoden von Lagrange (große Fistelnarbe, basale Iridektomie), Elliot (Hornhautausschnitt, wodurch die Filtration erhalten bleibt) und Holth (ungleichmäßige Schnittränder) zu kombinieren: Großer Bindehaut-Lappen. Lanzenschnitt 1,5 mm vom Limbus, 4 mm breit, Verbreiterung auf 5 mm mit Schere. Mehrfaches Ausstanzen der hornhautseitigen Wundlippe mit schmaler Stanze, so daß ein gezackter Wundrand entsteht, der 0,5–0,7 mm in die Hornhaut reicht. Iridektomie, Bindehaut-Naht, Atropin.

In Fällen mit erhöhter Gefahr der Spätinfektion dürfte die Methode von Sobhy et al. (1948) zweckmäßig sein, die die Sklerektomie als schrägen Tunnel vornehmen, womit gute Durchgängigkeit und besserer Schutz vereinigt werden.

Wenn man die Operation nach Versagen einer anderen Fisteloperation ausführt, empfiehlt Sabbadini (1954) einen größeren Abstand vom Gebiet der 1. Operation einzuhalten, weil in dieser Gegend die Bindehaut vernarbt ist.

Zur Nachbehandlung verwendet Sobhy (1937) Atropin, heiße Umschläge, Massage, Dionin und Fibrolysin i.m., um die Filtration zu erhalten. Die meisten anderen Autoren begnügen sich mit Atropin mit oder ohne Massage.

Eine Sklerektomie an der skleralen Wundlippe geben Iliff und Haas (1955) an.

Tabelle 60. *Normalisierung der Tension nach Sklerektomie* *

%	Zahl der Fälle	Bemerkungen	Autor	Jahr
100	150		Duverger et al.	1930
75	32	Methode v. Holth	Vašek	1930
95,7	292	dauernde Drucksenkung	Rossi	1930
84,2 (81,9 ohne Miotica)	210	mindestens 1 Jahr nachbeobachtet, Methode v. Holth. Visus erhalten: 59,3%, Tension normal, Visus erhalten: 54,1%, Hypotension 15,4%	Holst Hagen	1931 1932
71	68	Methode v. Holth; nach 3 Jahren: Visus und Gesichtsfeld erhalten in 41%. Bei 25% der druckregulierten Augen Gesichtsfeld weiter verfallen	Ploman et al.	1932
90	95		Knapp	1933
87	fehlt	primäres Glaukom	Berens	1936
96	68		Kantorović	1938
81,7	60		O'Brien	1947 1948
63,6	fehlt		Sourdille et al.	1951
90	287		Melanowski et al. Melanowski	1954 1956
81	109		Sédan et al.	1955
78	100	Beobachtungszeit 1–14 Jahre, Visus verschlechtert in 34%, Gesichtsfeld in 22%	Renard et al.	1956

* Die Berechnung der Prozente erfolgte auch bei kleineren Gesamtzahlen, um eine Übersicht zu erleichtern. Da Krankengut, Gruppierung der Kranken, Beobachtungszeit und Beurteilungsmaßstab verschieden sind, ist ein Vergleich der in der Tabelle angegebenen Zahlen untereinander kaum möglich (vgl. S. 49 ff.).

2. Komplikationen

Spätinfekt fand Holth (1930) einmal unter 268 Augen, Ploman et al. (1932) unter 81 Augen nie, Holst (1931) und Hagen (1932) in 3% von 210 Augen, die mindestens 1 Jahr nachbeobachtet wurden. Linsentrübung wird von HOLST (1931) und HAGEN (1932) in 20% von 215 Augen nach 1 Jahr Beobachtungszeit berichtet. BERENS (1936) sah bei 1 Auge mit Mikrophthalmie die Linse austreten und fand wiederholt Platzen des Bindehautkissens. Postoperative Iritis ist sehr häufig (HOLST, 1931; HAGEN, 1932; BERENS, 1936). Ein zweiter Sickerkanal kann nach einem Stoß oder nach Husten ohne Operation entstehen (SÉDAN, 1947). SÉGAL et al. (1956) sahen bei 308 Operationen 2 Glaskörperblutungen, 3mal Glaskörpervorfall, 2mal Star und 6mal Uveitis.

3. Erfolge

Angaben über Normalisierung der Tension sind in Tabelle 60 zusammengestellt.

Erweiterung des Gesichtsfeldes nach der Operation beschreiben OURGAUD et al. (1936) in 5 Fällen, jahrelange Druckregulierung bei einigen Kranken DEJEAN (1956) und SÉDAN (1956), Erfolg bei einem Auge mit Hydrophthalmie PAUFIQUE (1934). Die Operation wird empfohlen von DUVERGER (1933, 1954), ZAKI (1948), OSORIO et al. (1949), DESVIGNES (1956).

DUVERGER et al. (1930) sahen auch bei Gesichtsfeldausfällen, die bis an das Zentrum reichten, nach Lagranges Operation nie plötzlichen Verfall des Gesichtsfeldes. SÉDAN (1936) beobachtete eine Vergrößerung des Filterkissens, als am anderen, nicht operierten Auge ein akuter Glaukomanfall entstand. Der Druck am operierten Auge blieb normal.

ROSSI (1930) untersuchte histologisch zwei Augen nach Sklerektomie, GUERRIERI (1947) ein Auge mit einem Sickerkissen.

Schrifttum

BARRADAH, M. A. E.: Bull. ophthal. Soc. Egypt **49**, 155—156 (1956); ref. Zbl. Ophthal. **73**, 100 (1958).
BERENS, C.: Amer. J. Ophthal. **18**, 1053 (1935).
— Surg. Gynec. Obstet. **62**, 496—497 (1936) u. Amer. J. Ophthal. **19**, 470—481 (1936).
— Amer. J. Ophthal. **24**, 804—805 (1941).
BERNARD, R.: Bull. Soc. Ophtal. Fr. No. 1, 132—137 (1956).
BETTRÉMIEUX: Arch. Ophtal. (Paris) **48**, 364—366 (1931).
CARAMAZZA, F.: Rass. ital. Ottal. **23**, 81—100 (1954).
CURDY, R. J.: A. M. A. Arch. Ophthal. **23**, 1173 (1940).
DEJEAN, CH.: Bull. Soc. Ophtal. Fr. 141—148 (1956).
DESVIGNES, P.: Bull. Soc. Ophtal. Fr. No. 1, 137—141 (1956).
DUVERGER, C., u. E. VELTER: Arch. Ophtal. (Paris) **47**, 5—12 (1930).
— Arch. Ophtal. (Paris) **50**, 316—330 (1933).
— Bull. Soc. Ophtal. Fr. 573—581 (1954).
EBADI, A. G.: Arch. Ophtal. (Paris) **17**, 371—375 (1957).
FIORE, T.: Atti 39. Cong. Soc. ottal. ital. **13**, 176—177 (1953).
FORONI: Ann. Ottal. **55**, 1004 (1927).
GRISCOM, J. M.: Penn. J. **42**, 640 (1939).
GUERRIERI, G.: Atti 36. Congr. ottal. ital. **36**, 381—385 (1947).
HAGEN, S.: Acta Ophthal. (Kbh.) **10**, 88—90 u. 11—23 (1932).
HOLST, J. C.: Klin. Mbl. Augenheilk. **87**, 602—617 (1931).
HOLTH, S.: A. M. A. Arch. Ophthal. **4**, 803—816 (1930).
— Ber. dtsch. ophthal. Ges. Heidelberg, **33**, 1906, 123—128 (1907).
ILIFF, CH., u. J. S. HAAS: (1955) zit. nach Sugar: The Glaucomas, 2. Aufl. 1957, Hoeber N. Y., 516 S.
IVANOV, S.: Sovet Vestn. Oftal. **4**, 155—160 (1934); ref. Zbl. Ophthal. **32**, 396 (1935).
KANTOROVIC, A. IA.: Vestn. Oftal. **13**, 485—488 (1938); ref. Zbl. Ophthal. **43**, 476 (1939).
KHALIE, M.: Bull. ophthal. Soc. Egypt **30**, 79—86 (1937); ref. Zbl. Ophthal. **40**, 579 (1938).
KNAPP, A.: A. M. A. Arch. Ophthal. **10**, 298—301 (1933).
KOPP, I. F.: Vestn. Oftal. **26**, 1—2, 75—76 (1947); ref. Ophthal. Lit. **1**, 1487 (1947).
LABIB, M. A. M.: Bull. ophthal. Soc. Egypt **47**, 131—147 (1954); ref. Zbl. Ophthal. **66**, 117 (1955/56).
— Bull. ophthal. Soc. Egypt **48**, 325—329 (1955); ref. Ophthal. Lit. **9**, 3035 (1955).
LAGRANGE, F.: Rev. gén. Ophtal. (Paris) **1906**, S. 358 u. Arch. Ophtal. (Paris) **26**, 481—496 (1906).
— Ann. Oculist. (Paris) **175**, 67—76 (1938).
LAGRANGE, H.: Brit. J. Ophthal. **21**, 477—496 (1937).
MCLAURIN, J.: Amer. J. Ophthal. **18**, 26—30 (1935).

MELANOWSKI, W. H.: Arch. Ophtal. (Paris) **47**, 105—107 (1930).
—, u. B. JANISZEWSKA-GELDNER: 14, Cong. Oculist Polski, **1**, 77—78 (1954); ref. Ophthal. Lit. **8**, 4878 (1954).
— Bull. Soc. Ophtal. Fr. No. 1, 156—160 (1956).
O'BRIEN, J. A.: Trans. Ophthal. Soc. Aust. **7**, 87 (1947); ref. Ophthal. Lit. **1**, 3574 (1947).
— Brit. J. Ophthal. **32**, 124 (1948).
OSORIO, L. A., u. M. ARAUJO AZAMBUJA: Arch. Oftal. B.Aires, **24**, 103—115 (1949); ref. Ophthal. Lit. **3**, 4019 (1949).
OURGAUD, G., J. SÉDAN u. A. ROUX: Ann. Oculist. (Paris) **173**, 353—368 (1936).
PAUFIQUE, L.: Bull. Soc. Ophtal. Fr. Nr. 3, 216—217 (1934).
PLOMAN, K. G., u. K. O. GRANSTRÖM: Acta Ophthal. (Kbh.) **10**, 54—76 u. 11—23 (1932).
POKROVSKIJ, A. I.: Vestn. Oftal. **20**, 3—12 (1942); ref. nach Barkan, O.: Ophthalmology in the War Years, Meyer-Wiener, Chicago, **2** (1948).
— Vestn. Oftal. **29**, 24—27 (1950); ref. Zbl. Ophthal. **55**, 341 (1951).
RENARD, SARAUX u. VERGEZ.: Bull. Soc. Ophtal. Fr. No 1, 126—132 (1956).
ROSSI, D.: Boll. Oculist. **9**, 609—743 (1930).
SABBADINI, D.: Atti 40 Cong. Soc. ottal. ital. **14**, 265—278 (1954).
ŠAKIĆ, D.: Ophthalmologica **134**, 62—68 (1957).
SALLERAS, A.: Arch. Oftal. B. Aires **32**, 276—278 (1957); ref. Ophthal. Lit. **11**, 4750 (1957).
SÉDAN, J.: Bull. Soc. Ophtal. Fr. Nr. 2, 91—94 (1936).
—, G.-E. JAYLE, A. G. OURGAUD u. M. ARNOUX: Ann. Oculist (Paris) **188**, 1039—1041 (1955).
— Bull. Soc. Ophtal. Fr. No. **4**, 625—629 (1947).
— Bull. Soc. Ophtal. Fr. No. 1, 148—155 (1956).
SÉGAL, P., u. B. JANISZEWSKA-GELDNER: Postepy Okulist **3**, 154—176 (1956); ref. Ophthal. Lit. **10**, 2103 (1956).
SOBHY, M., u. W. GINDI: Bull. ophthal. Soc. Egypt **36**, 129—131 (1948); ref. Ophthal. Lit. **2**, 513 (1948).
— Bull. ophthal. Soc. Egypt **30**, 91—96 (1937); ref. Zbl. Ophthal. **40**, 579 (1938).
SOURDILLE, G. P., u. F. HERVOUET: Trans. Ophthal. Soc. U. K. **70**, 1950, 28 (1951).
SPRATT, CH. N.: J. Amer. med. Ass. **101**, 1615—1619 (1933).
ŠULPINA, N. B.: Vestn. Oftal. **69**, 11—15 (1956); ref. Zbl. Ophthal. **71**, 40 (1957).
TERSON, A.: 45. Cong. Soc. franç. Ophtal. 1932; ref. Zbl. Ophthal. **29**, 495 (1933).
VALIÈRE-VIALEIX, V., u. A. ROBIN: Bull. Soc. franç. Ophtal. **67**, 484—507 (1954).
VAŠEK, E.: Ofthal. Sborn. **5**, 165—170 (1930) (tschech.); ref. Zbl. Ophthal. **24**, 327 (1931).
ZAKI, M.: Bull. ophthal. Soc. Egypt **36**, 132—133 (1948); ref. Ophthal. Lit. **2**, 513 (1948).
ZAMENHOF, A.: Ann. Oculist. (Paris) **175**, 846—853 (1938).

III. Vordere Sklerotomie

1. Technik nach HERBERT

Die „Lappen-Sklerotomie“ oder „Falltür-Sklerotomie“ (flap sclerotomy, trap-door sclerotomy) wurde von HERBERT (1907) angegeben und in den folgenden Jahren von ihm oft modifiziert, aber seit 1921 (nach CRUISE, 1940, 1947) von HERBERT zugunsten der Iridenkleisis (HERBERT, 1930, 1934) aufgegeben, weil die Erfolge selten waren. Die zwei hauptsächlichen Techniken von HERBERT sind 1. Limbusnaher Lanzenschnitt, Verlängerung der Schnittränder radiär zur Cornea, so daß ein rechteckiger Skleralappen umschnitten wird, der mit der Basis am Limbus haftet; 2. der Skleralappen wird gänzlich umschnitten, aber nicht entfernt (vgl. hierzu unter „Iridektomie“ die „Falltür-Iridektomie“ von BUTLER, der im wesentlichen das gleiche mit dem Trepan ausführt). Die erste Herbertsche Technik wird von WHITING (1949, 1956) vor allem bei Hydrophthalmie empfohlen.

2. Instrumente, Modifikationen

KRONENBERG (1950) gibt ein besonderes Messer für die Sklerotomie an, VESEY (1952) eine Schere. CRUISE (1940, 1947) modifiziert HERBERTS Operation, indem er die beiden radiären Schnitte konvergierend legt, so daß ein dreieckiger Skleralappen mit der Spitze am Limbus umschnitten ist, und vom Operationstag an für 8–10 Tage Massage anwendet, damit eine Vernarbung verhindert wird. Damit erzielte er eine gut funktionierende Fistel bei 52 von 60 Augen (1940; Beobachtungszeit nicht angegeben). LEHRFELD (1945, 1947) umschneidet in der Ciliarkörpergegend 4–8 mm vom Limbus die Sklera und stellt sich vor, daß das Narbengewebe der Uvea als Docht in den Wundrändern wirkt. So operierte er zwei Augen mit Sekundärglaukom durch Uveitis und fünf Augen mit absolutem Glaukom. LISTER (1936) und BOXILL (1947) empfehlen die Modifikation von CRUISE ohne wesentliche Änderungen. JAMESON (1933) versucht, den Druck zu senken, indem er die tiefen Skleragefäße rings um den Limbus durchtrennt. Das Vernarben der Sklerotomie sucht SÉDAN (1954) mit Hypercholesterinämie zu erklären.

3. Methode nach FORONI

FORONI (1948, 1951, 1953, 1954) nimmt eine T-förmige Sklerotomie am Limbus vor, indem er einen 7 mm langen Messerschnitt am Limbus ab externo bis in die Vorderkammer ausführt und von der Mitte dieses Schnittes aus mit gerader Schere 3 mm weit zur Sklera schneidet. Es entstehen zwei dreieckige Lappen, die nach Ansicht Foronis nicht vernarben. Eine Iridektomie wird angeschlossen.

Schrifttum

BOXILL, W. M. DE C.: Brit. J. Ophthal. **31**, 72—78 (1947).
CRUISE, R.: Trans. Ophthal. Soc. U. K. 1940, **60**, 33—38 (1940).
— Brit. J. Ophthal. **31**, 65—72 (1947).
FORONI, C.: G. Ital. Oftal. **1**, 135—146 (1948).
— Ann. Ottal. **77**, 277—278 (1951).
— Ann. Ottal. **79**, 73a—75 (1953).
— Ann. Oculist. (Paris) **187**, 369—371 (1954).
HERBERT, H.: Ophthalmoscope **5**, 292 (1907).
— Brit. J. Ophthal. **14**, 433—448 (1930).
— Brit. J. Ophthal. **18**, 142—148 (1934).
JAMESON, P. CH.: A. M. A. Arch. Ophthal. **9**, 523—530 (1933).
KRONENBERG, B.: A. M. A.. Arch. Ophthal. **43**, 370 (1950).
LEHRFELD, L.: A. M. A. Arch. Ophthal. **34**, 191—194 (1945).
— Amer. J. Ophthal. **30**, 1304—1305 (1947).
LISTER, W. T., in Berens: The Eye and Its Diseases, Philadelphia, 1936, W. B. Saunders, Co., 1125 S.
SÉDAN, J.: Ann. Oculist. (Paris) **187**, 31—39 (1954).
VESEY, F. A.: Trans. Amer. Acad. Ophthal. Otolaryng. **56**, 101 (1952).
WHITING, M. H.: Trans. Ophthal. Soc. U. K. 1948, **68**, 454—458 (1949).
— Trans. Ophthal. Soc. U. K. **76**, 1956, 283—286 (1956).

IV. Iridenkleisis

(Schrifttum S. 498)

1. Technik

a) Verfahren nach HOLTH. Historisches über Modifikationen

HOLTH schildert seine 1906 zuerst angegebene Methode nochmals 1931 und 1932: Kein Bindehautlappen; Einstich mit Lanze 6 mm vom Limbus, Lederhautschnitt 1,5–2 mm vom Limbus, Freilegen der Lederhautwunde durch Zug mit Doppelhaken an der hornhautwärtigen Bindehaut, Iris mit Pinzette vorziehen, am Pupillarrand meridional einschneiden, beide Schenkel einklemmen. Das früher von HOLTH empfohlene Einklemmen eines basalen Irislappens ohne Durchschneiden des Sphincter hat er schon 1908 aufgegeben, weil manchmal der Zug des Sphincter dann die Iris wieder aus der Einklemmung befreit (1932). Gegen den Vorschlag von WEEKERS et al. (1931), am Limbus senkrecht einzuschneiden, wendet HOLTH (1932) wiederholt ein, daß der Bindehautlappen zu groß sei und leicht vernarbe, und daß die Iris unter einer besonders dünnen Stelle der Bindehaut eingeklemmt werde, wodurch Hypotonie oder sympathische Ophthalmie entstehen könne.

Die Originalmethode wird empfohlen von GJESSING (1932, 1939), RIISE (1952), PAIVA (1955). BUTLER (1932) präpariert einen taschenförmigen Bindehautlappen und verfährt sonst im wesentlichen wie bei der Originalmethode.

Die Entwicklung und Geschichte der zahlreichen Modifikationen ist, außer in Lehrbüchern und Operationslehren, dargestellt von ALLEN (1944), SILVA (1948) und ARRUDA (1948).

b) Modifikation von LUNDSGAARD sowie WEEKERS und HUBIN

LUNDSGAARD (1930, 1932) sowie WEEKERS et al. (1931, 1948, 1949, 1950, 1955) präparieren den Bindehautlappen von oben ähnlich wie bei einer Elliotschen Operation, schlagen den Lappen auf die Hornhaut zurück und schneiden am Limbus senkrecht ein, wozu LUNDSGAARD (dessen Technik von CONSTANTINE 1937 nochmals empfohlen wird) ein Spezialmesser benutzt, während WEEKERS et al. den Schnitt von außen mit dem Graefe-Messer ausführen. Diese Technik empfehlen auch TJANIDES (1956) und ELLIOT (1956). Auch LINDNER (1949) und HRUBY (1950) benutzen das Graefe-Messer, jedoch ähnlich wie beim Starschnitt am Limbus einstechend und so von der Vorderkammer aus nach außen schneidend. SOURDILLE (1950) schneidet am Limbus mit der Rasierklinge ein, HEBERT (1951) gibt ein besonderes Messer hierfür an.

Die Eröffnung der Vorderkammer am Limbus ab externo wurde schon von GAYET (1884) für die Iridektomie beschrieben; sie wird von zahlreichen anderen Autoren für die Iridenkleisis benutzt, so DIAZ-DOMINGUEZ (1935), GOAR et al. (1939), WOLFF (1949), ANDERSON (1949), TAMESIS (1950), der die beiden Irisschenkel röhrenartig so einklemmt, daß das Pigmentepithel die Innenseite jeder Röhre bildet, LEWIS (1950, 1953), GILL (1951), YOUSEF (1952), POSNER (1955), VILMAR (1956) u. a. NISBET (1957) glaubt, daß ein schräger Schnitt besser filtriert. Der senkrechte Schnitt neigt jedoch weniger zur Vernarbung, als eine schräge Wunde (DUNNINGTON, 1951). Ich lege deshalb nach Bildung eines Bindehautlappens einen senkrechten Schnitt ab externo mit der Rasierklinge. Der Schnitt soll nicht zu weit corneal liegen, sondern in der Gegend des Schlemmschen Kanals.

Eine modifizierte Präparierung des Bindehautlappens gibt ŠAFAŘ (1955) an. STANKOVIĆ (1953) bläst Luft subconjunctival ein, um den Lappen leichter präparieren zu können.

c) Iridotasis. Iridodialyse

Einklemmen der Iris, ohne sie zu zerreißen oder zu zerschneiden, wurde zuerst von HOLTH (1906) entwickelt, aber schon 1908 wieder verlassen (s. oben, 1 a). In unserer Berichtszeit wird das Verfahren wieder empfohlen von BELL (1930), CLAPP (1934), MUNCY (1935, zusammen mit Sklerektomie), WORKS (1937), DASTOOR (1948). STRAMPELLI (1953) berichtet über die Entstehung einer spontanen Iridenkleisis aus einem Irisprolaps.

Eine Iridodialyse statt des Einschneidens der Irisbasis führen vor der Iridenkleisis MAYOU (1931), HERBERT (1934) und REESE (1945) aus.

d) Einklemmen einer basalen Iriszunge

Durch die übliche Operation erhält man eine birnenförmige Pupille. Entstellung und Blendung sind geringer, wenn man den Sphincter pupillae unversehrt läßt und nur einen zungenförmigen Lappen der Iris einklemmt, der mit seiner Basis an der Iriswurzel haftet.

Diese Methode wurde zuerst von EVANS (1943), später von PURTSCHER (1949), DAILY et al. (1952), LUKIĆ (1953, 1955), GÜNTHER et al. (1954), O'REILLY (1956) und KLECKER (1957) angewandt. SWETT (1931) rät, falls versehentlich ein Irisstückchen abgeschnitten wurde, dieses in die Wunde einzuklemmen. STANKOVIĆ et al. (1957) klemmen zwei basale, durch Radiärschnitt in der Irisbasis erhaltene Schenkel in die Wunde, wobei der Sphincter erhalten bleibt.

e) Einklemmen nur eines Irisschenkels

Diese Modifikation wird beschrieben von ZIPORKES (1938), der eine basal anhaftende Iriszunge durch zwei meridionale Einschnitte freilegt und in den Schnitt so einklemmt, daß das Pigmentepithel nach außen liegt. Andere Autoren klemmen einen Irisschenkel nach einfachem meridionalem Schnitt ein, oder legen einen 2. Schnitt schräg in die Iris oder zirkulär entlang der Irisbasis (GOAR et al., 1939; PILLAT, 1946; STOUTENBOROUGH, 1948; WOLFF, 1949; IBRAHIM, 1954; ŠAKIĆ, 1955; HÖLLAND et al., 1955; MAGGIORE, 1956).

Über die Erfolge bei Einklemmen eines Schenkels im Vergleich mit dem Einklemmen zweier Schenkel berichten MACKIE (1948) und TROUTMAN (1955): eine Normalisierung des i.o. Druckes tritt häufiger ein, wenn beide Schenkel eingeklemmt sind (s. Erfolge).

f) Einklemmen anderer Dochte zwischen Vorderkammer und subconjunctivalem Raum

(vgl. sklerocorneale Trepanation 1, d)

Statt Iris wurden Dochte aus anderem Material zwischen Vorderkammer und subconjunctivalem Raum eingeklemmt, doch haben sich diese Methoden im allgemeinen klinisch nicht bewährt.

ČEMOLOSOV (1929) steckte bei 11 Augen mit absolutem Glaukom ein Stück Tenonsche Fascie am Limbus in die Vorderkammer, POPOV (1931) das tiefe Blatt der Bindehaut, ARKIN (1935), REITSCH (1939) und VICENCIO (1956, 1957) einen Streifen radiär ausgeschnittener Sklera, CAR (1931) ein Stück des M. rect. sup. (Kaninchenversuch).

Körperfremdes Material wurde hierzu gleichfalls benutzt: Glas von BOCK (1950, Kaninchen), ein Plättchen aus Akryl (Plexiglas) von QUADEER (1954, 14 Augen mit chronischem Glaukom), Platin von MULDOON et al. (1951). Kunststoff von BALCET (1956), eine Rinne aus Tantalum von PARRY (1950, 1952), der jedoch berichtet, daß sich dieser Tunnel nach einigen Monaten wieder schließt und dann eine dauerhafte Fisteloperation (ELLIOT) ausgeführt werden muß. Ein Seidenfaden wird als Docht benutzt von YOUNG (1935), der durch zwei Elliot-Trepanationen je einen Seidenfaden legt und diese Fäden nach 14 Tagen entfernt. WOLFE et al. (1936) spannen einen Seidenfaden zwischen zwei Lanzenschnitten durch die Vorderkammer. BLAESS (1938) berichtet über 30 so behandelte Fälle von absolutem Glaukom, bei 26 von ihnen konnte er Beschwerdefreiheit erzielen. Ein weiterer Fall von absolutem Glaukom wird von WOLFE et al. (1940) mitgeteilt.

g) Vorbehandlung

HERBERT (1930) spült vor der Operation das Auge mit Sublimatlösung 1 : 3000, um eine sympathische Ophthalmie zu vermeiden. Heute wird man gute Keimfreiheit des Bindehautsackes mit Sulfonamiden oder Antibiotica erzielen können. WILLIAMSON-NOBLE (1944) gibt kurz vor der Operation keine Miotica mehr, WEEKERS (1955) warnt vor DFP, weil die Iris dadurch ödematös wird.

h) Nachbehandlung

Mydriatica. Nur EVANS (1943) gibt nach der Operation 0,5% Pilocarpin. Alle anderen Autoren empfehlen Mydriatica, weil sich sonst Synechien bilden. HOLTH (1932) benutzt Homatropin, GJESSING (1939) 10% Cocain, BUTLER (1944), WOLFF (1949) und WEEKERS (1955)

Atropin. Mydriatica sind auch bei Hypotension angezeigt (ANONYM, 1952). VANNINI (1955) benutzt *Cortison* gegen die postoperative Entzündung. LEWIS (1950, 1953) bläst am Ende der Operation *Luft* in die Vorderkammer.

BICK et al. (1949) konnten bei Kaninchen durch *Heparin*behandlung des operierten Auges eine bessere Filtration als ohne diese Behandlung erzielen. LAVAL (1955) empfiehlt das subconjunctivale Einlegen eines absorbierbaren *Gelatine*stückchens, um Vernarbung der Bindehaut zu verhindern.

Massage empfehlen BUTLER (1944), WOLFF (1949) und LEWIS (1950).

2. Komplikationen

a) Star, Verlagerung der Linse

Wundstar durch Verletzung der Linse bei der Operation ist sehr selten.

HOLST (1934) sah 1 Fall unter 534, GJESSING (1939) 2 von 252. Nach HRUBY (1950) kann man diese Komplikation durch Benutzen des Messers statt der Lanze vermeiden. Eine Subluxation der Linse beschrieben BASAR (1954) bei 26 von 50 Fällen, HAYE (1955) bei 3 von 319 Fällen und SÉGAL et al. (1956) bei 2 von 52 Augen. Im allgemeinen ist dies aber eine seltene Komplikation, die sich bei langsamem Ablassen des Kammerwassers vermeiden lassen müßte.

Häufiger treten später Linsentrübungen auf, worüber in dem nächsten Abschnitt (Erfolge: Visus und Gesichtsfeld) berichtet wird.

b) Blutung

Vorderkammerblutungen fand HAYE (1955) bei 20–25% seiner 319 Fälle. Fundusblutungen bei Hypertonie sah BASAR (1954) bei 5 von 50 Augen. Einzelfälle von größeren i.o. Blutungen beschreiben GJESSING (1939, 1 Fall, Erblindung), MACKIE (1949, bei 2 von 100 Operationen), LINDNER (1949, 1 Fall von expulsiver Blutung, durch Skleratrepanation gerettet, Visus 6/9) und SOBHY (1953, 1 Fall von suprachorioidaler Blutung). LEWIS (1953) empfiehlt bei Blutung Lufteinblasung.

c) Iritis

Sie kommt nach HAYE (1955) bei 11–33% aller Operationen vor und führte bei 42% der 534 von HOLST (1934) beobachteten Augen zur Bildung von hinteren Synechien. Heute kann man Synechien durch Atropin und Cortison fast stets vermeiden. DASTOOR (1948) sah unter 300 Fällen von Iridotasis 8mal chronische Iritis, SÉGAL et al. (1956) unter 52 Fällen 2.

Exogene *Spätinfekte* sind selten. Sie dürften in 0,5% aller Fälle oder weniger vorkommen, besonders bei Unsauberkeit, schlechtem Sehvermögen (wobei der Kranke eine geringe zusätzliche Sehverschlechterung und die Rötung des Auges nicht bemerkt) und zu dünner Bindehautdecke über der Fistel. HOLTH (1931, 1932) hält seine tangentiale Schnittführung für wichtig zur Vermeidung von Spätinfekten, weil die untere Skleralippe die Iris und den Zugang zum Auge besser schützt und die Iris von einer dickeren Bindehautschicht bedeckt ist, doch sah er 2 Spätinfekte unter 233 Operationen (1930, 1932), allerdings nur bei blinden Augen. HOLST (1934) fand 2 Spätinfekte bei 534 Augen. LEWIS (1947) beschreibt einen erst nach 8 Jahren aufgetretenen Fall, RIISE (1952) 1 von 522 Augen.

Sympathische Ophthalmie ist viel seltener als man nach Einklemmen der Iris erwarten könnte. HAGEN (1932, 81 Augen) und GJESSING (1932, 122 Augen) sahen diese Komplikation nie. HOLST (1934) sah 1 Fall bei 534 Augen, HRUBY (1950) 1 unter 114, MACKIE et al. (1954) 2 unter 110 Augen, HAYE (1955) 1 unter 319 Augen. Weitere Fälle erwähnen COPPEZ (Aussprache zu BADOT, 1940; 3 Fälle), HOFFMANN-EGG (1952, 1 Fall) und TAMESIS (1953, 4 Fälle nach Iridenkleisis bei entzündlichem Sekundärglaukom).

d) Andere Komplikationen

Ablatio wurde in je 1 Fall nach Iridenkleisis von HRUBY (1950) und KLUYSKENS (1956) beobachtet, *Stauungspapille* e vacuo von LINDBERG (1932) bei einem Auge. *Hypotonie* fand HAGEN (1932) bei 2,2%, HOLST (1947) bei 2,8% der Augen. *Cysten* der Ciliarfortsätze beschreiben FRANÇOIS (1948) und VANNINI (1953) in je einem Fall.

Bei *Verziehung der Pupille nach oben* empfiehlt CHANDLER (1953) eine basale Iridektomie bei 6 Uhr. Er nennt (1949) als Hauptgründe für das Mißlingen der Operation: Falsche Indikation (bei sehr hoher Tension oder atrophischer Iris keine Iridenkleisis) oder falsche Technik (der Schnitt soll nicht zu weit corneal im Kammerwinkel liegen, der Bindehautschnitt soll 10 mm vom Limbus entfernt sein, die Iris darf nur einmal mit der Pinzette angefaßt werden, Blutung in das Sickerkissen kann eine Vernarbung verursachen).

Auch SILVA (1948) gibt eine Beschreibung der Komplikationen. In einem Gespräch am runden Tisch (ANONYM, 1952) wird bei Hypotension nach Iridenkleisis Atropin empfohlen. Eine freie Fistel des Sickerkissens wird mit 10%iger Argentum-Lösung 20–30 sec lang betupft oder mit Kaustik geschlossen. Wird während der Operation die Linse verletzt, so soll man sie gleich extrahieren.

Wenn die Vorderkammer nach 1 Woche noch nicht steht, macht LEWIS (1950) eine Lufteinblasung.

Tabelle 61. *Normalisierung der Tension nach Iridenkleisis* *

%	Zahl der Fälle	Bemerkungen	Autor	Jahr
78	56		BLAICKNER	1930
85	233	50% ohne Miotica normalisiert, 35% vorübergehend Miotica, nach 6 Monaten normalisiert	HOLTH	1931/32
93,8	81	75,3% ohne Miotica, 18,5% mit Miotica, 2,2% Hypotension (mindestens 1 Jahr nachbeobachtet)	HAGEN	1932
93	44		BUTLER	1932
88,8	107		CONSTANTINE	1937
86,4	22	chronisches Glaukom, Beobachtungszeit 1—5 Jahre	WEEKERS et al.	1937
85—90	fehlt	Operation für alle Glaukomformen geeignet	WEEKERS et al.	1937 1953 1954
90	198	72% ohne Miotica, 18% mit Miotica; chronisches Glaukom, 6—280 Monate nachbeobachtet	GJESSING	1939 (1931) **
96	72		GOAR et al.	1939
87,4	517		WILMER	1941
75	75		BRAUSEWETTER-KÖPPNER	1942
77	fehlt	Akutes Glaukom	MCGARRY	1944
83	61		REESE	1945
82	123	Glaucoma simplex, kurz nach Operation	LOUHELA et al.	1946
71	123	nach 1—10 Jahren		
92,3	455	79,8% ohne Miotica, 12,5% mit Miotica, 2,8% Hypotension (mindesten 1 Jahr nachbeobachtet)	HOLST	1947 (1931) (1934)
86,4	22	Sekundärglaukom	KALT	1947
63	153	Glaucoma simplex	DELLAPORTA	1948
77	fehlt		MACKIE	1948
70	fehlt	Sekundärglaukom	HEINTZ	1948
83		Akutes Glaukom		
93		Subakutes Glaukom		
96		Chronisches Glaukom		

%	Zahl der Fälle	Bemerkungen	Autor	Jahr
77	114	Operation mit Hilfe des Graefemessers. Bei weiteren 8,6% Senkung der Tension, jedoch nicht bis zu normalen Werten	Hruby	1949 1950
78	180	ohne Miotica, nach 1 Jahr	Purtscher	1950
93,6	236		Sourdille	1950
90	446		Sourdille	1952
77,3	44		Lloyd	1951
82,7	29	Glaucoma simplex	Stanković et al.	1951
75,9	58	nach wiederholten Glaukomanfällen	Goldberg	1951
	6 von 8	nach dem 1. Anfall		
87	fehlt	Glaucoma simplex	Meyer	1952
85		Subakutes Glaukom		
83		Akutes Glaukom		
65		Sekundärglaukom (kurz nach Operation)		
86,6	522		Riise	1952 (1944)
98	106	primär-chronisches Glaukom	Günther	1954
85	319		Haye	1955
100	58	53,4% ohne Miotica, 46,6% mit Miotica	Mulberger et al.	1956
Normalisierung der Tension bei Hydrophthalmie				
93,75	32		Tatár	1941
50	6		Webster	1948
7,1	14		Lemoine	1950
68	fehlt		Kluyskens	1951
80	15		Farnarier et al.	1952
36,4	11		Haas	1955

Weitere Berichte über die Operation von Lundsgaard (1932), Weekers et al. (1931, 1940, 1948), Hagen (1937), Kadlický (1937), Sugar (1941), Lemoine (1950), Sená et al. (1952), Blanchi (1952), Alaton (1953), Hartmann (1953), Andrade (1954), Akagi (1955), Bengisu et al. (1955), Paiva (1956).

* Die Berechnung der Prozente erfolgte auch bei kleineren Gesamtzahlen, um eine Übersicht zu erleichtern. Da Krankengut, Gruppierung der Kranken, Beobachtungszeit und Beurteilungsmaßstab verschieden sind, ist ein Vergleich der in der Tabelle angegebenen Zahlen untereinander kaum möglich (vgl. S. 49 ff.).

** Die zitierten Zahlen beziehen sich auf die nicht in Klammern gesetzten Arbeiten.

3. Erfolge

a) Versuch einer Zusammenfassung

Die Tension wird bei primär-chronischem Glaukom durch die Iridenkleisis in etwa 80–90% der Operationen normalisiert. Die Dauererfolge (nach 5 Jahren und länger) sind, wie auch bei anderen Glaukomoperationen, etwas schlechter und dürften bei 65–80% liegen. Die Drucksenkung durch Einklemmen von zwei Irisschenkeln ist wahrscheinlich sicherer und stärker, als wenn nur ein Schenkel eingeklemmt wird. Die Erfolge mit der Originalmethode nach Holth dürften etwa denen von Lundsgaard und Weekers entsprechen. Linsentrübungen kamen nach Iridenkleisis seltener vor als nach der Elliotschen Trepanation, hauptsächlich wohl deshalb, weil postoperative Hypotonie seltener ist.

b) Tension

Angaben über Normalisierung der Tension nach Iridenkleisis sind in Tab. 61 zusammengestellt. Den größten Teil der hier genannten Literatur findet man als Schaubild zusammengefaßt bei SOURDILLE (1955).

Das *Einklemmen nur eines Irisschenkels* war bei 79% von 62 Augen nach ŠAKIĆ (1955) erfolgreich. MACKIE (1949) fand mit Einklemmen beider Schenkel den Druck in 89% seiner Fälle normalisiert, bei Einklemmen eines Schenkels nur in 77 von 100 Augen. Ganz ähnlich berichtet TROUTMAN (1955), daß das Einklemmen beider Schenkel den Druck in 90% von 54 Augen normalisierte, aber nur 69% von 159 Augen durch Einklemmen eines Schenkels normalisiert waren. Es scheint ferner, daß nicht nur prozentual häufiger Druckregulierung durch Einklemmen von zwei Schenkeln zu erzielen ist, sondern auch individuell die Drucksenkung stärker ist.

Tabelle 62. *Visus und Gesichtsfeld nach Iridenkleisis* *

Visus unverändert %	Gesichtsfeld unverändert %	Zahl der Fälle	Bemerkungen	Autor	Jahr
85 (unverändert oder besser)		56	primär nach Operation	BLAICKNER	1930
68	66	56	4—45 Monate nach Operation, Tension in 78% reguliert		
78 (Visus und Gesichtsfeld zusammen)		fehlt	Glaucoma simplex primär nach Operation	LÖFGREN	1932
57 (Visus und Gesichtsfeld zusammen)		fehlt	1—4½ Jahre später; Prozentsatz der druckregulierten Augen blieb gleich		
85,9		198	6—280 Monate nachbeobachtet, chronisches Glaukom	GJESSING	1939 (1931) **
86,3 (unverändert oder besser)		81		HAGEN	1932
82,7		81	auch Tension reguliert		
88	89	72	nach 2 Monaten bis 10 Jahren; Tension in 96% reguliert	GOAR et al.	1939
83,4	96,8	455	1 Jahr nach Operation	HOLST	1947 (1934)
85	90	93	nach 21 Monaten	MACKIE	1949
84,3	85,3	236	primär nach Operation, Tension in 93,6% reguliert	SOURDILLE	1950 (1952)
73,3 (Visus und Gesichtsfeld zusammen)		462		SOURDILLE et al.	1951
88		319		HAYE	1955

* Die Berechnung der Prozente erfolgte auch bei kleineren Gesamtzahlen, um eine Übersicht zu erleichtern. Da Krankengut, Gruppierung der Kranken, Beobachtungszeit und Beurteilungsmaßstab verschieden sind, ist ein Vergleich der in der Tabelle angegebenen Zahlen untereinander kaum möglich (vgl. S. 49 ff.).

** Die zitierten Zahlen beziehen sich auf die nicht in Klammern gesetzten Arbeiten.

Das *Einklemmen einer basalen Iriszunge* bei unverletztem Sphincter regulierte den Druck bei 24 von 28 Augen, über die GÜNTHER et al. (1954) berichten, und bei 43 von 46 Augen mit Glaucoma simplex, die LUKIĆ (1955) operierte.

Mit der *Iridotasis* (Einklemmen der Iris ohne Zerschneiden) erzielte BELL (1930) bei 6 von 10 Augen mit akutem Glaukom, 9 von 10 Augen mit Sekundärglaukom und allen 10 Augen mit primär-chronischem Glaukom guten Erfolg.

c) Visus und Gesichtsfeld

Mit wachsendem Zeitabstand nach der Operation wird es immer schwieriger, die Kranken zur Nachuntersuchung zu veranlassen. LOUHELA et al. (1946) konnten nach 2–9 Jahren nur 41 von 123 Augen mit Glaucoma simplex nachuntersuchen, der Prozentsatz der guten Resultate (Visus, Gesichtsfeld, Tension) war von 82% auf 71% gesunken. LLOYD (1951) fand bei 13 von 44 nachuntersuchten Augen Linsentrübung, LEGRAND (1953) bei 29%.

ROBERTS (1944), HOLST (1947) und DELLAPORTA (1948) machen auf die wichtigen Unterschiede der Augen vor der Operation aufmerksam: bei Spätfällen mit engem Gesichtsfeld vor der Operation verfällt es weiter, erhalten kann man es nur bei Frühfällen. Nach ROBERTS (1944) kann man bei Frühfällen in 85%, bei Spätfällen in 35% mit Dauererfolg rechnen.

FANTA (1948) berichtet über Linsentrübung nach Iridenkleisis (135 Augen) bei 13%, nach Elliot (216 Augen) bei 60%. Er hält die Linsentrübung für eine Cat. complicata nach Iritis infolge der Einwanderung von Keimen. LEMOINE (1950) dagegen fand Linsentrübung nach beiden Operationen annähernd gleich oft (Iridenkleisis 44%, Elliot 48%).

Über Visusverschlechterung bei 50 Augen und die Ursache hiervon äußert sich BASAR (1954): Linsentrübung bei 18%, Verlagerung der Linse 54%, Fundusblutung 10%, ungeklärt 18%. STANKOVIĆ et al. (1951) fanden Sehverschlechterung bei 37% von 44 Augen. Einen erstaunlich günstigen Bericht über Sehverbesserung nach der Operation gibt dagegen SLEM (1956).

Kleinere Beobachtungsserien mit günstigen Resultaten werden von WEEKERS et al. 1940 und 1948 beschrieben.

Weitere Berichte über Visus und Gesichtsfeld nach Iridenkleisis sind in Tab. 62 wiedergegeben.

4. Wirkungsweise

a) Neurovasculäre Theorie und Filtration. Kompressionsproben.

Über die Wirkungsweise der Iridenkleisis gab es bis vor einigen Jahren zwei verschiedene Meinungen. Die eine Gruppe von Autoren hielt eine Fistelwirkung in den subconjunctivalen Raum für wahrscheinlich, wobei das Kammerwasser durch den Schnitt der Sklera oder entlang den eingeklemmten Irisdochten absickert. Andere Autoren hielten die Wirkung für „neurovasculär"; mit diesem etwas unbestimmten Wort wollten sie die Fistelwirkung verneinen und dachten teils an eine veränderte Blutzirkulation in der vorderen Uvea, teils an eine verminderte Kammerwasserbildung oder veränderte Zusammensetzung des Kammerwassers, ohne daß solche Befunde als positiver Beweis für ihre Ansicht je erhoben worden wären. Durch Kompressionsproben und Tonographie wurde inzwischen gezeigt, daß die Operation auf der Fistelwirkung (Absickern entlang den Irisdochten) beruht.

Wir können uns deshalb darauf beschränken, die Arbeiten kurz aufzuzählen, in denen eine „neurovasculäre" Wirkung angenommen wird: WEEKERS und THIBERT (1948), WEEKERS und HEINTZ (1948), FRANÇOIS (1948, 1949), DE VOE (1951), MEYER (1952).

Eine neurovasculäre Wirkung außer der Filtration nehmen WEEKERS und PRIJOT (1952, 1953) an, weil sie tonographisch nur eine Normalisierung des Abflußwiderstandes fanden, bei einer Fistel aber Senkung unter die Norm erwarten. Neben einer Fistelwirkung nimmt REESE (1945) eine Erweiterung des Kammerwinkels unten durch die Streckung der Iris an.

KRONFELD et al. (1950) konnten die Fistelwirkung in schönen Versuchen überzeugend nachweisen: wenn sie bei operierten Augen ohne sichtbares Filterkissen bei 6 Uhr einen Druck ausübten (2 min, 55 g), sank die Tension nach Aufhören der Kompression viel stärker als bei nichtoperierten Augen. Wurde die Kompression im Bereich der Fistel ausgeübt, und diese dabei verlegt, so sank der Druck sehr wenig. Ein Abfluß in den subconjunctivalen Raum wird also durch die Operation auch dann geschaffen, wenn kein Sickerkissen sichtbar ist. Diese Versuche wurden wiederholt und bestätigt von ALGUN (1954) und RICCI (1955).

b) Das Sickerkissen

Das Sickerkissen als sichtbares Zeichen einer Filtration hat schon COCCIUS (1859) beschrieben. Es ist nach Iridenkleisis keineswegs immer vorhanden. HOLST (1934) sah eine cystische Narbe nur bei 17,1% von 281 Augen, die mindestens 1 Jahr nach der Operation untersucht wurden, obgleich der Druck bei 90,8% von ihnen reguliert war. Das häufige Fehlen des Sickerkissens trotz normalisierten Druckes war eine wichtige Stütze der „neurovasculären" Theorie (WEEKERS et al., 1949). PURTSCHER (1950) unterschied zwischen falscher Narbe (keine Vorwölbung, nur chronisches Ödem), Kissennarbe und ektatischer Narbe. Er beobachtete, daß eine Kissennarbe sich im Laufe der Zeit abflachen kann, daß aber nur selten eine flache Narbe später ektatisch wird. Der Prozentsatz erfolgreicher Operationen war bei vorgewölbten Narben größer als bei flachen, doch verbürgt die Kissennarbe weder für die Zukunft, noch für die Gegenwart eine ausreichende Druckregulierung (bestätigt von GÜNTHER et al., 1954; LEGRAND et al., 1957). SOURDILLE (1952) fand im allgemeinen bei gutem Erfolg ein Sickerkissen, bei Mißerfolg ein schlechtes oder fehlendes Kissen. Dieser von HOLST abweichende Befund ist vielleicht dadurch erklärbar, daß SOURDILLE nach der Modifikation von Lundsgaard-Weekers operierte, bei der die Operationsstelle von dünnerer Bindehaut bedeckt ist als bei der Originalmethode.

Vermehrte Fluorescein-Permeabilität nach der Operation beschreiben STAGNI (1955) und MATSUMOTO (1955).

c) Gonioskopische Befunde nach der Operation

Im vorigen Abschnitt wurde schon ausgeführt, daß man aus der Bildung oder dem Fehlen eines Sickerkissens den Erfolg der Operation nicht ablesen kann. Aber auch der gonioskopische Befund kann täuschen.

DEVOE (1951) sah Augen, die gonioskopisch keine Skleralücke erkennen ließen, jedoch ein Sickerkissen hatten und deren Druck normalisiert war. VAN BEUNINGEN (1953) und GÜNTHER et al. (1954) fanden, daß der Befund des Sickerkissens keinen Schluß auf den Operationserfolg erlaubt, daß es hingegen statistisch wesentlich ist, ob die Iris eingeklemmt und ob der Sickerspalt gonioskopisch offen war. Im Einzelfall kann man aber den Operationserfolg nicht voraussagen: Bei 5 von 22 nicht-regulierten Augen war ein Sickerspalt sichtbar, bei 20 von ihnen ein Sickerkissen, bei allen waren die Irisschenkel regelrecht eingeklemmt. So kam VANNINI (1955) zu der Ansicht, daß der Skleraschnitt gewöhnlich gonioskopisch nicht sichtbar und die Wirkungsweise der Iridenkleisis nicht gonioskopisch erklärbar seien. Nach WERNERS (1931, 1932) und SUGARS (1940, 1941) Befunden ist es für den Erfolg der Operation unwesentlich, ob der übrige Kammerwinkel postoperativ offen oder durch Synechien verlegt ist.

d) Histologische Befunde

Histologische Befunde nach Iridenkleisis bei Menschen werden mitgeteilt von HOLTH (1931), PAYNE (1947, 1948, 1954), VANNINI (1955) und MAGGIORE (1956), bei Kaninchen von SPAETH (1932), der vom Pigment ausgekleidete Hohlräume fand, und von CASELLI (1954), CRISTINI (1954) und MATSUMOTO (1957), die wegen der späteren Bindegewebseinsprossung in den Irisdocht eine Filterwirkung für unwahrscheinlich halten.

5. Anzeigen und Gegenanzeigen

a) Allgemeines

Die Iridenkleisis ist für alle primären Glaukomformen gut geeignet und wird vielfach als erste Operation wegen der guten Ergebnisse, der einfachen Technik und der Seltenheit von Komplikationen gewählt (WILDER, 1929; BUTLER, 1936; ARRUDA, 1948; TJANIDES, 1952; TJANIDES et al., 1952; ARKIN, 1952; COLOMBO, 1953; SANDER, 1956; WEEKERS et al., 1956; SUDA, 1956; RAVALLI, 1956, u. a.). BENCINI (1938) empfiehlt sie bei zuvor erfolglos nach Elliot operierten Augen. DIMITRIOU (1954) berichtet über einen erfolgreich operierten Kranken mit Sturge-Weber-Syndrom, OFFRET et al. (1957) über komplikationslose Operation bei hämorrhagischem absolutem Glaukom.

b) Hydrophthalmie

Fisteloperationen haben bei Hydrophthalmie eine schlechte Prognose, doch ist sie nach Iridenkleisis verhältnismäßig noch am günstigsten: TATÁR (1941), URSIN (1947), ROUSSEL (1948), PASHBY et al. (1956). Vgl. unter Erfolge: Tension.

c) Trachomnarben

Bei Trachomnarben und Glaukom ist die Gefahr der Spätinfektion und der Vernarbung nach anderen Fisteloperationen groß. Iridenkleisis gibt die besten Resultate (HAMED, 1952; FERRARIS DE GASPARE, 1955).

d) Sekundärglaukom bei Iritis

kann nach den Berichten von WEEKERS (1935, 1936), KALT (1947), SOURDILLE (1950), THOMAS et al. (1951, bei sympathischer Ophthalmie) und FARNARIER et al. (1957) erfolgreich mit Iridenkleisis operiert werden, DIAZ-DOMINGUEZ (1932) und GJESSING (1939) raten hiervon ab. Ich glaube, daß die Aussichten besser sind, wenn die Entzündung abgeklungen und die Iris nicht mehr ödematös ist.

e) Einengung des Gesichtsfeldes

Einengung des Gesichtsfeldes ist nach den Erfahrungen von WEEKERS et al. (1940) und SOURDILLE (1952, 1955) keine Gegenanzeige, man soll dann aber mit gefäßerweiternden Mitteln behandeln und dem Lokalanaestheticum kein Adrenalin zusetzen (SOURDILLE, 1955). WEEKERS et al. (1948) beobachteten bei 2 von 36 solcher Augen Verlust der Gesichtsfeldmitte nach der Operation.

f) Nach Staroperation

Bei zuvor staroperierten Augen mit Narben am oberen Limbus erscheint der Vorschlag von CHASSAING et al. (1952, 1955) und GILDEMYN (1954) einleuchtend, die Iridenkleisis nach unten auszuführen.

g) Bei Negern

Beim Neger ergibt nach ILIFF (1944) Iridenkleisis bessere Resultate als die Elliotsche Trepanation.

h) Einschränkung der Indikation

Die Iridenkleisis ist weniger geeignet bei Tensionsspitzen über 50 mm Hg (REESE, 1945) und atrophischer Iris oder sehr dünner Bindehaut (REESE, 1945; CHANDLER, 1949).

Schrifttum

AKAGI, G.: J. Clin. Ophthal. (Tokyo) **9**, 258—264 (1955); ref. Zbl. Ophthal. **66**, 200 (1955/56).
ALATON, I.: Oto-Nöro-Oftal. (Istanbul) **8**, 41—57 (1953).
ALGUN, T.: Oto-Nöro-Oftal. (Istanbul) **8**, 68—109 (1954); ref. Zbl. Ophthal. **63**, 55 (1954/55).
ALLEN, T. D.: Amer. J. Ophthal. **27**, 964—976 (1944).
ANDERSON: Disk. bemerkg. Trans. Ophthal. Soc. U. K. **68**, 1948, 454—458 (1949).
ANDRADE, L. DE: Arch. port. Oftal. **6**, 41—49 (1954); ref. Ophthal. Lit. **8**, 3946 (1954).
ANONYM: Amer. J. Ophthal. **35**, 715—721 (1952).
ARKIN, W.: Klin. oczna **13**, 59—63 (1935); ref. Zbl. Ophthal. **34**, 328 (1935).
— Klin. oczna **22**, 387—400 (1952); ref. Zbl. Ophthal. **59**, 196 (1953).
ARRUDA, J. DE: Arch. bras. Oftal. **11**, No. 5, 145—152 (1948); ref. Ophthal. Lit. **2**, 660 (1948).
BADOT, J.: Bull. Soc. belge. Ophtal. No. 79, 60—66 (1940).
BALCET, C.: Atti 41. Cong. Soc. ottal. ital. **15**, 69—71 (1956).
BASAR, D.: Oto-Nöro-Oftal. (Istanbul) **9**, 7—27 (1954); ref. Zbl. Ophthal. **64**, 30 (1955).
BELL, G. H.: A. M. A. Arch. Ophthal. **3**, 194—199 (1930).
BENCINI, A.: Boll. Oculist. **50**, 421—443 (1938).
BENGISU, N. u. N. ILDAY: Birinci Türk. Oftal. Kong. Bül. 29—32 (1955) u. Oto-Nöro-Oftal. (Istanbul) **10**, 74 (1955); ref. Zbl. Ophthal. **68**, 39 (1956).
BEUNINGEN, E. G. A. VAN: Ber. dtsch. ophthal. Ges. Heidelberg **58**, 1953, 78—84 (1953).
BICK, M. W., u. R. W. HAINES: Amer. J. Ophthal. **32**, 774—780 (1949).
BLAESS, M. J.: Amer. J. Ophthal. **21**, 865—870 (1938).
BLAICKNER, J.: Z. Augenheilk. **72**, 265—292 (1930).
BLANCHI, G.: Minerva Chir. **7**, 868—873 (1952); ref. Ophthal. Lit. **6**, 3603 (1952).
BOCK, R. H.: Amer. J. Ophthal. **33**, 929—933 (1950).
BRAUSEWETTER-KÖPPNER, G.: Klin. Mbl. Augenheilk. **108**, 303—310 (1942).
BUTLER, T. H.: Brit. J. Ophthal. **16**, 741—749 (1932).
— Trans. Ophthal. Soc. U. K. 1936, **56**, 194—205 (1936).
BUTLER, R. D. W.: Trans. Ophthal. Soc. U. K. **64**, 1944, 270—272 (1945).

CAR, A.: Albrecht v. Graefes Arch. Ophthal. **126**, 613—620 (1931).
CASELLI, F.: G. ital. Oftal. **7**, 440—455 (1954).
ČEMOLOSOV, A.: Russ. oftal. Ž. **10**, 649—653 (1929); ref. Zbl. Ophthal. **23**, 97 (1930).
CHANDLER, P. A.: Trans. Amer. Acad. Ophthal. Otolaryng. **53**, 224—231 (1949).
— Amer. J. Ophthal. **36**, 1253—1255 (1953).
CHASSAING, J., u. C. CELLIER: Bull. Soc. Ophtal. Fr. 356—358 (1952).
— — Bull. Soc. Ophtal. Fr. No. **8**, 517—520 (1955).
CLAPP, C. A.: Trans. Amer. Ophthal. Soc. **32**, 194 (1934).
COCCIUS: Über Glaukom, Entzündung und die Autopsie mit dem Augenspiegel, Leipzig, 1859, J. Müller.
COLOMBO, G.: Sicilia sanit. **6**, 337—341 (1953); ref. Ophthal. Lit. **7**, 4340 (1953).
CONSTANTINE, K. W.: Amer. J. Ophthal. **20**, 728—730 (1937).
CRISTINI, G. u. G. PENTINI: Rass. ital. Ottal. **23**, 272—283 (1954).
DAILY, R. K. u. L. DAILY: 4. Cong. panamer. Oftal. **3**, 1879—1886 (1952); ref. Zbl. Ophthal. **63**, 328 (1954/55).
DASTOOR, H. D.: Proc. All-India Ophthal. Soc. **9**, 58—61 (1948); ref. Ophthal. Lit. **2**, 933 (1948).
DELLAPORTA, A.: Acta ophthal. (Kbh.) **26**, 413—428 (1948); ref. Zbl. Ophthal. **53**, 62 (1950).
DIAZ-DOMINGUEZ, D.: Arch. oftal. hisp.-amer. **32**, 319—333 (1932).
— Arch. Oftal. B. Aires **10**, 375—391 (1935); ref. Zbl. Ophthal. **35**, 180 (1936).
DIMITRIOU, T.: Bull. Soc. héllén. Ophthal. **22**, 76—77 (1954); ref. Ophthal. Lit. **8**, 4857 (1954).
DUNNINGTON, J. H.: Amer. J. Ophthal. **34**, 1756 (1951).
ELLIOT, R. F.: Trans. Ophthal. Soc. N. Z. **8**, 43—51 (1956); ref. Ophthal. Lit. **10**, 3002 (1956).
EVANS, P. J.: Brit. J. Ophthal. **27**, 548—550 (1943).
FANTA, H.: Albrecht v. Graefes Arch. Ophthal. **148**, 643—657 (1948).
FARNARIER, G., u. M. ARNOUX: Bull. Soc. Ophtal. Fr. 527—529 (1957).
—, u. G. SOBREPÈRE: Bull. Soc. Ophtal. Fr., 747—752 (1952).
FERRARIS DE GASPARE, P. F.: Ann. Ottal. **81**, 545—562 (1955).
FRANÇOIS, J.: Ophthalmologica **116**, 313—317 (1948) u. Bull. Soc. franç. Ophtal. **61**, 301—305 (1948).
— Ann. Oculist. (Paris) **182**, 169—176 (1949).
GAYET: Bull. Soc. franç. Ophtal. 1884, **2**, 41—44.
GILDEMYN, H.: Bull. Soc. belge Ophtal. Nr. 107, 268—275 (1954).
GILL, E. G.: Eye, Ear, Nose Thr. Monthly **30**, 189—191 (1951).
GJESSING, H. G. A.: A. M. A. Arch. Ophthal. **6**, 489—509 (1931).
— Acta ophthal. (Kbh.) **10**, 9—10 u. 11—23 (1932).
— Nord. Med. 1321—1325 (1939); ref. Zbl. Ophthal. **44**, 177 (1940).
— Trans. ophthal. Soc. U. K. 1939, **59**, 311—334 (1939).
GOAR, E., u. J. F. SCHULTZ: A. M. A. Arch. Ophthal. **22**, 1035—1045 (1939).
GOLDBERG, H. K.: Amer. J. Ophthal. **34**, 1376—1378 (1951).
GÜNTHER, G., u. E. G. A. VAN BEUNINGEN: Albrecht v. Graefes Arch. Ophthal. **155**, 1—10 (1954).
HAAS, J. S.: Trans. Amer. Acad. Ophthal. Otolaryng. **59**, 333—341 (1955).
HAGEN, S.: Acta ophthal. (Kbh.) **10**, 88—90 u. 11—23 (1932).
— Brit. J. Ophthal. **21**, 597—598 (1937).
HAMED, H. H.: Bull. ophthal. Soc. Egypt **43**, 65—75 (1952); ref. Zbl. Ophthal. **63**, 159 (1954/55).
HARTMANN: 1953, zit. nach Sourdille, Proc. XVII. int. Cong. Ophthal. 1954, Montreal-N.Y., II, 793—909 (1955).
HAYE, C.: Bull. Soc. Ophtal. Fr. 615—623 (1955).
HEBERT, E.: Arch. Ophtal. (Paris) **11**, 172—173 (1951).
HEINTZ, A.: Bull. Soc. belge Ophtal. **88**, 275—282 (1948).
HERBERT, H.: Brit. J. Ophthal. **14**, 433—448 (1930).
— Brit. J. Ophthal. **18**, 142—148 (1934).
HOFFMANN-EGG, L.: Ophthalmologica **123**, 207—211 (1952).
HOLLAND, R. W. B., u. V. E. LEPISTO: Amer. J. Ophthal. **40**, 243—247 (1955).
HOLST, J. C.: Klin. Mbl. Augenheilk. **87**, 602—617 (1931).
— Acta Ophthal. (Kbh.) **12**, 348—361 (1934).
— Acta Ophthal. (Kbh.) **25**, 271—278 (1947).
HOLTH, S.: Ber. dtsch. ophthal. Ges. Heidelberg **33**, 1906, 123—128 (1907).
— A. M. A. Arch. Ophthal. **4**, 803—816 (1930).
— A. M. A. Arch. Ophthal. **6**, 151—157 (1931).
— Norsk. Mag. Laegevidensk. **92**, 1088—1101 (1931); ref. Zbl. Ophthal. **27**, 129 (1932).
— A. M. A. Arch. Ophthal. **8**, 489—494 (1932).
— Acta Ophthal. (Kbh.) **10**, 5—8, (1932).
— Acta Ophthal. (Kbh.) **10**, 2—5, 11—23 (1932).
— Trans. Ophthal. Soc. U. K. 1933, **53**, 326—335 (1933).
HRUBY, K.: Wien. klin. Wschr. 653 (1949) u. Klin. Mbl. Augenheilk. **116**, 627—634 (1950).
IBRAHIM, H. A.: Bull. ophthal. Soc. Egypt **47**, 149—150 (1954); ref. Ophthal. Lit. **8**, 3393 (1954).

ILIFF, C. E.: Amer. J. Ophthal. **27**, 731—738 (1944).
KADLICKÝ: Čsl. Ofthal. **3**, 81—84 (1937); ref. Zbl. Ophthal. **39**, 45 (1937).
KALT, M.: Arch. Ophtal. (Paris) **7**, 18—27 (1947).
— Arch. Ophtal. (Paris) **7**, 414—415 (1947).
KLECKER, W.: Klin. Mbl. Augenheilk. **130**, 753—763 (1957).
KLUYSKENS, J.: Arch. Ophtal. (Paris) **11**, 574—577 (1951).
— Bull. Soc. belge Ophtal. **111**, 328—337 (1956).
KRONFELD, P. C., u. H. I. MCGARRY: Trans. Amer. Ophthal. Soc. **48**, 1950, 107—117 (1951).
LAVAL, J.: A. M. A. Arch. Ophthal. **54**, 677—682 (1955).
LEGRAND, J.: Bull. Soc. franç. Ophtal. **66**, 357—373 (1953).
—, F. HERVOUET u. A. LENOIR: Bull. Soc. franç. Ophtal. **70**, 457—483 (1957).
LEMOINE, A. N.: Amer. J. Ophthal. **33**, 1353—1373 (1950).
LEWIS, P. M.: Amer. J. Ophthal. **30**, 65—66 (1947).
— J. Tenn. med. Ass. **43**, 44—47 (1950).
— Eye, Ear, Nose Thr. Monthly **32**, 520—523 (1953).
LINDBERG, J. G.: Acta ophthal. (Kbh.) **10**, 101—111 (1932).
LINDNER, K.: Wien. klin. Wschr. 236 (1949).
— Wien. klin. Wschr. **61**, 399 (1949).
LLOYD, J. P. F.: Amer. J. Ophthal. **34**, 705—717 (1951).
LÖFGREN, S.: Acta ophthal. (Kbh.) **10**, 77—87; 11—23 (1932).
LOUHELA, T., u. H. TERÄSKELI: Acta ophthal. (Kbh.) **24**, 27—41 (1946).
LUKIĆ, D.: Arch. Ophtal. (Paris) **13**, 478—485 (1953).
— Proc. XVII. int. Cong. Ophthal. Montreal-N.Y. 1954, II, 1176—1179 (1955).
LUNDSGAARD, K. K. K.: Acta path. scand. Suppl. **3**, 269—273 (1930).
— Disk. zu Gjessing, Acta ophthal. (Kbh.) **10**, 9—10; 11—23 (1932).
MACKIE, E. G.: Trans. Ophthal. Soc. U. K. **68**, 1948, 459—469 (1949).
— Trans. Ophthal. Soc. U. K. **68**, 1948, 454—458 (1949).
—, u. K. RUBINSTEIN: Brit. J. Ophthal. **38**, 641—652 (1954).
MAGGIORE, L.: Ann. Oculist. (Paris) **189**, 152—162 (1956).
MATSUMOTO, T.: Acta Soc. ophthal. Jap. **59**, 1230—1234 (1955); ref. Ophthal. Lit. **9**, 2137 (1955).
— Acta Soc. Ophthal. Jap. **61**, 265—282 (1957); ref. Ophthal. Lit. **11**, 564 (1957).
MAYOU, M. S.: Proc. roy. Soc. Med. **24**, 453 (1931).
MCGARRY, H. I.: Illinois med. J. **86**, 269 (1944); ref. n. Barkan, O.: Ophthalmology in the War Years, Meyer-Wiener, Chicago, **2** (1948).
MEYER, S. J.: Amer. J. Ophthal. **35**, 788—795 (1952).
MULBERGER, R. B., u. P. R. MCDONALD: A. M. A. Arch. Ophthal. **55**, 676—680 (1956).
MULDOON, W. E., P. H. RIPPLE u. H. C. WILDER: A. M. A. Arch. Ophthal. **45**, 666—672 (1951).
MUNCY, W. M.: J. amer. Inst. Homeopathy **28**, 736 (1935).
NISBET, A. A.: Amer. J. Ophthal. **44**, 683—685 (1957).
OFFRET, G., G. LOMBARD u. P. COLINOT: Bull. Soc. Ophtal. Fr. 90—92 (1957).
O'REILLY, G.: Arch. chil. Oftal. **13**, 144 (1956); ref. Ophthal. Lit. **10**, 3611 (1956).
PAIVA, C.: Rev. bras. Oftal. **14**, 3—14 (1955); ref. Zbl. Ophthal. **65**, 373 (1955).
— Arch. bras. Oftal. **19**, 101—113 (1956); ref. Ophthal. Lit. **10**, 2092 (1956).
PARRY, T. G.: Brit. J. Ophthal. **34**, 684—687 (1950).
— Ann. Oculist. (Paris) **185**, 470—473 (1952).
PASHBY, T. J., u. J. A. HALLIDAY: Trans. Canad. Ophthal. Soc. **7**, 159—170 (1956); ref. Zbl. Ophthal. **69**, 146 (1956).
PAYNE, B. F.: Sth. med. J. (Bgham., Ala.) **40**, 11—17 (1947); ref. Ophthal. Lit. **1**, 1495 (1947).
— N.Y. St. J. Med. **48**, 166—168 (1948); ref. Ophthal. Lit. **2**, 92 (1948).
— N.Y. St. J. Med. **54**, 3233—3236 (1954); ref. Ophthal. Lit. **8**, 3396 (1954).
PILLAT, A.: in: J. MELLER u. A. PILLAT: Augenärztliche Eingriffe, Springer, Wien 1946.
POPOV, M.: Russk. oftal. Ž. **14**, 440—441 (1931); ref. Zbl. Ophthal. **27**, 419 (1932).
POSNER, A.: Eye, Ear, Nose Thr. Monthly **34**, 55—56 (1955).
PURTSCHER, E.: Klin. Mbl. Augenheilk. **115**, 402—406 (1949).
— Albrecht v. Graefes Arch. Ophthal. **150**, 358—378 (1950).
QUADEER, S. A.: Brit. J. Ophthal. **38**, 353—356 (1954).
RAVALLI, T.: Atti 41. Cong. Soc. ottal. ital. **15**, 376 (1956).
REESE, A. B.: A. M. A. Arch. Ophthal. **34**, 360—368 (1945).
— 1945, zit. nach Sourdille, Proc. XVII. int. Cong. Ophthal. 1954, Montreal-N.Y. II (1955) 793 bis 909.
REITSCH, W.: Klin. Mbl. Augenheilk. **102**, 326—327 (1939).
RICCI, L.: Boll. Oculist. **34**, 225—231 (1955).
RIISE, P.: Acta ophthal. (Kbh.) **21**, 31 (1944).
— Nord. Med. **48**, 1658 (1952); ref. Ophthal. Lit. **6**, 3602 (1952).
ROBERTS, W. L.: Trans. Ophthal. Soc. U. K. **64**, 1944, 272—274 (1945).

Roussel, F.: Bull. Soc. belge Ophtal. **88**, 317—323 (1948).
Šafař, K.: Wien. klin. Wschr. **67**, 366 (1955).
Šakić, D.: Proc. XVII. int. Cong. Ophthal. 1954, Montreal-N.Y. II, 678—683 (1955).
Sander, M.: Dirim. aylik Tip Gaz. **31**, 181—186 (1956); ref. Ophthal. Lit. **10**, 2095 (1956).
— Albrecht v. Graefes Arch. Ophthal. **149**, 586—591 (1949).
Sédan, J.: Ann. Oculist. (Paris) **167**, 307—310 (1930).
Ségal, P., u. B. Janizewska-Geldner: Postepy oculist. **3**, 154—176 (1956); ref. Ophthal. Lit. **10**, 2103 (1956).
Sená, J. A., u. F. C. Cerboni: Sem. med. **100**, 795—801 (1952); ref. Ophthal. Lit. **6**, 2594 (1952).
Silva, M. A.: Arch. bras. Oftal. **11**, 122—132 (1948); ref. Ophthal. Lit. **2**, 512 (1948).
Slem, G.: Göz. Klin. (Istanbul) **14**, 37—41 (1956); ref. Ophthal. Lit. **10**, 532 (1956).
Sobhy, M.: Bull. ophthal. Soc. Egypt **45**, 167—169 (1953); ref. Zbl. Ophthal. **61**, 339 (1954).
Sourdille, G. P.: Brit. J. Ophthal. **34**, 435—441 (1950).
— Bull. Soc. franç. Ophtal. **65**, 179—182 (1952).
— Proc. XVII. int. Cong. Ophthal. Montreal-N.Y. 1954, II, 793—909 (1955).
—, u. F. Hervouet: Proc. XVII. int. Cong. Ophthal. London 1950 **2**, 935—949, (1951).
— — Trans. Ophthal. Soc. U.K. **70**, 1950, 28 (1951).
Spaeth, E. B.: A. M. A. Arch. Ophthal. **8**, 550—567 (1932).
Stagni, S.: Boll. Oculist. **34**, 307—314 (1955).
Stanković, M.: Ann. Oculist. (Paris) **186**, 857—860 (1953).
—, u. I. Stancović: Srpski Arhiv. celok. Lek. **49**, 659—665 (1951); ref. Zbl. Ophthal. **58**, 223 (1952/53).
— — Acta med. iugosl. **11**, 54—61, (1957); ref. Ophthal. Lit. **11**, 2244 (1957).
Stoutenborough, W. A.: A. M. A. Arch. Ophthal. **39**, 173—175 (1948).
Strampelli, B.: Atti 39. Cong. Soc. ottal. ital. **13**, 342—344 (1953).
Suda, K.: J. Clin. Ophthal. (Tokyo) **10**, 1147—1148 (1956); ref. Zbl. Ophthal. **69**, 311 (1957).
Sugar, H. S.: Amer. J. Ophthal. **23**, 853—866 (1940).
— A. M. A. Arch. Ophthal. **25**, 674—717 (1941).
Swett, W. F.: A. M. A. Arch. Ophthal. **5**, 634—635 (1931).
Tamesis, J. V.: J. Philipp. med. Ass. **26**, 555—560 (1950); ref. Ophthal. Lit. **4**, 6162 (1950).
— Bull. Philipp. Ophthal. Otolaryng. Soc. **5**, 1—2 (1953); ref. Ophthal. Lit. **7**, 4892 (1953).
Tatár, J.: Albrecht v. Graefes Arch. Ophthal. **143**, 403—418 (1941).
Thomas, C., J. Cordier u. B. Algan: Bull. Soc. Ophtal. Fr. No. 4, 522—524 (1951).
Tjanides, Th.: Bull. Soc. héllén. Ophtal. **19**, 23 (1952); ref. Zbl. Ophthal. **61**, 248 (1954).
— Arch. Soc. Ophtal. Grèce Nord **5**, 13—14; 105 (1956); ref. Zbl. Ophthal. **74**, 267 (1958) u. Ophthal. Lit. **10**, 4619 (1956).
—, u. Manoussis, S.: Bull. Soc. héllén. Ophtal. **20**, 313 (1952); ref. Ophthal. Lit. **6**. 5305 (1952).
— Bull. Soc. héllén. Ophtal. **19**, 7—8 (1952); ref. Zbl. Ophthal. **61**, 249 (1954).
Troutman, R. C.: Proc. XVII. int. Cong. Ophthal. Montreal-N.Y. 1954, II, 674—677 (1955).
Ursin, K. V.: Acta ophthal. (Kbh.) **25**, 345—347 (1947); ref. Zbl. Ophthal. **30**, 197 (1949).
Vannini, A.: Rass. ital. Ottal. **22**, 240—244 (1953).
— Rass. ital. Ottal. **24**, 363—370 und 410—415 (1955).
Vicencio, A. B.: Amer. J. Ophthal. **42**, 402—405 (1956).
— Amer. J. Ophthal. **43**, 408—412 (1957).
Vilmar, K. F.: Ophthalmologica **132**, 48—56 (1956).
Voe, A. G. de: Trans. Amer. Ophthal. Soc. 1950, **48**, 118—127 (1951).
Webster, D. H.: Amer. J. Ophthal. **31**, 95 (1948).
Weekers, L.: Arch. Ophtal. (Paris) **53**, 166—196 (1936).
— Bull. Soc. belge Ophtal. No. 71, 96—127 (1935).
— Bull. Soc. belge Ophtal. No. 88, 268—274 (1948).
— Ann. Oculist. (Paris) **188**, 163—172 (1955).
—, u. F. Bonhomme: Ophthalmologica **99**, 180—186 (1940).
— — Bull. Soc. belge Ophtal. No. 79, 48—55 (1940).
—, u. J. Fanchamps: Bull. Soc. belge Ophtal. No. 74, 40—47 (1937) u. Arch. Ophtal. (Paris) **1**, 585—588 (1937).
—, u. R. Hubin: Arch. Ophtal. (Paris) **48**, 186—196 (1931).
—, u. H. Thibert: Bull. Soc. belge Ophtal. **90**, 541—597 (1948).
—, u. R. Weekers: Brit. J. Ophthal. **32**, 904—910 (1948).
— — Ophthalmologica **117**, 305—324 (1949).
— — J. Ophtal. soc. **11**, 39—41 (1950)
Weekers, R., u. A. Heintz: Bull. Soc. belge Ophtal. **90**, 494—503 (1948).
—, u. P. Mathieu: Bull. Soc. belge Ophtal. No. 88, 294—303 (1948).
—, u. E. Prijot: Brit. J. Ophthal. **36**, 511—517 (1952).
— — Ophthalmologica **124**, 166—172 (1952).
— — L'Année thérapeut. en Ophtal. Tome IV, 545—558 (1953).

WEEKERS, R., E. PRIJOT, Y. DELMARCELLE u. J. GUSTIN: Bull. Soc. belge Ophtal. No. 107, 208—219 (1954).
—, M. WATILLON u. Y. DELMARCELLE: Bull. Soc. Ophtal Fr. No. 1, 169—175 (1956).
WERNER, S.: Finska Läk. Sällsk. Handl. **73**, 981—985 (1931); ref. Zbl. Ophthal. **27**, 128 (1932).
— Acta ophthal. (Kbh.) **10**, 112—116 (1932).
WILDER, W. H.: Illinois med. J. **55**, 15—21 (1929); ref. Zbl. Ophthal. **23**, 318 (1930).
WILLIAMSON-NOBLE, F. A.: Trans. Ophthal. Soc. U. K. **63**, 1943, 324 (1944).
WILMER: zit. n. Sugar, H. S.: Glaucomas, 1. Aufl. Mosby Comp., St. Louis, S. 351 (1951).
WOLFE, O., u. M. J. BLAESS: Amer. J. Ophthal. **19**, 400—406 (1936).
—, u. R. M. WOLFE: Amer. J. Ophthal. **23**, 920—921 (1940).
WOLFF, E.: Brit. J. Ophthal. **33**, 514—518 (1949).
WORKS, R. L.: Tex. St. J. Med. **33**, 50 (1937).
YOUNG, G.: Trans. Ophthal. Soc. U. K. **55**, 523—526 (1935).
YOUSEF, M. O.: Bull. ophthal. Soc. Egypt **43**, 59—64 (1952); ref. Zbl. Ophthal. **63**, 159 (1954/55).
ZIPORKES, J.: A. M. A. Arch. Ophthal. **19**, 583—584 (1938).

V. Cyclodialyse

(Schrifttum S. 512)

1. Technik

a) Verfahren nach HEINE und Modifikationen

HEINE gab seine Methode 1905 bekannt:

Bindehautlappen 8–10 mm vom Limbus temporal oben oder unten, Skleraschnitt von 3 mm Länge im Abstand von 6 mm vom Limbus parallel mit diesem, Einführen des Spatels in Richtung zur Hornhaut, bis etwa 2–3 mm der Spatellänge in der Vorderkammer sichtbar sind, Cyclodialyse durch Schwenken des Spatels nach links und rechts um etwa 120°. In unserer Berichtszeit nimmt er 1936 zu einigen Fragen der Technik nochmals Stellung: Die Ablösung kann beliebig groß gemacht werden. Das Trabekel soll zielbewußt durchstoßen werden, um eine Ablösung der Descemetschen Membran zu vermeiden. Der Spatel darf an dieser Stelle nicht zu stark an die Sklera angedrückt werden. Die Trepanations-Cyclodialyse lehnt HEINE ab, weil man mit dem Trepan eher die Aderhaut verletzen könne, als mit dem Lanzenschnitt.

Ort der Operation. HESSING (1948), RYAN (1949) und CHANDLER (1949) wählen eine synechienfreie Stelle des Kammerwinkels. Nach erfolgloser Iridektomie soll man die Cyclodialyse in das Colobomgebiet legen (BONAVOLONTÀ, 1950). Bei getrübter Linse, die später entfernt werden soll, nimmt ROVEDA (1951) die Operation unten vor, um den oberen Bereich unversehrt zu lassen. CHANDLER (1949) legt den Skleraschnitt 4 mm vom Limbus und vermeidet die horizontalen Meridiane 3 und 9 Uhr wegen der Ausbreitung der hinteren langen Ciliarvenen. Im allgemeinen dürfte temporal oben als Ort gewählt werden, weil der Zugang von temporal leichter ist als nasal und ein oben gelegener Spalt von einer Vorderkammerblutung nicht so leicht verlegt wird wie ein unten gelegener Spalt.

Skleraschnitt. ORLOW (1936) gibt ein vorn abgeschnittenes Graefe-Messer an. CAMPOS (1941, 1950, 1952) führt den Spatel durch einen Lanzenschnitt (2–3 mm vom Limbus) in die Vorderkammer und nimmt eine 90–180° große Cyclodialyse vor. ALLEN (1951) legt einen Radiärschnitt bis in die Vorderkammer, von hier aus Cyclodialyse. GAULY (1956) macht den Skleraschnitt T-förmig, damit er filtrieren könne und beschreibt in 23 von 25 Fällen ein Sickerkissen.

Spatel mit einer oder mehreren Rinnen sollen langsames Absickern des Kammerwassers sowie einer Vorderkammerblutung erlauben (GRAUE, 1942; O'BRIEN et al., 1949; ROVEDA, 1951; GAULY, 1956). RANDOLPH (1943) und HALLERMANN (1951) benutzen eine flache stumpfe Kanüle, statt des Spatels, durch die man Luft einbläst, um eine Blutung zu verhindern.

Das *Einführen des Spatels* kann man sich durch eine besondere Pinzette von ARCHANGELSKIJ (1936) erleichtern. Auch ROSENGREN (1949) hebt die hornhautseitige Skleralippe mit der Pinzette an, DANIELSON et al. (1942), O'BRIEN et al. (1949), LEE et al. (1949) und andere legen eine Haltenaht in diese.

Eine *große Ablösung* wird empfohlen von ARKIN et al. (1936; 1/3 des Ciliarkörpers), GRAUE (1942), O'BRIEN (1947, halber Umfang des Ciliarkörpers), und SALLERAS (1955). *Einblasen von Luft in die Vorderkammer* wird *vor* der Cyclodialyse von BARKAN et al. (1936), BARKAN (1947), LÖVI (1948) und ROME et al. (1948) angeraten (nach Lanzenschnitt unten am Limbus). *Während* der Operation kann man durchbohrte Spatel (s. oben) hierzu benutzen, *nach* der Operation eine Kanüle in dem Cyclodialysekanal (SHAFFER, 1947; HESSING, 1948; CHANDLER, 1949; LEWIS, 1950; JOANNIDES, 1950; VALERIO, 1951; SALLERAS, 1955). Die Luftblase, die am Ende der Operation verbleibt, darf nicht zu groß sein, besonders bei enger Pupille oder Fehlen einer Iridektomie, da sonst Sekundärglaukom (s. dort) entstehen kann; der Kopf soll postoperativ nach Lufteinblasung hochgelagert werden, wenn die Cyclodialyse oben vorgenommen wurde (ROME et al., 1948; BARKAN, 1951). Vgl. „Experimentelles Glaukom".

Multiple Cyclodialysen in einer Sitzung schlägt BARKAN (1947) vor (oben und unten, nach vorheriger Lufteinblasung). O'BRIEN et al. (1949) führen die Cyclodialysen nicht durch Schwenken des Spatels, sondern durch mehrmaliges meridionales Vorschieben aus. BECKER empfahl dies schon 1934 zum Lösen von vorderen Synechien nach Trauma. LEE et al. (1949) schieben den Spatel durch einen 3 mm vom Limbus entfernten Skleraschnitt bis in die Vorderkammer, ziehen ihn dann etwas zurück und nehmen eine inverse Cyclodialyse vor.

b) Inverse Cyclodialyse nach BLASKOVICS

BLASKOVICS (1935) beschreibt seine „inverse Cyclodialyse": Meridionaler Skleraschnitt 7 mm vom Limbus, Spatel parallel zum Limbus einführen, und aus dieser Stellung in die Vorderkammer schwenken. Die Vorteile sollen sein: Der meridionale Schnitt klafft nicht, Descemet-Abrisse und Iridodialyse werden vermieden, Blutungen sind seltener.

GÁT (1947) modifiziert diese Methode, indem er den Schnitt in der Horizontalen vor dem Ansatz des M. rect. lat. macht. HESSING (1948) legt eine Skleranaht zum Halten des Auges. SHAFFER (1947) erzielt mit der inversen Cyclodialyse bessere Erfolge als mit der Originalmethode nach HEINE.

c) Trepanations-Cyclodialyse nach SALLMANN

SALLMANN (1934/35) eröffnet die Sklera mit dem Elliotschen Trepan statt mit der Lanze. Er will so eine Verletzung der Aderhaut eher vermeiden, kann den Spatel leichter einführen und erzielt, wenigstens in den ersten Tagen nach der Operation, ein Absickern des Kammerwassers unter die Bindehaut. Dies schließt er aus der in vielen Fällen zunächst beobachteten Hypotonie und Abflachung der Vorderkammer. Auch Vorderkammerblutungen sollen leichter aufgesaugt werden. Seine Methode wird von MÜGGE (1936, 1938, 1947) und BERGLER (1939) empfohlen.

FLIERINGA (1952) trepaniert am unteren Rande des M. rect. sup., dessen Bewegungen das Loch offen halten sollen, POLYAK et al. (1952) vor dem Ansatz des M. rect. sup. oder inf., wobei sie eine inverse Cyclodialyse ausführen. MALBRÁN (1953) legt die Trepanation unter einen geraden Muskel und empfiehlt danach Lufteinblasung in die Vorderkammer, ebenso NANO et al. (1954). Statt der Trepanation schneidet PETROW (1936) einen Streifen Sklera aus, IVANOV (1937) entfernt ein dreieckiges Stück Sklera.

d) Einlegen von Dochten in den Cyclodialysespalt

Eihaut wird von BRECHER (1936) empfohlen, aber er berichtet nur über einen Fall.

Pferdehaar legt ROW (1934) in den Spalt ein.

*Magnesium*streifen geben freien Sauerstoff ab, die Gasblasen halten den Cyclodialysespalt offen (TRONCOSO, 1940). Nach BOSHOFF (1945) soll der Streifen höchstens 5—6 × 1 mm groß sein, weil die Gasentwicklung sonst zu stark wird. Anscheinend war TRONCOSO selbst mit dem Verfahren nicht zufrieden, da er 1949

*Tantalum*drähte oder -röhrchen bei Kaninchenaugen erprobte, die gut vertragen wurden. Bei 3 von 4 menschlichen Augen stießen sie sich wieder ab (BICK, 1949).

Kunststoff. BIETTI (1952, 1953) hatte bei 4 Kranken mit dem Einlegen von Polyäthylenröhrchen in den Spalt Erfolg. Einen ähnlichen Vorschlag machte LÖSCHE (1952), ohne ihn auszuführen. CAVARA et al. (1953) wandten dies Verfahren bei 4 Augen an und fanden Drucknormalisierung bei 1, hohe Tension nach 2 Wochen bei 2 und akutes Glaukom nach 13 Tagen bei 1 Fall. TAMESIS (1955) beschreibt die Methode erneut. STRAMPELLI (1956) legt einen Supramidfaden ein.

Glaskörper klemmt FANTA (1949, 1951) bei Glaukom mit Aphakie in den Spalt. In der Diskussion wird die Zweckmäßigkeit des Verfahrens bezweifelt.

Einen *Catgutfaden* legt TEULIÈRES (1956) durch die hornhautseitige Wundlippe; die freien Enden bleiben auf der Sklera liegen.

Dochte zwischen Vorderkammer und subconjunctivalem Raum *ohne Cyclodialyse*, s. Iridenkleisis 1 f.

Iriseinklemmung in den Cyclodialysespalt s. „Cyclodialyse mit Iridenkleisis".

e) Nachbehandlung

Das Ziel der Nachbehandlung besteht darin, den Spalt offen zu halten und Synechien zu vermeiden. Für den erstgenannten Zweck werden Miotica von STEIN (1930), BARKAN (1947), KAMEL (1948), LEWIS (1950), YURTAL (1955) u. a. empfohlen. Der letztgenannte Autor vergleicht die Ergebnisse von mit und ohne Miotica ausgeführten Operationen miteinander; mit Pilokarpin-Nachbehandlung waren die Resultate besser. Auch die oben genannte Luftinjektion in die Vorderkammer am Ende der Operation soll den Spalt offen halten. Die Gefahr, daß die Luftblase den Kammerwasserfluß aus der hinteren in die vordere Kammer durch Anpressen der Iris an die Linse behindert, ist bei enger Pupille größer als bei weiter (SCHEIE et al., 1950; s. auch „Sekundäre Glaukome" und „Experimentelles Glaukom"). Eine kleine Luftblase ist weniger gefährlich als eine große (BARKAN, 1951). Der Kopf soll hoch gelagert werden, damit die Luftblase vor dem Spalt liegt (BARKAN, 1951). Mydriatica empfehlen ARKIN et al. (1936).

Die meisten anderen Autoren geben nur 1–2 Tage lang Miotica (CHANDLER, 1949; SUGAR, 1951; POLYAK et al., 1952), danach Mydriatica. STEIN (1930) teilt mit, daß ELSCHNIG nur bei Auftreten von Synechien Mydriatica gibt. CHANDLER (1949) erweitert die Pupille alle 2–3 Tage. BLASKOVICS (1935) gibt von Anfang an Pilokarpin-Adrenalin-Tropfen.

2. Komplikationen

a) Während der Operation

Blutung aus der Sklera tritt bei Verletzung der vorderen Ciliararterien ein. Die langen hinteren Ciliararterien teilen sich gleichfalls bei 3 und 9^{h} subskleral. Deshalb soll man diese Meridiane vermeiden und temporal oben oder temporal unten die Sklera durchschneiden, nach CHANDLER (1949) nicht weiter als 4 mm vom Limbus entfernt. Blutung aus der Aderhaut entsteht bei unvorsichtigem Einschneiden. Der Skleraschnitt darf nicht zu schräg sein, weil man sonst das Durchtrennen der letzten Schichten nicht bemerkt (ARRUGA, 1956). Der Spatel darf erst eingeführt werden, wenn eine Aderhautblutung steht. MCPHERSON (1946) sah Vorderkammerblutung bei 53% von 140 Augen, SUGAR (1947) bei 56% der erfolgreich operierten Augen, bei 77% der erfolglosen Operationen unter 121 Cyclodialysen, O'BRIEN et al. (1949) bei 47 von 100 Augen, BERADZE (1952) bei 43 von 90 Fällen.

*Descemet*rollen werden viel häufiger abgelöst, als in der Literatur berichtet wird (McPherson, 1946: 7 von 140 Augen, Colenbrander, 1951; Calmettes et al., 1951). Diese Komplikation ist im allgemeinen harmlos. Man sieht die abgelösten Lamellen oft bei Spaltlampenuntersuchung auf der Iris nahe dem Kammerwinkel liegen, wobei sie wie Papyrusrollen aussehen. Bei vernarbtem Cyclodialysespalt können sie der einzige sichtbare Hinweis auf die frühere Operation sein.

Eine *Iridodialyse* ist bei kleinem Ausmaß nur gonioskopisch erkennbar. Vannas (1935) sah sie bei 5 von 36 Augen.

Peforation der Aderhaut ist ein gröberes technisches Mißgeschick und wird nur selten berichtet (Arkin et al., 1936; O'Brien et al., 1949, 2 von 100 Operationen). Arruga (1956) rät den Glaskörpervorfall abzutragen, das Skleraloch zu vergrößern und den Spatel an einer anderen Stelle, wo die Aderhaut nicht verletzt ist, einzuführen. Einen falschen Weg des Spatels (Vannas, 1947), der dann hinter der Iris in der Vorderkammer erscheint, kann man durch Spatelführung dicht an der Sklera vermeiden.

b) Nach der Operation

Cyclitis fanden Belova (1949) in 2,7% der Fälle, O'Brien et al. (1949) bei 6 von 100 Augen.

Refraktionsänderungen durch Lageänderung der Linse werden von Stein (1930), Bunge (1933), Vannas (1935), Arkin et al. (1936), Ivanov (1945), Gát (1947), Sugar (1947), v. Fieandt (1949) und Capolongo (1950) berichtet. Sie traten bei rund 15% (Ivanov, 1945, Gát, 1947) bis 75% (Sugar, 1947) der Augen ein. Meist handelt es sich um Zunahme der Myopie bzw. Abnahme der Hypermetropie, seltener um Linsenastigmatismus. *Ablatio* fand Manes (1936, 1937) bei 2 von 98 Cyclodialysen nach Heine. Löhlein (1950) beschreibt einen solchen Fall nach Trepanations-Cyclodialyse, bei der die Aderhaut verletzt wurde, Funder (1951) einen weiteren Fall. Ein *Sklerastaphylom* an dem Ort des Lederhautschnittes beschreibt Soliman (1953). Lee (1950) bespricht allgemein die Komplikationen.

Hypotonie sahen Stein (1930) bei 13 von 96 Augen, Sallmann (1935) bei 3 von 51 Augen, Manes (1936, 1937) in 1 von 98 Fällen, McPherson (1946) bei 3 von 140 Augen, O'Brien et al. (1949) bei 1 von 100 Augen, Vannas et al. (1952) in 27 von 730 Fällen, Löhlein et al. (1953) bei 20 von 100 Augen (Trepanations-Cyclodialyse), Rohrer (1953) bei 11%, Pau (1950) bei 1 Patienten zusammen mit Netzhautfalten und Stauungspapille e vacuo, Viikari et al. (1957) bei 24 von 255 Augen; bei 21 dieser Augen verschlechterte sich das Sehvermögen. Die Versuche von Vannas et al., in 3 Fällen die Hypotonie operativ zu beseitigen, hatten ein sehr entmutigendes Ergebnis. Ein geeignetes Vorbeugungsmittel, das auch eine frühere Herstellung der Vorderkammer bewirkt, ist nach Danielson et al. (1942) eine Naht der Sklera am Ende der Operation.

Akutes Glaukom kann bei Augen mit engem Kammerwinkel nach Cyclodialyse entstehen. Diese Arbeiten werden unter „Indikation“ besprochen.

Linsentrübung s. unter Erfolge.

3. Erfolge

a) Versuch einer Zusammenfassung

Die zahlreichen Arbeiten über den Erfolg der Cyclodialyse lassen sich noch schwerer auf einen Nenner bringen, als dies bei anderen drucksenkenden Operationen der Fall ist, da die Autoren nach verschiedenen Gesichtspunkten urteilen. Bei den primär-chronischen Glaukomformen schwanken die Angaben über die in den ersten zwei Wochen erzielte Drucknormalisierung zwischen 20–90%. Bei richtiger Indikation und Technik (weiter Kammerwinkel, keine Synechien, große Cyclodialyse von etwa 10–2 h mit Skleraschnitt temporal-oben 4 mm vom Limbus, keine Verletzung der Aderhaut) dürfte zunächst bei etwa 80–85% der Druck ohne Miotica zu normalisieren sein.

Nach 5 Jahren wird man noch rund 50% druckregulierte Augen erwarten dürfen. Die weitere Aussicht für diese Augen, auch in Zukunft druckreguliert zu bleiben, ist günstig.

Myopie und Linsenastigmatismus infolge der Verlagerung des Aufhängeorganes der Linse entstehen bei etwa 25%, Linsentrübung durch verändertes Minutenvolumen und vielleicht auch durch veränderte Zusammensetzung des Kammerwassers sind bei etwa 15–30% der Augen zu erwarten, um so häufiger, je mehr Zeit seit der Operation verstrichen ist. Sehverschlechterung insgesamt (verschiedene Ursachen) wird man nach einigen Jahren bei etwa 30–50% der Augen erwarten müssen.

Tabelle 63. *Normalisierung der Tension nach Cyclodialyse* *

%	Zahl der Fälle	Bemerkungen	Autor	Jahr
68	69	Glaucoma simplex	Slavík	1930
41	22	chron.-kongest. Glaukom		
70	132	prim.-chron. Glaukom 1 Jahr oder länger nachbeobachtet, Sehvermögen erhalten, Tension „besser"	Bunge	1933 (1932) **
87,7	1000	primär nach Operation	Grósz	1932 (1939) **
62	300	nach 1 Jahr		
54		nach 2 Jahren		
50		nach 5 Jahren		
67	53	mit inversen Cyclodialysen	Blaskovics	1935 ***
48	53	Operation nach Heine		
98	54	primär nach Operation;	Philippow	1935
42	31	nach 1 Jahr; bei Fortlassen der Kranken mit schlechter Prognose in 63%		
49	250	chron.-kongest. Glaukom	Arkin et al.	1936
73		Glaucoma simplex (Augen nur kurz beobachtet)		
80	74		de Saint-Martin	1936
63,8	47	primäres Glaukom	Hausmann	1937
91	11	Aphakie und Glaukom (Spätresultate)		
85	fehlt		Kadlický	1937
51	fehlt	Glaucoma simplex	Ivanov	1945
70	fehlt	chron.-kongest. Glaukom (Spätresultate)		
72	179	Cyclodialyse nach Heine, Glaucoma simplex, Sehvermögen erhalten, kurz nach Operation	Louhela et al.	1946
52	42	nach 1 Jahr oder länger		

* Die Berechnung der Prozente erfolgte auch bei kleineren Gesamtzahlen, um eine Übersicht zu erleichtern. Da Krankengut, Gruppierung der Kranken, Beobachtungszeit und Beurteilungsmaßstab verschieden sind, ist ein Vergleich der in der Tabelle angegebenen Zahlen untereinander kaum möglich. (Vgl. Abschnitt „Grundlagen der klinischen Glaukomforschung", S. 49 ff.)

** Die zitierten Zahlen beziehen sich auf die nicht in Klammern gesetzten Arbeiten.

*** Zitiert nach Shaffer, 1947.

%	Zahl der Fälle	Bemerkungen	Autor	Jahr
42 36 6,5	45 39 31	Glaucoma simplex nach 1 Jahr Aphakie und Glaukom Sekundärglaukom nach Uveitis	McPherson	1946
86	100	Druckherabsetzung oder Drucknormalisierung?	Sadikova	1946
90	70	teilweise mit multipler Cyclodialyse operiert	Barkan	1947
rund 90%	etwa 197	Methode von Blascovics (1930—1945)	Gát	1947
52,2 76,2	46 21	Methode von Heine Methode von Blascovics Bei beiden Methoden Erfolge bei weitem Kammerwinkel besser als bei engem	Shaffer	1947
47 38,8	121	nach 5 Jahren, nach weiteren 6 Jahren	Sugar	1947
52,3 46	65	Primärglaukom, nach 5 Jahren, nach weiteren 6 Jahren		
60	fehlt		Ibrahim	1948
90	65	Glaucoma simplex, kurz nach Operation	Kamel	1948
79	100	nach 1 Jahr	O'Brien	1949
63,3	90		Beradze	1952
64 (ohne Miotica) 11 (mit Miotica)	100	Trepanationscyclodialyse	Löhlein et al.	1953
68	82	Später bei 50% der primär drucknormalisierten Augen erneut Druckanstiege (bei 4/5 in den ersten 6 Monaten), bei 74 der 82 Augen waren noch Miotica nötig	Rohrer	1953
59	112		Dybicka	1954
82 46	83 83	primär nach Operation nach 4 Jahren	Zajaczkowski	1954, 1956
etwa 50 ohne Miotica 25—35 mit Miotica oder anderen Operationen	255		Viikari et al.	1957

Berichte über weniger als 40 Augen: Nagl (1931), Manes (1931), Gradle (1931), Löfgren (1932), Knapp (1933), Sinclair (1933), Sallmann (1934), Bailliart et al. (1935), Joseph (1935), Vannas (1935), Barkan (1936), Mügge (1936, 1938, 1947), Kaáli Nagi (1936), Bauer (1937), Ibrahim (1937), Bergler (1939), Pereira (1939), Troncoso (1940), Bangerter et al. (1941), Vancea et al. (1942), Iliff (1944), Kronfeld (1947), Osorio et al. (1949), Schmöger (1950; 60 Operationen insgesamt, aber mit Cyclodialyse als 1. Operation kleinere Zahlen), Bonavolontà (1950), Lloyd (1951), Chavira (1951), Malbrán (1953), Gauly (1956).

b) Tension

Berichte über Normalisierung der Tension sind in Tab. 63 wiedergegeben.

Tabelle 64. *Linsentrübung nach Cyclodialyse* *

%	Zahl der Fälle	Autor	Jahr	Bemerkungen
21	96	Stein	1930	Privatpatienten Elschnigs
18	100	Ivanov	1945	praktische Erblindung durch Star
21	47	Louhela et al.	1946	½—9 Jahre nachbeobachtet
21	70	Barkan	1947	3—6 Jahre nachbeobachtet
23	100	O'Brien et al.	1949	
18	82	Rohrer	1953	1 Monat bis 6 Jahre nachbeobachtet
60	98	van Beuningen	1951	Zählt bereits Herabsetzung des Sehvermögens auf 5/10 oder weniger als Star (bei gleicher Bewertung bei 46% der Elliotschen Trepanation und 72% der Iridektomien)

* Die Berechnung der Prozente erfolgte auch bei kleineren Gesamtzahlen, um eine Übersicht zu erleichtern. Da Krankengut, Gruppierung der Kranken, Beobachtungszeit und Beurteilungsmaßstab verschieden sind, ist ein Vergleich der in der Tabelle angegebenen Zahlen untereinander kaum möglich (vgl. Abschnitt „Grundlagen der klinischen Glaukomforschung", S. 49 ff.).

Tabelle 65. *Verschlechterung des Sehvermögens nach Cyclodialyse*

%	Zahl der Fälle	Autor	Jahr	Bemerkungen
10	69	Slavík	1930/31	Glaucoma simplex
31	74	Bunge	1933	Glaucoma simplex 1 Jahr nach
31	58			Operation chron.-kongest. Glaukom
12	54	Philippow	1935	primär nach Operation
58	31			nach 1 Jahr
52	fehlt	de Saint-Martin	1936	
83 (Gesichtsfeld in 69% verschlechtert)	fehlt	Ivanov	1945	Glaucoma simplex
61 (Gesichtsfeld in 40% verschlechtert)	fehlt			chron.-kongest. Glaukom (Spätresultate)
48	fehlt	Louhela et al.	1946	½—9 Jahre nachbeobachtet
25 (Gesichtsfeld in 11% verschlechtert)	fehlt	Sadikova	1946, 1949	
72	fehlt	Schmöger	1950	nach 1 Jahr unter Einschluß der prognostisch ungünstigen Fälle
64	73	Funder	1951	
47	82	Rohrer	1953	
17	36	Malbrán		kurzfristig beobachtet

* Die Berechnung der Prozente erfolgte auch bei kleineren Gesamtzahlen, um eine Übersicht zu erleichtern. Da Krankengut, Gruppierung der Kranken, Beobachtungszeit und Beurteilungsmaßstab verschieden sind, ist ein Vergleich der in der Tabelle angegebenen Zahlen untereinander kaum möglich (vgl. Abschnitt „Grundlagen der klinischen Glaukomforschung", S. 49 ff.).

c) Sehvermögen

Berichte über *Star* nach Cyclodialyse sind in Tab. 64 wiedergegeben.

Andere Autoren teilen summarisch die Zahl der Augen mit postoperativ verschlechtertem *Sehvermögen* mit, wobei Star, Trübung der brechenden Medien durch Descemetfalten, Pigmentausschwemmung, Refraktionsänderungen und Gesichtsfeldverfall oft zusammengefaßt werden (Tab. 65).

Das starke Schwanken zwischen diesen Angaben ist durch Unterschiede in der Auswahl der Kranken, der Beobachtungszeit und des Beurteilungsmaßstabes erklärt. CAPOLONGO (1950) fand nach Cyclodialyse keine veränderte Krümmung der Hornhautvorderfläche und schließt daraus, daß Refraktionsänderungen durch Form- und Lageveränderungen der Linse entstehen.

d) Vergleiche zwischen verschiedenen Verfahren der Cyclodialyse

Die inverse Cyclodialyse ergab in den Händen von BLASCOVICS (1935) und SHAFFER (1947) bessere Ergebnisse als das Verfahren von HEINE. BERGLER (1939) nennt als besonderen Vorzug der Trepanations-Cyclodialyse, daß man von dem Skleraloch aus eine größere Ablösung des Ciliarkörpers ausführen könne, SCHMÖGER (1950) vergleicht die Heinesche Methode mit der Trepanations-Cyclodialyse und berichtet bessere Erfolge mit dem Originalverfahren, doch dürfte ein Unterschied statistisch nicht nachweisbar sein.

4. Wirkungsweise

Die meisten Untersucher bestätigen auf Grund histologischer und gonioskopischer Befunde die schon 1905 von HEINE vertretene Ansicht, daß die Cyclodialyse durch die Resorption des Kammerwassers in dem Aderhautbett wirkt und der Erfolg von dem Offenbleiben des Spaltes abhängt. Histologische Befunde, die hierfür sprechen, teilen ELSCHNIG (1932, 1 Auge) und BARKAN (1950, 2 Augen) mit. Gonioskopische Befunde zeigen, daß bei den weitaus meisten, durch Cyclodialyse druckregulierten Augen der Spalt offen ist, während er bei erfolgloser Operation vernarbt gefunden wird (VANNAS, 1935; BARKAN et al., 1936; SUGAR, 1940, 1947; CLARKE, 1941; BANGERTER et al., 1941; MCLEAN, 1941; TRONCOSO, 1948; HOBBS, 1950; VAN BEUNINGEN, 1951, 1954; WEINSTEIN et al., 1951; SAETEREN et al., 1957).

Ausnahmen von dieser Regel (VANNAS, 1935; SUGAR, 1947; LÖHLEIN et al., 1953) sind selten und durch die Grenzen der Gonioskopie erklärlich: infolge der Form des Auges kann man gonioskopisch oft nur den Eingang des Cyclodialysespaltes sehen, aber nicht sicher entscheiden, ob er in der Tiefe verwachsen ist; umgekehrt kann ein scheinbar verlegter Spalteingang doch ausnahmsweise das Absickern des Kammerwassers erlauben. Neben der Herstellung einer inneren Fistel zur Aderhaut hin wirkt die Cyclodialyse auch durch Verminderung der Kammerwasserbildung drucksenkend. In den ersten Monaten (GOLDMANN, 1951) oder Wochen (SUGAR, 1951: solange das Auge noch eine leichte Injektion zeigt) kann dies trotz verlegten Spaltes zur Hypotonie führen, die bei kurzfristig beobachteten Augen ein viel besseres Operationsergebnis vortäuscht, als man später findet, und durch ungenügende Ernährung der Linse zur Starbildung führt (s. vorstehenden Abschnitt „Erfolge").

So fand KRONFELD (1936) bei einem 2 Wochen nach der Operation histologisch untersuchten Auge den Spalt verschlossen, obgleich die Tension niedrig war; er erklärte die Sekretionsverminderung durch die partielle Nekrose und Vernarbung des Ciliarkörpers. Auch später kann das Minutenvolumen des Kammerwassers subnormal bleiben (KRONFELD, 1954, 1955; AURICCHIO, 1956). Atrophie des Ciliarkörpers als einzige Wirkungsweise der Cyclodialyse nimmt in unserer Berichtszeit nur EL BAKLY (1937) an. Kaninchenversuche werden von WIECZOREK (1934) und PÉREZ-LLORCA et al. (1956) mitgeteilt. Sie haben wohl keine große Bedeutung für unser Verständnis der Wirkung bei menschlichem Glaukom. KLEINERT (1954) glaubt, bei der Cyclodialyse werde der Abfluß durch den Schlemmschen Kanal wieder eröffnet.

5. Anzeigen und Gegenanzeigen

a) Allgemeine Urteile

STEIN (1930), BLASCOVICS (1933) und HEINE (1936) bezeichnen die Cyclodialyse als die Operation der Wahl, weil die Erfolge nicht schlechter als mit anderen Operationen seien, keine Entstellung entstehe, keine Spätinfekte vorkommen und der Eingriff bei Bedarf wiederholt werden könne. Dieser letzte Gesichtspunkt wird betont durch die Berichte von PHILIPPOW (1935) und TAKÁTS (1954, 1955) über die 5malige Ausführung des Eingriffes an je 1 Auge. Weitere Hinweise zur Indikation findet man in den meisten Arbeiten, die über Erfolge berichten (s. oben), sowie bei v. LIEBERMANN (1934) und CAMPOS (1947). Von WEINSTEIN (1947) wird die Cyclodialyse abgelehnt.

b) Primär-chronisches Glaukom

Bei Glaucoma simplex empfehlen die Cyclodialyse als 1. Operation LAUBER (1937), VANNAS (1947), O'BRIEN (1947), CUEVAS CANCINO (1954) und ZAJACZKOWSKI (1954), bei chronisch-kongestivem Glaukom GRÓSZ (1932).

c) Akutes Glaukom

Die Cyclodialyse kann auch bei akutem Glaukom erfolgreich sein (CSILLAG, 1933; VANCEA et al., 1942). BLASKOVICS (1936) macht sie nur in Verbindung mit einer Iridektomie. BERGLER (1939) sieht die Cyclodialyse nur als Voroperation für die Iridektomie an, wobei nicht recht einzusehen ist, warum diese nicht primär und ohne Voroperation ausgeführt wird. Die Erfolge der Cyclodialyse sind ohne Zweifel bei akutem Glaukom schlechter als bei Glaucoma simplex (SALLMANN, 1935; ARKIN et al., 1936).

d) Weite des Kammerwinkels

Die Weite des Kammerwinkels spielt für das Offenbleiben des Spaltes eine wesentliche Rolle. Bei engem Kammerwinkel (flacher Vorderkammer, akutem Glaukom) sind die Erfolge nicht nur geringer als bei weitem, wie im vorstehenden Abschnitt geschildert wurde, sondern die Cyclodialyse kann sogar gefährlich sein, indem die Abflußverhältnisse postoperativ noch ungünstiger werden als zuvor. In der Literatur vor 1930 hat MAUKSCH (1924) vier solcher akuten Glaukomanfälle nach Cyclodialyse geschildert. In unserer Berichtszeit beschreibt STEIN (1930) drei Glaukomanfälle unter 96 Operationen; bei diesen drei Augen bestand zuvor „chronisch-inkompensiertes" Glaukom, Kammerwinkelbefund und Vorderkammertiefe sind nicht vermerkt. Dies gilt auch für zwei von SALLMANN (1935) und vier von HAUSMANN (1937) beschriebene Fälle. BIRNBACHER (1949) fand postoperativ akutes Glaukom bei einem Auge, das vorher

Glaucoma simplex mit flacher Vorderkammer hatte. BANGERTER et al. (1941) warnen vor Cyclodialyse bei engem Kammerwinkel, wenn nicht zuvor eine Iridektomie vorgenommen worden war. MCPHERSON (1946) hatte bei primärem Glaukom mit flacher Vorderkammer nur in 42%, bei tiefer Vorderkammer in 71% Erfolg. Gonioskopisch wird man sich möglichst Stellen aussuchen, an denen sich keine Synechien befinden, um die Blutung zu vermeiden.

e) Glaukom bei Aphakie oder Linsenluxation

Glaukom bei Aphakie oder Linsenluxation in den Glaskörper ist aus dem eben genannten Grund die Domäne der Cyclodialyse; hier ist die Wahrscheinlichkeit, einen weit offenen Spalt zu erzielen, besonders groß und die Operation führt zu den besten Erfolgen (HRANKOVIČOVÁ, 1931; SEEFELDER, 1931; BUNGE, 1932; DE SAINT-MARTIN, 1936; HAUSMANN, 1937; O'BRIEN, 1947; BERENS, 1947; O'BRIEN et al., 1949; SUGAR, 1951).

f) Fortgeschrittener Gesichtsfeldverfall

Fortgeschrittener Gesichtsfeldverfall erfordert eine allmähliche Herabsetzung des i.o. Druckes bei der Operation. Deshalb wird in solchen Fällen die Cyclodialyse empfohlen (GRADLE, 1931; PHILLIPOW, 1935; BAILLIART et al., 1935; PALLARÉS, 1948; POLYAK et al., 1952).

g) Tension vor der Operation

Die Tension vor der Operation scheint weniger entscheidend zu sein als der Kammerwinkelbefund. BLASKOVICS (1935) empfiehlt die Cyclodialyse, wenn der i.o. Druck vor der Operation ohne Miotica über 40 mm Hg beträgt, KAMEL (1948) rät im Gegenteil von dieser Operation bei Druckwerten über 45 mm Hg ab.

h) Bei Trachom oder Liderkrankungen

Bei Trachom oder Liderkrankungen ist die Cyclodialyse geeigneter als Fisteloperationen, weil die Gefahr der Spätinfektion wegfällt (ZIRKULENKO, 1935; PHILIPPOW, 1935; THIEL, 1936).

j) Bei angeborener Aniridie

Bei angeborener *Aniridie* ist neben der diathermischen Verödung des Ciliarkörpers die Cyclodialyse eine bevorzugte Operation, wie eine Rundfrage von BLAKE (1953) ergab.

k) Bei Hydrophthalmie

Die Ergebnisse bei *Hydrophthalmie* sind meist schlecht. SLAVÍK (1930, 1931) hatte in 8 Fällen keinen Erfolg, BUNGE (1933) nur bei 2 von 6 Fällen, BLASCOVICS (1935) keinen Erfolg bei 3 Augen. Nur O'BRIEN et al. (1949) empfehlen sie hierbei, geben aber die Zahl der Augen mit Hydrophthalmie nicht an.

Schrifttum

ALLEN, J. H.: Sth. med. J. (Bgham, Ala.) **44**, 931—935 (1951).
ARCHANGELSKIJ, P. E.: Sovet. Vestn. Oftal. **9**, 117—118 (1936) u. Arch. Ophtal. (Paris) **53**, 697 bis 699 (1936).
ARKIN, W., u. M. ESSIGMANN: Klin.-oczna **14**, 25—38 (1936); ref. Zbl. Ophthal. **36**, 570 (1936).
ARRUGA, H.: Ocular Surgery. Salvat Editores, S. A. 1956 Barcelona, 948 S.
AURICCHIO, G.: Boll. Oculist. **35**, 401—411 (1956).
BAILLIART, P., u. M. LAIGNER: Bull. Soc. Ophtal. Fr. Nr. 7, 636—642 (1935).
BANGERTER, A., u. H. GOLDMANN: Ophthalmologica **102**, 321—350 (1941).
BARKAN, O.: Amer. J. Ophthal. **19**, 951—966 (1936).
— Amer. J. Ophthal. **30**, 1063—1073 (1947).
— A. M. A. Arch. Ophthal. **43**, 793—803 (1950).
— Amer. J. Ophthal. **34**, 567—571 (1951).
—, S. F. BOYLE u. S. MAISLER: Amer. J. Ophthal. **19**, 21—25 (1936).
BAUER, C.: An. Soc. mex. Oftal. **11**, 169—172 (1937); ref. Zbl. Ophthal. **39**, 521 (1937).
BECKER: Klin. Mbl. Augenheilk. **92**, 397 (1934).
BELOVA, S. F.: Vestn. Oftal. **28**, 31—35 (1949); ref. Zbl. Ophthal. **56**, 255 (1951/52).
BERADZE, N. I.: Vestn. Oftal. **31**, 25—28 (1952); ref. Zbl. Ophthal. **58**, 134 (1952/53).
BERENS, C.: Amer. J. Ophthal. **30**, 487—488 (1947).
BERGLER, K.: Klin. Mbl. Augenheilk. **102**, 49—56 (1939).
BEUNINGEN, E. G. A. VAN: Albrecht v. Graefes Arch. Ophthal. **151**, 541—550 (1951).
— Ber. dtsch. ophthal. Ges. München, 1950, **56**, 320—321 (1951).
— Ber. dtsch. ophthal. Ges. Heidelberg, 1951, **57**, 121—126 (1952).
— Zeitfragen der Augenheilkunde, herausg. von W. Löhlein, Thieme Verl., Leipzig, 1954, 107—113
BICK, M. W.: A. M. A. Arch. Ophthal. **42**, 373—388 (1949).
BIETTI, G. B.: Ateneo parmense **23**, 1—8 (1952); ref. Ophthal. Lit. **6**, 5307 (1952).
— Atti 39. Cong. Soc. ottal. ital. **13**, 91—97 (1953).
BIRNBACHER, TH.: Klin. Mbl. Augenheilk. **115**, 406—409 (1949).
BLAKE, E. M.: Trans. Amer. Soc. Ophthal. **50**, 1952, 47—53 (1953) u. Amer. J. Ophthal. **36**, 907 bis 909 (1953).
BLASCOVICS, L.: Orv. Hetil. 437—440 (1933); ref. Zbl. Ophthal. **29**, 765 (1933).
— Szemészet **70**, 5—21 (1935); ref. Zbl. Ophthal. **35**, 455 (1936).
BONAVOLONTÀ, A.: Boll. Oculist. **3**, 329—349 (1950).
BOSHOFF, P. H.: A. M. A. Arch. Ophthal. **33**, 404—405 (1945).
BRECHER, I.: Klin. Mbl. Augenheilk. **96**, 235—237 (1936).
BUNGE, E.: Klin. Mbl. Augenheilk. **89**, 535—536 (1932).
— Klin. Mbl. Augenheilk. **90**, 21—35 (1933).
CALMETTES, DÉODATI u. AMALRIC: Bull. Soc. franç. Ophtal. **64**, 407—411 (1951).
CAMPOS, E.: Brasil-méd. **55**, 445—451 (1941); ref. nach Barkan, O.: Ophthalmology in the War Years, Meyer-Wiener, Chicago, **1** (1946).
— Rev. bras. Oftal. **8**, 191—202 (1950); ref. Zbl. Ophthal. **54**, 247 (1950/51).
— Hospital 1952, 431—443 (1952); ref. Zbl. Ophthal. **58**, 223 (1952/53).
CAMPOS, R.: Atti 36 Cong. ottal. ital. **36**, 128—134 (1947).
CAPOLONGO, G.: Arch. Ottal. **54**, 13—25 (1950).
CAVARA, V., u. G. CIOTOLA: Atti 40 Cong. Soc. ottal. ital. **14**, 110—119 (1953).
CHANDLER, P. A.: Trans. Amer. Acad. Ophthal. Otolaryng. **53**, 224—231 (1949).
— A. M. A. Arch. Ophthal. **47**, 695—716 (1952).
CHAVIRA, R. A.: An. Soc. mex. Oftal. **25**, 33—40 (1951); ref. Zbl. Ophthal. **58**, 223 (1952/53).
CLARKE, S. T.: Amer. J. Ophthal. **24**, 1026—1028 (1941).
COLENBRANDER, M. C.: Ophthalmologica **122**, 111—114 (1951).
CSILLAG, F.: Klin. Mbl. Augenheilk. **91**, 660—661 (1933).
— Klin. Mbl. Augenheilk. **91**, 678—679 (1933).
CUEVAS CANCINO, D.: Bull. Hosp. Oftal. N. S. Luz **7**, 77—80 (1954); ref. Ophthal. Lit. **8**, 4872 (1954).
DANIELSON, R. W., J. C. LONG u. R. O. SHERWOOD: Amer. J. Ophthal. **25**, 454—455 (1942).
DENIG, R.: Klin. Mbl. Augenheilk. **99**, 1—8 (1937).
DYBICKA, A.: XXIV. Cong. Oculist. Polski **1**, 83 (1954); ref. Ophthal. Lit. **8**, 4871 (1954).
EL BAKLY, M. A.: Bull. ophthal. Soc. Egypt **30**, 65—78 (1937); ref. Zbl. Ophthal. **40**, 578 (1938).
ELSCHNIG, A.: Ber. dtsch. ophthal. Ges. Leipzig, 1932, **49**, 277 —280 (1932).
FANTA, H.: Wien. klin. Wschr. 1949, 606, u. Ophthalmologica **118**, 205—207 (1949).
— Ber. dtsch. ophthal. Ges. München, 1950, **56**, 158—172 (1951).
FIEANDT, O. VON: Suomalaisen kirjal. Helsinki 1949, zit. nach Sugar: The Glaucomas, 1. Aufl. Mosby Comp., St. Louis 1951, S. 412.
FLIERINGA, H. J.: Brit. J. Ophthal. **36**, 518—519 (1952).
FUNDER, W.: Klin. Mbl. Augenheilk. **118**, 369—373 (1951).

GÁT, L.: Ophthalmologica **114**, 106—118 (1947).
GAULY, E.: Klin. Mbl. Augenheilk. **129**, 67—72 (1956).
GOLDMANN, H.: Ophthalmologica **121**, 94—100 (1951).
GRADLE, H. S.: Amer. J. Ophthal. **14**, 1101—1103 (1931).
GRAUE, E.: Bol. Hosp. oftal. N. S. Luz **2**, 51—58 (1942); ref. nach Barkan, O.: Ophthalmology in the War Years, Meyer-Wiener, Chicago, **2** (1948).
GRÓSZ, E. DE: Arch. Ophtal. (Paris) **49**, 625—627 (1932).
— Schweiz. med. Wschr. 1939, II, 1008—1010.
HALLERMANN, W.: Ber. dtsch. ophthal. Ges. München, 1950, **56**, 318—319 (1951).
HAUSMANN, G.: Z. Augenheilk. **92**, 139—153 (1937).
HEINE, L.: Klin. Mbl. Augenheilk. **97**, 721—726 (1936).
— Fortschr. Ther. **12**, 143—149 (1936).
HESSING, E. E.: Amer. J. Ophthal. **31**, 106—107 (1948).
HOBBS, H. E.: Proc. roy. Soc. Med. **43**, 1017—1024 (1950).
HRANKOVIČOVÁ, L.: Ofthal. Sborn. **6**, 95—99 (1931); ref. Zbl. Ophthal. **26**, 681 (1932) u. Bratisl. lék. Listy, Beih. **11**, 154—162 (1931).
IBRAHIM, F. G.: Bull. ophthal. Soc. Egypt **35**, 164—167 (1948); ref. Ophthal. Lit. **2**, 512 (1948).
IBRAHIM, S. A.: Bull. ophthal. Soc. Egypt **30**, 87—90 (1937).
ILIFF, C. E.: Amer. J. Ophthal. **27**, 731—738 (1944).
IVANOV, N. K.: Vestn. Oftal. **24**, 66—70 (1945); ref. Amer. J. Ophthal. **30**, 660 (1947).
IVANOV, S. N.: Vestn. Oftal. **11**, 519—522 (1937); ref. Zbl. Ophthal. **41**, 100 (1938).
JOANNIDES, TH.: Bull. Soc. héllén. Ophtal. **18**, 430 (1950); ref. Zbl. Ophthal. **56**, 241 (1951/52).
— Bull. Greek. ophthal. Soc. **18**, 389—394 (1950); ref. Ophthal. Lit. **4**, 6171 (1950).
JOSEPH, E.: Ann. Oculist. (Paris) **172**, 827—848 (1935).
KAÁLI NAGY, A.: Klin. Mbl. Augenheilk. **97**, 147 (1936).
KADLICKÝ: Čsl. Ofthal. **3**, 81—84 (1937); ref. Zbl. Ophthal. **39**, 45 (1937).
KAMEL, S.: Bull. ophthal. Soc. Egypt **38**, 100—104 (1948); ref. Ophthal. Lit. **2**, 512 (1948).
KLEINERT, H.: Ophthalmologica **128**, 44—53 (1954).
KNAPP, A.: A. M. A. Arch. Ophthal. **10**, 298—301 (1933).
KRONFELD, P. C.: A. M. A. Arch. Ophthal. **15**, 411—422 (1936).
— Trans. Amer. Acad. Ophthal. Otolaryng. **53**, 169 (1948).
— Trans. Amer. Ophthal. Soc. **52**, 1954, 249—263 (1955).
LAUBER, H.: Trans. Ophthal. Soc. U. K. 1939, **59**, I, 267—274 (1939).
LAUBER, J.: Klin. oczna **15**, 144—149 (1937); ref. Zbl. Ophthal. **39**, 373 (1937).
LEE, O. S.: J. Iowa St. med. Soc. **40**, 115—119 (1950); ref. Ophthal. Lit. **4**, 734 (1950).
—, u. J. H. ALLEN: Amer. J. Ophthal. **32**, 1713—1718 (1949).
LEWIS, P. M.: J. Tenn. Med. Ass. **43**, 44—47 (1950); ref. Ophthal. Lit. **4**, 4075 (1950).
LIEBERMANN, L. VON: Klin. Mbl. Augenheilk. **92**, 763—768 (1934).
LLOYD, J. P. F.: Amer. J. Ophthal. **34**, 705—717 (1951).
LÖFGREN, S.: Acta ophthal. (Kbh.) **10**, 77—87 u. 11—23 (1932).
LÖHLEIN, W.: Ber. dtsch. ophthal. Ges. Heidelberg, 1949, **55**, 352—354 (1950).
—, u. I. VON GLASENAPP: Klin. Mbl. Augenheilk. **122**, 179—195 (1953).
LÖSCHE, W.: Klin. Mbl. Augenheilk. **121**, 715—716 (1952).
LÖVI, M.: Mem. Vol. St. Rokus Hosp. (Budapest) 72—75 (1948); ref. Ophthal. Lit. **2**, 663 (1948).
LOUHELA, T., u. H. TERÄSKELI: Acta ophthal. (Kbh.) **24**, 27—41 (1946).
MALBRÁN, J.: Amer. J. Ophthal. **36**, 365—374 (1953).
MANES, A. J.: Sem. méd. 1931, I, 880—884.
— Sem. méd. **2**, 1581—1583 (1936).
— Acta 1. Cong. argent. Oftal. **1**, 431—432 (1937); ref. Zbl. Ophthal. **40**, 580 (1938).
MAUKSCH H.: Z. Augenheilk. **52**, 167—169 (1924).
MCLEAN, J. M.: Trans. Amer. Acad. Ophthal. **45**, 1941, 176—183 (1942).
MCPHERSON, S. D.: Amer. J. Ophthal. **23**, 853—866 (1940).
MÜGGE, F.: Ber. dtsch. ophthal. Ges. Heidelberg, 1936, **51**, 371 (1936).
— Klin. Mbl. Augenheilk. **100**, 268—271 (1938).
— Klin. Mbl. Augenheilk. **112**, 104—113 (1947).
NAGL: Klin. Mbl. Augenheilk. **86**, 250 (1931).
NANO, H. M., E. FRIGERIO u. M. SCENNA: Arch. Oftal. B.Aires **29**, 497—501 (1954); ref. Ophthal. Lit. **8**, 2537 (1954).
O'BRIEN, C. S.: A. M. A. Arch. Ophthal. **37**, 134—138 (1947).
—, u. J. WEIH: A. M. A. Arch. Ophthal. **42**, 606—619 (1949).
ORLOW, K. CH.: Sovet. Vestn. Oftal. **9**, 115—116 (1936); ref. Zbl. Ophthal. **37**, 601 (1937).
OSORIO, L. A., u. M. ARAUJO AZAMBUJA: Arch. Oftal. B.Aires **24**, 103—115 (1949); ref. Ophthal. Lit. **3**, 4019 (1949).
PALLARÉS, J.: Arch. Soc. oftal. hisp.-amer. **8**, 1244—1248 (1948).
PAU, H.: Klin. Mbl. Augenheilk. **117**, 591—597 (1950).

Pereira, R. F.: Arch. Oftal. B.Aires **14**, 547—552 (1939); ref. Zbl. Ophthal. **44**, 543 (1940).
Pérez-Llorca, J., u. J. M. Genis Galvez: Arch. Soc. oftal. hisp.-amer. **16**, 545—549 (1956).
Petrow, M. D.: Sovet. Vestn. Oftal. **9**, 119—122 (1936); ref. Zbl. Ophthal. **37**, 601 (1937).
Philippow, N.: Sovet. Vestn. Oftal. **6**, 51—57 (1935); ref. Zbl. Ophthal. **34**, 572 (1935).
Polyak, B. L., u. L. M. Rel: Vestn. Oftal. **31**, 11—17 (1952); ref. Zbl. Ophthal. **60**, 126 (1953).
Randolph, M. E.: Amer. J. Ophthal. **26**, 187 (1943).
Rohrer, F.: Klin. Mbl. Augenheilk. **123**, 268—277 (1953).
Rome, S., u. R. Koff: A. M. A. Arch. Ophthal. **40**, 134—137 (1948).
Rosengren, B.: Acta ophthal. (Kbh.) **27**, 135 (1949).
Roveda, J. M.: Dia. méd. B.Aires **23**, 2282—2283 (1951); ref. Ophthal. Lit. **5**, 1875 (1951).
Row, H.: A. M. A. Arch. Ophthal. **12**, 325—329 (1934).
Ryan, H.: Trans. Ophthal. Soc. Aust. **9**, 202—211 (1949); ref. Ophthal. Lit. **3**, 5481 (1949).
Sadikova, V. S.: Vestn. Oftal. **25**, 42—45 (1946); ref. Amer. J. Ophthal. **30**, 809 (1947).
Saeteren, T., u. T. L. Thomassen: Acta ophthal. (Kbh.) **35**, 372—379 (1957).
Saint-Martin, de: Bull. Soc. franç. Ophtal. 157—173 (1936).
Salleras, A.: Arch. Oftal. B.Aires **30**, 177—178 (1955); ref. Ophthal. Lit. **9**, 2142 (1944).
Sallmann, L. von: Z. Augenheilk. **82**, 334—336 (1934).
— Z. Augenheilk. **86**, 111—120 (1935).
Scheie, H. G., u. W. C. Frayer: Trans. Amer. Soc. Ophthal. **48**, 1950, 88—106 (1951).
Schmöger, E.: Klin. Mbl. Augenheilk. **117**, 598—606 (1950).
Seefelder, R.: Klin. Mbl. Augenheilk. **86**, 250 (1931).
Shaffer, R. N.: Amer. J. Ophthal. **30**, 860—868 (1947).
Sinclair, A. H. H.: Trans. ophthal. Soc. U. K. **52**, 1932, 310 (1933).
Slavík, B.: Ofthal. Sborn. **5**, 95—98 (1930); ref. Zbl. Ophthal. **24**, 327 (1931).
Soliman, A. M.: Bull. ophthal. Soc. Egypt **46**, 251—252 (1953); ref. Zbl. Ophthal. **63**, 55 (1954/55).
Stein, R.: Arch. Augenheilk. **102**, 626—656 (1930).
Strampelli, B.: Ann. Ottal. **82**, 186—187 (1956).
Sugar, H. S.: Amer. J. Ophthal. **23**, 853—866 (1940).
— Amer. J. Ophthal. **30**, 843—859 (1947).
— The Glaucomas, Mosby Comp., St. Louis, 469 S., 1951.
Takáts, I.: Orv. Hetil 768—770 (1954); ref. Zbl. Ophthal. **63**, 329 (1954/55).
— Ophthalmologica **129**, 202—205 (1955).
Tamesis, J. V.: Philipp. J. Ophthal. Otol. **7**, 1—9 (1955); ref. Ophthal. Lit. **9**, 4735 (1955).
Teulières, M. J.: Bull. Soc. Ophtal. Fr. 942—943 (1956).
Thiel, R.: Klin. Mbl. Augenheilk. **96**, 145—165 (1936).
Troncoso, M. U.: A. M. A. Arch. Ophthal. **23**, 270—300 (1940).
— A Treatise on Gonioscopy. F. A. Davis. Co., Philadelphia (1948) 306 S.
— Amer. J. Ophthal. **32**, 499—508 (1949).
Valerio, M.: Atti Soc. ottal. ital. **12**, 78—84 (1951).
Vancea, P., u. G. Cerne: Sitzungsber. ophthal. Ges. Iasi **2**, 195—197 (1942); ref. Zbl. Ophthal. **48**, 501 (1943).
Vannas, M.: Klin. Mbl. Augenheilk. **95**, 629—644 (1935).
— Duodecim (Helsinki) **51**, 1008—1019 (1935).
— Acta ophthal. (Kbh.) **25**, 332—333 (1947).
—, u. B. Björkenheim: Acta ophthal. (Kbh.) **30**, 63—64 (1952).
Viikari, K., u. E. Tuovinen: Acta ophthal. (Kbh.) **35**, 528—542, 543—549 (1957).
Weinstein, P.: Amer. J. Ophthal. **30**, 755—757 (1947).
—, u. J. Forgács: Ophthalmologica **122**, 357—361 (1951).
Wheeler, J. M.: A. M. A. Arch. Ophthal. **16**, 569 (1936).
Wieczorek, A.: Klin.-oczna **12**, 482—485 (1934); ref. Zbl. Ophthal. **32**, 665 (1935).
Wootton, H. W.: Trans. Amer. Ophthal. Soc. **30**, 64 (1932).
Yurtal, H.: Birinci Türk. oftal. Kong. Bül. 33—36 (1955); ref. Ophthal. Lit. **9**, 4734 (1955).
Zajaczkowski, T.: XXIV. Cong. Oculist. Polski **1**, 84 (1954); ref. Ophthal. Lit. **8**, 4870 (1954).
— Ann. Univ. Lublin, Sect. D, **11**, 17—30 (1956); ref. Ophthal. Lit. **10**, 4627 (1956).
Zirkulenko, K.: Sovet Vestn. Oftal. **7**, 581—583 (1935); ref. Zbl. Ophthal. **36**, 148 (1936).

VI. Goniotomie und Goniopunktur

(Schrifttum S. 518)

1. Technik

a) Allgemeines

Das Einschneiden des Kammerwinkels von der Vorderkammer aus wurde zuerst von TAILOR (1891) und DE VINCENTIIS (1893) beschrieben. Der Sohn von DE VINCENTIIS erinnert 1952 an die erste Arbeit seines Vaters. Es ist BARKANS Verdienst, die lange Zeit vergessene Operation wieder aufgenommen zu haben. Durch direkte Beobachtung mit einer Haftschale kann sie wesentlich sicherer als nach DE VINCENTIIS ausgeführt werden. Diesen Gedanken beschreibt er zuerst 1936, nachdem er 7 Augen ohne Haftschale operierte. In späteren Arbeiten (1937, 1938, 1942, 1945, 1947, 1948, 1949, 1950, 1953, 1955, 1956) wird über die Verfeinerung der Technik, über Indikation und Erfolge berichtet. Wir folgen der ausführlichen Beschreibung von 1938 und 1955:

Vor der Operation maximale Miosis. Fassen der Ansätze des M. rect. sup. und inf. mit Pinzette durch den Assistenten. Falls die Hornhaut durch Epithelödem getrübt ist, wird das Epithel vollständig abradiert. Das Auge wird nach nasal gedreht, die Kontaktschale aufgesetzt und durch eine Spritze mit physiologischer Kochsalzlösung gefüllt. Einstich mit dem Goniotomie-Messer temporal-oben in Richtung nach nasal-unten, dabei fokale Beleuchtung mit der Hammerlampe, die an der Schläfe des Operateurs in seiner Blickrichtung gehalten wird. Beobachtung mit Kopflupe oder Hornhautmikroskop. Das Messer soll nur 0,25 mm tief in das embryonale Gewebe des Kammerwinkels eindringen, knapp hinter der Schwalbeschen Linie. Es wird nun entgegen dem Uhrzeigersinn so gedreht, daß das Gewebe in $^1/_3$ bis wenigstens $^1/_4$ des Kammerwinkelumfanges mehr abgekratzt als eingeschnitten wird. Danach Einblasen von Luft in die Vorderkammer, Miotica. Nach Möglichkeit Lagerung des Kindes so, daß die Operationsstelle nach oben kommt. 1 Tag beidäugiger Verband, 3 Tage Krankenhausaufenthalt, 3 Wochen Nachbehandlung mit Miotica.

Falls dichte Trübungen der Hornhaut den Einblick verhindern, kann die Operation ohne Kontaktglas ausgeführt werden.

b) Instrumente

BARKAN beschreibt 1950 Messer und Linse genau. Eine Linse, die der Hornhaut eng anliegt, und bei der deshalb keine Kochsalzlösung eingefüllt zu werden braucht, gibt ELLIS (1944) an. Dies gilt auch für die kleine Linse von LISTER (1951). TRONCOSO (1952) empfiehlt ein Haftglas mit 2 seitlichen Fenstern, die durch Gummihäutchen abgedichtet sind. Durch das eine Fenster führt man das Messer ein, durch das andere fixiert man das Auge mit der Pinzette. Die Linse von GRANT et al. (1954) hat eine zentrale Bohrung, durch die dauernd 1,5% NaCl-Lösung nachfließt, damit keine Luftblasen eindringen können. Nasal ist sie für die Faßpinzette abgeschliffen, temporal für das Messer. Eine durchbohrte Kanüle statt des Messers benutzen HUGHES et al. (1946) und füllen die Vorderkammer durch die Bohrung mit Luft, während durch eine 2. Bohrung Kammerwasser abgesaugt wird („air goniotomy"). Eine Kontaktschale ist dann nicht nötig. Ähnlich ist die durchbohrte Kanüle (mit nur einer Öffnung) von STEPANIK (1952), durch die physiologische NaCl-Lösung in die Vorderkammer gefüllt und der Abfluß des Kammerwassers während der Goniotomie ausgeglichen werden kann. CUSICK (1954) benutzt statt des Messers einen Cyclodialysespatel mit keilförmiger Spitze, um Verletzungen der Iris zu vermeiden, BURNS (1956) einen schmalen Spatel.

c) Modifikationen. Goniopunktur

SCHEIE (1950, 1952, 1955) führt das Messer wie bei Goniotomie durch die Vorderkammer, schneidet aber den Kammerwinkel dann nicht ein, sondern sticht im Kammerwinkel ein bis in das subconjunctivale Gewebe: Goniopunktur. Dadurch soll ein Dauerabfluß unter die Bindehaut entstehen. Novocain-Injektion an der geplanten Ausstichstelle hebt die Bindehaut ab und schützt sie vor Perforation.

Auffüllen der Vorderkammer mit Luft („air goniotomy", s. oben) macht eine Haftschale überflüssig, doch sieht man den Kammerwinkel nicht vergrößert, und Lichtreflexe können den Einblick stören. Diese Modifikation wird erwähnt von BARKAN (1945, 1948) und HUGHES et al. (1946). – BARKAN fand die Luftgoniotomie aber umständlicher als das Originalverfahren (1953).

Goniotomie ohne Haftschale wird von BARKAN (1953) nur bei tief getrübter Hornhaut empfohlen, doch ist die „blinde" Ausführung der Operation unsicher und Komplikationen sind häufig. FLIERINGA (1956) gibt sie jedoch als Modifikation an und benutzt zum Einschneiden des Kammerwinkels ein am Ende abgestumpftes Starmesser.

2. Komplikationen

Die Vorderkammer kann abfließen, ehe die Operation beendet ist. Davor kann man sich schützen, indem man das Messer zügig führt, nicht vorzeitig zurückzieht und nicht mit dem Kontaktglas auf das Auge drückt. Wenn die Kammer abfließt, kann die Iris in das Messer fallen. In solchen Fällen halte ich es für das Beste, die Operation abzubrechen und an einem anderen Tage auszuführen. Eine durchbohrte Kanüle statt des Messers läßt beide Komplikationen vermeiden (s. oben).

Die wichtigste Komplikation sind schwere Irisblutungen aus dem Kammerwinkel, die in Spätfällen auftreten (MCAREVEY, 1950) und früher die Operation ohne Gonioskopielinse nach TAILOR-DE VINCENTIIS in Mißkredit gebracht hatten (SEEFELDER, 1906). BARKAN rät bei einem Hornhautdurchmesser von 15 mm oder mehr von der Goniotomie ab (s. Anzeigen). Bei den zuletzt operierten 150 Augen sah er nie Komplikationen (1955), unter 212 Augen nie sympathische Ophthalmie.

3. Erfolge

a) Goniotomie

Aus der älteren Literatur sei die Arbeit von SCALINCI (1900) erwähnt, der 8 Augen nach der Operation von TAILOR-DE VINCENTIIS nach 1–4 Jahren untersuchte und bei allen normale Tension fand. Die größten Erfahrungen mit seiner Operation hat BARKAN, der 1953 die Ergebnisse von 196 operierten Augen (121 Kinder) zusammenstellt: Bei 152 Augen wurde der i.o. Druck normalisiert und das Sehvermögen erhalten, bei 36 Augen kein Erfolg erzielt, bei 8 Augen war die Beobachtungszeit noch zu kurz, um den Erfolg beurteilen zu können; bei 10 Augen stieg der Druck wieder an. Bei den 152 erfolgreich operierten Augen genügte 1 Goniotomie bei 92 Augen, während bei 37 Augen 2 Goniotomien, bei 8 Augen 3, bei 10 Augen 4 und bei 5 Augen 5 Goniotomien nötig waren.

SUGAR (1942) erzielte bei 9 Fällen Erfolg, wenn der Skleralsporn durchtrennt wurde. In seinem Buch (1957) erwähnt er 5 Kinder, bei denen er an einem Auge Goniotomie, am anderen Iridenkleisis ausführte, war aber vom Erfolg beider Operationen „nicht begeistert". CLARKE (1942) führte Goniotomie bei 8 Erwachsenen mit Glaukom aus und erzielte bei 7 während einer Beobachtungszeit von 10–16 Monaten Erfolg, obgleich nur bei 2 Augen gonioskopisch ein Spalt wie nach Cyclodialyse sichtbar war. MCAREVEY berichtet wiederholt über die Erfolge der Operation (1946, 1949, 1950). Insgesamt erzielte er bei 22 von 25 Augen normale Tension, Beobachtungszeit 2 Monate bis 7 Jahre. Bei 10 Augen genügte 1 Goniotomie, bei 7 Augen war zweimalige und bei 3 Augen dreimalige Operation nötig.

McKinney berichtet 1947 und 1950 über Einzelfälle und faßt 1952 seine Erfahrungen an 14 Augen zusammen, von denen bei 10 der Druck normalisiert war. Callahan (1949) weist auf die Wichtigkeit der Frühoperation hin: er hatte bei 7 von 10 Augen Erfolg, die im Alter von 1 Monat bis 3 Jahren operiert wurden, aber nur bei 1 von 7 Augen von $3^1/_2$—17jährigen Kindern. Scheie (1949, 1950) führte die Operation ohne Haftglas aus und konnte bei 11 von 16 Augen mit angeborenem Glaukom den Druck normalisieren, während sie bei 3 fast erblindeten Augen und 2 mit Naevus flammeus versagt, Beobachtungszeit $1^1/_2$ Jahre oder länger. In der Aussprache zu Scheie (1950) teilt McDonald seinen Erfolg bei 2 von 4 Augen mit. Lister (1951) hatte bei 16 von 40 Augen Erfolg, Bietti (1952) bei 11 von 15 Augen (bei ihnen wurde z. T. anschließend eine Goniolyse mit dem Spatel ausgeführt). Funder (1954) führte die Goniotomie ohne Haftschale bei 23 Augen aus und erzielte normale Tension bei 14.

Paufique et al. (1954) berichten über 17 Operationen, von denen 16 zunächst erfolgreich waren; 1956 gibt Paufique 80% Erfolge im Frühstadium an. Douglas (1955) fand nach 1–11 Jahren normale Tension bei 28 von 36 Augen, die er meist ohne Kontaktglas operierte. Tsou Tze-Tu (1957) operierte 8 Augen; nur 2 davon hatten danach normale Sehschärfe.

Haas (1955) faßt die Ergebnisse von 4 Operateuren zusammen und wertet als Erfolg, wenn 3 Monate nach dem Eingriff die Tension unter 28 mm Hg lag. Dies war bei 77% von 253 Augen der Fall. Unter ihnen befinden sich 8, bei denen eine fünfmalige Goniotomie nötig war.

Vereinzelte Fälle werden von Robertson (1950; 4 Augen). Moore (1951; 2 Augen) und Hertzberg (1951; 3 Augen) mitgeteilt.

Die Goniotomie in Verbindung mit Goniopunktur wird im folgenden Absatz besprochen.

b) Goniopunktur

Scheie berichtet in seiner ersten Veröffentlichung (1950) über Erfolg bei allen 4 operierten Augen mit Glaucoma juvenile und bei 3 von 5 Augen mit kongenitalem Glaukom (Hydrophthalmie), während bei 6 Augen mit Glaucoma simplex und 1 Auge mit Glaucoma capsulare kein Erfolg eintrat. Tyner et al. (1955) führten den Eingriff bei 13 Augen aus (8 mit angeborenem Glaukom, 2 mit Glaucoma juvenile, 2 mit angeborener Aniridie, 1 mit Sekundärglaukom nach Operation eines angeborenen Stars). Erfolg trat bei 9 Augen ein; die nicht erfolgreich operierten 4 Augen hatten angeborenes Glaukom. Haas (1955) meldet 10 Erfolge bei 17 Augen. Robertson (1952) konnte Erfolge an Augen erzielen, bei denen die Goniotomie versagt hatte, und berichtet 1955 über Erfolg bei 16 von 25 Augen mit angeborenem Glaukom, bei denen die Goniopunktur zum Teil in Verbindung mit der Goniotomie ausgeführt worden war.

4. Wirkungsweise der Goniotomie

Collins (1893) und Cross (1896) hielten auf Grund histologischer Präparate die Persistenz von mesoblastischem fetalem Gewebe im Kammerwinkel für die Ursache der Hydrophthalmie: Die Iris scheint an der Schwalbeschen Linie anzusetzen und verlegt so den Abfluß des Kammerwassers. Der gesteigerte i.o. Druck führt zur Dehnung des Bulbus, wodurch der ursprünglich meist noch vorhandene (in 45% der Frühfälle vorhanden; Anderson, 1939) Schlemmsche Kanal verschwindet (er fehlte bei 75% der nach dem $2^1/_2$. Lebensjahr enucleierten Augen; Anderson, 1939). Wenn man also das persistierende embryonale Gewebe im Frühstadium durchtrennt, kann man bei der Mehrzahl der Augen auf Erfolg hoffen. Barkan (1942) konnte nach erfolgreicher Goniotomie gonioskopisch den Schlemmschen Kanal, der blutgefüllt war, erkennen.

Diese Wirkungsweise, die Barkan in seinen oben genannten Arbeiten immer wieder schildert, wurde nie ernstlich bestritten. Sie gibt zugleich die Erklärung für schlechte Erfolge im Spätstadium.

5. Anzeigen und Gegenanzeigen der Goniotomie

Nach BARKAN (1953) ist die Operation als erster Eingriff angezeigt bei angeborenem Glaukom im Frühstadium, solange der Schlemmsche Kanal noch erhalten ist und der Hornhautdurchmesser unter 15 mm beträgt. Je früher die Operation ausgeführt wird, desto besser sind die Ergebnisse. Aber auch bei älteren Kindern (4–6 Jahre) ist sie noch angezeigt, wenn die Krankheit nicht als kongestives Glaukom verlief, die Hornhaut klar blieb, der Bulbus nicht erheblich vergrößert ist, der Hornhautdurchmesser nicht über 14 mm beträgt und Sehnerv und Gesichtsfeld nicht allzu stark geschädigt sind. Falls solche Zeichen fortgeschrittenen Glaukoms vorhanden sind, besteht die Gefahr von Blutungen aus neugebildeten erweiterten Gefäßen im Kammerwinkel; die Erfolgsaussichten sind geringer, wenn der Schlemmsche Kanal durch die Dehnung des Auges zunehmend obliteriert. Die gleichen Erfahrungen machten CALLAHAN (1949) und MCAREVEY (1950). Bei den 253 Augen, über die HAAS (1955) berichtet, trat nie Erfolg ein, wenn der Hornhautdurchmesser über 14 mm betrug.

Auch bei Glaukom mit Aniridie (1953) und mit Naevus flammeus (1955) konnte BARKAN mit der Goniotomie den Druck normalisieren. SCHEIE (1955) empfiehlt Goniotomie als ersten Eingriff, Goniopunktur bei Mißerfolg als zweiten.

Schrifttum

ALGAN, B.: Le traitement du glaucome infantile. Nancy, Georges Thomas 1951, 209 S.
ANDERSON, J. R.: Hydrophthalmia or congenital glaucoma. Its causes, treatment and cure. Cambridge, Univ. Press 1939, 377 S.
BARKAN, O.: Amer. J. Ophthal. **19**, 951—966 (1936).
— Trans. Sect. Ophthal. Amer. med. Ass. 244 (1936).
— Trans. Amer. Acad. Ophthal. **41**, 469—488 (1936) u. Amer. J. Ophthal. **20**, 1237—1245 (1937).
— Amer. J. Ophthal. **21**, 403—405 (1938) u. Calif. Med. **48**, 10—12 (1938).
— A. M. A. Arch. Ophthal. **19**, 217—223 (1938).
— Amer. J. Ophthal. **25**, 552—568 (1942).
— Amer. J. Ophthal. **28**, 1133—1134 (1945).
— J. Amer. Med. Ass. **133**, 526—533 (1947).
— Trans. Amer. Acad. Ophthal. Otolaryng. **53**, 210—226 (1948).
— Brit. J. Ophthal. **32**, 701—728 (1948).
— A. M. A. Arch. Ophthal. **41**, 65—82 (1949).
— A. M. A. Arch. Ophthal. **44**, 431—433 (1950).
— Amer. J. Ophthal. **36**, 1523—1534 (1953).
— Amer. J. Ophthal. **36**, 445—453 (1953).
— A. M. A. Arch. Ophthal. **49**, 1—5 (1953).
— Proc. XVII. int. Cong. Ophthal. Montreal-N. Y. 1954, II, 1101—1108 (1955).
— Trans. Amer. Acad. Ophthal. Otolaryng. **59**, 322—332 (1955).
— J. Clin. Ophthal. (Tokyo) **10**, 300—303 (1956); ref. Zbl. Ophthal. **69**, 150 (1956/57).
BIETTI, G. B.: Ateneo parmense **23**, 1—8 (1952); ref. Ophthal. Lit. **6**, 4891 (1952).
BURNS, L.: N. Z. med. J. Suppl. **8**, 52—55 (1956); ref. Zbl. Ophthal. **70**, 292 (1957).
CALLAHAN, A.: J. med. Ass. Ala. **19**, 13—17 (1949).
CLARKE, S. T.: Amer. J. Ophthal. **25**, 423—425 (1942).
COLLINS, E. T.: Proc. 9. int. Cong. Ophthal. Utrecht 1899.
CROSS, F. R.: Trans. Ophthal. Soc. U. K. **16**, 1895/96, 340—350 (1896).
CUSICK, P. L.: Trans. Amer. Acad. Ophthal. Otolaryng. **58**, 594 (1954).
DOUGLAS, D. H.: Trans. Ophthal. Soc. U. K. 1955, **75**, 739—745 (1955).
ELLIS, O. H.: Amer. J. Ophthal. **27**, 1258—1265 (1944).
FLIERINGA, H. J.: Ophthalmologica **132**, 188—190 (1956).
FUNDER, W.: Klin. Mbl. Augenheilk. **124**, 516—521 (1954).
GRANT, W. M., u. P. A. CHANDLER: A. M. A. Arch. Ophthal. **52**, 454—455 (1954).
HAAS, J. S.: Trans. Amer. Acad. Ophthal. Otolaryng. **59**, 333—341 (1955).
HERTZBERG, R.: Med. J. Aust. 1951, II, 357—359; ref. Zbl. Ophthal. **57**, 125 (1952).
HUGHES, W. L., u. J. G. COLE: A. M. A. Arch. Ophthal. **35**, 525—540 (1946).
LISTER, A.: Brit. J. Ophthal. **35**, 505—506 (1951).
— Trans. Ophthal. Soc. Aust. **11**, 39—56 (1951); ref. Ophthal. Lit. **5**, 6717 (1951).
MCAREVEY, J. B.: Trans. Ophthal. Soc. U. K. **65**, 1945, 406—407 (1946).

McArevey, J. B.: Trans. Ophthal. Soc. U. K. **68**, 1948, 573—574 (1949).
— Brit. J. Ophthal. **34**, 568—573 (1950).
— Trans. Ophthal. Soc. U. K. **69**, 1949, 665—670 (1950).
McDonald, P. R.: in: Aussprache zu Scheie, Amer. J. Ophthal. **33**, 977 (1950).
McKinney, J. W.: Amer. J. Ophthal. **30**, 1175 (1947).
— Amer. J. Ophthal. **33**, 132—133 (1950) u. J. Tenn. med. Ass. **42**, 277—283 (1949).
— 4. Cong. panamer. Oftal. **1**, 561—572 (1952); ref. Zbl. Ophthal. **63**, 54 (1954/55).
Moore, M. C.: Med. J. Aust. **1**, 800 (1951); ref. Ophthal. Lit. **5**, 1391 (1951).
Paufique, L.: Ann. Oculist. (Paris) **189**, 27—36 (1956).
—, u. R. Étienne: Ann. Oculist. (Paris) **187**, 305—317 (1954).
— Bull. Soc. Ophtal. Fr. No. 1, 138—140 (1954).
Robertson, E. N.: J. Okla. St. med. Ass. **43**, 409—411 (1950); ref. Ophthal. Lit. **4**, 2823 (1950).
— A. M.A. Arch. Ophthal. **47**, 611—615 (1952).
— A. M.A. Arch. Ophthal. **54**, 55—58 (1955).
Scalinci, N.: Ann. Ottal. **29**, 324—335 (1900); zit. nach Anderson, J. R., Cambridge Univ. Press 1939, 377 S.
Scheie, H. G.: A. M. A. Arch. Ophthal. **42**, 266—282 (1949).
— Amer. J. Ophthal. **33**, 977 (1950).
— A. M. A. Arch. Ophthal. **44**, 761—782 (1950).
— Sight-Sav. Rev. **22**, 197—201 (1952).
— Trans. Amer. Acad. Ophthal. Otolaryng. **59**, 309—321 (1955).
Seefelder, R.: Albrecht v. Graefes Arch. Ophthal. **63**, 205—280 (1906).
Stepanik, J.: Klin. Mbl. Augenheilk. **121**, 480—485 (1952).
Sugar, H. S.: Amer. J. Ophthal. **25**, 663—671 (1942).
— The Glaucomas, 2. Aufl. Hoeber, New York 1957, 516 S.
Tailor, V.: Ann. Ottal. **20**, 117 (1891).
Troncoso, M. U.: Amer. J. Ophthal. **35**, 463—468 (1952) u. 4. Cong. panamer. Oftal. **3**, 2159 bis 2167 (1952).
Tsou Tze-Tu: Chin. J. Ophthal. **7**, 302—309 (1957); ref. Ophthal. Lit. **11**, 4752 (1957).
Tyner, G. S., u. E. J. Swets: A. M. A. Arch. Ophthal. **54**, 59—65 (1955).
Vincentiis, C. de: Ann. Ottal. **22**, 540—542 (1893).
Vincentiis, M. de: Arch. Ottal. **56**, 143—156 (1952).

VII. Iridektomie

(Schrifttum S. 526)

1. Technik

a) Methode nach v. Graefe

Die klassische Methode v. Graefes (1857) besteht in einem Schmalmesserschnitt durch das obere Fünftel der Hornhaut von 11 nach 2 Uhr, wobei ein Bindehautlappen mit angeschnitten wird. Dann erfolgt eine möglichst große totale Iridektomie.

Diese Methode wird von Almeida (1932) empfohlen, der auch einen Skleralappen anschneidet. Dieter (1940) vollendet den Schnitt nicht, sondern läßt oben eine Sklerabrücke stehen, nimmt am Ausstich eine Iridektomie vor, geht dann mit der Irispinzette am Einstich ein und reißt die Iris an der Basis von der Iridektomiestelle am Ausstich bis zur Einstichstelle ab. Als Vorteile des Verfahrens nennt er: Kleine Eröffnung des Auges, keine Gefahr der Wundsprengung. Riesenkampff (1951) berichtet einen erfolgreich so operierten Fall. Zaki (1949) eröffnet die Vorderkammer mit einem Lanzenschnitt.

Messer- oder Lanzenschnitt sind gefährlich bei sehr flacher oder aufgehobener Vorderkammer, weil dann Iris und Linse leicht verletzt werden. Deshalb sind fast alle Autoren unserer Berichtszeit zu der schichtweisen Eröffnung der Vorderkammer ab externo übergegangen.

b) Methode ab externo nach Gayet

Das langsame, schichtweise Durchtrennen der Lederhaut am Limbus erlaubt auch bei aufgehobener Vorderkammer deren Eröffnung ohne Gefahr einer Verletzung der

Linse. Die Iris fällt in die Wunde. Macht man diese zunächst klein, so kann man den Überdruck im Auge allmählich herabsetzen und so Luxation der Linse, Platzen der Kapsel oder intraoculare Blutungen vermeiden.

Die Methode wurde zuerst von GAYET (1884) beschrieben, fand aber nicht die gebührende Verbreitung, die sie erst seit erneuten Hinweisen von VOGT, SALZMANN, ELSCHNIG und FORONI zwischen 1926–1930 gewann. Diesen neueren Autoren wird die Methode in der Literatur oft fälschlich zugeschrieben.

Die schichtweise Eröffnung der Vorderkammer ab externo, im englischen Schrifttum seit GOAR et al. (1939) „scratch incision" genannt, wird von folgenden Autoren unserer Berichtszeit empfohlen:

SALZMANN (1930), GRAF (1931), CARRERAS (1931), ŠAFAR (1932), FUCHS (1933), LINDENMEYER (1938), BARKAN (1938), FRANK-KAMENECKIJ (1938), MOULIÉ et al. (1938), WAGNER (1938), BARKAN (1939, 1954, 1956), POKROVSKIJ (1940), WOLFF (1949), SICHARULIDZE (1949), CHANDLER (1949), JULER (1950), KOZLOWSKI (1952), HAMBRESIN (1953), POSNER (1953), ANDRADE (1954, 1955, 1956), GWATHMEY (1956), MCDONALD (1956), MOFFATT (1957).

Nach dem Präparieren des Bindehautlappens kann man den Schnitt mit dem Messer vornehmen (JERVEY, 1931; POKROVSKIJ, 1940; WOLFF, 1949; SICHARULIDZE, 1949; SÉDAN et al., 1954; u. a.) oder die Lanzenspitze benutzen (BARKAN, 1939, 1956; ADAMS, 1956; u. a.) oder eine Rasierklinge (ZAMENHOF, 1932). Der Schnitt soll außen etwa 5 mm lang sein (WOLFF, 1949; BARKAN, 1954, 1956); die Perforation soll nur in 1 mm Größe erfolgen (BARKAN, 1954, 1956) und kann nach langsamem Abfließen des Kammerwassers verbreitert werden. Eine Naht wird vor der Perforation gelegt und dient zunächst zum Auseinanderziehen der Wundränder, nach der Operation zum Verschluß der Wunde (BARKAN, 1939, 1954, 1956; CHANDLER et al., 1955; ADAMS, 1956). Am Ende der Operation ist das Einblasen von Luft oder physiologischer Kochsalzlösung in die Vorderkammer zweckmäßig, das man durch einen schrägen, mit dem Schmalmesser vor dem Eröffnen der Vorderkammer in der unteren Hornhauthälfte angelegten Stichkanal von 4–5 mm Länge vornimmt (CHANDLER, 1949). Infolge seines schrägen Verlaufes wirkt der Kanal als Ventilverschluß.

Die Methode nach ZIRM (1925, 1929) wird in unserer Berichtszeit von GOL'DFEDER (1930), ŠTASTNÍK (1930), POKROVSKIJ (1935), RABINOWITSCH (1935) und BURSUK (1949) empfohlen: Präparieren eines Bindehautlappens, sägender ab-externo-Schnitt mit dem Messer am Limbus, der auf 15 mm verlängert und durch nicht-perforierende parallele Einschnitte in die Sklera ergänzt wird, totale Iridektomie. Dies soll eine unregelmäßige, breite und oft filtrierende Narbe ergeben. Vor der Operation soll man nach Möglichkeit versuchen, den i.o. Druck medikamentös zu senken (s. „Medikamentöse Therapie"). Nach der Operation empfiehlt ZAKI (1949) Atropin gegen die Entzündung. Ich halte es für besser, die Entzündung mit Nebennierenrindenpräparaten zu behandeln und die Pupille abwechselnd weit oder eng zu stellen, damit hintere Synechien bei enger Pupille und Verwachsungen im Kammerwinkel bei weiter Pupille vermieden werden.

c) Periphere oder totale Iridektomie

Die Entscheidung, ob man die Iris mit Einschluß des Sphincter oder nur peripher ausschneiden soll, hängt von den Vorstellungen ab, die man sich von der Wirkungsweise einer Iridektomie macht (s. Abschnitt 4). Die totale Iridektomie hat den Nachteil, den Kranken dauernd durch Blendung zu belästigen und das Auge zu entstellen. Sie wird nur dann empfohlen, wenn die Iris atrophisch ist, die Pupille sich nicht gut verengen läßt, oder eine Linsentrübung die Erweiterung der Pupille durch Iridektomie aus optischen Gründen wünschenswert macht (ŠAFAŘ 1932; HAGEDOORN, 1937).

Sonst empfehlen diese Autoren die periphere Iridektomie, ebenso wie OKUMURA (1930), POSNER (1953), KLEMENS (1957), GONZÁLEZ URBANEJA (1957) u. a. BARKAN (1938, 1939, 1941, 1954, 1956) und ANDRADE (1954) nehmen 3 basale periphere Iridektomien vor, ANDRADE empfiehlt (1955 und 1956) 6–7 kleine periphere Iridektomien, die im Abstand von 30 Tagen ausgeführt werden. Hilding (1957) führt 2 periphere Iridektomien aus. McDonald (1956) hatte gleich gute Ergebnisse mit peripherer oder totaler Iridektomie.

Entscheidend ist, daß die Iridektomie basal und breit ausgeführt und die Iris in allen Schichten durchtrennt wird. Wenn das Pigmentblatt stehen bleibt, erzielt man keine Druckregulierung (Gwathmey, 1956; 2 Fälle Druckregulierung erst nach Durchtrennen des Pigmentblattes, das sich in die Vorderkammer vorwölbte). Andererseits kann auch eine nicht basal ausgefallene Iridektomie oder eine Iridotomie (Andrade, 1954) oder eine Iridodialyse (Okumura, 1930) Erfolg haben. Arkin (1952) lehnt die periphere Iridektomie wegen Sehverschlechterung durch hintere Synechien bei enger Pupille ab.

Bei Seclusio oder Occlusio pupillae mit aufgehobener Vorderkammer empfehlen Sédan et al. (1954), die Iris an der Basis limbusparallel einzuschneiden und sie dann mit der Pinzette so zu fassen, daß der eine Arm zwischen Iris und Linse liegt. Auf diese Weise kann eine totale Iridektomie aller Schichten leichter erfolgen, das Pigmentblatt bleibt nicht stehen.

d) Modifikationen, Instrumente

Post (1930) nimmt die Iridektomie subconjunctival vor, indem er die Bindehaut durch Einspritzen von Kochsalzlösung abhebt, mit dem Schmalmesser durch die Blase am Limbus einsticht und nach Erweitern der Bindehautwunde eine Iridektomie ausführt. Da er meist Filterkissen erhielt und Iris in der Wunde eingelagert war, handelt es sich mehr um eine Iridenkleisis als um eine Iridektomie. Verhoeff (1936) und Verhoeff et al. (1954) präparieren den Bindehautlappen nicht ab, sondern ziehen ihn elastisch über die Cornea. Iridektomie oder Trepanation werden dann durch einen kleinen Einschnitt ausgeführt, der nachher weiter oben als der Skleraschnitt liegt.

An besonderen Instrumenten gibt Grilli (1930) eine Kombination von Irispinzette und Schere an, Marquez (1936) eine trapezförmig abgeschnittene Lanze, mit der eine Verletzung der Iris vermieden werden soll, und Farouk (1954) eine Änderung der Weckerschere für die Iridotomie. Bonaccolto (1957) und Taher (1957) konstruierten Irispinzetten.

Butler (1932, 1936) schneidet am Limbus mit Hilfe des Elliot-Trepans ein und setzt das Sklerastück nach der Iridektomie wieder an seinen Ort. Da es dort wieder narbig einheilt, ist diese Methode wegen der Gefahr der Linsenverletzung bei sehr flacher Vorderkammer weniger sicher als der ab-externo-Schnitt von Gayet (1884). Wegner (1950) bildet 2 kleine Bindehautlappen oben-nasal und oben-temporal. Ab-externo-Schnitt mit dem Messer, Iris fällt vor, wird aber noch nicht abgetragen, sondern es wird erst die Vorderkammer unter dem 2. Bindehautlappen ab externo eröffnet. Dann Abtragen des Irisvorfalls, Eingehen mit stumpfem Häkchen durch den 2. Vorderkammer-Schnitt. Vorziehen der Iris in diesen und Iridektomie. Es entsteht eine breite totale Iridektomie (vgl. die Methode von Dieter, 1940, der den Messerschnitt nach von Graefe benutzt, um zu einem ähnlichen Resultat zu kommen).

2. Komplikationen

Star kam bei 4% von 694 Iridektomien mit Lanzenschnitt Salzmanns (1930) vor, bei primärem Glaukom sogar bei 7% von 349 Operationen. Graf (1931) beschreibt 4 Fälle von Wundstar unter 22 Operationen, die er auf Verletzung der Linse mit der Irispinzette zurückführt. Beide Autoren empfehlen deshalb den Schnitt ab externo, doch kam es nach Salzmann (1937) auch hierbei in 4% der operierten Augen zum Star durch Platzen der Kapsel. Faverey (1936) fand Wundstar bei 11 von 242 Operationen, Louhela et al. (1946) berichteten über Linsentrübung bei 5 von 140 operierten Augen sofort nach der Operation, bei 8 von 28 nachuntersuchten Augen trat sie nach ½–9 Jahren auf. Nemetz (1956) beschreibt bei 15 von 218 Operationen Linsenverletzungen und 4mal Subluxation der Linse, Ségal et al. (1956) Star bei 4 von 131 Operationen.

Sickerkissen können bei Einlagerung von Iris in die Wunde entstehen. ARCHANGELSKIJ (1931) beschreibt 1 Fall. SALZMANN (1937) fand es bei 20 von 100 Operationen. Mit der Modifikation von POST (1930) kommt es häufig vor.

Eine expulsive *Blutung* berichtet VALICHAN (1930) nach Glaskörperverlust, 2 schwere intra-oculare Blutungen ADAMS (1956). NEMETZ (1956) fand unter 218 Operationen 14mal Netzhautblutungen, 1mal Blutdurchtränkung der Hornhaut und 1mal Glaskörperblutung.

Spätinfekt kam in 1 Fall von ARCHANGELSKIJ (1931) vor sowie in 1 Fall von ASAYAMA et al. (1937), 30 Jahre nach Iridektomie mit Cyclodialyse. *Sympathische Ophthalmie* in je 1 Fall berichten LETSON (1954) und ADAMS (1956).

Verlust des Auges trat bei 4 von 218 der von NEMETZ (1956) zusammengestellten Fälle nach totaler Iridektomie ein, 1mal durch malignes Glaukom, 1mal durch arterielle Glaskörperblutung, 1mal durch schwere Iritis nach Linsenverletzung und 1mal durch Schrumpfung des Auges nach Cyclodialyse, die nach einer unwirksamen Iridektomie vorgenommen worden war.

CUCCAGNA (1957) sah bei 17 von 62 wegen akuten Glaukoms iridektomierten Kranken Komplikationen (1 Star, 3 Vorderkammerblutungen, 3 Glaskörperblutungen, 1 Netzhautblutung, 3 Entzündungen, 1 Aderhautabhebung, 1 Panophthalmie, 3 Fortdauer der Drucksteigerung). Nach 3 Jahren wurden 22 Pat. nachuntersucht, von denen 3 Linsentrübungen aufwiesen.

Tabelle 65 a. *Normalisierung der Tension durch Iridektomie* *

a) *Bei akutem Glaukom*

%	Zahl der Fälle	Autor	Jahr	Bemerkungen
96,7	249	ROSSI	1930	3 Monate bis 17 Jahre nachbeobachtet
85	fehlt	HERTEL	1931	
81	47	LÖFGREN	1932	primär nach Operation;
58	47			gutes Dauerergebnis (Tension normal, Visus nicht verschlechtert)
62,5	32	PLOMAN et al.	1932	nach 3 Jahren
94,6	37	JOSEPH	1935	primäres Ergebnis. Bei 1 Auge nach 16 Monaten wieder Tensionsanstieg, bei 1 Auge nach 4 Jahren Staroperation nötig
68	39	LOUHELA et al.	1946	primär nach Operation, Methode von GRAEFES;
76	34			nach modifizierter Iridektomie;
47	15			nach 1 Jahr (Sehvermögen nicht verschlechtert)
78	36	MATTEUCCI et al.	1949	nach 2–11 Jahren häufig trotz Drucknormalisierung Fortschreiten des Gesichtsfeldverfalles
81	46	GOLDBERG	1951	bei Augen mit dem 1. Glaukomanfall nach medikamentöser Druckregulierung vor der Operation in 90% Erfolg = Tension reguliert, Visus erhalten; nach wiederholten Anfällen häufig Versagen der Operation

Weitere Berichte von: GRÓSZ (1931), SICHARULIDZE (1949), ANDRADE (1955/56) und MAC DONALD (1956).

Kasuistik: JACQUEAU (1934), BRIDE (1937).

b) *Bei chronischem Glaukom*

%	Zahl der Fälle	Autor	Jahr	Bemerkungen
47	19	LÖFGREN	1932	primär nach Operation, chron.-kongest. Glaukom
50	8			Glaucoma simplex
50	8			absolutes Glaukom (Zahlen über Dauerresultate zu klein)
42	12	KNAPP	1933	Glaucoma simplex
42	12	JOSEPH	1935	Glaucoma simplex
80	15	LOUHELA et al.	1946	chron.-kongest. Glaukom primär nach Operation (nach 1 Jahr nur bei 1 von 4 Augen Druckregulierung und unverändertes Sehvermögen)
70	40			Glaucoma simplex primär nach Operation. Bei 6 von 8 Augen nach 1 Jahr Ergebnis gut
74	19	LLOYD	1951	chronisches Glaukom

Weitere Berichte von FRANK-KAMENECKIJ (1938) und ANDRADE (1955).

* Die Berechnung der Prozente erfolgte auch bei kleineren Gesamtzahlen, um eine Übersicht zu erleichtern. Da Krankengut, Gruppierung der Kranken, Beobachtungszeit und Beurteilungsmaßstab verschieden sind, ist ein Vergleich der in der Tabelle angegebenen Zahlen untereinander kaum möglich. (Vgl. Abschnitt „Grundlagen der klinischen Glaukomforschung", S. 49 ff.)

3. Erfolge

a) Bei akutem Glaukom

GENET (1947) berichtet, daß nur 5 von 29 Augen nach Iridektomie ein Sehvermögen von 5/10 oder besser behielten, und schätzt deshalb allgemein den Wert eines früher iridektomierten Auges, über dessen Funktion nichts zu erfahren ist und das durch Unfall verloren ging, gutachtlich auf 15%.

LEMOINE (1950) nennt die Ergebnisse bei 59 von 75 Operationen gut, bei 9 befriedigend und bei 3 schlecht.

Weitere Angaben über Tensionsregulierung sind in Tabelle 65 a zusammengestellt.

b) Bei chronischem Glaukom

Bei den *chronischen Glaukomformen* sind die Erfolge allgemein schlechter. ROSSI (1930) hatte nur dann Erfolg, wenn die Tension sehr hoch war. HERTEL (1931) teilt summarisch mit, daß er bei 90% der chronisch-kongestiven Glaukome den Druck herabsetzen konnte und das Sehvermögen nur in 60% „befriedigend" blieb.

LEMOINE (1950) führte die Iridektomie bei 13 Augen mit chronisch-kongestivem Glaukom aus und beurteilt das Ergebnis bei 5 als gut, bei 2 als befriedigend. Bei Glaucoma simplex mit flacher Vorderkammer führte er 8mal eine Iridektomie aus und fand ein gutes Ergebnis bei 3, ein befriedigendes bei 1 Auge.

Weitere Angaben über Erfolge nach Iridektomie s. Tabelle 65 a.

4. Wirkungsweise

a) Gonioskopie

Auf WEBER (1877) geht die Vorstellung zurück, daß die Iridektomie durch Freilegen des Kammerwinkels wirkt und den normalen Abflußweg des Kammerwassers wieder öffnet. Für diese Annahme spricht der gonioskopische Befund, der im Anfall einen verschlossenen Kammerwinkel zeigt, nach erfolgreicher Operation meist einen freien Zugang im Kolobomgebiet erkennen läßt (BANGERTER et al., 1941), dagegen bei Mißerfolgen einen stehengebliebenen Stumpf der Irisbasis (VAN BEUNINGEN, 1954). Die Erfolge der peripheren Iridektomie (s. Technik, c) erlauben den Schluß, daß es nicht auf die Verkleinerung der Irisoberfläche ankommt, wie v. GRAEFE meinte.

WEBERS Erklärung genügt aber nicht in allen Fällen, wie folgende Beobachtungen zeigen: Auch bei Glaukomformen mit offenem Kammerwinkel kann die Iridektomie Erfolg haben, jedoch seltener als bei akutem Glaukom (s. oben). Eine dauernde Drucksenkung dürfte hier nur dann eintreten, wenn durch Einlagerung von Iris in den Schnitt eine Filternarbe entsteht, also eigentlich eine Iridenkleisis ausgeführt wurde, wie es bereits COCCIUS 1859 beschrieben hat (SUGAR, 1941; KRONFELD et al., 1944; VON FIEANDT, 1947).

Bei akutem Glaukom erwähnen WERNER (1932), TRONCOSO (1934), SOLANES (1937) und FRANÇOIS (1948) Fälle, bei denen keine Fistel bestand, der Kammerwinkel nicht freigelegt wurde, die Tension aber reguliert war. Hier bleibt nur die Annahme übrig, daß schon das Herstellen einer Verbindung von der hinteren zur vorderen Kammer Erfolg bringen kann, und die scheinbare Verlegung des Kammerwinkels doch einen genügenden Abfluß von Kammerwasser erlaubt. Diese Wirkungsweise der Iridektomie wurde von BÄNZIGER (1922) angenommen und durch einige spätere Beobachtungen in unserer Berichtszeit unterstützt. So fand OKUMURA (1930) durch Iridodialyse eine ebenso gute Druckregulierung wie durch totale Iridektomie. ANDRADE (1954) hatte auch mit bloßer Iridotomie oder nicht basal gelungener Iridektomie Erfolg. GWATHMEY (1956) fand in 2 Fällen das versehentlich stehen gebliebene Pigmentblatt in die Vorderkammer vorgewölbt; der intra-oculare Druck war erhöht und wurde erst nach Durchtrennen des Pigmentblattes normal. Auch POSNER (1953) und BARKAN (1954) halten die Herstellung einer Verbindung von der hinteren zur vorderen Kammer für genügend zur Beseitigung des Glaukomanfalles.

Nun kommt es aber vor, daß die Iris bei akutem Glaukom basal ausgeschnitten wird, der Kammerwinkel in diesem Bereich frei liegt, der intraoculare Druck aber trotzdem nicht reguliert ist. In solchen Fällen muß man annehmen, daß der freigelegte Bezirk des Filterwerkes nicht für den gesamten Abfluß ausreicht (VAN BEUNINGEN, 1952).

Überhaupt sind die *Grenzen der Gonioskopie* hier wie bei der Beurteilung sonstiger Operationserfolge zu bedenken. Trotz scheinbarer Verlegung des Kammerwinkels durch Synechien können diese genügend durchlässig für Kammerwasser sein (GOLDMANN, 1949, sah Wasservenen an Augen mit völlig verlegtem Kammerwinkel); andererseits läßt das Freiwerden des Kammerwinkels nicht darauf schließen, daß durch die vorübergehende Anlagerung von Iris während des Glaukomanfalles und die Eiweißausschwitzung in das Kammerwasser die Abflußwege nicht irreversibel, gonioskopisch unsichtbar verlegt wurden.

Weiter ist zu bedenken, um *welche Art des akuten Glaukoms* es sich handelte (s. nächster Abschnitt). Nach einem akuten Anfall bei chronisch-kongestivem Glaukom (mit Steigerung des Abflußwiderstandes auch im Intervall), kann eine Iridektomie wohl den Winkelblock beseitigen, aber den Abflußwiderstand im Trabekelwerk nicht normalisieren.

Diese Überlegungen machen es verständlich, warum die besten Erfolge der Operation bei Augen nach dem 1. Anfall, der medikamentös vor dem Eingriff behoben wurde, erzielt werden; warum sie weniger gut sind, wenn schon mehrere Anfälle vorausgingen und der Kammerwinkel durch Synechien teilweise verlegt ist; und schließlich, warum auch dann manchmal Erfolge erzielt werden, wenn der Kammerwinkel durch die Iris *nicht* verlegt war.

Bei derartigen Erfolgsmeldungen ist auch die *Beobachtungszeit* zu berücksichtigen. Das Eröffnen der Vorderkammer und Ausschneiden der Iris dürfte für Tage oder Wochen die Kammerwasserbildung reflektorisch drosseln und so auch bei Glaucoma simplex den Druck vorübergehend senken (Goldmann, 1952). Delmarcelle et al. (1953, 1954) fanden noch 2 Monate nach der Iridektomie das Minutenvolumen des Kammerwassers bei 7 von 17 Augen vermindert.

Weitere *postoperative gonioskopische Befunde* werden mitgeteilt von Troncoso (1935), Barkan (1938), Sugar (1941), Ryan (1949), Hobbs (1950), van Beuningen (1952) und in den Lehrbüchern von Busacca (1945), Troncoso (1948), François (1948) und van Beuningen (1955).

Kaninchenversuche mit Iridektomie beschreiben Wieczorek et al. (1931), Gotô-Yôtaro (1931) und Wudka et al. (1955).

Von den üblichen Vorstellungen, wie eine Iridektomie wirkt, weichen die Meinungen einiger Autoren ab. Gozcu (1944) und Andrade (1954) glauben, das vegetative Nervensystem der Iris werde durch die Operation beeinflußt. Kuriks (1930) fand nach Iridektomie eine mehr saure Reaktion des Kammerwassers und glaubt, der Glaskörper werde dadurch entquellt. Tooke (1938) hält das Schwinden des Ödems der Iriswurzel für wesentlich, Poos (1953) eine Sekretionsminderung. Higuchi (1957) glaubt auf Grund von Kaninchenversuchen, durch die Iridektomie werde die Anthranilsäure im Körper vermehrt, die drucksenkend wirke. – Der Übertritt von radioaktivem Phosphor aus dem Blut in das Kammerwasser ist nach Iridektomie nur einige Wochen lang beschleunigt (Yumiyama, 1956).

b) Histologie

Ein *histologischer Befund* nach erfolgloser Iridektomie wird von Payne (1947, 1948, 1954) mitgeteilt. Die Iriswurzel war stehengeblieben und mit der Hornhaut verwachsen.

5. Anzeigen und Gegenanzeigen

a) Akutes Glaukom

Die Indikation zur Iridektomie kann wegen der sehr unterschiedlichen Erfolge, die bei verschiedenen Glaukomformen zu erzielen sind, bestimmter ausgesprochen werden, als dies bei anderen Operationsarten der Fall ist. Sie ist die Operation der Wahl bei dem ersten akuten Glaukomanfall, wenn er nicht länger als 24 Std bestand und durch Medikamente vor der Operation der intraoculare Druck normalisiert werden kann (Grósz, 1931; Bangerter et al., 1941; O'Brien, 1947; Weinstein, 1947; Chandler, 1949; Lewis, 1950; Juler, 1950; Goldberg, 1951; Haas et al., 1952; Goldmann, 1952; Hambresin, 1953; Delmarcelle et al., 1954; Chandler et al., 1955; Habegger, 1955; Sternberg, 1955; Adams, 1956; u. a.).

Schlechter sind die Ergebnisse, wenn der Anfall länger als 24 Std besteht, oder andere akute Glaukomanfälle vorausgegangen sind oder die Tension durch Miotica nicht normalisiert werden kann. In solchen Fällen werden Iridenkleisis oder Elliotsche Trepanation empfohlen (Bangerter et al., 1941; Chandler, 1949; Juler, 1950; Haas et al., 1952; Goldmann, 1952; Delmarcelle et al., 1954; Sternberg, 1955; u. a.).

Die Vorgeschichte kann ungewiß sein, die Drucksenkung kann auf einer reflektorischen oder medikamentösen Drosselung der Kammerwasserbildung beruhen. Entscheidend für den Erfolg der Operation ist aber die Frage, ob das freigelegte Stück der Trabekel auch dann für den Abfluß genügt, wenn der übrige Kammerwinkel später wieder verschlossen wird und das Minutenvolumen des Kammerwassers normal ist. Wir führen deshalb nach Abklingen des Anfalles eine Tonographie aus und nehmen nur dann eine Iridektomie vor, wenn der Abflußwiderstand normal ist. Wenn nicht erhebliche Irisatrophie oder Linsentrübungen bestehen, ziehen wir die periphere, basale Iridektomie der totalen vor. Wenn der Abflußwiderstand erhöht ist, andere Glaukomanfälle vorausgegangen sind, Zeichen eines länger bestehenden Glaukoms (Exkavation, Gesichtsfeldausfälle auch bei normalisierter Tension) bestehen oder der Anfall länger als 24 Std dauerte, halten wir die Iridenkleisis für geeigneter.

In jedem Falle muß man bedenken, daß das akute Glaukom nicht immer eine eigene Krankheit ist, sondern eine Phase des chronischen Glaukoms sein kann. Diese Phase kann im Anfang oder erst in späteren Stadien eines chronischen Glaukoms auftreten.

b) Andere Glaukomformen

Während die meisten Autoren aus den relativ schlechten Erfolgen der Iridektomie bei primären chronischen Glaukomen schließen, daß andere Operationen hier geeigneter sind, wird die Iridektomie empfohlen von FRANK-KAMENECKIJ (1938) und ANDRADE (1955). HORNER (1936) wandte sie erfolgreich bei Napfkucheniris an, DELLAPORTA (1949) bei Sekundärglaukom durch Iritis serosa. LACAT (1934) fand sie in 2 Fällen von chronisch-kongestivem Glaukom und alter Chorioiditis wirkungslos. GIRGIS (1953) nahm sie bei 1 Fall von angeblichem Glaukom ohne Hochdruck vor, wo sie sicher nicht angezeigt ist.

Schrifttum

ADAMS, S. T.: Trans. Canad. Ophthal. Soc. **7**, 1955, 227—237 (1956).
ALMEIDA, A. DE: Rev. Ophthal. S. Paulo **2**, 8—14 (1932); ref. Zbl. Ophthal. **28**, 214 (1933).
ANDRADE, L. DE: Ann. Ottal. **80**, 253—260 (1954).
— Arch. port. Oftal. **7**, 5—27 (1955); ref. Ophthal. Lit. **9**, 4727 (1955).
— Bull. Soc. Ophtal. Fr. No. 1, 160—163 (1956).
— Arch. port. Oftal. **8**, 15—46 (1956); ref. Ophthal. Lit. **10**, 3606 (1956).
ARCHANGELSKIJ, P.: Russk. oftal. Ž. **13**, 295—299 (1931); ref. Zbl. Ophthal. **26**, 194 (1932).
ARKIN, W.: Klin. oczna **22**, 387—400 (1952); ref. Zbl. Ophthal. **59**, 196 (1953).
ASAYAMA, R., u. M. KISHIMOTO: Chuo-Ganka-Iho **29**, 8—11 (1937); ref. Zbl. Ophthal. **39**, 664 (1937).
BÄNZIGER, TH.: Ber. dtsch. ophthal. Ges. Jena 1922, **43**, 43—48 u. 53—57 (1922).
BANGERTER, A., u. H. GOLDMANN: Ophthalmologica **102**, 321—350 (1941).
BARKAN, O.: Amer. J. Ophthal. **21**, 1099—1117 (1938).
— A. M. A. Arch. Ophthal. **21**, 331—345 (1939).
— Amer. J. Ophthal. **24**, 768—778 (1941).
— Amer. J. Ophthal. **37**, 889—896 (1954).
— Amer. J. Ophthal. **37**, 504—519 (1954).
— Amer. J. Ophthal. **41**, 964—969 (1956).
BEUNINGEN, E. G. A. VAN: in: Glaukom, Bücherei des Augenarztes, Heft 21, 101—114 (1952), Enke, Stuttgart.
— in: Zeitfragen der Augenheilk. Herausgeg. v. W. Löhlein, Thieme, Leipzig 1954, 107—113.
— Atlas der Spaltlampengonioskopie. Thieme, Leipzig 1955, 124 S.
BONACCOLTO, G.: Amer. J. Ophthal. **43**, 110—111 (1957).
BRIDE, T. M.: Trans. ophthal. Soc. U. K. **57**, 1937, 357—358 (1937).
BURSUK, G. G.: Vestn. Oftal. **28**, 28—31 (1949); ref. Zbl. Ophthal. **52**, 160 (1950).
BUSACCA, A.: Éléments de gonioscopie normale, pathologique et expérimentale. Rossolillo, São Paulo 1945.
— Brit. J. Ophthal. **16**, 741—749 (1932).
BUTLER, T. H.: Trans. ophthal. Soc. U. K. **56**, 1936, 194—205 (1936).
CARRERAS, B.: Arch. Soc. oftal. hisp.-amer. **31**, 481—487 (1931).
CHANDLER, P. A.: Trans. Amer. Acad. Ophthal. Otolaryng. **53**, 224—231 (1949).
—, u. R. R. TROTTER: Trans. Amer. Ophthal. Soc. **52**, 1954, 265—290 (1955) u. A. M. A. Arch. Ophthal. **53**, 305—317 (1955).
COCCIUS: Über Glaukom, Entzündung und die Autopsie mit dem Augenspiegel. Leipzig, J. Müller. 1859.
CUCCAGNA, F.: Ann. Ottal. **83**, 130—141 (1957).
DELLAPORTA, A.: Acta ophthal. (Kbh.) **27**, 337—348 (1949).
DELMARCELLE, Y., E. PRIJOT u. R. WEEKERS: Bull. Soc. belge Ophtal. No. 105, 421—437 (1953).
— — — Acta ophthal. (Kbh.) **32**, 331—349 (1954).

DIETER, W.: Ber. dtsch. ophthal. Ges. Dresden **53**, 1940, 282—286 (1940).
ELSCHNIG, A.: Klin. Mbl. Augenheilk. **80**, 382—385 (1928).
FAROUK, A.: Bull. ophthal. Soc. Egypt **47**, 243—244 (1954).
FAVEREY, A. I.: Ned. T. Geneesk. 2397—2399 (1936); ref. Zbl. Ophthal. **37**, 161 (1937).
FIEANDT, O. VON: Suomalaisen Kirjallisuuden Seuran Kirjapainon oy Helsinki 1947, zit. nach Sugar, H. S.: The Glaucomas, S. 334, 1. Aufl. Mosby Comp., St. Louis, 469 S. (1951).
FORONI, C.: Ann. Ottal. **56**, Heft 1, 82 (1928).
FRANÇOIS, J.: La gonioscopie. R. Fonteyn, Louvain (1948), 233 S.
FRANK-KAMENECKIJ, Z. G.: Vestn. Oftal. **13**, 649—654 (1938); ref. Zbl. Ophthal. **43**, 575 (1939).
FUCHS, A.: Rev. Ophthal. S. Paulo **3**, 3—9 (1933); ref. Zbl. Ophthal. **30**, 579 (1934).
GAYET: Bull. Soc. franç. Ophtal. **2**, 41—44 (1884).
GENET, L.: Ann. Oculist. (Paris) **180**, 246—247 (1947).
GIRGIS, A. M.: Bull. ophthal. Soc. Egypt **45**, 161—166 (1953); ref. Zbl. Ophthal. **62**, 38 (1954).
GOAR, E. L., u. J. F. SCHULTZ: A. M. A. Arch. Ophthal. **22**, 1034—1045 (1939).
GOLDBERG, H. K.: Amer. J. Ophthal. **34**, 1376—1378 (1951).
GOL'DFEDER, A.: Arch. Oftal. **7**, 520—529 (1930); ref. Zbl. Ophthal. **25**, 32 (1931).
GOLDMANN, H.: 1949, zit. n. Hobbs, H. E.: Proc. roy. Soc. Med. **43**, 1017—1024 (1950).
— Ophthalmologica **123**, 202—206 (1952).
GONZÁLEZ URBANEJA, I.: Rev. Oftal. venez. **2**, 11—20 (1957); ref. Ophthal. Lit. **11**, 2242 (1957).
GOTÔ-YÔTARO: Acta Soc. Ophthal. Jap. **35**, 670—723 (1931); ref. Zbl. Ophthal. **26**, 159 (1932).
GOZCU, N. I.: Göz. Klin. (Istanbul) **2**, 1 (1944); ref. n. Barkan, O.: Ophthalmology in the War Years, Meyer-Wiener, Chicago, **2** (1948).
GRAEFE, A. VON: Albrecht v. Graefes Arch. Ophthal. **3**/II, 456—555 (1857).
GRAF, K.: Z. Augenheilk. **74**, 376—386 (1931).
GRILLI, G.: VI. Cong. Soc. Ital. Oftal. Roma 1930; ref. Zbl. Ophthal. **26**, 637 (1932).
GRÓSZ, E. DE: A. M. A. Arch. Ophthal. **5**, 327—333 (1931).
GWATHMEY, T.: Amer. J. Ophthal. **41**, 1043—1048 (1956).
HAAS, J. S., u. H. G. SCHEIE: Trans. Amer. Acad. Ophthal. Otolaryng. **56**, 589—595 (1952).
HABEGGER, H.: New Engl. J. Med. **252**, 992—993 (1955); ref. Ophthal. Lit. **9**, 4728 (1955).
HAGEDOORN, A.: Ned. T. Geneesk. 2992—2994 (1937); ref. Zbl. Ophthal. **39**, 414 (1937).
HAMBRESIN, L.: Bull. Soc. Ophtal. Fr. No. 7, 855—858 (1953).
HERTEL: Klin. Mbl. Augenheilk. **86**, 392—393 (1931).
HIGUCHI, S.: Acta Soc. ophthal. Jap. **61**, 1519—1525 (1957); ref. Ophthal. Lit. **11**, 3158 (1957).
HILDING, A. C.: Amer. J. Ophthal. **43**, 109—110 (1957).
HOBBS, H. E.: Proc. Roy. Soc. Med. **43**, 1017—1024 (1950).
HORNER, W. D.: A. M. A. Arch. Ophthal. **15**, 70—77 (1936).
JACQUEAU: Bull. Soc. Ophtal. Fr. No. 3, 213—216 (1934).
JERVEY, J. W.: Sth. Med. J. (Bgham. Ala.) **24**, 539—541 (1931); ref. Zbl. Ophthal. **25**, 733 (1931).
JOSEPH, E.: Ann. Oculist. (Paris) **172**, 827—848 (1935).
JULER, F. A.: Trans. Ophthal. Soc. U. K. **69**, 1949, 3—15 (1950).
KLEMENS, F.: Klin. Mbl. Augenheilk. **130**, 7—11 (1957).
KNAPP, A.: A. M. A. Arch. Ophthal. **10**, 298—301 (1933).
KOZLOWSKI, B.: Klin. oczna **22**, 75—78 (1952); ref. Zbl. Ophthal. **61**, 42 (1954).
KRONFELD, P. C.: A. M. A. Arch. Ophthal. **32**, 447—455 (1944).
—, u. H. I. MCGARRY: Quart. Bull. Northw. Univ. med. Sch. **18**, 203—214 (1944).
KURIKS, O.: Eesti Arst **9**, 413—419 (1930); ref. Zbl. Ophthal. **25**, 839 (1931).
LACAT, C.: Bull. Soc. franç. Ophtal. **47**, 291—296 (1934).
LEMOINE, A. N. JR.: Amer. J. Ophthal. **33**, 1353—1373 (1950).
LETSON, H. C.: Kresge Eye Inst. Bull. **5**, 56—58 (1954); ref. Ophthal. Lit. **8**, 1215 (1954).
LEWIS, P. M.: J. Tenn. med. Ass. **43**, 44—47 (1950); ref. Ophthal. Lit. **4**, 4075 (1950).
LINDENMEYER: Klin. Mbl. Augenheilk. **100**, 610—611 (1938).
LLOYD, J. P. F.: Amer. J. Ophthal. **34**, 705—717 (1951).
LÖFGREN, S.: Acta ophthal. (Kbh.) **10**, 77—87 u. 11—23 (1932).
LOUHELA, T., u. H. TERÄSKELI: Acta ophthal. (Kbh.) **24**, 27—41 (1946).
MARQUEZ: Bull. Soc. franç. Ophtal. **49**, 173—175 (1936).
MATTEUCCI, P., u. A. LIGORIO: Rass. ital. Ottal. **18**, 323—332 (1949).
MCDONALD, J. E.: Eye, Ear, Nose Thr. Monthly **35**, 40—43 (1956).
MOFFATT, P. MCG.: Trans. Ophthal. Soc. U. K. **77**, 1957, 615—619 (1957).
MOULIÉ, H. B., u. J. MALBRÁN: Act. 1. Cong. argent. Oftal. **2**, 365—369 (1938); ref. Zbl. Ophthal. **42**, 271 (1939).
NEMETZ, U. R.: Albrecht v. Graefes Arch. Ophthal. **157**, 407—411 (1956).
O'BRIEN, C. S.: A. M. A. Arch. Ophthal. **37**, 134—138 (1947).
OKUMURA, R.: Acta Soc. ophthal. Jap. **34**, 405—415 (1930); ref. Zbl. Ophthal. **25**, 152 (1931).
PAYNE, B. F.: Sth. med. J. (Bgham., Ala.) **40**, 11—17 (1947); ref. Ophthal. Lit. **1**, 1495 (1947).
— N. Y. St. J. Med. **48**, 166—168 (1948); ref. Ophthal. Lit. **2**, 92 (1948).

PAYNE, B. F.: N. Y. St. J. Med. **54**, 3233—3236 (1954); ref. Ophthal. Lit. **8**, 3396 (1954).
PLOMAN, K. G., u. K. O. GRANSTRÖM: Acta ophthal. (Kbh.) **10**, 54—76; 11—23 (1932).
POKROVSKIJ, A.: Sovet. Vestn. Oftal. **6**, 35—50 (1935); ref. Zbl. Ophthal. **34**, 573 (1935).
— Vestn. Oftal. **16**, 295—300 (1940); ref. Zbl. Ophthal. **47**, 80 (1942).
POOS, F.: Klin. Mbl. Augenheilk. **123**, 277—283 (1953).
POSNER, A.: Eye, Ear, Nose Thr. Monthly **32**, 715—716 u. 721 (1953).
POST, L.: Amer. J. Ophthal. **13**, 21—23 (1930).
PUIG SOLANES: s. Solanes.
RABINOWITSCH, M.: Sovet. Vestn. Oftal. **7**, 175—180 (1935); ref. Zbl. Ophthal. **36**, 88 (1936).
RIESENKAMPFF, J.: Klin. Mbl. Augenheilk. **118**, 641—642 (1951).
ROSSI, D.: Boll. Oculist. **9**, 609—743 (1930).
RYAN, H.: Trans. Ophthal. Soc. Aust. **9**, 202—211 (1949).
ŠAFAŘ, K.: Z. Augenheilk. **77**, 127—132 (1932).
SALZMANN, M.: Z. Augenheilk. **72**, 127—178 (1930).
— Z. Augenheilk. **93**, 1—30 (1937).
SÉDAN, J., u. S. SÉDAN-BAUBY: Ann. Oculist. (Paris) **187**, 611—618 (1954).
SÉGAL, P., u. B. JANISZEWSKA-GELDNER: Postepy Okulist. **3**, 154—176 (1956); ref. Ophthal. Lit. **10**, 2103 (1956).
SICHARULIDZE, I. A.: Vestn. Oftal. **28**, No. 5, 29—31 (1949); ref. Ophthal. Lit. **3**, 2956 (1949).
SOLANES, P. M.: Amer. J. Ophthal. **20**, 731—737 (1937) u. An. Soc. méx. Oftal. **12**, 1—16 (1937).
ŠTASTNÍK, E.: Ofthal. Sborn. **5**, 108—111 (1930); ref. Zbl. Ophthal. **24**, 327 (1931).
STERNBERG, P.: J. int. Coll. Surg. **23**, 777—786 (1955).
SUGAR, H. S.: A. M. A. Arch. Ophthal. **24**, 851—873 (1941).
— A. M. A. Arch. Ophthal. **25**, 674—717 (1941).
TAHER, Z.: Bull. ophthal. Soc. Egypt **50**, 111—112 (1957); ref. Ophthal. Lit. **11**, 2243 (1957).
TOOKE, F. T.: Canad. med. Ass. J. **39**, 114—120 (1938); ref. Zbl. Ophthal. **42**, 182—183 (1939).
TRONCOSO, M. U.: Trans. int. Cong. Ophthal. **1**, 25—57 (1934).
— A. M. A. Arch. Ophthal. **14**, 557—586 (1935).
— A Treatise on Gonioscopy. F. A. Davis Comp., Philadelphia 1948, 306 S.
VALICHAN, S.: Russk. oftal. Ž. **11**, 377—381 (1930); ref. Zbl. Ophthal. **24**, 27 (1931).
VERHOEFF, F. H.: Amer. J. Ophthal. **19**, 46 (1936).
—, u. P. A. CHANDLER: Amer. J. Ophthal. **38**, 21—22 (1954).
VOGT, A.: 1926, zit. n. Wagner, H.: Klin. Mbl. Augenheilk. **101**, 907—908 (1938).
WAGNER, H.: Klin. Mbl. Augenheilk. **101**, 907—909 (1938).
WEBER, A.: Albrecht v. Graefes Arch. Ophthal. **23**, 1—91 (1877).
WEGNER, W.: Ber. dtsch. ophthal. Ges. Heidelberg 1949, **55**, 354—357 (1950).
WEINSTEIN, P.: Amer. J. Ophthal. **30**, 755—757 (1957).
WERNER, S.: Acta ophthal. (Kbh.) **10**, 427—563 (1932).
— Acta Ophthal. (Kbh.) **10**, 112—116 (1932).
WIECZOREK, A., u. W. KALICINSKI: Liječn. Vjesn. **53**, 5—10 (1931); ref. Zbl. Ophthal. **25**, 248 (1931).
WOLFF, E.: Brit. J. Ophthal. **33**, 514—518 (1949).
WUDKA, E., u. I. H. LEOPOLD: A. M. A. Arch. Ophthal. **53**, 487—494 (1955).
YUMIYAMA, M.: Acta Soc. ophthal. Jap. **60**, 1723—1726; 1783—1791 (1956); ref. Ophthal. Lit. **10**, 2383 (1956).
ZAKI, M.: Bull. ophthal. Soc. Egypt **40**, 36—37 (1949); ref. Ophthal. Lit. **3**, 760 (1949).
— Bull. ophthal. Soc. Egypt **39**, 67—70 (1949); ref. Ophthal. Lit. **3**, 759 (1949).
ZAMENHOF, A.: Klin. oczna **10**, 146—163 (1932) (Poln.); ref. Zbl. Ophthal. **27**, 768 (1932).
ZIRM, E.: Klin. Mbl. Augenheilk. **74**, 725—730 (1925).
— Klin. Mbl. Augenheilk. **82**, 93—96 (1929).

VIII. Iridotomie

Die Operation eignet sich für Druckanstiege, die durch Abschluß der hinteren von der vorderen Kammer durch die Iris entstehen, also vor allem für „Napfkucheniris" bei Sekundärglaukom infolge hinterer Synechien, kann aber auch bei akutem Glaukom Erfolg haben. Hierbei ist die Gefahr der Linsenverletzung allerdings sehr groß.

CURRAN (1932) schneidet mit dem Starmesser am Limbus ein, dreht den Messerrücken zur Linse, spießt eine Irisfalte hoch und schneidet die Iris ein. Er hat die Operation bei 541 Augen ausgeführt und 33 Patienten 11 Jahre nachbeobachtet: 14 von ihnen hatten dauernd normale Tension. O'CONNOR berichtet 1935 über eigene Erfahrungen mit dem Verfahren, das er für Fälle mit flacher Vorderkammer empfiehlt.

Lavat (1939) empfiehlt die Transfixion bei Seclusio pupillae infolge von Sekundärglaukom, ebenso Wegner (1940), der das Messer ein wenig zurückzieht, wenn die Iris nicht vorgewölbt ist, damit durch das abfließende Kammerwasser die Iris nach vorn gedrängt wird. Nach vom Hofe (1949) genügt die einfache Durchbohrung statt der Transfixion. Brown (1930) empfahl als vorläufige Operation Punktion der Vorderkammer mit gleichzeitigem Einschnitt der Iriswurzel.

Schrifttum

Brown, M. E.: Sth. med. J. (Bgham., Ala.) **23**, 797—801 (1930); ref. Zbl. Ophthal. **24**, 326 (1931).
Curran, E. J.: Trans. ophthal. Soc. U. K. **51**, 1931, 520—538 (1932).
Hofe, K. vom: Ber. dtsch. ophthal. Ges. Heidelberg 1948, **54**, 330—331 (1949).
Lavat, P.: Bull. Soc. franç. Ophtal. **52**, 186—192 (1939).
O'Connor, R.: Amer. J. Ophthal. **18**, 146—148 (1935).
Wegner, W.: Ber. dtsch. ophthal. Ges. Dresden 1940, **53**, 239—244 (1940).

B. Operationen zur Verminderung der Kammerwasserbildung

Elektrische Verödung des Ciliarkörpers oder seiner Zuflüsse

I. Vorläufer

Shahan und Post (1921) fanden beim Kaninchen nach örtlicher Wärmeapplikation in der Ciliarkörpergegend mit Hilfe von kleinen Messingplatten primär einen Druckanstieg, dem Drucksenkung für einige Tage bis Wochen folgte. Danach erprobten sie die Methode bei einigen Menschenaugen mit Glaukom erfolgreich. Curran (1925) kauterte die Sklera in der Gegend des Ciliarkörpers oberflächlich mit der dunkelrot glühenden Schlinge des Galvanokauters. Er wollte ein künstliches Staphylom erzeugen, außerdem vielleicht ein Absickern des Kammerwassers durch die schwammige Sklera und eine Funktionsänderung des Ciliarkörpers. Schließlich ist noch Verhoeff (1924) zu nennen, der ein Stück des Ciliarkörpers ausschnitt. Die Operation von Preziosi, der mit dem Galvanokauter ein Loch in den Limbus brannte, wird manchmal in diesem Zusammenhang genannt, gehört aber eher zu den Modifikationen der Elliotschen Operation, wo sie auch besprochen ist. Auch an das Durchschneiden der Sklera und des Ciliarkörpers mit dem Galvanokauter nach Fiore (1929) könnte man hier denken. Es ist im Abschnitt „Glaskörperfistel" besprochen, weil seine Wirkung wohl großenteils auf dem Einklemmen von Glaskörper beruht. Favaloro erinnert 1956 an seine früheren Mitteilungen über Ignipunktur und beansprucht die Priorität für derartige Verfahren.

Die Anwendung von Diathermie mittels einer Kugelelektrode in der Gegend des Ciliarkörpers, um die Bildung des Kammerwassers einzuschränken, geht auf Weve (1932) zurück.

Schrifttum

Curran, E. J.: A. M. A. Arch. Ophthal. **54**, 321—332 (1925).
Favaloro, G.: Atti 41. Cong. Soc. ottal. ital. **15**, 194—199 (1956).
Fiore, T.: Ann. ottal. **57**, 820—857 (1929).
— XIII. Cong. Ophthal. Amsterdam 1929, **1**, 372—376 (1930).
Shahan, W. E., u. L. Post: Amer. J. Ophthal. **4**, 109—118 (1921).
Verhoeff, F. H.: A. M. A. Arch. Ophthal. **53**, 223—238 (1924).
Weve, H. J. M.: Ned. T. Geneesk. **76**, 5335 (1932).

II. Diathermie mit der Nadel

(Verfahren nach Vogt und Modifikationen)

(Schrifttum S. 536)

1. Technik

a) Verfahren nach Vogt

Den ersten Bericht über die Anwendung seines Nadelverfahrens an 11 Augen gab Vogt 1936. Er bespricht sein Verfahren erneut 1937, 1939, 1940, 1941: Bindehautschnitt von M. rect. lat. bis M. rect. med. mit Freilegen des M. rect. inf., dessen Sehne durch seitliche Einschnitte verschmälert wird. Es wird ein 2,5 mm breiter Gürtel von 100 Koagulationen in der unteren Hälfte der Sklera gesetzt, der unmittelbar vor dem Muskelansatz beginnt und nicht näher als 2,5 mm bis an den Limbus reicht, da sonst Hornhaut-Komplikationen (Geschwüre, Nekrose) entstehen können. Die Diathermienadel hat eine 0,5 mm lange Spitze, Dicke 0,16–0,18 mm, Stromstärke 60 mAmp., Dauer 0,5–1 sec. Senkrechter Einstich, Abstand der Herde voneinander 0,5–0,25 mm.

b) Modifikationen, bei denen das Prinzip der Stichelung beibehalten wird, Instrumente

Stocker (1945) setzt die Koagulationen in einem breiteren Gürtel, der bis zur Ora serrata zurückreicht, also über den Ansatz des M. rect. inf. hinaus. Er nimmt nie über 80 Stichelungen vor und wählt die Stromstärke jedesmal individuell so, daß sie gerade ausreicht, um die Sklera oberflächlich zu coagulieren. Er ließ eigene Nadeln anfertigen, die besser isoliert sind. Dekking (1943), Viger (1951) und Guttner (1955) empfehlen jeder einen besonderen Diathermieapparat, Šafař (1953) gibt besondere Nadeln an. Vor der Zerstörung beider langen Ciliararterien, die in den horizontalen Meridianen verlaufen und sich in der Höhe des Muskelansatzes aufsplittern, warnt de Roetth (1946), weil dadurch Phthisis bulbi entstehen könne, während Vila-Coro (1956) im Gegenteil ihre Zerstörung anstrebt und Viger (1951) meint, die Wirkung auf den Ciliarkörper lasse sich dann nicht voraussagen.

Mehrere Autoren bemühen sich, Hornhautkomplikationen zu vermeiden, indem sie *weniger Herde* setzen oder die *Koagulationen in größerem Abstand vom Limbus* vornehmen, nach dem Muster der retrociliaren (Oberflächen-) Diathermie von Weekers (s. nächsten Abschnitt). So wendet Hauschild (1944) nur 20 Herde in nur 1 Quadranten, Redslob (1946) nur 8 Herde transconjunctival an, 2 in jedem Quadranten, Forbes (1955) 30 Herde insgesamt in beiden unteren Quadranten und Alajmo et al. (1953) 18–20 Herde 3 mm vom Limbus mit 2 mm langen Nadeln, manchmal eine 2. Koagulationsreihe 5 mm vom Limbus, 80–100 mAmp je 8 sec. Ihre Methode wird von Lodato (1953) bei kindlichem Glaukom angewandt. Adamjuk (1949) beschränkt sich auf 20 Herde in nur einem Quadranten, Funder (1951, 1956) auf 4–5 Herde im nasalen unteren Quadranten („Quadranten-Cyclodiathermie“) 4 mm vom Limbus, 50–100 mAmp je 3–6 sec, 1 mm lange Nadel nach Lindner.

Die folgenden Autoren halten einen *größeren Abstand vom Limbus* ein: Reiser (1949, 1951) 8 mm, in jedem unteren Quadranten 6–8 Herde mit 1,5 mm langer Nadel, 70 mAmp. je 8 bis 10 sec. Falls die Wirkung nicht ausreicht, kann sie in beiden oberen Quadranten wiederholt werden. Scheie et al. (1955) halten wenigstens 6 mm Abstand, kein Abpräparieren der Bindehaut, sonst wie Reiser; ebenso Arruga (1949, 1950, 1956): 1 mm lange Nadel; Castroviejo (1951), Lachmann et al. (1953), Maeder (1954) und Covell et al. (1955): 6–7 mm vom Limbus, 8–16 Herde mit 1,5 mm langer Nadel transconjunctival, 50 mAmp.; Rubin et al. (1952): 5,5 mm vom Limbus, 4 Herde pro Quadrant, transconjunctival je 8 sec; Frayer (1952) und Cowan (1952): 6 mm vom Limbus, 9–12 Herde mit 1mm langer Nadel, je 10 sec; Yousef (1957) 7 mm vom Limbus, 16–20 Herde transconjunctival, 60 mAmp. Wie man sieht, unterscheiden sich diese Verfahren von der Methode Reisers nicht erheblich.

2. Komplikationen

Druckanstiege während und kurz nach der Operation (ALBAUGH et al., 1942), die bis zu 80–100 mm Hg betragen (MEESMANN, 1943) und Folge der Sklerasdhrumpfung sind (SCHEIE et al., 1949; ROHRSCHNEIDER, 1950), dürften eine wichtige und oft übersehene Komplikation darstellen. Ich habe einmal die Erblindung des letzten Auges nach dieser Operation infolge des starken Druckanstieges erlebt, der die Retina irreversibel schädigte. Sauerstoffbeatmung und gefäßerweiternde Mittel halfen nichts. Eine Vorderkammerpunktion am Ende der Operation (MEESMANN, 1943; ROHRSCHNEIDER, 1950; RUBIN et al., 1952; FUNDER, 1956) war wegen Gefäßneubildung auf der Iris unterblieben. Seitdem messe ich bei der Operation wiederholt den intraocularen Druck und breche sie bei Anstieg um 10–15 mm Hg ab. Eine Paracentese dürfte nur vorübergehenden Erfolg haben und die Produktion eines eiweißreichen 2. Kammerwassers bewirken, wodurch Synechien begünstigt werden. Die Vorderkammerpunktion wurde gerade wegen des reaktiven Druck*anstieges,* der auf die primäre Drucksenkung folgt, als Belastungsprobe für Glaukom empfohlen. Es wäre bei postoperativen Druckanstiegen also noch zu prüfen, ob 1 Std nach Vorderkammer-Punktion der i.o. Druck wirklich normal ist, oder ob er wieder erheblich angestiegen ist. Der postoperative *Verlust des zentralen Sehvermögens* scheint jedoch seltener zu sein, als man wegen der Druckanstiege bei und nach dem Eingriff vermuten könnte. MÜLLER et al. (1948) sahen unter 74 Operationen nur 1mal Verfall des zentralen Sehvermögens, obgleich bei 21 Augen der Gesichtsfeldausfall vor der Operation bis zur Mitte reichte. Allerdings war das Sehvermögen bei 13 von 21 Augen mit Glaucoma simplex nach der Operation verschlechtert (s. Erfolge).

Phthisis bulbi kann bei zu ausgedehnter Stichelung, besonders bei Zerstörung beider Aa. cil. post. long. entstehen (DE ROETTH, 1946; CORDIER et al., 1948; MEESMANN, 1950: 6 von 102 Augen; LACHMANN et al., 1953: 6 von 39 Augen!; SCHEIE et al., 1955: 1 von 38 Augen).

Glaskörperblutung führte bei 2 von 66 Augen, die MÜLLER et al. (1948) beschrieben, zu Hypotonie und zwang zur Enucleation; hierbei handelte es sich um 1 Auge mit Zentralvenenthrombose und 1 Auge mit Periphlebitis retinae. CORDIER et al. (1948) sahen Glaskörperblutung in 1 von 100 Augen, MEESMANN (1950) bei 1 von 102 Augen, REISER (1949, 1951) bei 1 von 54 Augen, MAEDER (1954) bei 1 von 51 Augen. Hypotonie wird auch von FORBES (1955) bei 1 von 80 Patienten mitgeteilt. Enucleation war bei 2 von 100 Augen nötig, die SAUTTER (1949) beschreibt, weil eine Infektion eintrat, sowie bei 3 Augen wegen Fortbestehens der Schmerzen; 1 Kranker starb an Orbitalphlegmone nach der Operation. Bei 1 von 54 Augen mit Glaucoma simplex trat *Ablatio* auf (REISER, 1951).

Eine *Skleranekrose* wird von VOGT (1940) beschrieben; in diesem Falle war die Funktion des Auges nicht beeinträchtigt. In einem Fall von GASTEIGER (1943) führte sie zum Verlust des Auges.

Sympathische Ophthalmie ist außerordentlich selten. Nur 5 Fälle wurden bekannt (STREIFF, 1938; THIEL, 1943; CORDIER et al., 1948, und gleicher Fall bei THOMAS et al., 1948; BERENS, 1950; BODIAN, 1953), von denen mindestens der Zusammenhang mit der Operation bei dem erstgenannten Fall fraglich ist, da hier schon vor der Operation eine Uveitis bestand. Bei dem Fall von BODIAN wurde außerdem eine Sklerotomie mit dem Elliot-Trepan vorgenommen. SAUTTER (1949) beschreibt eine Phthisis bulbi nach der Operation eines Auges mit vorher bestehender sympathischer Ophthalmie.

Uveitis oder Iridocyclitis fanden MEESMANN (1943) bei 3 von 42 Augen, MÜLLER et al. (1948) bei 6 von 66 Augen, SAUTTER (1949) bei 5 von 74 Augen, REISER (1949, 1951) sehr häufig, FORBES (1955) bei 2 von 120 Augen. Auch Hyphäma, Keratitis und Astvenenthrombose werden beschrieben (FORBES, 1955; VIGER, 1951). Über Linsentrübungen siehe Erfolge. THIEL (1943) stellt aus der Literatur die Komplikationen zusammen. HURWITZ (1953) nimmt die Operation ambulant vor. Über Komplikationen vgl. auch Tab. 73.

Tabelle 66. *Normalisierung der Tension mit Cyclodiathermiepunktur nach* VOGT *

%	Zahl der Fälle	Bemerkungen	Autor	Jahr
63,5	60	Erstoperation, z. T. weniger als 6 Monate nachbeobachtet, 40mal CDP als Zweitoperation nach erfolglosen Fisteloperationen, Gute Erfolge in 75%	WAGNER WAGNER et al.	(1938) ** (1940) 1942 (1939) 1941
83	18	Meist vergeblich voroperiert, Gesichtsfeld in 67% gleichgeblieben, 1 Auge besser, 1 schlechter, Rest nicht geprüft. Visus in 62% gleich 28% besser 10% schlechter	GASTEIGER	1941
85	59	primär nach Operation	GASTEIGER	1943/44
73	11	1 Jahr oder länger nachbeobachtet		
38	26	akutes Glaukom	THIEL	1943
46	105	Glaucoma simplex		
42,5	40	chronisch-kongestives Glaukom		
22	23	absolutes Glaukom		
51	109	Sekundärglaukom		
39	33	Hydrophthalmie (Zusammengestellt nach Rundfrage in deutschen und österreichischen Kliniken. Drucksenkung ohne Miotica. Beobachtungszeit unterschiedlich)		
55	29	Erstoperation	MEESMANN	1943
87	15	voroperierte Augen		
88	16	Glaucoma simplex Gesichtsfeld erhalten, auch im Spätstadium (8 Patienten). Bei Sehvermögen 1/10 oder besser vor Operation war dieses in 21% gebessert, bei 1 Auge verschlechtert	STOCKER	1945
60	58	3—13 Monate nach Operation; Sehvermögen in 39% postoperativ verschlechtert	MÜLLER et al.	1948
100	22	Hydrophthalmie (Augen fast blind), Nachbeobachtungszeit nicht angegeben	THOMAS et al.	1949
28	126	nennt „Erfolg", wenn der Kranke schmerzfrei wird (74%)	MEYER	1949
62,5	32	nach 3 Jahren; bei weiteren 22% Tensionssenkung, jedoch nicht bis zur Norm	STOCKER	1949
20	25		SEEFRIED	1949

* Die Berechnung der Prozente erfolgte auch bei kleineren Gesamtzahlen, um eine Übersicht zu erleichtern. Da Krankengut, Gruppierung der Kranken, Beobachtungszeit und Beurteilungsmaßstab verschieden sind, ist ein Vergleich der in der Tabelle angegebenen Zahlen untereinander kaum möglich. (Vgl. Abschnitt „Grundlagen der klinischen Glaukomforschung", S. 49 ff.)

** Die zitierten Zahlen beziehen sich auf die nicht in Klammern gesetzten Arbeiten.

%	Zahl der Fälle	Bemerkungen	Autor	Jahr
30	30	mit seiner Modifikation der Methode; bei 57% Drucksenkung	ADAMJUK	1949
61	28	oft nur vorübergehend Drucknormalisierung	JAENSCH	1949
81	42	Erstoperation, mit oder ohne Miotica reguliert bei Entlassung	SAUTTER	1949
60	15	nach 6 Monaten nachuntersucht. (In Vergleichsgruppe mit Elliotscher Trepanation sank deren Prozentsatz der Erfolge nur von 93 auf 89)		
	3 von 5	Hydrophthalmie, durch andere Eingriffe vorher nicht normalisierbar		
62	102	nach 5 Monaten bis 8 Jahren	MEESMANN	1950
87	15	angeborenes Glaukom	ALGAN	1951
	1 von 9	ohne Miotica, weitere 6 mit Miotica	PEREIRA	1951
100	54	primär nach Operation, nach 1 Jahr bei 11 Augen wieder erhöhte Tension	REISER	1951
	7 von 10	Aphakie	RUBIN et al.	1952
	1 von 4	absolutes Glaukom		
	4	infantiles Glaukom, „gute Ergebnisse"		
	2 von 4	Rubeosis iridis		
45	42	nach ihrer modifizierten Methode; 1—2 Jahre nachbeobachtet; 7 kindliche Glaukome darunter	ALAJMO et al.	1953
18	39	nach 1—2 Jahren zusätzlich Miotica nötig. Methode CASTROVIEJO	LACHMANN et al.	1953
16	44	bei Kombination mit Cyclodialyse Erfolg in 27%	ŠAFAŘ et al.	1953
88	51	Methode CASTROVIEJO, Erfolg nicht näher definiert, Beobachtungszeit nicht angegeben	MAEDER	1954
53,3 (ohne Miotica) 15,8 (mit Miotica)	120	nach 1 Jahr; Sehvermögen bei 33% gebessert 18% verschlechtert 3% blind	FORBES	1955
55	38	Methode von REISER; ½—4 Jahre nachbeobachtet	SCHEIE et al.	1955
40	43	ohne Miotica, primär nach Operation. 1 Jahr später: 26% ohne Miotica, weitere 16% mit Miotica	FUNDER	1956

Weitere Erfahrungen an kleineren Gruppen von Kranken oder ohne Angabe von Einzelheiten teilen mit: LÖHLEIN (1944), BÖCK (1944), HAUSCHILD (1944), REDSLOB (1946), LONGHENA (1947), LEO (1947), LICSKO (1948), MADROSKIEWICZ (1949), NEMETZ (1949), MAZINA (1950; bei absolutem Glaukom), SZYMANSKI (1951), FORBES (1952; bei Hydrophthalmie), COWAN (1952), FRAYER (1952), ATTIAH et al. (1953), YOUSEF (1954), REBELLO (1954), CASCIO (1954) und NEMETZ (1957). Dabei weisen besonders LEO und CASCIO auf die häufig nur vorübergehende Wirkung hin.

Kasuistik: FRANCESCHETTI (1936), STRATTON (1948), HRUBY (1949), ŠAFAŘ (1951), ELLIS (1955).

3. Erfolge

Vogt (1940) erwähnt Erfolge bei 2 Augen mit Heterochromie-Cyclitis und Sekundärglaukom, das mit anderen Mitteln nicht beeinflußbar war, sowie bei 2 Augen mit fehlender Vorderkammer nach Fisteloperation. Benner (1947) hatte bei insgesamt 28 Augen gute Erfolge mit der Methode als Zweitoperation bei primärem Glaukom (4 von 8 Augen mit Glaucoma simplex wurden normalisiert, und als Erstoperation bei Hydrophthalmie (2 von 3 Augen normalisiert), sowie bei Sekundärglaukom nach Iritis (10 Augen, 5 mit Medikamenten und 4 ohne Medikamente normalisiert). Das Sehvermögen wurde in 10 Fällen besser, in 6 schlechter, das Gesichtsfeld verschlechterte sich erheblich bei 3 Fällen (20 Augen nicht geprüft). Star trat bei 3 Augen auf. Sautter (1949) berichtet über Star bei 1 von 100 operierten Augen, Funder (1956) bei 2 von 43 Augen.

Bei absolutem Glaukom gelang es Lodato (1953) in 14 Fällen Schmerzfreiheit zu erzielen, so daß die Enucleation nicht nötig wurde.

Sonstige Angaben aus dem Schrifttum sind in Tabelle 66 zusammengefaßt.

Die Erfolge werden bei längerer Beobachtungszeit schlechter als anfangs (Müller et al., 1950: nach 1 Jahr 50%, nach 2 Jahren 40%, nach 3 Jahren 37%).

4. Wirkungsweise

Spätere Untersucher haben Vogt (1937) zugestimmt, daß die Operation eine verminderte Produktion von Kammerwasser bewirkt, teils durch unmittelbare Zerstörung des Ciliarkörpers, teils durch Verminderung der Blutzufuhr zu diesem (vgl. Ernst, 1942; Vila-Coro, 1956).

Urrets-Zavalía (1952) fand eine osmotische Hypertonie des Kammerwassers nach der Operation, die die Drucksenkung erklärt, de Simone (1955) beobachtete eine Abnahme der Konzentration von Vitamin C nach der Operation, Wiederanstieg auf die ursprünglichen Werte, erst nach 45 Tagen. Scheie et al. (1955) fanden tonographisch eine Verminderung des Minutenvolumens bei allen 13 untersuchten Augen, bei denen die Operation den Druck gesenkt hatte. Über histologische Befunde an operierten Kaninchenaugen berichteten Leopold et al. (1957). Dellaporta (1957) sah bei Kaninchen (4–15 Monate nach der Operation untersucht) im Operationsgebiet Fluorescein aus dem Glaskörper durch die Sklera treten.

5. Anzeigen und Gegenanzeigen

a) Allgemeines

Die Operation ist relativ ungefährlich. Ihre Nachteile sind die oft nur kurze Wirkungsdauer und die im Vergleich mit Fisteloperationen geringere Drucksenkung, die sich durch eine Drosselung der Kammerwasserbildung erzielen läßt. Vogt (1939) empfiehlt sein Verfahren als primäre Operation nur bei hämorrhagischem Glaukom, Aphakie mit Linsenluxation in den Glaskörper oder Verlegung des Kammerwinkels durch Glaskörper bei aufgehobener Vorderkammer, im übrigen nur als Zweitoperation nach Versagen anderer Eingriffe.

b) Bei hämorrhagischem Glaukom

Bei hämorrhagischem Glaukom ist jede Eröffnung des Auges gefährlich. Die Cyclodiathermiepunktur ist hier eine besonders wertvolle Ergänzung unserer operativen Möglichkeiten und wird als erster, oft als einziger Eingriff empfohlen von Vogt (1939, 1940), Wagner (1940), Richner (1940), Gasteiger (1941), Palomar (1944), de Roetth (1946), Cordier et al. (1948), Stratton (1948), Meyer (1948, 1949), Sautter (1949, 1951), Rubin et al. (1952), Ellis (1955); von Šafar (1951) zusammen mit Cyclodialyse.

c) Zweitoperation

Als Zweitoperation ist der Eingriff angezeigt, wenn Fisteloperationen den Druck nicht bis zu normalen Werten senkten: Vogt (1936, 1937, 1939), Wagner (1940), Gasteiger (1941), Palomar (1944), Benner (1947), Sautter (1949, 1951), Scheie et al. (1955) und andere.

d) Aufgehobene Vorderkammer bei malignem Glaukom

Eine nach anderen Eingriffen *aufgehobene Vorderkammer bei malignem Glaukom* ist eine weitere Indikation (Vogt, 1939, 1941; Wagner, 1940; Richner, 1940; Wagner et al., 1941; Palomar, 1944; Stratton, 1948; Meyer, 1949). Die Operation ist aber nur sinnvoll zur Wiederherstellung der Vorderkammer, damit nun eine dauernd drucksenkende Operation ausgeführt werden kann, bei malignem Glaukom am besten die Entfernung der Linse (s. S. 211, 582).

e) Aphakie oder Linsenluxation

Bei Aphakie oder Linsenluxation wird die Operation empfohlen von Vogt (1939, 1940), Wagner (1940), Gasteiger (1941), Auerbach et al. (1943), Meesmann (1943), Palomar (1944), Cordier et al. (1948), Meyer (1948, 1949), Sautter (1949), Mazina (1950), Funder (1951), Rubin et al. (1952), Covell et al. (1955) und Georgariou (1956).

f) Hydrophthalmie

Für Hydrophthalmie wird die Operation empfohlen von Palomar (1944), Redslob (1946), Benner (1947), Cordier et al. (1948), Thomas et al. (1949), Sautter (1949), Viger (1951), Forbes (1952), Rubin et al. (1952), Alajmo et al. (1953, eigene Modifikation, gleichfalls empfohlen von Lodato, 1953) und Covell et al. (1955). Thomas et al. (1950) empfehlen das Vogtsche Verfahren hierbei als Zweitoperation, wenn eine retrociliare oberflächliche Diathermie versagte.

g) Sekundärglaukom

Auch bei Sekundärglaukom erscheint die Operation geeignet, zumal wenn noch eine Entzündung besteht oder nur eine vorübergehende Wirkung nötig ist: Meesmann (1943), Auerbach et al. (1943, besonders bei traumatischem Glaukom); Palomar (1944), Benner (1947), Reiser (1949, 1951), Funder (1951, 1956) und Georgariou (1956) bei Cyclitis; Vogt (1937), Hruby (1949) und Šafař (1951) bei *Heterochromie-Cyclitis.*

h) Bei Negern

Bei Negern haben Fisteloperationen eine erhebliche Neigung zu vernarben. Über günstige Erfahrung mit der Cyclodiathermiepunktur bei primärem Glaukom bei Negern berichten Stocker (1945, 1949) und Forbes (1955).

j) Schmerzhaftes absolutes Glaukom

Dem Vorschlag von WAGNER et al. (1941), MEESMANN (1943), MAZINA (1950) und VIGER (1951), die Operation bei schmerzhaftem absolutem Glaukom anzuwenden, wird man nicht unbedingt zustimmen können, da wegen der Gefahr, daß sich ein Melanosarkom in dem blinden Auge entwickelt, die Enucleation eher anzuraten ist, und auch eine retrobulbäre Alkoholinjektion die Schmerzen beseitigen kann.

k) Gesichtsfeldeinengung

Gesichtsfeldeinengung bis nahe zum Fixierpunkt wird von PALOMAR (1944), MÜLLER et al. (1948) und VILA-CORO (1956) als Indikation für diese Operation angeführt, jedoch bilden sie nach Auffassung anderer Autoren keine Gegenanzeige für fistulierende Operationen (s. dort).

l) Winkelblock-Glaukom

Bei Winkelblock-Glaukom wird die Cyclodiathermiepunktur abgelehnt von FORBES (1955) und COVELL et al. (1955).

m) Primäres Glaukom

Bei primärem Glaukom ist sie nach MEESMANN (1943), SAUTTER (1949) und MAZINA (1950) weniger geeignet als fistelbildende Eingriffe, während REISER (1951) sie hier empfiehlt.

Schrifttum

ADAMJUK, V. E.: Vestn. Oftal. **28**, 31—32 (1949); ref. Zbl. Ophthal. **52**, 55 (1950).
ALAJMO, B., u. M. SIMONELLI: G. ital. Oftal. **6**, 205—209 (1953).
ALBAUGH, C. H., u. E. B. DUNPHY: A. M. A. Arch. Ophthal. **27**, 543—557 (1942).
ALGAN, B.: Le traitement du glaucome infantile. G. Thomas, Nancy 1951, 209 S.
ARRUGA, H.: Arch. Soc. oftal. hisp.-amer. **9**, 1117—1146 (1949).
— Arch. Soc. oftal. hisp.-amer. **10**, 224—229 (1950).
— Ocular Surgery. Salvat Edit. S. A. Barcelona 1956.
ATTIAH, M. A. H., u. A. MORTADA: Bull. ophthal. Soc. Egypt **46**, 253—256 (1953); ref. Zbl. Ophthal. **63**, 55 (1954/55).
AUERBACH, M. I., u. E. M. IVANOVA: Vestn. Oftal. **22**, 3 (1943); ref. n. Barkan, O.: Ophthalmology in the War Years, Meyer-Wiener, Chicago, **2** (1948).
BENNER, R.: Ann. Oculist. (Paris) **180**, 89—103 (1947).
BERENS, C.: Disk. zu Bietti: J. Amer. Med. Ass. **142**, 889—897 (1950).
BODIAN, M.: Amer. J. Ophthal. **36**, 217—225 (1953).
BÖCK, J.: Klin. Mbl. Augenheilk. **110**, 263 (1944).
CASCIO, G.: Rass. ital. Ottal. **23**, 445—450 (1954).
CASTROVIEJO, R.: Course in Ophthalmology, Miami, Florida, 18.—20. 1. 51, zit. n. Rubin et al. 1952, s. diese.
CORDIER, T., ALGAN u. POIROT: Rev. Méd. Nancy **73**, 308 (1948); ref. Ophthal. Lit. **2**, 935 (1948).
COVELL, L. L., u. R. T. BATUNGBACAL: Amer. J. Ophthal. **40**, 77—82 (1955).
COWAN, T.: Disk. zu Rubin, Amer. J. Ophthal. **35**, 1037 (1952).
DEKKING, H. M.: 104. Vers. Niederl. Ophthal. Ges. Utrecht 1942; ref. Klin. Mbl. Augenheilk. **109**, 273 (1943).
DELLAPORTA, A.: Amer. J. Ophthal. **44**, 461—467 (1957).
ELLIS, P. P.: Amer. J. Ophthal. **40**, 253—255 (1955).
ERNST, A.: Schweiz. med. Wschr. 1942, I, 565—568.

Forbes, S. B.: Amer. J. Ophthal. **35**, 393—398 (1952).
— Amer. J. Ophthal. **40**, 650—666 (1955).
Franceschetti, A.: Arch. Ophtal. (Paris) **1**, 857 (1936).
Frayer, W. C.: Diskuss. zu Rubin, Amer. J. Ophthal. **35**, 1036 (1952).
Funder, W.: Klin. Mbl. Augenheilk. **118**, 369—373 (1951).
— Klin. Mbl. Augenheilk. **129**, 73—78 (1956).
Gasteiger, H.: Klin. Mbl. Augenheilk. **107**, 52—59 (1941).
— Klin. Mbl. Augenheilk. **109**, 738—744 (1943).
— Klin. Mbl. Augenheilk. **110**, 263 (1944).
Georgariou, B.: Arch. d'Ophtal. N. S. **16**, 169—176 (1956).
Guttner, W.: Klin. oczna **25**, 249—253 (1955); ref. Ophthal. Lit. **9**, 1812 (1955).
Hauschild, E.: Klin. Mbl. Augenheilk. **110**, 263 (1944).
Hruby, K.: Wien. klin. Wschr. 1949, 654.
Hurwitz, P.: Eye, Ear, Nose Thr. Monthly. **32**, 380—383 (1953).
Jaensch, P. A.: Klin. Mbl. Augenheilk. **114**, 568 (1949).
Lachmann, B. E., u. P. A. Rockwell: A. M. A. Arch. Ophthal. **50**, 265 (1953).
Leo, E.: Atti 36. Cong. ottal. ital. **36**, 266—274 (1947).
Leopold, I. H., u. G. M. Shannon: Trans. Amer. Ophthal. Soc. 1956, **54**, 73—91 (1957).
Licsko, A.: Szemészet 41 (1948); ref. Ophthal. Lit. **2**, 316 (1948).
Lodato, G.: G. ital. Oftal. **6**, 613—618 (1953).
Löhlein, W.: Klin. Mbl. Augenheilk. **110**, 263 (1944).
Longhena, L.: Boll. Oculist. **26**, 7—30 (1947).
Madroskiewicz, M.: Klin. oczna **19**, 333—339 (1949); ref. Amer. J. Ophthal. **34**, 1345 (1951).
Maeder, G.: Ophthalmologica **127**, 368—371 (1954).
Mazina, V. O.: Vestn. Oftal. **29**, 29—33 (1950); ref. Zbl. Ophthal. **55**, 341 (1951).
Meesmann, A.: Ber. dtsch. ophthal. Ges. Heidelberg, 1949, **55**, 202—212 (1950).
— Klin. Mbl. Augenheilk. **109**, 721—737 (1943).
Meyer, S. J.: Amer. J. Ophthal. **31**, 1504—1506 (1948).
— A. M. A. Arch. Ophthal. **41**, 417—428 (1949).
Müller, H. K., u. W. Kohlhaas: Klin. Mbl. Augenheilk. **113**, 384—385 (1948).
— — Klin. Mbl. Augenheilk· 117, 316 (1950).
Nemetz, U. R.: Wien. klin. Wschr. 1949, 605.
— Forsch. Prax. **10**, 43—47 (1957).
Palomar, A.: Arch. Soc. oftal. hisp.-amer. **4**, 788—796 (1944).
— Arch. Soc. oftal. hisp.-amer. **4**, 608 (1944).
Pereira, R. F.: Sem. méd. 3010, 536—539 (1951); ref. Zbl. Ophthal. **57**, 125 (1952).
Rebello, A.: Arch. bras. Med. nav. **15**, 3137—3152 (1954); ref. Ophthal. Lit. **8**, 4874 (1954)
Redslob, E.: Amer. Oftal. **72**, 449—454 (1946).
Reiser, K. A.: Klin. Mbl. Augenheilk. **115**, 491—500 (1949).
— Ber. dtsch. ophthal. Ges. München, 1950, **56**, 155—158 (1951).
Richner, H.: Schweiz. med. Wschr. 1940, I, 269—271.
Roetth, A. de: A. M. A. Arch. Ophthal. **35**, 20—22 (1946).
Rohrschneider, W.: Klin. Mbl. Augenheilk. **116**, 634—641 (1950).
Rubin, J. E., J. Romig u. J. H. Molloy: Amer. J. Ophthal. **35**, 1035 (1952).
Šafař, K.: Wien. klin. Wschr. **63**, 596 (1951).
— Wien. klin. Wschr. **63**, 561 (1951).
— Wien. klin. Wschr. **65**, 997 (1953).
—, u. H. Vit: Wien. klin. Wschr. **65**, 482 (1953).
Sautter, H.: Klin. Mbl. Augenheilk. **115**, 481—491 (1949).
— Ber. dtsch. ophthal. Ges. Heidelberg, 1950, **56**, 169 (1951).
Scheie, H. G.: West. J. Surg. **60**, 322—326 (1952); ref. Zbl. Ophthal. **59**, 97 (1953).
— W. C. Frayer u. R. W. Spencer: A. M. A. Arch. Ophthal. **53**, 839—846 (1955)
—, u. B. Jerome: Amer. J. Ophthal. **32**, Teil II, 60—78 (1949).
Seefried, H.: Wien. klin. Wschr. 1949, 605.
Simone, S. de: Rass. ital. Ottal. **24**, 202—209 (1955).
Stocker, F. W.: A. M. A. Arch. Ophthal. **34**, 181—186 (1945).
— N. Y. St. J. Med. **49**, 58—63 (1949).
Stratton, J. D.: Amer. J. Ophthal. **31**, 229—230 (1948).
Streiff, E. B.: Diskuss. zu Wagner, H. Klin. Mbl. Augenheilk. **101**, 910 (1938).
Szymanski, J.: Arch. bras. Oftal. **14**, 131—132 (1951); ref. Ophthal. Lit. **5**, 6719 (1951).
Thiel, R.: Klin. Mbl. Augenheilk. **109**, 744—766 (1943).
Thomas, C., J. Cordier u. B. Algan: Ann. Oculist. (Paris) **182**, 528 (1949).
— — — Bull. Soc. belge Ophtal. No. **94**, 249—252 (1950).
— — — u. Poirot: Bull. Soc. Ophtal. Fr. 205 (1948).
Urrets-Zavalía, A.: Ophthalmologica **124**, 257—270 (1952).

Viger, R. J.: Trans. Canad. Ophthal. Soc. **14**, 119—124 (1951).
Vila-Coro, A.: Arch. Soc. oftal. hisp.-amer. **16**, 561—572 (1956).
Vogt, A.: Schweiz. med. Wschr. **66**, 593 (1936).
— Klin. Mbl. Augenheilk. **97**, 672—673 (1936).
— Schweiz. med. Wschr. **67**, 367 (1937).
— Klin. Mbl. Augenheilk. **99**, 9—15 (1937).
— Klin. Mbl. Augenheilk. **103**, 591—599 (1939).
— Brit. J. Ophthal. **24**, 288—297 (1940).
— Arch. Ophtal. (Paris) **3**, 1071—1079 (1940).
— Klin. Mbl. Augenheilk. **106**, 232—233 (1941).
Wagner, H.: Klin. Mbl. Augenheilk. **101**, 909—910 (1938).
— Klin. Mbl. Augenheilk. **104**, 344—347 (1940).
— Klin. Mbl. Augenheilk. **108**, 509—510 (1942).
— Ophthalmologica **103**, 119—121 (1942).
—, P. Karbacher, G. Meyer, H. Wolf u. E. Weber: Klin. Mbl. Augenheilk. **107**, 457—480 (1941)
—, u. H. Richner: Schweiz. med. Wschr. 1939/II, 1048—1053.
Weve, H. J. M.: Ned. T. Geneesk. **76**, 5335 (1932).
— Ned. T. Geneesk. **1933**, 1947; ref. Zbl. Ophthal. **29**, 562 (1933).
Yousef, M. O.: Bull. ophthal. Soc. Egypt **47**, 127—129 (1954); ref. Zbl. Ophthal. **65**, 165 (1955)
— Bull. ophthal. Soc. Egypt **50**, 99—100 (1957); ref. Ophthal. Lit. **11**, 2248 (1957).

III. Diathermie mit Kugelelektrode (Weve-Weekers)

(Schrifttum S. 542)

1. Technik

a) Methode nach Weve sowie Albaugh und Dunphy

Als erster hat Weve (1932) Diathermie mit der Kugelelektrode in der Gegend des Ciliarkörpers zur Drucksenkung angewandt. Seine Methode wird von Albaugh und Dunphy (1942) benutzt, die etwa 14 Herde mit der Weve-Elektrode in der unteren Hälfte des Ciliarkörperumfanges 4–5 mm vom Limbus setzen, 1 mm Abstand zwischen den Herden, Stromstärke mit dem Walkergerät bei Zeigerausschlag 35, außerdem manchmal 3–5 mm vom Limbus eine Doppelreihe von Nadelherden. Das gleiche Verfahren (ohne Nadel) wandte Marr (1949) bei 60% seiner Operationen an, Tsopelas (1950) bei einem Patienten. Archangelskij (1957) setzt 6–8 Herde mit 1 mm-Kugelelektrode zwischen 10–2 Uhr, 2 mm vom Limbus, 35–50 mAmp., 2–4 sec. Danach punktiert er die Vorderkammer.

b) Retrociliare Diathermie mit der Kugelelektrode nach Weekers

L. und R. Weekers (1945, 1947, 1949, 1950, 1952) haben das Verdienst, die Methode der retrociliaren Oberflächendiathermie ausgearbeitet und propagiert zu haben. Sie setzten dabei mit stumpfer Elektrode von 0,75 mm Durchmesser 12–20 Herde, 10 sec Dauer, im Abstand von 7–9 mm vom Limbus und verteilten sie auf alle 4 Quadranten, ohne die Bindehaut abzupräparieren. Später (1949) wandten sie als Standardmethode 20–24 Herde 7 mm vom Limbus an, 15 sec Dauer, wobei eine Gewebstemperatur von 90–95° C entsteht. Wenn eine erneute Operation nötig wurde, setzten sie 10 Herde 4–5 mm vom Limbus in der oberen Hälfte, bei einer 3. Operation im gleichen Abstand in der unteren Hälfte (1952). Seit 1954 hat Weekers dies Verfahren verlassen und benutzt jetzt eine 0,5 mm lange Nadel retrociliar (nach Berens, 1955).

c) Modifikationen der Weekersschen Methode

Coppez (1945, 1947, 1950) benutzt eine flache Elektrode von 2,5 mm Durchmesser, 0,3 mm dick, die eine Messung der erzeugten Gewebswärme erlaubt („pyrometrische Elektrode“, 1934).

Er steigert die Temperatur bei einer Anwendungsdauer von jeweils 20 sec von 30 auf 80° C und setzt die Herde 6 mm vom Limbus im gesamten Umfang transconjunctival. Diese Elektrode wird auch von DESVIGNES et al. (1948) angewandt, die insgesamt 8 Herde setzen. VERREY (1949, 1951) verwendet eine 2 mm große Elektrode mit thermoelektrischem Element, und setzt 8–12 Herde, 10–15 sec Dauer bei 90° C, 7 mm vom Limbus. Zur Vermeidung des Druckanstieges spült er zwischendurch mit kalter physiologischer Kochsalzlösung. GOLDSMITH (1954) verwendet eine 1,5 mm große Kugel-Elektrode für 6–8 sec mit 85 mAmp. an 12–16 Stellen wenigstens 6 mm vom Limbus.

Abpräparieren der Bindehaut wird von den folgenden Autoren empfohlen: BLUM et al. (1949); LIJÓ-PAVÍA (1953); TOKARYEVA (1948, 8–10 Herde 5–6 mm vom Limbus), wobei die Operation nur in 2 Quadranten ausgeführt wird.

Eine *Kombination von oberflächlicher Diathermie mit Nadelherden* beschreibt JAKOBOVITS (1947) bei absolutem Glaukom: Abpräparieren der Bindehaut in der oberen Hälfte, 1 Reihe von Kugelherden (1 mm Kugel, 75 mAmp., je 2–3 sec) 4 mm vom Limbus, 2 mm dahinter eine weitere Reihe von Kugelherden, sodann Nadelherde zwischen beiden Reihen.

URRETS-ZAVALÍA et al. (1953) empfehlen 12–20 stumpfe Coagulationen transconjunctival 7–9 mm vom Limbus im ganzen Umfang, je 15 sec 50–60 mAmp. und setzen bei stärkerem Druckanstieg 1–2 perforierende Herde 10–12 mm vom Limbus mit der Nadelelektrode. Von einem relativ schwachen Strom, der über längere Zeit einwirkt, versprechen sie sich besseren Erfolg als von stärkerem Strom für kürzere Zeit. Ähnlich ist das Verfahren von HEINSIUS et al. (1956), der mit der Kugel von 2–10 Uhr im unteren Umfang, 6–8 mm vom Limbus, 2 Reihen von Herden setzt, 70–90 mAmp., je 5–8 sec, und anschließend durch 4 perforierende Herde mit 2 mm-Nadel ein wenig Glaskörper austreten läßt, damit keine Hypertension entsteht, was schon von ALBAUGH et al. (1942) bei der ciliaren Oberflächendiathermie beschrieben wurde.

2. Komplikationen

Phthisis bulbi wird von MARR (1949) in 12 von 57 Fällen berichtet, von WEEKERS et al. (1949) bei 1 von 56 Augen, von GÜNTHER (1951) bei 1 von 40 Augen. MARR (1949) und URRETS-ZAVALÍA et al. (1953) erwähnen Randinfiltrate der Hornhaut und bei zu starker Stromstärke ausgedehnte Geschwürsbildung oder Iridocyclitis. Star kann bei wiederholter Anwendung der Operation durch zu starke Drosselung der Kammerwasserbildung entstehen (MARR, 1949; WEEKERS et al., 1952). Bei 3 von 57 Augen fand MARR (1949) eine Verschlechterung des Sehvermögens. Im übrigen wird in der Literatur wiederholt auf das Fehlen von Komplikationen hingewiesen, so von WEEKERS et al. (1949), VOTOCKOVA (1951) und LUKIĆ et al. (1952), die insbesondere kein Aufflackern der Entzündung bei Uveitis sahen.

(Über Komplikationen vgl. S. 551 und Tab. 73.)

Tabelle 67. *Erfolge mit retrociliarer Diathermie* *

a) *Normalisierung der Tension*

%	Zahl der Fälle	Bemerkungen	Autor	Jahr
	9 von 12	hämorrhagisches Glaukom	ALBAUGH et al.	1942
	10 von 12	Sekundärglaukom		
	4	primäres Glaukom		
	2 von 4	Hydrophthalmie (Wevesche Methode; 1 Monat bis 1 Jahr nachbeobachtet)		
	12	Uveitis; bei Seclusio pupillae Erfolg nur vorübergehend	WEEKERS et al.	1947/48
	3	Linsenluxation	DESVIGNES et al.	1948
	2 von 4	hämorrhagisches Glaukom		
	1 von 3	Iridocyclitis		

* Die Berechnung der Prozente erfolgte auch bei kleineren Gesamtzahlen, um eine Übersicht zu erleichtern. Da Krankengut, Gruppierung der Kranken, Beobachtungszeit und Beurteilungsmaßstab verschieden sind, ist ein Vergleich der in der Tabelle angegebenen Zahlen untereinander kaum möglich. (Vgl. Abschnitt „Grundlagen der klinischen Glaukomforschung“, S. 49 ff.)

%	Zahl der Fälle	Bemerkungen	Autor	Jahr
68	56	primär-chronisches Glaukom; mit Miotica bei 3 weiteren Augen Tension reguliert. Mit Iridenkleisis Erfolge meist besser, als Zweitoperation empfohlen, wenn Iridenkleisis versagt	Weekers et al.	1949
	8 von 10	Sekundärglaukom bei Uveitis	Blum et al.	1949
64	48	insgesamt		
12	57	verschiedene Glaukomformen, 9 Monate nachbeobachtet. Bei 2 der regulierten Augen war Uveitis abgeklungen, Ursache des Glaukoms beseitigt, also nicht Erfolg der Operation	Marr	1949
63	75	3—18 Monate nachbeobachtet	Meesmann	1950
64	42	Erstoperation		
61	33	Zweitoperation		
68	fehlt	Glaucoma simplex	Weekers et al.	1951
85	fehlt	bei Ausgangsdruck unter 40 mm Hg		
100	83	Fortschreiten des Verfalles von Gesichtsfeld und Visus	Votockova	1951
97	34	Sekundärglaukom nach Uveitis		
	7 von 37	akutes Glaukom, Erstoperation; dauernd reguliert, die übrigen 30 für 3—6 Monate		
	6 von 8	akutes Glaukom, Zweitoperation		
30	91	chronisch-kongestives Glaukom, Erstoperation, 2—4 Jahre nachbeobachtet		
24	41	chronisch-kongestives Glaukom, Zweitoperation		
80	20	Sekundärglaukom nach Uveitis, 4—14 Monate nachbeobachtet	Hallermann	1951
	2 von 4	hämorrhagisches Glaukom, 6 bis 11 Monate nachbeobachtet		
	3	Hydrophthalmie, 7 bis 11 Monate nachbeobachtet		
	10	alle Operationen erfolgreich, außer bei absolutem Glaukom	Teodoridis	1951
	5 von 10	Iridocyclitis hypertensiva	Lukić et al.	1952
	4 von 5	Sekundärglaukom, bis zu 7 Monate nachbeobachtet	Urrets-Zavalía	1953
	8 von 9	chronisches Glaukom, 4 bis 7 Monate nachbeobachtet. Bei 5 Augen mit schlechter Prognose kein Erfolg (hämorrhagisches Glaukom, Hydrophthalmie, absolutes Glaukom)		
	8 von 16	Angeborene Aniridie mit Glaukom. Ergebnis einer Rundfrage. Autor selbst hat bei 4maliger Operation stets nur vorübergehend Erfolg	Blake	1953
95	111	2 Jahre nachbeobachtet	Archangelskij	1957

%	Zahl der Fälle	Bemerkungen	Autor	Jahr
b) *Schmerzfreiheit bei absolutem Glaukom*				
	18 von 25		Tokaryeva	1948
	10 von 24		de Ferreira	1952

Weitere Erfolgsberichte von Villaseca (1947), Cristini (1948), Dehorter-Duez (1949), Danić et al. (1950), Günther (1951) und Goldsmith (1954).

Über weniger als 10 Augen berichten Artuner (1950), Tsopelas (1950), Tjanidis (1952), Voisin et al. (1955) und Valière-Vialeix et al. (1955).

3. Erfolge

Verrey (1949, 1951) berichtet über die Operation von 98 Augen mit verschiedenen Glaukomformen, bei denen die Prognose schlecht war. Die Erfolge sind aus seinen Tabellen schwer zu interpretieren; oft stieg die Tension allmählich wieder an.

Sonstige Berichte aus der Literatur mit genaueren Angaben s. Tabelle 67.

4. Wirkungsweise

Troncoso (1946) wandte gegen die Vorstellung, durch die Operationen nach Vogt oder Weekers werde der Ciliarkörper zerstört, ein, daß die Coagulationsgegend weiter hinten als der Ciliarkörper liege. Er nahm Kaninchenversuche mit direkter Coagulation des Ciliarkörpers durch die Sklera oder Cornea vor und fand Druckerniedrigung für höchstens 3 Wochen. Cristini (1948) glaubt auf Grund der histologischen Untersuchung von 5 operierten Augen, daß die Drucksenkung als Gefäßwirkung (Prästase im Sinne von Ricker) erklärt werden könne und die Folge von Änderungen des hydrostatischen und osmotischen Druckes sei, nicht aber durch verminderte Kammerwasserbildung infolge der Zerstörung des Ciliarkörpers entstehe. Walsche (1949) jedoch fand bei einem menschlichen Auge 3 Jahre nach 2maliger Operation nach Weekers Atrophie der Aderhaut und des Ciliarkörpers im operierten Bezirk, Marr (1949) bei 3 menschlichen Augen Atrophie der Pars plana des Ciliarkörpers, aber nur geringe Veränderungen an den Ciliarfortsätzen.

L. und R. Weekers und ihre Mitarbeiter (1942–1956) besprechen wiederholt die Wirkungsweise der Operation. 1942 nehmen sie nach histologischer Untersuchung von 2 menschlichen Augen und Kaninchenversuchen an, die Wirkung von Galvanokauterverbrennungen oder Diathermieherden mit Kugel oder Nadel nahe dem Limbus beruhe auf der sehr starken Gefäßerweiterung. Die veränderte Blutzirkulation setze die Kammerwasserbildung herab. Der Übertritt von Fluorescein wird beschleunigt. 1948 und 1949 erweitern sie diese Untersuchungen und gelangen zu der Ansicht, daß die retrociliare Diathermie durch Zerstörung der vasoconstrictorischen Nerven wirkt. Auch die pupillomotorischen und sensorischen Nerven werden teilweise zerstört. Durch die Elektrotonographie konnten sie später (1951, 1952) zeigen, daß die Drucksenkung durch eine *Verminderung der Kammerwasserbildung* bei unverändertem Abflußwiderstand zustandekommt.

5. Anzeigen und Gegenanzeigen

Anzeigen und Gegenanzeigen sind etwa die gleichen, wie wir sie schon bei der Vogtschen Operation kennen lernten. Weekers selbst benutzt die Operation jetzt nicht mehr, wie schon eingangs erwähnt wurde, sondern führt die retrociliare Diathermie mit der 0,5 mm langen Nadel aus.

Bei *hämorrhagischem Glaukom* stimmen wohl alle Autoren überein, daß eine Operation, bei der das Auge nicht eröffnet zu werden braucht, ein wichtiger Fortschritt ist. Die Aufzählung der Namen kann hier unterbleiben, man findet sie in den vorhergehenden Abschnitten (s. Erfolge).

Als *Zweitoperation* bei Versagen anderer Eingriffe wird sie u. a. von Weekers et al. (1946, 1949), Meesmann (1950), Heinsius et al. (1956) und Åborg (1956) empfohlen.

Bei *aufgehobener Vorderkammer nach Staroperation, Aphakie oder Linsenluxation* wird der Eingriff von WEEKERS et al. (1951, 1952), LISTER (1952), GOLDSMITH (1954) und HEINSIUS et al. (1956) angeraten, bei *Hydrophthalmie* von THOMAS et al. (1950), HALLERMANN (1951), während WEEKERS et al. (1946) hier die Iridenkleisis vorziehen, bei *Sekundärglaukom* durch Entzündung von WEEKERS et al. (1948, 1951), BLUM et al. (1949), MEESMANN (1950), VERREY (1951), LUKIĆ et al. (1952), URRETS-ZAVALÍA et al. (1953) und GOLDSMITH (1954); bei Sekundärglaukom nach Keratoplastik: VERREY (1951).

Bei *schmerzhaftem absolutem Glaukom* empfehlen TOKARYEVA (1948), WEEKERS et al. (1949, 1951) und VICTORIA et al. (1951) die Operation, bei *Aniridie* BLAKE (1953).

Besondere Vorzüge der Operation auch im Vergleich mit dem Vogtschen Verfahren sind die Möglichkeit, sie auch dann vorzunehmen, wenn wegen sehr hohen *Alters* postoperativ keine Bettruhe eingehalten werden kann, wenn *Infektionsgefahr* besteht, wenn eine beginnende *Linsentrübung* bei hohem Alter auf keinen Fall beschleunigt werden darf – oder wenn das *Gesichtsfeld stark eingeengt ist* (WEEKERS et al., 1949, 1951; WEEKERS, 1954; HEINSIUS et al., 1956). *Als erster Eingriff bei primärem Glaukom* wird sie von fast allen Autoren außer TJANIDIS (1950) zugunsten der Fisteloperationen abgelehnt, die häufigere Erfolge und länger andauernde Drucksenkungen versprechen (z. B. WEEKERS et al., 1946; CRISTINI, 1948; WEEKERS, 1954). Da die Kammerwasserbildung etwa um die Hälfte vermindert werden kann und meistens eine Drucksenkung von etwa 15–20 mm Hg zu erwarten ist, soll man die Cyclodiathermie-Coagulation nur vornehmen, wenn der intraoculare Druck nicht höher als 35–40 mm Hg ist, außer in den oben genannten Notfällen, bei denen stärker drucksenkende Eingriffe zu gefährlich erscheinen (WEEKERS et al., 1952). Bei nur leicht gesteigerter Tension im Anfangsstadium von Gl. simplex kann der Eingriff primär ausgeführt werden (MEESMANN, 1950), besonders bei sehr alten Menschen, bei denen eine kurzfristige Wirkung genügt (HEINSIUS et al., 1956).

Schrifttum

ÅBORG, C.-G.: Nord. Med. **56**, 1795 (1956); ref. Ophthal. Lit. **10**, 3003 (1956).
ALBAUGH, C. H., u. E. B. DUNPHY: A. M. A. Arch. Ophthal. **27**, 543—557 (1942).
ARCHANGELSKIJ, V. N.: Vestn. Oftal. **70**, H. 2, 15—22 (1957); ref. Zbl. Ophthal. **71**, 253 (1957).
ARTUNER, B.: Oto-Nöro Oftal. **5**, 6—15 (1950); ref. Ophthal. Lit. **4**, 733 (1950).
— Oto-Nöro Oftal. **5**, 34 (1950); ref. Zbl. Ophthal. **54**, 339 (1950/51).
BERENS, C.: A. M. A. Arch. Ophthal. **54**, 548—563 (1955).
BLAKE, E. M.: Trans. Amer. Ophthal. Soc. 1952, **50**, 47—53 (1953) u. Amer. J. Ophthal. **36**, 907—909 (1953).
BLUM, J., u. S. FORNI: Bull. Soc. franç. Ophtal. **62**, 19—23 (1949).
COPPEZ, L.: Arch. int. méd. exp. **9**, 177, 1934 (zit. nach WEEKERS et al. 1942, s. diese).
— Ophthalmologica **109**, 80—101 (1945).
— Arch. Ophtal. (Paris) **7**, 417 (1947).
— Trans. ophtal. Soc. U. K. **69**, 1949, 535—547 (1950).
CRISTINI, G.: G. Ital. Oftal. **1**, 1—13 (1948).
DANIĆ, M., O. LITRIČIN u. I. STANKOVIĆ: Srpski arhiv. celok. Lék. **48**, 508—513 (1950); ref. Ophthal. Lit. **4**, 6166 (1950).
DEHORTER-DUEZ, C.: Bull. Soc. Ophtal. Fr. **1**, 179—181 (1949).
DESVIGNES, P., u. NAUDIN: Arch. Ophtal. (Paris) **8**, 589—592 (1948).
FERREIRA, C. DE: Bol. Soc. port. Oftal. **7**, 71—74 (1952); ref. Ophthal. Lit. **6**, 3614 (1952).
GOLDSMITH, A. J. B.: Trans. Ophthal. Soc. U. K. 1954, **74**, 41—50 (1954).
GÜNTHER, G.: Disk. Bemerkung Ber. dtsch. ophthal. Ges. Heidelberg 1950, **56**, 171 (1951).
HALLERMANN, W.: Ber. dtsch. ophthal. Ges. München 1950, **56**, 151—154 (1951).
HEINSIUS, E., u. K. MAASS: Klin. Mbl. Augenheilk. **128**, 414—425, (1956).
JAKOBOVITS, R.: Bull. Pract. Ophthal. **17**, 21—24 (1947).
LIJÓ-PAVÍA, J.: Rev. oto-neuro-oftal. (B. Aires) **28**, 39—44 (1953); ref. Zbl. Ophthal. **62**, 42 (1954).
LISTER, A.: Trans. Ophthal. Soc. N. Z. **1952**, 26—31; ref. Zbl. Ophthal. **60**, 125 (1953).
LUKIĆ, D., u. M. DANIĆ: Med. Glasnik **4**, 37—40 (1952); ref. Ophthal. Lit. **6**, 1377 (1952).
MARR, W. G.: Amer. J. Ophthal. **32**, 241—247 (1949).

Meesmann, A.: Ber. dtsch. ophthal. Ges. Heidelberg 1949, **55**, 202—212 (1950).
Teodoridis, A.: Oto-Nöro-Oftal. **6**, 94—98 (1951); ref. Ophthal. Lit. **5**, 6718 (1951).
Thomas, C, J. Cordier u. B. Algan: Bull. Soc. belge Ophtal. Nr. **94**, 249—252 (1950).
Tjanidis, Th.: Bull. Greek. ophthal. Soc. **18**, 289—296 (1950); ref. Ophthal. Lit. **4**, 6165 (1950).
— Bull. Soc. héllén. Ophtal. **18**, 422—423 (1950); ref. Zbl. Ophthal. **56**, 60 (1951/52).
— Bull. Soc. héllén. Ophtal. **19**, 8 (1952); ref. Zbl. Ophthal. **61**, 249 (1954).
Tokaryeva, B. A.: Vestn. Oftal. **27**, No. 3, 23—26 (1948); ref. Ophthal. Lit. **2**, 315 (1948).
Troncoso, M. U.: Amer. J. Ophthal. **29**, 269—289 (1946).
Tsopelas, B.: Bull. Soc. héllén. Ophtal. **18**, 147 (1950) u. Bull. Greek. ophthal. Soc. **18**, 5—6 (1950); ref. Zbl. Ophthal. **56**, 63 (1951/52).
Urrets-Zavalía, A., u. A. Urrets-Zavalía jr.: Amer. J. Ophthal. **36**, 203—217 (1953).
Valière-Vialeix, V., u. A. Robin: Bull. Soc. Ophtal. Fr. 130—137 (1955).
Verrey, F.: Ophthalmologica **117**, 281—286 (1949).
— Schweiz. med. Wschr. **1949**, 1087.
— Ophthalmologica **121**, 101—109 (1951).
Victoria, V., C. Gordillo u. E. Filgueira: Arch. Oftal. B. Aires **26**, 226—233 (1951); ref. Ophthal. Lit. **5**, 1870 (1951).
Villaseca, A. E.: Arch. Chil. Oftal. **4**, 425—455 (1947); ref. Ophthal. Lit. **1**, 3576 (1947).
Voisin, J., u. C. Haye: Bull. Soc. Ophtal. Fr. 414—415 (1955).
Votockova, J.: Čsl. Ofthal. **7**, 239—251 (1951); ref. Ophthal. Lit. **5**, 3446 (1951).
Walsche, L. de: Bull. Soc. belge Ophtal. Nr. **92**, 220—237 (1949).
Weekers, L.: Ann. Oculist. (Paris) **187**, 318—332 (1954).
— Ophthalmologica **118**, 564 (1949).
—, u. R. Weekers: Ophthalmologica **104**, 1—14 (1942).
— — Ophthalmologica **109**, 212—226 (1945).
— — Acta Ophthal. (Kbh.) **24**, 1—25 (1946).
— — Ann. Oculist (Paris) **180**, 76—88 u. 182 (1947).
— — A. M. A. Arch. Ophthal. **40**, 509—517 (1948).
— — Ann. Oculist (Paris) **182**, 188—198 (1949).
— — Bull. Soc. belge Ophtal. Nr. **94**, 253 (1950).
— — Trans. Ophthal. Soc. U. K. 1950, **70**, 32—33 (1951).
— — Ophthalmologica **124**, 221—227 (1952).
— — u. J. Freson: Bull. Soc. belge Ophtal. **88**, 283—292 (1948).
— — u. A. Heintz: Bull. Soc. belge Ophtal. Nr. **92**, 210—220 (1949).
— — — Bull. Soc. belge Ophtal. Nr. **93**, 502—507 (1949).
— — — Arch. Ophtal. (Paris) **9**, 739 (1949).
— — u. F. Roussel: Ophthalmologica, **117**, 65—73 (1949).
Weekers, R.: Bull. Soc. franç. Ophtal. **60**, 245—252 (1947).
—, u. Y. Delmarcelle: Bull. Soc. belge Ophtal. Nr. 102, 668—695 (1952).
—, u. E. Prijot: Bull. Soc. belge Ophtal. No. 99, 424—433 (1951).
— — Ophthalmologica **123**, 365—373 (1952).
—, u. M. Watillon: Ann. Oculist (Paris) **188**, 654—664 (1955).
—, E. Prijot u. M. Watillon: Bull. Soc. Ophtal. Fr. 215—221 (1956).
Weve, H. J. M.: Ned. T. Geneesk. **76**, 5335 (1932).

IV. Cycloelektrolyse nach Berens

(Schrifttum S. 546)

1. Technik

Die Cycloelektrolyse hat das gleiche Ziel, wie die in den vorigen Abschnitten geschilderten Diathermieverfahren, doch zerstört sie den Ciliarkörper nicht durch Hitze (Wechselstrom), sondern chemisch (Gleichstrom). Berens erwähnt sein Verfahren 1946 und 1947 und schildert es 1949, 1950, 1951 und 1955 näher: Eine normal dicke Bindehaut wird nicht abpräpariert. Man setzt entlang dem unteren Umfang der Hornhaut 50–75 Herde mit 2 mm langer konischer gerader Nadel, 0,18 mm dick, 2–4,5 mm vom Limbus, je 5 sec 5 mAmp, Gleichstrom, Nadel = Kathode, inaktive Anode an der Schulter. Nur bei dicker Bindehaut wird die Sklera freigelegt, Schnitt 10 mm vom Limbus, Nadellänge dann 1,5 mm. Die Herde können auch in dem genannten Abstand als einfacher oder doppelter Kranz um die Hornhaut gelegt werden (vordere circumcorneale Cycloelektrolyse). Keine Herde im horizontalen Meridian.

Nachbehandlung: Keine Bettruhe nötig. Atropin, bei stärkerer entzündlicher Reaktion Neosynephrin 1–2,5%.

Retrociliar wendet BERENS die Methode nicht mehr (1955) an, weil er Netzhautablösung befürchtet; die Ergebnisse hiermit sind deshalb in dem folgenden Bericht nicht verwertet. Dabei werden mit 1,5 mm langer Nadel 5–6 mm vom Limbus ringsum außer in den horizontalen Meridianen etwa 30 Herde gesetzt.

2. Komplikationen

Eine geringe Iritis tritt stets auf, führt aber nicht zu Synechien, wenn mit Atropin behandelt wird. Bei 1 unter 65 operierten Augen, das wiederholt voroperiert und schließlich erblindet war, traten Hypotonie mit Ablatio auf (BERENS et al., 1951). Eine Zusammenstellung der Ergebnisse mehrerer Kliniken über 220 Augen, die nach der Operation 2–9 Jahre beobachtet wurden, ergab: Phthisis bulbi bei 3 Augen, Ablatio bei 1, Iritis oder Iridocyclitis bei 4, absolutes Glaukom bei 6 Augen (BERENS, 1955). Andere Komplikationen, wie sie nach Diathermieoperation vorkommen (postoperativer Druckanstieg, Keratitis, i.o. Blutung, Linsentrübung) wurden nicht beobachtet.

3. Erfolge

VERLISSAROPOULOS (1952, 1953) berichtet über 15 Erfolge bei 28 Operationen.

BERENS faßt 1955 die Ergebnisse mehrerer Krankenhäuser mit seinen eigenen zusammen. Insgesamt wurden 239 Augen 2–9 Jahre nachbeobachtet, die Tension war bei 65% mit oder ohne Miotica normalisiert, das Sehvermögen bei 62% nicht verschlechtert. Bei 65% dieser Augen war vorher eine andere drucksenkende Operation ohne Erfolg ausgeführt worden.

BERENS vergleicht diese günstigen Ergebnisse mit den schlechteren, die mit ciliarer oder retrociliarer Diathermie erzielt wurden: mit der ersten Methode (2/3 der Augen mit 1,5 mm-Nadel, 2–4 mm vom Limbus, je 5 sec, operiert; 1/3 mit ciliarer Oberflächen-Diathermie) wurden 264 Augen operiert, Beobachtungszeit 1–14 Jahre; Tension mit und ohne Miotica nur bei 28% normalisiert, Sehvermögen nur bei 17% nicht verschlechtert. Die retrociliare Diathermie (bei den meisten 1,5 mm-Nadel, 7 mm vom Limbus, je 5 sec) bei 127 Augen, Beobachtungszeit 1–4 Jahre, ergab nur bei 26% der Augen Drucknormalisierung, nur bei 35% blieb das Sehvermögen ohne Verschlechterung. Dieser Bericht ist sehr aufschlußreich, weil die Nachkontrollen sich über Jahre erstrecken und alle Augen in den gleichen Kliniken operiert wurden. Man muß aber bei dem Vergleich mit der Cycloelektrolyse berücksichtigen, daß 70% der ciliaren und 81% der retrociliaren Diathermieoperationen als Ersteingriffe ausgeführt wurden, die Cycloelektrolyse aber nur in 35% der Fälle. Die Verödung des Ciliarkörpers pflegt jedoch, wie wir in den beiden vorigen Abschnitten gesehen haben, gerade als Zweitoperation (Ergänzungsoperation) nach vorher erfolglosen anderen Eingriffen besonders gute Erfolge zu haben. Deshalb kann man fragen, ob nicht auch die bessere Indikationsstellung zu den günstigen Erfolgen der Cycloelektrolyse wesentlich beigetragen hat. MADROSZKIEWICZ (1954) fand bei drei Augen mit absolutem Glaukom die Operation nach BERENS schmerzhafter als Diathermieoperationen, die er vorzieht.

Die Ergebnisse bei verschiedenen Glaukomformen sind in der folgenden Tabelle (Tab. 68) (nach BERENS, 1955) im Vergleich mit den Diathermieoperationen zusammengefaßt.

Tabelle 68. *Operationsergebnisse mehrerer Krankenhäuser*

Operationsart	Zahl der Augen	als primäre Operation ausgeführt bei %	Tension normalisiert, 1—14 Jahre nachbeobachtet %	Sehvermögen nicht verschlechtert %
1. *Glaucoma simplex*				
Vordere Diathermie	100	82	37	12
Retrociliare Diathermie	55	68	36	47
Vordere Cycloelektrolyse	93	17	79	64
2. *Akutes Glaukom*				
Vordere Diathermie	32	88	22	14
Retrociliare Diathermie	15	58	20	34
Vordere Cycloelektrolyse	15	43	66	64
3. *Glaukom bei Aphakie*				
Vordere Diathermie	51	57	35	10
Retrociliare Diathermie	21	70	15	25
Vordere Cycloelektrolyse	35	70	65	39
4. *Sekundärglaukom bei Uveitis*				
Vordere Diathermie	10	62	20	12
Retrociliare Diathermie	—	—	—	—
Vordere Cycloelektrolyse	21	50	62	75
5. *Andere Sekundärglaukome*				
Vordere Diathermie	46	70	13	12
Retrociliare Diathermie	33	93	18	14
Vordere Cycloelektrolyse	35	32	43	32
6. *Alle Glaukomformen*				
Vordere Diathermie	264	70	28	17
Retrociliare Diathermie	127	81	26	35
Vordere Cycloelektrolyse	239	35	65	62

4. Wirkungsweise

Nach Berens (1955) verursacht die Operation ebenso wie Diathermieoperationen eine teilweise Atrophie des Ciliarkörpers und der Ciliarnerven, wodurch die Produktion von Kammerwasser eingeschränkt wird. Bei der Diathermie wird aber ein hochfrequenter Wechselstrom von über 1 000 000 Hertz/sec benutzt, der durch Hitze eine Eiweißcoagulation, Schrumpfung und eine gewisse Verkohlung der Sklera bewirkt, während der Gleichstrom bei der Elektrolyse an der Kathode Natriumhydroxyd entstehen läßt; dadurch wird der Ciliarkörper chemisch zerstört, ohne Hitze und ohne größere Schädigung der Sklera.

5. Anzeigen und Gegenanzeigen

Die Anzeigen sind die gleichen wie bei den Diathermieoperationen. Besonders gute Erfolge erzielte Berens (1955) mit der Cycloelektrolyse als Zweitoperation nach Versagen anderer Eingriffe bei allen Glaukomformen. Als Erstoperation dürfte sie bei hämorrhagischem Glaukom und Sekundärglaukom bei Uveitis (Berens et al., 1952) angezeigt sein, vielleicht auch bei Glaukom nach Staroperation (Hartmann et al.,

1953) oder Linsenluxation in den Glaskörper. Auch bei Negern wird sie als Erstoperation empfohlen (BERENS, 1947; HARTMANN et al., 1953). Nicht angezeigt ist sie nach BERENS (1955) bei i.o. Tumoren, Glaucoma capsulare oder Luxation der Linse in die Vorderkammer. Er empfiehlt (1955), die Operation auf solche Fälle zu beschränken, bei denen Filteroperationen kontraindiziert sind oder der Abfluß nach einer Filteroperation nicht völlig genügt.

Schrifttum

BERENS, C.: New York Soc. Clin. Ophthal. **1**, 4 (1946).
— Amer. J. Ophthal. **30**, 487—488 (1947).
— Amer. J. Ophthal. **30**, 489 (1947).
— A. M. A. Arch. Ophthal. **54**, 548—563 (1955).
—, L. B. SHEPPARD u. A. B. DUEL: Trans. Amer. Ophthal. Soc. **47**, 364 (1949) u. Amer. J. Ophthal. **34**, 53—70 (1951).
— — — Proc. XVI. int. Cong. Ophthal. London, 1950 **2**, 959—970 (1951).
—, u. L. J. GIRARD: J. Int. Coll. Surg. **17**, 135—153 (1952); ref. Zbl. Ophthal. **59**, 97 (1953).
HARTMANN, E., u. R. ROSSANO: Bull. Soc. Ophtal. Fr. 509—512 (1953) u. Atti 39. Cong. ottal. ital. **13**, 208—211 (1953).
MADROSZKIEWICZ, M.: Klin. oczna **24**, 279—282 (1954); ref. Zbl. Ophthal. **64**, 223 (1955).
VELISSAROPOULOS, P.: Bull. Soc. héllén. Ophtal. **20**, 307 (1952); ref. Ophthal. Lit. **6**, 5306 (1952).
— Ann. Oculist (Paris) **186**, 888—895 (1953).

V. Verödung der arteriellen Zuflüsse des Ciliarkörpers

(Schrifttum S. 550)

1. Historisches

Als erster dürfte wohl WAGENMANN (1890) den Einfluß der Durchtrennung der langen hinteren Ciliararterien auf den i.o. Druck beim Kaninchen systematisch untersucht haben. Er beschrieb bereits Atrophia bulbi nach Durchschneiden *beider* Arterien. Bis 1944 benutzte man seine Beobachtungen nicht für Operationen gegen Glaukom. Dann kamen nahezu gleichzeitig mehrere Forscher in verschiedenen Ländern auf diesen Gedanken zurück, wobei sie sich des hochfrequenten Wechselstromes (Diathermie) oder des Gleichstromes (Elektrolyse) bedienten. Unfreiwillig hat vielleicht auch mancher bei den in den vorigen Abschnitten beschriebenen Eingriffen eine oder beide lange hintere Ciliararterien verödet.

2. Anatomie

Mit dem Verlauf der arteriellen Zuflüsse des Ciliarkörpers befassen sich u. a. die Arbeiten von SCHRECK (1949), KALFUS et al. (1951), PAUFIQUE et al. (1956) und MOULIN (1956). Die 2 langen hinteren Ciliararterien treten neben dem Nervus opticus durch die Sklera und verlaufen ungeteilt im horizontalen Meridian subskleral nach vorn, wo sie sich etwa in Höhe des Ansatzes der seitlichen geraden Augenmuskeln teilen. Nach KALFUS et al. (1951) ist hier die nasale Arterie bereits in 25% und die temporale in 45% der Fälle geteilt. Die Zweige anastomosieren mit den Aa. cil. ant., die aus den Arterien der geraden Augenmuskeln stammen und bilden den Circulus arteriosus major. Von ihm werden die Iris, die Ciliarfortsätze und durch rückläufige Gefäße ein Teil der vorderen Aderhaut versorgt. Ausgedehnte Coagulationen in der Gegend des Ansatzes der seitlichen geraden Augenmuskeln werden also die Aufteilungen der Aa. cil. post. long. sowie Äste der Aa. cil. ant. treffen. Durchschneiden der geraden Augenmuskeln dagegen durchtrennt nur die vorderen Ciliararterien und senkt den i.o. Druck nicht erheblich. Dennoch wurde dieser Eingriff zur Drucksenkung von SAPIR (1934, 1936) und GARTNER et al. (1944) angewandt. Unterbinden aller 4 geraden Augenmuskeln ergibt aber nach WEEKERS et al. (1956) nur eine vorübergehende Drucksenkung. Die coagulierte lange hintere Ciliararterie kann man mit dem Augenspiegel als weißen Strang erkennen (BIOZZI, 1949).

BAGOLINI et al. (1957) beobachteten nach Durchtrennen der beiden horizontalen Augenmuskeln bei Nicht-Glaukomkranken Drucksenkung um 8–12 mm Hg nach 12–15 Tagen, die nach 2–6 Monaten wieder verschwand.

3. Technik

a) Verödung des arteriellen Zuflusses allein

GUERRY (1944) beschreibt als erster ein Diathermieverfahren zur Verödung der nasalen langen hinteren Ciliararterie beim Menschen. Er empfiehlt die Methode als Ersatz für hintere Sklerotomie und zur Verhütung des primären Druckanstieges nach Cyclodiathermie. Er warnt vor Verödung beider Arterien, weil bei 50% der so operierten Kaninchen Phthisis bulbi eintrat, wie schon WAGENMANN (1890) mitgeteilt hatte.

ALBRICH (1948) wendet sein Verfahren seit 1945 an, hat aber die Unterlagen über Erfolge durch den Krieg verloren. Er löst die Bindehaut am Limbus ab, sucht die Ciliararterien durch Kompression mit einem Glasplättchen auf und coaguliert sie einzeln mit der Diathermie-Nadel. Anschließend nimmt er die Operation manchmal an beiden Arterien vor.

ARATÓ (1948, 1949, 1950, 1952, 1953) benutzt gleichfalls die Diathermienadel, 1,5 mm Länge, 30–40 mAmp, 8–10 perforierende Herde unmittelbar vor den Ansätzen der seitlichen geraden Muskeln.

GRÜTER (1949) und NEUBAUER (1952) wenden ein ganz ähnliches Verfahren mit Oberflächen-Diathermie (Kugel) an: 2–3 Reihen von je 6–8 Herden zwischen Ansatz des M. rect. lat. und bis 3 mm vom Limbus, ober- und unterhalb des Muskelansatzes nach hinten reichend. MOULIN (1956) gibt das gleiche Verfahren nochmals an. KETTESY (1946, 1950) nennt sein Verfahren „Cycloanämisation", wobei er mit Diathermiestrom Kugelherde unter dem Ansatz der beiden seitlichen geraden Muskeln setzt, die mit einem Paladont-Tunnel angehoben werden. WOLFFERSDORFF (1953) kombiniert die Verfahren von GRÜTER und KETTESY: 6 oberflächliche Herde mit der Kugel vor dem Ansatz des M. rect. lat., 4–5 Herde unter den angehobenen Muskeln, je 1 Reihe an seinem oberen und unteren Rand. QUIROZ et al. (1956) kombinierten bei hämorrhagischem oder absolutem Glaukom die Methode von REISER (S. 530) mit der Verödung der beiden Aa. cil. long. WEEKERS et al. (1956) legen an jeden geraden Augenmuskel je ein Seidenligatur, um die vorderen Ciliararterien zu unterbinden, und setzen 6–7 Kugelherde vor die Ansätze der seitlichen geraden Muskeln.

b) Verödung des arteriellen Zuflusses und Cyclodialyse mit stromführendem Spatel

Die subsklerale Einführung eines stromführenden Spatels wurde zuerst von THIEL (1943) beschrieben, der Diathermie benutzt und die beiden horizontalen Meridiane vermeidet, weil er nur den Ciliarkörper treffen will. Seine Methode steht also zwischen der Vogtschen Operation und den im folgenden beschriebenen Verfahren, die (außer DIAZ-DOMINGUEZ) Gleichstrom verwenden und die Verödung der langen hinteren Ciliararterien mit oder ohne Cyclodialyse und Verödung des Ciliarkörpers bezwecken. DIAZ-DOMINGUEZ (1948) setzt zwei Kugelherde mit Diathermie vor den Ansatz des seitlichen geraden Muskels und führt dann eine Cyclodialyse mit dem stromführenden Spatel aus. SCHRECK (1948, 1949) benutzt einen gleichstromführenden Spatel, den er von einem meridionalen Skleraschnitt aus als Anode subskleral einführt, Breite 2–3 mm, Stromdosis pro 1 mm Spatellänge 1–1,2 mAmp/sec („Cilo-Anolyse"). Den stromführenden Spatel führt er wie bei der Cyclodialyse nach HEINE in die Vorderkammer und von dort in eine limbusparallele Lage; so verbindet er die Verödung der Gefäße mit einer teilweisen Zerstörung des Ciliarkörpers und einer Cyclodialyse („Cilo-Cyclo-Anolyse"). SCHULTE (1950) benutzt den subskleralen Spatel als Kathode, Skleraschnitt 4 mm vom Limbus. Bei hohem i.o. Druck genügte die Verödung nur einer Ciliararterie nicht, er schwenkt deshalb den tangential zum Limbus eingeführten Spatel bis in die Vorderkammer und zerstört so ausgedehntere Gebiete des Ciliarkörpers; zugleich entsteht wie bei dem Schreckschen Verfahren eine Cyclodialyse. Stromstärke 5 mAmp.

Die Kombination von Diathermie-Operationen mit Cyclodialyse (mit nicht-stromführendem Spatel) s. „Cyclodialyse mit diathermischer Verödung des Ciliarkörpers" im Abschnitt „Kombination mehrerer Operationen".

4. Komplikationen

Komplikationen scheinen selten zu sein. Erhebliche Druckanstiege bei der Operation auf 90–140 mm Hg (WOLFFERSDORFF, 1953) können nach jeder Oberflächendiathermie durch Skleraschrumpfung vorkommen und für das Sehvermögen gefährlich werden. Sie wurden auch von ARATÓ (1953) beobachtet. Bei den Verfahren, die einen Spatel subskleral einführen, kommen Glaskörperverlust oder Blutung in den Glaskörper vor (SCHRECK, 1948, jeweils bei 2 von 46 Augen; STUMPTNER, 1953, sah Vorderkammerblutung „selten"). Hypotonie fand NEUBAUER (1952) bei 4 von 102 Augen, MOULIN (1956) bei 3 von 48 Augen; KETTESY (1946) beobachtete sie „manchmal" nach Diathermie an beiden seitlichen Augenmuskeln. WEEKERS et al. (1956) sahen Phthisis bulbi nach Diathermie an den Ansätzen aller vier geraden Augenmuskeln. Postoperativer Astigmatismus, der manchmal nur vorübergehend, oft aber dauernd ist, wird von ARATÓ (1953) in allen Fällen beschrieben, von WOLFFERSDORFF (1953) nicht beobachtet. Hypaesthesie der Hornhaut kommt häufig vor, ohne zu ernsten Schäden zu führen.

Tabelle 69. NEUBAUER (1952). *Methode: Diathermie mit Kugel nach* GRÜTER *(1949) am Ansatz des M. rect. lat. Beobachtungszeit länger als 1 Jahr*

Glaukomformen	Primäre Operation		Früher operierte Augen	
	Zahl	Tension normal	Zahl	Tension normal
Glaucoma simplex	38	29	11	7
kongestives Glaukom	9	4	8	2
Hydrophthalmie	1	1	1	1
andere Sekundärglaukome	29	18	5	2

Tabelle 70. ARATÓ (1953). *Methode: Diathermie mit Nadel am Ansatz eines oder beider seitlicher gerader Muskeln. Beobachtungszeit 1—5 Jahre*

Glaukomformen	Zahl	Tension normal	
		ohne Miotica	mit Miotica
Glaucoma simplex	58	48	5
chronisch-kongestives Glaukom	17	0	6
akutes (absolutes) Glaukom	11	0	0
Hydrophthalmie	4	0	2
Aphakie	6	1	2
andere Sekundärglaukome	4	0	0

5. Erfolge

Die Angaben über die Erfolge wechseln stark. Im allgemeinen dürfte die Ansicht von WEEKERS et al. (1956) zutreffen, daß man mit Diamox für einige Stunden, mit Adrenalin für einige Tage und mit teilweiser Verödung der Zuflüsse des Ciliarkörpers für einige Monate Drucksenkung erzielt, d. h. daß alle Maßnahmen, die die Kammerwasserbildung einschränken, nur vorübergehend wirksam sind. Besser sind die Aussichten, wenn man zusätzlich eine Cyclodialyse vornimmt (SCHRECK, 1948, 1949; SCHULTE, 1950; STUMPTNER, 1953). Die Gefäßverödung hat dann den Charakter einer Zweitoperation; wir haben schon in den vorigen Abschnitten gesehen, daß ähnliche Eingriffe dann größere Erfolgsaussichten haben.

Ein wichtiger Faktor, der in den Erfolgsberichten oft vernachlässigt wird, ist die Höhe des i.o. Druckes vor der Operation. Zur Normalisierung des i.o. Druckes führte im Beobachtungsgut von NEUBAUER (1952) die Operation in 76% der Augen mit leichter Druckerhöhung (bis 35 mm Hg), aber nur in 40% der Augen mit Tension über 50 mm Hg. Auch KETTESY (1950) fand die besten Resultate bei Tension 30 bis 40 mm Hg. VALU (1957) hatte mit der Methode von KETTESY bei 87% der Augen mit Glaucoma simplex und 64% der chronisch-kongestiven Glaukome Erfolg, doch fehlen hierzu nähere Angaben im Referat (Beobachtungsdauer, Tension vor Operation). Die folgenden Tabellen (69–72) versuchen, die Angaben aus drei größeren Beobachtungsserien zusammenzufassen, bei denen Gefäßverödung ohne Cyclodialyse angewandt wurde.

Tabelle 71. WOLFFERSDORFF (1953). *Methode: Diathermie mit Kugel vor und unter dem Ansatz des M. rect. lat., manchmal auch am M. rect. med. Beobachtungszeit s. Tabelle*

Primäre Operation

Glaukomformen	Zahl	Tension normal ohne Miotica	Tension normal mit Miotica	Beobachtungszeit
chronisches Glaukom	2	1	0	5— 8 Monate
akutes Glaukom	2	1	0	8—13 Monate
Hydrophthalmie	3	2	1	4—21 Monate
hämorrhagisches Glaukom	4	1	0	2 Jahre
andere Sekundärglaukome	15	13	2	2—18 Monate

Früher operierte Augen

Glaukomformen	Zahl	Tension normal ohne Miotica	Tension normal mit Miotica	Beobachtungszeit
Glaucoma simplex	2	2	0	15 Monate
chronisch-kongestives Glaukom	4	1	1	9—15 Monate
akutes Glaukom	4	3	0	„bis 18 Monate"
Hydrophthalmie	10	7	2	4 Monate bis 2¼ Jahre
hämorrhagisches Glaukom	3	2	1	8 Monate bis 3 Jahre
andere Sekundärglaukome	8	6	2	3—18 Monate

Tabelle 72. *Die Ergebnisse* SCHRECKS *stellt sein Assistent* STUMPTNER *(1953) zusammen:*

Glaukomformen	Zahl	Tension normal ohne Miotica	Tension normal mit Miotica	nach 3 Jahren oder mehr Tension normal ohne Miotica	nach 3 Jahren oder mehr Tension normal mit Miotica
Glaucoma simplex	53	32	18	13	3
„chronisches" Glaukom	55	24	23	12	4
chronisch-kongestives Glaukom	40	20	13	16	7
Hydrophthalmie	13	0	7	0	3
absolutes Glaukom	19	8	7	7	5
sekundäres Glaukom mit Leucoma adhaerens	20	11	?	8	6
sekundäres Glaukom bei Luxatio lentis	15	5	?	3	7

Bei dem Vergleich mit anderen Operationen findet er nur die Trepanation nach ELLIOT etwa gleich erfolgreich, doch weist diese die bekannten Nachteile (Spätinfekt, Komplikationen) auf.

SCHULTE (1950) berichtet über seine Ergebnisse (Technik s. oben) an 15 Augen mit absolutem Glaukom, die 3½ Jahre nachbeobachtet wurden. Ohne gleichzeitige Cyclodialyse waren nur 3 von 8 Augen 3 Monate bis 2 Jahre lang normalisiert, mit Cyclodialyse 3 von 7 Augen 2 bis 3½ Jahre lang und ein weiteres Auge 9 Monate lang. KETTESY (1950) erzielte bei 9 von 19 primär operierten Augen mit primär-chronischem Glaukom Druckregulierung, Beobachtungszeit 4–12 Monate. MOULIN (1956) konnte bei 28 von 48 Augen, von denen 27 ein Sekundärglaukom hatten, den Druck normalisieren. PAUFIQUE et al. (1956) erzielten bei der Hälfte ihrer Operationen (25 Augen mit Aphakie, 5 mit infantilem Glaukom, 10 mit Sekundärglaukom nach Trauma) normalen Druck. Kleinere Beobachtungsserien teilen mit DIAZ-DOMINGUEZ (1948), GRÜTER (1949), STERGAR (1951), KNOBLOCH (1951) und WEEKERS et al. (1956).

6. Wirkungsweise

Die Operation senkt den Druck durch teilweise Zerstörung des Ciliarkörpers und dadurch verminderte Bildung von Kammerwasser, wie auch die in den vorigen Abschnitten beschriebenen Eingriffe.

Histologische Befunde werden von SCHRECK (1949) und ARATÓ (1953, 3 Wochen nach dem Eingriff) mitgeteilt. STUMPTNER (1953) fand gonioskopisch nach der Schreckschen Methode, daß in den meisten Fällen kein Cyclodialysespalt offen geblieben war.

OHASHI (1957) schließt aus Kaninchenversuchen, daß die Angio-Diathermie auch durch eine Umstellung des autonomen lokalen Nervensystems wirkt. MATSUURA (1953) untersuchte bei Kaninchen den Einfluß der Arterienverödung auf den i.o. Druck und auf die Permabilität der Blut-Kammerwasser-Schranke für Fluorescein und Eiweiß.

7. Anzeigen und Gegenanzeigen

Die Anzeigen der *alleinigen* Verödung *einer* Ciliararterie sind die gleichen wie bei den vorher beschriebenen ciliaren oder retrociliaren Diathermie- oder Elektrolyse-Operationen: als primäre Operation bei hämorrhagischem Glaukom, entzündlichem Sekundärglaukom und Aphakie mit Glaukom. Wie der Bericht über die Erfolge zeigte, wenden viele Autoren (auch KETTESY, 1950; STERGAR, 1951; KNOBLOCH, 1951) den Eingriff bei noch nicht voroperierten Augen mit primärem chronischen Glaukom an. Hierbei dürfte, worauf besonders KETTESY (1950), NEUBAUER (1952) und ARATÓ (1953) hinweisen, der Erfolg wesentlich von der Höhe des i.o. Druckes vor der Operation abhängen: Angezeigt ist sie nur bei leichter Drucksteigerung (bis 35 mm Hg) im Anfangsstadium. Bei akutem Glaukom wird sie von den meisten Autoren nicht empfohlen. Als Zweitoperation kommt sie bei fast allen Glaukomformen in Frage, hier liegt ihr wichtigstes Anwendungsgebiet (KETTESY, 1950; ARATÓ, 1953).

Die Operation an *beiden* seitlichen geraden Augenmuskeln ist wegen der Gefahr einer Phthisis bulbi nie zu empfehlen (WAGENMANN, 1890, GUERRY, 1944; MOULIN, 1956).

Bei der *Kombination mit Cyclodialyse* ist die Indikationsbreite größer, SCHRECK (1949) und STUMPTNER (1953) wenden den Eingriff primär bei allen Glaukomformen außer dem akuten Anfall an.

Schrifttum

ALBRICH, K.: Klin. Mbl. Augenheilk. **113**, 174—175 (1948).
ARATÓ, I.: Ophthalmologica **115**, 190 (1948).
— Arch. Soc. oftal. hisp.-amer. **9**, 746—758 (1949).
— Ophthalmologica **120**, 325—333 (1950).
— Szemészet **89**, 58—61 (1952); ref. Ophthal. Lit. **6**, 1601 (1952).
— Ophthalmologica **135**, 117—124 (1953).
BAGOLINI, B., u. TAVOLARA, L.: Boll. Oculist. **36**, 769—776 (1957).
BIOZZI, G.: G. ital. Oftal. **2**, 380—383 (1949).
DIAZ-DOMINGUEZ, D.: Arch. Soc. oftal. hisp.-amer. **8**, 117—129 (1948).
GARTNER, S., u. R. K. LAMBERT: Amer. J. Ophthal. **27**, 1228—1231 (1944).
GRÜTER, W.: Klin. Mbl. Augenheilk. **114**, 466—467 (1949).
GUERRY, D. P.: Amer. J. Ophthal. **27**, 1376—1393 (1944).
KALFUS, T., u. J. KOS: Čsl. ofthal. **7**, 21—26 (1951); ref. Ophthal. Lit. **5**, 994 (1951).

KETTESY, A.: Brit. J. Ophthal. **30**, 643 (1946).
— Ophthalmologica **120**, 334—348 (1950).
KNOBLOCH, R.: Čsl. ofthal. **7**, 73—76 (1951); ref. Ophthal. Lit. **5**, 1871 (1951).
MATSUURA, M.: Folia ophthal. jap. **4**, 1—4; 57—64; 184—189 (1953); ref. Ophthal. Lit. **7**, 1124 bis 1126 (1953).
MOULIN, J.: La diathermocoagulation de l'artère ciliaire longue postérieure dans le traitement de l'hypertonie oculaire. Camille Annequin, Diss. Lyon 1956, 825 S.; ref. Ophthal. Lit. **10**, 360 (1956).
NEUBAUER, H.: Klin. Mbl. Augenheilk. **121**, 9—15 (1952).
OHASHI, K.: A. M. A. Arch. Ophthal. **57**, 41—48 (1957).
PAUFIQUE, L., J. ROUGIER u. J. CHARLEUX: Bull. Soc. Ophtal. Fr. No. 5, 567—569 (1956).
QUIROZ, J. A., u. A. SAUTER: An. Soc. mex. Oftal. **29**, 70—83 (1956); ref. Zbl. Ophthal. **72**, 95 (1957).
SAPIR, I.: Sovet. Vestn. Oftal. **5**, 382—383 (1934); ref. Zbl. Ophthal. **33**, 251 (1935).
— Sovet. Vestn. Oftal. **9**, 822—835 (1936); ref. Zbl. Ophthal. **38**, 663 (1937).
SCHRECK, E.: Med. Klin. **1948**, 496.
— Albrecht v. Graefes Arch. Ophthal. **149**, 95—141 (1949).
— Ber. dtsch. ophthal. Ges. Heidelberg **54**, 1948, 90—96 (1949).
SCHULTE, D.: Klin. Mbl. Augenheilk. **116**, 498—510 (1950).
STERGAR, S.: Zdrav. vestn. **20**, 151—154 (1951); ref. Ophthal. Lit. **5**, 6727 (1951).
STUMPTNER, R.: Ber. dtsch. ophthal. Ges. Heidelberg **58**, 1953, 84—88 (1953).
THIEL, R.: Klin. Mbl. Augenheilk. **109**, 744—766 (1943).
VALU, L.: Szemészet **94**, 160—170 (1957); ref. Ophthal. Lit. **11**, 3169 (1957).
WAGENMANN, A.: Albrecht v. Graefes Arch. Ophthal. 36/IV, 1—120 (1890).
WEEKERS, R., C. GOUGNARD, L. GOUGNARD u. M. WATILLON: Arch. Ophtal. (Paris) **16**, 625—633 (1956) u. Bull. Soc. belge Ophtal. No. **113**, 423—431 (1956).
—, C. GOUGNARD u. M. WATILLON: Arch. Ophtal. (Paris) **16**, 625—633 (1956).
WOLFFERSDORFF, H. v.: Klin. Mbl. Augenheilk. **122**, 333—344 (1953).

VI. Vergleiche zwischen verschiedenen Verfahren. Histologische Befunde

1. Vergleich zwischen verschiedenen Verfahren

a) Beim Menschen

Beim Menschen fand WAGNER (1941) in einem Fall keine Drucksenkung nach oberflächlicher Diathermie, gute Drucksenkung mit der Vogtschen Methode. MEESMANN (1950) erzielte mit dem Verfahren nach Vogt bei 63 von 102 Augen normalen i.o. Druck, mit der retrociliaren Oberflächendiathermie nach WEEKERS bei 47 von 75 Augen. Die Erfolge sind also etwa gleich. Er zieht aber die Weekerssche Operation vor, weil sie schonender ist und Komplikationen seltener vorkommen.

Im vorigen Abschnitt wurde schon auf den Vergleich der Operationserfolge bei ciliarer und retrociliarer Diathermie und Cycloelektrolyse nach BERENS (1955) eingegangen. Hier sei aus dieser Arbeit noch erwähnt, daß 67 Augen 10–14 Jahre nach ciliarer Diathermieoperation nachbeobachtet wurden; bei keinem war die Tension ohne Miotica normal, bei 35% war eine zusätzliche Operation nötig, aber selbst dann waren nur 14% mit Miotica normalisiert. Dagegen war bei 24 (60%) der 40 Augen, die 7–9 Jahre nach vorderer Elektrolyse beobachtet wurden, der i.o. Druck mit oder ohne Miotica normal, das Sehvermögen bei 17 (42,5%) nicht verschlechtert, eine zusätzliche Operation bei 25% erforderlich. Die Komplikationen sind nach Diathermieoperationen häufiger als nach Cycloelektrolyse, wie die Tabelle 73 zeigt (nach BERENS, 1955).

BERENS ergänzt hierzu noch das Ergebnis einer Rundfrage bei Augenärzten: von 1078 mit Diathermie operierten Augen wurden 28% atrophisch oder phthisisch, nach Cycloelektrolyse nur 1%, wie die Tabelle zeigt.

Tabelle 73. *Postoperative Komplikationen (Berens, 1955)*

Komplikationen	Vordere Cyclodiathermie, 223 Augen, 1—14 Jahre nachbeobachtet		Retrociliare Diathermie, 114 Augen, 1—14 Jahre nachbeobachtet		Vordere Cycloelektrolyse, 220 Augen, 2—9 Jahre nachbeobachtet	
	Anzahl	%	Anzahl	%	Anzahl	%
Atrophie	24	11	8	6,5	2	1
Phthisis bulbi	9	4	2	2	1	—
Blutung in Vorderkammer	19	9	6	5	0	—
Glaskörperblutung	7	3	1	1	0	—
Uveitis	9	4	0	—	0	—
Star	5	2	0	—	0	—
Netzhautablösung	2	1	0	—	1	—
akute Iritis	3	1+	0	—	1	—
Iridocyclitis	8	3	1	1	3	1+
absolutes Glaukom	11	6	1	1	6	3
blasige Keratitis	2	1	0	—	0	—
Panophthalmie	0	—	2	2	0	—

* 1+ = 1 Fall.

b) Im Tierversuch

Im Tierversuch (Kaninchen) beschreibt Wagner (1941) bessere Drucksenkung nach der Vogtschen Operation als nach Oberflächendiathermie, doch scheint es sich nur um wenige orientierende Versuche zu handeln, die keine Folgerungen erlauben. Cramer (1945) findet gleich gute Drucksenkung mit Diathermie mit Nadel oder Kugel im Ciliarkörperbereich. Sheppard (1957) vergleicht Cyclodiathermie und Cycloelektrolyse. Der primäre sofortige Druckanstieg war in beiden Fällen gleich, die sekundäre Druckerniedrigung hielt nach Diathermieoperation länger vor.

de Simone (1955) beschreibt nach ciliarer Diathermie eine stärkere Abnahme der Bicarbonationen und Zunahme der Phosphationen im Kammerwasser als nach retrociliarer Diathermie. Die Ausgangswerte waren nach 30 Tagen wieder erreicht.

Bei Hunden fanden Scheie et al. (1949) nach Diathermie mit der Nadel geringe Schrumpfung der Sklera und geringeren i.o. Druckanstieg als nach Diathermie mit der Kugel.

2. Histologische Befunde an Kaninchenaugen

Histologische Befunde an Kaninchenaugen teilen van Heuven et al. (1953) und Sheppard (1957) mit (vgl. unter Wirkungsweise in den vorstehenden Abschnitten).

3. Verödung des Ciliarkörpers mit Kohlensäure-Schnee

Verödung des Ciliarkörpers mit Kohlensäure-Schnee wird von Bietti (1947, 1950) vorgeschlagen; mit Radiumbestrahlung von Haik et al. (1948, Kaninchenversuche), wobei Strahlenstar auftrat, und mit Betastrahlen von Barber et al. (1951, Kaninchenversuche).

Schrifttum

Barber, A. N., R. W. Brauer u. R. J. Muelling: Amer. J. Ophthal. **34**, II, 175—182 (1951).
Berens, C.: A. M. A. Arch. Ophthal. **54**, 548—563 (1955).
Bietti, G.: Atti 36. Cong. Soc. ottal. ital. **36**, 64—72 (1947); ref. Ophthal. Lit. **1**, 3571 (1947).
— J. Amer. med. Ass. **142**, 889—897 (1950).
Cramer, F. K.: Ophthal. ib.-amer. **6**, 374—385 (1945); ref. nach Barkan, O.: Ophthalmology in the War Years, Meyer-Wiener, Chicago, **2** (1948).

HAIK, G. M., L. A. BREFFEILH u. A. N. BARBER: Amer. J. Ophthal. **31**, 945—952 (1948).
HEUVEN, J. A. VAN, u. J. P. DUNN: Amer. J. Ophthal. **36**, 1447—1449 (1953).
MARTIN, J. E.: Brit. J. Ophthal. **19**, 48—49 (1935).
MEESMANN, A.: Ber. dtsch. ophthal. Ges. Heidelberg, 1949, **55**, 202—212 (1950).
SCHEIE, H. G., u. B. JEROME: Amer. J. Ophthal. **32**, 60—78 (1949).
SHEPPARD, L. B.: Trans. Amer. Ophthal. Soc. **54**, 1956, 655—674 (1957).
SIMONE, S. DE: Boll. Oculist. **34**, 642—648 (1955).
WAGNER, H.: Klin. Mbl. Augenheilk. **106**, 231—232 (1941).

C. Kombination mehrerer Operationen

I. Cyclodialyse mit Iridenkleisis

Ein kompliziertes Verfahren wird von RAVERDINO (1948, 1954) für hämorrhagisches oder chronisch-kongestives Glaukom angegeben: 2 Skleraschnitte, limbusparallel im Abstand von 6 und 3 mm vom Hornhautrand, inverse Cyclodialyse zwischen beiden, Lanzenschnitt zur Eröffnung der Vorderkammer, Iridenkleisis eines Schenkels, Iridektomie des anderen Schenkels.

Ähnlich ist das Verfahren von TALIERCIO et al. (1956), bei dem die beiden limbusparallelen Skleraschnitte 5 und 1 mm vom Limbus liegen.

Schrifttum

RAVERDINO, E.: Bull. Soc. franç. Ophtal. **61**, 458—465 (1948).
— Osped. maggiore **62**, 489—496 (1954); ref. Zbl. Ophthal. **65**, 165 (1955).
TALIERCIO, A., u. G. GEMOLOTTO: Boll. Oculist. **35**, 471—478 (1956).

II. Cyclodialyse mit subskleraler Iridenkleisis

MAUKSCH hat 1926 ein Verfahren angegeben, bei dem er in einen Cyclodialysespalt Iris einklemmt.

Über derartige Operationen berichten seit 1930: SUKER (1931), KUBIK (1932), DEL BARRIO (1934, 1935), FAHMY (1936), SOMBERG (1939), SCHARF (1949) und FLIERINGA (1956). Mit dieser Methode soll eine Spätinfektion verhindert und der Cyclodialysespalt offen gehalten werden. KUBIK (1932) konnte ein so operiertes Auge mit absolutem Glaukom histologisch untersuchen und fand eine große Blutung bei verschlossenem Spalt.

Andere Autoren berichten über Erfolge: SUKER (1931, Druck bei 20 von 24 Augen normalisiert), DEL BARRIO (1935, 31 von 38 Augen normalisiert).

LAVAL (1952) gibt ein ähnliches Verfahren für angeborenes Glaukom an: Bindehautlappen, Skleraschnitt ab externo 2 mm vom Limbus. Cyclodialyse (die er Goniotomie ab externo nennt), Iridenkleisis eines Schenkels. Erfolg bei 8 von 9 Fällen.

Schrifttum

BARRIO, A. DEL: Ann. Oculist. (Paris) **171**, 977—998 (1934).
— Arch. Soc. oftal. hisp.-amer. **35**, 355—374 (1935).
FAHMY, A. Y.: Bull. ophthal. Soc. Egypt **28**, 29—35 (1936); ref. Zbl. Ophthal. **36**, 571 (1936).
FLIERINGA, H. J.: Ophthalmologica **132**, 190—194 (1956).
KUBIK, J.: Ber. dtsch. ophthal. Ges. Leipzig, 1932, **49**, 342—346 (1932).
LAVAL, J.: Amer. J. Ophthal. **35**, 947—951 (1952).
MAUKSCH, H.: Z. Augenheilk. **67**, 313—322 (1929) (1. Mitteilung 1926).
SCHARF, J.: Klin. Mbl. Augenheilk. **115**, 500—506 (1949).
SOMBERG, J. S.: J. Mt. Sinai Hosp. **6**, 516 (1939); zit. nach Sugar, H. S.: The Glaucomas, 2. Aufl. Hoeber N.Y. 1957, S. 405.
SUKER, G. P.: Amer. J. Ophthal. **14**, 732—735 (1931).

III. Cyclodialyse mit Iridektomie

Die Kombination erscheint zweckmäßig, weil einer Verlegung des Sickerspaltes so vorgebeugt wird.

Sie wird empfohlen von WOOTTON (1932), WHEELER (1936), LAUBER (1939), MASTERS (1944, der durch einen unregelmäßigen Skleraschnitt zugleich noch eine Fistelwirkung erstrebt; vgl. in Abschnitt „Cyclodialyse": GAULY, 1956), GRANVILLE (1947), ESTRADA (1947), CRAMER (1947), CAMPOS (1948, 1950), CARRERAS-DURÁN (1950), RINALDI (1950), SCULLICA (1951), LÖSCHE (1952) und DYBICKA (1954). BLASKOVICS (1935) nahm nur bei akutem Glaukom Cyclodialyse und Iridektomie zusammen vor.

Einige Autoren (BANGERTER et al., 1941; BONAVOLONTÀ, 1950; VAN BEUNINGEN, 1951, 1954; CHANDLER, 1952) empfehlen, bei Augen mit engem Kammerwinkel eine Cyclodialyse dort auszuführen, wo früher eine Iridektomie gemacht worden war, die den Druck nicht regulierte.

Schrifttum

BANGERTER, A., u. H. GOLDMANN: Ophthalmologica **102**, 321—350 (1941).
BEUNINGEN, E. G. A. VAN: Albrecht v. Graefes Arch. Ophthal. 151, 541—550 (1951) und Ber. dtsch. ophthal. Ges. München 1950, **56**, 320—321 (1951).
— Zeitfragen der Augenheilkunde, herausg. von W. Löhlein, Thieme Verl., Leipzig, 1954, 107—113.
BLASCOVICS, L.: Szemézet **70**, 5—21 (1935); ref. Zbl. Ophthal. **35**, 455 (1936).
BONAVOLONTÀ, A.: Boll. Oculist. **3**, 329—349 (1950).
CAMPOS, R.: Boll. Oculist. **27**, 689—696 (1948).
— Atti 38. Cong. Soc. ottal. ital. **11**, 354 (1950).
CARRERAS-DURÁN, B.: Arch. Soc. oftal. hisp.-amer. **10**, 230—248 (1950).
CHANDLER, P. A.: A. M. A. Arch. Ophthal. **47**, 695—716 (1952).
CRAMER, E. B.: Arch. Oftal. B. Aires **22**, 105—111 (1947); ref. Ophthal. Lit. **1**, 1484 (1947).
DYBICKA, A.: XXIV. Cong. Oculist. Polski **1**, 83 (1954); ref. Ophthal. Lit. **8**, 4871 (1954).
ESTRADA, A. T.: Bol. Hosp. Oftal. N. S. de la Luz (Méx.) **3**, 237—245 (1947); ref. Ophthal. Lit. **1**, 732 (1947).
GRANVILLE, R.: Rev. Bras. Oftal. **5**, 231—235 (1947); ref. Ophthal. Lit. **1**, 1485 (1947).
LAUBER, H.: Trans. Ophthal. Soc. U. K. **59**, I, 1939, 267—274 (1939).
LÖSCHE, W.: Klin. Mbl. Augenheilk. 121, 715—716 (1952).
MASTERS, R. J.: Amer. J. Ophthal. **27**, 1371—1373 (1944).
RINALDI, G.: Atti 38. Cong. Soc. ottal. ital. **11**, 513—516 (1950).
SCULLICA, F.: Arch. Ottal. **55**, 525—536 (1951).
WHEELER, J. M.: A. M. A. Arch. Ophthal. **16**, 569—577 (1936).
WOOTTON, H. W.: Trans. Amer. Ophthal. Soc. **30**, 64 (1932).

IV. Cyclodialyse mit diathermischer Verödung des Ciliarkörpers

Die Cyclodialyse mit stromführendem Spatel ist unter „Verödung der arteriellen Zuflüsse des Ciliarkörpers" besprochen.

Eine Cyclodialyse im Anschluß an eine Diathermie-Coagulation des Ciliarkörpers empfehlen:

KETTESY (1950, Kugelherde unter dem Ansatz der seitlichen geraden Augenmuskeln, die mit Tunnel angehoben werden), ČAVKA (1951, 1954, 1955, der den Spatel ohne seitliches Schwenken in die Vorderkammer führt), ŠAFAŘ (1951; Cyclodiathermie-Punktur), RAMA (1952, retrociliare Diathermie nach WEEKERS), SOKOLIĆ (1953, gleiches Vorgehen wie ČAVKA, s. oben), HURWITZ (1953, Nadelherde, danach Cyclodialyse oder Iridenkleisis) und MOULIN (1956, Kugelherde am Ansatz eines seitlichen geraden Augenmuskels).

Schrifttum

ČAVKA, V.: Brit. J. Ophthal. **35**, 307—312 (1951).
— Med. Arh. **8**, 31—35 (1954); ref. Zbl. Ophthal. **72**, 32 (1957).
— Proc. XVII. int. Cong. Ophthal. 1954, Monreal-N. Y. **2**, 1189—1195 (1955).
HURWITZ, P.: Eye, Ear, Nose Thr. Monthly **32**, 380—383 (1953).
KETTESY, A.: Ophthalmologica, **120**, 334—348 (1950).
MOULIN, J.: La diathermocoagulation de l'artère ciliaire longue postérieure dans le traitement de l'hypertonie oculaire. Camille Annequin, Diss. Lyon 1956, 82 S.; ref. Ophthal. Lit. **10**, 3605 (1956).
RAMA, G.: Rass. ital. Ottal. **21**, 36—43 (1952).
ŠAFAŘ, K.: Wien. klin. Wschr. **63**, 596 (1951).
SOKOLIĆ, P.: Klin. Mbl. Augenheilk. **123**, 30—34 (1953).

V. Cyclodialyse mit Goniotomie

Bietti (1952) schließt an die Goniotomie nach Barkan möglichst noch eine Cyclodialyse an. Cusick (1954) beschreibt einen besonderen Cyclodialyse-Spatel, der vorn einen Dorn trägt und mit dem er im Anschluß an eine inverse Cyclodialyse eine Goniotomie ausführt. Während diese beiden Autoren die Operation für kongenitales Glaukom angeben, empfiehlt Barkan (1956) als „Cyclogoniotomie" ein Verfahren für chronisches Glaukom Erwachsener. Durch Injektion von physiologischer Kochsalzlösung wird die Vorderkammer vertieft, dann wird das Kontaktglas aufgesetzt und ein Goniotomiemesser zum gegenüberliegenden Kammerwinkel geführt. Einschneiden an der Stelle des scheinbaren Irisansatzes 1 mm tief, $^1/_6$ des Kammerwinkelumfanges. Es handelt sich also um eine nur wenig tiefe Cyclodialyse von der Vorderkammer aus.

Schrifttum

Barkan, O.: Amer. J. Ophthal. **42**, 63—66 (1956).
— Bull. ophthal. Soc. Egypt **49**, 65—71 (1956); ref. Zbl. Ophthal. **73**, 175 (1958).
Bietti, G. B.: Ateneo parmense **23**, 1—8 (1952); ref. Zbl. Ophthal. **59**, 373 (1953).
Cusick, P. L.: Amer. J. Ophthal. **38**, 712—714 (1954).

VI. Goniotomie mit Cyclodiathermie

wird von Moreu (1944) bei Sekundärglaukom mit peripheren Synechien beschrieben. Ein Nadelmesser nach Ziegler wird wie bei Goniotomie durch die Vorderkammer geführt. Wenn es die Synechien berührt, schaltet man einen Diathermiestrom von 60–70 mAmp. ein. Bei Ödem des Ciliarkörpers benutzt man ebenso eine Diathermienadel mit 40–50 mAmp. und coaguliert ihn an 6–8 Stellen. Beide Methoden können kombiniert werden.

Schrifttum

Moreu, A.: Arch. Soc. oftal. hisp.-amer. **4**, 1011—1022, 1944.

VII. Fisteloperation mit diathermischer Verödung des Ciliarkörpers

Rubino (1948) berichtet über 10 erfolgreich operierte Fälle, Moreu (1951) empfiehlt die Kombination der Elliotschen Trepanation mit oberflächlicher oder perforierender Cyclodiathermie bei völliger Verlegung des Kammerwinkels.

Schrifttum

Moreu, A.: Arch. Soc. oftal. hisp.-amer. **11**, 40—49 (1951).
Rubino, A.: G. Ital. Oftal. **1**, 450—452 (1948).

VIII. Vordere Lappen-Sklerotomie, Cyclodialyse und Iridenkleisis

Diese 3 Operationen werden von Stallard (1948, 1949, 1953, 1957) kombiniert. Auch Pallarés (1952) und Mulberger et al. (1956) berichten über das Verfahren: 8–10 mm langer Bindehautschnitt am Ansatz des M. rect. sup., Freilegen der Sklera bis zum Limbus. Limbusparalleler Skleraschnitt 2 mm vom Limbus von 11–1 Uhr, von da aus kleine Cyclodialyse, radiäre Verlängerung der Schnittränder zur Cornea, Umschneiden und Einklemmen einer basalen Iriszunge mit dem Pigmentblatt nach vorn. Die Vorteile sind nach Stallard: Die Vorderkammer steht früh, Massage ist nicht nötig, die Bindehaut über der Fistel ist dicker als bei der Elliotschen Operation. Bei 97,7% von 162 Augen erzielte er normalen Druck (24 akute Glaukome, Rest primär-chronisches Glaukom; Operationen 1947–1952 ausgeführt, Bericht 1953, Beobachtungszeit im einzelnen nicht angegeben).

An ernsten Komplikationen kamen einmal Spätinfekt und 3mal Linsentrübung vor. In 6 Fällen nahm die schon vorher vorhandene Linsentrübung zu.

Schrifttum

MULBERGER, R. B., u. P. R. McDONALD: A. M. A. Arch. Ophthal. **55**, 676—680 (1956).
PALLARÉS, J.: Arch. Soc. oftal. hisp.-amer. **12**, 1178—1188 (1952).
STALLARD, H. B.: Brit. J. Ophthal. **32**, 753—759 (1948).
— Trans. Ophthal. Soc. U. K. **68**, 1948, 477 (1949).
— Brit. J. Ophthal. **37**, 680—688 (1953).
— Trans. Ophthal. Soc. U. K. **77**, 1957, 669—674 (1957).

IX. Vordere Sklerektomie oder corneo-sklerale Trepanation mit Cyclodialyse (mit oder ohne Iridektomie)

Eine Kombination der limbusnahen Sklerektomie (nach LAGRANGE) mit Cyclodialyse empfehlen CORNET (1938), QUEIROGA (1939, 1942; Cyclodialyse von der Vorderkammer aus nach rückwärts), SHOJI (1939) und MAGGI ZAVALIA et al. (1947/48). WOLFE et al. (1944) nehmen von einem Lanzenschnitt in die Vorderkammer aus die Cyclodialyse nach hinten vor und schließen eine Sklerektomie mit der Stanze (nach HOLTH) an.

Die folgenden Autoren verbinden eine corneo-sklerale Trepanation nach ELLIOT mit der Cyclodialyse: BESSO (1937), PAGANI (1938), SANCHEZ (1941), REICHLING (1950), HENDERSON (1950, 1951, 1952; die Cyclodialyse führt er nach SALLMANN von einem 2. Trepanationsloch weiter hinten aus).

ARKIN (1948, 1950) schiebt einen Cyclodialysespatel bis in die Vorderkammer und führt die Trepanation über diesem aus („hohe Trepanation").

Schrifttum

ARKIN, V.: Amer. J. Ophthal. **31**, 975—978 (1948).
— Klin.-Oczna **20**, 50—55 (1950); ref. Ophthal. Lit. **4**, 6159 (1950).
BESSO, M. G.: Ann. Ottal. **65**, 626—634 (1937).
CORNET, E.: Ann. Oculist. (Paris) **175**, 678—686 (1938).
HENDERSON, TH.: Trans. Ophthal. Soc. U. K. 1949, **69**, 529—534 (1950).
— Proc. XVI. int. Cong. Ophthal. London **2**, 1950, 835—845 (1951).
— Trans. Ophthal. Soc. U. K. 1950, **70**, 26—27 (1951).
— Trans. Ophthal. Soc. U. K. 1951, **71**, 741—744 (1952).
MAGGI ZAVALIA, J., u. M. B. ZURBRIGGEN: Arch. Mem. Soc. Oftal. Litoral **1**, 35—39 (1947—1948); Ref. Ophthal. Lit. **2**, 935 (1948).
PAGANI, M.: Atti Cong. Soc. ottal. ital. 489—490 (1938).
QUEIROGA, A.: Univ. Minas Geraes, Bello Horizonte, Brasil, (1939) zit. n. Sugar, H. S.: The Glaucomas, 1. Aufl. Mosby Comp., St. Louis 1951.
— Ophthalmus, **3**, 159—163 (1942).
REICHLING, W.: Ber. dtsch. ophthal. Ges. Heidelberg, 1949, **55**, 196—202 (1950).
SANCHEZ, B. L.: An. Soc. mex. oftal. **16**, 33—35, 1941; ref. n. Barkan, O.: Ophthalmology in the War Years, Meyer-Wiener, Chicago, **1** (1946).
SHOJI, Y.: Arch. Ophtal. (Paris) **3**, 217—224 (1939).
WOLFE, O. R., R. M. WOLFE u. B. GEORGARIOU: Amer. J. Ophthal. **27**, 1146—1148 (1944).

X. Vordere Sklerektomie (HOLTH, LAGRANGE) oder corneo-sklerale Trepanation (ELLIOT) mit Iridenkleisis

Diese Kombination wird beschrieben von GREENWOOD (1930, 1933; LAGRANGE mit Iridenkleisis), WILLE (1930, 1936; Sklerotomie nach HERBERT mit Sklerektomie und Annähen der vorgezogenen, nicht durchschnittenen Iris mit Frauenhaar), WOLFE (1931, Sklerektomie nach HOLTH mit der Stanze und Iridenkleisis); EGGERS (1942, Lanzenschnitt mit kleiner Sklerektomie der cornealen Wundlippe, Iridenkleisis mit Pigmentblatt nach außen), MACRAE (**1949**; wie GREENWOOD, 1930), BERETTA (1955, 1956; ELLIOT mit basaler Iridenkleisis), ANASTASSOPOULOS (1955, Sklerektomie nach LAGRANGE mit Einklemmen eines dreieckigen Irislappens), SYED (1956) und CARAMAZZA et al. (1956): Sklerektomie mit basaler Iridenkleisis; gonioskopische Befunde hiernach: SCASSELLATI SFORZOLINI et al. (1956); MEESMANN (1957) und KAPUSCINSKI (1957): 1 mm Trepanation am Limbus, von hier aus Iridenkleisisschnitt mit der Schere, Einklemmen eines Irisschenkels.

Denig (1930, 1937, 1940, 1944) entfernt einen 2 mm breiten Sklerastreifen am Limbus, schneidet die Iris ein und dreht den einen Irisschenkel um eine Sonde zu einem Docht mit dem Pigmentepithel innen: *Iridotorsion.* Von 154 Fällen hatten 138 ein Filterkissen und normale Tension, 8 weitere Augen normale Tension trotz Atrophie der eingeklemmten Iris und flacher Narbe. Ein Spätinfekt heilte aus. Bei sehr seichter Vorderkammer führt Denig vorher noch eine Cyclodialyse aus.

Schrifttum

Anastassopoulos, N.: Bull. Soc. héllén. Ophtal. **23**, 81—85 (1955); ref. Ophthal. Lit. **9**, 4730 (1955).
Beretta, F.: Ann. Ottal. **81**, 307—316 (1955).
— Ann. Ottal. **82**, 177—185 (1956).
Caramazza, F., u. G. Scassellati Sforzolini: Atti 41. Cong. Soc. ottal. ital. **15**, 139—148 (1956).
Denig, R.: Albrecht v. Graefes Arch. Ophthal. **125**, 156—166 (1930).
— Klin. Mbl. Augenheilk. **99**, 1—8 (1937).
— A. M. A. Arch. Ophthal. **24**, 482—489 (1940).
— A. M. A. Arch. Ophthal. **31**, 242—244 (1944).
Eggers, H.: A. M. A. Arch. Ophthal. **27**, 665—669 (1942).
Greenwood, A.: Amer. J. Ophthal. **13**, 301—303 (1930).
— A. M. A. Arch. Ophthal. **10**, 472—482 (1933).
Kapuscinski, W. J.: Klin. oczna **27**, 479—484 (1957); ref. Zbl. Ophthal. **73**, 174 (1958).
MacRae, A.: Trans. Ophthal. Soc. U. K. **68**, 1948, 469—483 (1949).
Meesmann, A.: Ber. dtsch. ophthal. Ges. Heidelberg, 1956, **60**, 307—308 (1957).
Scassellati Sforzolini, G., u. G. Fiorini: Atti 41. Cong. Soc. ottal. ital. **15**, 408—424 (1956).
Syed, R. A.: Medicus **13**, 51—54 (1956).
Wille, W. A.: Geneesk. T. Ned.-Ind. **70**, 981—985 (1930); ref. Zbl. Ophthal. **24**, 661 (1931).
— Brit. J. Ophthal. **20**, 229—233 (1936).
Wolfe, O.: Amer. J. Ophthal. **14**, 769—771 (1931).

XI. Sklerektomie mit Cyclodialyse und Iridenkleisis

Die Kombination dieser 3 Verfahren in einer Sitzung wird von Laval (1949) empfohlen, der dabei nur einen Irisschenkel einklemmt. Eine verwandte Kombination wird von Roberts (1949) bei Sekundärglaukom empfohlen.

Schrifttum

Laval, J.: Amer. J. Ophthal. **32**, 634—638 (1949).
— J. int. Coll. Surg. **12**, 869—872 (1949); ref. Ophthal. Lit. **3**, 4027 (1949).
Roberts, F. G.: Trans. ophthal. Soc. Aust. **9**, 227—228 (1949); ref. Ophthal. Lit. **3**, 5486 (1949).

XII. Iridektomie mit nicht dosierter Iridenkleisis

Als es noch keine örtliche Betäubung und Asepsis gab, mußte man Eingriffe sehr rasch ausführen und auf die heute mögliche Genauigkeit verzichten. Bei der Iridektomie klemmte sich oft ein Stückchen Iris in die Wunde, so daß eine Iridenkleisis mit Sickerkissen entstand (Coccius, 1859), was die Erfolge der „Iridektomie" bei Glaucoma simplex zu von Graefes Zeiten erklärt (Holth, 1934). Die nicht genau dosierte Kombination von Iridektomie mit Iridenkleisis, wie sie Post (1930) und Goar et al. (1945) empfehlen, sind ein Rückfall in diese Zeit. Auch Sédan (1930) beschreibt 4 Fälle von Sickerkissenbildung nach Iridektomie.

Schrifttum

Coccius: Über Glaukom, Entzündung und die Autopsie mit dem Augenspiegel, J. Müller, Leipzig 1859.
Goar, E. L., u. C. R. Potts: Texas St. J. Med. **40**, 535—539 (1945); ref. nach Barkan, O.: Ophthalmology in the War Years, Meyer-Wiener, Chicago, **2** (1948).
Holth, S.: Norsk Mag. Laegevidensk. **95**, 19—26 (1934); ref. Zbl. Ophthal. **31**, 290 (1934).
Post, L.: Amer. J. Ophthal. **13**, 21—23 (1930).
Sédan, J.: Ann. Oculist. (Paris) **167**, 307—310 (1930).

D. Sonstige Operationen

Glaskörperfistel, Absaugen von Glaskörper. Hintere Sklerotomie oder Sklerektomie

Die hintere Bulbusfistel nach LINDNER (1934, 1935, 1936, 1937, 1938, 1952) ist nur als Behelfsoperation bei aufgehobener Vorderkammer und sehr hohem Augeninnendruck, der medikamentös nicht gesenkt werden kann, angezeigt (1952): 10–11 mm vom Limbus wird die Sklera freigelegt, nicht-perforierende Trepanation mit 2 mm Trepan, Elektrocoagulation der Mulde und des Randes, Ausstanzen der restlichen Sklera mit 1,5 mm Trepan, Einstich in den Glaskörper mit Diszissionsnadel, Abtragen des vorgefallenen Glaskörpers. Zunächst entsteht eine Hypotonie, dann schließt sich die Skleraöffnung in 10–14 Tagen, der Druck steigt wieder an und nun soll eine fistelbildende Operation ausgeführt werden. FANTL (1939) berichtet über 45 so operierte Augen; nur ausnahmsweise war der Druck allein durch die Glaskörperfistel dauernd reguliert. HEINZ (1947) teilt einen Fall von Netzhautablösung nach diesem Eingriff mit. JAENSCH (1949) fand bei 16 von 31 Augen nach 1 Jahr normale Tension, hält Dauererfolge aber für fraglich. KLEINERT (1955) faßt die Ergebnisse an 288 Augen zusammen; nur bei 8% der 190 primären Glaukome war die Tension ohne zweite Operation für wenigstens 1 Jahr reguliert, bei 27% trat Erblindung oder Verschlechterung des Sehvermögens bis auf einen kleinen Gesichtsfeldrest ein. Ein histologischer Befund nach Ablatio wird von FANTA (1956) berichtet. Einzelfälle teilen JAKOBOVITS (1947) und ARRUGAETA (1951) mit sowie TERSON (1931) mit einem ähnlichen Verfahren. Auch die „Igni-Sklero-Ciliarotomie" von FIORE (1930) wirkt durch das Einklemmen von Glaskörper in eine Sklerawunde, vielleicht vorübergehend auch durch verminderte Bildung von Kammerwasser.

SONDERMANN (1934) empfiehlt eine Trepanation über dem Ciliarkörper, um dem venösen Blut der Aderhaut durch Bildung neuer Gefäße den Abfluß zu erleichtern. In das Trepanationsloch lagert er Bindehaut ein. Ähnlich ist der Vorschlag von CRISTINI (1953), 7 mm hinter dem Limbus ein Stückchen Muskel aus dem Bizeps in die Sklera einzuklemmen, und der Gedanke von MAJEWSKI (1931), eine Seidennaht vom subskleralen Raum unter die Bindehaut zu führen. BOLGOV (1934) kommt auf eine alte Methode (von WICHERKIEWICZ, 1914) zurück und macht kreuzförmige Einschnitte in die Sklera, bei ungenügender Wirkung auch perforierend. SSOLOWJEW (1934) berichtet über die Ergebnisse der hinteren Sklerektomie mit dem ELLIOTschen Trepan bei absolutem Glaukom; bei 2 dieser Augen wurde nachträglich ein i.o. Tumor festgestellt, bei 1 Auge trat Panophthalmie ein. Dies spricht sehr für die Mahnung, Augen mit absolutem Glaukom zu entfernen. Eine hintere Sklerotomie oder Sklerektomie zur Vertiefung der aufgehobenen Vorderkammer und Voroperation für fistelbildende Eingriffe oder Iridektomie empfehlen HOLMSTRÖM (1936), FOX (1942), ARDOUIN et al. (1949), ORZALESI (1953), KREIBIG (1954) und ABBOUD (1955), SUZUKI (1956), VAFINA (1957) und DANČEVA (1957).

Das Absaugen von Glaskörper durch eine hintere Sklerotomie wird von NICOLATO (1933), PARIKH (1942), ALEXANDER (1942, 1943) und PÉREZ-BUFILL (1944) empfohlen.

THOMAS et al. (1947) führen einen Cyclodialysespatel ein, schieben ihn aber nicht bis in die Vorderkammer vor. Sie nennen die Operation „sympathectomie suprachoroidienne".

Schrifttum

ABBOUD, I.: Bull. ophthal. Soc. Egypt **48**, 127—131 (1955); ref. Ophthal. Lit. **9**, 3028 (1955).
ALEXANDER, G. F.: Trans. Ophthal. Soc. U. K. **62**, 1942, 153—157 (1943).
ARDOUIN, M., u. C. ARDOUIN: Bull. Soc. Ophtal. Fr. No. 3, 552—554 (1949).
ARRUGAETA, A.: Med. Cir. Guerra **13**, 23—27 (1951); ref. Ophthal. Lit. **5**, 781 (1951).
BOLGOV, P.: Sovet. Vestn. Oftal. **4**, 444—454 (1934) (Russ.); ref. Zbl. Ophthal. **32**, 396 (1935).
CRISTINI, G.: Atti 39. Cong. Soc. ottal. ital. **13**, 41—45 (1953).
DANČEVA, L. D.: Oftal. Ž. **12**, 352—355 (1957); ref. Zbl. Ophthal. **74**, 188 (1958).
FANTA, H.: Albrecht v. Graefes Arch. Ophthal. **157**, 278—286 (1956).
FANTL: Acta ophthal. (Kbh.) **17**, 1—19 (1939).
FIORE, T.: XIII. Conc. Ophthal. Amsterdam, 1929, **1**, 372—376 (1930).
FOX, S. A.: A. M. A. Arch. Ophthal. **28**, 802—813 (1942).
HEINZ, K.: Wien. klin. Wschr. **59**, 819 (1947).
HOLMSTRÖM, J.: Acta ophthal. (Kbh.) **14**, 259—264 (1936).
JAENSCH, P. A.: Klin. Mbl. Augenheilk. **114**, 568 (1949).
JAKOBOVITS, R.: Bull. Pract. Ophthal. **17**, 44—47 (1947).
KLEINERT, H.: Klin. Mbl. Augenheilk. **126**, 31—41 (1955).
KREIBIG, W.: Klin. Mbl. Augenheilk. **125**, 39—44 (1954).
LINDNER, K.: Z. Augenheilk. **82**, 331—334 (1934).

LINDNER, K.: Z. Augenheilk. **85**, 163 (1935).
— Z. Augenheilk. **88**, 344—346 (1936).
— Z. Augenheilk. **93**, 117—120 (1937).
— Z. Augenheilk. **94**, 296—297 (1938).
— Lehrbuch d. Augenheilk. Urban & Schwarzenberg, Wien-Innsbruck 1952.
MAJEWSKI, K.: Klin. oczna **9**, 129—135 (1931) (Polnisch); ref. Zbl. Ophthal. **27**, 320 (1932).
NICOLATO, A.: Arch. ottal. **40**, 359—367 (1933).
ORZALESI, F.: Atti Soc. ottal. Lombarda **7**, 137—143 (1953).
PARIKH, M. K.: Indian M. J. **36**, 175—177 (1942); ref. nach Barkan, O.: Ophthalmology in the War Years, Meyer-Wiener, Chicago, **1** (1946).
PÉREZ-BUFILL, A.: Arch. Soc. oftal. hisp.-amer. **4**, 618—620 (1944).
SONDERMANN, R.: Klin. Mbl. Augenheilk. **92**, 313—335 (1934).
— Ber. dtsch. ophthal. Ges. Heidelberg **50**, 1934, 78 (1934).
— Verh. 14. int. Kong. Ophthal. **1**, 1934, 180—185 (1934).
SSOLOWJEW, L.: Sovet. Vestn. Oftal. **5**, 21—27 (1934); ref. Zbl. Ophthal. **33**, 83 (1935).
SUZUKI, M.: J. Clin. Ophthal. (Tokyo) **10**, 1512—1513 (1956); ref. Zbl. Ophthal. **71**, 149 (1957).
TERSON, A.: 44. Cong. Soc. franç. Ophtal. Paris 1931; ref. Zbl. Augenheilk. **27**, 388 (1932).
THOMAS und HENRY: Ann. Oculist. (Paris) **180**, 60 (1947).
VAFINA, R. Z.: Vestn. Oftal. **70**, 27—28 (1957); ref. Zbl. Ophthal. **72**, 31 (1957).
WICHERKIEWICZ: Zbl. Ophthal. **1**, 80 (1914).

E. Allgemeines über Operationen

In diesem Abschnitt werden Arbeiten besprochen, die sich nicht auf eine einzelne Operationsmethode beziehen und dort deshalb nicht genannt sind.

I. Allgemeine Ratschläge zur Operationstechnik

Ort des Einschnittes u. a. Ratschläge. FORTIN (1941) betont die Genauigkeit, mit der Eingriffe am Auge ausgeführt werden müssen, und empfiehlt, bei 10–15facher Vergrößerung zu arbeiten. Ein Millimeter Unterschied am Orte des Einschnittes sei bereits bedeutend. Hierauf weisen auch WILLIAMSON-NOBLE (1949) und MINSKY (1950) hin, der sich die Ausdehnung des Kammerwinkels durch Aufsetzen einer kleinen Lichtquelle sichtbar macht, wobei der außen von der Sklera bedeckte Limbus aufleuchtet. POSNER (1951) rät, den Einschnitt für Iridenkleisis oder Trepanation etwas corneal zu wählen, weil sich Sklerawunden leicht wieder schließen.

Die erste Glaukomoperation soll man nach TERSON (1934) oben-nasal vornehmen, damit noch Platz für eine später vielleicht nötige zweite Operation bleibt. Vom Ort der ersten Operation soll man bei einem zweiten Eingriff genügend Abstand halten, weil dort die Bindehaut schwer zu präparieren und vernarbt ist (SABBADINI, 1954). SALGADO GÓMEZ (1954) erleichtert sich das Präparieren des Bindehautlappens durch subconjunctivales Lufteinblasen.

ROMEICK (1931) fixiert das Auge mit einem Haltefaden in der Sklera statt mit der Pinzette. MACREYNOLDS (1936) empfiehlt allgemein einen brückenförmigen Bindehautlappen, der besser gegen Komplikationen sichert. TERSON (1932) markiert sich die Schnittenden mit einem erhitzten Schielhaken vor. Bei flacher Vorderkammer spritzt HOWARD (1935) durch einen schrägen Einstich mit dem Graefe-Messer physiologische NaCl-Lösung und vertieft die Vorderkammer so.

Die *Operationsvorbereitung* mit Medikamenten ist im Kapitel „Medikamentöse Therapie" besprochen (s. „Lytischer Cocktail"). Eine starke i.o. Drucksenkung vor der Operation kann man auch durch Kälte und Druck erreichen. SOBAŃSKI (1956) legt ein in eisgekühlte Kochsalzlösung getauchtes Mull-Läppchen 5–10 min auf das Auge, das er außerdem komprimiert. LEONARDI (1956) fand nach einem Druckverband von 10 min Dauer niedrigere Tension als nach Curare.

Schrifttum

BURN, R. A., D. A. B. HOPKINS, G. EDWARDS u. G. M. JONES: Brit. J. Ophthal. **39**, 333—342 (1955).
FORTIN, E. P.: Arch. Oftal. B.Aires **16**, 316—335 (1941); ref. nach Barkan, O.: Ophthalmology in the War Years, Meyer-Wiener, Chicago, **1** (1946).
HOWARD, H. J.: Amer. J. Ophthal. **18**, 461—462 (1935).
LEONARDI, F.: Boll. Oculist. **35**, 889—902 (1956).
MACREYNOLDS, J. O.: Surg. etc. **62**, 517—519 (1936); ref. Zbl. Ophthal. **36**, 171 (1936).
MINSKY, H.: Proc. XVI. int. Cong. Ophthal. London 1950, **2**, 928—937 (1951); ref. Ophthal. Lit. **4**, 4074 (1950).
POSNER, A.: Eye, Ear, Nose Thr. Monthly **30**, 550—552 (1951).
ROMEICK, F.: Klin. Mbl. Augenheilk. **87**, 512—513 (1931).
SABBADINI, D.: Atti 40. Cong. Soc. ottal. ital. **14**, 265—278 (1954).
SALGADO GÓMEZ, E.: Arch. Soc. oftal. hisp.-amer. **14**, 242—243 (1954).
SOBAŃSKI, J.: Klin. oczna **26**, 411—412 (1956); ref. Zbl. Ophthal. **70**, 146 (1957).
TERSON, A.: Ann. Oculist. (Paris) **169**, 300—304 (1932).
— Ann. Oculist. (Paris) **171**, 353—355 (1934).
WILLIAMSON-NOBLE, F. A.: Trans. Ophthal. Soc. U. K. **68**, 1948, 441—463 (1949).

II. Nachbehandlung mit Cortison und anderen Medikamenten

Die Vernarbung der Operationswunde ist nach Glaukomoperationen unerwünscht. Cortison ändert als 1%-Tropfen die Tension bei primärem Glaukom nicht (COLOMBI, 1954), unterdrückt die Gefäßeinsprossung in die verletzte Kaninchenhornhaut (IRVINE et al., 1951), ändert den Eiweißgehalt des 2. Kammerwassers nicht sicher (IRVINE et al., 1951) und hemmt die Wundheilung der Rattenhornhaut (PALMERTON, 1955). Bei subconjunctivaler Anwendung änderte es aber die Wundheilung am Kaninchenauge nicht, nur bei i.m. Gabe (LAVAL et al., 1953), WYMAN et al. (1953) fanden sogar stärkere Vernarbung bei subconjunctivaler Cortisonbehandlung. Klinisch hatte es bei subconjunctivaler Injektion keinen Einfluß auf die Fistelbildung (HANDL, 1955). Zur Hemmung der postoperativen Iritis, die KALT et al. (1954) in 60% von 323 Glaukomoperationen beobachteten, wird es aber von vielen Autoren (s. bei den einzelnen Operationsmethoden) empfohlen. Ich injiziere aus diesem Grunde am Ende jeder Glaukomoperation etwa 8 mg Cortison bei 6 Uhr subconjunctival und gebe Cortisonpräparate als Tropfen oder Salbe je nach dem Reizzustand des Auges in der 1. Woche nach der Operation, außerdem Atropin bei Fisteloperationen.

ŠAKIĆ (1958) gibt vor der Operation Pilokarpin und Acetazolamid (Diamox), nach der Operation Mydriatica, Antibiotica und entzündungshemmende Medikamente (Cortison, Irgapyrin). BICK (1949) befaßte sich mit der Frage, ob Heparin die Narbenbildung vermindert. SHEPPARD (1953) verglich die Cortisonwirkung an Kaninchenaugen nach Cyclodiathermie oder Cycloelektrolyse.

Schrifttum

BICK, M. W.: Amer. J. Ophthal. **32**, 663—670 (1949).
COLOMBI, C.: Rass. ital. Ottal. **23**, 63—67 (1954).
HANDL, O.: Klin. Mbl. Augenheilk. **127**, 24—29 (1955).
IRVINE, S. R., u. M. D. IRVINE: Bull. Johns Hopk. Hosp. **89**, 288—302 (1951); ref. Zbl. Ophthal. **60**, 121 (1953).
KALT, M., A. DECAUDIN u. F. LOISILLIER: Bull. Soc. Ophtal. Fr. 1954, 193—194.
LAVAL, J., u. R. S. COLES: A. M. A. Arch. Ophthal. **49**, 168—181 (1953).
PALMERTON, E. S.: Amer. J. Ophthal. **40**, 344—353 (1955).
ŠAKIĆ, D.: Ber. dtsch. ophthal. Ges. Heidelberg, 1957, **61**, 383—386 (1958).
SHEPPARD, L. B.: Amer. J. Ophthal. **36**, 193—203 (1953).
WYMAN, G. J., u. E. E. HOLLINGSHEAD: Amer. J. Ophthal. **36**, 1617 (1953).

III. Komplikationen und ihre Vermeidung

Zusammenfassende Darstellungen findet man bei CHANDLER (1947, 1949), McLEAN (1957) und in einer „Konferenz am runden Tisch" (ANONYM, 1952). Auf diese Arbeiten bezogen wir uns wiederholt bei der Besprechung der einzelnen Operationsverfahren (unter „Komplikationen"). Aus der zuletzt genannten Arbeit seien hier folgende Ratschläge angeführt: Fehlende Vorderkammer oder Hypotonie werden durch Mydriatica behandelt; wenn die Vorderkammer nach zwei Wochen noch nicht steht, bläst man Luft ein. Offene Fisteln werden durch Betupfen mit 10% Argentumlösung oder Kaustik geschlossen. Bei Linsenverletzung während der Operation soll man die Linse gleich mit entfernen und eine Iridenkleisis ausführen. McLEAN (1957) lehnt Kautern von Fisteln ab und sah bei aufgehobener Vorderkammer keine Erfolge von Diamox.

Blutdruckanstiege wurden bei der Akinesie-Injektion und bei Anlegen von Lidnähten gemessen, doch war keine Beziehung zu Glaskörperverlust oder Blutung erkennbar (ABRAMOWICZ, 1936). Mit Ircodenyl (Geigy) konnte JENDRALSKI (1956) postoperativ Husten, Schmerzen und Entzündung unterdrücken. Intra-oculare Blutungen am Tage nach der Operation erklärt MORAX (1929) als Folge von Blutdruckanstiegen und empfiehlt salzlose Milchdiät und Pilokarpin. BERENS (1947) lagert dann den Oberkörper hoch und macht erst kalte, dann warme Umschläge. Kasuistik: CHAILLOUS (1932).

Postoperative Hypotonie wird von SUDA et al. (1954) bei 8 von 106 Augen beschrieben, doch beeinträchtigte sie bei 5 der 8 Augen das Sehvermögen nicht. Zur Vermeidung von Komplikationen empfehlen STANKOVIĆ et al. (1954), das Kammerwasser durch einen *kleinen* Schnitt langsam abfließen zu lassen. Linsenverletzung macht besonders häufig später eine Enucleation nötig, so bei 17 von 47 Augen, die CHRISTENSEN et al. (1953) untersuchten.

Als die vier wichtigsten Ursachen für das Versagen des Eingriffes führt DIAZ-DOMINGUEZ (1944) an: Iridektomie, wenn ein Glaukomanfall bei chronischem Glaukom vorlag, zu langes Abwarten mit der Operation bei akutem Glaukom, Linsenverletzung bei Iridektomie (deshalb ab-externo-Schnitt empfohlen), und malignes Glaukom. Nach FRIEDENWALD (1955) ist etwa die Hälfte der Mißerfolge auf Zwischenfälle bei oder nach der Operation zurückzuführen (falsche Technik, Infektion, Verlegung der Filterwege, Blutung, Entzündung, verspätete Herstellung der Vorderkammer). Histopathologisch wurde als wesentliche Ursache von Mißerfolgen bei komplikationslosen Operationen Vernarbung des Bindehautlappens gefunden. Deren Ursachen können sein: Unzarte Behandlung der Bindehaut bei der Operation, Blutung, Entzündung, vorausgegangene Operationen oder rassische Eigentümlichkeiten (Neger). Zur Vorbeugung wird β-Bestrahlung empfohlen. CHANDLER (1947) hält postoperative Entzündung für die häufigste Ursache des Versagens von Operationen.

McCULLOCH (1956) näht die Tenonsche Fascie und die Bindehaut schichtweise gesondert, weil sich bei wasserdichtem Verschluß leichter ein Sickerkissen ausbildet. RICHARDSON (1956) weist auf die möglichst schonende Behandlung des Bindehautlappens hin, ferner auf sofortige Blutstillung, kein Zurücklassen von Tupferfasern, und – bei Iridenkleisis – Falten der Schenkel so, daß sich jeweils 2 Seiten des Pigmentblattes gegenüberliegen.

Wenn die Vorderkammer 3 Tage nach Fisteloperationen noch nicht steht, legt HART (1950) einen Bindehautlappen von oben über das Filterkissen, der sich in 3 Tagen zurückziehen soll. DUNNINGTON et al. (1950) kautern eine offene Fistel oder schließen sie durch corneosklerale Nähte oder bedecken sie mit einem Bindehautlappen.

Weitere Arbeiten über Komplikationen von WEEKS (1936), LEWIS (1949), FREY et al. (1952), DOUDINOV (1953), ZAKI (1953), SOBAŃSKI et al. (1957), RAIMONDO et al. (1957).

Die Häufigkeit von *Linsentrübung nach Glaukomoperationen* ist bei den einzelnen Verfahren in den Abschnitten „Komplikationen" und „Erfolge" besprochen. Da Glaukom vorwiegend in höherem Lebensalter vorkommt, ist oft vor der Operation schon eine mäßige Trübung der Linse vorhanden, die nach der Operation rascher fortschreitet. Bei jüngeren Menschen mit klaren Linsen ist Star als Folge einer Glaukomoperation seltener als bei alten. Ein gestörter Linsenstoffwechsel ist also oft die Vorbedingung für das Wirksamwerden anderer schädigender Faktoren. Diese können sein:

1. eine veränderte Zusammensetzung des Kammerwassers, wie z. B. Fehlen der Ascorbinsäure (Arkin, 1954) oder Zunahme von N (Sbordone, 1954);

2. ein vermindertes Minutenvolumen des Kammerwassers, insbesondere anfangs nach Cyclodialyse und länger dauernd nach Verödung des Ciliarkörpers (Legrand, 1954; Goldmann, 1956; Literatur s. bei den genannten Operationen);

3. postoperative Entzündung (Fanta, 1948). Als ihr gonioskopisches Zeichen kann man Kammerwinkelsynechien ansehen, zwischen deren Ausmaß und der Linsentrübung van Beuningen (1951) Beziehungen fand;

4. Lageveränderung der Linse durch Operation am Ciliarkörper (Cyclodialyse) oder Subluxation der Linse bei plötzlicher Druckentlastung (Hobbs et al., 1954);

5. Platzen der Linsenkapsel, besonders, wenn der i.o. Druck bei der Operation sehr hoch war (Literatur bei „Iridektomie“);

6. veränderte Permeabilität der Linsenkapsel infolge der plötzlichen Drucksenkung bei der Operation (Zolog, 1957, hält dies für die Ursache der postoperativen Myopie);

7. Verletzung der Linse bei der Operation durch das Instrument selbst (Faverey, 1936, berichtet bei verschiedenen Operationen über die Häufigkeit von Wundstar; Christensen et al., 1953, fanden bei 17 von 47 nach Glaukomoperation enukleierten Augen Linsenverletzung) oder bei dem Ausschneiden und Abreißen der Iris, die mit der Kapsel verwachsen ist (Magni, 1951);

8. Star nach Platzen des Sickerkissens beschreibt Smith (1951). Hierbei können mehrere Faktoren zur Starbildung beitragen: Hypotonie, Lageveränderung der Linse, Platzen der Kapsel, Entzündung.

Schrifttum

Abramowicz, I.: Klin. oczna **14**, 177—194 (1936); ref. Zbl. Ophthal. **37**, 34 (1937).
Anonym: Amer. J. Ophthal. **35**, 715—721 (1952).
Arkin, W.: Post. okulist. **1**, 115—120 (1954); ref. Ophthal. Lit. **8**, 3329 (1954).
Auricchio, G.: Rass. ital. Ottal. **22**, 50—66 (1953).
Berens, C.: Amer. J. Ophthal. **30**, 489 (1947).
Beuningen, E. G. A. van: Ber. dtsch. ophthal. Ges. Heidelberg **57**, 1951, 121—126 (1952).
Bücklers, M.: Klin. Mbl. Augenheilk. **96**, 119—120 (1936).
Chaillous, J.: Bull. Soc. belge Ophtal. **65**, 58—64 (1932).
Chandler, P. A.: Amer. J. Ophthal. **30**, 486—487 (1947).
— Trans. Amer. Acad. Ophthal. Otolaryng. **53**, 224—231 (1949).
Christensen, L., u. E. McLean: Trans. Amer. Acad. Ophthal. Otolaryng. **57**, 86—97 (1953).
Diamant, H.: Acta ophthal. (Kbh.) **32**, 357—361 (1954).
Diaz-Dominguez, D.: Arch. Soc. oftal. hisp.-amer. **4**, 575—584 (1944).
Doudinov, O. A.: Vestn. Oftal. **32**, No. 2, 12—16 (1953); ref. Ophthal. Lit. **7**, 910 (1953).
Dunnington, J. H., u. E. F. Regan: A. M. A. Arch. Ophthal. **43**, 407—418 (1950).
Fanta, H.: Albrecht v. Graefes Arch. Ophthal. **148**, 643—657 (1948).
Faverey, A. I.: Ned. T. Geneesk. 2397—2399 (1936); ref. Zbl. Ophthal. **37**, 161 (1937).
Frey, W. G., W. L. Hughes, A. B. Reese u. H. E. Thorpe: Amer. J. Ophthal. **35**, 715—721 (1952).
Friedenwald, J. S.: Amer. J. Ophthal. **33**, 1523—1528 (1955).
Goldmann, H.: Klin. Mbl. Augenheilk. **129**, 395—396 (1956).
Hart, J.: Trans. ophthal. Soc. Aust. **10**, 72—74 (1950); ref. Ophthal. Lit. **4**, 5897 (1950).
Hobbs, H. E., u. R. Smith: Brit. J. Ophthal. **38**, 279—284 (1954).
Jendralski, H. J.: Klin. Mbl. Augenheilk. **129**, 263—264 (1956).
Kovarskaya, S. S., u. A. G. Krolh: Sovet. Vestn. Oftal. **13**, 262 (1938).
Krolh, A. G.: Vestn. Oftal. **32**, 27—30 (1953); ref. Zbl. Ophthal. **62**, 240 (1954).
Legrand, J.: Ann. Oculist. (Paris) **187**, 25—30 (1954).
Lewis, P. M.: Sth. Med. J. (Bgham., Ala.) **42**, 640—647 (1949); ref. Ophthal. Lit. **3**, 2966 (1949).
Lint, van: Bull. Soc. belge Ophtal. No. 72, 62—65 (1936).
Magni, S.: Atti Soc. ottal. ital. **12**, 242—243 (1951).
Manabe, M.: J. Clin. Ophthal. (Tokyo) **9**, 1306—1309 (1955); ref. Zbl. Ophthal. **68**, 85 (1956).
McCulloch, C.: Trans. Canad. ophthal. Soc. **8**, 97—103 (1956).
McLean, J. M.: Trans. Amer. Acad. Ophthal. Otolaryng. **61**, 20—32 (1957).
Morax, V.: Bull. Soc. franç. Ophtal. **42**, 390—394; 400—406 (1929).

MÜLLER, H. K., O. KLEIFELD, O. HOCKWIN u. U. DARDENNE: Ber. dtsch. ophthal. Ges. Heidelberg **60**, 1956, 115—120 (1957).
NEMETZ, U. R.: Klin. Mbl. Augenheilk. **115**, 417—421 (1949).
— Wien. klin. Wschr. 606 (1949).
RAIMONDO, N., u. M. COLOMBO-BOLLA: Boll. Oculist. **36**, 569—582 (1957).
RICHARDSON, O. B.: Trans. Canad. Ophthal. Soc. **8**, 92—96 (1956).
SBORDONE, G.: G. ital. Oftal. **7**, 498—505 (1954).
SEIDENARI, R.: Rass. ital. Ottal. **9**, 216—231 (1940).
SMITH, E. T.: Med. J. Aust. **1**, 193—194 (1951); ref. Ophthal. Lit. **5**, 1886 (1951).
SOBAŃSKI, J., u. H. ZELAWSKA: Klin. oczna **27**, 285—288 (1957); ref. Ophthal. Lit. **11**, 1283 (1957).
SOMMER, E.: Schweiz. med. Wschr. 1940/II, 813—816.
STANKOVIĆ, M., u. I. STANKOVIĆ: Ann. Oculist. (Paris) **187**, 726—736 (1954).
SUDA, K., u. S. KANEDA: Acta Soc. ophthal. Jap. **58**, 130—135 (1954); ref. Ophthal. Lit. **8**, 645 (1954).
SUGAR, H. S.: Amer. J. Ophthal. **29**, 1396—1400 (1946).
— The Glaucomas. 2. Aufl. Hoeber, New York 1957, 516 S.
TOPOLANSKI: Arch. Augenheilk. **54**, 420—432 (1906).
VOGT, A.: Klin. Mbl. Augenheilk. **85**, 586—587 (1930).
— Lehrbuch u. Atlas der Spaltlampenmikroskopie des lebenden Auges. 2. Teil. Springer, Berlin 1931, S. 567 u. 570.
WEEKS, W. W.: J. Amer. Med. Ass. **107**, 774—778 (1936).
WEILL, G., u. J. NORDMANN: Bull. Soc. Ophtal. Fr. 1933, No. 3, 295.
ZAKI, M.: Bull. ophthal. Soc. Egypt **43**, 17—19 (1953); ref. Ophthal. Lit. **7**, 163 (1953).
ZOLOG, N.: Oftalmologia **2**, 207—211 (1957); ref. Ophthal. Lit. **11**, 3159 (1957).

IV. Expulsive Blutung

1. Vorkommen auch bei Glaukomoperation

Eine plötzliche starke Aderhautblutung, die den ganzen Augeninhalt vor sich herdrängt und meist zur Erblindung des Auges führt, ist eine besonders erschütternde Komplikation der Staroperation. Sie wird hier besprochen, weil sie meist bei der Staroperation von Augen mit Glaukom auftritt. Sie kann auch bei Glaukomoperationen vorkommen: ARRUGA (1943) berichtet 2 Fälle bei Sklerektomie nach Lagrange, LINDNER (1948, 1949) 1 Fall bei Iridenkleisis nach Holth, IBRAHIM (1952) 1 Fall nach Iridektomie. Häufiger sind bei Glaukomoperationen nicht-expulsive Aderhautblutungen, die bei den einzelnen Verfahren unter „Komplikationen" besprochen sind und gleichfalls zum Verlust des Auges führen können (SAMUELS, 1931).

2. Häufigkeit

Die Häufigkeit bei und nach der Staroperation schwankt bei verschiedenen Autoren stark. REDSLOB (1933) gibt 1 : 400–5000 an, SÉDAN (1939) 1 : 200–800, DE GRÓSZ (1936) fand 12 bei 15 050 Staroperationen, LINNEN (1950) 9 von 1356 Eingriffen, LINNIK (1957) 13 von 4000 Operationen. Im Helmholtz-Institut in Moskau fand man je 1 unter 200–300 Staroperationen, im Filatov-Institut 13 unter 8100 Operationen (nach ERŠKOVIČ, 1957).

3. Zeit der Blutung

Meist tritt die expulsive Blutung während der Operation oder wenige Stunden später ein (GRAF, 1932; CUSUMANO, 1933; SLAUGHTER, 1957), selten erst nach 4 Tagen (SCHIRMER, 1953) oder 9 Tagen (MELANOWSKI, 1933).

4. Ursachen

In den meisten Fällen bestanden Bluthochdruck, sklerotische und nekrotische Veränderungen der Aderhautgefäße und Glaukom (MELANOWSKI, 1933; SALVATI, 1935, 1936; MANSCHOT, 1941), doch können einzelne dieser Faktoren fehlen. Fälle ohne Glaukom wurden von REDSLOB (1933), NONNENMACHER (1953) und MANSCHOT (1954, 1955) beschrieben, bei niedrigem Blutdruck von IBRAHIM (1952) und SCHIRMER (1953). Hohe Myopie kann ein weiterer Faktor sein (GILBERT, 1947, 4 Fälle bei 8 expulsiven Blutungen). Ein Zusammenhang mit Wetterfrontenwechsel wird von UNGER et al. (1955) abgelehnt, von NONNENMACHER (1953) und SIEGERT (1955) angenommen. Die Entstehung einer expulsiven Blutung konnte v. D. HOEVE (1939) histologisch im Frühstadium untersuchen, als bei einem Auge während der Enucleation die Hornhaut platzte und eine expulsive Blutung begann, die stand, als sich die Linse in die Perforationsöffnung legte und der i.o. Druck wieder anstieg.

In allen diesen Fällen war die plötzliche Senkung des i.o. Druckes durch Eröffnung des Auges der unmittelbare Anlaß zum Bersten der hinteren Ciliararterien (MANSCHOT, 1953, 1955). Auch spontan kann es bei mäßig gesteigerter Tension (WILCZEK, 1930; 2 Fälle) oder absolutem Glaukom (DEJEAN et al., 1952; MANSCHOT, 1957; 1 Fall) zum Platzen des Auges mit expulsiver Blutung kommen. Einen Fall nach perforierender Verletzung bei absolutem Glaukom schildern BENGISU et al. (1956).

5. Therapie

Am wichtigsten ist die Vorbeugung, wenn die eben genannten ungünstigen Faktoren bestehen, oder wenn schon am anderen Auge des Patienten eine expulsive Blutung vorgekommen war. Als eine Warnung faßt KIRBY (1947) ein Hämatom bei retrobulbärer Injektion auf und verschiebt die Staroperation. Eine Glaskörperpunktion vor Operation von Augen mit erhöhtem Druck empfiehlt TORRES ESTRADA (1953). Außerdem wird man den Blutdruck vor der Operation durch Aderlaß (MELANOWSKI, 1933; AVIŽONIS, 1937; GILBERT, 1947, 1948) oder besser durch Medikamente (LINNEN, 1950; VALENTIN-GAMAZO-FERNÁŃDEZ, 1955; KLEINERT, 1955; SCHENK et al., 1956; s. Abschnitt „Lytischer Cocktail“ im Kapitel „Medikamentöse Therapie“) senken, eine Iridektomie einige Wochen vorher und eine Skleratrepanation unmittelbar vor der Operation ausführen (FILATOV, 1934, 1936; AVERBACH, 1936, 1937; AVIŽONIS, 1937; SÉDAN, 1939; GILBERT, 1947, 1948; KAL'FA, 1951). Wenn eine expulsive Blutung bei der Operation eintritt, kann eine sofortige hintere Sklerotomie mit Entleerung von Glaskörper das Sehvermögen retten (VAIL, 1938; LINDNER, 1948, 1949; JAYLE et al., 1951; GUIST, 1957; ERŠKOVIČ, 1957), oder wenigstens das Auge erhalten (LINDNER, 1942, 1947; VAIL, 1949; ERŠKOVIČ, 1957). Ein Versuchsmodell der expulsiven Blutung am Kaninchen beschrieben FILATOV et al. (1956), Kaninchenversuche über die Drucksenkung durch hintere Sklerotomie bei experimenteller expulsiver Blutung LINNIK (1957). Bei blinden Augen kann ein Durchschneiden von Sehnerv und Gefäßen, eine optico-ciliare Neurotomie, den Verlust des Auges verhüten (ARRUGA, 1943). In den meisten Fällen jedoch ist das Auge verloren. Auch wenn Vorsichtsmaßnahmen ergriffen wurden, kann eine expulsive Blutung eintreten (HAMBRESIN et al., 1950; LINNIK, 1957).

Schrifttum

AVERBACH, M. I.: Vestn. Oftal. **9**, 409 (1936); ref. Zbl. Ophthal. **38**, 474 (1937).
— Ann. Oculist. (Paris) **174**, 44—99 (1937).
— Vestn. Oftal. **8**, 651—654 (1936); ref. Zbl. Ophthal. **37**, 569 (1937).
AVIŽONIS, P.: Medicina **18**, 628—640 (1937); ref. Zbl. Ophthal. **40**, 509 (1938).
ARRUGA, H.: Ophthalmologica **105**, 106—107 (1943).

Bengisu, N., I. Alaton: Oto-nörö-Oftal. **11**, 8—11 (1956); ref. Ophthal. Lit. **10**, 2079 (1956).
Cusumano, A.: Arch. Ottal. **40**, 129—143 (1933).
Dejean, C., u. Ch. Boudet: Bull. Soc. Ophtal. Fr. 1952, 303—308.
Erškovič, I. G.: Oftal. Ž. **12**, 335—361 (1957); ref. Zbl. Ophthal. **74**, 85 (1958).
Filatov, W.: Arch. Soc. oftal. hisp.-amer. **34**, 289—297 (1934).
— Vestn. Oftal. **9**, 405—408 (1936); ref. Zbl. Ophthal. **38**, 332 (1937).
Filatov, V. P., u. L. F. Linnik: Oftal. Ž. **11**, 3—4 (1956); ref. Zbl. Ophthal. **71**, 13 (1957).
Gilbert, W.: Klin. Mbl. Augenheilk. **112**, 149—156 (1947).
— Ärztl. Wschr. 1948, 504—505.
Graf, K.: Klin. oczna **10**, 395—401 (1932); ref. Zbl. Ophthal. **29**, 468 (1933).
Grósz, E. de: A. M. A. Arch. Ophthal. **53**, 161—165 (1936).
Guist, G.: Forschung u. Praxis **10**, 103—104 (1957).
Hambresin, L., u. J. Bernolet: Bull. Soc. belge Ophtal. **95**, 453—459 (1950).
Hoeve, J. van der: Albrecht v. Graefes Arch. Ophthal. **140**, 655—661 (1939).
— Ned. T. Geneesk. 1939, 5004—5008; ref. Zbl. Ophthal. **45**, 60 (1940).
Ibrahim, F. G.: Bull. ophthal. Soc. Egypt **42**, 276 (1952); ref. Ophthal. Lit. **6**, 166 (1952).
Jayle, G.-E., P. V. Bérard und P. Jacquenoud: Bull. Soc. Ophtal. Fr. 1951, 48—50.
Kal'fa, S. F.: Vestn. Oftal. **30**, 3—8 (1951); ref. Ophthal. Lit. **5**, 1839 (1951).
Kirby, D. B.: Amer. J. Ophthal. **30**, 486 (1947).
Kleinert, H.: Wien. klin. Wschr. **67**, 439 (1955).
Lindner, K.: Klin. Mbl. Augenheilk. **108**, 652 (1942).
— Wien. klin. Wschr. 1947, 454.
— Wien. klin. Wschr. 1948, 262.
— Wien. klin. Wschr. 1949, 413.
Linnen, F.-J.: Klin. Mbl. Augenheilk. **117**, 275—286 (1950).
Linnik, L. F.: Oftal. Ž. **12**, 361—366 (1957); ref. Zbl. Ophthal. **74**, 168 (1958).
— Oftal. Ž. **12**, 366—372 (1957); ref. Zbl. Ophthal. **74**, 31 (1958).
Manschot, W. A.: Ned. T. Geneesk. 1941, 4017 u. Acta Ophthal. **19**, 237—254 (1941).
— Ophthalmologica **125**, 61—62 (1953).
— Amer. J. Ophthal. **40**, 15—24 (1955).
— Proc. 17. int. Cong. Ophthal. Montreal-N. Y. I, 1954, 327—334 (1955).
— Amer. J. Ophthal. **43**, 872—879 (1957).
Melanowski, W. H.: Klin. oczna **11**, 205—226 (1933); ref. Zbl. Ophthal. **30**, 216 (1934).
Nonnenmacher, H.: Klin. Mbl. Augenheilk. **123**, 45—52 (1953).
Redslob, E.: Ann. Oculist. (Paris) **170**, 737—746 (1933).
Salvati: Riv. Ottal. Oriente **5**, 7—11 (1935); ref. Zbl. Ophthal. **35**, 65 (1936).
— Bull. ophthal. Soc. Egypt **28**, 229—233 (1936); ref. Zbl. Ophthal. **36**, 613 (1936).
Samuels, B.: A. M. A. Arch. Ophthal. **6**, 840—851 (1931).
Schenk, H., u. K. Rummelhardt: Ophthalmologica **132**, 38—47 (1956).
Schirmer, R.: Klin. Mbl. Augenheilk. **123**, 594—595 (1953).
Sédan, J.: Ophthalmologica **96**, 201—209 (1939).
Siegert, P.: Klin. Mbl. Augenheilk. **127**, 64 (1955) u. Klin. Mbl. Augenheilk. **128**, 92—93 (1956).
Slaughter, H. C.: Trans. Ind. Acad. Ophthal. **40**, 7—14 (1957); ref. Ophthal. Lit. **11**, 3764 (1957).
Torres-Estrada, A.: An. Soc. mex. Oftal. **27**, 31—40 (1953); ref. Zbl. Ophthal. **63**, 55 (1954/55).
Unger, H.-H., u. G. Caroli: Klin. Mbl. Augenheilk. **127**, 64—67 (1955).
Vail, D.: Amer. J. Ophthal. **21**, 256—260 (1938).
— A. M. A. Arch. Ophthal. **42**, 562—566 (1949).
Valentin-Gamazo-Fernández, I.: Arch. Soc. oftal. hisp.-amer. **15**, 613—626 (1955).
Wilczek, M.: Klin. oczna **8**, 77—81 (1930); ref. Zbl. Ophthal. **24**, 564 (1931).

V. Wirkungsweise der Operationen

Die Wirkungsweise der einzelnen Operationen ist bei diesen jeweils im Abschnitt 4 besprochen. Die *heutige Anschauung* sei hier nochmals zusammengefaßt: Iridektomie, Sklerektomie, Trepanation nach Elliot, Iridenkleisis und Cyclodialyse senken den Druck durch Besserung des Kammerwasserabflusses, während Verödung des Ciliarkörpers oder seiner Zuflüsse durch eine verminderte Bildung von Kammerwasser drucksenkend wirkt (Kronfeld, 1952, 1953; Becker et al., 1953; Weekers, 1952, 1955; Delmarcelle et al., 1953; Scheie et al., 1955; u. a.).

Die primäre Wirkung jeder Operation kann außerdem eine vorübergehende Verminderung des Minutenvolumens des Kammerwassers sein, die nach Cyclodialyse besonders lange anhält (GOLDMANN, 1956).

Ältere Ansichten aus unserer Berichtszeit waren:

1. Drucksenkung durch Änderung der Blutzirkulation der Aderhaut, wobei die Gefäßerweiterung die Resorption des Kammerwassers steigern soll (WEEKERS, 1930, 1931, 1949; CHURGINA, 1949; AURICCHIO, 1953; DE VOE, 1950);

2. durch neuro-vasculäre Herabsetzung der Kammerwasserbildung (MATTEUCCI, 1949; CAMPOS, 1950; MARIN-AMAT, 1953);

3. durch eine Aderhautablösung, als deren Folge das Kammerwasser besser resorbiert wird (CSILLAG, 1947, 1955, 1957);

4. durch Abströmen von Kammerwasser oder Blut der Aderhaut in extraoculare Gefäße, die sich im Narbengewebe bilden (SONDERMANN, 1934; ARCHANGELSKY, 1939; DI LUCA, 1948; vor unserer Berichtszeit schon von DI MARZIO, 1926, angenommen).

Schrifttum

ARCHANGELSKIJ, P. T.: A. M. A. Arch. Ophthal. **21**, 598—601 (1939).
AURICCHIO, G.: Ann. Ottal. **79**, 259—274 (1953).
BECKER, B., u. J. S. FRIEDENWALD: A. M. A. Arch. Ophthal. **50**, 557—571 (1953).
CAMPOS, R.: Atti 38. Cong. Soc. ottal. ital. **11**, 73—79 (1950).
CHURGINA, E.: Vestn. Oftal. **28**, 26—28 (1949) (Russisch); ref. Zbl. Ophthal. **52**, 161 (1950).
CSILLAG, F.: Orv. Lapja **3**, 389 (1947); ref. Ophthal. Lit. **1**, 731 (1947).
— Szemészet **92**, 34—40 (1955); ref. Zbl. Ophthal. **65**, 246 (1955).
— Klin. Mbl. Augenheilk. **131**, 619—632 (1957).
DELMARCELLE, Y., E. PRIJOT u. R. WEEKERS: Bull. Soc. belge Ophtal. **105**, 421—441 (1953).
GOLDMANN, H.: Klin. Mbl. Augenheilk. **129**, 395—396 (1956).
KRONFELD, P. C.: Amer. J. Ophthal. **35**, 38—45 (1952).
— Trans. amer. Ophthal. Soc. **51**, 347—358 (1953).
LUCA, G. DI: Rass. Ital. Ottal. **17**, 304—317 (1948).
MARÍN-AMAT, M.: Arch. Soc. oftal. hisp.-amer. **13**, 610—630 (1953).
MARZIO, DI: Boll. Oculist. **5**, 740 (1926).
MATTEUCCI, P.: G. ital. Oftal. **2**, 67—68 (1949).
— Atti 37. Cong. Soc. ottal. ital. **10**, 572—573 (1949).
SCHEIE, H. G., W. C. FRAYER u. R. W. SPENCER: A. M. A. Arch. Ophthal. **53**, 839—846 (1955).
SONDERMANN, R.: Klin. Mbl. Augenheilk. **92**, 313—335 (1934).
— Ber. dtsch. ophthal. Ges. Heidelberg **50**, 1934, 78 (1934).
— Verh. 14. int. Kong. Ophthal. **1**, 180—185 (1934).
VOE, A. G. DE: Trans. Amer. Ophthal. Soc. **48**, 118—127 (1950).
WEEKERS, L.: Acta Ophthal. (Kbh.) **8**, 253—260 (1930) u. Bull. Soc. belge Ophtal. **61**, 53—63 (1930).
— Arch. Ophtal. (Paris) **48**, 593—621 (1931).
— Ophthalmologica (Basel) **118**, 564—574 (1949).
WEEKERS, R.: Bull. Soc. franç. Ophtal. **65**, 183—192 (1952).
— Proc. XVII. int. Cong. Ophthal. Montreal-N. Y. 1954, **3**, 1547—1552 (1955).
— in: Glaucoma, A Symposium. Blackwell, Oxford 1955, S. 257.
—, E. PRIJOT u. Y. DELMARCELLE: Docum. Ophthal. ('s-Grav.) **9**, 314—337 (1955).

F. Die Wahl der Operationsmethode

I. Vorbemerkungen. Allgemeine Arbeiten

Die Wahl des Verfahrens ergibt sich in erster Linie aus den Erfolgen, die man damit erfahrungsgemäß erzielt. Die Arbeiten über Erfolge, Anzeigen und Gegenanzeigen sind bei den einzelnen Methoden besprochen und im folgenden nicht nochmals alle aufgezählt. Wir nennen hier vor allem die Autoren, die zur Frage der Operationswahl besonders Stellung nehmen. Ihre Gründe wird man im Original nachlesen müssen.

Neben den Erfolgen sind Zeitströmungen und Schule entscheidend für die Operationswahl. So wurde die Cyclodialyse im Anfang unserer Berichtszeit häufiger empfohlen als in den letzten Jahren; die Iridenkleisis war zuerst in den skandinavischen Ländern, dann in England und in den USA verbreitet; die Sklerektomie nach LAGRANGE wird besonders oft in Frankreich angewandt. Es ist verständlich, daß ein Verfahren von Autoren empfohlen wird, die sich darin in ihrer Ausbildungszeit üben konnten und später keinen Grund sahen, zu anderen Methoden überzugehen. Wer gar selbst eine neue Methode oder Modifikation angab, wird sie besonders gern anwenden. Diese Gründe mögen erklären helfen, warum die Meinungen nicht besser übereinstimmen.

Man kann sich bei der Wahl des Operationsverfahrens nach verschiedenen Gesichtspunkten richten: Nach der klinischen Form des Glaukoms, nach dem Kammerwinkelbefund, der Tension, dem Gesichtsfeld oder endlich nach mehreren Befunden.

Allgemeine Besprechungen der Operationswahl, die mir im Original nicht zugänglich waren, geben LUEDDE (1937), MARGOTTA (1947), PENICHET (1951), ATKINSON (1951), CRITES (1951), PLETNEVA (1951), SUGAR (1952), SPAETH (1954), MARIN-AMAT (1955), ARMSTRONG (1955), ALMEIDA (1956), ANTÓN (1956), ARUUDA NOVAES (1956), FERREIRA (1957), BIRČENKO (1957), JOY (1957), MALBRÁN et al. (1957), SÁNCHEZ NÚÑEZ (1957).

Schrifttum

ALMEIDA, A. DE: Arch. bras. Oftal. **19**, 165—192 (1956); ref. Zbl. Ophthal. **71**, 39 (1957).
ANTON, M.: Ophthal. ib.-amer. **18**, 17—18 (1956); ref. Zbl. Ophthal. **70**, 43 (1957).
ARMSTRONG, K. B.: Trans. Ophthal. Soc. Aust. **15**, 59—60 (1955); ref. Ophthal. Lit. **9**, 4726 (1955).
ARUUDA NOVAES, A. DE: Arch. bras. Oftal. **19**, 159—164 (1956); ref. Ophthal. Lit. **10**, 4617 (1956).
ATKINSON, D. T.: J. int. Coll. Surg. **16**, 58—72 (1951); ref. Ophthal. Lit. **5**, 1881 (1951).
BIRČENKO, L. A.: Oftal. Ž. **12**, H. 4, 226—230 (1957); ref. Zbl. Ophthal. **72**, 214 (1957).
CRITES, A. B.: J. Amer. Osteopath. Ass. **50**, 435—437 (1951); ref. Ophthal. Lit. **5**, 4809 (1951).
FERREIRA, L. E.: Rev. bras. Cir. **34**, 103—172 (1957); ref. Zbl. Ophthal. **73**, 314 (1958).
JOY, H. H.: Arch. port. Oftal. **9**, 77—94 (1957); ref. Ophthal. Lit. **11**, 4747 (1957).
LUEDDE, W. H.: Surg. etc. **64**, 552—560 (1937); ref. Zbl. Ophthal. **38**, 563 (1937).
MALBRÁN, J., u. MALBRÁN, E.: Arch. Oftal. B. Aires **32**, 295—306 (1957); ref. Ophthal. Lit. **11**, 4745 (1957).
MARGOTTA, G.: Atti 36. Cong. Soc. ottal. ital. **36**, 420—424 (1947).
MARÍN-AMAT, M.: Arch. Soc. oftal. hisp.-amer. **15**, 423—447 (1955).
PENICHET, J. M.: Arch. Soc. cubana Oftal. **1**, 3—10 (1951); ref. Ophthal. Lit. **5**, 5787 (1951).
PLETNEVA, N. A.: Uchen. zapiski vtor. moskov. med. Inst. Stalina **2**, 120—123 (1951); ref. Ophthal. Lit. **5**, 6728 (1951).
SÁNCHEZ NÚÑEZ, H.: Arch. Asoc. Evit. Ceg. Méx. **1**, 291—296 (1957); ref. Ophthal. Lit. **11**, 4748 (1957).
SPAETH, E. B.: Bull. ophthal. Soc. Egypt **47**, 7—26 (1954); ref. Zbl. Ophthal. **66**, 117 (1955/56).
SUGAR, H. S.: Kresge Eye Inst. Bull. **4**, 35—41 (1952); ref. Ophthal. Lit. **6**, 5303 (1952).

II. Klinisches Bild und Operationswahl

1. Glaucoma simplex

SUGAR (1956) gibt eine gute Übersicht über die Operationswahl.

Die *Cyclodialyse* wird als erste Operation vor allem in den 30er Jahren empfohlen: KUBIK, 1932; LIEBERMANN, 1933; HEINE, 1936; LAUBER, 1937; HOLLÄNDER, 1938. GRADLE (1935) und WILLIAMSON-NOBLE (1949) wenden sie nur an, wenn der i.o. Druck nicht zu hoch ist, sonst nimmt GRADLE vorher eine Iridektomie vor, ebenso stets RINALDI (1950); O'BRIEN (1947) rät zur Cyclodialyse nur bei Frühfällen. MÜGGE (1943) bevorzugt die Trepanationscyclodialyse.

Die *Trepanation nach Elliot* befürworten AXENFELD (1930; wahlweise, statt der Cyclodialyse), HERTEL (1931), HEINE (1936, nur bei Versagen der Cyclodialyse als Zweitoperation), THIEL (1936), BALLANTYNE (1940; bei Pigmentaussaat, hinteren Synechien oder flacher Vorderkammer: Cyclodialyse), WEINSTEIN (1948), CURRAN (1948, mit Iridotomie), LEHRFELD et al. (1950).

Die *Sklerektomie nach Lagrange* bewährte sich bei GRÓSZ (1930, 1931, 1932, 1935, 1939).

Elliotsche Trepanation oder Iridenkleisis finden etwa gleichwertig LÖFGREN (1932), SGROSSO (1954) und BLANCARD (1955), der die Iridenkleisis wegen des geringeren Operationsrisikos vorzieht.

Für *Iridenkleisis* sprechen sich aus LOUHELA et al. (1946, Spätergebnisse besser als nach Cyclodialyse), POST (1947), SOURDILLE (1947, 1955), SOURDILLE et al. (1951, bessere Ergebnisse als Elliotsche Trepanation oder Sklerektomie nach LAGRANGE), WEEKERS et al. (1953).

Schrifttum

AXENFELD, T.: Acta Soc. Ophthal. Jap. **34**, 42—53 (1930); ref. Zbl. Ophthal. **24**, 212 (1931).
BALLANTYNE, A. J.: Trans. Ophthal. Soc. U. K. **60**, 3—32 (1940).
BLANCARD, P.: Bull. Soc. Ophtal. Fr. 251—257 (1955).
CURRAN, E. J.: Postgrad. Med. **3**, 399—409 (1948); ref. Ophthal. Lit. **2**, 511 (1948).
GRADLE, H. S.: Amer. J. Ophthal. **18**, 730—735 (1935).
GRÓSZ, E. DE: Die Tätigkeit der Augenklinik No. 1 der Kgl. ungar. Petrus-Pazmany-Univ. in Budapest während eines Vierteljahrhunderts (1904—1929). Kgl. ungar. Univ. Druckerei Budapest 1930; ref. Zbl. Ophthal. **25**, 293 (1931).
— A. M. A. Arch. Ophthal. **5**, 327—333 (1931).
— Arch. Ophtal. (Paris) **49**, 625—627 (1932).
— Wien. med. Wschr. 1935/I, 312—313.
— Ophthalmologica (Valencia) **1**, 303—304 (1935).
— Schweiz. med. Wschr. 1939, II, 1008—1010.
HEINE, L.: Fortschr. Ther. **12**, 143—149 (1936).
HERTEL: Klin. Mbl. Augenheilk. **86**, 392—393 (1931).
HOLLÄNDER, K.: Die Erfahrung mit Cyclodialyse, Trepanation, Iridektomie bei Behandlung des Glaukoms an der Univ.-Augenklinik Erlangen v. Jan. 1921—Dez. 1937. Diss. Erlangen 1938.
KUBIK, J.: Med. Klin. II, 1629—1630 (1932).
LAUBER, J.: Klin. oczna **15**, 144—149 (1937); ref. Zbl. Ophthal. **39**, 373 (1937).
LEHRFELD, L., u. O. BELMONT: A. M. A. Arch. Ophthal. **43**, 720—728 (1950).
LIEBERMANN, L. VON: Z. Augenheilk. **81**, 117—132 (1933).
LÖFGREN, S.: Acta Ophthal. (Kbh.) **10**, 11—23; 77—87 (1932).
LOUHELA, T., u. H. TERÄSKELI: Acta Ophthal. (Kbh.) **24**, 27—41 (1946).
MÜGGE, F.: Klin. Mbl. Augenheilk. **109**, 782—787 (1943).
O'BRIEN, C. S.: Amer. J. Ophthal. **30**, 61—62 (1947).
POST, L. T.: Amer. J. Ophthal. **30**, 489—490 (1947).
RINALDI, G.: Atti 38. Cong. Soc. ottal. ital. **11**, 513—516 (1950).
SGROSSO, S.: Atti 40. Cong. Soc. ottal. ital. **14**, 33—45 (1954).
SOURDILLE, G. P.: Bull. Soc. Ophtal. Fr. No. 4, 560—562 (1947).
— Proc. XVII. int. Cong. Ophthal. Montreal-N. Y. 1954, II, 793—909 (1955).
—, u. F. HERVOUET: Proc. XVI. int. Cong. Ophthal. London 1950, **2**, 945—949 (1951) und Trans. Ophthal. Soc. U. K. **70**, 1950, 28 (1951).
SUGAR, S.: Eye, Ear, Nose Thr. Monthly **35**, 574—577 (1956).
THIEL, R.: Klin. Mbl. Augenheilk. **96**, 145—165 (1936).
WEEKERS, R., u. E. PRIJOT: Ann. Oculist. (Paris) **186**, 596—601 (1953).
WEINSTEIN, P.: Szemészet 100 (1948); ref. Ophthal. Lit. **2**, 309 (1948).
WILLIAMSON-NOBLE, F. A.: Trans. Ophthal. Soc. U. K. **68**, 1948, 441—453 (1949).

2. Chronisch-kongestives Glaukom

Cyclodialyse wird auch hier vor allem in den 30er Jahren empfohlen: GRÓSZ (1930, 1931, 1932, 1935, 1939; oder Elliotsche Trepanation), HEINE (1936; nur bei Versagen

Elliotsche Trepanation); LAUBER (1937), WEINSTEIN (1941, Trepanations-Cyclodialyse nach SALLMANN, bei Versagen Trepanation nach ELLIOT).

Zur *Trepanation nach Elliot* raten HERTEL (1931), LIEBERMANN (1933), THIEL (1936), WRIGHT (1937), BALLANTYNE (1940), SOURDILLE (1947), WEINSTEIN (1948), zur *Iridenkleisis* LEHRFELD (1948, Trepanation wegen der oft eintretenden Hypotonie abgelehnt), REESE (1952), SGROSSO (1954) und CHANDLER et al. (1955, bei „subakutem Glaukom", das mit Pilokarpin nicht zu regulieren ist und bei dem Synechien im Kammerwinkel bestehen).

Schrifttum

BALLANTYNE, A. J.: Trans. Ophthal. Soc. U. K. **60**, 1940, 3—32 (1940).
CHANDLER, P. A., u. R. R. TROTTER: A. M. A. Arch. Ophthal. **53**, 305—317 (1955).
GRÓSZ, E. DE: Die Tätigkeit der Augenklinik Nr. 1 der Kgl. ungar. Petrus-Pazmany-Univ. in Budapest während eines Vierteljahrhunderts (1904—1929). Kgl. ungar. Univ. Druckerei, Budapest 1930; ref. Zbl. Ophthal. **25**, 293 (1931).
— A. M. A. Arch. Ophthal. **5**, 327—333 (1931).
— Arch. Ophtal. (Paris) **49**, 625—627 (1932).
— Wien. med. Wschr. I, 312—313 (1935).
— Ophthalmologica (Valencia) **1**, 303—304 (1935).
— Schweiz. med. Wschr. II, 1008—1010 (1939).
HEINE, L.: Fortschr. Ther. **12**, 143—149 (1936).
HERTEL: Klin. Mbl. Augenheilk. **86**, 392—393 (1931).
LAUBER, J.: Klin. oczna **15**, 144—149 (1937); ref. Zbl. Ophthal. **39**, 373 (1937).
LEHRFELD, L.: A. M. A. Arch. Ophthal. **40**, 332—340 (1948).
LIEBERMANN, L. VON: Z. Augenheilk. **81**, 117—132 (1933).
REESE, A. B.: Trans. Ophthal. Soc. Aust. **12**, 43—49 (1952); ref. Zbl. Ophthal. **63**, 50 (1954/55).
SGROSSO, S.: Atti 40. Cong. Soc. ottal. ital. **14**, 33—45 (1954).
SOURDILLE, G. P.: Bull. Soc. Ophtal. Fr. No. **4**, 560—562 (1947).
THIEL, R.: Klin. Mbl. Augenheilk. **96**, 145—165 (1936).
WEINSTEIN, P.: Klin. Mbl. Augenheilk. **106**, 505 (1941).
— Szemészet 100 (1948); ref. Ophthal. Lit. **2**, 309 (1948).
WRIGHT, R. E.: Amer. J. Ophthal. **20**, 571—579 (1937).

3. Akutes Glaukom

Die *Cyclodialyse* findet kaum Befürworter, Erfolge mit dieser Operation (s. unter Cyclodialyse) dürften Ausnahmen sein. LIEBERMANN (1933) empfiehlt sie, wenn der i.o. Druck mit Miotica normalisiert werden konnte.

Am gebräuchlichsten ist die *Iridektomie*: AXENFELD (1930), HERTEL (1931), GRÓSZ (1930, 1931, 1932, 1935, 1939), LÖFGREN (1932), KUBIK (1932), GRADLE (1935), HOLLÄNDER (1938), BALLANTYNE (1940), LOUHELA et al. (1946), LEHRFELD (1948), LEWIS (1950), MOREU-GONZALEZ-POLA (1951).

Etwa gleich gut fanden *Iridektomie oder Iridenkleisis* WILLIAMSON-NOBLE (1949), LEMOINE (1950), GOLDBERG (1951, Trepanation nach ELLIOT vergleichsweise wesentlich schlechter) und GONZÁLEZ SÍMON (1953).

Andere Autoren unterscheiden, um welche *Art* oder welches *Stadium des akuten Glaukoms* es sich handelt. Iridektomie nur im Frühstadium, in den ersten 48 Std des Anfalles, wenn der Anfall durch Miotica zu beseitigen ist oder wenn es der erste Anfall ist: WEINSTEIN (1941, 1947, 1948), KRONFELD et al. (1944), CHANDLER (1944), O'BRIEN (1947), JULER (1950), SGROSSO (1954), DEMERS (1954; periphere Iridektomie bei dem 1. Anfall, sonst totale), STERNBERG (1955), SOURDILLE (1955), SUGAR (1956). Wenn der i.o. Druck mit Miotica nicht zu normalisieren ist oder es sich um einen länger als 48 Std bestehenden Anfall handelt, raten diese Autoren zu Iridenkleisis.

Eine kleine Iridenkleisis mit basaler Iridektomie wird von MCGARRY (1944) empfohlen, Trepanation nach ELLIOT als erste Operation von LIEBERMANN (1933) und

Hollwich (1957). Foulds et al. (1957) legen eine periphere Iridektomie etwas seitlich an, so daß spätere Fisteloperationen nicht behindert werden.

Weitere Arbeiten über die Operationswahl bei primärem Glaukom von Filatov (1931), Shoji (1938), Talbot (1947), Tulgar (1951), Abboud (1955), Charamis (1955).

Schrifttum

Abboud, I.: Bull. ophthal. Soc. Egypt **48**, 127—131 (1955); ref. Zbl. Ophthal. **69**, 38 (1956).
Axenfeld, T.: Acta Soc. Ophthal. Jap. **34**, 42—53 (1930); ref. Zbl. Ophthal. **24**, 212 (1931).
Ballantyne, A. J.: Trans. Ophthal. Soc. U. K. 1940, **60**, 3—32 (1940).
Chandler, P. A.: A. M. A. Arch. Ophthal. **32**, 23—32 (1944).
Charamis, J.: Proc. XVII. int. Cong. Ophthal. Montreal-N. Y. 1954, I, 108—113 (1955).
Demers, A.: Un. méd. Can. **83**, 1002—1003 (1954); ref. Ophthal. Lit. **8**, 2518 (1954).
Filatov, V.: Oftal. Ž. **14**, 407—410 (1931); ref. Zbl. Ophthal. **27**, 320 (1932).
Foulds, W. S., u. C. I. Phillips: Brit. J. Ophthal. **41**, 208—213 (1957).
Goldberg, H. K.: Amer. J. Ophthal. **34**, 1376—1378 (1951).
González Símon, J.: Arch. chil. Oftal. **10**, 184—191 (1953); ref. Ophthal. Lit. **7**, 5092 (1953).
Gradle, H. S.: Amer. J. Ophthal. **18**, 730—735 (1935).
Grósz, E. de: Die Tätigkeit der Augenklinik No. 1 der Kgl. ungar. Petrus-Pazmany-Univ. in Budapest während eines Vierteljahrhunderts (1904—1929). Kgl. ungar. Univ.-Druckerei, Budapest 1930; ref. Zbl. Ophthal. **25**, 293 (1931).
— A. M. A. Arch. Ophthal. **5**, 327—333 (1931).
— Arch. Ophtal. (Paris) **49**, 625—627 (1932).
— Wien. med. Wschr. I, 312—313 (1935).
— Ophthalmologica (Valencia) I, 303—304 (1935).
— Schweiz. med. Wschr. II, 1008—1010 (1939).
Hertel: Klin. Mbl. Augenheilk. **86**, 392—393 (1931).
Holländer, K.: Die Erfahrungen mit Cyclodialyse, Trepanation, Iridektomie bei der Behandlung des Glaukoms an der Univ.-Augenklinik Erlangen von Jan. 1921—Dez. 1937. Diss. Erlangen 1938.
Hollwich, F.: Ber. dtsch. ophthal. Ges. Heidelberg 1956, **60**, 91—93 (1957).
Juler, F. A.: Trans. Ophthal. Soc. U. K. **69**, 1949, 3—15 (1950).
Kronfeld, P. C., u. H. I. McGarry: Quart. Bull. Northwest. Univ. M. School **18**, 203—214 (1944).
Kubik, J.: Med. Klin. II, 1629—1630 (1932).
Lehrfeld, L.: A. M. A. Arch. Ophthal. **40**, 332—340 (1948).
Lemoine, A. N.: Amer. J. Ophthal. **33**, 1353—1373 (1950).
Lewis, P. M.: J. Ten. St. med. Ass. **43**, 44—47 (1950); ref. Ophthal. Lit. **4**, 4075 (1950).
Liebermann, L. von: Z. Augenheilk. **81**, 117—132 (1933).
Löfgren, S.: Acta Ophthal. (Kbh.) **10**, 11—23; 77—87 (1932).
Louhela, T., u. H. Teräskeli: Acta Ophthal. (Kbh.) **24**, 27—41 (1946).
McGarry, H. I.: Illinois M. J. **86**, 269 (1944).
Moreu-Gonzalez-Pola, A.: Arch. Soc. oftal. hisp.-amer. **11**, 40—49 (1951).
O'Brien, C. S.: Amer. J. Ophthal. **30**, 61—62 (1947).
— A. M. A. Arch. Ophthal. **37**, 134—138 (1947).
Sgrosso, S.: Atti 40. Cong. Soc. ottal. ital. **14**, 33—45 (1954).
Shoji, Y.: Acta Soc. Ophthal. Jap. **42**, 1164—1175 (1938); ref. Zbl. Ophthal. **42**, 534 (1939).
Sourdille, G. P.: Proc. XVII. int. Cong. Ophthal. Montreal-N. Y. 1954, II, 793—909 (1955).
Sternberg, P.: J. Int. Coll. Surg. **23**, 777—786 (1955); ref. Zbl. Ophthal. **67**, 34 (1956).
Sugar, H. S.: Eye, Ear, Nose Thr. Monthly **35**, 574—577 (1956).
Talbot, G.: Trans. Ophthal. Soc. N. Z., **46**, 37—38 (1947); ref. Ophthal. Lit. **1**, 1483 (1947).
Tulgar, D.: Göz. Klin. Yilligi **2/3**, 221—230 (1951); ref. Ophthal. Lit. **5**, 3441 (1951).
Weinstein, P.: Klin. Mbl. Augenheilk. **106**, 505 (1941).
— Amer. J. Ophthal. **30**, 755—757 (1947).
— Szemészet 100 (1948); ref. Ophthal. Lit. **2**, 309 (1948).
Williamson-Noble, F. A.: Trans. Ophthal. Soc. U. K. **68**, 1948, 441—453 (1949).

4. Hydrophthalmie

Die Erfolge mit verschiedenen Operationsverfahren wurden in den einzelnen Kapiteln besprochen. Bei geeigneten Fällen, d. h. bei einem Hornhautdurchmesser unter 14 mm, wird man heute im allgemeinen zuerst die *Goniotomie* ausführen (s. dort;

hierzu auch DE ANDRADE, 1954; CRAMER, 1954; SCHEIE, 1955; BRAULT et al., 1956: vordere Sklerotomie mit Einschneiden des Kammerwinkels; GURAU, 1957) und bei Versagen wiederholen. Gelingt es mit dieser Operation nicht, den Druck zu normalisieren, oder beträgt der Hornhautdurchmesser über 14 mm, so wird man sich zu einer Fisteloperation entschließen.

Iridenkleisis wird außer von früher schon genannten Autoren empfohlen von GIFFORD (1934), CHANDLER (1944; besser als Trepanation nach ELLIOT), WEEKERS et al. (1946, 1949, 1951; wenn sie nicht ausreicht, zusätzlich Cyclodiathermie), BAILLIART (1949), SUGAR (1950), GALLENGA et al. (1953), HAAS (1955), MANEN (1956) und LAW (1957), teils als Operation der Wahl, teils nur, wenn Goniotomie oder Goniopunktur nicht möglich sind. Die *Trepanation nach Elliot* empfehlen AXENFELD (1930), LETCHWORTH (1932), SANTONASTASO (1936), HOLLÄNDER (1938), PESME (1949), KLUYSKENS (1950; oder Iridenkleisis), RENARD (1952), BENGISU (1956) und GOL'DFEL'D et al. (1956).

Andere Operationen werden seltener empfohlen: Vordere Sklerotomie (BALAVOINE, 1948), Sklerotomie mit Iridektomie (SLAVÍK, 1930; FORONI, 1954), Cyclodiathermie (THOMAS et al., 1952; CASCIO 1954; FORBES, 1955), Cyclodialyse (PAYNE, 1952) oder Cyclodialyse mit retrociliarer Diathermie (PAUFIQUE, 1956, nur wenn Goniotomie nicht mehr angezeigt ist). LISTER (1952) machte mit Diathermieoperationen am Ciliarkörper keine guten Erfahrungen. HAIK et al. (1949) hatten bei einem vergeblich nach ELLIOT operierten Auge Erfolg mit Beta-Bestrahlung. JAEGER et al. (1950) legen Haltefäden durch die seitlichen geraden Augenmuskeln, um das Auge bei der Operation zu fixieren.

Manchmal erzielt man durch wiederholte Operationen doch noch gewisse Erfolge, wie BARTELS (1931), der an einem Auge 2 Sklerotomien, eine Iridektomie, eine Cyclodialyse und 6 Trepanationen nach ELLIOT ausführte, wonach mit Pilokarpin normaler Druck vorhanden war, doch kann dies auch zu Ablatio und Phthisis bulbi führen, wie in dem Fall von KISHINO (1930), der 20 antiglaukomatöse Operationen am gleichen Auge wagte.

Entscheidend für das Schicksal des Auges ist die Frühoperation, worauf BALAVOINE (1948), BAILLIART (1949), CRAMER (1954), HAGGERTY (1954), BARKAN (1955), BERTOTTO (1957) u. a. hinweisen.

Weitere Arbeiten zur Operation bei Hydrophthalmie: FERER (1948), VELTER (1955), BENGISU (1956), BERTOTTO (1956), CUNHA (1956).

Schrifttum

ANDRADE, L. DE: Arch. port. Oftal. **6**, 5—24 (1954); ref. Ophthal. Lit. **8**, 4335 (1954).
AXENFELD, TH.: Acta Soc. ophthal. Jap. **34**, 42—53 (1930); ref. Zbl. Ophthal. **24**, 212 (1931).
BAILLIART, P.: Bull. Soc. Ophtal. Fr. **4**, 642—643 (1949).
BALAVOINE, C.: Bull. Soc. franç. Ophtal. **61**, 452—457 (1948).
BARKAN, O.: Amer. J. Ophthal. **40**, 1—11 (1955).
— Trans. Amer. Acad. Ophthal. Otolaryng. **59**, 322—332 (1955).
BARTELS, M.: Z. Augenheilk. **75**, 17—20 (1931).
BENGISU, N.: Oto-Nöro-Oftal. **11**, 67—70 (1956); ref. Ophthal. Lit. **10**, 4036 (1956).
BERTOTTO, E.: Ophthal. ib.-amer. **18**, 19—20 (1956); ref. Zbl. Ophthal. **70**, 41 (1957).
— Ophthal. ib.-amer. **19**, 11—23 (1957); ref. Ophthal. Lit. **11**, 1319 (1957).
BRAULT, J., u. R. CLOUTIER: Trans. Canad. Ophthal. Soc. **7**, 207—226 (1956); ref. Zbl. Ophthal. **69**, 311 (1956/57).
CASCIO, G.: Rass. ital. Ottal. **23**, 445—450 (1954).
CHANDLER, P. A.: A. M. A. Arch. Ophthal. **32**, 23—32 (1944).
CRAMER, F. E. K.: Ophthal. ib.-amer. **16**, 4—9 (1954); ref. Ophthal. Lit. **8**, 3387 (1954).
— Ophthal. ib.-amer. **16**, 208—212 (1954); ref. Zbl. Ophthal. **71**, 147 (1957).
CUNHA, R.: Arch. bras. Oftal. **19**, 193—203 (1956); ref. Zbl. Ophthal. **70**, 172 (1957).
FERER, W.: Amer. J. Ophthal. **31**, 1171—1172 (1948).
FORBES, S. F.: Sth. med. J. (Bgham., Ala.) **48**, 954—964 (1955); ref. Ophthal. Lit. **9**, 2623 (1955).
FORONI, C.: Atti Soc. ottal. Lombarda, N. S. **9**, 9—10 (1954); ref. Zbl. Ophthal. **71**, 39 (1957).
GALLENGA, R., u. P. MATTEUCCI: Atti 39. Cong. Soc. ottal. ital. **13**, 39—40 (1953).
GIFFORD, S. R.: A. M. A. Arch. Ophthal. **11**, 751—756 (1934).
GOL'DFEL'D, N. G., u. M. P. LITVINOVA: Oftal. Ž. **11**, 162—166 (1956); ref. Zbl. Ophthal. **69**, 311 (1956/57).
GURAU, H. H.: J. Iowa St. med. Soc. **47**, 680—683 (1957); ref. Ophthal. Lit. **11**, 3585 (1957).

HAAS, J. S.: Trans. Amer. Acad. Ophthal. Otolaryng. **59**, 333—341 (1955).
HAGGERTY, T. E.: Clin. Proc. Child. Hosp. (Wash.) **10**, 197—202 (1954); ref. Ophthal. Lit. **8**, 4841 (1954).
HAIK, G. M., BREFFEILH u. J. E. BOGGESS: New Orleans med. surg. J. **102**, 182—185 (1949); ref. Ophthal. Lit. **3**, 2599 (1949).
HOLLÄNDER, K.: Die Erfahrungen mit Cyclodialyse, Trepanation, Iridektomie bei der Behandlung des Glaukoms an der Universitäts-Augenklinik Erlangen vom Januar 1921—Dezember 1937. Diss. Erlangen 1938, 24 S.; ref. Zbl. Ophthal. **44**, 342 (1940).
JAEGER, A. DE, u. J. BERNOLET: Bull. Soc. belge Ophtal. **94**, 254—255 (1950).
KISHINO, Y.: Acta Soc. ophthal. Jap. **34**, 662—668 (1930); ref. Zbl. Ophthal. **25**, 150 (1931).
KLUYSKENS, J.: Bull. Soc. belge Ophtal. **94**, 3—248 (1950).
LAW, F. W.: A. M. A. Arch. Ophthal. **58**, 357—362 (1957).
LETCHWORTH, T. W.: Proc. roy. Soc. Med. **25**, 689 (1932); ref. Zbl. Ophthal. **27**, 457 (1932).
LISTER, A.: Trans. Ophthal. Soc. N. Z. 26—31 (1952); ref. Zbl. Ophthal. **60**, 125 (1953).
MANEN, J. G. VAN: Ned. T. Geneesk. **100**, 3405—3407 (1956); ref. Ophthal. Lit. **10**, 4038 (1956).
PAUFIQUE, L.: Ann. Oculist. (Paris) **189**, 27—36 (1956).
PAYNE, B. F.: Ophthal. ib.-amer. **14**, 281—286 (1952); ref. Ophthal. Lit. **6**, 4890 (1952).
PESME, P.: Bull. Soc. Ophtal. Fr. No. 4, 645—650 (1949).
RENARD, G.: Presse méd. 1097—1098 (1952); ref. Zbl. Ophthal. **59**, 19 (1953).
SANTONASTASO, A.: Ann. Ottal. **64**, 405—427 u. 437—455 (1936).
— Studi sassaresi **14**, 296—309 (1936); ref. Zbl. Ophthal. **39**, 44 (1937).
SCHEIE, H. G.: Trans. Amer. Acad. Ophthal. Otolaryng. **59**, 309—321 (1955).
SLAVÍK, B.: Ofthal. Sborn. **5**, 62—70 (1930); ref. Zbl. Ophthal. **24**, 325 (1931) u. Bratisl. Lék. Listy **10**, 470—478 (1930).
SUGAR, H. S.: Amer. J. Ophthal. **33**, 1676—1680 (1950).
THOMAS, C., u. B. ALGAN: Ann. Oculist. (Paris) **185**, 155—169 (1952).
VELTER, E.: Arch. chil. Oftal. **12**, 128—131 (1955); ref. Ophthal. Lit. **9**, 2622 (1955).
WEEKERS, L., u. R. WEEKERS: Acta Ophthal. (Kbh.) **24**, 1—25 (1946).
— — Ann. Oculist. (Paris) **182**,869—879 (1949).
— — Trans. Ophthal. Soc. U. K. 1950, **70**, 32—33 (1951).

5. Sekundärglaukom bei Entzündung

Die meisten Autoren unterscheiden nicht genau, um welches Stadium der Entzündung oder des Sekundärglaukoms es sich handelt. Dies erklärt zum Teil die Unterschiede ihrer Ratschläge.

KALT (1950) trennt die Uveitis hypertensiva, bei der Drucksteigerung infolge gleichzeitiger Entzündung auftritt, von primärem Glaukom mit Entzündung. WERDENBERG (1950) unterscheidet die Iridocyclitis glaucomatosa (klinisches Bild: Iridocyclitis, Therapie: medikamentös), das einfache Sekundärglaukom (klinisches Bild: entzündliches Glaukom mit Seclusio pupillae; Therapie: Miotica oder Iridektomie) und das komplizierte Sekundärglaukom (klinisches Bild: malignes Glaukom; Therapie: Trepanation oder hintere Sklerotomie). Neben dem Abschätzen, ob ein primäres Glaukom außer der Entzündung an der Drucksteigerung beteiligt ist, wäre zu unterscheiden zwischen frischer Entzündung mit Drucksteigerung (Hypersekretion?, Verlegung der Abflußwege durch Ödem und Exsudat) und Hypertension als Folge der durch die Entzündung entstandenen anatomischen Veränderungen (Verwachsungen zwischen Iris und Linse oder Kammerwinkel). Im ersten Falle empfehlen WEEKERS et al. (1956) medikamentöse Behandlung mit Atropin, Cortison, Adrenalin und Diamox, im zweiten Iridenkleisis, notfalls mit retrociliarer Diathermie.

Einig sind sich fast alle Autoren (außer ONFRAY et al., 1934, die über 2 erfolgreich operierte Fälle berichten), daß die *Trepanation nach Elliot* erst nach dem Abklingen der Entzündung angezeigt ist (BUSACCA, 1931; FRALICK et al., 1942, die über 1282 Augen berichten), die Cyclodialyse überhaupt nicht.

Bei *frischer* Entzündung wird die Paracentese empfohlen von GREENWOOD (1938), HAYASHI (1939), FRALICK et al. (1942), MACINDOE (1947). POSNER (1950) lehnt sie ab.

DELLAPORTA (1949) und KRASNOV et al. (1957) raten zur Iridektomie, die auch von FRALICK et al. (1942) als zweitbeste Operation nach Versagen der Paracentese genannt wird (bei 71% der operierten Augen damit Erfolg). BALLANTYNE (1940) macht erst eine Iridektomie, wenn nötig später eine Cyclodialyse.

Zur *Sklerektomie* raten COPPEZ (1930) und KALT (1950), der damit in etwa 70% Erfolg hatte, mit der Iridektomie nur in 34% und mit der Cyclodialyse nur in 15%. Die *Iridenkleisis* empfehlen BUSACCA (1931), WEEKERS (1935), KALT (1947) und FARNARIER (1952), eine retrociliare *Cyclodiathermiecoagulation* WEEKERS (1947), WEEKERS et al. (1951), BLUM et al. (1949), TSOPELAS (1950), LEWIS (1950), KALT (1950), LUKIĆ et al. (1952). Sie oder die Methode nach VOGT ist auch die von uns als erste gewählte Operation bei frischer Entzündung. Bei *sympathischer Ophthalmie* wird sie von DENIG (1950) zusammen mit Novocainblockade des Ganglion ciliare empfohlen. VALIÈRE-VIALEIX et al. (1955) halten sie für die einzige hier erlaubte Operation, weil sie in einem Fall mit der Iridenkleisis schlechte Erfahrungen machten. Auch bei der Fuchsschen *Heterochromie-Cyclitis* war die ciliare (HRUBY, 1949, 1 Fall) oder retrociliare (ŠAFAŘ, 1951, 1 Fall) Diathermie erfolgreich.

Bei *glaucomato-cyclitischen Krisen* (POSNER-SCHLOSSMAN) berichtet BILLET (1952) über Mißerfolge mit Trepanation oder Iridenkleisis (weitere Literatur hierzu bei Kap. Sekundärglaukome; „Glaucomato-cyclitische Krisen").

CLARK (1950) versucht abzuschätzen, ob die größere Gefahr von der Druckerhöhung droht oder von der Entzündung. Im 1. Fall rät er zur Sklerektomie nach LAGRANGE, im 2. Fall zur Iridektomie.

Bei *Napfkucheniris* empfiehlt AXENFELD (1930) Transfixion, WEEKS (1933) Iridektomie oder Iridotomie nach Curran. CHANDLER (1944) hält Iridektomie für besser als Transfixion, MACINDOE (1947) gleichfalls. NICOLATO (1931, 1933) gibt den wenig einleuchtenden Rat, während der Entzündung durch eine hintere Sklerotomie Glaskörper abzusaugen und erst bei reizfreiem Auge andere Operationen auszuführen.

PILLAT (1949) berichtete über die Erfolge der i.c. Staroperation bei Cat. complicata nach Iridocyclitis.

KOPP et al. (1957) empfehlen bei schmalen vorderen oder hinteren Synechien Iridektomie, bei breiten Verwachsungen Sklerektomie nach LAGRANGE. Versagt diese Operation oder bestehen breite hintere Synechien, so nehmen sie eine Trepanations-Cyclodialyse oder Cyclodiathermie-Operation mit der Kugel vor.

Schrifttum

AXENFELD, T.: Acta Soc. ophthal. Jap. **34**, 42—53 (1930); ref. Zbl. Ophthal. **24**, 212 (1931).
BALLANTYNE, A. J.: Trans. Ophthal. Soc. U. K. 1940, **60**, 3—32 (1940).
BILLET, E.: Amer. J. Ophthal. **35**, 214—216 (1952).
BLUM, J., u. S. FORNI: Bull. Soc. franç. Ophtal. **62**, 19—23 (1949).
BUSACCA, A.: Fol. clin. et biol. (São Paulo) **3**, 135—142 (1931); ref. Zbl. Ophthal. **27**, 130 (1932).
CHANDLER, P. A.: A. M. A. Arch. Ophthal. **32**, 23—32 (1944).
CLARK, W. B.: Amer. J. Ophthal. **33**, 1669—1673 (1950).
COPPEZ, J.: Bull. Soc. belge Ophtal. Nr. 61, 67—73 (1930).
DELLAPORTA, A.: Acta Ophthal. (Kbh.) **27**, 337—348 (1949).
DENIG, R.: Klin. Mbl. Augenheilk. **116**, 583—590 (1950).
FARNARIER, G.: Bull. Soc. Ophtal. Fr. **1952**, 745—747.
FRALICK, F. B., J. H. COOPER u. R. C. ARMSTRONG: Trans. Amer. Acad. Ophthal. **47**, 92—99 (1942).
GREENWOOD, A.: Amer. J. Surg. **42**, 10—13 (1938).
HAYASHI, K.: Acta Soc. ophthal. Jap. **43**, 1347—1359 (1939); ref. Zbl. Ophthal. **47**, 58 (1942).
HRUBY, K.: Wien. klin. Wschr. 1949, 654.
KALT, M.: Arch. Ophtal. (Paris) **7**, 414—415 (1947).
— Proc. XVI. int. Cong. Ophthal. London, **2**, 908—915 (1950).
KRASNOV, M. L., u. N. B. SHOULPINA: Vestn. Oftal. No. 3, 13—18 (1957); ref. Ophthal. Lit. **11**, 330 (1957).
KOPP, I. F., u. L. B. ZAC: Oftal. Ž. **12**, H. 4, 199—204 (1957); ref. Zbl. Ophthal. **73**, 30 (1958).
LEWIS, P. M.: J. Ten. St. med. Ass. **43**, 44—47 (1950).
LUKIĆ, D., u. M. DANIĆ: Med. Glasnik **4**, 37—40 (1952); ref. Ophthal. Lit. **6**, 1377 (1952).
MACINDOE, N. M.: Trans. Ophthal. Soc. Aust. **6**, 133 (1947); ref. Ophthal. Lit. **1**, 2189 (1947).
NICOLATO, A.: Arch. Ottal. **38**, 162—179 (1931).
— Arch. Ottal. **40**, 359—367 (1933).

Onfray, R., u. L. Lemière: Proc. XIV. int. Cong. Ophthal. 1934, **1**, 7—10 (1934).
Pillat, A.: A. M. A. Arch. Ophthal. **42**, 567—582 (1949).
Posner, A.: Eye, Ear, Nose Thr. Monthly **29**, 95—96 (1950).
Šafař, K.: Wien. klin. Wschr. **63**, 561 (1951).
— Wien. Klin. Wschr. **63**, 596 (1951).
Tsopelas, B.: Bull. Greek Ophthal. Soc. **18**, 5—6 (1950); ref. Ophthal. Lit. **4**, 5926 (1950).
Valière-Vialeix, V., u. A. Robin: Bull. Soc. Ophtal. Fr. No. 1/2, 130—134 (1955).
Weekers, R.: Bull. Soc. belge Ophtal. No. 71, 96—127 (1935).
— Bull. Soc. franç. Ophtal. **60**, 245—252 (1947).
—, M. Watillon u. Y. Delmarcelle: Bull. Soc. Ophtal. Fr. 169—175 (1956).
Weeks, W. W.: Amer. J. Ophthal. **16**, 301—307 (1933).
Werdenberg, E.: Ber. dtsch. ophthal. Ges. Heidelberg **55**, 1949, 349—351 (1950).

6. Sekundärglaukom mit Neubildung von Gefäßen auf der Iris (hämorrhagisches Glaukom)

Diese Glaukomform ist die Domäne der Diathermie-Operationen, die u. a. von de Roetth (1946), Šafař (1951), Dymitrowska (1951) und Ellis (1955) empfohlen werden. Danach kann die Rubeosis iridis verschwinden (Ellis, 1955). Eine Reihe von anderen Glaukomoperationen wurden ohne zufriedenstellenden Erfolg von Legrand (1947) erprobt. Raverdino (1948) empfiehlt eine Kombination von Cyclodialyse, Iridektomie und Iridenkleisis. Handelt es sich dagegen um ein primäres Glaukom bei Zentralvenenthrombose, ohne Gefäßneubildung auf der Iris, so empfehlen Greenwood (1938) und Smith (1955) Iridenkleisis. Oft nützen jedoch alle Operationen nichts und das Auge muß entfernt werden (Badot, 1937).

Schrifttum

Badot, J.: Bull. Soc. belge Ophtal. No. 75, 64—66 (1937).
Dymitrowska, M.: Ann. Univ. Mariae Curie-Sklodowska, Sect. D., 6, 153—160 (1951); ref. Zbl. Ophthal. **59**, 140 (1953).
Ellis, P. P.: Amer. J. Ophthal. **40**, 253—255 (1955).
Greenwood, A.: Amer. J. Surg. **42**, 10—13 (1938).
Legrand, J.: Bull. Soc. Ophtal. Fr. No. 4, 563—567 (1947).
Raverdino, E.: Bull. Soc. franç. Ophtal. **61**, 458—465 (1948).
Roetth, A. de: A. M. A. Arch. Ophthal. **35**, 2022 (1946).
Šafař, K.: Wien. klin. Wschr. **63**, 561 (1951).
— Wien. klin. Wschr. **63**, 596 (1951).
Smith, R.: Trans. Ophthal. Soc. U. K. 1955, **75**, 265—279 (1955).

7. Sekundärglaukom nach Trauma

Bei traumatischem Sekundärglaukom nach *Contusio bulbi* hatte Oksala (1953) in einem Fall mit Cyclodiathermiepunktur Erfolg. Knighton (1950) rät bei Linsensubluxation hinter der Iris zur Cyclodialyse, zur Entfernung getrübter oder schwellender Linsen und zur Iridektomie bei Glaskörperhernie in die Vorderkammer. Bei *vorderen Synechien* entsteht nach Ansicht von Mulock Houwer (1947) der Druckanstieg durch Verwachsungen im Kammerwinkel; er rät deshalb, ebenso wie Persichetti (1950), die Synechien durch eine Cyclodialyse zu lösen. Barkan (1953) teilt einen Fall mit, bei dem er einen Verwachsungsstrang zwischen Linse und Hornhaut durchtrennte und den Druck so normalisierte. Nano et al. (1955) geben eine modifizierte Technik nach Sato zum Durchtrennen vorderer Synechien an. Besonders schlecht sind die Erfahrungen bei Sekundärglaukom durch Verbrennung. Heinc (1952) konnte in einem Fall durch frühzeitige Iridektomie den Druck normalisieren.

Schrifttum

BARKAN, O.: Amer. J. Ophthal. **36**, 901—906 (1953).
— A. M. A. Arch. Ophthal. **49**, 1—5 (1953).
HEINC, A.: Čsl. Ofthal. **8**, 96—100 (1952); ref. Ophthal. Lit. **6**, 477 (1952).
KNIGHTON, W. S.: Amer. J. Ophthal. **33**, 1673—1675 (1950).
MULOCK HOUWER, A. W.: Ophthalmologica **113**, 303—309 (1947).
NANO, H. M., E. FRIGERIO u. M. A. SCENNA: Arch. Oftal. (B. Aires) **39**, 337—339 (1955); ref. Ophthal. Lit. **9**, 4736 (1955).
OKSALA, A.: Nord. Med. **50**, 1274—1275 (1953); ref. Zbl. Ophthal. **61**, 336 (1954).
PERSICHETTI, C.: Atti 38. Cong. Soc. ottal. ital. **11**, 199—212 (1950).

8. Sekundärglaukom bei Naevus flammeus

Iridenkleisis war erfolgreich bei je einem Fall von JOY (1950) und DIMITRIOU (1954), Goniotomie bei zwei Fällen von BARKAN (1955); bei seinem dritten Fall war der Erfolg nur vorübergehend.

Schrifttum

BARKAN, O.: Proc. XVII. int. Cong. Ophthal. Montreal-N. Y., 1954, II, 1101—1108 (1955).
DIMITRIOU, T.: Bull. Soc. héllén. Ophtal. **22**, 76—77 (1954); ref. Ophthal. Lit. **8**, 4857 (1954).
JOY, H. H.: Amer. J. Ophthal. **33**, 1401—1409 (1950).

9. Sekundärglaukom bei Irismißbildungen

Bei angeborener *Aniridie* empfiehlt PINCUS (1947) Trepanation nach ELLIOT. BARKAN (1953) hatte bei einem Fall mit Goniotomie Erfolg. BLAKE (1953) stellt die Ergebnisse einer Rundfrage bei verschiedenen Augenärzten zusammen: Erfolg mit Trepanation nach ELLIOT bei 4 von 14, Sklerektomie 5 von 6, Cyclodialyse 13 von 28, Cyclodiathermie-Punktur 8 von 16, Goniotomie 11 von 12 Fällen. Ein eigener Fall, 4malige Cyclodiathermie, Tension 3 Jahre lang normal.

Bei *essentieller Irisatrophie* mit Lochbildung ist der Erfolg von Operationen im allgemeinen schlecht.

FINE et al. (1937) fanden mehrere verschiedene Eingriffe wirkungslos. CHANDLER (1956) empfahl eine frühzeitige Fisteloperation, REDI (1957) Goniotomie und retrociliare Diathermie, FRIEDENWALD (1950) Trepanation nach ELLIOT mit nachfolgender β-Bestrahlung (2 erfolgreiche Fälle). Mit der Cyclodialyse hatten SUGAR (1945), THORNE-THORNE (1950) und KAMEL (1953) Erfolg. FERRARI (1954) erzielte bei 1 Fall mit Irido-Sklerektomie Erfolg. DAILY et al. (1957) sahen nach frühzeitiger Iridektomie vor Entstehung des Glaukoms 42 Monate lang keinen Druckanstieg.

Bei *Iridoschisis* hatte MCCULLOCH (1950) Erfolg mit Cyclodialyse, LOEWENSTEIN et al. (1948) mit Iridektomie.

Schrifttum

BARKAN, O.: Amer. J. Ophthal. **36**, 901—906 (1953).
— A. M. A. Arch. Ophthal. **49**, 1—5 (1953).
BLAKE, E. M.: Amer. J. Ophthal. **36**, 907—909 (1953) u. Trans. Amer. Ophthal. Soc. **50**, 1952, 47—53 (1953).
CHANDLER, P. A.: Amer. J. Ophthal. **41**, 607—615 (1956) u. Trans. Amer. Ophthal. Soc. 1955, **53**, 75—93 (1956).
DAILY, L., u. R. K. DAILY: Amer. J. Ophthal. **44**, 487—492 (1957).
DE FERRARI, G.: Boll. Oculist **33**, 290—296 (1954).
FINE, M., u. H. BARKAN: Amer. J. Ophthal. **20**, 277—280 (1937).
FRIEDENWALD, J. S.: Amer. J. Ophthal. **33**, 1523 (1950).
KAMEL, S.: Bull. ophthal. Soc. Egypt **46**, 243—250 (1953).
LOEWENSTEIN, A., J. FOSTER u. S. K. SLEDGE: Brit. J. Ophthal. **32**, 129—134 (1948).

McCulloch, C.: Amer. J. Ophthal. 33, 1398—1400 (1950).
Pincus, M.: Amer. J. Ophthal. 30, 1178 (1947).
Redi, F.: Boll. Oculist. 36, 65—80 (1957).
Sugar, H. S.: Amer. J. Ophthal. 28, 744—748 (1945).
Thorne-Thorne, B.: Trans. Ophthal. Soc. U. K. 69, 1949, 311—313 (1950).

10. Sekundärglaukom nach Staroperation

Bei Versagen der Miotica empfehlen die meisten Autoren eine *Cyclodialyse.*

Die Literatur ist bei der Besprechung dieser Operation angegeben. Weitere Arbeiten: Axenfeld (1930), Gradle (1935), Gifford (1940), Sugar (1941), Sharma (1943), O'Brien (1947), Lemoine (1950), Anonym (1952), Demers (1954), Jayle et al. (1956), Moffatt (1957). Berens (1947) empfahl Cyclodialyse oder Cycloelektrolyse, Owens (1948) bei Versagen der Cyclodialyse Trepanation nach Elliot, Weekers et al. (1952, 1953) neben der Cyclodialyse retrociliare Diathermie. Alvis (1939), Lewis (1950) und Stein (1955) berichten von Fällen, in denen die Cyclodialyse versagte.

Von anderen Autoren werden folgende *sonstige Operationen* vorgezogen:

Alvis (1939): Iridenkleisis, Trepanation nach Elliot oder Sklerektomie. Cordier (1948) breite Iridektomie, Labib (1955) Sklerektomie. Cyclodiathermie hilft nach Stein (1955) und Jayle et al. (1956) nur vorübergehend; sie wird empfohlen von Funder (1951), Lister (1952) und Georgariou (1956). Chassaing et al. (1952) und Gildemyn (1954) machen eine Iridenkleisis nach unten. Chandler (1947) rät bei sehr hartem Auge zur Sklerapunktion, wenn eine Aderhautblutung die Ursache der Drucksteigerung ist. Die Elliotsche Trepanation wird empfohlen von Terson (1929), Williamson-Noble (1949) und Sgrosso (1954, oder Cyclodialyse).

Diese Unterschiede der Meinungen lassen sich vielleicht aus der Dauer der Nachbeobachtungszeit und dem Grad der Tensionssteigerung erklären. Bei nur leicht gesteigertem Druck kann die Cyclodiathermie genügen.

Bei *Epitheleinwanderung nach Staroperation* empfehlen die meisten Autoren Röntgenbestrahlung (s. „Physikalische Therapie"). Fazakas (1936) berichtet über Erfolg durch Entfernen des Häutchens aus der Vorderkammer und anschließende Behandlung mit dem Dampfkauter.

Eine von Maumenee (1957) angegebene Methode besteht im Öffnen der Vorderkammer, Entfernen der Membran mit Curettage oder Pinzette und Betupfen der freigelegten Stellen mit Alkohol 70%. Sie wurde von Long et al. (1957) in 3 Fällen angewandt, wobei die Erfolge bei 1 Fall befriedigend waren, beim 2. entstand chronische Iritis mit Visus von Handbewegungen, beim 3. sympathische Ophthalmie.

Schrifttum

Anonym: Amer. J. Ophthal. **35**, 715—721 (1952).
Alvis, B. Y.: Amer. J. Ophthal. **22**, 518—525 (1939).
Axenfeld, T.: Acta Soc. ophthal. Jap. **34**, 42—53 (1930).
Berens, C.: Amer. J. Ophthal. **30**, 489 (1947).
— Amer. J. Ophthal. **30**, 487—488 (1947).
Chandler, P. A.: Amer. J. Ophthal. **30**, 483 (1947).
— Amer. J. Ophthal. **30**, 488 (1947).
Chassaing, J., u. C. Cellier: Bull. Soc. Ophtal. Fr. 356—358 (1952).
Cordier, J.: Bull. Soc. Ophtal. Fr. No. 7, 441—443 (1948).
Demers, A.: Un. méd. Can. **83**, 1002—1003 (1954); ref. Ophthal. Lit. **8**, 2518 (1954).
Fazakas, A.: Z. Augenheilk. **88**, 315—318 (1936).
Funder, W.: Klin. Mbl. Augenheilk. **118**, 369—373 (1951).
Georgariou, B.: Arch. Ophtal. (Paris) **16**, 169—176 (1956).
Gifford, S. R.: A, M. A. Arch. Ophthal. **23**, 301—315 (1940).
Gildemyn, H.: Bull. Soc. belge Ophtal. **107**, 268—275 (1954).
Gradle, H. S.: Amer. J. Ophthal. **18**, 730—735 (1935).
Jayle, G.-E., A. G. Ourgaud u. C. Gérin-Bonnet: Bull. Soc. Ophtal. Fr. No. 1, 189—194 (1956).
Labib, M. A. M.: Bull. ophthal. Soc. Egypt **48**, 325—329 (1955); ref. Ophthal. Lit. **9**, 3035 (1955).
— Bull. ophthal. Soc. Egypt **48**, 315—324 (1955); ref. Zbl. Ophthal. **69**, 202 (1956/57).

LEMOINE, A. N. JR.: Amer. J. Ophthal. **33**, 1353—1373 (1950).
LEWIS, P. M.: J. Ten. St. med. Ass. **43**, 44—47 (1950); ref. Ophthal. Lit. **4**, 4075 (1950).
LISTER, A.: Trans. Ophthal. Soc. N. Z. 1952, 26—31; ref. Zbl. Ophthal. **60**, 125 (1953).
LONG, J. C., u. G. S. TYNER: A. M. A. Arch. Ophthal. **58**, 396—400 (1957).
MAUMENEE, A. E.: Trans. Amer. Acad. Ophthal. Otolaryng. **61**, 51—68 (1957).
MOFFATT, P. McG.: Trans. Ophthal. Soc. U. K. **77**, 1957, 615—619 (1957).
O'BRIEN, C. S.: Amer. J. Ophthal. **30**, 51—62 (1947).
— A. M. A. Arch. Ophthal. **37**, 134—138 (1947).
OWENS, W. C.: Sth. Med. J. (Bgham. Ala.) **41**, 357 (1948); ref. Ophthal. Lit. **2**, 1117 (1948).
SGROSSO, S.: Atti 40. Cong. Soc. ottal. ital. **14**, 33—45 (1954).
SHARMA, B. C.: Indian J. Ophthal. **4**, 51 (1943); zit. nach Barkan, O.: Ophthalmology in the War Years, Meyer-Wiener, Chicago, **2** (1948).
STEIN, R.: Acta med. orient (Jerus.) **14**, 210 (1955); ref. Zbl. Ophthal. **67**, 183 (1956).
SUGAR, H. S.: A. M. A. Arch. Ophthal. **25**, 674—717 (1941).
TERSON, A.: Bull. Soc. franç. Ophtal. **42**, 375—389 u. 400—406 (1929).
WEEKERS, R., u. Y. DELMARCELLE: Bull. Soc. belge Ophtal. **102**, 668—695 (1952).
— — Ann. Oculist. (Paris) **186**, 415—443 (1953).
WILLIAMSON-NOBLE, F. A.: Trans. Ophthal. Soc. U. K. 1948, **68**, 441—453 (1949).

11. Operationswahl, wenn Star und primäres Glaukom zusammen vorkommen

(Schrifttum S. 580)

a) Einfluß der Staroperation auf den i.o. Druck

Bei Augen ohne Glaukom stellt sich der ursprüngliche i.o. Druck frühestens 6 bis 8 Wochen, meist erst 4–6 Monate nach der Staroperation wieder her (PIEKARSKA-MIACZŃSKA, 1934), weil die Kammerwasserbildung zunächst herabgesetzt ist, wie WEEKERS (1955) und MILLER et al. (1957) tonographisch fanden. Der Kammerwinkel ist nach der Operation weiter als zuvor (IMAI, 1955). Deshalb kann die Entfernung der Linse bei *Augen mit engem Kammerwinkel* oder akutem Glaukom den Druck dauernd normalisieren (KUBIK, 1937; GUYTON, 1945; AKKERMANN, 1950; WOLFE, 1952). TAMLER et al. (1955) empfehlen die Staroperation bei akutem Glaukomanfall, der 3 Tage oder länger trotz Miotica anhält. Bei malignem Glaukom und anderen Formen des linsenbedingten Sekundärglaukoms (s. dort) ist die Staroperation die Therapie der Wahl. Diese Fälle sollen hier nicht besprochen werden.

Schwieriger ist zu erklären, warum auch bei *Glaukom mit weitem Kammerwinkel* nach der Staroperation manchmal der i.o. Druck dauernd normalisiert bleibt.

Solche Fälle berichten VANNAS (1934): 22 von 26 Augen hatten $1/2$ bis 4 Jahre nach der Operation noch einen normalen Druck; GUYTON (1945): von 7 Augen mit Glaucoma simplex waren 4 nach Staroperation ohne Miotica normalisiert, von 4 Augen mit chronisch-kongestivem Glaukom 3, Beobachtungszeit mindestens 6 Monate; GASTEIGER (1949): ein Auge mit vorher erhöhter Tension war nach 1 Jahr noch ohne Miotica normalisiert; LEE et al. (1950): 10 von 12 Augen mit Glaucoma simplex waren normalisiert; NÓNAY (1953): von 27 Augen mit erhöhter Tension hatten 13 nach Staroperation ohne Miotica, 11 weitere mit Miotica normale Tension; LEYDHECKER (1955): bei 4 von 6 Augen, die vor der Staroperation mit Miotica nicht reguliert waren, senkte diese den i.o. Druck um mehr als 6 mm Hg, Beobachtungszeit $1/2$ bis $3^1/_2$ Jahre.

Es gibt also sicher Fälle, bei denen die Staroperation ein drucksenkender Eingriff ist. Hierbei sind Sekundärglaukome durch Linsenveränderungen nicht berücksichtigt, weil bei diesen die Linsenentfernung ohnehin die kausale Therapie darstellt.

Weitere Arbeiten: PAPOLCZY (1951), OCAMPO (1954).

b) Beginnender Star

Bei primärem, nicht linsenbedingtem Glaukom und Star wird man bei der Entscheidung, welche Operation man zuerst ausführt, u. a. folgende Punkte berücksichtigen: Sehschärfe, voraussichtliche Zunahme der Linsentrübung durch die Glaukomoperation, Höhe des i.o. Druckes.

Wenn die Sehschärfe durch Linsentrübungen auf 5/12 oder weniger sinkt, nimmt CHANDLER (1944) primär die Staroperation vor. Wir setzen die Grenze im allgemeinen bei 5/20 oder weniger, richten uns aber nach dem Beruf und den Anforderungen, die der Kranke an sein Auge stellt. Es gibt Menschen, die schon bei einem Sehvermögen von 5/12 nicht mehr arbeitsfähig sind und sich gern mit einer Starbrille abfinden, wenn sie damit wieder lesen können, während andere das Risiko einer Staroperation und die Umstellung auf den Gebrauch der Starbrille nicht auf sich nehmen möchten und sich lieber mit einem Sehvermögen von 5/20 oder 5/25 begnügen. Wenn das Sehvermögen in der Ferne zwar noch besser als 5/20, in der Nähe aber stark herabgesetzt ist, wird man sich oft zur Staroperation als primärem Eingriff entschließen. Man wird weiterhin berücksichtigen, ob die Hornhaut dystrophische Veränderungen zeigt, ob der Glaskörper verflüssigt ist, ob wegen Hypertonie oder Arteriosklerose besondere Blutungsgefahr besteht, und ob der Allgemeinzustand des Kranken Bettruhe und Operation erlaubt.

Wenn die Sehschärfe eine Staroperation noch nicht angezeigt erscheinen läßt, Miotica den i.o. Druck aber nicht normalisieren, muß man sich zunächst zur Glaukomoperation entschließen. SAMUELS (1947) rät dann von der Cyclodialyse ab, weil hiernach die Linsentrübung besonders rasch zunimmt, und ebenso von der Elliotschen Trepanation, weil sich danach Ciliarfortsätze in das Loch einklemmen können, bei deren Durchschneiden man bei der Staroperation eine Blutung erzeugt. Eine Iridenkleisis ist vorzuziehen; ihre Wirkung bleibt nach meinen Befunden (1955) eher erhalten als die einer Trepanation.

COPPS (1948) empfiehlt Cyclodialyse mit Iridektomie, NÓNAY (1951, 1953) Cyclodiathermie, Iridektomie oder Cyclodialyse. DANČEVA (1957) empfiehlt allgemein eine drucksenkende Operation.

c) Staroperation zuerst

Wenn die Anzeige zur Staroperation bei primärem Glaukom gegeben ist, so richten sich die meisten Autoren bei der Reihenfolge der Eingriffe nach der Höhe des i.o. Druckes. ELSCHNIG (1922) rät nur dann primär zur Staroperation, wenn der i.o. Druck durch Miotica zu normalisieren war.

Dieser Ansicht schließen sich in unserer Berichtszeit folgende Autoren an: ROSSI (1930); SANGUINETTI (1934); VAN LINT (1939); GUYTON (1945, bei Glaucoma simplex); CHANDLER (1947); STERNBERG et al. (1949, 1950); LEE et al. (1950); HILL (1956).

Nach anderen Autoren ist eine völlige Normalisierung des i.o. Druckes nicht nötig, man kann die Staroperation primär auch dann ausführen, wenn der i.o. Druck unter Miotica 35–40 mm Hg (THOMAS, 1947; NÓNAY, 1951, 1953; GEMOLOTTO, 1956) oder bis 45 mm Hg (LEYDHECKER, 1955) beträgt und durch retrobulbäre Injektion, Akinesie und vorgelegte Nähte die Gefahr vermindert ist. ROSSI (1930) und LEMOINE et al. (1952) nehmen bei der Staroperation bei leicht gesteigertem Druck eine totale Iridektomie vor, die von den meisten anderen Autoren auch dann empfohlen wird, wenn Miotica den Druck vor der Operation normalisierten. Eine totale Iridektomie ist aber bei Glaukom mit weitem Kammerwinkel keine drucksenkende Operation und sollte bei einer Staroperation in solchen Fällen unterlassen werden, damit der Sphincter erhalten bleibt (falls später Miotica nötig sind) und eine Iridenkleisis möglich ist (falls eine Cyclodialyse am aphaken Auge versagt). Deshalb ziehe ich eine intracapsuläre Staroperation mit peripherer basaler Iridektomie oder Iridotomie vor.

WEEKERS et al. (1947) raten primär zur Staroperation, weil jeder den Bulbus eröffnende Eingriff drucksenkend wirken könne. Falls danach die Tension noch erhöht ist, empfehlen sie die retrociliare Diathermie oder medikamentöse Behandlung mit Di-isopropyl-fluorphosphat. POCHISSOFF (1932) läßt bei der Staroperation eine Bindehautbrücke als Sicherung stehen, wenn der i.o. Druck erhöht ist, DUVERGER et al. (1945, 1947) legen den Starschnitt nach unten, um oben Platz für eine spätere Glaukomoperation zu haben. GUYTON (1945) richtet sich nach der klinischen Verlaufsform des Glaukoms; während er bei Glaucoma simplex die Staroperation nur dann primär vornimmt, wenn der i.o. Druck durch Miotica normalisiert war, hält er bei chronisch-kongestivem Glaukom eine primäre Staroperation mit totaler Iridektomie auch bei leicht gesteigertem Druck für besser, ebenso bei intumescenter Katarakt. LEONARDI (1948) macht bei beginnendem Glaukom primär die Staroperation.

FERRER (1929, 1932, 1933) empfiehlt bei erhöhtem i.o. Druck zunächst eine Iridektomie und nimmt die Staroperation in der zweiten Sitzung vor. GUIRAL Y VIONDI (1929) entfernt die Linse in der ersten Sitzung und sieht in erhöhtem Druck eine Anzeige, die Staroperation nicht aufzuschieben. DUBOIS-POULSEN et al. (1955) gonioskopieren bei diabetischem Star und legen den Starschnitt bei Gefäßanomalien im Kammerwinkel corneal. Eine Iridektomie unterbleibt dann.

d) Glaukomoperation zuerst

Ist der i.o. Druck auch unter Miotica noch gesteigert, empfehlen die meisten Autoren (Ausnahmen im vorigen Abschnitt) zunächst einen drucksenkenden Eingriff, 6 Wochen (STERNBERG et al., 1949, 1950) bis 3 Monate (SOURDILLE, 1947, 1950) später die Staroperation.

Als Voroperation kann man eine Iridektomie vornehmen (ROSSI, 1930; TORRES ESTRADA, 1939; THOMAS, 1947; DUVERGER et al., 1947; BEAUVIEUX et al., 1956), oder besser eine Fisteloperation (GUYTON, 1945; FRANÇOIS, 1947 und SOURDILLE, 1947, 1950: Iridenkleisis; BIRGE, 1953; HILL, 1956, empfiehlt dies nasal-oben). SANGUINETTI (1934) rät zur Sklerektomie nach LAGRANGE. STERNBERG et al. (1949, 1950) wählen bei Glaucoma simplex eine Cyclodialyse, dagegen bei akutem Glaukom und intumescenter Katarakt Iridektomie oder Iridenkleisis. GEMOLOTTO (1956) richtet sich nach der Höhe des i.o. Druckes und führt bei Tension 35 bis 45 mm Hg eine Cyclodialyse, bei höherer Tension eine Iridektomie aus. LEE et al. (1950) raten zu Cyclodialyse oder Fisteloperation.

SOURDILLE (1947, 1950) fand, daß in 90% von 74 Fällen die Fistel bei späterer Staroperation nach unten erhalten blieb. LANGE (1954) beobachtete nach Staroperation an zuvor glaukomoperierten Augen oft Hornhautödem und empfiehlt dabei Cortisonsalbe.

Auch in den meisten Operationslehren wird geraten, vor der Staroperation den i.o. Druck chirurgisch zu normalisieren, wenn dies medikamentös nicht möglich ist (SPAETH, 1944; KIRBY, 1950; STALLARD, 1950; ARRUGA, 1952).

Ich würde heute, im Gegensatz zu meiner früheren Ansicht (1955), bei gesteigertem i.o. Druck, der durch Miotica nicht normalisierbar ist, zuerst eine drucksenkende Operation ausführen (bei weitem Kammerwinkel Cyclodialyse, bei engem Kammerwinkel Iridenkleisis) und den Starschnitt später corneal von der Operationsstelle nach oben oder oben-temporal legen. Hat man zuerst die Linse entfernt, so sind am aphaken Auge die chirurgischen Möglichkeiten zu beschränkt, wenn der i.o. Druck noch erhöht ist.

e) Star- und Glaukomoperation in einer Sitzung

BIRGE (1953) und WENAAS et al. (1955) empfehlen nach guten Erfolgen bei je 25 Augen beide Operationen in einer Sitzung vorzunehmen, wenn dem Kranken nicht gut 2 Eingriffe zugemutet werden können. Sie entfernen zuerst die Linse und nehmen dann eine Iridenkleisis vor. HUGHES (1956) kombiniert die Staroperation mit einer

Sklerektomie und Einklemmen eines Irisschenkels. Nur bei 1 von 29 Augen waren später Miotica nötig. O'Brien (1947) kombiniert Staroperation und Sklerektomie nach Lagrange, ebenso Sourdille (1947), der im allgemeinen aber vorzieht, erst das Glaukom und 3 Monate später den Star zu operieren. Lee et al. (1950) berichten gleichfalls über Drucknormalisierung bei Augen, bei denen zugleich mit der Staroperation ein drucksenkender Eingriff (Iridodialyse, Sklerektomie, Iridenkleisis) ausgeführt wurde, und empfehlen diese kombinierte Operation, wenn vorherige Eingriffe gegen das Glaukom sowie Miotica versagten.

Schrifttum

Akkermann, R.: Vestn. oftal. **29**, 33—38 (1950); ref. Zbl. Ophthal. **55**, 341 (1951).
Arruga, H.: Ocular Surgery, 3. Aufl. New York 1952, 450 S.
Beauvieux, J., E. Bessière u. J. Chabot: Bull. Soc. Ophtal. Fr. **1**, 178—186 (1956).
Birge, H. L.: Trans. Amer. Ophthal. Soc. 1952, **50**, 241—263 (1953) u. Amer. J. Ophthal. **36** 925—929 (1953).
Chandler, P. A.: A. M. A. Arch. Ophthal. **32**, 23—32 (1944).
— Amer. J. Ophthal. **30**, 483 (1947).
— Amer. J. Ophthal. **30**, 488 (1947).
Copps, L. A.: Amer. J. Ophthal. **31**, 1502—1504 (1948).
Dančeva, L. D.: Oftal. Ž. **12**, H. 4, 212—216 (1957); ref. Zbl. Ophthal. **73**, 29 (1958).
Dubois-Poulsen, A., P. Chochet u. H. Benansour: Bull. Soc. Ophtal. Fr. **1955**, 225—229.
Duverger, C., u. P. Brégeat: Arch. Ophtal. (Paris) **5**, 3—7 (1945).
— — Bull. Soc. Ophtal. Fr. **4**, 548—551 (1947).
Elschnig, A.: Augenärztliche Operationslehre, **2**, 1240 S., Handbuch der ges. Augenheilk. Graefe-Saemisch, 2. u. 3. Aufl. Berlin 1922.
Ferrer, A.: Rev. Cub. Oftal. etc. **1**, 461—467 (1929); ref. Zbl. Ophthal. **24**, 281 (1931).
— Arch. oftal. hisp.-amer. **32**, 141—146 (1932) u. Amer. J. Ophthal. **15**, 324—327 (1932).
— Ann. Oculist. Rio, **5**, 7—11 (1933); ref. Zbl. Ophthal. **30**, 597 (1934).
François, J.: Ann. Oculist. (Paris) **180**, 457—465 (1947).
— Ann. Oculist. (Paris) **180**, 183 (1947).
Gasteiger, H.: Klin. Mbl. Augenheilk. **114**, 370—385 (1949).
— Klin. Mbl. Augenheilk. **115**, 409—417 (1949).
Gemolotto, G.: Ann. Ottal. **82**, 216—223 (1956).
Guiral y Viondi, R.: Rev. Cub. oftal. **1**, 447—460 (1929); ref. Zbl. Ophthal. **24**, 682 (1931).
Guyton, J. S.: A. M. A. Arch. Ophthal. **33**, 265—268 (1945).
— Trans. Amer. Acad. Ophthal. **49**, 216—225 (1945).
Hill, H. F.: Amer. J. Ophthal. **42**, 606—611 (1956).
Hughes, W. L.: Trans. Amer. Ophthal. Soc. 1955, **53**, 127—154 (1956).
Imai, S.: J. Clin. Ophthal. (Tokyo) **9**, 224—228 (1955); ref. Zbl. Ophthal. **67**, 86 (1956).
Kirby, D. B.: Surgery of cataract. Philadelphia 1950, 528 S.
Kubik, J.: Klin. Mbl. Augenheilk. **98**, 404 (1937).
Lange, F.: Klin. Mbl. Augenheilk. **125**, 583—590 (1954).
Lee, O. S., u. J. E. Weih: A. M. A. Arch. Ophthal. **44**, 275—284 (1950).
Lemoine, A. N., u. A. N. Lemoine jr.: 4. Cong. panamer. Oftal. **2**, 1086—1090 (1952); ref. Zbl. Ophthal. **63**, 383 (1954/55).
Leonardi, E.: Chirurgia del'apparato oculare I, 559 S., Rom 1948.
Leydhecker, W.: Proc. 17. int. Cong. Ophthal. Montreal-N. Y. 233—239 (1955).
Lint, van: Traité d'Ophtalmologie, Paris, 1939, **7**, 677.
Miller, J. E., G. R. Keskey u. B. Becker: A. M. A. Arch. Ophthal. **58**, 401—406 (1957).
Nónay, T.: Klin. Mbl. Augenheilk. **123**, 257—267 (1953).
— Szemészet. **88**, 107—113 (1951); ref. Ophthal. Lit. **5**, 1812 (1951).
O'Brien, C. S.: Amer. J. Ophthal. **30**, 61—62 (1947).
Ocampo, G. de: Philip. J. Surg. **9**, 41—44 (1954); ref. Ophthal. Lit. **8**, 3944 (1954).
Papolczy, F.: Amer. J. Ophthal. **34**, 895—897 (1951).
Piekarska-Miaczyńska, M.: Klin. oczna **12**, 283—286 (1934); ref. Zbl. Ophthal. **32**, 327 (1935).
Pochissoff, N.: Klin. Mbl. Augenheilk. **88**, 90—91 (1932).
Rossi, D.: Boll. Oculist. **9**, 609—743 (1930).
Samuels, B.: A. M. A. Arch. Ophthal. **38**, 353—364 (1947).
Sanguinetti, C.: Lett. oftal. **11**, 542—552 (1934); ref. Zbl. Ophthal. **33**, 700 (1935).
Sourdille, G. P.: Bull. Soc. Ophtal. Fr. No. 4, 552—553 (1947).
— Bull. Soc. franç. Ophtal. **63**, 242—243 (1950).
Spaeth, E. B.: The principles and practise of ophthalmic surgery, 3. Aufl. Philadelphia 1944, 593 S.

Stallard, H. B.: Eye Surgery, 2. Aufl. Bristol, 1950, 432 S.
Sternberg, P., u. S. J. Meyer: Amer. J. Ophthal. **23**, 753—768 (1950).
— — Amer. J. Ophthal. **32**, 1754—1756 (1949).
Tamler, E., u. A. E. Maumenee: A. M. A. Arch. Ophthal. **54**, 816—830 (1955).
Thomas, C.: Bull. Soc. Ophtal. Fr. No. 4, 497—538 (1947).
Torres-Estrada, A.: An. Soc. mex. Oftal. **14**, 25—39 (1939); ref. Zbl. Ophthal. **45**, 48 (1940).
Vannas, M.: Acta Ophthal. (Kbh.) **12**, 38—68 (1934).
Weekers, L., R. Weekers u. H. Thibert: Bull. Soc. Ophtal. Fr. No. 4, 539—545 (1947).
Weekers, R.: in: Glaucoma, A Symposium, Blackwell, Oxford, 257—284 (1955).
Wenaas, E. J., u. C. W. Sterzbach: Amer. J. Ophthal. **39**, 71—75 (1955).
Wolfe, O. D.: J. Iowa med. Soc. **42**, 522—524 (1952); ref. Ophthal. Lit. **6**, 3616 (1952).

12. Staroperation an zuvor glaukomoperierten Augen

Im allgemeinen wird man versuchen, die Fistel zu schonen. Nónay (1953) und Williamson-Noble (1953) legen den Starschnitt durch das Sickerkissen, wenn früher eine Elliotsche Operation ausgeführt worden war, nicht aber wenn es sich um eine Iridenkleisis handelt. Doch auch deren Wirkung wird durch einen Starschnitt nach oben nicht immer zerstört (Bouzas, 1952; Tjanidis, 1953). Weekers et al. (1947) halten das Sickerkissen für unwesentlich und schonen es nicht, weil sie annehmen, daß die Fisteloperationen durch die Gefäßerweiterung den Druck senken. Die meisten Autoren legen jedoch den Starschnitt corneal-oben außerhalb der Fistel (Elliot, 1933; Sanguinetti, 1934; McLean, 1942; Dejean et al., 1947; Thomas, 1947; Gasteiger, 1949; Sobhy, 1952, 1953; Alagna, 1954; Frey, 1955; Scheie, 1956), andere nach temporal (van der Hoeve, 1939; Jacobius, 1951), nach temporal unten (Callahan, 1952) oder nach unten (Rossi, 1930; Bencini, 1934; Duverger et al., 1947; François, 1947; Sourdille, 1947; Sourdille et al., 1949; Rizzuti, 1955; Dančeva, 1957).

Fast alle Autoren empfehlen die i.c. Extraktion. Schlechtes Gesichtsfeld, fortgeschrittener Sehnervenschwund, sogar falsche Lichtprojektion sind keine Gegenanzeigen (Gasteiger, 1949; Akkermann, 1950).

Schrifttum

Akkermann, R.: Vestn. Oftal. **29**, 33—38 (1950); ref. Zbl. Ophthal. **55**, 341 (1951).
Alagna, G.: Atti 40. Cong. Soc. ottal. ital. **14**, 46—102 (1954).
Bencini, A.: Boll. Oculist. **13**, 1079—1087 (1934).
Bouzas, A.: Bull. Soc. héllén. Ophtal. **20**, 326 (1952); ref. Ophthal. Lit. **6**, 5263 (1952).
Callahan, A.: A. M. A. Arch. Ophthal. **47**, 132—140 (1952).
Dančeva, L. D.: Oftal. Ž. **12**, 212—216 (1957); ref. Zbl. Ophthal. **73**, 29 (1958).
Dejean, Ch., u. R. Gassenc: Bull. Soc. Ophtal. Fr. No. 4, 554—556 (1947).
Duverger, C., u. P. Brégeat: Bull. Soc. Ophtal. Fr. 4, 548—551 (1947).
Elliot, R. H.: Brit. med. J. **3778**, 958—959 (1933).
François, J.: Ann. Oculist. (Paris) **180**, 457—465 (1947).
Frey, W. G.: J. int. Coll. Surg. **23**, 795—799 (1955); ref. Ophthal. Lit. **9**, 2946 (1955).
Gasteiger, H.: Klin. Mbl. Augenheilk. **114**, 370—385 (1949).
— Klin. Mbl. Augenheilk. **115**, 409—417 (1949).
van der Hoeve, J.: Albrecht. v. Graefes Arch. Ophthal. **140**, 655—661 (1939).
— Ned. T. Geneesk. 1939, 5004—5008; ref. Zbl. Ophthal. **45**, 60 (1940).
Jacobius, H. F.: Amer. J. Ophthal. **34**, 894—895 (1951).
McLean, J. M.: Amer. J. Ophthal. **25**, 192—193 (1942).
Nónay, T.: Klin. Mbl. Augenheilk. **123**, 257—267 (1953).
Rizzuti, A. B.: Proc. 17. int. Cong. Ophthal. Montreal-N. Y. 1954, **3**, 1831—1840 (1955).
Rossi, D.: Boll. Oculist. **9**, 609—743 (1939).
Sanguinetti, C.: Lett. Oftal. **11**, 542—552 (1934); ref. Zbl. Ophthal. **33**, 700 (1935).
Scheie, H. G.: A. M. A. Arch. Ophthal. **55**, 818—829 (1956).
Sobhy, M.: Bull. Soc. héllén. Ophtal. **20**, 310 (1952); ref. Ophthal. Lit. **6**, 5262 (1952).
— Bull. ophthal. Soc. Egypt **46**, 269—274 (1953); ref. Zbl. Ophthal. **63**, 293 (1954/55).
Sourdille, G. P.: Bull. Soc. Ophtal. Fr. No. 4, 552—553 (1947).
—, u. F. Hervouet: Bull. Soc. Ophtal. Fr. 3, 543—545 (1949).

THOMAS, C.: Bull. Soc. Ophtal. Fr. No. 4, 497—538 (1947).
TJANIDIS, T.: Arch. Ophthal. Soc. N. Greece **2**, 110—122 (1953); ref. Ophthal. Lit. **7**, 5093 (1953).
WEEKERS, L., R. WEEKERS u. H. THIBERT: Bull. Soc. Ophtal. Fr. No. 4, 539—545 (1947).
WILLIAMSON-NOBLE, F. A.: Trans. Ophthal. Soc. U. K. 1953, **73**, 585—593 (1953).

13. Glaukom infolge von Linsenveränderungen. Malignes Glaukom

Diese Glaukomformen sind bei „Sekundäre Glaukomformen" besprochen (Näheres s. dort). Die kausale Therapie, nämlich die Entfernung der Linse, senkt am sichersten den Druck.

14. Besondere Fälle: Narbentrachom, Myopie, Glaukom ohne Hochdruck

Bei *Trachom* und Glaukom konnte BIETTI (1948) nur bei 5 von 14 Augen mit Fisteloperationen normalen Druck erreichen, weil die Bindehaut vernarbt ist. Man soll einen großen Bindehautlappen bilden, große Fistelöffnungen machen und in geeigneten Fällen eine Cyclodialyse oder eine Cyclodiathermie vorziehen. FERRARIS DE GASPARE (1955, 1957) hatte mit Iridenkleisis die besten Erfolge, schlechtere mit Iridektomie bei akutem Glaukom, noch schlechtere mit den Operationen nach ELLIOT, LAGRANGE oder FORONI.

Über Glaukom bei *Myopie* berichtet DE'CORI (1934). Die Operationsanzeigen bieten nichts Besonderes. SGROSSO (1954) empfiehlt Cyclodialyse.

Bei *Glaukom ohne Hochdruck* rät BLOOMFIELD (1953) von der Operation ab, da er keinen Nutzen, aber oft Schaden durch Komplikationen sah. Auch WEEKERS (1942) sah nach Iridenkleisis keine Besserung. Andere Autoren (AUBINEAU, 1930; ELLETT, 1947; BLAZAR et al., 1950; PALICH-SZÁNTÓ, 1953) lehnen drucksenkende Operationen ab, weil der i.o. Druck ja normal ist. SOURDILLE (1956) empfiehlt eine Operation nur, wenn die Tonographie einen erhöhten Abflußwiderstand zeigt.

MENDOZA (1930) meinte, daß jede Art des Skleraschnittes günstig sei, weil Glaukom ohne Hochdruck durch Skleraschrumpfung entstehe. STEVENSON (1931) nahm bei jeder Form der Opticusatrophie eine Fisteloperation vor, weil er (nicht nachgewiesene) Drucksteigerungen vermutete.

Schrifttum

AUBINEAU, E.: Bull. Soc. franç. Ophtal. **43**, 260—266 (1930).
BIETTI, G.: Boll. Oculist. **27**, 129—138 (1948).
BLAZAR, H. A., u. H. G. SCHEIE: A. M. A. Arch. Ophthal. **44**, 499—513 (1950).
BLOOMFIELD, S.: Amer. J. Ophthal. **36**, 1067—1070 (1953).
DE'CORI, R.: Boll. Oculist. **13**, 875—927 (1934).
ELLET, E. C.: Amer. J. Ophthal. **30**, 1175—1176 (1947).
FERRARIS DE GASPARE, P. F.: Ann. Ottal. **81**, 545—555 (1955).
— Rev. int. Trachome **34**, 320—321 (1957); ref. Ophthal. Lit. **11**, 1924 (1957).
MENDOZA, R.: Arch. oftal. hisp.-amer. **30**, 476—480 (1930).
PALICH-SZÁNTÓ, O.: Klin. Mbl. Augenheilk. **123**, 20—30 (1953).
SGROSSO, S.: Atti 40. Cong. Soc. ottal. ital. **14**, 33—45 (1954).
SOURDILLE, G. P.: Bull. Soc. Ophtal. Fr. No. 2, 361—365 (1956).
— Docum. Ophthal. ('s-Grav.) **10**, 229 (1956).
STEVENSON, C. P.: Rev. Ophthal. S. Paulo **1**, 149—167 (1931); ref. Zbl. Ophthal. **27**, 320 (1932).
WEEKERS, R.: Ophthalmologica **104**, 316—331 (1942).

15. Glaukom bei Negern

Die Berichte beziehen sich auf amerikanische Neger. Die Prognose ist bei ihnen besonders schlecht, weil sie meist erst spät zur Behandlung kommen, wenn der Gesichtsfeldausfall weit fortgeschritten ist. Fistelbildende Operationen vernarben bei ihnen sehr häufig. Deshalb raten BERENS (1947), MCNAIR (1951) und VENABLE (1952), zuerst eine Cyclodiathermiepunktur oder die Cycloelektrolyse nach BERENS auszuführen. Als zweiter Eingriff kommt nach MCNAIR (1951) eine Oberflächendiathermie in Frage, danach erst eine Iridenkleisis. Hierzu rät VENABLE (1952) primär bei kongestivem Glaukom. ILIFF (1944) fand sie besser als die Trepanation nach ELLIOT. Er hatte mit Fisteloperationen nur bei 54,2% der primären Glaukome Erfolg.

Schrifttum

BERENS, C.: Amer. J. Ophthal. **30**, 489 (1947).
ILIFF, C. E.: Amer. J. Ophthal. **27**, 731—738 (1944).
MCNAIR, S. S.: Amer. J. Ophthal. **34**, 70—76 (1951).
VENABLE, H. P.: 4. Cong. panamer. Oftal. **3**, 1865—1873 (1952); ref. Zbl. Ophthal. **62**, 348 (1954).

16. Absolutes Glaukom

Enucleation wird empfohlen von GRÓSZ (1930, 1931, 1932, 1935, 1939), WILLIAMSON-NOBLE (1949), DEMERS (1954) und anderen Autoren. Wegen der Möglichkeit eines intra-ocularen Tumors, der sich nicht so selten in blinden Augen befindet (in unserer Berichtszeit: bei 2 von 13 erfolglos operierten und deshalb entfernten Augen, SSOLOWJEW, 1934), ist dies die Methode der Wahl. Wenn die Enucleation verweigert wird und Alkoholinjektion oder Röntgen-Bestrahlung versagen, kommt die *opticociliare Neurotomie* in Frage (CHEPKALOVA, 1937; PEREIRA, 1938; LEGRAND, 1947; DERRING, 1949; BASU, 1952; BRISSIMIS, 1954). Der Eingriff wird oft Neurektomie genannt, doch scheint mir Neurotomie treffender, da es sich um eine bloße Durchschneidung der hinteren Nervenverbindungen des Auges handelt. Als Komplikation wird Ringabsceß der Hornhaut von DERRING (1949) berichtet. Auch *ciliare oder retrociliare Diathermieoperation* (FRANCESCHETTI, 1936; WAGNER et al., 1941; WEEKERS et al., 1949; DE FERREIRA, 1952; MADROSZKIEWICZ, 1954) wird empfohlen.

Bulbuseröffnende Glaukomoperationen bringen die Gefahr der sympathischen Ophthalmie mit sich und erscheinen deshalb nicht angezeigt. Empfohlen wurden sie von TERSON (1931, Perforation der Sklera mit Thermokauter) SSOLOWJEW (1934, hintere Sklerektomie mit ELLIOT-Trepan) und ALEXANDER (1943, Absaugen von Glaskörper). BURSUK (1940) bespricht verschiedene Operationsverfahren, die meist nur vorübergehend helfen (Neurotomie, Sklerotomie, Cyclodialyse, Trepanation nach ELLIOT, Iridektomie).

Bei getrübter Linse kann die Staroperation trotz zuvor fehlender Lichtprojektion ein brauchbares Sehvermögen mit Normalisierung des i.o. Druckes ergeben (AKKERMANN, 1950).

Das Durchschneiden aller geraden Augenmuskeln (SSAPIR, 1934, 1936; GARTNER et al., 1944) senkt den i.o. Druck wenig und nur vorübergehend; es ist keine empfehlenswerte Operation.

Schrifttum

AKKERMANN, R.: Vestn. Oftal. **29**, 33—38 (1950); ref. Zbl. Ophthal. **55**, 341 (1951).
ALEXANDER, G. F.: Trans. Ophthal. Soc. U. K. **62**, 19, 153—157 (1943).
BASU, P. K.: Calcutta med. J. **49**, 430—431 (1952); ref. Ophthal. Lit. **6**, 5308 (1952).
BRISSIMIS, N.: Bull. Soc. héllén. Ophtal. **22**, 104—109 (1954); ref. Ophthal. Lit. **8**, 4877 (1954).
BURSUK, G. G.: Vestn. Oftal. **16**, 20—26 (1940); ref. Zbl. Ophthal. **46**, 151 (1941).
CHEPKALOVA, V. M.: Vestn. Oftal. **11**, 361—370 (1937); ref. Zbl. Ophthal. **41**, 100 (1938).
DEMERS, A.: Un. méd. Can. **83**, 1002—1003 (1954); ref. Ophthal. Lit. **8**, 2518 (1954).
DERRING, S. A.: Vestn. Oftal. **28**, 34—36 (1949); ref. Zbl. Ophthal. **52**, 56 (1950).
FERREIRA, C. DE: Boll. Soc. port. Oftal. **7**, 71—74 (1952); ref. Ophthal. Lit. **6**, 3614 (1952).
FRANCESCHETTI, M. A.: Groupement Ophtal. Léman 1936; ref. Arch. Ophtal. **1**, 857 (1936).
GARTNER, S., u. R. K. LAMBERT: Amer. J. Ophthal. **27**, 1228—1231 (1944).
GRÓSZ, E. DE: Die Tätigkeit der Augenklinik Nr. 1 der Kgl. ungar. Petrus-Pázmány-Univ. in Budapest während eines Vierteljahrhunderts (1904—1929). Kgl. ungar. Univ. Druckerei, Budapest 1930; ref. Zbl. Ophthal. **25**, 293 (1931).
— A. M. A. Arch. Ophthal. **5**, 327—333 (1931).
— Arch. Ophtal. (Paris) **49**, 625—627 (1932).
— Wien. med. Wschr. I, 312—313 (1935).
— Ophthalmologica (Valencia) **1**, 303—304 (1935).
— Schweiz. med. Wschr. II, 1008—1010 (1939).
LEGRAND: Bull. Soc. Ophtal. Fr. No. 4, 563—567 (1947).

MADROSZKIEWICZ, M.: Klin. oczna. **24**, 279—282 (1954); ref. Zbl. Ophthal. **64**, 223 (1955).
PEREIRA, R. F.: Arch. Oftal. B. Aires, **13**, 1—7 (1938); ref. Zbl. Ophthal. **41**, 292 (1938).
SSAPIR, I.: Sovet. Vestn. Oftal. **5**, 382—393 (1934); ref. Zbl. Ophthal. **33**, 251 (1935).
— Sovet. Vestn. Oftal. **9**, 822—835 (1936); ref. Zbl. Ophthal. **38**, 563 (1937).
SSOLOWJEW, L.: Vestn. Oftal. **5**, 21—27 (1934); ref. Zbl. Ophthal. **33**, 83 (1935).
TERSON, A.: Ann. Oculist. (Paris) **168**, 596—603 (1931).
WAGNER, H., P. KARBACHER, G. MEYER, H. WOLF u. E. WEBER: Klin. Mbl. Augenheilk. **107**, 457 bis 480 (1941).
WEEKERS, L., R. WEEKERS u. A. HEINTZ: Bull. Soc. belge Ophtal. No. **93**, 502—507 (1949).
WILLIAMSON-NOBLE, F. A.: Trans. Ophthal. Soc. U. K. **68**, 1948; 441—453 (1949).

III. Kammerwinkel und Operationswahl

Gonioskopie vor der Operation kann uns vor 2 Fehlern warnen: 1. Wir sollen bei engem Kammerwinkel keine Cyclodialyse ausführen und 2. uns für alle Operationen möglichst eine Stelle aussuchen, an der keine Verwachsungen bestehen. Die Zunahme von Synechien kann eine Anzeige zur Operation sein (TRONCOSO, 1941; DUNNINGTON, 1949).

Stellen mit Synechien oder größeren Blutgefäßen vermeiden CLARKE (1941), O'BRIEN (1947), MOREU (1948), RYAN (1949), HOBBS (1950), VAN BEUNINGEN (1952), REZENDE et al. (1956) und VIALLEFONT et al. (1957). Eine Cyclodialyse kann nach TRONCOSO (1941) trotz peripherer Synechien Erfolge haben, doch zieht auch er eine freie Stelle vor.

Im Abschnitt „Cyclodialyse" wurde schon ausgeführt, daß die Erfolge der Cyclodialyse bei engem Kammerwinkel schlechter sind als bei weitem und daß dann sogar ein akuter Glaukomanfall als Folge der Operation auftreten kann. Deshalb wenden SUGAR (1941), BANGERTER et al. (1941), VAN BEUNINGEN (1951, 1954), MOREU-GONZALEZ-POLA (1951), CHANDLER (1952) und POSNER (1955) diesen Eingriff nur bei weitem Kammerwinkel an oder führen bei engem Kammerwinkel vorher eine Iridektomie aus. SGROSSO (1954) empfiehlt bei Glaucoma simplex mit engem Kammerwinkel Iridenkleisis.

Nach VAN BEUNINGEN (1952) kann der Cyclodialysespalt trotz engen Kammerwinkels offen bleiben, wenn man einen stumpfen und breiten Spatel benutzt. Die Gefahr, daß sich der Spalt schon bei geringer Gefäßerweiterung wie nach Kaffeetrinken (VAN BEUNINGEN, 1952) schließt und es zu akuten Druckanstiegen kommt, ist bei solchen Augen sehr groß, und das gelegentliche Gelingen einer Cyclodialyse bei engem Kammerwinkel ändert nichts an der allgemeinen Gültigkeit des Satzes, daß sie hier kontraindiziert ist.

Operationen, die eine äußere Fistel herstellen, sind bei engem Kammerwinkel angezeigt. Die meisten Autoren halten die Elliotsche Trepanation und Iridenkleisis hierbei für gleich geeignet. VAN BEUNINGEN (1952, 1954) zieht wegen der Gefahr der Linsenverletzung durch den Trepan die Iridenkleisis vor. Wenn die Iris hornhautwärts der Schwalbeschen Linie den Kammerwinkel verlegt, rät er von jeder Bulbusöffnung ab, nur medikamentöse Behandlung oder diathermische Stichelung des Ciliarkörpers sind dann erlaubt (VAN BEUNINGEN, 1951, 1952, 1954).

Bei weitem Kammerwinkel sind alle Fisteloperationen (Cyclodialyse, Elliot, Lagrange, Iridenkleisis) möglich. Die Iridektomie allein ist meist nutzlos. BARKAN (1938, 1941, 1954) berücksichtigt neben der Weite des Kammerwinkels auch das Stadium des Glaukoms; er rät bei weitem Kammerwinkel im Frühstadium zur Goniotomie, im Spätstadium zur Cyclodialyse oder Fisteloperation, bei engem Kammerwinkel im Frühstadium zur basalen Iridektomie, im Spätstadium zur Cyclodialyse (1941).

Bei Winkelblockglaukom kommen die im vorstehenden Abschnitt bei akutem Glaukom genannten Operationen in Frage; es ist nur ein Unterschied in der Ausdrucksweise, ob der eine Autor von akutem Winkelblock-Glaukom, der andere von akutem Glaukom spricht. DUNNINGTON (1949), HAAS et al. (1952), CHANDLER (1952, 1957), POSNER (1955) und WEEKERS et al. (1956) empfehlen hier eine Iridektomie oder Iridotomie in den ersten 36 Std des Winkelverschlusses; wenn der Anfall länger besteht oder es sich um ein chronisches Winkelblock-Glaukom handelt, soll eine Iridenkleisis vorgenommen werden. WEEKERS et al. (1956) raten bei Winkelverschluß besonders von Diathermieoperationen ab.

Bei peripheren Synechien oder Irisatrophie führt MOREU-GONZALEZ-POLA (1951) eine Fisteloperation aus, bei völlig zugewachsenem Kammerwinkel eine Diathermieoperation oder Trepanation nach ELLIOT.

VAN BEUNINGEN (1951) empfiehlt bei völliger Verlegung des Kammerwinkels medikamentöse Behandlung oder als Operation höchstens Diathermie, bei Verlegung bis zur höchsten Erhebung des Schwalbeschen Ringes Trepanation nach ELLIOT, bei Verlegung bis zur hinteren Böschung des Schwalbeschen Ringes periphere Iridektomie mit anschließender Cyclodialyse und bei Verlegung bis zur Höhe des Schlemmschen Kanals Trepanationscyclodialyse. Praktisch ist es recht schwer, sich nach so detaillierten Angaben zu richten, weil man bei der Operationswahl noch andere Gesichtspunkte berücksichtigen wird und der gonioskopische Befund in verschiedenen Strecken des Kammerwinkels wechselt. Auch ist die Schwalbesche Linie bei den meisten Augen nicht als prominenter Ring ausgebildet.

Weitere Arbeiten von NATALE (1943), SUGAR (1942), WOLFE (1950) und O'REILLY (1955).

Schrifttum

BANGERTER, A., u. H. GOLDMANN: Ophthalmologica **102**, 321—350 (1941).
BARKAN, O.: Amer. J. Ophthal. **21**, 1099—1117 (1938).
— Amer. J. Ophthal. **24**, 768 —778 (1941).
— Amer. J. Ophthal. **37**, 332—350 (1954).
BEUNINGEN, E. G. A. VAN: Ber. dtsch. ophthal. Ges. München, 1950, **56**, 320—321 (1951).
— Albrecht v. Graefes Arch. Ophthal. **151**, 541—550 (1951).
— Glaukom, Bücherei d. Augenarztes Heft 21, 101—114 Enke, Stuttgart (1952).
— Wiss. Z. Univ. Leipzig, Math.-nat. Reihe, Heft 1/2, 155—160 (1953/54).
— Zeitfragen der Augenheilk. Thieme-Verl., Leipzig 1954, 107—113.
CHANDLER, P. A.: A. M. A. Arch. Ophthal. **47**, 695—716 (1952).
— 4. Cong. panamer. Oftal. **1**, 330—337 (1952); ref. Zbl. Ophthal. **63**, 54 (1954/55).
— Highlights Ophthal. 2, 1—3 (1957); ref. Ophthal. Lit. **11**, 3800 (1957).
CLARKE, S. T.: Amer. J. Ophthal. **24**, 1026—1028 (1941).
DUNNINGTON, J. H.: Trans. Amer. Acad. Ophthal. Otolaryng. 213—223 (1949).
HAAS, J. S., u. H. G. SCHEIE: Trans. Amer. Acad. Ophthal. Otolaryng. **56**, 589—595 (1952).
HOBBS, H. E.: Proc. Roy. Soc. Med. **43**, 1017—1024 (1950).
MOREU, A.: Arch. Soc. oftal. hisp.-amer. **8**, 80—89 (1948).
MOREU-GONZALEZ-POLA, A.: Arch. Soc. oftal. hisp.-amer. **11**, 40—49 (1951).
NATALE, A.: Arch. Oftal. (B. Aires) **18**, 1 (1943).
O'BRIEN, C. S.: Amer. J. Ophthal. **30**, 61—62 (1947).
— A. M. A. Arch. Ophthal. **37**, 134—138 (1947).
O'REILLY, G.: Arch. chil. Oftal. **12**, 33—52 (1955); ref. Ophthal. Lit. **9**, 1444 (1955).
POSNER, A.: Eye, Ear, Nose Thr. Monthly **34**, 193—194; 201 (1955).
— Eye, Ear, Nose Thr. Monthly **34**, 454—455 (1955).
REZENDE, C., u. L. Q. SALGADO: Arch. bras. Oftal. **19**, 55—90 (1956); ref. Ophthal. Lit. **10**, 2980 (1956).
RYAN, H.: Trans. Ophthal. Soc. Aust. **9**, 202—211 (1949); ref. Ophthal. Lit. **3**, 5481 (1949).
SGROSSO, S.: Atti 40. Cong. Soc. ottal. ital. **14**, 33—45 (1954).
SUGAR, H. S.: A. M. A. Arch. Ophthal. **25**, 674—717 (1941).
— Amer. J. Ophthal. **25**, 663—671 (1942).
TRONCOSO, M. U.: Amer. J. Ophthal. **24**, 1396—1402 (1941).
VIALLEFONT, H., u. CH. BOUDET: Bull. Soc. Ophtal. Fr. **1957**, 338—340.
WEEKERS, R., Y. DELMARCELLE u. E. PRIJOT: Bull. Soc. Ophtal. Fr. 1956, 208—215.
—, M. WATILLON u. Y. DELMARCELLE: Bull. Soc. Ophtal. Fr. 1956, 169—175.
WOLFE, R. M.: J. Iowa med. Soc. **40**, 569—572 (1950); ref. Ophthal. Lit. **4**, 4073 (1950).

IV. Tension und Operationswahl

ROBERTS (1945) empfiehlt bei primär-chronischem Glaukom mit Tension unter 40 mm Hg Iridenkleisis, über 40 mm Hg Elliotsche Trepanation. Im gleichen Sinne rät REESE (1948), der nicht den mittleren i.o. Druck oder die Tensionsspitzen, sondern die tiefsten Druckwerte besonders beachtet (Basisdruck): Wenn er nur wenig gesteigert ist, Iridenkleisis oder Cyclodialyse, wenn er stark gesteigert ist, Elliotsche Trepanation. WEHNER et al. (1955) empfehlen die retrociliare Diathermie bei Glaucoma simplex als Erstoperation nur, wenn der i.o. Druck unter 40 mm Hg liegt, sonst primär eine Fisteloperation.

Schrifttum

REESE, A. B.: Amer. J. Ophthal. **31**, 25—27 (1948).
ROBERTS, W. L.: Trans. Ophthal. Soc. U. K. **64**, 1944, 272—274 (1945).
WEHNER, G., H. R. BÖHRINGER u. F. KOENIG: Ophthalmologica **129**, 252—261 (1955).

V. Gesichtsfeld und Operationswahl

Bei stark eingeengtem Gesichtsfeld warnen STRACHOW (1936) und BLOOMFIELD et al. (1949) vor der Operation, weil sich danach Gesichtsfeld und Sehvermögen verschlechtern. Im Gegensatz hierzu berichten andere Autoren, daß sie trotz eines bis nahe an das Zentrum reichenden Gesichtsfeldausfalles keine postoperative Sehverschlechterung oder rasche Zunahme der Gesichtsfelddefekte fanden: ROSSI (1930), CAVARA et al. (1930), JOSEPH (1935), BROWN (1937), BURKE (1940), SÉDAN et al. (1952), SOURDILLE (1956), LEYDHECKER (1956). Ich glaube, daß Verfall des Gesichtsfeldes bei Spätfällen mit oder ohne Operation eintritt und, wenn keine sonstigen Komplikationen, wie z. B. Fundusblutungen, vorkommen, nichts mit der Operation zu tun hat.

Ich erinnere mich solcher Patienten mit engem Gesichtsfeld, deren Operationstermin schon verabredet war, die ihn aber aus äußeren Gründen nicht einhalten konnten und 2 Wochen später mit erheblicher Sehverschlechterung infolge weiteren Gesichtsfeldverfalles wieder erschienen, obgleich inzwischen die Tension nicht stärker erhöht war, als bisher. Hätte man sie zum vorgesehenen Termin operiert, so wären wohl Arzt und Kranker von dem ursächlichen Zusammenhang der Sehverschlechterung mit der Operation überzeugt gewesen. Nur sehr selten habe ich bei Gesichtsfeldeinengung bis nahe an das Zentrum unmittelbar nach der Operation einen weiteren Verfall gesehen, der durch die plötzliche Drucksenkung erklärt werden könnte. Verschlechterungsschübe im späteren Verlauf sind jedoch bei Spätfällen mit oder ohne Operation zu erwarten. DUNNINGTON (1949) hält eine Operation bei etwa kreisrundem, kleinem zentralem Gesichtsfeldrest nicht für gefährlich, rät aber bei kleinen, unregelmäßig geformten Gesichtsfeldinseln mit Ausläufern zum Fixierpunkt von der Operation ab.

OTTO (1957) stellte die Operationsergebnisse von Augen mit und ohne bedrohten Fixierpunkt zusammen. Er kommt zu dem Schluß, daß der Verlust des zentralen Sehens nicht durch die Operation verursacht war. BEN-DOR (1956) fand bei sehr engem Gesichtsfeld mit medikamentöser wie chirurgischer Therapie gleiche Ergebnisse: Bei einer Beobachtungszeit von $2^1/_2$ bis $3^1/_2$ Jahren blieb mit beiden Methoden das Sehvermögen in 69% der Fälle erhalten (42 Augen, 15 medikamentös behandelt, 26 operiert).

Schrifttum

BEN-DOR, D.: Acta med. orient. (Tel Aviv) **15**, 279—280 (1956); ref. Zbl. Ophthal. **71**, 147 (1957).
BLOOMFIELD, S., u. L. KELLERMANN: Amer. J. Ophthal. **32**, 1177—1182 (1949).
BROWN, E. V. L.: Amer. J. Ophthal. **20**, 1250—1251 (1937).
BURKE, J. W.: Amer. J. Ophthal. **23**, 657—661 (1940).
CAVARA, V., u. E. FEDERICI: Arch. Ottal. **37**, 263—287 (1930).
DUNNINGTON, J. H.: Trans. Amer. Acad. Ophthal. Otolaryng. 213—223 (1949).
JOSEPH, E.: Ann. Oculist. (Paris) **172**, 827—848 (1935).
LEYDHECKER, W.: Docum. Ophthal. ('s-Grav.) **11**, 259 (1956).
OTTO, J.: Klin. Mbl. Augenheilk. **131**, 178 —195 (1957).
ROSSI, D.: Boll. Oculist. **9**, 609—743 (1930).
SÉDAN, J., u. S. SÉDAN-BAUBY: Rev. Oto-neuro-Ophthal. **24**, 364—369 (1952).
SOURDILLE, G. P.: Bull. Soc. Ophtal. Fr. No. **2**, 361—365 (1956).
— Docum. Ophthal. ('s-Grav.) **10**, 229 (1956).
STRACHOW, W.: Vestn. Oftal. **9**, 623—631 (1936); ref. Zbl. Ophthal. **38**, 331 (1937).

VI. Wahl der Operation nach mehreren Gesichtspunkten

Zur Operationswahl bei akutem Glaukom wurde schon berichtet, daß die meisten Autoren Iridektomie nur im Frühstadium (in den ersten 36–48 Std) empfehlen, später die Iridenkleisis. Dies stellt schon eine Betrachtung unter zwei verschiedenen Gesichtspunkten dar: Klinisches Bild und Zeitfaktor.

Axenfeld (1930) empfiehlt die Elliotsche Trepanation, wenn der Gesichtsfeldausfall bis nahe an das Zentrum reicht oder die Tension sehr hoch ist, also für Spätfälle, weil diese Operation die Tension besonders stark senkt. Chandler (1944) rät bei jungen Menschen zur Elliotschen Trepanation, bei älteren zur Iridenkleisis; der Druck soll nämlich nach Elliotscher Trepanation länger normalisiert bleiben als nach Iridenkleisis. Berens et al. (1949) empfehlen die modifizierte Lagrange-Operation, wenn die Vorderkammer tief ist oder Synechien im Kammerwinkel bestehen oder der Basisdruck über 40 mm Hg beträgt; Cyclodialyse bei niedrigem Basisdruck und starker Einengung des Gesichtsfeldes. Bei stark erhöhtem Basisdruck (über 50 mm Hg) raten sie zu modifizierter Lagrange-Operation mit Iridenkleisis.

Lemoine (1950) zieht bei Glaucoma simplex mit flacher Vorderkammer und bei chronisch-kongestivem Glaukom die Elliotsche Trepanation vor, bei Glaucoma simplex mit tiefer Vorderkammer die Iridenkleisis.

Moreu-Gonzalez-Pola (1953) empfiehlt bei gesteigertem Abflußwiderstand die Elliotsche Trepanation, bei gesteigerter Kammerwasserbildung Cyclodialyse (nur bei freiem Kammerwinkel) oder Diathermie-Operation. Sourdille (1955) richtet sich nach dem Stadium des Glaukoms. Bei nur mäßiger Drucksteigerung im Anfangsstadium sind fast alle Operationen möglich, auch die retrociliare Diathermie kann genügen. Wenn schon stärkere Gesichtsfeldeinschränkungen vorhanden sind, empfiehlt er vor allem Iridenkleisis, bei der die Drucksenkung allmählicher gemacht werden kann, als bei der Elliotschen Trepanation und deshalb die Gefahr von Fundusblutungen geringer ist; auch könne die Fistel weniger leicht verlegt werden. Im 3. Stadium, bei stark eingeengtem Gesichtsfeld, rät er zur Operation nur, wenn keine schweren Veränderungen der Retinagefäße bestehen, die eine Blutung befürchten lassen. Cyclodialyse empfiehlt er nur bei Glaukom mit Aphakie. Diaz-Dominguez (1956) richtet sich nach dem Verhältnis der tonographisch ermittelten Abflußleichtigkeit zum Minutenvolumen. Die Verhältniszahl wird bei fortschreitendem Glaukom größer. Im Spätstadium des kongestiven Glaukoms rät er von Fisteloperationen ab, weil er malignes Glaukom befürchtet, und empfiehlt Cyclodiathermie. Die Cyclodialyse wendet er nur bei freiem Kammerwinkel und nicht zu hoher Verhältniszahl (Abflußleichtigkeit : Minutenvolumen = 25 – 50) an. Bei Glaucoma simplex empfiehlt er Cyclodialyse in verschiedenen Modifikationen je nach der Verhältniszahl.

Hill (1956) richtet sich bei Gesichtsfeldeinengungen, die bis nahe an das Zentrum reichen, nach der Sehschärfe: Ist sie voll, darf man operieren; ist sie allein durch Glaukom auf $^5/_{12}$ oder weniger herabgesetzt, so ist eine Operation zu gefährlich. Iridenkleisis empfiehlt er bei nur mäßig gesteigerter Tension, bei engem Kammerwinkel, bei älteren Menschen mit dünner Bindehaut (bei denen eine Elliotsche Operation ein zu großes, dünnblasiges Sickerkissen geben würde). Zur Elliotschen Operation rät er bei stark gesteigertem Basisdruck; dünne Bindehaut oder enger Kammerwinkel sprechen gegen diese Operation. Die Cyclodialyse ist bei leicht gesteigerter Tension bei Glaucoma simplex oder Aphakie angezeigt. Zur Cyclodiathermiepunktur rät er nur als letztes Mittel, weil an seinem Krankenhaus danach in 6 Fällen Netzhautablösung und in 2 Fällen sympathische Ophthalmie beobachtet wurde. Diese kurze Arbeit ist besonders lesenswert.

Retrociliare Diathermie ist nach Weekers et al. (1951) angezeigt bei hohem Lebensalter, wenn keine Bettruhe eingehalten werden kann, wenn eine Infektion befürchtet wird, wenn andere Operationen versagten und wenn der i.o. Druck nur leicht gesteigert ist.

Weitere Arbeiten: KIRBY (1947), URRETS-ZAVALÍA (1955).

Schrifttum

AXENFELD, T.: Acta Soc. ophthal. Jap. **34**, 42—53 (1930); ref. Zbl. Ophthal. **24**, 212 (1931).
BERENS, C., I. B. SHEPPARD, A. B. DUEL u. L. J. GIRARD: Sth. Med. J. (Bgham. Ala.) **42**, 731—738 (1949).
CHANDLER, P. A.: A. M. A. Arch. Ophthal. **32**, 23—32 (1944).
DIAZ-DOMINGUEZ, D.: Arch. Soc. oftal. hisp.-amer. **16**, 409—418 (1956).
HILL, H. F.: Amer. J. Ophthal. **42**, 606—611 (1956).
KIRBY, D. B.: Imprensa Med. **22**, 55—59 (1947); ref. Ophthal. Lit. **1**, 700 (1947).
LEMOINE, A. N. JR.: Amer. J. Ophthal. **33**, 1353—1373 (1950).
MOREU-GONZALEZ-POLA, A.: Arch. Soc. oftal. hisp.-amer. **13**, 707—730 (1953).
SOURDILLE, G. P.: Proc. XVII. int. Cong. Ophthal. Montreal-N. Y. 1954, II 793—909 (1955).
URRETS-ZAVALÍA, A.: Arch. Oftal. B. Aires, **30**, 87—88 (1955); ref. Ophthal. Lit. **9**, 2141 (1955).
WEEKERS, L., u. R. WEEKERS: Trans. Ophthal. Soc. U. K. **70**, 1950, 32—33 (1951).

VII. Vergleiche zwischen verschiedenen Operationen

Oft steht man vor der Wahl, ob man eine *Iridenkleisis* oder eine *Trepanation nach Elliot* ausführen soll. Ein derartiger Vergleich von BRAUSEWETTER-KÖPPNER (1942) ist besonders interessant, weil er 75mal jeweils am rechten und linken Auge ausgeführt wurde, Nachbeobachtungszeit mindestens 1 Jahr. Eine Nachoperation wurde nur bei 11 von 75 nach ELLIOT operierten Augen nötig, aber bei 19 von 75 Iridenkleisis-Augen; nach der Trepanation kamen jedoch 3 Spätinfekte vor, die zur Enucleation zwangen, nach Iridenkleisis keiner. Die Autorin schließt somit, daß die Trepanation sicherer zur Tensionssenkung führt und auch kosmetisch günstiger ist, aber doch eine erhebliche Infektionsgefahr mit sich bringt. Die Funktion des Auges blieb nach beiden Operationsarten etwa gleich gut erhalten. ANTÓN (1957) fand bei 20 Augen mit Elliotscher Trepanation nach 5 Jahren stärkere Drucksenkung als bei 20 Augen mit Iridenkleisis.

Auch ERŠKOVIČ (1950), GALBIATI (1954), WEHNER et al. (1955) und WAGENER (1955) fanden die beiden Operationen etwa gleich gut drucksenkend, doch verschlechtert sich das Sehvermögen nach Trepanation häufiger als nach Iridenkleisis. So hatten SOURDILLE et al. (1950) mit Iridenkleisis bessere Gesamtergebnisse als mit der Trepanation (73,3%: 63,1%; ähnlich auch bei SOURDILLE, 1947, 1955), und WAGENER (1955) fand bei Nachuntersuchung nach Iridenkleisis das Sehvermögen häufiger erhalten als nach Trepanation (179 Augen Iridenkleisis, Visus erhalten in 96%; 120 Augen Trepanation, Visus erhalten in 87,5%). Wenn man die Gefahr der Spätinfektion außerdem berücksichtigt, so dürfte die Entscheidung in Zweifelsfällen *zugunsten der Iridenkleisis* ausfallen. Auch die leichte und gefahrlose Technik spricht nach WILLIAMSON-NOBLE (1944), KAPUSCINSKI (1955) u. a. für Iridenkleisis, die damit häufiger und dauerhafter den Druck normalisieren konnten als mit Cyclodiathermie.

Die *Sklerektomie* nach HOLTH oder LAGRANGE ergibt etwa gleich gute Resultate wie die *Trepanation* nach ELLIOT (ERŠKOVIČ, 1950; SOURDILLE et al., 1950; GALBIATI, 1954). Dies fand im allgemeinen auch KLJUCEVAJA (1957) bei Glaucoma simplex, während bei kongestivem Glaukom die Sklerektomie (in der Modifikation von FILATOV) bessere Drucksenkung, bei Spätformen des Glaukoms eine bessere Erhaltung des Sehrestes ergab. – Der Versuch von PAYNE (1942), *verschiedene Operationsarten* auf Grund der Befunde an enucleierten Augen gegeneinander abzuwägen, erscheint mir nicht gelungen, da klinisches Bild, Operationstechnik und -indikation verschieden waren.

Bei einem Vergleich zwischen *Sklerektomie* nach HOLTH und *Iridenkleisis* (nach HOLTH) fanden HOLST (1931) und HAGEN (1932) nach einjähriger Beobachtungszeit bei der Sklerektomie (210 Augen) die Tension in 81,9% ohne Miotica normal, Tension normal, Visus nicht verschlechtert aber nur bei 54,1%, während nach Iridenkleisis (81 Augen) nur 75% der Augen ohne Miotica normale Tension hatten, aber Tension normal und Visus nicht verschlechtert bei 70% gefunden wurden. Wie oben für den Vergleich zwischen Iridenkleisis und Elliotscher Trepanation ausgeführt wurde, finden wir also auch hier mit Sklerektomie etwas häufiger eine Druckregulierung, zugleich aber auch häufiger Verschlechterung des Sehvermögens, so daß doch die Iridenkleisis vorzuziehen wäre. MUCH (1949) operierte bei einem Kranken ein Auge nach LAGRANGE, das andere mit *Cyclodialyse* und fand am ersten normalen Druck, aber weiteren Verfall des Gesichtsfeldes, am zweiten weniger gute Drucksenkung bei stabilem Gesichtsfeld.

Cyclodialyse und Trepanation nach Elliot vergleicht MRÁZOVÁ (1930), die beide Operationen etwa gleichwertig findet, und ROHRER (1953), der mit Cyclodialyse nur bei 68%, mit Trepanation bei 80% Druckregulierung erzielte und eine Verschlechterung des Sehvermögens bei 53% der Augen nach Cyclodialyse und 48% der Augen nach Trepanation fand (Beobachtungszeit nach Cyclodialyse 1 Monat bis 6 Jahre, nach Trepanation 1 Monat bis 3 Jahre). Er zieht die Trepanation vor.

Cyclodialyse und Iridenkleisis vergleichen LOUHELA et al. (1946). Sie finden bei Nachuntersuchung nach 1–10 Jahren nach Iridenkleisis noch in 71% gute Ergebnisse (Tension und Visus), nach Cyclodialyse nur in 52%. BUKOVA (1951) berichtet über die Ergebnisse nach Cyclodialyse, Iridenkleisis, Iridektomie und Cyclodiathermie.

Retrociliare Diathermieoperation und Iridenkleisis werden von WEEKERS et al. (1948) bei Glaukom mit stark eingeengtem Gesichtsfeld verglichen. Bei 2 von 36 Iridenkleisis-Operationen verschlechterte sich postoperativ das Sehvermögen, bei Diathermieoperation nie, doch war hiernach die Drucksenkung unsicherer, geringer und kurzfristig.

Bei *Hydrophthalmie* vergleicht FUNDER (1954) die Wirkung von *vorderer Sklerotomie und Goniotomie* und findet die Goniotomie weit häufiger wirksam.

Der Vergleich zwischen *Cyclodiathermie und Cycloelektrolyse* (BERENS et al., 1950; BERENS, (1955) wurde schon S. 545 (unter Cycloelektrolyse) besprochen.

Bei *Aphakie* erzielte FUNDER (1951) bessere Ergebnisse mit Cyclodiathermie als mit Cyclodialyse.

Die hintere Trepanation (nach LINDNER) und die Cyclodiathermiepunktur (nach VOGT) werden von JAENSCH (1949) verglichen; beide ergaben keine besonders guten Erfolge.

Bei fortgeschrittenem Glaukom mit Gesichtsfeldausfall bis nahe an den Fixierpunkt fand AYBERK (1957) die Trepanation nach ELLIOT mindestens ebenso geeignet wie die Cyclodialyse, doch berichtet er nur über 11 Kranke.

Schrifttum

ANTÓN, M.: Ophthal. ib.-amer. **19**, 27—30 (1957); ref. Zbl. Ophthal. **73**, 240 (1958).

AYBERK, N.: Ankara Univ. Tip. Fak. Göz. Klin. Yill. **10**, 126—141 (1957); ref. Ophthal. Lit. **11**, 4751 (1957).

BERENS, C.: A. M. A. Arch. Ophthal. **54**, 548—563 (1955).

—, I. B. SHEPPARD, A. B. DUEL u. L. J. GIRARD: Proc. XVI. int. Cong. Ophthal. London, **2**, 1950, 959—970 (1951).

BRAUSEWETTER-KÖPPNER, G.: Klin. Mbl. Augenheilk. **108**, 303—310 (1942).

BUKOVA, H.: Čsl. Ofthal. **7**, 140—145 (1951); ref. Ophthal. Lit. **5**, 1885 (1951).

ERŠKOVIČ, I. G.: Vestn. Oftal. **29**, 17—26 (1950); ref. Zbl. Ophthal. **55**, 341 (1951).

FUNDER, W.: Klin. Mbl. Augenheilk. **118**, 369—373 (1951).

— Klin. Mbl. Augenheilk. **124**, 516—521 (1954).

GALBIATI, L.: Atti Soc. ottal. Lombarda **9**, 174—177 (1954).

HAGEN, S.: Acta Ophthal. (Kbh.) **10**, 88—90 u. 11—23 (1932).
HOLST, J. C.: Klin. Mbl. Augenheilk. **87**, 602—617 (1931).
JAENSCH, P. A.: Klin. Mbl. Augenheilk. **114**, 568 (1949).
KAPUSCINSKI, W. J.: Klin. oczna **25**, 85—96 (1955); ref. Ophthal. Lit. **9**, 664 (1955).
KLJUCEVAJA, E. I.: Oftal. Ž. **12**, 470—475 (1957); ref. Zbl. Ophthal. **74**, 188 (1958).
LOUHELA, T., u. H. TERÄSKELI: Acta Ophthal. (Kbh.) **24**, 27—41 (1946).
MRÁZOVÁ, I.: Ofthal. Sborn. **5**, 89—94 (1930); ref. Zbl. Ophthal. **24**, 326 (1931).
— Bratisl. Lék. Listy **10**, 521—526 (1930); ref. Zbl. Ophthal. **24**, 789 (1931).
MUCH, V.: Ophthalmologica **117**, 36—42 (1949).
PAYNE, B. F.: Amer. J. Ophthal. **25**, 1474—1481 (1942).
ROHRER, F.: Klin. Mbl. Augenheilk. **123**, 268—277 (1953).
SOURDILLE, G. P.: Bull. Soc. Ophtal. Fr. No. 4, 560—562 (1947).
— Proc. XVII. int. Cong. Ophthal. Montreal-N. Y. 1954, II, 793—909 (1955).
—, u. F. HERVOUET: Proc. XVI. int. Cong. Ophthal. London **2**, 1950, 945—949 (1951) und Trans. Ophthal. Soc. U. K. **70**, 1950, 28 (1951).
WAGENER, A.: Klin. Mbl. Augenheilk. **127**, 528—536 (1955).
WEEKERS, R., u. P. MATHIEU: Bull. Soc. belge Ophtal. **88**, 294—303 (1948).
WEHNER, G., H. R. BÖHRINGER u.F. KOENIG: Ophthalmologica **129**, 252—261 (1955).
WILLIAMSON-NOBLE, F. A.: Trans. Ophthal. Soc. U. K. 1943, **63**, 324—331 (1944).

VIII. Wahl der zweiten Operation bei Versagen des ersten Eingriffes

Wenn die Tension nach dem ersten Eingriff noch über 40 mm Hg beträgt, soll man sich sogleich zu einer zweiten Operation entschließen, sobald das Auge reizfrei ist (CHANDLER, 1947). Eine Fisteloperation ist dann zu empfehlen, wenn der Abflußwiderstand noch hoch ist, eine Verödung des Ciliarkörpers dagegen, wenn der Abflußwiderstand normal ist (SOURDILLE et al., 1956). Bei Versagen einer Iridenkleisis kann man zunächst ACTH i.m. versuchen, wenn dies nichts nutzt: Elliotsche Trepanation oder Iridektomie mit Sklerotomie (ANONYM, 1952). Die Wahl der zweiten Operation sollte man sich besonders genau überlegen, da die Erfolgsaussichten um so geringer werden, je häufiger wir operieren (Vernarbung der Bindehaut, Zuwachsen des Kammerwinkels), und wir bei wiederholten Eingriffen mit der Gefahr einer Phthisis bulbi rechnen müssen. Dieser traurige Ausgang dürfte häufiger sein, als aus der Literatur zu entnehmen ist. Es ist als Ausnahme und nicht als Regel anzusehen, daß ein Auge 4 Operation kurz nacheinander (MYLIUS, 1952) oder gar 8 (SOBHY, 1952) übersteht: das Sehvermögen im zuletzt genannten Fall war dann auch nur noch Handbewegungen.

KRONFELD (1947) empfiehlt im allgemeinen zuerst eine Fisteloperation, bei Versagen 1–2malige Cyclodialyse und schließlich 1–2malige Cyclodiathermiepunktur. KNIGHTON (1943) rät als Erstoperation zur Trepanation nach ELLIOT, als Zweitoperation zu Sklerektomie oder Iridenkleisis und empfiehlt Cyclodiathermie oder Cycloelektrolyse nur als letzte Hilfe (1956).

Schrifttum

ANONYM: Amer. J. Ophthal. **35**, 715—721 (1952).
CHANDLER, P. A.: Amer. J. Ophthal. **30**, 486—487 (1947).
KNIGHTON, W. S.: A. M. A. Arch. Ophthal. **30**, 499—504 (1943).
— N. Y. St. J. Med. **56**, 220—224 (1956); ref. Zbl. Ophthal. **70**, 178 (1957).
KRONFELD, P. C.: Penn. Med. J. **51**, 148—150 (1947); ref. Ophthal. Lit. **1**, 2851 (1947).
MYLIUS, C.: Ber. dtsch. ophthal. Ges. Heidelberg, 1951, **57**, 336—338 (1952).
SOBHY, M.: Bull. ophthal. Soc. Egypt **42**, 170—171 (1952); ref. Ophthal. Lit. **6**, 178 (1952).
SOURDILLE, G. P., u. H. CHEVANNES: Bull. Soc. Ophtal. Fr. No. 1, 173—177 (1956).

G. Wahl zwischen medikamentöser und operativer Therapie

(Schrifttum S. 595)

I. Anzeigen zur Operation

1. Akutes Glaukom im Intervall

Bei akutem Glaukomanfall, der mit Medikamenten nicht zu beseitigen ist, muß die Tension durch eine Operation gesenkt werden. Hierüber dürften nie Zweifel entstehen. Konnte der Anfall durch Medikamente aber behoben werden, so stehen wir vor der Frage, ob wir zur Verhütung weiterer Anfälle medikamentös behandeln oder operieren sollen. Die meisten Autoren entscheiden sich für die vorbeugende basale Iridektomie, so LACAT (1937), DUNNINGTON (1949), VAIL (1949), SCHEIE (1949). Auch wir sind dieser Ansicht, da im Laufe des Lebens der Kammerwinkel meist noch enger wird und man nicht weiß, ob der nächste Anfall rechtzeitig behandelt und behoben werden kann.

Bei Kranken mit akutem Glaukomanfall an einem Auge und sehr engem Kammerwinkel am anderen Auge ist eine vorbeugende basale Iridektomie am klinisch noch gesunden Auge zu empfehlen (Literatur im Kapitel: „Die Prognose des Glaukoms“).

2. Chronisches primäres Glaukom

Operationsanzeigen sind im allgemeinen ungenügende Wirkung der Miotica, Gesichtsfeldverfall oder beides. Die Schwierigkeit der Entscheidung entsteht aus unserem Unvermögen, individuell vorher zu sagen, welche Tension in welcher Zeit zu einem funktionellen Schaden führen wird. Dies dürfte nicht nur von der Höhe des i.o. Druckes abhängen, sondern auch von der Durchblutung des Sehnerven. Bei jüngeren Menschen mit allgemein gesundem Gefäßsystem und beginnendem Glaukom ohne erheblichen Schaden am Sehnerven kann erhöhte Tension jahrelang vertragen werden, ohne Gesichtsfeldausfälle oder Sehverschlechterung zu verursachen. ODINCOV (1938, zit. nach SAMOJLOV, 1949) berichtet über einen Kranken, der jahrelang eine Tension von 40 mm Hg ohne Sehverschlechterung hatte. GRADLE (1940) führt den Ausdruck „tension tolerance“ ein und will die Operationsanzeige von der schädlichen Wirkung des Druckes, nicht aber von der Druckhöhe allein abhängig machen. RONES (1956) beobachtete bei 8 Negern in 4–11 Jahren nur ein langsames Fortschreiten des Verfalles von Sehvermögen und Gesichtsfeld trotz erheblich gesteigerter Tension und kommt deshalb zu der gleichen Schlußfolgerung wie GRADLE. Ich habe einen Kranken mit Glaucoma simplex und Zentralvenenthrombose 4 Jahre beobachtet, der jede Behandlung verweigerte, stets einen i.o. Druck um 2,5/7,5 g (40 mm Hg Schiötz, Tabelle 1955) hatte, der aber keine Verschlechterung von Gesichtsfeld oder Sehvermögen und keine Exkavation bekam.

Andere Kranke mit noch normalem Gesichtsfeld und vollem Sehvermögen wurden operiert, weil die Tension trotz Miotica über 35 mm Hg betrug; der Heilverlauf war kompliziert, mehrere Eingriffe wurden nötig und schließlich gingen diese Patienten mit zwar normaler Tension, aber auf 5/10 herabgesetztem Sehvermögen nach Hause. Nach solchen Erfahrungen wird man vor jeder Beratung lange nachdenken und überlegen, wie man sich entscheiden würde, wenn man selbst an der Stelle des Kranken stünde oder einen Angehörigen seiner eigenen Familie zu beraten hätte. Zögern kann bedeuten, daß sich aus dem Frühfall ein Spätfall entwickelt. Eine große Zahl von Sehnervenfasern geht zugrunde, ehe man den Gesichtsfeldausfall erfassen kann, und noch sehr viel später wird das zentrale Sehvermögen schlechter. Je länger die Lebenserwartung und je höher der i.o. Druck sind, desto dringender wird man dem Patienten zur Operation raten. Bei nur mäßig gesteigertem i.o. Druck und völlig normalem Gesichtsfeld würde ich *nicht allein wegen der Drucksteigerung operieren.* Es ist in solchen Fällen ganz besonders wichtig, ein persönliches Vertrauensverhältnis zu dem Kranken herzustellen, denn er wird um so sicherer zur Kontrolle kommen, je mehr er spürt, daß der Arzt an seinem Schicksal Anteil nimmt. Das Gesichtsfeld muß sehr sorgfältig alle 3 Monate mit den feinsten verfügbaren Methoden (Goldmann-Perimeter, Bjerrum-Schirm, quantitative Perimetrie) untersucht werden, Förster- oder Maggiore-Perimeter genügen meiner Meinung nach nicht. *Zur Operation rate ich, sobald sich die ersten sicher fortschreitenden Gesichtsfeldausfälle bei gesteigertem i.o. Druck feststellen lassen.*

In Zweifelsfällen sprechen *für die Operation:* lange Lebenserwartung, ein Gesichtsfeldverfall am anderen Auge, abgelegene Wohngegend, die Nachkontrollen schwierig macht, Unzuverlässigkeit in der Tropfenbehandlung oder im Erscheinen zur Kontrolle, Unverträglichkeit der Miotica (Allergie, enge Pupille, Sehverschlechterung, Ciliarspasmen), gut verlaufene Operation am anderen Auge, zunehmende Synechienbildung im Kammerwinkel.

Gegen die Operation sprechen geringe Lebenserwartung, gewissenhafte Selbstbehandlung und pünktliches Einhalten der Nachuntersuchungstermine, unverändertes Gesichtsfeld, Blutungsgefahr wegen allgemeiner Gefäßleiden und Veränderungen der Netzhautgefäße, schlechter Operationsverlauf am anderen Auge, erfolglose Voroperation an dem in Frage stehenden Auge (Erfolgschancen durch Narben geringer), unter Umständen auch beginnender grauer Star und große Angst des Patienten vor der Operation.

Wenn für beide Augen eines Kranken die gleichen Zweifel bestehen, ob man zur Operation raten soll oder nicht, kann man das Risiko verteilen, indem man ein Auge operiert, das andere weiter medikamentös behandelt. Die Operation kann zugleich als Test für den vermutlichen Verlauf eines Eingriffes am 2. Auge dienen, weil oft beide Augen einen ähnlichen Operations- und Heilverlauf aufweisen (KLEMENS, 1954).

GALLOIS (1947) läßt die Entscheidung von einem Vasodilatatoren-Test abhängen: Wenn Nicotinsäure und Benzylimidazolin die Tension senken, behandelt er weiter medikamentös. Ein Beweis für die Richtigkeit dieses Vorschlages ist mir nicht bekannt. DUNNINGTON (1949) rät zur Operation, wenn der Basisdruck über die Norm steigt oder sich zunehmend Verwachsungen im Kammerwinkel bilden. CHANDLER (1940) und GASTEIGER (1952) fanden bei Patienten, deren i.o. Druck in der Klinik medikamentös schwierig zu normalisieren war, bald nach der Entlassung wieder erhöhte Tension, besonders dann, wenn sie bei der stationären Behandlung große Druckschwankungen zeigten, die Tensionsspitzen aber noch im Normbereich lagen. Bei solchen Kranken raten die Autoren zur Operation, ebenso auch MATTEUCCI (1953). MOREU-GONZALEZ-POLA (1951) operiert, wenn die Tension medikamentös nicht unter 35 mm Hg Schiötz zu halten ist, ähnlich REDSLOB (1952) und SÁNCHEZ BULNES (1954).

Einen Fall von Unverträglichkeit der Miotica, wodurch die Operation nötig wurde, berichtet HALLERMANN (1954).

Vorwiegend nach dem Gesichtsfeld richten sich LAUBER (1937), TRONCOSO (1941), CURRAN (1948), BARRENECHEA (1949), SOURDILLE (1955) und BOYD (1955), die zur Operation raten, wenn das Gesichtsfeld sich verschlechtert. Auch für HILL (1956) ist nur Verschlechterung des Gesichtsfeldes die Operationsanzeige; er operiert jedoch auch ohne Verschlechterung des Gesichtsfeldes, wenn es sich um Menschen mit einer Lebenserwartung von 20–30 Jahren und Tension 40 mm Hg oder mehr handelt oder wenn der Patient von geringer Intelligenz ist oder in entlegenen Gegenden wohnt.

Die meisten Autoren ziehen Tension *und* Gesichtsfeld in Betracht (Kubik, 1932; Lacat, 1932; Gallois, 1936, u. a.); Scheie (1949) und Vail (1949) operieren bei Tensionsspitzen über 35 mm Hg Schiötz (Tabelle 1948), Ansteigen des Basisdruckes oder Verschlechterung des Gesichtsfeldes.

II. Medikamentöse oder operative Behandlung?

Bei akutem Glaukom sind sich wohl alle Autoren einig, daß man den i.o. Druck medikamentös senken und dann operieren soll (vgl. „Die Prognose des Glaukoms“; „Akutes Glaukom“ und „Anzeige zur Operation“).

Die Frage, ob bei primärem chronischen Glaukom medikamentöse oder operative Behandlung bessere Dauerergebnisse liefert, läßt sich kaum beantworten, da man im allgemeinen nicht operieren wird, wenn Medikamente ausreichen, und nicht medikamentös weiterbehandeln wird, wenn die Tension nicht mehr reguliert ist und das Gesichtsfeld verfällt. Wenn man medikamentös druckregulierte Augen mit solchen, die erst durch eine Operation zu normalisieren waren, vergleicht, so hat man in der ersten Gruppe wahrscheinlich prognostisch günstigere Glaukome als in der zweiten: Selbst wenn zur Zeit der Operation das Gesichtsfeld in der zweiten Gruppe noch normal gewesen sein sollte, erscheint die Annahme doch nicht abwegig, daß im Durchschnitt die Gefäßveränderungen am Sehnerven, die entscheidend zur Kavernenbildung beitragen, bei solchen Augen stärker ausgeprägt sind, deren Druck mit Miotica nicht mehr zu normalisieren ist, als bei Augen, die auf Miotica noch genügend ansprechen. Wir schließen ja im allgemeinen aus geringer Wirksamkeit der Miotica auf eine schwere Form oder lange Dauer des chronischen Glaukoms (vgl. „Grundlagen der klinischen Glaukomforschung“).

Vergleiche zwischen medikamentöser und operativer Behandlung stellten an: Joseph (1935; nie plötzliche Sehverschlechterung nach der Operation, während von 34 nichtoperierten Augen nur 5 Sehvermögen und Gesichtsfeld unverändert behielten), Zimball (1938; kein Unterschied), Sadikova (1949; bei nicht-operierten Kranken blieb das Sehvermögen länger erhalten als nach Cyclodialyse), Wessely (1951; gleicher Verlauf bei medikamentöser Druckregulierung am einen und Elliotscher Trepanation am anderen Auge), Wegner (1953; keine sichere Entscheidung möglich), Boyd (1955; schlechtere Ergebnisse nach Operation). Samojlov (1949) weist auf die Meinungsänderung von Odincov über diese Frage im Laufe der Jahre hin. Sánchez Núñez (1956) rät bei Winkelblock-Glaukom zur Operation, bei Glaucoma simplex zur medikamentösen Therapie.

Lemoine (1950) operiert bei chronischem Glaukom sofort, wenn die Lebenserwartung 15 Jahre oder mehr beträgt, d. h. bei allen sonst gesunden Patienten unter 50 Jahren. Nur bei Patienten über 65 Jahre behandelt er dauernd medikamentös. Zwischen dem 50.–65. Lebensjahr ist die Entscheidung nur unter Berücksichtigung aller individuellen Faktoren möglich, das Gesichtsfeld muß bei medikamentöser Behandlung häufig kontrolliert werden, da es im Laufe der Zeit stets trotz Druckkontrolle schrumpft.

Nach Lehrfeld (1948) ist die einzige Operationsanzeige erhöhter i.o. Druck mit Verschlechterung des Sehvermögens. Er betrachtet eine zunehmende Einengung des Gesichtsfeldes nicht unbedingt als Operationsanzeige. Lehrfeld et al. (1950) fanden bei 300 medikamentös behandelten Patienten mit Glaucoma simplex (Beobachtungszeit 1–4 Jahre bei 200, 5–19 Jahre bei 100), von denen 89% zu Beginn der Behandlung ein gutes Sehvermögen hatten, dieses nach rund 5 Jahren unverändert bei 79%. Von 180 anderen Patienten, die operiert wurden, hatten 92% vorher ein gutes Sehvermögen, nach der Operation nur noch 65%. Beherzigenswert ist sicher die Mahnung

LEHRFELDS, bei alten Menschen nicht unter allen Umständen durch Operation eine normale Tension erzielen zu wollen, da die Operation bei ihnen häufiger zur Erblindung führt als die medikamentöse Behandlung. In diesem Sinne spricht sich auch

Tabelle 74 (nach HOFMANN et al., 1956)

Glaukomform	Therapie	verschlechtert
Gl. infl. acut.	medikamentös	16,6%
	operativ	31,8%
Gl. infl. chron.	medikamentös	55,9%
	operativ	34,1%
Gl. simpl.	medikamentös	34,7%
	operativ	43,7%

BENNETT (1956) aus, der die Prognose des Glaucoma simplex bei Operation alter Menschen besonders ungünstig fand. Die Funktion verschlechterte sich in 1–10 Jahren bei 63% aller operierten Augen, aber nur bei 40% der medikamentös behandelten, jedoch war die Krankheit bei den medikamentös behandelten Augen mehr im Beginn: 38% von ihnen hatten fast normale Gesichtsfelder zu Behandlungsbeginn, von den operierten Augen aber nur 17%. Diese Arbeit ist methodisch besonders sorgfältig. –

Auch HOFMANN et al. (1956) fanden bei Glaucoma simplex schlechtere Ergebnisse bei Operation als bei medikamentöser Behandlung.

Medikamentös behandelt wurden im Frühstadium 72 Augen, 20 davon zeigten eine Verschlechterung der Funktion; im Spätstadium wurden 24 Augen medikamentös behandelt, 14 verschlechterten sich. *Operiert* wurden 34 Augen im Frühstadium, von denen sich 12 verschlechterten, und 58 Augen im Spätstadium, von denen sich 29 verschlechterten. Bei chronisch-kongestivem Glaukom waren umgekehrt die Ergebnisse der Operation besser als die der medikamentösen Behandlung: Von 35 im Frühstadium *medikamentös* behandelten Augen wurden 19 schlechter, von 14 im Spätstadium behandelten 9. Dagegen verschlechterten sich von 64 im Frühstadium *operierten* Augen nur 10, von 77 im Spätstadium operierten Augen 39. Die Gesamtergebnisse aller Stadien sind in Tabelle 74 enthalten.

Interessant ist der Vergleich zwischen medikamentöser und operativer Behandlung am selben Patienten. LEHRFELD et al. (1950) berichten über 35 Kranke mit Glaucoma simplex, bei denen 1 Auge operiert, das andere konservativ behandelt wurde. Das Sehvermögen war nach 1 Jahr bei 10 der operierten und 20 der medikamentös behandelten Augen verschlechtert. Es war bei 32 Augen vor der Operation gut oder sehr gut, nach der Operation nur noch bei 11 Augen. Auch bei 32 medikamentös behandelten Augen war es zu Beginn der Behandlung sehr gut, nach 1 Jahr noch bei 26. Einen ähnlichen Vergleich berichten HOFMANN et al. (1956). Sie fanden bei Glaucoma simplex im Anfangsstadium (6 Patienten) keinen großen Unterschied zwischen Operation oder medikamentöser Behandlung, während im fortgeschrittenen Stadium die Operation eine Verschlechterung bewirkte, die am medikamentös behandelten 2. Auge ausblieb (4 Patienten). Bei chronisch-kongestivem Glaukom (7 Patienten) blieben 5 der 7 operierten Augen 2–7 Jahre lang funktionell gleich, während sich die nicht-operierten 2. Augen dieser Patienten in 2–3 Jahren so erheblich verschlechterten, daß sie operiert werden mußten.

Aus diesen Arbeiten ist zu sehen, daß man besonders bei alten Menschen manchmal mit der Operation mehr schaden als nutzen kann; daß man bei vorübergehenden, starken Druckanstiegen bei chronisch-kongestivem Glaukom dringender zur Operation raten soll als bei Glaucoma simplex mit nur mäßig gesteigertem Druck; daß die langfristigen Erfolge aller Operationen bei weitem nicht so vortrefflich sind, wie man nach manchen Berichten glauben könnte, weil nämlich der Verfall des Sehnerven trotz der Druckregulierung fortschreitet; und schließlich, daß man die Frage, ob man medikamentös oder chirurgisch behandeln soll, nicht allgemein beantworten kann. Hierzu wird auf den vorstehenden Abschnitt „Anzeigen zur Operation“ verwiesen. Vor dem Entschluß zur Operation soll man jedenfalls alle medikamentösen Möglichkeiten nutzen (so auch AGNELLO, 1935).

III. Grenzen der operativen Therapie

Gegenanzeigen gegen jede operative Behandlung wurden schon Seite 584–585 besprochen: Bei völlig verlegtem Kammerwinkel rät VAN BEUNINGEN (1951) von Eingriffen ab, bei stark eingeengtem Gesichtsfeld STRACHOW (1936), DUNNINGTON (1949) und BLOOMFIELD et al. (1949). SABBADINI (1939) warnt bei chronischer Uveitis und bei leichter i.o. Drucksteigerung bei Hypertonikern vor Operationen, SOURDILLE (1955) bei sehr hohem Alter oder Zeichen von Gefäßleiden in der Nähe der Macula bei Untersuchung im rotfreien Licht.

Weitere Gegenanzeigen können fortgeschrittene Fälle von hämorrhagischem Glaukom oder mehrfache, vergebliche frühere Eingriffe sein, da wiederholte Operationen oft zur Phthisis bulbi führen.

Schrifttum

AGNELLO, F.: Lett. oftal. **12**, 187—196 (1935); ref. Zbl. Ophthal. **35**, 261 (1936).
BARRENECHEA, S.: Rev. oto-neuro-oftal. (B.Aires) **23**, 6—7 (1949); ref. Zbl. Ophthal. **52**, 53 (1950).
BENNETT, G.: Acta ophthal. (Kbh.) **34**, 73—91; 92—104 (1956).
BEUNINGEN, E. G. A. VAN: Ber. dtsch. ophthal. Ges. München, 1950, **56**, 320—321 (1951).
BLOOMFIELD, S., u. L. KELLERMANN: Amer. J. Ophthal. **32**, 1177—1182 (1949).
BOYD, T. A. S.: Trans. Ophthal. Soc. U. K. **75**, 1955, 541—560 (1955).
CHANDLER, P. A.: A. M. A. Arch. Ophthal. **24**, 62—77 (1940).
CURRAN, E. J.: Postgrad. Med. **3**, 399—409 (1948); ref. Ophthal. Lit. **2**, 511 (1948).
DUNNINGTON, J. H.: Trans. Amer. Acad. Ophthal. Otolaryng. 213—223 (1949).
GALLOIS, J.: Arch. Ophtal. (Paris) **7**, 415—416 (1947).
— Bull. Soc. franç. Ophtal. **49**, 176—181 (1936).
GASTEIGER, H.: Ber. dtsch. ophthal. Ges. Heidelberg, 1951, **57**, 196—199 (1952).
GRADLE, H. S.: J. Amer. Med. Ass. **115**, 495—496 (1940).
HALLERMANN, W.: Klin. Mbl. Augenheilk. **124**, 513—516 (1954).
HILL, H. F.: Amer. J. Ophthal. **42**, 606—611 (1956).
HOFMANN, H., u. W. SEIDL: Klin. Mbl. Augenheilk. **129**, 211—218 (1956).
JOSEPH, E.: Ann. Oculist. (Paris) **172**, 827—848 (1935).
KLEMENS, F.: Klin. Mbl. Augenheilk. **125**, 531—539 (1954).
KUBIK, J.: Med. Klin. 1932/II, 1629—1630.
LACAT, C.: Rev. cubana Oftal. **1**, 235—237 (1932); ref. Zbl. Ophthal. **28**, 404 (1933).
— Bull. Soc. Ophtal. Fr. No. 6, 553—558 (1937).
LAUBER, J.: Klin. oczna **15**, 144—149 (1937); ref. Zbl. Ophthal. **39**, 373 (1937).
LEHRFELD, L.: A. M. A. Arch. Ophthal. **40**, 332—340 (1948).
—, u. O. BELMONT: A. M. A. Arch. Ophthal. **43**, 720—728 (1950).
LEMOINE, A. N.: Amer. J. Ophthal. **33**, 1353—1373 (1950).
MATTEUCCI, P.: Rass. ital. Ottal. **22**, 545—555 (1953).
MOREU-GONZALEZ-POLA, A.: Arch. Soc. oftal. hisp.-amer. **11**, 40—49 (1951).
ODINCOV: s. Samojlov.
REDSLOB, E.: Bull. Soc. Ophtal. Fr. 1952, 666—675.
RONES, B.: Amer. J. Ophthal. **41**, 408—419 (1956).
SABBADINI, D.: Atti Cong. Soc. ottal. ital. 483—496 (1939).
SADIKOVA, V. S.: Vestn. Oftal. **28**, 33—34 (1949); ref. Zbl. Ophthal. **52**, 55 (1950).
SAMOJLOV, A. J.: Vestn. Oftal. **28**, 3—7 (1949); ref. Zbl. Ophthal. **52**, 239 (1950).
SÁNCHEZ BULNES, L.: An. Soc. méx. Oftal. **27**, 58—70 (1954); ref. Zbl. Ophthal. **65**, 372 (1955).
SÁNCHEZ NÚÑEZ, H.: Arch. Asoc. Evit. Ceg. Méx. **1**, 155—162 (1956); ref. Ophthal. Lit. **10**, 4612 (1956).
SCHEIE, H. G.: Trans. Amer. Acad. Ophthal. Otolaryng. **53**, 186—212 (1949).
SOURDILLE, G. P.: Proc. XVII. int. Cong. Ophthal. Montreal-N. Y. 1954, II, 793—909 (1955).
STRACHOW, W.: Sovet. Vestn. Oftal. **9**, 623—631 (1936); ref. Zbl. Ophthal. **38**, 331 (1937).
TRONCOSO, M. U.: Amer. J. Ophthal. **24**, 1396—1402 (1941).
VAIL, D.: Trans. Amer. Acad. Ophthal. Otolaryng. **53**, 232—237 (1949).
WEGNER, W.: Klin. Mbl. Augenheilk. **123**, 641—653 (1953).
WESSELY, K.: Ber. dtsch. ophthal. Ges. Heidelberg, 1950, **56**, 170—171 (1951).
ZIMBALL, F.: Beitrag zur Klinik des primären Glaukoms. Diss. Köln 1938, 35 S.; ref. Zbl. Ophthal. **42**, 473 (1939).

H. Eigene Wahl und Technik der Operationen

I. Allgemeines

Nach dem Referat des Schrifttums soll hier das eigene Vorgehen zusammenfassend geschildert werden. Es erhebt in keinem Punkte Anspruch auf Originalität. Die Auswahl der Verfahren ist durch die Schule der Kliniken bedingt, in denen ich tätig war. Ihre Modifikationen sind dem Schrifttum und der Beobachtung anderer Kollegen entnommen. Es werden hier nur Verfahren geschildert, die sich mir bewährten. Andere Methoden, die ich nicht erprobte, können vielleicht ebenso gute Ergebnisse liefern.

Bei zwei vermutlich gleichwertigen Operationen ist die Entscheidung, welche man vorzieht, auch von zufälligen Erfahrungen abhängig. So kehrte ich nach einer Serie von nicht ausreichenden Iridenkleisis-Operationen zur Elliotschen Trepanation bei geeigneten Fällen zurück. Die Literatur zeigt, daß viele Autoren im Laufe ihres Lebens ihre Ansichten über die Operationswahl änderten, vermutlich, weil keine Operation vollauf befriedigend ist. Deshalb kann ich mich nur zögernd entschließen, die eigenen Operationsgewohnheiten mitzuteilen, da ich möglicherweise mit wachsender Erfahrung meine Meinung nochmals ändern werde.

II. Psychologische Bemerkungen. Aufklärung des Kranken

Wenn ich eine Operation für nötig halte, pflege ich dem Kranken nicht zu sagen, daß diese harmlos sei, sondern erkläre, warum ich bei ihm das Risiko der Operation für geringer halte als das einer ungenügenden medikamentösen Therapie.

Die Notwendigkeit der Operation, die durchschnittliche Wahrscheinlichkeit, daß der Druck normalisiert wird und die Möglichkeit, daß etwa vorhandene Linsentrübungen zunehmen, werden mit dem Kranken entsprechend seiner Mentalität so besprochen, daß er aufgeklärt ist, ohne ängstlich zu werden. Dies ist keine Aufgabe für einen zu jungen oder psychologisch ungeschickten Arzt. Auch die Entrundung der Pupille bei Iridektomie oder Iridenkleisis sollte vorher erwähnt werden, da ich es erlebte, daß Kranke die notwendige Operation des 2. Auges wegen der Entrundung der Pupille am anderen Auge verweigerten, die sie für einen Kunstfehler hielten.

Beim Abspülen des Auges auf dem Operationstisch sollte man dem Kranken sagen, was geschieht, ängstliche Patienten glauben sonst, daß das Auge ausläuft und alles verloren ist. Während der ganzen Zeit vor und bei der Operation muß der Arzt genügend Einfühlungsvermögen haben, um sich in die Lage des Kranken versetzen zu können. Ein persönliches Wort vor und während der Operation, das dem Kranken das Gefühl gibt, der Arzt sei ein Mensch, der mit ihm empfindet, ein Lob am Ende der Operation über das brave Verhalten des Patienten und eine Bemerkung über den guten Ausgang des Eingriffes sind wichtiger als manche medikamentösen Beruhigungsmittel. Da wir in örtlicher Betäubung operieren, sind private Gespräche im Operationssaal mit Assistenten oder Schwestern streng zu vermeiden, auch wenn z. B. die Bindehautnaht vom chirurgischen Standpunkt aus für den Arzt uninteressant ist.

III. Anzeige zur Operation

Die Operation ist angezeigt, wenn der i.o. Druck trotz Miotica erhöht ist, das Gesichtsfeld sich verschlechtert und die Lebenserwartung mehr als 10 Jahre beträgt. Ein stark eingeengtes Gesichtsfeld ist keine Gegenanzeige. Nach einem akuten Glaukomanfall ist eine Operation stets angezeigt, auch wenn das Gesichtsfeld normal ist. Am 2. Auge solcher Kranker sollte man eine periphere Iridektomie vornehmen, wenn der Kammerwinkel sehr eng ist.

IV. Vorbereitung des Kranken

Am Tage vor der Operation wird ein Bindehautabstrich mikroskopisch untersucht. Nur wenn keine pathogenen Keime gefunden werden, darf operiert werden. Die Tränenwege werden gespült. Bei einer Dacryocystitis wird vor der Glaukomoperation eine Totische Operation ausgeführt. Der Kranke erhält am Tage vor der Operation um 17 und 21 Uhr je 800 mg Meprobamat per os, am Morgen der Operation nach dem Erwachen nochmals 800 mg. Stark gefäßerweiternde Miotica (Diisopropylfluorophosphat, Mintacol) werden vor der Operation möglichst nicht angewandt. Die örtliche Betäubung des Auges und die Akinesie erfolgen nach den bekannten Regeln.

Auf Vorschlag unseres Narkosefacharztes, Herrn Dr. HAVERS, geben wir außer Meprobamat folgende Medikamente zur Beruhigung (alle i.m.):
Bei 19–60jährigen 1½ Std vor Operation: Pantopon 20 mg *, Scopolamin 0,5 mg,
bei 60–80jährigen 1 Std vor Operation: Dolantin ** 75 mg, Megaphen *** 25 mg,
bei über 80jährigen nur Meprobamat.

Zugleich mit der i.m. Scopolamininjektion wird Pilocarpin in den Bindehautsack getropft.

V. Operationswahl

1. Akutes Glaukom

Wir versuchen, den i.o. Druck vor der Operation medikamentös zu senken und im Intervall bei normalem Druck zu operieren. Die Operationswahl hängt von Vorgeschichte, Gonioskopie, Tonographie, Perimetrie und dem Aussehen der Papille ab. Eine periphere Iridektomie ist angezeigt, wenn es sich um den 1. Anfall handelt, wenn er nicht länger als 24 Std dauerte, wenn im Kammerwinkel keine Synechien zu sehen sind, wenn die Tonographie eine normale Abflußleichtigkeit im Intervall zeigte (die Drucksenkung also nicht auf einem Kammerwasserstop beruht), wenn das Gesichtsfeld und die Papille normal sind. Treffen diese Bedingungen nicht zu, so nehmen wir an, daß bereits ein beginnendes chronisch-kongestives Glaukom besteht. Wenn die Iris nicht atrophisch ist, ist eine Iridenkleisis geeignet, sonst eine Elliotsche Trepanation.

Falls der Anfall nicht medikamentös behoben werden konnte, nehme ich eine Iridenkleisis oder Trepanation nach ELLIOT vor, weil der Kammerwinkel dann wahrscheinlich zugewachsen ist und eine Iridektomie nicht genügt.

2. Chronisch-kongestives Glaukom

Bei chronisch-kongestivem Glaukom ist im allgemeinen der i.o. Druck zwischen den Anfällen ohne Miotica erhöht, der Abflußwiderstand auch im Intervall gesteigert.

* (Enthält die Gesamtalkaloide des Opiums als salzsaure Salze; 20 mg Pantopon enthalten 10 mg Morphin.)

** (Hydrochlorid des 1-Methyl-4-phenylpiperidin-4-carbonsäure-äthylesters.)

*** (N-3′-Dimethylamino-propyl)-3-chlorphenothiazin, Chlorpromazin.

Der Kammerwinkel ist in den meisten Fällen eng; oft bestehen Synechien. Eine Cyclodialyse ist in diesen Fällen ebenso wie beim akuten Glaukom kontraindiziert. Ich pflege eine Iridenkleisis vorzunehmen, wenn der i.o. Druck im Intervall unter der Therapie mit Miotica nicht höher als 45 mm Hg liegt, wenn die Iris, insbesondere das Pigmentblatt, nicht atrophisch ist. Bei höherem Druck oder atrophischer Iris ziehe ich eine Elliotsche Trepanation vor. Bei sehr dünner Bindehaut, möglicher Verschmutzung des Auges durch den Beruf, schlechter Pflege (hohes Lebensalter, geringe Intelligenz) oder Neigung zu Bindehaut- oder Tränensackentzündungen, ist eine Iridenkleisis sicherer, weil das Sickerkissen dicker und die Gefahr der Spätinfektion deshalb geringer ist.

3. Glaucoma simplex

Im allgemeinen ziehe ich eine Trepanation nach Elliot vor, weil die Pupille nicht entrundet wird, besonders bei jüngeren Menschen. Wenn einer der im vorigen Absatz genannten Gründe gegen die Trepanation spricht, ist die Iridenkleisis angezeigt. Auch deren Kontraindikationen wurden im vorigen Abschnitt besprochen. Sie genügt bei Glaucoma simplex mit Druckwerten über 45 mm Hg oft nicht.

Eine Cyclodialyse nehme ich als erste Operation nur bei Aphakie-Glaukom vor, oder als zweite Operation bei Glaucoma simplex mit sehr weitem Kammerwinkel und Druckwerten bis etwa 40 mm Hg.

4. Hydrophthalmie

Bei einem Hornhautdurchmesser bis 14 mm führe ich die Goniotomie nach der Barkanschen Methodik aus. Falls auch eine 2. Goniotomie versagt oder der Hornhautdurchmesser größer als 14 mm ist, nehme ich eine Iridenkleisis vor, als nächste Operation eine Cyclodiathermie nach Vogt mit Verödung einer A. cil. post. longa. Wenn der i.o. Druck nach Iridenkleisis noch über 40 mm Hg beträgt, ist als nächste Operation statt der Cyclodiathermie eine Trepanation nach Elliot vorzuziehen. Hierbei muß man bei Hydrophthalmie das Trepanationsloch besonders weit corneal setzen.

5. Katarakt bei primärem Glaukom

Führt man die Staroperation zuerst aus, so ist die Zahl der später möglichen Glaukomoperationen beschränkt, wenn sich Glaskörper in der Vorderkammer befindet. Deshalb scheint mir die Staroperation als erster Eingriff nur bei i.o. Druckwerten bis etwa 30 mm Hg (unter Miotica) angezeigt. In allen anderen Fällen dürfte es besser sein, zuerst eine Glaukomoperation vorzunehmen. Für eine Iridenkleisis spricht bei mäßig getrübter Linse die Erweiterung der Pupille nach dieser Operation, die manchmal ein besseres Sehvermögen ergibt, als es vorher unter Miotica bestand. Auch ist die Hypotonie, die Linsentrübungen rascher zunehmen läßt, nach Iridenkleisis weniger ausgeprägt als nach der Elliotschen Trepanation. Je nach der Größe des Filterkissens kann man die Linse später durch einen Schnitt nach oben corneal der Fistel, durch einen Schnitt nach oben temporal oder auch nach unten entbinden.

6. Hämorrhagisches Glaukom

Meist wird man sich zu einer Cyclodiathermiepunktur entschließen, obgleich ich hiervon im allgemeinen nur eine Drucksenkung um etwa 20 bis höchstens 30 mm Hg gesehen habe, die selten länger als 1–2 Jahre vorhält. Wenn die Gefäßneubildung auf der Iris nicht zu stark ist, kann man nach Einbringen von Adrenalin und Thrombokinase in die Vorderkammer eine Iridenkleisis wagen.

7. Linsenbedingte Glaukome. Malignes Glaukom

Die Entfernung der Linse ist hierbei die Operation der Wahl. Der Schnitt erfolgt ab externo mit dem Rasiermesser und wird durch die Schere vergrößert.

8. Aphakie

Bei Aphakie wähle ich als erste Operation die Cyclodialyse.

9. Sekundärglaukom durch Entzündung

Bei Sekundärglaukom durch Entzündung versuche ich medikamentöse Therapie bis zum Abklingen der Entzündung. Kann sie nicht beseitigt werden, so ist bei starker Entzündung und geringer Drucksteigerung (unter 40 mm Hg) die Cyclodiathermie geeignet. Eine geringe Kammerwassertrübung ist keine Anzeige gegen eine Elliotsche Trepanation, die ich der Iridenkleisis vorziehe.

10. Zweitoperation

Bei der Wahl der Zweitoperation richte ich mich nach der Höhe des Druckes, dem Grade der Vernarbung der Bindehaut und dem Kammerwinkelbefund. Im allgemeinen erscheint mir eine Trepanation nach Elliot in möglichst großem Abstand vom Ort der ersten Operation am aussichtsreichsten zu sein. Ist der i.o. Druck nur leicht gesteigert, so kann man eine Cyclodiathermiepunktur vornehmen.

VI. Bemerkungen zur Operationstechnik

Bei allen Operationen wird der M. rect. sup. mit einer Naht angeschlungen. Sie soll höher als der Ansatz des Muskels liegen, damit sie das Präparieren des Bindehautlappens nicht behindert. Der *Bindehaut-Tenon-Lappen* wird bei Iridektomie, Iridenkleisis und Trepanation nach Elliot 10 mm vom Limbus horizontal mit der Schere angeschnitten. Der Schnitt ist etwa 8 mm lang. Die seitlichen Enden des Schnittes biegen etwas zur Hornhaut ein, enden aber 7 mm vom Limbus entfernt. Mit diesem sehr großen Bindehautlappen soll eine Vernarbung in der Nähe der späteren Fistel vermieden werden. Der Lappen wird beim Präparieren sehr zart behandelt. Ich fasse ihn nur mit der anatomischen Pinzette und versuche, ihn durch Spreizen der Schere ohne Schneiden bis zum Limbus zu präparieren, wo er durch einen zigarrenförmigen Tupfer zurückgeschlagen gehalten wird. Blutungen in der Nähe der späteren Fistel kann man meistens vermeiden. Bei capillarem Blutaustritt genügt Auftropfen einer 2⁰/₀igen Adrenalin-Lösung; falls ausnahmsweise ein kleineres Gefäß stärker blutet, berührt man es mit dem nur leicht erhitzten Kauter. Kleine Gefäße am Limbus kann man vor dem Schnitt durch kräftiges Überstreichen mit einem stumpfen Instrument blutleer machen. Die subconjunctivale Injektion von Luft vor dem Präparieren des Bindehautlappens ist nur bei vernarbter Bindehaut eine Hilfe.

Bei den 3 genannten Operationen beschränke ich mich auf den oberen-äußeren oder oberen-inneren Quadranten, um für einen später vielleicht nötigen 2. Eingriff einen Quadranten ohne Bindehautnarben zur Verfügung zu haben.

Der Einschnitt am Limbus ist bei Iridektomie und Iridenkleisis gleich. Er soll etwa in der Höhe des Schlemmschen Kanals liegen. Wenn man die Ausdehnung des Limbus nicht sicher sieht, kann man die Diasklerallampe unten am Limbus aufsetzen und sieht nun den ganzen Limbus als leuchtenden Ring. Zum Schnitt verwende ich ein abgebrochenes Stück einer Rasierklinge, das im Nadelhalter gefaßt wird. Der Schnitt ist 5–6 mm lang und erfolgt schichtweise ab externo. Er soll den Limbus möglichst senkrecht durchtrennen. Die Perforation versuche ich zunächst nicht in der ganzen Schnittlänge, sondern nur an einem Ende des Schnittes auf ein Stück von 1–2 mm vorzunehmen, weil die Iris sonst manchmal nicht von selbst vorfällt, wenn vorher Miotica gegeben worden waren. Von hier aus wird der Schnitt in seiner ganzen Länge perforiert. Eine Iridektomie erfolgt basal, peripher und möglichst breit. Eine Naht der Cornealwunde ist nicht nötig, wenn man den Bindehautlappen so groß wie oben geschildert schneidet.

Bei der Iridenkleisis wird die Iris mit zwei Pinzetten gefaßt, zart und langsam aus der Schnittwunde gezogen und bis zum Sphincter eingerissen. Man darf hierbei nicht zu stark zerren, damit der untere Pupillarrand sich später nicht nach oben verzieht. Die beiden Schenkel werden an den Schnittenden am Limbus so gefaltet eingeklemmt, daß jeder Schenkel eine Rinne mit dem Pigmentepithel nach innen bildet. Auch dies soll möglichst zart geschehen, so daß das Pigmentepithel nicht verletzt wird. Die Bindehaut-Naht erfolgt mit Knopfnähten von Catgut. Wurde der Lappen versehentlich kleiner als oben angegeben geschnitten, so breite ich die Tenonsche Kapsel durch subconjunctivale Catgutnähte aus, damit sie sich nicht vor der Fistelöffnung zusammenzieht.

Bei der *Trepanation nach Elliot* schneide ich den Limbus mit einem Hockey-Messer 1 mm vor dem Übergang der Bindehaut in die Hornhaut senkrecht ein, wobei etwa $^1/_3$ der Hornhautdicke durchtrennt wird, und präpariere dann von diesem Schnitt aus lamelierend in die Hornhaut vor. Wenn man die Aufsplitterung der Hornhaut unmittelbar an dem Ansatz der Bindehaut beginnt, entsteht leicht ein Loch in dem Bindehautlappen.

Als die beiden häufigsten Fehler bei dieser Operation fand ich Perforation des Lappens und ungenügendes Vorpräparieren in der Hornhaut. Hat man den Lappen perforiert, so ist es am sichersten, ihn am Limbus ganz abzuschneiden und als Brücken-Lappen corneal der Trepanation mit feinsten Nähten auf der Hornhaut zu verankern. Der Versuch, das Loch durch eine Naht zu verschließen, führt meist nur zu weiterem Einreißen der Bindehaut. Bei ungenügendem Vorpräparieren in die Hornhaut wird die Trepanationsöffnung später von Ciliarfortsätzen oft verlegt. Man kann sich vor der Trepanation überzeugen, wie weit man die Hornhaut lamelliert hat, indem man einen feinen Irisspatel unter die in ihre natürliche Lage zurückgeschlagene Bindehaut schiebt. Man erkennt dann leicht, ob man weit genug in die Hornhaut vorgedrungen ist. Die Trepanationsöffnung muß sich mit ihrem skleralen Rand hornhautwärts des Ciliarkörperbandes befinden.

Zur Trepanation benutze ich einen (nicht automatischen) 1,8 mm-Trepan. Er soll zuerst auf der Hornhaut-Seite perforieren. Das an der Skleraseite noch anhängende Scheibchen wird mit der Schere abgetragen. Nach der basalen Iridektomie inspiziere ich die Operationswunde nochmals und entferne etwa noch vorhandenes Hornhaut-Sklera-Gewebe aus ihr. Wenn die Trepanation zu rasch erfolgt und das Scheibchen in die Vorderkammer fällt, kann man es dort belassen. Es muß jedoch entfernt werden, wenn es mit einigen Fasern noch an dem Schnittrand hängt, weil es sonst die Öffnung später wieder verlegen kann.

Wenn die Iris nicht von selbst vorfällt, ziehe ich sie mit der Pinzette heraus, um in jedem Falle eine basale Iridektomie ausführen zu können.

Für die *Cyclodialyse* führe ich eine 1,8 mm große Trepanation der Sklera im temporal oberen Quadranten, 4 mm vom Limbus entfernt, aus. Auf die freigelegte Aderhaut wird eine 2%ige Adrenalinlösung aufgetropft. Der Spatel wird parallel zum Limbus langsam eingeführt und unter stetigem Andrücken an die Sklera allmählich in die Vorderkammer geschwenkt. Die Cyclodialyse muß möglichst breit sein. Man darf mit dem Spatel nicht bis zum horizontalen Meridian gehen, weil man sonst die A. cil. post. longa und deren Aufsplitterungen verletzen kann, was zu einer Blutung führt.

Bei der *Cyclodiathermie nach Vogt,* die ich im unteren Umfang vornehme, messe ich nach jeweils 10–15 Herden den i.o. Druck und breche die Operation ab, wenn der Anstieg mehr als 15 mm Hg beträgt. Das kommt im allgemeinen nach 80 Herden vor. Deshalb beschränke ich mich meistens auf nur einen Quadranten. Ohne diese Vorsichtsmaßnahme kann man starke Druckanstiege durch die Skleraschrumpfung erzeugen, die das Sehvermögen irreversibel schädigen können. Kühlen des Auges durch Abspülen mit Kochsalzlösung schützt nicht vor Druckanstiegen. Auch die Punktion der Vorderkammer am Ende der Operation bedeutet wahrscheinlich nur eine vorübergehende Hilfe, da der i.o. Druck bei Glaukom in den nächsten Stunden nach einer Vorderkammerpunktion über den Ausgangswert anzusteigen pflegt. Diese Druckanstiege bemerkt der Arzt dann nicht, die Schmerzen des Patienten werden als Wundschmerz gedeutet, die Sehverschlechterung durch den Druckanstieg bleibt infolge des Verbandes zunächst unbemerkt.

Seit einiger Zeit veröde ich vor der Cyclodiathermie die temporale A. cil. post. longa, indem ich ihren freigelegten Ansatz mit Nadelherden völlig umgebe. Ich hatte den Eindruck, daß der Druckanstieg bei dem weiteren Verlauf der Operation danach geringer ist; oft steigt der Druck dann überhaupt nicht an.

Die *Goniotomie* nehme ich nach der Originaltechnik von BARKAN vor.

Bei allen Operationen trage ich eine Lupenbrille, die ich dem Operationsmikroskop wegen des größeren Blickfeldes im allgemeinen vorziehe. Für den Erfolg und den reizlosen Heilverlauf ist bei allen Eingriffen ein behutsames, zartes und langsames Arbeiten unter möglichster Schonung aller Gewebe von Bedeutung.

VII. Nachbehandlung

Allen Glaukom-Operationen folgt eine Iritis. Diese wird durch örtliche Gabe von Cortison-Präparaten und Atropin behandelt, deren Dosierung sich nach dem Reizzustand richtet. Nur nach Iridektomie oder Cyclodialyse gebe ich kein Atropin. Der Verband wird täglich gewechselt, wobei auch eine Salbe mit Antibiotica eingestrichen wird. Beide Augen werden nach der Operation 24 Std lang verbunden. Am 1. Tag nach der Operation wird ein Auge freigelassen, das operierte Auge wird 7 Tage lang verbunden, danach nur noch durch eine Blechkapsel geschützt. Eine Aderhautabhebung wird nicht behandelt, wenn die Vorderkammer steht. Ist die Vorderkammer durch eine Aderhautabhebung aufgehoben, so werden zunächst beide Augen wieder verbunden. Der Patient muß dann im Bett bleiben und erhält Acetazolamid (Diamox), 750 mg täglich. Bei lange dauerndem Fehlen der Vorderkammer durch eine Aderhautabhebung schien Allgemeinbehandlung mit Cortison zu helfen.

Namenverzeichnis

Die Transkription slawischer und griechischer Namen wechselte in unserer Berichtszeit und wurde auch von demselben Autor unterschiedlich verwandt, je nachdem er in deutschsprachigen oder englischsprachigen Zeitschriften veröffentlichte. Im Namenverzeichnis wird in diesen Fällen mit dem Vermerk (s. auch ...) auf andere Schreibweisen verwiesen. Bei slawischen Namen, die bei manchen Umschreibungen mit „J" oder „Ch" beginnen, siehe auch unter Š oder Ž. Spanische Namen können aus mehreren Familiennamen zusammengesetzt sein.

Sachverzeichnis

Arbeiten für den praktischen Arzt sind S. 42,
Arbeiten über die Therapie der Venenthrombose mit Anticoagulantien S. 201
in gesonderten Schrifttumsverzeichnissen angegeben.